# MÉMOIRES

DE

# SAINT-SIMON

TOME XVII

PARIS. — TYPOGRAPHIE A. LAHURE
Rue de Fleurus, 9

LES

# GRANDS ÉCRIVAINS

## DE LA FRANCE

NOUVELLES ÉDITIONS

PUBLIÉES SOUS LA DIRECTION

**DE M. AD. REGNIER**

Membre de l'Institut.

# MÉMOIRES

DE

# SAINT-SIMON

NOUVELLE ÉDITION

COLLATIONNÉE SUR LE MANUSCRIT AUTOGRAPHE

AUGMENTÉE

DES ADDITIONS DE SAINT-SIMON AU JOURNAL DE DANGEAU

et de notes et appendices

PAR A. DE BOISLISLE

Membre de l'Institut

AVEC LA COLLABORATION DE L. LECESTRE

TOME DIX-SEPTIÈME

PARIS

LIBRAIRIE HACHETTE ET Cie

BOULEVARD SAINT-GERMAIN, 79

1903

# MÉMOIRES

DE

# SAINT-SIMON

Dès en arrivant à Douay[1], Boufflers se mit à rassembler 1709
une armée; il y fut tôt après suivi des officiers généraux qu'on y envoya, et de tous les colonels qui, à leur retour, avoient salué le Roi et en avoient été bien reçus[2]. Boufflers, quoique tout occupé de l'exécution du grand projet de reprendre incontinent Lille[3], ne laissoit pas de songer à délivrer Gand en tombant sur les quartiers des ennemis séparés les uns des autres par les rivières[4]; mais c'est bien dit qu'il y songea, car il n'eut pas même le temps d'y tra-

1. Tome XVI, p. 493-494. La *Gazette* du 12 janvier donna cette nouvelle, venue de Douay (p. 23) : « Le maréchal revint, il y a quelques jours, de Paris en cette ville, pour prendre soin des affaires de ce pays, dont il est gouverneur, de la distribution des troupes qui y auront leurs quartiers d'hiver, et afin de donner ordre à faire remplir les magasins pour la campagne prochaine. La province d'Artois lui doit fournir douze mille sacs de blé et d'autres choses nécessaires. »
2. *Dangeau*, tome XII, p. 299; *Sourches*, tome XI, p. 246.
3. Tome XVI, p. 491-494.
4. Il avait proposé, comme ressource suprême, de feindre d'attaquer Lille pour dégager Gand (*Mémoires militaires*, tome VIII, p. 161).

La Motte rend Gand, et est exilé.

vailler. La tête tourna à la Motte, car il étoit entièrement incapable de lâcheté et d'infidélité, et il n'avoit qu'à mériter le bâton par une telle défense, sûr de l'obtenir : il se laissa empaumer par un capitaine suisse[1] qui eut peur pour sa compagnie, et peut-être aussi pour sa peau, qui lui persuada si bien de se rendre au bout de trois jours de tranchée ouverte, qu'il capitula[2], et sa garnison de vingt-neuf bataillons et de plusieurs régiments de dragons sortit toute entière le 29 décembre[3], et fut conduite à Gand[4].

1. Saint-Simon est le seul qui parle de ce capitaine suisse; mais il y avait quatre régiments de cette nation dans la ville.

2. Le 30 décembre (*Mémoires militaires*, p. 166 et 530; *Mémoires de Lamberty*, tome V, p. 155). On ne l'apprit à la cour que le 2 janvier (*Dangeau*, p. 300; *Sourches*, p. 247-249). Le brigadier du Buisson écrivit, le 31 décembre, à Chamillart, pour expliquer les motifs de la capitulation (*Mémoires militaires*, p. 530-533) : « Tout nous manquoit; nos fusils étoient très crevés, nos plombs et nos pierres à fusil épuisés...; nous avions quatre pierriers et six mortiers comme inutiles faute de gens pour les servir.... L'endroit par où les ennemis nous ont attaqués.... n'étoit qu'une enveloppe de terre mal entendue, sans aucune défense intérieure ni extérieure, très aisée à être emportée...; un chemin couvert mal construit, vu de tous côtés et entièrement insoutenable.... Nous manquions généralement, excepté de poudre, de toutes les choses essentielles.... » Toutefois, Villars (ses *Mémoires*, tome III, p. 9) fait remarquer que la ville ne manquait pas de plomb, puisque toutes les églises en étaient couvertes. Sur cette capitulation, on peut voir encore le *Mercure historique et politique*, tome XLVI, p. 98-118, la *Gazette* de 1709, p. 9, 20-22 et 34-35, la *Gazette d'Amsterdam*, n^os^ II, III et V, le *Journal de Verdun*, tome X, p. 131-138, les volumes du Dépôt de la guerre 2084 et 2086 (lettres de l'intendant le Blanc), le récit du chevalier de Bellerive, ci-après, p. 571-572, le *Theatrum Europæum*, année 1708, p. 183-184 (avec plan), les *Feldzüge des Prinzen Eugen*, tome X, p. 496-511, et 2^e^ partie, p. 391-403, *l'Histoire militaire* de Quincy, tome V, p. 604-606, etc. Le parlement anglais glorifia ce « dernier et noble effort d'une glorieuse campagne à jamais fameuse dans l'histoire » (*Gazette de Leyde*, 1709, n° 10). Toute cette fin de campagne avait été prévue, pour ainsi dire, par Mme de Maintenon.

3. C'est à Dangeau que notre auteur prend cette date. D'après la capitulation, la garnison ne devait sortir que le 2 janvier, et être conduite à Tournay par Gavre et Renaix.

4. Lisez : *Tournay*.

Elle y laissa quatre-vingts milliers[1] de poudre, quatre mille mousquets de rechange et beaucoup de canon. Il n'y eut ni sédition, ni murmure des bourgeois, ni aucun coup de main depuis l'investiture[2] jusqu'à la capitulation. La Motte surprit extrêmement les chefs des corps, qu'il assembla, non pour les consulter, mais pour leur déclarer la résolution qu'il avoit prise, et sans prendre leur avis[3]. Capres, lieutenant général des troupes espagnoles, et qui avoit le titre de gouverneur de Gand[4], ne put jamais être persuadé de signer la capitulation[5], et cet exemple fut suivi de beaucoup d'autres. Gavaudun[6], aide de camp du comte de la Motte, et fort attaché à M. du Maine, à qui il fut depuis, apporta cette belle nouvelle au Roi, qui ne voulut pas le voir, et qui, pour réponse, envoya au comte de la Motte une lettre de cachet qui le reléguoit chez lui près de Compiègne[7],

1. Le *Journal* porte (p. 301) : « Quatre cent vingt milliers de poudre. »

2. L'investissement avait été complet le 18 décembre.

3. La lettre de M. du Buisson dit, au contraire : « Le conseil général de guerre, assemblé, fut uniformément d'avis que, n'étant point en état de sauver Gand ni les troupes..., il valoit mieux, avant que les ennemis pussent avoir connoissance de notre disette, faire une bonne capitulation avec eux. » C'est d'ailleurs ce qui est expliqué, non seulement dans les lettres justificatives du comte de la Motte, mais dans le rapport du marquis d'Arpajon, et dans plusieurs lettres du maréchal de Boufflers, lequel intercéda en faveur du défenseur, plus malheureux que coupable, et dont le passé était parfait à tous égards (Guerre, vol. 2149, n[os] 1, 35, 42, 43 et 64).

4. Michel-Joseph de Bournonville, baron de Capres et duc plus tard : tome IX, p. 146. Il reparaîtra dans la suite des *Mémoires*, en 1713, comme représentant de Mme des Ursins.

5. C'est encore Dangeau (p. 301) que suit notre auteur.

6. Et non *Gévaudan*, comme on l'avait imprimé. — Gavaudun est un bourg de l'arrondissement actuel de Villeneuve-sur-Lot, dép. Lot-et-Garonne, et le titre de baron de Gavaudun était porté par le marquis de Belsunce, père de l'évêque de Marseille. Selon Dangeau, un Givaudan, colonel de dragons fort estimé, mais réformé depuis 1698, avait reçu le régiment du Cambout le 17 juillet 1701.

7. Saint-Simon a ajouté en interligne *et de Compiegne*, au-dessus de *de Senlis*, dont il a seulement biffé le nom de ville après coup, mais non le *de*, ni la conjonction *et* ajoutée en interligne.

en un lieu qui s'appelle Fayet[1]. Ni la duchesse de Ventadour ni Chamillart ne purent enfin parer ce coup, après tant d'autres sottises qu'ils lui avoient sauvées, et il y demeura plus d'un an sans être plaint de personne[2]. Les ennemis s'en moquèrent fort, et se trouvèrent bien heureux qu'il n'eût pas tenu deux jours davantage : il plut si abondamment et si continuellement, qu'ils auroient été forcés de lever le siège pour n'y être pas noyés, et la saison devint tout de suite si rigoureuse, qu'ils n'auroient pu y revenir[3]. La Motte n'eut jamais d'autre excuse que celle

1. Lisez : *le Fayel*, département de l'Oise, arrondissement de Compiègne, canton d'Estrées-Saint-Denis. C'est sur cette terre, et sur les seigneuries voisines de Rucourt, Genlis, Sacy-le-Petit, etc., relevant de Pierrefonds, que le maréchal de la Motte-Houdancourt avait fait transférer, par lettres patentes de janvier 1653, la duché-pairie de Cardone en Catalogne (ci-après, p. 13), sous le titre de duché du Fayel. Ces lettres patentes ont été publiées par Carlier, dans l'*Histoire du duché de Valois*, tome III, p. CLIII-CLIX; elles conservaient au duché sa date primitive de 1642 et ne comportaient pas de retour éventuel à la couronne. Mlle de Montpensier (*Mémoires*, tome II, p. 477) parle du Fayel et du grand train que le maréchal y menait. Actuellement, le château appartient aux représentants des nom, titre et grandesse de la Motte-Houdancourt, et M. l'abbé E. Morel en a publié l'histoire en 1895.

2. *Dangeau*, p. 301; *Sourches*, p. 247-250; *Gazette d'Amsterdam*, Extr. XI et XII; *Mémoires de Berwick*, tome II, p. 56-57. Revenu immédiatement au Fayel, le comte de la Motte renouvela encore ses justifications, envoya même une longue liste des officiers qui avaient opiné pour capituler, et demanda instamment à venir lui-même s'expliquer (Guerre, vol. 2149, nos 50, 62, 92, 114, 115, 123, 137, 161, etc., et vol. 2151, no 145 *ter*; *Mercure historique et politique*, tome XLVI, p. 177-178), ce qui fit croire un instant qu'on lui pardonnerait, et peut-être Chamillart l'eût-il souhaité (Guerre, vol. 2150, no 53); mais on se contenta de ne pas le traduire devant la juridiction militaire, et il ne reparut à la cour que le 13 novembre suivant (*Sourches*, tome XII, p. 117-118). Le public crut qu'il devait cette grâce à l'Électeur.

3. Saint-Hilaire (*Mémoires*, tome IV, p. 192-195) et Villars (*Mémoires*, tome III, p. 32) disent aussi que M. de la Motte eut le tort de capituler à la veille même du jour où l'horrible gelée qui commença le 6 janvier (ci-après, p. 27) eût contraint les assiégés à se retirer. Voyez, à l'Appendice, p. 573-574, la lettre du marquis de Conflans.

que la place étoit mauvaise, et qu'il avoit voulu conserver une si belle et nombreuse garnison ; mais elle n'étoit pas meilleure quand il y entra avec elle : pour tenir trois jours, ce n'étoit pas la peine de s'en charger. Jamais homme si inepte[1], et l'esprit de vertige et d'aveuglement étoit tellement répandu sur nous depuis très longtemps, que l'ineptie étoit un titre de choix et de préférence en tout genre, sans que les continuelles expériences en pussent désabuser. De cette affaire-là, nous évacuâmes Bruges et le fort de Plassendal, qui ne se pouvoient plus soutenir ; ce qu'il y avoit de troupes se retira à Saint-Omer[2]. Ces faciles conquêtes couronnèrent la belle campagne du prince Eugène et du duc de Marlborough. Ils séparèrent leurs armées, et ils s'en allèrent triompher à la Haye[3], et y donner leurs soins aux préparatifs de la campagne prochaine. Ils y furent assez longtemps tous deux[4] : le prince Eugène s'en alla après à Vienne; Marlborough demeura à la Haye, avec parole au prince Eugène, qu'il lui tint, de ne point passer la mer qu'il ne fût de retour à la Haye, pour ne point laisser leur ami Heinsius, ni les États-Généraux, sans l'un des deux[5].

1. Tome XVI, p. 356. Cependant il était « homme de réputation » d'après Dangeau, et l'on s'attendait à mieux de sa part.

2. *Dangeau* (p. 303), 7 janvier : « Nous avons évacué Bruges et le fort de Plassendal; les troupes que nous avions dedans sont arrivées à Saint-Omer. » M. de Grimaldi, qui commandait à Bruges, place encore moins soutenable que Gand, l'évacua dans la nuit du 1er au 2 janvier, sur une seule sommation, ainsi que Plasschendaele, Leffingue et le polder de Zantvoorde (*Mémoires militaires*, p. 166; recueil de Lamberty, p. 155).

3. Ils y arrivèrent le 11 janvier (*Histoire militaire* de Quincy, tome V, p. 606). Voici comment Lamberty apprécie la campagne qui venait de finir (tome V, p. 156) : « Elle ne sauroit manquer de paroître à la postérité la plus glorieuse et la plus remplie d'événements extraordinaires qu'on eût peut-être jamais vue : c'est à l'égard de sa longueur, à toutes les ruses et stratagèmes de guerre qui furent mis en usage, et à sa triomphante clôture. »

4. Ils voulaient décider les États-Généraux à augmenter leur contingent pour la campagne prochaine (*Dangeau*, p. 311).

5. *Dangeau*, p. 326, 345, 388, 393, etc. — Ici, dans le manuscrit,

La Boulaye, gouverneur d'Exiles, à la Bastille pour l'avoir rendu.

La Boulaye[1], qui s'étoit rendu prisonnier de guerre avec sa garnison à Exiles, dont il étoit gouverneur[2], fut échangé en ce temps-ci[3]. Il étoit chargé de choses fort fâcheuses[4]: il vint demander d'être mis à la Bastille pour y être condamné ou justifié[5]. Il y a apparence qu'il ne fit que prévenir ce qui étoit résolu. Il y fut interrogé plusieurs fois[6].

se trouve le paragraphe de Mme de Villetaneuse (ci-après, p. 8); mais Saint-Simon a écrit en face, dans la marge intérieure de son manuscrit : « Mettre l'article de Me de Villetaneuse apres celuy de la Junquieres. » Nous le reportons donc à la place indiquée.

1. Jacques Laboullaie (il signait ainsi), d'abord officier au régiment de Tournay et réformé en 1698, mais rentré comme lieutenant-colonel au régiment d'Aunis, avait reçu à Hochstedt une grave blessure, et, en 1706, on lui avait donné la lieutenance de Roi d'Exilles. Il comptait en 1708 trente-cinq ans de services, et était considéré comme un très bon officier. Exilles lui rapportait deux mille livres d'appointements et deux cents livres d'émoluments.

2. Tome XVI, p. 341; Dépôt de la guerre, vol. 2100-2102.

3. Villars, furieux de la capitulation (ses *Mémoires*, tome III, p. 20-21; *Archives de la Bastille*, tome XI, p. 439-443; *Mémoires du chevalier de Quincy*, tome II, p. 323), avait demandé en vain, dès le mois de septembre 1708, qu'on lui rendît Laboullaie par échange (Dépôt de la guerre, vol. 2100, nº 417), et il l'avait fait condamner en conseil de guerre, mais par contumace (*Sourches*, tome XI, p. 183). Laboullaie, ayant appris cela, obtint que le duc de Savoie lui permît de venir se justifier.

4. On l'accusait d'avoir eu du duc de Savoie une promesse de quarante mille écus (*Sourches*, p. 184).

5. C'est le 31 décembre qu'il vint volontairement se mettre à la Bastille. Le jour suivant, il fit transmettre une lettre au ministre : Guerre, vol. 2130, nos 4 et 5, avec réponse de Chamillart.

6. Saint-Simon prend tout cela dans l'article de Dangeau du 7 janvier (p. 303). Dès le 5, Chamillart avait fait expédier une commission à d'Argenson pour procéder à l'interrogatoire sur les informations faites en Dauphiné par M. d'Angervilliers, et, le 29 mars, le magistrat prononça le renvoi devant un conseil de guerre siégeant à Briançon; mais l'affaire traîna, et c'est seulement en janvier 1710 que le colonel fut condamné à la prison perpétuelle, à la dégradation et à la confiscation de ses biens (*Archives de la Bastille*, tome XI, p. 449-450; *Sourches*, tome XII, p. 140-141). Voici le récit de ces derniers *Mémoires* : « Le conseil de guerre s'étoit donc assemblé, et on avoit condamné Laboullaie pour crime de lâcheté, parce que vingt officiers

La Junquière dégradé et prisonnier pour avoir rendu le Port-Mahon.

La Junquière[1], qui s'étoit laissé prendre si vilainement au Port-Mahon[2], fut mis à Toulon au conseil de guerre[3], où présida Langeron, lieutenant général des armées navales[4]. Il fut jugé à être cassé et à garder prison; ensuite le Roi lui ôta ses pensions et la croix de Saint-Louis, le fit casser et dégrader des armes, l'envoya dans un château de Franche-Comté[5], et fit mettre en diverses prisons les officiers qui étoient avec lui à Exiles[6].

de la garnison avoient déposé qu'il s'étoit rendu contre leur avis et sans que la brèche fût praticable, et la condamnation avoit été qu'il seroit dégradé de noblesse et des armes, déclaré incapable de servir le Roi, ses biens confisqués au Roi, et enfermé dans une prison perpétuelle : ce qui avoit été exécuté avec toute la honte possible. On l'avoit amené dans la place à l'heure de la garde, où un sergent lui avoit pris son chapeau et l'avoit jeté à terre, lui disant : « Tu n'es pas « digne d'avoir le chapeau sur la tête devant les armes du Roi. » Ensuite il lui avoit arraché sa croix de Saint-Louis, lui disant : « Tu « es indigne de porter cette marque de valeur. » Après cela, il lui avoit ôté son épée, et l'avoit cassée, en lui disant : « Tu es indigne de « porter une épée. » Et enfin il lui avoit donné d'une pelle au cul, et ensuite il l'avoit reconduit en prison. » Enfermé à Pierre-Encise, Laboullaie y resta jusqu'en décembre 1714, et fut ensuite relégué à Chaumont-en-Bassigny. Plusieurs lettres de sa sœur sont dans les volumes Guerre 2130-2132, et des lettres de Villars contre lui, dans les volumes 2170 et 2172.

1. N. de la Jonquière (*sic*), languedocien d'origine, d'abord capitaine au régiment de Navarre (1671), puis aide-major des troupes des galères, aide-major de la marine en 1692, inspecteur, capitaine de vaisseau et chevalier de Saint-Louis en 1693, avait été envoyé à Port-Mahon en octobre 1705, pour commander la garnison, et avait aidé activement à réprimer la rébellion de 1707 (notre tome XIV, p. 282-283).

2. Tome XVI, p. 170-171 et 655.

3. *Dangeau*, tome XII, p. 313-314. Les registres des archives de la Marine cotés B[4] 33 et 34 contiennent toutes les pièces.

4. Joseph Andrault : tome XV, p. 221. Il était assisté de MM. de Vauvré, d'Aligre, des Francs, et de plus de trente autres officiers.

5. Le jugement, rendu le 9 janvier, le condamnait seulement à être cassé et dégradé de l'ordre de Saint-Louis. Le Roi y ajouta la prison, et M. de la Jonquière fut envoyé au château d'Auxonne, pour y rester jusqu'à la paix (archives de la Marine, B[2] 218 et 219).

6. Lisez : *Port-Mahon*. C'est par confusion avec l'article précédent

Mort de Mme de Villetaneuse; mort des deux neveux

Mme de Villetaneuse[1], vieille bourgeoise fort riche et sans enfants[2], mourut les premiers jours de cette année[3], et enrichit par ses legs[4] les enfants du duc de Brancas, fils de sa sœur[5], la duchesse de Luxembourg, fille de sa cou-

que Saint-Simon a écrit : *Exiles*. Les officiers accusés furent condamnés à six mois de prison (B⁴ 34).

1. Claude ou Claudine de Sève, fille d'un président à la Cour des aides et parente de l'évêque d'Arras (notre tome VI, p. 151), avait épousé en novembre 1657 Antoine Girard, seigneur de Villetaneuse, d'Épinay et de la Briche, comte de Villetaneuse depuis le mois précédent (Arch. nat., $X^{1A}$ 8660, fol. 549), et qui mourut en 1691, ayant tenu de 1651 à 1686 la charge de procureur général près la Chambre des comptes. Tallemant des Réaux parle beaucoup de cette famille.

2. On avait cru en 1704 qu'elle épouserait le chevalier de Plancy, capitaine de gendarmerie, son cousin germain (*Sourches*, tome VIII, p. 337).

3. Le 2 janvier, à soixante-huit ans : *Dangeau*, p. 300 ; *Sourches*, p. 247 ; *Mercure* de mars 1709, p. 280, et de juin, 1re partie, p. 175-184.

4. De même que Dangeau, la marquise d'Huxelles dit, dans ses lettres des 3 et 11 janvier : « Mme de Villetaneuse est morte. Elle laisse près de cent mille écus de dettes, donne au fils de M. le duc de Brancas cent mille livres, à Mme la duchesse de Luxembourg cinquante mille livres, quinze ou seize mille livres de récompense à une vieille demoiselle, deux mille livres de pension viagère à la comtesse de Boufflers, mille livres à une autre dame, faisant du reste le fils de M. de Balincourt-la-Plaine, colonel de mérite, son légataire universel. Elle n'a pas disposé de ses propres, qui retournent aux Sève, et même M. l'évêque d'Arras a un quart dans sa maison. On croit qu'il n'y aura pas de fonds pour acquitter le testament.... Les cinquante mille livres pour la duchesse de Luxembourg sont pour Mademoiselle sa fille, déjà grande. Le lieutenant civil n'a pas voulu être exécuteur testamentaire ; il y avoit cent marcs d'argent pour lui. » Le *Mercure* donna ce testament.

5. Dangeau avait dit plus justement : fils de la sœur de son mari. Louis-François, duc de Brancas (tome XI, p. 102), avait eu d'un second mariage avec Marie-Madeleine Girard de Villetaneuse Louis, duc de Brancas (*ibidem*, p. 101), dont les enfants furent : 1° Louis-Antoine, comte de Brancas, né le 12 août 1682, colonel d'infanterie en 1701, aide de camp du duc de Bourgogne en 1708-1709, duc la même année sur la démission de son père, chevalier des ordres en 1724, mort le 29 février 1760 ; 2° Marie-Joseph de Brancas, marquis d'Oise, né le 18 octobre 1687, colonel d'infanterie en juillet 1709, capitaine-lieutenant des gendarmes d'Orléans en 1715, brigadier en 1719, maréchal de camp en 1736, mort le 16 mars 1783, à quatre-vingt-seize ans.

sine germaine[1], et la comtesse de Boufflers, fille de Guénegaud, son cousin germain[2]. Cette comtesse de Boufflers étoit veuve du frère aîné du maréchal[3], avec qui elle vivoit en grand intelligence[4]. Elle avoit eu deux fils[5], dont il[6] prit soin : l'aîné[7] mourut en sortant de l'académie[8]; l'autre, fort peu après, se battit en duel si imprudemment, que ce combat ne se put pallier, et qu'il lui fallut aller chercher fortune hors du Royaume, où il est mort assez tôt après[9].

du maréchal de Boufflers.

1. La duchesse de Luxembourg, Marie-Gilonne Gillier de Clérembault (tome III, p. 10), était fille de Marie-Louise le Loup de Bellenave (tome III, p. 11), fille elle-même de Marie du Plessis-Guénegaud, sœur du secrétaire d'État, dont une autre sœur, Renée, mariée à Jean de Sève, président à la Cour des aides, était mère de Mme de Villetaneuse.

2. Isabelle-Angélique de Guénegaud, mariée le 12 janvier 1671, et morte à soixante-trois ans, le 11 janvier 1710, était fille d'Henri de Guénegaud, secrétaire d'État (tome X, p. 108), lequel était frère, comme on vient de le voir, de la mère de Mme de Villetaneuse.

3. François de Boufflers, lieutenant général de l'Ile-de-France et grand bailli de Beauvais en mars 1669, mourut subitement le 14 février 1672. C'est le héros de la fable *le Curé et le Mort :* voyez les *Œuvres de J. de la Fontaine*, tome II, p. 155.

4. *Lettres de Mme de Sévigné*, tome II, p. 529.

5. Un seul fils, puisqu'elle ne fut mariée qu'un an.

6. Le maréchal de Boufflers.

7. Henri, comte de Boufflers, né le 25 septembre 1671, eut en 1690 le régiment d'infanterie du maréchal, et mourut de maladie à Valenciennes, le 19 mai 1693.

8. Notre tome I, p. 27.

9. Nous venons de voir qu'il n'y eut qu'un seul fils. Saint-Simon fait erreur. Le Boufflers dont il parle ici était, comme le dit l'annotateur des *Mémoires de Sourches* (tome VI, p. 254), un parent assez éloigné du maréchal. Il s'appelait Antoine-François-Oudard et était de la branche de Rouverel, sortie d'une Saint-Simon-Grumesnil. Né le 28 avril 1679, enseigne aux gardes le 11 novembre 1697, lieutenant le 26 avril 1699, il se battit en duel à Paris, rue de Seine, contre M. d'Onsenbray, fils du président de Bauquemare, au commencement de 1700, fut cassé, ses biens confisqués par arrêt du Parlement, et passa en Espagne (*Sourches*, tome VI, p. 278; *Gazette d'Amsterdam*, 1700, n° XXXIX; ms. Clairambault 1163, fol. 140; Arch. nat., reg. O[1] 44, fol. 210 v°). Philippe V lui donna un régiment d'infanterie en 1710; il devint brigadier en 1720, eut en août 1727 le gouvernement d'Ostalrich, et ne

Mort du président Molé.

Molé, président à mortier[1], mourut aussi[2], fort mal dans ses affaires[3]. Il avoit obtenu sa survivance pour son fils fort jeune[4]. Le Roi n'avoit jamais oublié les services que lui avoit rendus pendant les troubles de sa minorité le premier président Molé[5], à qui il donna les sceaux[6].

Mort, fortune et caractère de la maréchale

La maréchale de la Motte mourut le 6 janvier[7], dont la généalogie et la fortune méritent d'être expliquées pour la

mourut que le 15 août 1751, quoi qu'en dise notre auteur. Son fils se fit naturaliser en France et épousa une dame de la duchesse de Chartres.

1. Louis Molé, seigneur de Champlâtreux, petit-fils du garde des sceaux, conseiller au Parlement en 1663, président à mortier en survivance de son père en 1679, reçu en 1682, mourut le 3 janvier 1709, doyen des présidents, à soixante-cinq ans. Rigaud avait peint son portrait en 1703. Sa femme, Louise Bétauld, mourut subitement trois mois après lui, le 31 mars.

2. *Dangeau*, p. 301; *Sourches*, p. 248; *Mercure* de février, p. 205-208. Il habitait rue de Braque.

3. Selon la lettre XVI de Mme Dunoyer, il tenait un jeu public.

4. Jean-Baptiste-Mathieu Molé, seigneur de Champlâtreux, pourvu d'une charge vacante de conseiller au Parlement en mai 1698, grâce à la générosité du Roi (Papiers du P. Léonard, MM 826, fol. 67 v°), avait obtenu la survivance de président à mortier le 29 mai 1707 (O[1] 51, fol. 106); c'était le cinquième de père en fils. Nous le verrons mourir subitement le 5 juin 1711, à trente-six ans.

5. Mathieu Molé, baptisé le 14 décembre 1584, d'abord connu sous le nom de Lassy, reçu conseiller au Parlement le 29 juillet 1606, puis président aux requêtes en 1610, procureur général en 1614, premier président en novembre 1641, fut fait garde des sceaux par Mazarin le 3 avril 1651, et, sauf la période du 13 avril au 9 septembre suivants, conserva cette dignité jusqu'à sa mort, 3 janvier 1656, ne s'étant démis de la première présidence qu'en avril 1653.

6. Sur le rôle de Mathieu Molé pendant la Fronde, et sur sa fermeté au milieu des troubles, spécialement à la journée des Barricades, on peut voir, outre ses propres *Mémoires*, publiés en 1855 pour la Société de l'Histoire de France, ceux *de Mme de Motteville*, tome II, p. 5, 159-165 et 372, ceux *de Retz*, tome II, p. 187-189, etc., etc. Victor Cousin a fait aussi un bel éloge de Molé, plus complet même que celui, si connu, du cardinal de Retz.

7. Dans la nuit du 5 au 6, à une heure après minuit : *Dangeau*, p. 302; *Sourches*, p. 248; *Mercure* de février, p. 208-220.

singularité[1]. Elle étoit seconde fille[2] de Louis de Prye, marquis de Toucy[3], et de Françoise[4], fille de Guy de Saint-Gelais, seigneur de Lansac[5], et de la[6] fille[7] du maréchal de Souvré qui fut gouverneur de Louis XIII[8]. Mme de Lansac fut gouvernante de Louis XIV. Elle étoit ainsi[9] grand mère de la maréchale de la Motte qui fut gouvernante des enfants de Louis XIV, de ses petits-fils, et de ses arrière-petits-fils. Elle eut en survivance, pour les derniers[10], la duchesse de Ventadour, sa fille, qui ensuite a eu[11] aussi en survivance la princesse de Soubise, femme de son petit-fils[12], après la mort de laquelle elle a eu la duchesse de

de la Motte et de son mari.

1. Notre auteur avait fait sa notice comme gouvernante des enfants de France, d'après l'*Histoire généalogique*, tome VII, et ce morceau a été imprimé au tome IV des *Écrits inédits*, p. 472-479.

2. L'aînée était Charlotte de Prye, belle-fille du surintendant Bullion : tome V, p. 133 et 135.

3. *Histoire généalogique*, tome VIII, p. 120. Les généalogies ne donnent aucun détail sur ce Louis de Prye, ni sur sa femme. Leur baronnie de Toucy était située en Auxerrois : c'est aujourd'hui un chef-lieu de canton du département de l'Yonne. La *Gazette* de 1632 (p. 307) mentionne le marquis de Toucy dans l'armée de Gaston d'Orléans. Sa femme, à laquelle leur fille la maréchale constitua en 1671 une rente viagère de quatre mille livres (Arch. nat., Y 222, fol. 161), mourut au château de Montpoupon le 29 août 1673, à soixante-neuf ans (*Gazette*, p. 903). Pellisson parle d'elle dans ses *Lettres historiques*, tome II, p. 22.

4. *Fr.*, dans le manuscrit.

5. Non pas Guy, mais Artus de Saint-Gelais : tome XIV, p. 349.

6. Les mots *et de la* ont été ajoutés en interligne.

7. Françoise de Souvré : tome XIV, p. 349. Sur la manière dont elle éleva le Roi, on peut voir la *Bibliothèque de l'École des chartes*, 2e série, tome IV, p. 23, et l'ouvrage de M. Lacour-Gayet sur *l'Éducation de Louis XIV*, p. 202 et suivantes.

8. Gilles de Souvré : tomes I, p. 84, et XII, p. 18.

9. *Ainsy* est en interligne, au-dessus d'*aussy*, biffé.

10. Depuis le mois de mai 1704 : notre tome XII, p. 42-44.

11. *Eue*, dans le manuscrit.

12. Anne-Julie-Adélaïde de Melun-Espinoy (tome XII, p. 259), qui devint survivancière le 9 avril 1722, avait épousé, le 18 septembre 1714, Jules-François-Louis de Rohan, prince de Soubise, petit-fils de Mme de Ventadour par sa mère (tome I, p. 129). Ce prince, né le 16 jan-

Tallard, sa petite-fille[1], qui, par la démission, longtemps depuis[2], de Mme de Ventadour[3], est maintenant gouvernante en titre. Ainsi le maréchal de Souvré, Mme de Lansac, la maréchale de la Motte, la duchesse de Ventadour, et les deux belles-sœurs petites-filles de celle-ci font cinq générations de gouverneurs et de gouvernantes des enfants de France, dont trois rois et plusieurs dauphins[4]. Le maréchal de la Motte fut fait maréchal de France avant trente-huit ans, en 1642, à force de grandes et de belles actions, à quantité desquelles il avoit commandé en chef[5].

vier 1697, eut en février 1717 la survivance de capitaine-lieutenant des gendarmes de la garde, et mourut de la petite vérole le 6 mai 1724, douze jours avant sa femme.

1. Marie-Isabelle-Gabrielle de Rohan, sœur du prince de Soubise ci-dessus nommé, née le 17 janvier 1699, épousera, le 16 mars 1713, Marie-Joseph d'Hostun, duc de Tallard, fils du maréchal. Dame du palais de la Reine par brevet du 10 mai 1725 (O[1] 69, p. 414), elle fut nommée gouvernante des enfants de France, en survivance de sa grand'mère, le 5 septembre 1729, devint gouvernante en titre en mars 1732, et mourut le 4 janvier 1754.

2. Moins de trois ans après, comme on vient de le voir.

3. L'auteur avait écrit d'abord : *par sa démission longtemps depuis;* il a ajouté en interligne, et sur la marge, *de Me de Ventadour*, mais a oublié de corriger *sa* en *la*.

4. Entre le maréchal de Souvré et Mmes de Soubise et de Tallard, il y eut sept générations, dont cinq seulement occupèrent ces grandes places : en effet, la maréchale de la Motte n'était que petite-fille de Mme de Lansac, et Mmes de Soubise et de Tallard petites-filles de la duchesse de Ventadour. Cette dernière et sa mère la maréchale élevèrent vingt-trois enfants de France (*Luynes*, tome VI, p. 186).

5. Philippe de la Motte, seigneur d'Houdancourt (aujourd'hui Houdencourt, dép. Oise), né en 1605, commença sa carrière militaire, contre les huguenots, dès 1622, obtint le gouvernement de Bellegarde, puis servit en Valteline, comme maréchal de camp, et sous Bernard de Weimar, fut fait lieutenant général de Bresse, Bugey, etc., en avril 1639, fit les campagnes de 1639 et 1640 en Italie, alla commander l'armée française en Catalogne en 1641, fut nommé maréchal de France le 1er avril 1642, et vice-roi de Catalogne pour trois ans, par provisions données à Montfrin le 25 juin suivant (ci-contre, p. 13), duc de Cardone en octobre de la même année. Destitué le 24 décembre 1644 et emprisonné, il ne recouvra sa liberté qu'en 1648, avec une indem-

Il continua avec le[1] même bonheur encore deux ans, avec la vice-royauté de Catalogne[2]. Il obtint en ce pays-là le duché de Cardonne[3], confisqué sur le propriétaire demeuré fidèle à l'Espagne[4], et, à ce titre, il eut un brevet de duc, c'est-à-dire des lettres non vérifiées[5]. En 1644, il perdit la bataille de Lerida contre les Espagnols[6], et leva le siège de Tarragone. Il fut calomnié, les intrigues de la cour s'en mêlèrent; c'étoit un homme qui n'avoit d'appui que ses actions et son mérite[7] : il fut arrêté, et demeura quatre ans à Pierre-Encise[8]. Son innocence fut prouvée au

nité de deux cent mille livres, reprit la vice-royauté le 12 novembre 1651, et mourut en fonctions le 24 mars 1657. Saint-Simon lui a consacré une notice comme duc à brevet : *Écrits inédits*, tome VIII, p. 688-689 et 700.

1. *La* corrigé en *le*.

2. Il succéda comme vice-roi au maréchal de Brezé, fit son entrée à Barcelone en décembre 1642 (*Gazette* de 1643, p. 36-37), et fut confirmé par lettres du 15 mai 1643.

3. Espagnol : *Cardone*; en Catalogne, sur une rivière de même nom, à quatorze lieues de Barcelone.

4. Louis-Ramon Folch de Cordoue d'Aragon, duc de Cardone et de Segorbe, chevalier de la Toison d'or et gendre du duc de Lerme, majordome-major du roi d'Espagne et conseiller d'État en 1665, mort subitement le 20 janvier 1670.

5. Les lettres de don de ce duché au maréchal par Louis XIII, datées de Versailles, octobre 1642, sont imprimées dans l'*Histoire généalogique*, tome V, p. 858-859. Voyez ci-dessus, p. 4, note 1.

6. Le 15 mai 1644, jour de la Pentecôte, l'armée espagnole vint attaquer le maréchal sous les murs de Lerida. Battu et obligé de se retirer, il alla assiéger Tarragone pour faire diversion, mais fut encore repoussé au milieu de septembre (*Gazette*, p. 477-488, 649, 741-746, 783-784, 814-815 et 868-869; relation de la bataille de Lerida : Arch. nat., K 1332, n° 43).

7. On l'accusait d'avoir été cause par son incapacité, ce qui était bien possible, du mauvais succès des affaires de Catalogne, et aussi d'avoir tenu des discours contre la Reine et le secrétaire d'État le Tellier, son ennemi particulier et successeur de son parent Sublet de Noyers (*Mémoires de Nicolas Goulas*, tome II, p. 72, *de la Rochefoucauld*, tome II, p. 120, *de Monglat*, éd. Michaud et Poujoulat, p. 154, etc.; Chéruel, *Histoire de la minorité*, tome I, p. 224-230, et *Lettres de Mazarin*, tome I, p. 453 et 746).

8. A partir du 28 décembre 1644 (*Gazette* de 1645, p. 31 ; *Mémoires*

parlement de Grenoble[1]. Il épousa ensuite[2] la maréchale de la Motte, qui étoit fort belle[3], et qui a toujours été fort vertueuse[4]. En 1651, il fut une seconde fois vice-roi de Catalogne[5]; il y força les lignes de Barcelone, et défendit

*de Mme de Motteville*, tome I, p. 358; Chéruel, *Minorité*, tome II, p. 58-72). Pendant sa captivité, il rédigea, ou fit rédiger par son frère l'archevêque d'Auch des mémoires et des factums qui furent imprimés en 1649.

1. Au bout de trois ans (et non de quatre), en décembre 1647, il apprit qu'il allait être déféré au parlement de Grenoble (Arch. nat., O¹ 11, fol. 146-148). Son père réclama alors que le parlement de Paris le jugeât comme duc, comme maréchal de France et comme vice-roi (Arch. nat., AD III 35, avec les provisions de vice-roi de Catalogne); mais le procès fut renvoyé le 31 décembre au parlement de Grenoble (ms. Fr. 4176, fol. 364), qui l'acquitta. Les lettres reconnaissant son innocence ne furent expédiées que le 12 novembre 1651 (Arch. nat., X¹ᴬ 8661, fol. 483 v°). Sur ce procès, on peut voir les *Mémoires de Mme de Motteville*, tomes I, p. 365-366, et II, p. 184-185, ceux *de Monglat*, p. 194, la *Gazette* de 1648, p. 1328, etc. C'est au mois d'avril suivant, 1652, que, la cour étant à Gien, et le maréchal ayant repris son poste en Catalogne, il lui fut délivré des lettres d'érection du duché espagnol de Cardone en duché-pairie français (*Histoire généalogique*, tome V, p. 859-860), et nous avons vu, p. 4, que ce titre fut transféré dès janvier 1653 sur la terre du Fayel, près Compiègne; mais les lettres de 1652 et de 1653 ne furent pas plus enregistrées que celles de 1642.

2. *Ensuitte* a été ajouté en interligne.

3. François Poilly grava son portrait en 1655.

4. Le mariage eut lieu à Saint-Bris, en Auxerrois, le 22 novembre 1650 (*Gazette*, p. 1544; Loret, *Muse historique*, tome I, p. 63 et 69). Selon le duc de Luynes (*Mémoires*, tome V, p. 102-103), Mlle de Toucy était d'une grande beauté : on l'avait fait venir à Paris après le mariage de sa sœur Mme de Bullion, et le comte de la Motte en devint amoureux et l'épousa; il avait alors quarante-cinq ans. En 1647, elle avait pensé se marier avec le duc d'Enghien, dont on l'accusa même d'avoir été la maîtresse (*Historiettes de Tallemant des Réaux*, tome III, p. 304 et 317; *Mémoires de Mme de Motteville*, tome I, p. 317; duc d'Aumale, *Histoire des princes de Condé*, tome V, p. 19-20; *Mémoires de Lenet*, p. 218).

5. Le 15 novembre 1651, trois jours après l'expédition des lettres de réhabilitation mentionnées ci-dessus, il fut nommé lieutenant général de l'armée de Catalogne et vice-roi en Roussillon, Catalogne et Cerdagne, à la place de M. de Marcin.

cette place cinq mois durant[1]. Il mourut à son retour à Paris en 1657, à cinquante-deux ans[2], et laissa trois filles[3], qui ont été duchesses d'Aumont, de Ventadour et de la Ferté; et la maréchale de[4] la Motte, pauvre, à trente-quatre ans. Elle vécut la plupart du temps à la campagne; elle y étoit [Add. SᵗS. 889] lorsque Mme de Montausier, ne pouvant suffire à ses deux charges de gouvernante de Monseigneur et de dame d'honneur de la Reine, obtint enfin d'être soulagée de la première[5]. M. le Tellier et M. de Louvois, son fils, étoient lors en grand crédit, et fort attentifs à procurer, tant qu'ils pouvoient, les principales places à des personnes sur qui ils pussent compter, au moins à en écarter celles qu'ils craignoient. M. de Louvois avoit épousé l'héritière de Souvré[6], que le maréchal de Villeroy, son tuteur, lui sacrifia, ou plutôt à sa faveur[7]. La maréchale de la Motte étoit cousine germaine du père de Mme de Louvois[8]; elle étoit belle et d'un âge convenable, d'une conduite qui l'étoit aussi. Ils furent avertis à temps que Mme de Montausier obtenoit enfin de quitter Monseigneur : ils bom-

1. Barcelone était assiégée par les Espagnols depuis 1651; le maréchal força les lignes d'investissement le 23 avril 1652, entra dans la place, et y soutint jusqu'à l'automne un siège terrible, pendant lequel la population fut réduite à se nourrir d'herbe (*Gazette* de 1651, p. 739, 793-804, 931, etc., et de 1652, p. 57, 104, 176, 229-239, 249, 274-275, 285-286, etc.). La capitulation, du 11 octobre, est dans la *Gazette* (p. 1081-1092), et le ms. Fr. 4234 renferme une relation du siège.

2. *Gazette*, p. 310; *Muse historique*, tome II, p. 317. L'inventaire après décès est dans le ms. Fr. 11 425, fol. 307.

3. Loret mentionne la naissance de l'aînée le 3 octobre 1651 : *Muse historique*, tome I, p. 164. Toutes trois furent plus que galantes.

4. La préposition *de* surcharge *pa*. — 5. En septembre 1664.

6. Anne de Souvré : tome I, p. 83.

7. Comparez la notice indiquée ci-dessus, dans les *Écrits inédits*, tome IV, p. 473, et la suite des *Mémoires*, tome XII de 1873, p. 394.

8. Charles de Souvré, marquis de Courtenvaux, petit-fils du maréchal : tome I, p. 83. La maréchale de la Motte était cousine issue de germaine de Mme de Louvois, comme Saint-Simon l'a dit plus justement dans les *Écrits inédits*, tome VI, p. 314, et non pas cousine germaine de son père.

bardèrent la maréchale de la Motte en sa place[1], que personne ne connoissoit à la cour[2], avant que qui que ce soit sût qu'elle étoit enfin vacante. C'étoit la meilleure femme du monde, qui avoit le plus de soin des enfants de France, qui les élevoit avec le plus de dignité et de politesse, qui elle-même en avoit le plus, avec une taille majestueuse et un visage imposant[3], et qui, avec tout cela, n'eut jamais le sens commun et ne sut de sa vie ce qu'elle disoit[4]; mais la routine, le grand usage du monde la soutint. Elle passa sa vie à la cour dans la plus grande considération[5], et dans une place où, malgré une vie splendide et beaucoup de noblesse d'ailleurs[6], elle s'enrichit extrêmement[7], et laissa

1. *Mémoires de Louis XIV*, Introduction, p. cx et suivantes; *Mémoires de Mme de Motteville*, tome IV, p. 345-346, et *de Mademoiselle*, tome IV, p. 3; *Gazette* de 1664, p. 888; *Muse historique*, tome IV, p. 242. La lettre du 3 septembre 1664, par laquelle Louis XIV l'appela auprès du Dauphin, a été publiée dans ses *Œuvres*, tome V, p. 236-237, et les provisions, datées du 6, sont dans le registre O[1]10, fol. 313 v°.

2. Elle avait cependant pris possession de son tabouret chez la Reine mère, comme duchesse de Cardone, le 3 mai 1652 (*Gazette*, p. 478).

3. Il a déjà parlé ci-dessus de sa beauté. Son portrait du musée de Versailles, n° 4299, a été gravé pour le tome XIII de l'édition de 1840.

4. « Elle fut choisie, dit-il dans l'Addition n° 839, comme une femme de belle représentation, vertueuse, de bonne maison par elle-même, bien sotte, et qui ne seroit qu'une bonne mie, incapable de se mêler de rien, à la cour, que d'obéir dans ses fonctions à la lettre, comme elle fit aussi. » Comparez la notice indiquée ci-dessus. Le jugement de Mademoiselle (p. 3) confirme identiquement celui de notre auteur : « Femme de bonne mine, une prestance de gouvernante propre à entretenir les nourrices, les femmes de chambre, à compter les bouillons qu'il faut pour donner la cuisson nécessaire à la bouillie.... »

5. Notre tome XII, p. 43. Les lettres et billets que Louis XIV lui écrivit ont été publiés en partie par Dreyss, dans l'Introduction des *Mémoires de Louis XIV*, p. CXIII-CXLV, et par Chéruel, dans *Saint-Simon considéré comme historien de Louis XIV*, p. 379-409. Mme de Sévigné rapporte (*Lettres*, tome VII, p. 268) que Louvois voulut la faire dame d'honneur de la Dauphine en 1684.

6. Elle vécut « fort à la grande en tout, et avec beaucoup de noblesse et de dignité, » a-t-il dit ailleurs (*Écrits inédits*, tome IV, p. 478). Spanheim (*Relation*, p. 150) parle de sa bonne table.

7. En 1698, elle obtint douze mille livres d'augmentation de pen-

encore de grands biens après avoir marié grandement ses trois filles[1]. Sa santé dura autant que sa vie[2]. Elle coucha encore dans la chambre de Mgr le duc de Bretagne la nuit du vendredi au samedi; elle s'affoiblit tellement le samedi, qu'elle reçut les sacrements, et mourut le dimanche, à quatre-vingt-cinq ans[3].

Mort de la duchesse d'Holstein;

La duchesse d'Holstein, sœur du roi de Suède[4], mourut de la petite vérole à Stockholm[5], où elle étoit demeurée

sion (O¹42, fol. 110), et, à cette époque, ce qu'elle recevait du Roi montait chaque année à cinquante mille livres (*Dangeau*, tome VI, p. 356). Lors du baptême des jeunes princes, en mars 1687, le Roi lui avait fait présent, comme grand-père et parrain, d'une agrafe formée de vingt et un diamants valant vingt-cinq mille sept cent quarante livres (ms. Arsenal 4267, p. 137; *Dangeau*, tome II, p. 32). Le 25 novembre 1692, elle eut le don du terrain sur lequel était bâti son hôtel de Versailles (reg. O¹36, fol. 235 v°).

1. Ci-dessus, p. 15. Après la mort de leur mère, le 28 janvier 1709, elles firent une donation à des garçons de la chambre des princes (Arch. nat., Y 281, fol. 299 v°).

2. Les *Mémoires de Sourches* (tome VII, p. 182) nous révèlent qu'elle avait fréquemment la jaunisse; cependant Dangeau est catégorique : « Elle est morte sans avoir été malade. Elle avoit quatre-vingt-quatre ans. Son corps baissoit tous les jours; mais son esprit n'étoit point encore baissé. »

3. C'est dans Dangeau (p. 302) que Saint-Simon prend une partie de ces détails; mais les *Mémoires de Sourches* (p. 248) disent qu'on n'eut pas le temps d'administrer les sacrements. Les scellés furent mis aussitôt. Le Roi exprima de vifs regrets (*Sourches*, p. 253). Le *Mercure* de février, p. 208-220, raconta les obsèques et analysa l'oraison funèbre prononcée par le prieur Launoy; le corps fut transféré aux Feuillants le 9 mai suivant.

4. Hedwige-Sophie, fille de Charles XI et sœur de Charles XII, avait épousé, le 12 juin 1698, Frédéric II, héritier de Norvège, duc de Holstein-Gottorp; elle mourut le 22 décembre 1708, ayant perdu son mari en 1702.

5. *Dangeau*, p. 307 : « On mande de Suède que la duchesse douairière de Holstein, sœur aînée du roi de Suède, est morte à Stockholm, de la petite vérole, le mois passé. Elle auroit été reine de Suède, si son frère, qui n'est point marié, étoit mort sans enfants. Elle n'avoit pas trente ans. » Voyez aussi la *Gazette*, p. 37, la *Gazette d'Amsterdam*, n° III, et le *Mercure* de mai, p. 94-100.

sa postérité et ses prétentions.

auprès de la reine sa grand mère[1] depuis la mort de son mari, tué en une bataille que le roi de Suède gagna, comme je l'ai dit en son lieu[2]. L'un et l'autre étoient fort aimés du roi de Suède[3]. Elle étoit l'aînée de la reine de Suède qui vient de mourir[4], épouse du roi de Suède landgrave de Hesse-Cassel, qui est le même que nous avons vu, prince héréditaire de Hesse-Cassel, battu par Médavy en Lombardie dans le temps de la bataille de Turin[5] et battu par le maréchal de Tallard à la bataille de Spire[6]. Cette duchesse d'Holstein laissa un fils bossu et médiocre sujet, qui fut gendre du czar Pierre Ier[7]. Il mourut jeune, après sa femme[8], et ne laissa qu'un fils tout à fait enfant[9], sous la tutelle de l'évêque d'Eutin[10] oncle paternel[11]. Il a main-

1. Hedwige-Éléonore de Holstein-Gottorp, veuve depuis 1660 de Charles-Gustave X : tome IV, p. 128.

2. Le 19 juillet 1702 : tome X, p. 245.

3. *Ibidem*. « Sœur aînée et bien aimée du roi de Suède, » a-t-il dit dans sa table manuscrite du *Journal de Dangeau.*

4. Ulrique-Éléonore, sœur cadette de Charles XII, née le 3 février 1688, a épousé, le 4 avril 1715, Frédéric, prince de Hesse-Cassel (tome XI, p. 300); élue reine de Suède le 3 février 1719, couronnée en 1720 avec son mari, elle est morte le 5 décembre 1741, et Frédéric lui survivra jusqu'en avril 1751.

5. Tome XIV, p. 80-82. — 6. Tome XI, p. 300-302.

7. Charles-Frédéric, duc de Holstein-Gottorp, né le 29 avril 1700, duc régnant depuis 1702 sous la tutelle de sa mère, marié le 1er juin 1725 à Anne-Petrowna, fille aînée du second mariage de Pierre le Grand, et mort le 16-17 juin 1739. Ci-après, p. 306.

8. Morte le 15 mai 1728.

9. Charles-Pierre-Ulrich, né le 21 février 1728, succéda à son père comme duc de Holstein le 17 juin 1739, ayant onze ans passés, et non pas tout enfant. Il épousa, le 1er septembre 1745, Sophie-Auguste-Frédérique d'Anhalt-Zerbst : voyez ci-contre, p. 19.

10. Eutin est une petite ville du Holstein qui n'a jamais été siège d'évêché, mais qui appartenait aux évêques de Lubeck et a donné son nom à une branche de la maison de Holstein. En 1709, l'évêque est Christian-Auguste de Holstein, né le 11 janvier 1673, coadjuteur de Lubeck le 12 mai 1701, promu à ce siège le 6 octobre 1705, général des troupes suédoises en 1707; il mourra à Eutin le 22 avril 1726.

11. Notre auteur fait erreur : cet évêque n'était point l'oncle pater-

tenant quatorze ans[1], et, depuis la dernière révolution de Russie, y est allé, appelé par la czarine Élisabeth[2], sœur cadette de sa mère, qui lui a fait une maison et le traite en héritier présomptif de la Russie[3]. Il prétend que le roi de Suède l'est à son préjudice, et au moins lui succéder[4] au titre de sa mère[5]. Le roi de Suède n'a point d'enfants, et voudroit bien que son neveu[6], fils de son frère[7], lui succédât en Suède, qui est gendre du roi d'Angleterre[8]. La Suède s'est déclarée élective[9], et il y a deux partis

nel de Charles-Pierre-Ulrich, mais son grand-oncle, ni son tuteur, mais bien celui de son père Charles-Frédéric (ci-dessus, note 7), resté orphelin à deux ans, par la mort du duc Frédéric II (19 juillet 1702).

1. Il est entré dans sa quinzième année le 21 février 1742.

2. Tome XV, p. 211. Cette czarine vient d'être le sujet d'un livre de M. Waliszewski.

3. Charles-Pierre-Ulrich fut reconnu héritier présomptif de Russie le 18 novembre 1742. Il succéda à Élisabeth le 5 janvier 1762, sous le nom de Pierre III; mais une conspiration, à la tête de laquelle était sa propre femme, le renversa le 9 juillet suivant, et il fut assassiné le 14. Sa femme lui succéda sous le nom de Catherine II.

4. Il prétend au moins lui succéder.

5. Il veut dire sa grand'mère. Hedwige-Sophie (ci-dessus, p. 17, note 4) était en effet l'aînée des filles de Charles XI, roi de Suède, et Ulrique-Éléonore, femme de Frédéric de Hesse-Cassel, n'était que la seconde.

6. Frédéric II de Hesse-Cassel, né le 14 août 1720, chevalier de la Jarretière, général feld-maréchal au service de la Prusse, succéda à son père comme landgrave de Hesse-Cassel en janvier 1760, et ne mourut qu'en 1785.

7. Guillaume VII de Hesse-Cassel, frère cadet du roi de Suède, né le 10 mars 1682, major général de la cavalerie de Hollande en 1704, gouverneur de Breda et de Maëstricht, devint landgrave le 5 avril 1751, et mourut en janvier 1760.

8. Georges-Auguste de Brunswick-Hanovre, né le 30 octobre 1682, duc de Cambridge (octobre 1707), prince de Galles (octobre 1714), roi d'Angleterre sous le nom de Georges II, à la mort de son père (22 juin 1727), mourut le 25 octobre 1760. Frédéric II de Hesse-Cassel avait épousé, le 28 juin 1740, Marie, sa quatrième fille, née le 5 mars 1723, morte le 16 janvier 1772, et il se remaria à une Brandebourg-Schwedt.

9. Cette prétention des Suédois n'était pas nouvelle; déjà, en 1719,

dans les états. Ce duc d'Holstein prétend encore le duché d'Holstein et le comté d'Oldembourg[1], que le roi de Danemark[2] lui retient, et à ses pères, quoique de même maison tous deux, et ces États étant l'apanage de ses cadets[3]. Voilà bien des prétentions, qui, si elles avoient toutes lieu, feroient dans le Nord un trop formidable monarque[4].

Mort du prince George de Danemark.

Cette matière étrangère me rappelle la mort du prince George de Danemark[5], sans enfants de la reine Anne d'Angleterre, son épouse, arrivée dans les derniers temps de l'année qui vient de finir[6]. Le peu de figure qu'il a fait

ils avaient choisi Ulrique-Eléonore au préjudice des enfants de sa sœur aînée (ci-dessus, p. 18, note 4). Le marquis d'Argenson parle en 1740 des tendances démocratiques de la Suède : voyez ses *Mémoires*, tome III, p. 67-68.

1. Le comté d'Oldenbourg (*sic*) était situé entre la Frise, l'évêché de Münster, le duché de Brême et la mer du Nord. Le dernier comte était mort sans enfants en 1667.

2. Le roi de Danemark est, depuis le 15 octobre 1730, Christiern-Frédéric V : tome XV, p. 310.

3. Ces rois de Danemark avaient pour tige Théodoric le Fortuné, comte d'Oldenbourg, mort en 1440, dont le fils aîné Christiern fut élu roi de Danemark en 1448, et dont le cadet Gérard devint comte d'Oldenbourg. Quant aux ducs de Holstein-Gottorp, ils descendaient d'un cadet du roi Frédéric Ier de Danemark, et, pour les droits de la maison de Danemark sur Oldenbourg, on peut voir un article du *Mercure* de décembre 1704, p. 186-188.

4. En 1751, lorsque Frédéric de Hesse-Cassel mourut, Charles-Pierre-Ulrich fut écarté du trône de Suède comme héritier présomptif de la couronne de Russie en vertu du traité d'Åbo, conclu le 23 juin 1743, et ce fut son cousin Adolphe-Frédéric de Holstein-Eutin, qui succéda à Frédéric, étant déjà déclaré prince royal depuis 1745.

5. Tome X, p. 132.

6. Le 8 novembre (v. st. 28 octobre) 1708, au château de Kensington : *Dangeau*, p. 266; *Sourches*, p. 227; *Gazette d'Amsterdam*, nos XCIII et XCVII; *National biography*, tome XXI, p. 204-207; lettres de notification, dans le recueil Lamberty, tome V, p. 193-195. « On ne doutoit pas, disent les *Mémoires de Sourches*, que la reine Anne, sa veuve, qui n'avoit que quarante-deux ans, ne songeât à prendre bientôt un nouvel époux. » Lorsque les condoléances officielles lui furent

toute sa vie, même en Angleterre, où il l'a toute passée, m'y a fait faire moins d'attention. C'étoit un très bon homme, fils de Frédéric III roi de Danemark[1], et frère de Christiern V[2] grand-père du roi de Danemark d'aujourd'hui[3]. Il avoit épousé en 1685[4] la seconde fille du duc d'York mort à Saint-Germain roi d'Angleterre Jacques II. Ce prince George s'établit[5] en Angleterre sans songer plus à son pays[6], y vit tranquillement la révolution qu'y fit le prince d'Orange en 1688[7], vécut paisible à sa cour, et ne se mêla jamais de rien, non pas même depuis[8] que sa femme fut reine, qui avoit toujours fort bien vécu avec lui avant et depuis. Il eut le titre de duc de Cumberland[9], la Jarretière, et, depuis le couronnement de sa femme, le vain titre d'amiral d'Angleterre, de généralissime de toutes les forces de la Grande-Bretagne[10], et le gouvernement des

présentées, le 2 janvier, l'université de Cambridge y joignit un livre de poésie spécialement composé à cet effet (*Gazette de Leyde*, 1709, n° 10).

1. Tome IV, p. 131.
2. Il a écrit : *Christierne;* voyez nos tomes IV, p. 53, et VI, p. 246.
3. Christiern-Frédéric V : ci-dessus, p. 20, note 2.
4. Le 17 août 1683, et non 1685[a] : tome II, p. 251. Mme de Sévigné prétend (tome VI, p. 421) qu'en 1680, il avait été question de lui faire épouser Amélie de Hesse-Cassel, veuve du prince de Tarente depuis 1672.
5. L'élision *s'* surcharge un *d*.
6. J'ai dit qu'on l'avait vu en France en 1668 et en 1669. En juillet 1683, le futur duc de Marlborough avait eu mission d'aller le chercher pour l'amener en Angleterre (*Gazette*, p. 386 et 398), et ce fut par reconnaissance que le prince le fit premier gentilhomme de sa chambre en janvier 1689.
7. Après un séjour aux eaux de Tunbridge, ils se tinrent éloignés de la cour, quoique fortement sollicités par leur beau-frère Guillaume d'Orange, et essayèrent de justifier leur conduite auprès de Jacques II (*Dangeau*, tome II, p. 156, 213, 228 et 233).
8. *Depp*, inachevé et corrigé en *depuis*.
9. En 1689. Le Cumberland est une province maritime du nord de l'Angleterre.
10. En 1702 : tome X, p. 133.

[a] Corrigez cette date d'année donnée dans notre tome X, p. 132.

Voyage oublié du prince royal de Danemark en France, qui pensa perdre Broglio, qui lors commandoit en Languedoc

Cinq-Ports[1], sans s'être jamais mêlé de rien[2]. Il avoit eu plusieurs enfants, tous[3] morts jeunes avant lui[4]. Il me fait souvenir de dire que le roi de Danemark son neveu[5], mal avec sa femme et sa mère[6], s'étoit mis [à] voyager[7] sur la fin de l'année précédente, et qu'il étoit en ce temps-ci à Venise[8] pour y voir le carnaval[9]. Il étoit venu en France étant prince royal[10], et promettoit fort peu, et je m'aper-

1. Les Cinq-Ports (*Cinque ports*) sont Douvres, Hastings, Romney, Hythe et Sandwich. La charge de gouverneur possède encore des privilèges importants, avec des appointements considérables, et est réservée comme récompense à de hauts personnages. Sa juridiction s'étend sur la côte du détroit de Seaford à Margate.

2. Le parti whig le combattait comme incapable de rendre aucun service dans la marine; mais il avait une réputation de générosité et d'affabilité.

3. Il a écrit : *touts*.

4. Neuf enfants, tous morts en naissant ou peu après, sauf le seul duc de Glocester que nous avons vu mourir en 1700 (tome VII, p. 204).

5. Frédéric IV : tome VI, p. 36 et 246.

6. Il avait épousé, le 5 octobre 1695, Louise, fille de Gustave-Adolphe, duc de Mecklembourg-Gustraw, qui mourut le 15 mars 1721. Sa mère était Charlotte-Amélie de Hesse-Cassel : nos tomes IV, p. 50, et XV, p. 309.

7. Les trois premières lettres de *voyager* surchargent des lettres illisibles, où on n'aperçoit point de préposition.

8. *Gazette* de 1709, p. 56 et 116; *Gazette d'Amsterdam*, n° XII; *Gazette de Leyde*, n° 6. Madame raconte (recueil Jaeglé, tome II, p. 82) que le rigorisme de la reine et des pasteurs luthériens, qui s'opposaient à ce que l'on eût à Stockholm un carnaval et des opéras, était la cause de ce long et lointain voyage.

9. Il a déjà été question du carnaval de Venise dans le tome XIV, p. 24. On estimait que cinquante mille étrangers y assistaient chaque hiver, attirés par les fêtes de tout genre, et surtout par les mascarades et les opéras qui se succédaient sans relâche depuis le lendemain de Noël jusqu'au carême (*Gazette* de 1678, p. 1032, de 1680, p. 32, et de 1721, p. 132-133; *Gazette de Leyde*, 1709, n° 9; *Mémoires de Villars*, tome I, p. 403, etc.). Ce fut le titre d'une comédie satirique que Louis XIV interdit en 1690, et d'un opéra de Campra joué en 1699.

10. En 1692-1693 (*Dangeau*, tome IV, p. 223 et suivantes; *Sourches*, tome IV, p. 142, 155, etc.).

çois que j'ai oublié ce voyage. Quoique *incognito*[1], il fut reçu partout en France avec une grande distinction[2]. Il s'arrêta assez longtemps à Montpellier, venant d'Italie[3], et y fit l'amoureux d'une dame que Broglio[4] aimoit aussi. Il commandoit en Languedoc par le crédit de Bâville[5], frère de sa femme[6]. Il s'avisa de trouver mauvais que le prince royal tournât autour d'elle, et qu'elle le reçût bien. Sa jalousie l'emporta à manquer de respect au prince jusqu'à le menacer. Son gouverneur[7], à son tour, le menaça de le faire jeter par les fenêtres. Sur cela, courriers à la cour : le Roi suspendit Broglio de tout commandement, et ordonna à Bâville de le mener demander pardon, en propres termes, au prince. Bâville l'exécuta, et s'entremit si bien,

et est mort maréchal de France.

1. Il avait pris le nom de comte de Schauenbourg en 1692; en 1708-1709, ce fut celui de comte d'Oldenbourg, ces deux comtés appartenant aux Holstein.

2. Madame avait conservé un souvenir plaisant de cette apparition à la cour. « Le roi de Danemark, écrit-elle en 1717 (recueil Brunet, tome I, p. 209), me paraît un peu niais. Il voulait passer pour amoureux de ma fille pendant qu'il était ici; en dansant, il lui serrait la main, il regardait le ciel. Il commença un menuet à un bout de la salle, et il le devait terminer à l'autre bout; mais il resta au milieu du salon sans savoir ce qu'il devait faire. Il me faisait de la peine : je me levai, le pris par la main, et le ramenai à sa place. Je crois que, sans cela, il serait encore au même endroit. Le bon sire ne sait ce qui est bien et ce qui est inconvenant. » Et une autre fois (recueil Jaeglé, tome II, p. 175) : « Je n'y peux penser sans rire. Je le vois d'ici qui fait ses grimaces; il est pâle comme la mort, il ressemble bien plus à un homme qui va tomber en syncope et être pris de convulsion, qu'à un amoureux. »

3. Il était allé en Italie en janvier 1692; il revint par le midi de la France, se rendit de là à Paris, et fut reçu par le Roi le 21 janvier 1693, mais *incognito* (*Dangeau*, tome IV, p. 224-225 ; *Sourches*, tome IV, p. 142 et 155).

4. Victor-Maurice de Broglie : tome I, p. 270.

5. Devant lequel il n'étoit qu'un « petit garçon, » a-t-il dit dans le tome XI, p. 81.

6. Marie de Lamoignon : tome XI, p. 67.

7. Dangeau l'appelle le comte Dulefeld ou d'Alefeld (tomes II, p. 89, et IV, p. 239); c'est Ahlefeldt.

que le prince demanda au Roi le rétablissement de Broglio, auquel il ne laissa pas, et son gouverneur aussi, de faire essuyer force rudes mortifications. Le Roi se fit prier, et n'accorda le rétablissement de Broglio que lorsque le prince fut sur le point de partir de Montpellier[1]. Il ne vit le [Add. StS. 840] Roi et Monseigneur qu'en particulier, dans leur cabinet. Le Roi le fit couvrir, et demeura debout; Monseigneur lui donna la main et un fauteuil, mais sans sortir de son cabinet, et seuls[2]. Il y eut un grand bal paré, fort magnifique, dans le grand appartement du Roi à Versailles, où il fut sans rang, *incognito*[3]; mais le Roi lui vint parler plus

1. Il n'est point question de ces incidents dans la *Correspondance des Contrôleurs généraux*. Dangeau dit seulement, à la date du 25 juillet 1692 (tome IV, p. 133) : « Le Roi a donné à M. de Bâville, intendant en Languedoc, dix mille écus pour lui aider à acheter une charge de conseiller pour son fils. Le prince de Danemark est arrivé dans ce pays-là et y a été fort régalé par ordre du Roi; il viendra incessamment à la cour. »

2. Voici ce que Dangeau dit à propos de sa réception, le 21 janvier 1693 (tome IV, p. 224) : « Le Roi a réglé la manière dont il recevra le prince royal de Danemark, qui viendra demain. Le Roi le fera monter dans son cabinet par le degré de derrière. Quand ils y seront seuls, le Roi lui dira : « Vous ne voulez être traité en public « que comme comte de Schauenbourg; mais, en particulier, je ne « puis m'empêcher de vous traiter comme fils aîné du roi de Dane- « mark. » Ensuite le Roi lui fera beaucoup d'honnêtetés et le fera couvrir. Après l'audience du Roi, le prince descendra chez Monseigneur, qui le recevra à la porte de son cabinet, et, quand ils y seront seuls, Monseigneur lui donnera la main. De là il ira chez les enfants de France, et, le soir même, il ira à Paris voir Monsieur. » Une grande relation de son séjour, par le baron de Breteuil, est dans le ms. Arsenal 3859, p. 345-356, et une autre dans le *Mercure* de janvier, p. 324-331). Selon les *Mémoires de Sourches*, tome IV, p. 155, des bruits coururent de son mariage, quand il arriva, avec la princesse de Conti douairière.

3. Le mardi-gras 3 février 1693 : *Journal de Dangeau*, tome IV, p. 230; *Sourches*, tome IV, p. 158-159. Monsieur en avait déjà donné un au Palais-Royal, le samedi 24 janvier, en l'honneur du prince, « qui aimoit fort ces sortes de divertissements » (*Sourches*, p. 156; ci-dessus, p. 23, note 2). Le *Mercure* en parle aussi, et c'est alors sans doute que le jeune prince fit la ridicule et piteuse figure que dit Madame.

d'une fois, et, au rang près, tous les honneurs[1] et les distinctions les plus marquées[2]. M. de la Trémoïlle, qui, par sa mère, étoit son cousin germain[3], en fit les honneurs[4]. Il logea à Paris[5] dans une maison garnie[6]. Monsieur et Madame, aussi sa cousine germaine[7], eurent pour[8] lui les plus grandes attentions. Il fut assez peu à Paris, et s'en retourna en Danemark en voyageant[9].

Projet de la reprise de

Tandis que Boufflers achevoit d'user sa santé pour les préparatifs secrets de la reprise de Lille[10], Mme de Main-

1. Il eut tous les honneurs, ou le Roi les lui accorda.

2. *Dangeau*, tome IV, p. 227, 27 janvier 1693 : « Le prince de Danemark vint au lever du Roi après que S. M. eut pris sa chemise. Le roi de Danemark son père, étant *incognito* comme celui-ci en 1663, donna à Paris la chemise au Roi ; celui-ci ne l'a pas fait. Il a vu entrer et sortir le Roi de la messe, et, en entrant et en sortant, le Roi s'est arrêté assez longtemps dans la galerie pour lui parler. » En regard de ce passage, Saint-Simon a écrit sur son exemplaire du *Journal :* « Le prince de Danemark vient une autre fois en courtisan au lever du Roi, mais après la chemise. »

3. M. de la Trémoïlle était, par sa mère Amélie de Hesse-Cassel, cousin germain, non pas du prince, mais de sa mère la reine de Danemark.

4. L'annotateur des *Mémoires de Sourches* n'a peut-être pas remarqué que le duc de la Trémoïlle était choisi à cause de sa parenté, car il dit (p. 158-159) : « Ces sortes de commissions se donnoient ordinairement aux premiers gentilshommes de la chambre, du nombre desquels étoit le duc de la Trémoïlle. »

5. La première lettre de *Paris* surcharge un *p*.

6. A l'hôtel de la Reine-Marguerite, rue de Seine, selon le baron de Breteuil.

7. Elle était, comme M. de la Trémoïlle, cousine germaine de sa mère.

8. Avant $p^r$, Saint-Simon a biffé *aussy*.

9. Il prit congé du Roi le 10 février, mais resta encore quelques jours à Paris. C'est seulement le 21 qu'il en partit, se dirigeant sur la Flandre, pour la visiter, ainsi que la Hollande, avant de retourner en Danemark. Il lui avait été fait présent d'une épée enrichie de diamants (*Journal de Dangeau*, p. 234-239 ; *Mémoires de Sourches*, p. 161-162). On remarqua que le Roi, ayant « donné appartement pour l'amour de lui, » voulut, contre sa coutume, y assister au milieu d'une foule surprenante.

10. Ci-dessus, p. 1. On trouve à la Guerre, vol. 2149, n° 152, un

Lille avorté.

tenon n'oublioit rien pour en faire avorter le projet[1]. La première vue l'avoit fait frémir; la réflexion combla la mesure de son dépit, de ses craintes, et de sa résolution de rompre ce coup. Être séparée du Roi pendant un long siége, le laisser livré à un ministre à qui il sauroit gré de tout le succès, et pour qui son goût ne s'étoit pu démentir jusqu'alors, un ministre sa créature à elle, qui avoit osé mettre son fils dans la famille de ceux qu'elle regardoit comme ses ennemis[2], qui, sans elle, et par cette même famille, avoit eu le crédit de ramener Desmaretz sur l'eau, de vaincre la répugnance extrême du Roi à son égard, de le faire contrôleur général des finances, enfin ministre[3], c'étoient déjà des démérites qui alloient jusqu'à la disgrâce; mais sa conduite sur Mgr le duc de Bourgogne et M. de Vendôme, et le projet fait et résolu à son insu du siége de Lille[4], et sans l'y mener, lui montra un danger si pressant, qu'elle crut ne devoir rien épargner pour le rompre, et pour se défaire après d'un ministre assez hardi pour oser se passer d'elle, assez accrédité auprès du Roi pour y réussir, et assez puissant par ses autres liaisons pour avoir soutenu Vendôme malgré elle contre Mgr et Mme la duchesse de Bourgogne. Elle alla d'abord au plus pressé, et profita de tous les moments avec tant d'art, que le projet de Lille ne parut plus au Roi si aisé, bientôt après difficile, ensuite trop hasardeux et ruineux[5] : en sorte qu'il fut abandonné, et que Boufflers eut ordre de tout cesser, et de renvoyer tous les officiers qu'on avoit fait retourner en Flandres[6]. Mme de Maintenon fut heureuse

Froid extrême et ruineux.

projet dressé par Boufflers, le 19 janvier, dans la pensée que le Roi viendrait en personne à l'armée.

1. Elle dit, dans une lettre de janvier (recueil Geffroy, tome II, p. 196) : « Les ennemis sont assurément plus habiles que nous,... et je ne vois que M. de Boufflers qui veuille bien les surveiller; tout le reste veut revenir. »

2. Les Mortemart. — 3. Tome XV, p. 360-382.

4. Tome XVI, p. 491-492 et 645-647. — 5. Même sens qu'au tome XVI.

6. Dès le 8 janvier, Dangeau annonçait le retour du maréchal

d'avoir eu[1] à s'avantager de l'excès du froid : il prit subitement la veille des Rois, et fut près de deux mois au delà de tout souvenir. En quatre jours, la Seine et toutes les autres rivières furent prises, et, ce qu'on n'avoit jamais vu, la mer gela à porter le long des côtes. Les curieux observateurs prétendirent qu'il alla au degré où il se fait sentir au delà de la Suède et du Danemark. Les tribunaux en furent fermés assez longtemps[2]. Ce qui perdit tout, et qui fit une année de famine en tout genre de production de la terre, c'est qu'il dégela parfaitement sept ou [huit] jours, et que la gelée reprit subitement, aussi rudement qu'elle avoit été[3] : elle dura moins ; mais, jusqu'aux arbres fruitiers, et plusieurs autres fort durs[4], tout demeura gelé[5]. Mme de Maintenon sut tirer parti de cette rigueur de temps si extraordinaire, qui, en effet, auroit causé d'étranges contretemps pour un siège[6]. Elle y joignoit toutes les autres raisons dont elle se put aviser, et vint ainsi à bout de ce qu'elle crut la plus importante affaire de sa vie, avec

pour février (p. 304), et, le 10, on sut que les officiers généraux qui étaient retournés en Flandre avaient ordre de revenir. Le maréchal partit pour visiter les places de la frontière (*Dangeau*, tome XII, p. 305, 308 et 311 ; *Sourches*, tome XI, p. 250) ; mais il tomba malade à Ypres et dut revenir, comme on le verra plus loin, p. 172.

1. *D'avoir* corrige *de*, et le participe *eu* corrige *po*[*uvoir*].

2. Cette dernière phrase a été ajoutée en interligne. Saint-Simon la prend dans Dangeau, au 14 janvier (p. 307) ; on peut constater, sur les registres du Parlement, que le nombre des procès plaidés ou jugés fut sensiblement inférieur au chiffre habituel pendant les mois de janvier et de février.

3. La première gelée avait duré du 5 janvier au 23 ; après douze jours de dégel, il y eut une nouvelle reprise de froid intense du 4 au 27 février.

4. Ces cinq mots ont été ajoutés sur la marge.

5. Notre auteur reviendra bientôt (p. 195), et plus en détail, sur le « Grand Hiver » de 1709 ; on trouvera le commentaire dans une étude spéciale que la *Revue des Questions historiques* doit publier en même temps que paraîtra le présent volume.

6. Ci-dessus, p. 4.

le mérite d'avoir[1] approuvé d'abord ce qu'elle ne parut détruire que par les plus fortes raisons[2]. Chamillart en fut très touché, mais peu surpris. Dès qu'il vit le secret échappé et Mme de Maintenon instruite[3], il n'espéra plus que foiblement. Ce prélude put dès lors lui faire craindre l'accomplissement personnel de ce que Chamlay[4] lui avoit prédit[5].

Vendôme exclus de servir.

Cependant M. de Vendôme continuoit à être payé comme un général d'armée qui sert l'hiver[6], et d'avoir cent places de fourrage[7] quoique dans Anet, et des voyages[8] de Marly et de Meudon. Cela avoit tout à fait l'air de servir la campagne suivante; personne n'osoit en douter, et la cabale en prenoit de nouvelle forces. Ce petit triomphe ne fut pas long : M. de Vendôme vint à Versailles pour la cérémonie ordinaire de l'Ordre à la Chandeleur[9]; il y apprit qu'il ne serviroit point, et qu'il ne seroit plus payé de

1. Ayant d'abord écrit : *de l'avoir approuvé*, il a biffé *de* et corrigé *l'* en *d'*.

2. Les contemporains ne parlent pas de ce que Mme de Maintenon aurait fait pour couper court au projet du Roi et de Chamillart; mais, à propos de la rigueur de l'hiver et de la disette qui s'ensuivit (ci-dessus, p. 27, et ci-après, p. 197 et suivantes), Madame ne se gêna pas pour accuser son ennemie d'avoir spéculé sur les blés et gagné gros aux dépens de la misère générale : calomnie dont nous ne croyons pas que l'histoire ait à tenir le moindre compte, en raison de la source d'où elle vient.

3. Tome XVI, p. 494. — 4. Ici, *Chamley*.

5. Tome XVI, p. 492.

6. Tome XVI, p. 483; *Dangeau*, p. 307.

7. « *Place*, en matière d'étapes ou de logement, est la ration ou le logement pour chaque homme » (*Dictionnaire de Trévoux*). Les cent places ou rations de fourrage étaient la quantité habituelle pour les généraux employés, mais se payaient ordinairement en espèces, trente sous chacune (*Dangeau*, tome VI, p. 69).

8. Il était des voyages.

9. C'étaient, avec la Pentecôte et le 1er janvier, les trois fêtes de l'Ordre (tome V, p. 40). Après la réception des nouveaux chevaliers, la procession circulait dans la cour du château, ou, quand il pleuvait, dans la chapelle (*Dangeau*, t. X, p. 245; *Luynes*, tome XI, p. 13).

général d'armée[1]. Le camouflet[2] fut violent, il le sentit en entier; mais, en homme alors aussi mesuré qu'il l'avoit été peu dans la confiance en ses appuis, il avala la pilule[3] de bonne grâce, parce qu'il en craignit de plus amères qu'il sentoit n'avoir que trop méritées, et auxquelles[4] celle-ci le pouvoit si naturellement conduire[5]. C'est ce qui le rendit, pour la première fois de sa vie, si endurant; il n'en fit pas mystère, sans néanmoins s'expliquer si c'étoit de son gré ou non, s'il en étoit aise ou fâché, mais comme d'une nouvelle qui auroit regardé un indifférent, et sans changer de conduite sur rien, sinon en discours, dont

1. *Dangeau*, p. 326; *Sourches*, p. 268. On trouvera ci-après, p. 575, la version de cet incident selon le chevalier de Bellerive. Voici comment la marquise d'Huxelles le raconta (lettre inédite du 12 février) : « Le Roi a fait dire à M. de Vendôme, par M. du Maine, qu'il ne lui donneroit point d'armée à commander. On prétend que ce prince ne s'y attendoit pas, et qu'il faisoit augmenter son équipage. Il jouoit au billard quand on vint lui dire que M. le duc du Maine le demandoit. Il ne laissa pas de venir achever la partie, mais plus tristement qu'il ne l'avoit commencée. Il est venu à Clichy sous prétexte d'affaires; on dit qu'il retournera jeudi à Marly. » Et le 15 : « On dit que M. de Vendôme va à Anet. On l'avoit fait avertir par le petit Bontemps de ce que M. du Maine avoit à lui dire, et conseillé de n'en point parler. Cependant on prétend qu'il a dit à quelques-uns que l'on voyoit en lui un officier réformé; mais il a ordre de s'en taire, de quelque façon que ce soit, auprès du Roi. » Enfin, le 17 : « M. de Vendôme retourna vendredi à Marly, y fut bien reçu du Roi et gracieusé. Il lui a été défendu de parler de tout ce qui se passe, accordé à Mme la duchesse de Bourgogne, qui en veut à ce prince, et ce fut M. Blouin, et non le petit Bontemps, qui l'avertit de ce que M. du Maine avoit à lui dire. »

2. Tome II, p. 61.

3. « C'est avaler quelque chose à quoi on a beaucoup de répugnance » (*Académie*, 1718). Voyez des exemples dans *l'École des femmes*, de Molière, dans *le Joueur*, de Regnard, dans Peiresc, la Fontaine, Villars, etc.

4. *Auxquelles* est en interligne, au-dessus d'*où*, biffé.

5. Mme des Ursins, instruite de ce qui se passait, répondit à Mme de Maintenon (recueil Bossange, tome IV, p. 207) : « Ce n'est donc plus contre M. le duc de Bourgogne que les officiers prennent la liberté de se déchaîner, tout leur venin tombant sur M. le duc de Vendôme! Il me semble qu'ils auroient mieux fait de ne parler ni de l'un ni de l'autre, et de ne rien brouiller en faisant des partis. »

l'audace fut rabattue comme n'étant plus de saison[1]. Il fit vendre ses équipages[2].

200 000 [#] de brevet de retenue au duc d'Harcourt sur sa charge de Normandie.

Le duc d'Harcourt avoit voulu vendre sa charge de lieutenant général de Normandie[3]. Marché fait à trois cent mille livres avec le Bailleul, capitaine aux gardes[4], le Roi refusa l'agrément: Harcourt se plaignit fort de l'embarras où cela le mettoit[5], et obtint par là deux cent mille livres de brevet de retenue sur cette charge[6], qu'il garda[7].

Pensions de la duchesse de Ventadour.

En même temps, le Roi conserva à la duchesse de Ventadour[8] douze mille livres de pension qu'elle avoit comme survivancière de sa mère, une autre de dix mille livres qu'elle avoit antérieurement[9]: tellement qu'avec quarante-

1. C'est bien ce que raconta Mme d'Huxelles. L'annotateur des *Mémoires de Sourches*, grand partisan de Vendôme, a écrit à ce propos (p. 268) : « Tout le monde disoit qu'il avoit bien fait de ne vouloir pas servir après tous les dégoûts qu'on lui avoit donnés pendant la dernière campagne, étant de son honneur de faire voir que ce n'étoit pas par sa faute que tant de malheurs étoient arrivés à la France. »

2. *Dangeau*, 6 février p. 327; *Sourches*, p. 268.

3. Celle de haute Normandie, rapportant vingt mille livres (*Dangeau*, tome XIV, p. 339).

4. Pierre de ou le Bailleul, fils d'un conseiller au parlement de Rouen, de la branche de Drumare, se qualifiait marquis de Saint-Maclou. Entré aux gardes en 1697, lieutenant en 1702, capitaine en 1703, il avait obtenu de se défaire de sa compagnie pour traiter avec d'Harcourt.

5. Quoiqu'il eût dix mille livres de pension, neuf mille d'appointements de maréchal de France, sept mille cinq cents comme capitaine des gardes du corps, quinze mille du gouvernement de Tournay, et le produit de sa lieutenance générale, il était tellement gêné dans ses affaires, qu'il demandait au contrôleur général de le faire payer mensuellement aussitôt après l'échéance de chaque somme (G7 543[1], lettre du 16 janvier 1709).

6. Le brevet ne se trouve pas dans les registres de la Maison du Roi.

7. *Dangeau*, p. 308; *Sourches*, p. 250. Selon Pelet (*Mémoires militaires*, tome IX, p. 165), c'est pour subvenir à la subsistance de son armée qu'il voulait vendre.

8. Ci-dessus, p. 11.

9. *Dangeau*, p. 315. Le brevet, inscrit au registre O[1] 53, fol. 169, porte seulement à douze mille livres la pension primitive de janvier 1687, qui n'était que de huit mille : registre O[1] 31, fol. 272; *Dangeau*, tome II, p. 2; *Sourches*, tome II, p. 1.

huit mille livres d'appointements de gouvernante en titre par la mort de sa mère, elle eut du Roi soixante-dix mille livres de rente.

Grâces pécuniaires à Mlle de Mailly.

Mlle de Mailly[1], fille de la dame d'atour, eut aussi six mille livres de pension[2] et vingt-cinq mille écus sur l'hôtel de ville, en récompense d'un avis[3] que sa mère donna à Desmaretz, dont le Roi tira quelque chose[4]. Cela s'appelle faire des affaires, et Desmaretz n'étoit pas homme, tout rébarbatif qu'il fût, à ne se pas prêter là-dessus aux dames, surtout à celles qui tenoient à Mme de Maintenon de si près.

Accidents de la Chastre; son caractère. [Add. S^t-S. 841]

Il arriva, le jeudi 17 janvier, un accident à la Chastre[5], à la comédie à Versailles, qui en apprit de précédents. C'étoit un homme de qualité fort bien fait, qui ne le laissoit point ignorer, fils du frère de la maréchale d'Humières[6], fort honnête homme, fort brave, extrêmement glorieux, fort dans le monde et, toute sa vie, amoureux et galant. On l'appeloit *le Beau berger*, et volontiers on se moquoit de lui. Il étoit lieutenant général[7], mais homme sans nul esprit, et de nul talent à la guerre, ni pour aucune autre chose. Ses manières étoient naturellement impétueuses, qui redoublèrent peu à peu, et qui le menèrent à des accès fâcheux. Ce soir-là, au milieu de la comédie, le voilà tout d'un coup à s'imaginer voir les ennemis, à crier, à com-

1. Françoise de Mailly, dernière fille de la dame d'atour, et portant le même prénom que sa sœur aînée Mme de la Vrillière, avait été baptisée le 22 novembre 1695; nous la verrons épouser, dans cinq mois (p. 352), Scipion-Armand, marquis de Polignac. Sa conduite pendant la Régence n'est que trop connue. Elle mourut, reléguée au Puy, le 6 novembre 1734.

2. Maison du Roi, registre O[1] 53, fol. 95. — 3. Notre tome I, p. 283.

4. C'est Dangeau qui raconte cela le 28 janvier (p. 318); comparez les *Mémoires de Sourches*, p. 260, et voyez Additions et corrections, p. 609.

5. Louis-Charles-Edme, marquis de la Chastre : tome XI, p. 61.

6. Louise-Antoinette-Thérèse de la Chastre (tome II, p. 180), fille de l'auteur des *Mémoires* et sœur de Louis, marquis de la Chastre, nommé dans notre tome XIII, p. 142.

7. Depuis octobre 1704, il servait en Flandre.

mander, à mettre l'épée à la main, et à vouloir faire le moulinet sur les comédiens et sur la compagnie. La Vallière, qui se trouva assez près de lui, le prit à brasse-corps[1], lui fit croire que lui-même se trouvoit mal, et le pria de l'emmener. Par cette adresse, il le fit sortir par le théâtre, mais toujours voulant se ruer sur les ennemis. Cela fit[2] grand bruit en présence de Monseigneur et de toute la cour[3]. On en sut après bien d'autres[4]. Un de ses premiers accès lui arriva chez M. le prince de Conti, qui avoit la goutte à Paris, et qui étoit auprès de son feu sur une chaise longue, mais assez reculé de la cheminée, et sans pouvoir mettre les pieds à terre. Le hasard fit qu'après quelque temps, la Chastre demeura seul avec M. le prince de Conti. L'accès lui prit, et c'étoit toujours les ennemis qu'il voyoit et qu'il vouloit charger : le voilà tout à coup qui s'écrie, qui met l'épée à la main, et qui attaque les chaises et le paravent. M. le prince de Conti, qui ne se doutoit de rien moins, surpris à l'excès, voulut lui parler; lui toujours à crier : « Les voilà ! à moi ! marche ici ! » et choses pareilles; et toujours à estocader[5] et à ferrailler, M. le prince de Conti à mourir de peur, qui étoit trop loin pour pouvoir ni sonner, ni pouvoir s'armer de pelles ou de pincettes, et qui s'attendoit à tout instant à être pris pour un ennemi et à le voir fondre sur lui : de son aveu, jamais homme ne passa un si mauvais quart d'heure[6]. Enfin quelqu'un entra, qui

1. Cette expression, qu'on rencontre aussi dans *Dangeau* (tome III, p. 160), n'était pas dans le *Dictionnaire de l'Académie*.

2. *Cela fit* surcharge *On sc[eut]*.

3. Notre auteur prend ce fait au *Journal de Dangeau*, p. 309, 17 janvier, mais le développe beaucoup.

4. « *Autre* se met quelquefois absolument en diverses phrases proverbiales où le substantif est sous-entendu : *Il n'en fait point d'autres,...* pour dire il a fait bien d'autres choses, d'autres tours » (*Académie*, 1718).

5. Ce verbe était dans le *Dictionnaire de l'Académie* de 1718. Notre auteur emploie aussi *tirer des estocades* (tome XIII de 1873, p. 399) et *estocaderies* (*Écrits inédits*, tome VI, p. 375).

6. *L'Académie* ne donnait pas cette locution; Littré l'a citée de Marivaux, Voltaire, etc.

surprit la Chastre et le fit revenir; il rengaina, et gagna la porte. M. le prince de Conti exigea le secret, et le garda fidèlement; mais il chargea le domestique qui étoit entré de ne le laisser[1] jamais seul avec la Chastre. Il envoya prier le lendemain le duc d'Humières[2] qu'il lui pût dire un mot de pressé, et qu'il savoit bien qu'il avoit la goutte et ne pouvoit sortir : il lui confia son aventure, comme au plus proche parent, pour en avertir Mme de la Chastre[3], l'assurer qu'elle demeureroit secrète, et voir entre eux ce qu'il y avoit à y faire. Il en eut depuis quantité d'autres, avec un air toujours égaré, empressé, turbulent, qui le faisoit éviter, mais qu'il soutint, et qui ne le séquestra point du monde, ni même de la cour[4]. On verra en son temps ce qu'il devint[5].

Nous avons laissé Rome dans un cruel embarras[6]. La ligue d'Italie n'avoit aucune exécution, et sa conclusion et sa publicité précoce[7] ne fit qu'ouvrir les yeux à la Grande

1. La première lettre de *laisser* surcharge *j[amais]*.

2. Louis-François d'Aumont, dont la femme était cousine germaine de M. de la Chastre.

3. Anne-Charlotte de Beaumanoir-Lavardin : tome II, p. 133.

4. Il va servir à l'armée d'Allemagne pendant la campagne de 1709.

5. Cette phrase a été ajoutée après coup à la fin du paragraphe. Notre auteur oubliera sa promesse.

6. Tome XVI, p. 407-408.

7. Chamillart écrivait au marquis de Monteleon, le 31 décembre 1708 (Guerre, vol. 2101, n° 322) : « Je ne puis m'empêcher de vous avouer que les projets n'avoient pas été suffisamment concertés par M. le maréchal de Tessé pendant qu'il étoit en France et avant son départ pour l'Italie. On propose de fortifier la Ligue et de soutenir la bonne volonté du Pape et celle de ses troupes par dix ou douze mille hommes : il falloit du moins avoir des vaisseaux pour les embarquer, un général pour les commander, être assuré de leur passage, du lieu de leur débarquement, et que, lorsqu'elles seroient entrées en Italie, elles se trouveroient soutenues par un assez grand nombre de celles du Pape et des princes qui seroient entrés dans la Ligue avec S. S., pour ne pas craindre d'être écrasées, dans les premiers endroits où elles auroient voulu prendre des établissements, par la supériorité de celles des ennemis, qui étoient toutes portées en très grand nombre. Si la négo-

Alliance sur le danger qu'elle couroit de perdre l'Italie, et irriter extrêmement l'Empereur contre le Pape, qui, dans l'espérance d'entraîner par son exemple, avoit pris le premier les armes contre ses troupes, comme je l'ai raconté[1], et avec succès tant qu'elles n'eurent affaire qu'à ce peu qui étoient demeurées éparses en Italie, et dont le gros formoit toute la force de l'armée du duc de Savoie; mais, sitôt que ce gros eut quitté cette armée, qui fit finir la campagne de ce côté-là de meilleure heure, et qu'il eut paru en Italie, les troupes du Pape n'osèrent plus tenir la campagne, ni tenir nulle part contre elles[2]. Les Impériaux se mirent à ravager l'État ecclésiastique, et à y vivre à la tartare[3]; ils tirèrent des contributions immenses, et chassèrent de partout les troupes du Pape[4]. L'Empereur, content de sa vengeance et des insultes qu'il faisoit faire au Pape par le cardinal Grimani, de Naples, où il étoit vice-roi par inté-

ciation avec M. le duc de Savoie avoit pu s'étendre jusques au ministre de France, et qu'il eût pu faire un traité avec les deux couronnes en profitant des circonstances, je suis persuadé que c'étoit le fruit le plus certain que l'on pouvoit tirer de la Ligue. Tout cela me paroît bien dérangé par les dernières mesures que le Pape a prises. Si S. S. étoit venue à Avignon, l'Empereur se seroit trouvé bien embarrassé. Il faut s'affliger du passé, et se soumettre avec résignation à tout ce qui pourra arriver pour l'avenir. » Selon Quincy (*Histoire militaire*, tome VI, p. 41 et 46), la France devait fournir vingt-trois mille hommes de troupes, le Pape vingt mille, Venise dix-huit mille, Gênes douze mille, Florence huit mille, et Parme quatre mille; mais les Génois seuls se mirent en mesure de former leur contingent.

1. Tome XVI, p. 270, 277, 278, 406, etc.

2. *Ibidem*, p. 404-407.

3. En vrais pillards, comme ces hordes à peu près sauvages de la Russie méridionale.

4. *Gazette*, p. 6, 18, 32-34 et 36-38 (*pour* 54-56); *Gazette d'Amsterdam*, 1709, Extr. IV-VII; *Journal de Verdun*, tome X, p. 2-8, 37-42, 102-106; *Mercure historique et politique*, tome XLVI, p. 24-35, 39-41, 123, 136, 140-143, 239-245, 370-372, 379-381, etc.; *Dangeau*, p. 280, 294 et 309; *Sourches*, p. 259 et 265; *Quincy*, tome VI, p. 248-253. On peut voir aussi le détail de cette invasion dans un mémoire du nonce Zondadari publié par la *Gazette d'Amsterdam*, Extr. XXX, et dans l'*Istoria delle guerre*, par Ottieri, tome V, p. 123-148.

rim[1], ne vouloit que le forcer à reconnoître l'Archiduc comme roi d'Espagne. Le Pape étoit aux hauts cris[2], alléguoit le respect dû à sa dignité, sentoit où on vouloit l'amener, et ne savoit que devenir[3]. On n'étoit plus au temps des excommunications, et l'Empereur savoit très bien[4] séparer le spirituel du temporel du Pape[5]. Il avoit envoyé le marquis de Prié en Italie, avec le caractère de son plénipotentiaire à Rome, où on ne vouloit point le recevoir[6]. Tessé, qui prévit aisément quel seroit le succès

Prié* plénipotentiaire, puis ambasssadeur de l'Empereur

1. Tome XVI, p. 406-407.

2. Locution déjà relevée dans notre tome XIV, p. 151.

3. Au commencement de 1709, il songea à se retirer en Avignon. Voyez ci-après, p. 609.

4. Après ce *bien*, l'auteur en a biffé un second.

5. C'est à ce propos que Voltaire a dit, dans le *Siècle de Louis XIV*, p. 388 : « Autrefois un pape eût excommunié tout empereur qui lui auroit disputé le droit le plus léger, et cette excommunication eût fait tomber l'empereur du trône; mais, la puissance des Clefs étant réduite à peu près au point où elle doit l'être, Clément XI, animé par la France, avoit osé un instant se servir de la puissance du glaive : il arma, et s'en repentit bientôt. » Les exemples historiques d'excommunication d'un empereur, dont le Pape rappela quelques-uns aux cardinaux (*Mercure* de juillet, p. 15-21), étaient : Henri IV, excommunié par Grégoire VII; Henri V, par Pascal II; Frédéric Barberousse, par Alexandre III; Philippe de Souabe, par Célestin III; Frédéric II, par Grégoire IX; Louis V, par Jean XXII. On peut voir, sur l'ancienne et la nouvelle discipline en matière d'excommunication politique, les manuscrits du président Hénault, ms. Nouv. acq. fr. 3079, fol. 141-153.

6. Tome XVI, p. 407. Arrivé le 24 octobre, ce plénipotentiaire a eu sa première audience le 10 novembre. Nous possédons un mémoire de son cérémonial au Dépôt des affaires étrangères, vol. *Rome* 499, fol. 311-312. Dès le mois de décembre, il présenta une suite de propositions à accepter avant le 15 janvier, dernier délai, et, quelle que fût l'opposition du Pape, encore moins celle de certains cardinaux, car il faisait lui-même composer à son gré les congrégations, il ne voulut en rien rabattre; aussi tout le monde sentait-il bien à l'avance que Clément XI devrait céder (*Dangeau*, p. 280, 294, 309; *Sourches*, p. 223-225 et 241-242; *Gazette d'Amsterdam*, Extr. CI). L'indignation contre lui était grande, surtout en Espagne, où, depuis un an, le che-

* Cette manchette est placée cinq lignes trop bas sur la marge du manuscrit.

à Rome; sa fortune, son caractère.

de ce ministre impérial, s'il étoit une fois admis, fit tout ce qu'il put pour l'empêcher; mais il n'avoit que des paroles, et point de secours à prêter d'aucune espèce[1]. Les[2] cris de tout l'État du Pape, et de Rome même, qui se sentoit cruellement de la ruine des campagnes, devinrent si grands, que le Pape commença à en craindre presque autant que des Impériaux, et consentit enfin à recevoir le plénipotentiaire impérial dans Rome et à entrer en affaires avec lui[3]. Prié étoit peut-être l'homme de l'Europe le plus propre à cette commission[4]. C'étoit un Piémontois de fort peu de naissance, de beaucoup d'esprit et fort orné, de beaucoup d'ambition et de talents, qui l'avoient assez rapidement élevé dans les armées et dans la cour de Savoie, où, pour la première fois, l'ordre de l'Annonciade[5], qui constitue seul les grands de cette cour, fut avili pour lui[6].

valier Bourke prédisait que la brutalité allemande, plus forte que la civilité française, ferait baisser pavillon au saint-père.

1. Tessé écrivait à Mme des Ursins, le 29 décembre (recueil Rambuteau, p. 301-302) : « Rome n'est plus ce qu'il étoit du temps que vous l'orniez. Un pape foible, indécis, et qui depuis longtemps a l'habitude de ne quasi jamais dire vrai, des cardinaux qui ne songent qu'à vivre, à ne pas perdre leurs biens, et qui, dans leurs conseils, ne donnent pas, pour la plupart, le moindre signe de croyance en Dieu. Ajoutez-y un peuple tout entier qui voudroit changer de maître et de domination; n'oubliez pas les troupes, la plupart hérétiques, dont cette ville est, pour ainsi dire, bloquée.... »

2. Avant *les*, il a biffé *mais*.

3. Voyez ci-après, p. 38, note 5, l'article de Dangeau, 8 décembre.

4. Ce portrait a été promis dans le dernier volume, p. 417.

5. Il a déjà été parlé de cet ordre célèbre dans les tomes III, p. 136, et V, p. 6. Incompatible avec notre Saint-Esprit, il se portait au cou, par-dessus la cravate. Deux Français d'origine, Marolles et Senantes, attachés à Madame Royale, en avaient été décorés après la paix de 1660 (*Gazette*, p. 463). Notre auteur avait dans sa bibliothèque les catalogues de Capré et de Boisseau (1655 et 1657).

6. Prié en fut décoré le 29 septembre 1701, alors que, comme ambassadeur extraordinaire de la Savoie à Vienne, il avait été expulsé de cette capitale ainsi que Molès; mais ensuite, devenu autrichien de cœur et rentré à Vienne en 1705, il s'est attaché au service de l'empereur Joseph.

Parvenu dans son pays à tous les honneurs où il n'auroit osé prétendre, il le trouva désormais trop étroit pour la fortune qu'il se proposoit, et se servit de ce qu'il y avoit acquis pour passer au service de l'Empereur avec plus de considération; il y parvint aux premiers grades. Son génie avantageux, audacieux, plut à une cour aussi superbe et aussi entreprenante que fut toujours celle de Vienne, et lui parut propre à la bien servir. Il en obtint cet emploi de plénipotentiaire, et ne trompa point les espérances qu'elle[1] en avoit conçues. Arrivé à Rome, il demeura froid et tranquille en attendant qu'on vînt à lui. Le Pape attendoit, de son côté, quelles propositions il voudroit faire, puisqu'il n'étoit venu que pour négocier, mais, à la fin, lassé d'une présence muette qui n'apportoit aucun soulagement au pillage qui l'avoit fait recevoir, envoya enfin savoir de lui ce qu'il étoit chargé de faire. Sa réponse fut désolante : il répondit qu'il n'étoit point venu pour parler, mais seulement pour écouter ce qu'on lui voudroit dire, et, sur les représentations de la nécessité urgente d'arrêter les excès des Impériaux, qui continuoient toujours, il s'en défendit modestement sur ce qu'il n'avoit aucun pouvoir de leur imposer[2]. On entendit de reste une réponse si

1. *Qu'on* ou *qu'il* corrigé en *qu'elle*.

2. *Dangeau*, p. 294, 27 décembre : « Les deux nonces qui sont à Paris ont reçu des lettres du Pape, qui paroît toujours fort résolu à ne point subir les dures conditions que l'Empereur lui veut imposer. Il ne prétend plus pouvoir défendre son pays, n'ayant pas de forces suffisantes. Il a répondu au marquis de Prié, ministre de l'Empereur à Rome, que l'armée de l'Empereur y pouvoit marcher et prendre la ville, et qu'il en sortiroit par une porte quand les troupes entreroient par l'autre, et qu'il aimoit mieux être commis à tout que d'accepter les conditions honteuses qu'on lui propose. Cependant beaucoup de cardinaux le pressent de les accepter. » Pometti a raconté cela dans ses *Studii sul pontificato di Clemente XI* (*Archivio della real Società Romana*, tome XXI, p. 401-403). Dès le mois de novembre, le marquis de Prié avait posé ces quatre points comme ultimatum : 1° reconnaissance de l'Archiduc et investiture de Naples pour l'Empereur; 2° désarmement de l'armée pontificale; 3° concession de quartiers

dure, et en même temps si méprisante : le Pape sentit qu'il n'y avoit point de paix ni de trêve à espérer de ces cruels saccagements[1], que par terminer tous différends avec l'Empereur. L'humiliation étoit extrême; mais le couteau étoit dans la gorge[2] : il fallut ployer[3]. Dans ces circonstances, Tessé se trouva dans une situation violente[4]. Il n'avoit pu parer l'admission de Prié; il avoit senti combien sa présence lui seroit pesante, et même personnellement embarrassante, du génie hardi dont il étoit, poussé par Grimani et soutenu de l'armée impériale qui ravageoit l'État ecclésiastique[5]. Il prit donc le parti d'éviter au moins les inconvénients personnels, et d'être malade avant l'arrivée de Prié à Rome : il se plaignit d'une fistule[6], et s'enferma chez lui. De son cabinet, il se débattit comme il put, et j'ajouterai, pour n'avoir pas à revenir à une affaire dont la suite fut longue[7], qu'il écrivit trois lettres au Pape.

Embarras et conduite de Tessé à Rome.

d'hiver dans les États pontificaux; 4° assurance d'un passage constant au travers de ces États.

1. Littré a relevé deux exemples de *saccagement* dans Voltaire. On peut le signaler aussi dans la *Gazette* de 1652, p. 127.

2. Locution figurée que ne donnait pas l'Académie.

3. La correspondance diplomatique se trouve dans les volumes *Rome* 485 et 495.

4. Sa correspondance de novembre et décembre, avec le Roi et avec Torcy, est dans les volumes *Rome* 486 et 493.

5. *Dangeau*, p. 280, 8 décembre : « On mande d'Italie que le maréchal de Tessé se préparoit à faire une entrée magnifique à Rome; mais, comme le Pape a déjà donné une audience particulière au marquis de Prié, plénipotentiaire de l'Empereur, et que les troupes de S. S. ne sont pas en état de résister aux troupes impériales, on croit que le Pape sera obligé de s'accommoder, d'autant plus que presque tous les cardinaux le lui conseillent, et qu'ainsi le maréchal de Tessé reviendra ici bientôt. » Comparez le *Theatrum Europæum*, 1708, p. 231-232.

6. Voyez sa lettre du 8 décembre, dans le volume *Rome* 286, fol. 438; M. de Prié était déjà admis depuis près d'un mois. Dangeau dit, le 17 janvier (p. 309) : « Le maréchal de Tessé a permission de revenir ici quand sa santé le lui permettra; mais on lui a fait une opération qui approche fort de ce qu'on appelle la *grande opération*, qui pourra bien retarder de quelques jours son retour. »

7. Ci-après, p. 213-217.

Elles sont si propres à caractériser ce maréchal, qu'on a vu, depuis 1696 surtout, dans les plus principaux emplois de guerre et de paix, et qu'on venoit de choisir pour la plus importante de ce règne, que j'ai cru les devoir mettre parmi les Pièces, avec les réflexions qu'elles m'ont paru mériter. Ces trois pièces serviront à faire juger de ce qui a réussi[1] avec tant d'avantage et de continuité à la cour de Louis XIV, et de ce qui aussi a été si utilement employé en ses affaires, surtout depuis la révolution d'Espagne. Tessé[2] se complut tellement en ces trois productions de son esprit, qu'il les envoya à la cour et à Paris, où il les fit répandre[3].

Mort de Quiros; sa fortune, sa défection.

Dom François-Bernard de Quiros mourut vieux, aux [eaux] d'Aix-la-Chapelle[4], qu'il étoit allé prendre dans la rigueur du mois de janvier[5]. Il avoit été toute sa vie dans les négociations, et il s'y étoit rendu habile, toujours dans les cours étrangères ou dans les assemblées pour la paix[6].

1. *A* est en interligne, et *réussit* a été corrigé en *réussy*.

2. Toute cette phrase a été ajoutée après coup dans le blanc qui restait et en interligne. Voyez ci-après, p. 40, note 6.

3. Ces lettres, des 15 décembre, 2 janvier et 13 février, furent très répandues en copie; elles parurent même dans les gazettes (*Gazette d'Amsterdam*, 1709, Extr. IX et XIX; *Mercure historique et politique*, tome XLVII, p. 4-5) ou dans les recueils étrangers, et on les retrouve dans les *Mémoires de Sourches*, p. 301-306. Les deux premières seules ont été insérées dans les *Mémoires de Tessé*, tome II, p. 295-302, et reproduites en dernier lieu par Chéruel, dans *Saint-Simon historien*, p. 596-601, puis par François Combes, dans ses *Lectures historiques*, tome II, p. 105-109, d'après les copies du Dépôt de la guerre. Saint-Simon n'est pas seul à les critiquer; les contemporains s'étonnèrent presque tous du ton fort peu respectueux dont Tessé usa par dépit, et aussi par une tendance naturelle de son esprit qui se manifeste dans toute sa correspondance, même avec le Roi et avec « sa maîtresse » la duchesse de Bourgogne. Voyez ci-après, p. 215.

4. Le 18 janvier : *Dangeau*, p. 317; *Gazette*, p. 40 *bis; Gazette d'Amsterdam*, n$^{os}$ VIII et X; *Mercure* de juillet, p. 69-73; *Mercure historique et politique*, tome XLVI, p. 119 et 228.

5. On était au plus fort du rude hiver qui fit tant de victimes.

6. Voyez notre tome IV, p. 236, note 5. Il avait débuté comme agent diplomatique à Rome, et en était revenu en août 1687 pour

A la révolution d'Espagne, il se donna à Philippe V, qui l'employa de même[1]; la bataille de Ramillies et ses rapides suites le retournèrent vers la maison d'Autriche[2] : il fut ambassadeur de l'Archiduc, comme roi d'Espagne, à la Haye, où il avoit passé beaucoup d'années avec le même caractère que lui avoit donné Charles II[3]. Cette défection ne lui fit pas honneur, et les intérêts de Philippe V ne laissèrent pas d'en souffrir; mais la passion des alliés étoit telle contre les deux couronnes, et surtout en Hollande, où le pensionnaire Heinsius gouvernoit tout[4], que la considération de Quiros n'en fut point altérée[5]. Pour la naissance, elle étoit fort commune, et bien au-dessous des emplois et de la capacité[6].

Mort et caractère

La cour vit en ce temps-ci renouveler un ministère qui, par sa longue durée, s'étoit usé jusque dans la racine, et

siéger dans le conseil des ordres, jusqu'à son départ, en 1692, pour l'ambassade de la Haye. Les lettres que lui adressa en 1694-1695 l'électeur de Bavière, gouverneur des Pays-Bas espagnols, sont dans le ms. Nouv. acq. fr. 1501. Il avait représenté l'Espagne au congrès de Ryswyk.

1. Philippe V l'accrédita de nouveau à la Haye, où il déploya une grande magnificence (recueil de Lamberty, tome I, p. 121-122). Lorsque, après la déclaration de guerre, il repassa par Versailles, le duc de Beauvillier le jugea droit, simple, bien intentionné, prêt à servir aussi fidèlement que par le passé, et conseilla de le remployer (lettre à Louville, 23 juillet 1702). Il avait eu quelque difficulté à faire reconnaître par le nouveau roi un brevet de conseiller d'État qu'il prétendait tenir de Charles II (Hippeau, *l'Avènement des Bourbons*, tome II, p. 399 et 423; lettre de Mme des Ursins à Torcy, 30 août 1703).

2. Il trahissait même auparavant, selon le *Mercure* de juillet 1709, p. 70-73.

3. De 1692 à 1698, puis, de 1700 à 1702, pour Philippe V.

4. Tome XV, p. 435, et ci-dessus, p. 5.

5. L'Archiduc le créa grand en août 1708 (*Gazette d'Amsterdam*, n° LXXII).

6. A la suite de ce paragraphe, Saint-Simon avait écrit par erreur : « Tessé se complut tellem[t] (le premier *t* surchargeant un *d*) en ces trois productions de son esprit et de sa capacité, qu'il les envoya à Paris et à la cour, où il les fit repandre. » Il a biffé cette phrase, pour la récrire un peu différemment à la fin du paragraphe précédent.

n'en étoit, par là, que plus agréable au Roi : le P. de la Chaise[1] mourut le 20 janvier[2], aux Grands-Jésuites de la rue Saint-Antoine[3]. Il étoit petit-neveu du fameux P. Cot- du P. de la Chaise [*Add. S^tS. 842*]

1. Tome I, p. 47. Il signait : DE LA CHAIZE. Après avoir fait ses études chez les Jésuites de Roanne, il entra au Noviciat en 1649, et professa successivement les humanités, la philosophie, la théologie au collège de la Sainte-Trinité à Lyon, fut appelé comme recteur à Grenoble, mais revint à Lyon en 1668, rappelé par l'archevêque pour diriger les deux collèges; il y exerçait les fonctions de provincial lorsque, au commencement de l'année 1675, il fut choisi comme confesseur du Roi. Saint-Simon lui a consacré une longue notice dans ses CONFESSEURS DU ROI (*Écrits inédits*, tome II, p. 464-470); feu M. R. Chantelauze a publié en 1859 une étude biographique, et le défunt P. Sommervogel a donné la liste des œuvres du Père dans sa *Bibliographie des membres de la Compagnie de Jésus*, tome II, col. 1035-1039, en y joignant une notice très incomplète. On publia à Cologne, en 1693, une *Histoire du P. de la Chaize*, qui n'est qu'un pamphlet, ainsi que le libelle de J. Chastain : *Prévarications du P. de la C....., confesseur du Roi, au préjudice des droits et des intérêts de S. M.* (1685). Comme « grand médailliste » (notre tome XIII, p. 438), Louis XIV l'avait compris en 1701 dans la réorganisation de l'Académie des inscriptions et médailles; il présida cette compagnie savante en 1706.

2. A cinq heures du matin : *Dangeau*, p. 312; *Sourches*, p. 253; *Gazette*, p. 48. Voyez ci-après, p. 50-51 et 610.

3. Ce couvent avait été fondé en 1580, rue Saint-Antoine, en face de la rue Culture-Sainte-Catherine, dans l'ancien hôtel de la Rochepot, donné aux jésuites par le cardinal de Bourbon pour y établir leur maison professe; mais celle-ci fut abandonnée pendant les premiers temps qui suivirent l'attentat de J. Châtel (ci-après, p. 54). L'église, aujourd'hui paroisse Saint-Paul et Saint-Louis, commencée en 1627, fut achevée dès 1641, sous les auspices de Louis XIII, du cardinal de Richelieu et d'autres personnages, et reconnue fondation royale. Le cœur de ce monarque y fut déposé, comme, plus tard, celui de Louis XIV; elle passait pour la plus richement ornée et décorée de tout Paris, et renfermait un grand nombre de monuments funéraires remarquables, notamment celui que le président Perrault avait élevé à la mémoire du père du grand Condé (ci-après, p. 266, note 5). Les bâtiments de l'ancien hôtel de la Rochepot furent remplacés petit à petit par de nouvelles constructions, dans le courant du dix-septième siècle, grâce aux libéralités de Louis XIV, et l'on y remarquait, outre la belle bibliothèque, nombre de tableaux donnés par le P. de la Chaise. C'est aujourd'hui le lycée Charlemagne. On appelait cette maison les Grands-Jésuites pour la

ton[1], et neveu paternel du P. d'Aix[2], qui le fit jésuite, où il se distingua dans les emplois de professeur, et après dans ceux de recteur de Grenoble et de Lyon, puis de provincial de cette province[3]. Il étoit gentilhomme[4], et son père[5], qui s'étoit bien allié[6] et avoit bien servi[7], auroit

distinguer du Noviciat, situé auprès de Saint-Sulpice (ci-après, p. 62). L'épitaphe du P. de la Chaise placée dans l'église a été reproduite dans le recueil moderne des *Inscriptions du diocèse de Paris*, tome I, p. 518.

1. Pierre Coton, et non *Cotton*, né à Néronde, en Roannais, le 7 mars 1564, entré au noviciat des Jésuites d'Arona le 30 septembre 1583, étudia la théologie à Rome et à Lyon, puis se livra exclusivement à la prédication et aux controverses contre les protestants. Choisi comme confesseur par Henri IV en 1603, il le fut aussi du jeune Louis XIII jusqu'en 1617, devint recteur du collège de Bordeaux en 1621, provincial d'Aquitaine en 1623, puis de France en 1626, et mourut à Paris le 19 mars de cette dernière année. Le P. d'Orléans écrivit sa Vie en 1688; la liste de ses œuvres se trouve dans l'ouvrage du P. Sommervogel, tome II, col. 1539-1560, et Charles Read lui a consacré un article dans le *Bulletin de la Société de l'Histoire du Protestantisme français*, année 1890, p. 200-222. Sa sœur, Jeanne-Marie Coton, avait épousé Guillaume de la Chaise, grand-père du confesseur de Louis XIV.

2. François d'Aix, né en 1608, entré au Noviciat en 1624, s'occupa surtout d'astronomie et de mathématiques, et professa au collège de Lyon, où il mourut le 10 février 1656.

3. Ci-dessus, p. 41, note 1.

4. Les diverses généalogies qui se trouvent au Cabinet des titres, dossier bleu LA CHAIZE, ne s'accordent point. L'une d'entre elles fait descendre cette famille d'un riche laboureur des environs de Nérac, qui aurait eu pour fils un conseiller au présidial de cette ville, pour petit-fils un secrétaire de Charles IX, pour arrière-petit-fils le capitaine la Chaise, compagnon d'Henri IV, et ce dernier serait le père de Guillaume de la Chaise, grand-père du confesseur, le premier qui fut qualifié seigneur d'Aix. Dans l'Addition, notre auteur, après avoir dit que, « s'il étoit gentilhomme, c'étoit bien tout au plus, » qualifie les la Chaise d' « honnêtement et très noblement nés. »

5. Georges de la Chaise d'Aix, qui fut chevalier de l'ordre de Saint-Michel.

6. Il avait épousé Renée de Rochefort, dame du But, d'une bonne famille du Forez.

7. Les dossiers du Cabinet des titres ne fournissent aucun renseignement sur ses services militaires. Serait-ce de lui que parle la *Gazette* de 1646 (p. 123) comme capitaine au régiment de Navarre?

été riche pour son pays de Forez[1], s'il n'avoit pas eu une douzaine d'enfants[2]. Un de ceux-là[3], qui se connoissoit parfaitement en chiens, en chasses et en chevaux, qu'il montoit très bien, fut longtemps écuyer de l'archevêque de Lyon frère et oncle des maréchaux de Villeroy, et commanda son équipage de chasse, pour laquelle ce prélat étoit passionné[4]; c'est le même que nous avons vu capitaine de la porte, et son fils après lui[5]. Les deux frères étoient à Lyon, dans les emplois que je viens de dire, lorsque le P. de la Chaise succéda en 1675[6] au P. Ferrier[7],

1. Le château d'Aix, sur la rivière du même nom, est situé dans la commune actuelle de Saint-Martin-la-Sauveté, arrondissement de Roanne; il y a dans le voisinage plusieurs localités du nom de la Chaise.

2. Huit seulement d'après les généalogies : 1° Jacques, écuyer, seigneur d'Aix, capitaine des portes de Lyon et père de M. de Souternon, mort en 1695 (*Dangeau*, tome V, p. 195; *Sourches*, tome IV, p. 448-449); 2° le P. de la Chaise; 3° l'écuyer de l'archevêque de Lyon (ci-après); 4° N., abbé de la Chaise, nommé coadjuteur de Clermont, mort avant d'avoir reçu ses bulles (la *Gallia christiana* n'en parle pas); 5° Antoine, abbé de la Chassaigne en 1677, d'Ambronay en 1691, mort en janvier 1694; 6° Jacques-Gabriel, dit l'abbé du But, prieur consistorial de Souvigny et de Saint-Germain-l'Herm, abbé de Manglieu (avril 1702), mort à Souvigny le 4 septembre 1708, ayant soixante-quatre ans; 7° une supérieure des Colinettes de Lyon, morte en décembre 1709, à soixante-dix-sept ans; 8° une abbesse de Marcigny.

3. François d'Aix, comte de la Chaise : tome I, p. 48.

4. Déjà raconté en 1697 : tome IV, p. 251-253. Comparez la notice des *Écrits inédits*, tome II, p. 464, et l'Addition placée ici, n° 842.

5. Tome IV, p. 251-253.

6. Sans doute dès le commencement de l'année, puisque son prédécesseur était mort en octobre 1674. Pellisson (*Lettres historiques*, tome II, p. 243-244) dit qu'il entra en fonctions le 12 février 1675; voyez aussi Oroux, *Histoire ecclésiastique de la cour de France*, tome II, p. 507-511, et la *Correspondance de Bussy-Rabutin*, tome II, p. 429. Selon Spanheim, le Père avait secondé Ferrier pour le travail de la feuille des bénéfices.

7. Jean Ferrier, né en Rouergue le 20 janvier 1614, entra au Noviciat le 22 avril 1632, professa pendant quatorze ans la philosophie et la théologie, et était recteur de la maison professe de Toulouse lorsqu'il fut choisi, en 1670, pour remplacer le P. Annat; il mourut le 29 octobre 1674. Saint-Simon lui a consacré quelques lignes dans ses

confesseur du Roi : ainsi, le P. de la Chaise le fut plus de trente-deux ans[1]. La fête de Pâques lui causa plus d'une fois des maladies de politique[2] pendant l'attachement du Roi pour Mme de Montespan[3] : une entre autres, il lui envoya le P. Dechamps[4] en sa place, qui bravement refusa l'absolution[5]. Ce jésuite a été fort connu provincial de

Confesseurs du roi (*Écrits inédits*, tome II, p. 464). Bayle a signalé cette erreur que l'auteur de l'*Histoire du P. de la Chaise* de 1693 représentait celui-ci favorisant la passion du Roi pour Mlle de la Vallière en vue de supplanter Annat.

1. Presque trente-quatre ans. Voyez la liste des confesseurs dans les *Œuvres de Louis XIV*, p. 346-352.

2. C'est-à-dire simulées par politique : ci-après, p. 215-216.

3. Sa réputation de vertu était telle, lorsqu'il fut nommé, qu'on crut que c'en était fait de Mme de Montespan (Chansonnier, ms. Fr. 12 619, p. 189). « Il est honnête homme, disait plus tard Mme de Maintenon; mais l'air de la cour gâte la vertu la plus pure; » et elle ajoutait qu'il aurait dû interdire absolument au Roi l'usage des sacrements (recueil de 1806, tome II, p. 117). Walckenaer a opposé au rigorisme de Bossuet cette facilité accommodante du nouveau directeur de la conscience royale (*Mémoires sur Mme de Sévigné*, tome V, p. 197-198). Il devint même si indulgent, que Mme de Montespan l'appelait « une chaise de commodité » (recueil de 1806, tome I, p. CXLVI; *Mémoires de la Fare*, p. 288). Une gazette à la main pour 1742 publiée dans la *Revue rétrospective* de 1834, tome V, p. 72, prétend que, pendant que Louis XIV vivait avec ses maîtresses, il communiait « en blanc, » c'est-à-dire avec des hosties non consacrées. Enfin, et généralement, Spanheim estimait que l'entrée au pouvoir avait nui à toutes les qualités qu'on appréciait auparavant dans le P. de la Chaise; mais ce protestant ne lui pardonnait pas la révocation de l'édit de Nantes.

4. Étienne Agard-Dechamps, né à Bourges le 2 septembre 1613 et ancien condisciple du prince, entra au Noviciat le 16 septembre 1630, professa à Paris la rhétorique, la philosophie et la théologie, devint recteur à Rennes, puis trois fois à Paris, provincial de Lyon, deux fois provincial de France, se retira enfin à la Flèche, et y mourut le 31 juillet 1701 (*Moréri*, tome III, p. 456). C'est lui qui ramena Condé à la religion, comme on va le voir.

5. Voici le récit de l'annotateur des *Mémoires de Sourches*, tome I, p. 209 (comparez p. 465) : « Le Roi étant toujours fortement amoureux de Mme de Montespan, et revenant à Versailles, après la prise de Gand et d'Ypres, quelques jours avant Pâques, en l'année 1678, le

Paris, et par la confiance de Monsieur le Prince le héros dans les dernières années de sa vie[1]. Le P. de la Chaise[2]

P. de la Chaise, son confesseur, demeura à Lille en Flandre, disant qu'il étoit malade, soit qu'il le fût effectivement, soit qu'il ne voulût plus donner l'absolution au Roi, qui, malgré toutes les paroles qu'il lui en avoit données, ne vouloit point rompre son commerce avec Mme de Montespan. En l'absence de son confesseur, le Roi envoya querir le P. Dechamps, lequel, après un long tête-à-tête avec lui, ne voulut point le confesser, parce qu'il ne vouloit point lui donner l'absolution, et sut néanmoins lui parler si sagement, que le Roi, bien loin d'être offensé de son refus, demeura très satisfait de lui et en dit du bien à tout le monde. » Desnoiresterres, dans ses *Cours galantes* (tome III, p. 109-110), a raconté la même anecdote, dont on peut rapprocher une note de l'*Histoire de Louvois*, tome II, p. 495.

1. *Sourches*, 20 avril 1685 (tome I, p. 209) : « La nouvelle qui suivit.... fut celle de la communion de Monsieur le Prince, qui surprit beaucoup de monde. On assuroit que ce prince n'avoit pas fait ses pâques depuis dix-sept ans, et que, de son propre mouvement, il avoit envoyé querir un jésuite nommé le P. de Champ (*sic*), qui avoit autrefois été son préfet;... qu'il avoit été enfermé cinq journées entières avec lui, au bout desquelles il avoit communié lorsque ses domestiques s'y attendoient le moins; que, depuis, il leur avoit demandé pardon de leur avoir donné de si mauvais exemples, et qu'il avoit déclaré qu'il prétendoit faire plusieurs restitutions. » Lorsqu'il se sentit mourir, en décembre 1686, il fit encore appeler le P. Dechamps; mais, craignant que celui-ci n'arrivât trop tard, il se confessa au P. Bergier, son directeur ordinaire (*ibidem*, p. 465; *le Correspondant*, 25 novembre 1896, p. 648-649; relation de la mort du grand Condé par Gourville, publiée par M. Albert Hyrvoix dans la *Revue des Questions historiques*, janvier 1901, p. 201; G. Macon, *les Édifices du culte à Chantilly*, p. 34-35).

2. Il faut comparer au portrait qui va suivre ceux que notre auteur avait insérés déjà dans l'Addition placée ici et dans les CONFESSEURS DU ROI, le *Mercure* d'avril 1709, p. 140-158, l'*Histoire de l'Académie des inscriptions*, tome I, p. 373-379, la *Relation de Spanheim*, éd. Bourgeois, p. 418-426, la relation de l'ambassadeur P. Venier, les notes réunies par le P. Léonard dans son portefeuille JÉSUITES (Arch. nat., M 243), les *Caractères et portraits* de 1703, p. 49, le *Port-Royal* de Sainte-Beuve, les ouvrages de P. Clément, etc., qui concordent tous ensemble. Daguesseau et Voltaire disent aussi que le Père était doux, modéré et conciliant. Chantelauze a fait observer que ce ne peut être l'original du *Tartufe* de 1664, puisqu'il était alors inconnu à la cour. Au physique, Madame (recueil Brunet, tome I, p. 333) le représente avec

étoit d'un esprit médiocre, mais d'un bon caractère, juste, droit, sensé, sage, doux et modéré, fort ennemi de la délation, de la violence et des éclats. Il avoit de l'honneur, de la probité, de l'humanité, de la bonté; affable, poli, modeste, même respectueux. Lui et son frère ont toujours publiquement conservé une reconnoissance marquée jusqu'à une sorte de dépendance pour les[1] Villeroy. Il étoit désintéressé en tout genre, quoique fort attaché à sa famille[2]; il se piquoit de noblesse, et il la favorisa en tout ce qu'il put[3]. Il étoit soigneux de bon[4] choix pour l'épiscopat, surtout pour les grands places, et il y fut heureux tant qu'il y eut l'entier crédit[5]; facile à revenir

de longues oreilles, une grande bouche, une grosse tête, une figure longue, « l'air d'un âne ». Son portrait, gravé par Trouvain et par Picart, est, avec d'autres gravures, dans la collection Hennin, n$^{os}$ 7234-7238.

1. *Les* corrige *des*, et p$^{r}$ a été ajouté après *dependance*.

2. On a vu ci-dessus, p. 43, note 2, que ses frères et sœurs pourvus de bénéfices les obtinrent depuis son élévation; c'est lui encore qui procura à son frère la place de capitaine de la porte.

3. « Ce Père, qui étoit gentilhomme, vouloit être homme de qualité, » et il obtint que sa nièce montât dans les carrosses du Roi, a-t-il dit dans le tome XIV, p. 103-105.

4. Il y a bien *bon*, au singulier, dans le manuscrit.

5. Notre auteur a répété cela à diverses reprises : tome VIII, p. 455 (notice de M. d'Aubigné, évêque de Noyon); *Écrits inédits*, tome II, p. 466; Addition à Dangeau, tome XVI, p. 80, et Addition placée ici, n° 842. Mme de Maintenon (recueil de 1806, tome III, p. 152-153) prétendait que le Père avait pour maxime que « les dévots ne sont bons à rien. » Fénelon, s'adressant à Louis XIV lui-même (*Correspondance*, tome II, p. 342), l'a caractérisé bien plus sévèrement : « Votre confesseur n'est pas vicieux; mais il craint la solide vertu, et il n'aime que les gens profanes et relâchés. Vous êtes seul en France, Sire, à ignorer qu'il ne sait rien, que son esprit est court et grossier, et qu'il ne laisse pas d'avoir son artifice avec cette grossièreté d'esprit. Les jésuites mêmes le méprisent, et sont indignés de le voir si facile à l'ambition ridicule de sa famille. Vous avez fait d'un religieux un ministre d'État. Il ne se connoît point en hommes, non plus qu'en autre chose; il est la dupe de tous ceux qui le flattent et lui font de petits présents. » Mais ceci fait partie du violent mémoire de 1693, qui sans doute n'arriva pas jusque sous les yeux du Roi.

quand il avoit été trompé, et ardent à réparer le mal que la tromperie lui avoit fait faire : on en[1] a vu en son lieu un exemple sur l'abbé de Caudelet[2]; d'ailleurs, judicieux et précautionné, bon homme et bon religieux, fort jésuite, mais sans rage et sans servitude[3], et les connoissant mieux qu'il ne le montroit[4], mais parmi eux comme l'un d'entre eux. Il ne voulut jamais pousser le Port-Royal-des-Champs jusqu'à la destruction, ni entrer en rien contre le cardinal de Noailles, quoique parvenu à tout sans sa participation[5]; le *Cas de conscience*[6], et tout ce qui se fit contre lui de son temps, se fit sans la sienne[7]. Il ne voulut point non plus entrer trop avant dans les affaires de la Chine[8]; mais il favorisa toujours tant qu'il put l'archevêque de Cambray[9], et fut toujours fidèlement ami du cardinal de Bouillon, pour lequel, en toutes sortes de temps, il rompit bien des glaces[10]. Il eut toujours sur sa table le *Nouveau Testament*[11] du P. Quesnel, qui a fait tant de bruit depuis,

1. *En* est en interligne. — 2. Tome V, p. 78-84, avec le commentaire.

3. « Il n'eut de jésuite que ce que ses engagements et ses préjugés d'éducation ne purent se refuser » (*Écrits inédits*, tome II, p. 465 et 468-469). Voyez le portefeuille Jésuites du P. Léonard (Arch. nat., M 243, fol. 80-82).

4. Ci-après, p. 52-54.

5. C'est à l'insu du confesseur que M. de Noailles avait été nommé archevêque de Paris (tome II, p. 359-360), et nous avons vu, en 1706 (tome XIII, p. 272), le Père susciter au cardinal « toutes sortes de dégoûts » lors de l'assemblée du clergé.

6. Tomes VI, p. 98-104, et XIII, p. 264-265.

7. Cependant il est dit dans les chansons sur le *Cas* (ms. Fr. 12 693, p. 180) que le Père se vanta de faire boire le calice jusqu'à la lie à M. de Noailles.

8. Tome VII, p. 165. — 9. Tome IV, p. 84 et 89.

10. Quoiqu'il ait patronné la candidature de l'abbé de Rohan à Strasbourg (tome VII, p. 85-86), c'est toujours lui, entre tous les amis du temps passé, que le cardinal de Bouillon a essayé de prendre comme intercesseur auprès du Roi dans sa longue disgrâce; mais le Père n'y a guère réussi (tome VI, p. 155) : voyez ci-après, Additions et corrections, p. 609.

11. Écrit : *N. T.* Ce sont les *Réflexions morales sur le Nouveau Testa-*

et de si terribles fracas, et, quand on s'étonnoit de lui voir ce livre si familier, à cause de l'auteur, il répondoit qu'il aimoit le bon et le bien partout où il le rencontroit, qu'il ne connoissoit point de plus excellent livre, ni d'une instruction plus abondante, qu'il y trouvoit tout, et que, comme il avoit peu de temps à donner par jour à des lectures de piété, il préféroit celle-là à toute autre[1]. Il eut tout le crédit de la distribution des bénéfices[2] pendant les quinze ou vingt dernières années de l'archevêque de Paris Harlay[3]. Son indépendance de Mme de Maintenon fut toujours entière, et sans commerce avec elle : aussi le haïssoit-elle, tant pour cette raison que pour son opposition à la déclaration de son mariage[4], mais sans oser

*ment* parues en 1672 avec l'approbation de l'archevêque de Paris et de l'évêque de Châlons. Dans notre tome II, p. 359, il n'a été parlé que de la suite de cet ouvrage, sur les Actes et les Épîtres des Apôtres, qui parut plus tard, alors que l'auteur était réfugié à Bruxelles.

1. Nous possédons au Cabinet des manuscrits, mss. Fr. 20 063 et 20 064, deux volumes de mélanges de théologie et de politique recueillis par le Père, et aussi quelques lettres au cardinal de Noailles.

2. Le P. Ferrier avait déjà travaillé à rendre prépondérante l'influence du confesseur (*Mémoires de l'abbé de Choisy*, tome I, p. 110; Oroux, *Histoire ecclésiastique de la maison du Roi*, tome II, p. 505-506); mais le P. de la Chaise accapara complètement la feuille, servi en cela par l'éloignement du Roi pour l'archevêque Harlay, et ce fut surtout à partir de la maladie de Louis XIV, en 1686, que son crédit devint sans bornes (nos tomes II, p. 348, et VII, p. 408; *Écrits inédits*, tome III, p. 466; *Mémoires de l'abbé de Choisy*, tome I, p. 185; *Relation de Spanheim*, éd. Bourgeois, p. 423-425; *Oroux*, p. 529-530; *Histoire de Louis XIV*, par Bruzen de la Martinière, tome IV, p. 373-374; *Relazioni* des ambassadeurs vénitiens, tome III, p. 382-383 et 518). C'est ce que notre auteur a déjà indiqué à plusieurs reprises, et il y reviendra encore plus en détail. Dans les arrêts en commandement, on en trouve qui ont été signés par le Père au conseil de conscience (tome VII, p. 409).

3. Cela, encore, a déjà été dit. On voit, en 1692 (*Correspondance générale*, tome III, p. 339), Mme de Maintenon renvoyer le comte de Caylus au Père, en disant : « Je me mêle peu de ce qui regarde les bénéfices, et je crois qu'il faudroit laisser M. l'abbé de Caylus s'affermir dans les devoirs de sa profession avant de lui desirer du bien d'Église. »

4. Plus tard (suite des *Mémoires*, tome XII, p. 28-30), il ne parlera

jamais lui montrer les dents[1], par ce qu'elle connoissoit de la disposition du Roi à son égard[2]. Elle se servit de Godet, évêque de Chartres, qu'elle introduisit peu à peu dans la confiance du Roi, puis du cardinal de Noailles après le mariage de sa nièce[3] et à l'occasion de l'affaire de Monsieur de Cambray, pour balancer la distribution des bénéfices, et y entrer elle-même de derrière ces deux rideaux[4], ce qui commença à déshonorer le clergé de France par les ignorants et les gens de néant[5] que Monsieur de Chartres et Saint-Sulpice introduisirent dans l'épiscopat à l'exclusion tant qu'ils purent de tous autres[6]. Vers quatre-vingts ans[7], le P. de la Chaise, dont la tête et la santé étoient encore fermes, voulut se retirer : il en fit plusieurs tentatives inutiles. La décadence de son corps et de son esprit, qu'il sentit bientôt après, l'engagèrent[8] à redoubler ses instances[9]; les jésuites, qui s'en apercevoient plus que lui, et qui sentoient la diminution de son crédit[10], l'exhortèrent à faire place à un autre qui eût la grâce et le zèle de la nouveauté[11]. Il desiroit sincè-

pas de cette opposition du Père, qui, selon lui, et selon l'abbé de Choisy, avait célébré le mariage secret (notre tome VIII, p. 42).

1. « Montrer les cornes, » dans l'Addition placée ici. Littré a relevé ces deux locutions familières à notre auteur. *Montrer les dents*, c'est « résister, faire tête, témoigner qu'on ne veut pas souffrir davantage » (*Académie*, 1718).

2. Louvois lui-même en était jaloux, selon l'abbé de Choisy.

3. Avec le comte d'Ayen. — 4. En se dissimulant derrière ces deux prélats.

5. L'initiale de *néant* semble corriger une *S*. — 6. Déjà dit plusieurs fois.

7. *80 ans* est en interligne, au-dessus d'un premier *80 ans* corrigeant *8 ans* et biffé.

8. Ce verbe est bien au pluriel.

9. Dès 1696, le Roi avoue à Mme de Maintenon qu'il « baisse tous les jours » (*Correspondance générale*, t. IV, p. 107), et elle dit en 1701 (p. 388-389) qu'il n'a plus de crédit.

10. Ce dernier membre de phrase a été ajouté en interligne.

11. En 1699, ils avaient voulu le remplacer par le P. Dez, qui avait confessé le Dauphin en 1688 (recueil Jésuites du P. Léonard, M 243, n° 2, fol. 100, 107 et 157), de peur que la place n'échût à un rival dont parle Oroux, tome II, p. 546-548.

rement le repos, et il pressa le Roi de le lui accorder[1], tout[2] aussi inutilement : il fallut continuer à porter le faix jusqu'au bout. Les infirmités et la décrépitude, qui l'accueillirent[3] bientôt après, ne purent le délivrer. Les jambes ouvertes[4], la mémoire éteinte, le jugement affaissé, les connoissances brouillées, inconvénients étranges pour un confesseur, rien ne rebuta le Roi; et jusqu'à la fin se fit apporter le cadavre, et dépêcha avec lui les affaires accoutumées. Enfin, deux jours après un retour de Versailles[5], il s'affoiblit considérablement, reçut les sacrements, et eut pourtant le courage, plus encore que la force, d'écrire au Roi une longue lettre de sa main, à laquelle il reçut réponse du Roi de la sienne, tendre et prompte : après quoi, il ne s'appliqua plus qu'à Dieu.

1. Avec l'aide du Roi, qui lui donna quatre-vingt mille livres, et de la duchesse de Guise, qui lui en légua vingt mille, il s'était bâti une retraite sur la colline N. E. de Paris qui prit alors le nom de « Mont-louis, » et porte aujourd'hui celui du Père lui-même. Le P. Léonard raconte (M 243, n° 2, fol. 146 et 157) qu'il y donnait des régals aux jésuites, et qu'il avait plus de faste dans son train qu'aucun des confesseurs précédents, qu'il garda toujours un attelage de six chevaux, mais réforma ses chaises d'étoffe violette, pour ne plus en conserver que de paille, avec un seul fauteuil. Sa passion unique était la numismatique : il légua à la maison de Saint-Louis une collection de médailles et d'agates évaluée douze mille livres, après toutefois avoir prélevé des pièces de choix pour le Dauphin (*ibidem*, fol. 86 v°).

2. *Tout* est en interligne.

3. Il y a *accueillerent* dans le manuscrit, sans doute par mégarde. — C'est le sens ancien et défavorable de ce verbe, pour assaillir : « se dit figurément de tous les accidents fâcheux qui arrivent à quelqu'un » (*Académie*, 1718).

4. *Sourches*, tome XI, p. 152, août 1708.

5. *Sourches*, 24 décembre 1708 (p. 243) : « Le Roi fit ses dévotions, ... et, comme le P. de la Chaise étoit si foible qu'il ne pouvoit se soutenir, pour lui donner la liberté de s'en retourner plus tôt à Paris, il distribua les bénéfices vacants. » Jusqu'en 1695, le Père avait eu pour auxiliaire, dans cette besogne, son *socius* Maillard; celui-ci ayant été relégué précipitamment à la Flèche, on le remplaça par un certain frère Magnin, qui était tailleur dans la maison (P. Léonard, M 243, n° 2, fol. 92 v°).

Le P. Tellier[1], provincial, et le P. Daniel[2], supérieur de la maison professe, lui demandèrent s'il avoit accompli ce que sa conscience pouvoit lui demander, et s'il avoit pensé au bien et à l'honneur de la Compagnie : sur le premier point, il répondit qu'il étoit en repos; sur le second, qu'ils s'apercevroient bientôt, par les effets, qu'il n'avoit rien à se reprocher[3]. Fort peu après, il mourut fort paisiblement, à cinq heures du matin[4]. Les deux supérieurs vinrent apporter au Roi, à l'issue de son lever[5], les clefs du cabinet du P. de la Chaise, qui y avoit beaucoup de mémoires et de papiers[6]. Le Roi les reçut devant tout le monde, en prince accoutumé aux pertes, loua le P. de la Chaise surtout de sa bonté; puis, souriant aux Pères : « Il étoit si bon, ajouta-t-il tout haut devant tous les courtisans, que je le lui reprochois quelquefois, et [il][7] me

Surprenant

1. Tome VII, p. 166. Il avait été nommé provincial de France en 1708 : voyez sa notice dans l'ouvrage du P. Sommervogel, tome VII, col. 1911-1919.

2. Gabriel Daniel, né à Rouen le 8 février 1649, entra au Noviciat le 16 septembre 1667, professa les humanités et la rhétorique au collège d'Hesdin (1669-1674), puis à celui d'Eu, enseigna la philosophie à Rennes et à Paris pendant six ans, prononça ses derniers vœux à Rennes le 15 août 1683, devint bibliothécaire de la maison professe de Paris, puis supérieur pendant trois ans, et mourut le 23 juin 1728, ayant reçu un titre d'historiographe royal. C'est l'auteur bien connu de l'*Histoire de France depuis l'établissement de la monarchie* publiée en 1713, dont notre auteur parlera, et de l'*Histoire de la milice françoise* (1722). Il écrivit une lettre circulaire sur la mort du P. de la Chaise, datée du 21 janvier 1709.

3. Ci-après, p. 53 et 57.

4. On doit ici rappeler le mot du maréchal de Duras que nous avons eu au tome XII, p. 293 : « Il sera damné à tous les mille diables, » etc. Nous donnerons ci-après, p. 510-612, la lettre circulaire que le P. du Puy écrivit sur cette fin.

5. *Dangeau*, p. 312; *Sourches*, p. 253.

6. Dans la notice des CONFESSEURS (*Écrits inédits*, tome II, p. 470), notre auteur dit qu'il renvoya au Roi, avant de mourir, plusieurs paquets cachetés, et en brûla une infinité.

7. Saint-Simon a oublié le pronom *il* en passant de la page 776 à la page 777 de son manuscrit.

aveu du Roi.

répondoit : « Ce n'est pas moi qui suis bon, mais vous qui êtes dur[1]. » Véritablement, les Pères et tous les auditeurs furent surpris du récit jusqu'à baisser la vue. Ce propos se répandit promptement, et personne n'en put blâmer le P. de la Chaise. Il para bien des coups en sa vie, supprima bien des friponneries et des avis anonymes contre beaucoup de gens, en servit quantité[2], et ne fit jamais de mal qu'à son corps défendant : aussi fut-il généralement regretté[3]. On avoit toujours compris que ce seroit une perte ; mais on n'imagina jamais que sa mort seroit[4] une plaie universelle et profonde comme elle la devint, et comme elle ne tarda pas à se faire sentir par le terrible successeur du P. de la Chaise, à qui les ennemis même des jésuites furent forcés de rendre justice après, et d'avouer que c'étoit un homme bien et honnêtement né, et tout fait pour remplir une telle place.

Énorme avis donné au Roi par le

Mareschal, premier chirurgien du Roi, qui avoit sa confiance, homme droit et parfaitement vrai, que j'ai cité

1. Ce propos a déjà été rapporté en 1698, à l'occasion de l'abbé de Coëtelez (tome V, p. 82), et se trouve dans l'Addition n° 842 et dans la notice des CONFESSEURS.

2. L'abbé de Choisy lui faisait honneur de son propre retour en grâce ; de même, nous l'avons vu protéger Fleury et l'abbé de Maulévrier, avertir charitablement l'évêque de Noyon, excuser l'abbé de Brou, etc.

3. Il était aimé de tous, a-t-il dit dans le tome IV, p. 89. Les hérétiques eux-mêmes l'estimaient, et son commerce de lettres avec le protestant Spon en est une preuve (recueil du P. Léonard, aux Archives nationales, TT 464). Cependant il ne fut pas à l'abri des attaques des pamphlétaires : outre l'*Histoire* et les *Prévarications* indiquées ci-dessus, p. 41, note 1, il parut à Cologne, en 1694, une *Confession réciproque, ou Dialogue du temps entre Louis XIV et le P. de la Chaise*, en 1702 une *Histoire secrète des amours du P. de la Chaise*, enfin en 1719 *Jean danse mieux que Pierre, Pierre danse mieux que Jean, ils dansent bien tous deux*, autre ouvrage satirique où le confesseur était spécialement visé. On peut voir aussi les pamphlets réimprimés à la suite de l'*Histoire amoureuse des Gaules*, tome IV, p. 154 et suivantes, et un noël de la cour reproduit dans le *Nouveau siècle*, tome IV, p. 300, où le Père est accusé d'ivrognerie.

4. *Seroit* est en interligne, au-dessus de *deviendroit*, biffé.

plus d'une fois[1], nous a conté, à Mme de Saint-Simon et à moi, une anecdote bien considérable, et qui mérite de n'être pas oubliée[2]. Il nous dit que le Roi, dans l'intérieur de ses cabinets, regrettant le P. de la Chaise, et le louant de son attachement à sa personne, lui avoit raconté une grande marque qu'il lui en avoit donnée : que, peu d'années[3] avant sa mort, il lui avoit dit qu'il se sentoit vieillir, qu'il arriveroit peut-être plus tôt qu'il ne pensoit qu'il faudroit choisir un autre confesseur; que l'attachement qu'il avoit pour sa personne le déterminoit uniquement à lui demander en grâce de le prendre dans sa Compagnie; qu'il la connoissoit, qu'elle étoit bien éloignée de mériter tout ce qui s'est dit et écrit contre elle, mais qu'enfin il lui répétoit qu'il la connoissoit, que son attachement à sa personne et à sa conservation l'engageoit à le conjurer de lui accorder ce qu'il lui demandoit; que c'étoit une Compagnie très étendue, composée de bien de sortes de génies et d'esprits dont on ne pouvoit répondre[4], qu'il ne falloit point mettre au désespoir, et se mettre ainsi dans un hasard dont lui-même ne lui pouvoit répondre, et qu'un mauvais coup étoit bientôt fait, et n'étoit pas sans exemple[5]. Mareschal pâlit à ce récit que lui fit le Roi, et cacha le mieux qu'il put le désordre où il en tomba[6]. Cette considération unique fit rappeler les

P. de la Chaise. [*Add. S^t-S. 843*]

1. La dernière fois qu'il l'ait cité comme tenant de lui un de ses récits, c'est à propos de Mme des Ursins : tome XIII, p. 76.

2. Il l'a reproduite, en dernier lieu, dans le *Parallèle*, p. 128.

3. « Peu de mois » (*Parallèle*).

4. Tout ce qui précède, depuis *composée*, a été ajouté en interligne.

5. Ces quatorze mots, également, ont été ajoutés en interligne.

6. Voici ce que cette anecdote est devenue dans le *Parallèle :* « Louis XIV, regrettant le P. de la Chaise et vantant son attachement pour lui à Mareschal, son premier chirurgien, lui dit que, peu de mois avant de mourir, ce Père lui avoit instamment demandé de ne se choisir après lui de confesseur que dans leur Compagnie; que les jésuites étoient bien innocents des imputations de leurs ennemis, mais que c'étoit moins par attachement pour eux que pour lui qu'il lui faisoit cette prière, parce qu'il y auroit de l'imprudence à mettre un si grand

jésuites par Henri IV, et les fit combler de biens[1]. La pyramide de Jean[2] Chastel[3] les mettoit au désespoir. Ils trouvèrent, sous Louis XIV, Fourcy, prévôt des marchands[4], capable de les écouter, et en état de l'oser par le crédit de Boucherat, chancelier de France, son beau-père[5], qui, appuyé du Roi, contint le Parlement : Fourcy fit abattre la pyramide sans en laisser la moindre trace[6]. Son fils[7], sortant du collège, en eut l'abbaye de Saint-

corps au désespoir en leur ôtant son confessionnal, et qu'encore qu'il les crût entièrement incapables de ce dont leurs ennemis les avoient accusés, il demandoit en grâce au Roi de ne se pas exposer, par une pareille imprudence, à tout ce qui en pourroit arriver. Mareschal, épouvanté, et qui m'étoit intimement attaché, me le conta mot pour mot deux jours après. »

1. En 1603 : notre tome IV, p. 328. — 2. *J.*, en abrégé.

3. Jean Chastel, fils d'un marchand drapier de Paris, attenta à la vie d'Henri IV le 27 décembre 1594, et fut exécuté le 29, par arrêt de la chambre de la Tournelle. Comme il avait étudié au collège de Clermont, on voulut impliquer les jésuites dans son procès, bien que l'assassin eût nié leur participation jusque pendant la torture, et ils furent bannis de France. L'arrêt, qui innocenta son père, ordonna néanmoins l'exil de celui-ci et le remplacement de sa maison de la rue de la Vieille-Draperie, en face du Palais, par un monument commémoratif en forme de pyramide, dont il y a des vues et des descriptions dans les collections d'estampes. Les quatre faces portaient des inscriptions injurieuses pour la Compagnie de Jésus.

4. Mort en 1708 : tome XV, p. 384.

5. Tome VI, p. 248.

6. Ceci n'est point exact. La pyramide élevée en 1595 avait été détruite dès le mois de mai 1605, par les soins du prévôt des marchands François Miron et sur les instances du Pape et du P. Coton, confesseur du Roi (*Lettres du cardinal d'Ossat*, éd. 1732, tome V, p. 370; *Recherches sur la Compagnie de Jésus au temps du P. Coton*, par le P. Prat, tome II, p. 345-355; Miron de l'Espinay, *François Miron*, p. 90 et suivantes; *Mémoires de la Société de l'Histoire de Paris*, tome XXIII, 1896, p. 183). Sur son emplacement, Miron fit établir une fontaine, avec une inscription rappelant vaguement le crime de Chastel. C'est cette fontaine qui fut démolie en 1689, en vertu d'une décision du bureau de la Ville du 12 mars 1686, mais réédifiée en partie près de Saint-Victor.

7. Balthazar-Henri de Fourcy, né le 24 juillet 1669, reçu d'abord

Vandrille, de plus de trente-six mille livres[1], à l'étonnement public[2], et en jouit encore; c'est même un fort honnête homme et considéré[3], qui ne s'est point soucié d'être évêque.

P. Tellier confesseur. Manière dont ce choix fut fait.

Le Roi n'étoit pas supérieur à Henri IV : il n'eut garde d'oublier le document[4] du P. de la Chaise, et de se hasarder à la vengeance de sa Compagnie en choisissant hors d'elle un confesseur. Il vouloit vivre, et vivre en sûreté : il chargea les ducs de Chevreuse et de Beauvillier d'aller à Paris, de s'informer, avec toutes précautions qu'ils pourroient apporter, de qui, d'entre les jésuites, il pourroit prendre pour confesseur. Monsieur de Chartres et le curé de Saint-Sulpice[5] ne regardoient pas ce choix avec indifférence : ils voulurent y influer. Toutefois, ils n'en avoient nulle commission; elle n'étoit donnée qu'aux deux

chevalier de Malte (26 janvier 1675), obtint l'abbaye de Saint-Sever, au diocèse de Coutances, en mars 1680, à onze ans, eut un canonicat de Notre-Dame en 1685, l'abbaye de Saint-Wandrille en janvier 1690, le prieuré des Bons-Hommes en janvier 1693, et prit le grade de docteur en théologie le 2 août 1696. En 1704, il essaya sans succès d'acheter une charge d'aumônier du Roi. Il mourut le 24 avril 1754, à quatre-vingts ans, doyen des abbés de France. Rigaud fit en 1710 son portrait, qui a été gravé par Drevet.

1. Saint-Wandrille, ou la Fontenelle, maison fondée en 648 par Clovis II, auprès de Caudebec et à six lieues de Rouen, dans la forêt du Trait, valait en 1690 près de dix mille écus (*Dangeau*, tome III, p. 50 et 55) et, soixante ans plus tard, quarante-cinq mille livres (*Mémoires de Luynes*, tome XIV, p. 241).

2. « Quelques gens s'étonnoient que M. le Chancelier eût obtenu une si belle abbaye pour son petit-fils; mais d'autres répondoient que, puisque, du côté de la faveur du maître, il n'avoit rien à prétendre, il falloit bien que, comme chancelier, il attrapât quelques bienfaits » (*Sourches*, tome III, p. 190, note).

3. Il fut cependant enfermé pour quelque temps à Saint-Lazare en 1713 (ordre du 5 décembre : reg. O[1]57, fol. 212 v[o]).

4. L'enseignement, la recommandation, sens relevé par Littré dans Molière et dans Hamilton. « Terme de pratique; titres, preuves par écrit, enseignement » (*Académie*, 1718).

5. Joachim Trotti de la Chétardye : tome XV, p. 440.

ducs, dont ils n'étoient pas à portée : l'affaire de Monsieur de Cambray avoit élevé un puissant mur de séparation entre eux. Le malheur voulut que la mort du P. de la Chaise arrivât dans la conjoncture où les affaires de Flandres entre Mgr le duc de Bourgogne et M. de Vendôme avoient rapproché Mme de Maintenon et M. de Beauvillier jusqu'à l'entière confidence là-dessus, et aux mesures communes, comme je l'ai raconté[1]. Ces affaires prenoient un cours qui répondoit à leurs soins; mais elles n'étoient pas finies : le commerce, la confiance, les mesures continuoient encore là-dessus. Mme de Maintenon profita de la conjoncture, et, malgré tout ce qui s'étoit passé, elle obtint que l'évêque[2] de Chartres et le curé de Saint-Sulpice, qui n'étoient qu'un, seroient admis par les deux ducs à conférer sur le choix. L'un et l'autre étoient prévenus d'estime et d'affection pour Saint-Sulpice comme l'étoit Monsieur de Cambray. La Chétardye en étoit curé ; il n'existoit pas lors de l'affaire de Monsieur de Cambray[3], et, dans la vérité, c'étoit un homme de bien, mais une espèce d'imbécile[4] : j'aurai lieu d'en parler ailleurs[5]. Mené par Monsieur de Chartres, il appuya sur le P. Tellier : les jésuites avoient dressé pour lui toutes leurs batteries ; les deux ducs en furent les dupes, et bientôt après l'Église et l'État les[6] victimes[7]. Le P. Tellier, lors provincial de

1. Tome XVI, p. 242-243.

2. Le mot *l'Evesq.* corrige *les.*

3. Il n'est curé de Saint-Sulpice que depuis février 1696.

4. Il le traitera plus tard « d'idiot » (suite des *Mémoires*, tome XII, p. 145), et Fénelon reconnaissait qu'il avait un « esprit pas bien fait » (*Correspondance*, tome I, p. 346). L'abbé le Gendre, dans ses *Mémoires*, p. 295, dit qu'il refusa la place de confesseur.

5. Surtout quand, après la mort de l'évêque de Chartres, il deviendra directeur de Mme de Maintenon, à la fin de 1709.

6. *Les* corrige *la*, et le signe du pluriel a été ajouté à *victime.*

7. Le P. Brucker a publié dans les *Études* du 5 avril 1899, p. 126-127, une lettre inédite de Mme de Maintenon à Godet des Marais sur le remplacement du P. de la Chaise. La *Gazette d'Amsterdam* de 1709, n^os^ IX et XII, dit qu'on parlait, pour lui succéder, du P. de la Rue, du

Paris, eut l'approbation décisive des deux ducs; sur leur rapport, le Roi le choisit, et ce choix fut incompréhensible de ce même prince qui, pour beaucoup moins en même genre, avoit ôté le P. le Comte à Mme la duchesse de Bourgogne, dont il étoit confesseur depuis plusieurs années, et fort goûté d'elle et de toute la cour, et le fit aller à Rome sans que les jésuites, avec tout leur art et leur crédit, pussent parer le coup[1]. La délibération du[2] choix d'un confesseur dura un mois, depuis le 20 janvier, que mourut le P. de la Chaise, jusqu'au 21 février, que le P. Tellier fut nommé[3]. Il fut, comme son prédécesseur, confesseur aussi de Monseigneur, contrainte bien dure à l'âge de ce prince[4]. J'anticipe ici ce mois, pour ne pas couper une matière si curieuse.

Le P. Tellier[5] étoit entièrement inconnu au Roi; il n'en avoit su le nom que parce qu'il se trouva sur une liste de cinq ou six jésuites que le P. de la Chaise avoit faite de sujets propres à lui succéder[6]. Il avoit passé par tous les degrés de la Compagnie[7], professeur, théologien, recteur, provincial, écrivain[8]. Il avoit été chargé de la défense du

Caractère du P. Tellier.

P. d'Aubenton ou du P. Dez, nommé ci-dessus. Les *Mémoires de Sourches*, p. 207, et le *Journal de Dangeau*, p. 328, parlent aussi du P. Veillard, recteur d'Avignon.

1. Tomes III, p. 160, et VII, p. 167.

2. Il y a *d'u* dans le manuscrit, sans doute commencement de *d'un*.

3. La première lettre de *nommé* surcharge *ch.* — *Dangeau*, tome XII, p. 337-339; *Sourches*, tome XI, p. 276; *Gazette*, p. 89 (*pour* 107).

4. Monseigneur n'eut jamais d'autre confesseur que celui du Roi, comme il a été dit au tome XIII, p. 9.

5. Tome VII, p. 166. Le P. Bliard a publié en 1891, sous ce titre : *les Mémoires de Saint-Simon et le P. le Tellier*, une réfutation complète du portrait qui va suivre et, en général, de tous les méfaits attribués par notre auteur au confesseur, non seulement ici, mais dans les *Écrits inédits*, tome II, p. 470-480, et dans l'Addition n° 843. Le chanoine le Gendre, dans ses *Mémoires* (p. 274-275, etc.), n'est pas aussi sévère que Saint-Simon.

6. C'est le *Journal de Dangeau*, p. 328, qui donne ce détail.

7. Il a parlé des Supériorités dans notre tome IV, p. 88.

8. Les professeurs ne recevaient le titre de *lecteur* que lorsqu'ils

culte de Confucius et des cérémonies chinoises[1], il en avait épousé la querelle, il en avoit fait un livre qui pensa attirer d'étranges affaires à lui et aux siens, et qui, à force d'intrigues et de crédit à Rome, ne fut mis qu'à l'Index[2]; c'est en quoi j'ai dit[3] qu'il avoit fait pis que le P. le Comte, et qu'il est surprenant que, malgré cette tare[4], il ait été confesseur du Roi. Il n'étoit pas moins ardent sur le molinisme[5], sur le renversement de toute autre école, sur l'établissement en dogmes nouveaux[6] de tous ceux de sa Compagnie sur les ruines de tous ceux qui y étoient contraires, et qui étoient reçus et enseignés de tout temps dans l'Église. Nourri dans ces principes, admis dans tous les secrets de sa Société par le génie qu'elle lui avoit reconnu[7], il n'avoit vécu, depuis qu'il y étoit entré, que de ces questions et[8] de l'histoire intérieure de leur avancement, que du desir d'y parvenir, de l'opinion que, pour

étaient appelés au plus haut enseignement ecclésiastique ou scientifique; le théologien était le Père de chaque résidence ou maison professe chargé de résoudre les cas de conscience ou d'écrire les ouvrages de théologie; le recteur était le supérieur immédiat de chaque maison d'études ou collège; le provincial était supérieur et directeur de tous les établissements d'une circonscription ou province, avec l'aide d'un conseil de consulteurs et d'un *socius* secrétaire. Le titre d'écrivain, *scriptor*, était sans doute celui des membres du bureau de savants qui fonctionnait à la maison professe, comme on le voit, en 1693-94, dans les notes du P. Léonard, M 243, n° 2, fol. 90 v° et 91 v°.

1. Tome VII, p. 165.

2. « On appelle *Index expurgatoire*, ou simplement *Index*, un catalogue des livres défendus à Rome par les Inquisiteurs : *la congrégation de l'Index* » (*Académie*, 1718). — C'est le livre intitulé : *Défense des nouveaux chrétiens*, qui fut mis à l'index (lettre de Rome du 28 décembre 1700, dans le carton K 1324, n° 123, fol. 45).

3. Tomes III, p. 159-160, et VII, p. 166-168; ci-dessus, p. 57.

4. Il écrit : *tarre*.

5. Tome IV, p. 273.

6. *Nouveux* corrigé en *nouveaux*.

7. En 1706, il a été secrétaire de l'assemblée réunie à Rome pour l'élection du général Tamburini.

8. La préposition *et* a été ajoutée en interligne.

arriver à ce but, il n'y avoit rien qui ne fût permis et qui[1] ne se dût entreprendre; son esprit dur, entêté, appliqué sans relâche, dépourvu de tout autre goût, ennemi de toute dissipation, de toute société, de tout amusement, incapable d'en prendre avec ses propres confrères, et ne faisant cas d'aucun que suivant la mesure de la conformité de leur passion avec celle qui l'occupoit tout entier. Cette cause, dans toutes ses branches, lui étoit devenue la plus personnelle, et tellement son unique affaire, qu'il n'avoit jamais eu d'application ni travail que par rapport à celle-là, infatiguable dans l'un et dans l'autre. Tout ménagement, tout tempérament là-dessus lui étoit odieux; il n'en souffroit que par force, ou par des raisons d'en aller plus sûrement à ses fins; tout ce qui, en ce genre, n'avoit pas cet objet étoit un crime à ses yeux, et une foiblesse indigne[2]. Sa vie étoit dure par goût et par habitude: il ne connoissoit qu'un travail assidu et sans interruption; il l'exigeoit pareil des autres, sans aucun égard, et ne comprenoit pas qu'on en dût avoir. Sa tête et sa santé étoient de fer, sa conduite en étoit aussi, son naturel cruel et farouche[3]. Confit dans les maximes et dans la politique de la Société autant que la dureté de son caractère s'y pouvoit ployer, il étoit profondément faux, trompeur, caché sous mille plis et replis, et, quand il put se montrer et se faire craindre, exigeant tout, ne donnant rien, se moquant des paroles les plus expressément données lorsqu'il ne lui importoit plus de les tenir, et poursuivant avec fureur ceux qui les avoient reçues. C'étoit un homme terrible, qui n'alloit à rien

1. Ayant d'abord écrit : *qu'il ne dust*, il a biffé *qu'il* et ajouté *qui* et *se* en interligne.

2. Bliard, *le P. le Tellier*, p. 29-36.

3. Mme de Maintenon (recueil Geffroy, tome II, p. 201) dit, le 18 mars 1709 : « Le Roi a choisi pour confesseur le P. le Tellier, provincial de Paris, homme sans naissance, mais dont tout le monde dit beaucoup de bien, c'est-à-dire ceux qui le connoissent, car il a toujours été très enfermé et tout attaché à l'étude. »

moins qu'à destruction à couvert et à découvert, et qui, parvenu à l'autorité, ne s'en cacha plus. Dans cet état, inaccessible même aux jésuites, excepté à quatre ou cinq de même trempe que lui, il devint la terreur des autres ; et ces quatre ou cinq, même, n'en approchoient qu'en tremblant, et n'osoient le contredire qu'avec de grandes mesures et en lui montrant que, par ce qu'il se proposoit, il s'éloignoit de son objet, qui étoit le règne despotique de sa Société, de ses dogmes, de ses maximes, et la destruction radicale de tout ce qui y étoit non seulement contraire, mais de tout ce qui n'y seroit pas soumis jusqu'à l'abandon aveugle[1]. Le prodigieux de cette fureur, jamais interrompue d'un seul instant par rien, c'est qu'il ne se proposa jamais rien pour lui-même, qu'il n'avoit ni parents ni amis, qu'il étoit né malfaisant, sans être touché d'aucun plaisir d'obliger, et qu'il étoit de la lie du peuple[2], et ne s'en cachoit pas. Violent jusqu'à faire peur aux jésuites les plus sages, et même[3] les plus nombreux et les plus ardents jésuites, dans la frayeur qu'il ne les culbutât jusqu'à les faire chasser une autre fois[4]. Son extérieur ne promettoit rien moins, et tint exactement parole; il eût fait peur au coin d'un bois. Sa physionomie étoit ténébreuse, fausse, terrible; les yeux[5] ardents, méchants, extrêmement de travers : on étoit frappé en le voyant[6]. A ce portrait exact et fidèle d'un homme qui avoit consacré corps et âme à sa Compagnie, qui n'eut d'autre nourriture que ses plus profonds mystères, qui ne connut d'autre Dieu qu'elle, et qui avoit passé sa vie enfoncé dans cette étude, du génie et de l'extraction qu'il étoit, on ne peut être surpris qu'il fût sur tout le reste grossier et ignorant

1. Bliard, *le P. le Tellier*, p. 24-25. — 2. Ci après, p. 61.

3. La première lettre de *mesme* surcharge *les*, effacé du doigt.

4. D'après Madame (recueil Jaeglé, tome III, p. 48), le P. de la Rue disait de lui : « Il nous mène si vite, que j'ai peur qu'il ne nous verse. »

5. La première lettre d'*yeux* surcharge une *l* effacée du doigt.

6. On a des portraits dans la collection Hennin, n° 7729-7731.

à surprendre[1], insolent, impudent, impétueux, ne connoissant ni monde, ni mesure, ni degrés, ni ménagements, ni qui que ce fût, et à qui tous moyens étoient bons pour arriver à ses fins. Il avoit achevé de se perfectionner à Rome dans les maximes et la politique de sa Société, qui, pour l'ardeur de son naturel et son roide, avoit été obligée de le renvoyer promptement en France lors de l'éclat que fit à Rome son livre mis à l'Index[2]. La première fois qu'il vit le Roi dans son cabinet[3] après lui avoir été présenté, il n'y avoit que Blouin et Fagon dans un coin. Fagon, tout voûté et appuyé sur son bâton[4], examinoit l'entrevue et la physionomie du personnage, ses courbettes et ses propos. Le Roi lui demanda s'il étoit parent de MM. le Tellier; le Père s'anéantit : « Moi, Sire, répondit-il, parent de MM. le Tellier! je suis bien loin de cela ; je suis un pauvre paysan de basse Normandie, où mon père étoit un fermier[5]. » Fagon, qui l'observoit jusqu'à n'en rien perdre, se tourna en dessous à Blouin, et, faisant effort pour le

Pronostic de Fagon sur le P. Tellier.

1. Cependant, dès juillet 1709, l'Académie des inscriptions l'élut en place de M. de Lamoignon (*Mercure* d'août, p. 278-280; *Bliard*, p. 23-24).

2. Ci-dessus, p. 58.

3. Il travailla pour la première fois avec le Roi le vendredi 22 février (*Dangeau*, p. 337 et 339), et sa première visite à Marly eut lieu le 18 avril. Ce jour-là, racontent les *Mémoires de Sourches* (p. 320), le Roi lui dit : « Mon Père, vous voilà donc enfin devenu courtisan malgré vous! » et le mena voir les jardins.

4. Au sens de canne, comme dans les *Mémoires de Luynes*, tome XI, p. 261, et ci-après, p. 166. Selon *l'Académie* (éd. 1718), *canne* se disait exclusivement du « roseau séché dont on se sert pour s'appuyer en marchant.

5. Il était né près de Cherbourg d'après le P. Sommervogel (tome VII, col. 1911), au Vast, dans le même voisinage, selon le P. Bliard (p. 8-9). Sur son origine, on peut voir le dossier bleu 16 697, dans le volume 627 du Cabinet des titres, fol. 11. L'annotateur des *Mémoires de Sourches* avait commencé par le croire un parent des le Tellier ; mais il se rectifia bientôt (p. 253 et 276). Il passait pour être allié par les femmes au maréchal d'Harcourt, dont le père avait épousé la fille d'un partisan de Rouen appelé le Tellier de Tourneville (*Historiettes de Tallemant des Réaux*, tome VI, p. 492). On trouva une autre version de cette anecdote dans les *Mélanges de Boisjourdain*, tome II, p. 311.

regarder : « Monsieur, lui dit-il en lui montrant le jésuite, quel sacre[1] ! » et, haussant les épaules, se remit sur son bâton. Il se trouva qu'il ne s'étoit pas trompé dans un jugement si étrange d'un confesseur. Celui-ci avoit fait toutes les mines, pour ne pas dire les singeries hypocrites, d'un homme qui redoutoit cette place, et qui ne s'y laissa forcer que par obéissance à sa Compagnie[2]. Je[3] me suis étendu sur ce nouveau confesseur, parce que de lui sont sorties les incroyables tempêtes sous lesquelles l'Église, l'État, le savoir, la doctrine, et tant de gens de bien de toutes les sortes, gémissent encore aujourd'hui[4], et parce que j'ai eu une connoissance plus immédiate et plus particulière de ce terrible personnage qu'aucun homme de la cour[5]. Mon père et ma mère me mirent[6] entre les mains des jésuites pour me former à la religion, et y choisirent fort heureusement ; car, quelque chose qu'il se publie d'eux, il ne faut pas croire qu'il ne s'y trouve[7] par-ci par-là des gens fort saints et fort éclairés. Je demeurai donc où on m'avoit mis, mais sans commerce avec d'autres qu'avec celui à qui je m'adressois ; celui-là avoit le soin en premier des retraites qu'ils donnoient, à leur Noviciat[8], à des séculiers, plusieurs fois l'année[9]. Il s'ap-

1. « Espèce d'oiseau de proie. Figurément, un scélérat avide de bien et capable de toutes sortes de crimes. Il est du style familier. » (*Académie*, 1718.) Saint-Simon emploiera encore ce terme dans la suite des *Mémoires* (tomes VIII de 1873, p. 46, XI, p. 175, et XVII, p. 21). Dans l'Addition, un correcteur a changé en *quel sacré b.....!*
2. Voyez ci-après, p. 612, la lettre de Mme d'Huxelles.
3. Ici, l'écriture change sans alinéa, indiquant un arrêt du travail.
4. *Aujourdy* corrigé en *aujourdhuy*.
5. On verra cela dans la suite des *Mémoires*, tomes X de 1873, p. 93-103, XI, p. 226-227, etc.
6. *Ma mere* est en interligne, et *mit* a été corrigé en *mirent*.
7. *Trouvent*, au pluriel, corrigé du doigt en *trouve*, au singulier.
8. Cette maison, fondée seulement par acte du 13 avril 1612, fut établie dans l'ancien hôtel de Mézières, près Saint-Sulpice, et l'église fut bâtie le long de la rue Cassette, aux dépens du secrétaire d'État Sublet de Noyers. Les plans sont dans le recueil de Jean Marot.
9. Le P. le Valois fut appelé de Caen à Paris, en 1693, par

peloit le P. Sanadon[1], et son emploi le mettoit en relation nécessaire avec les supérieurs, par conséquent avec le P. Tellier, provincial, lorsqu'il fut choisi pour être confesseur. Ce père Tellier, de son goût et de son habitude farouche, ne voulut voir que ce qu'il lui fut impossible d'éviter; à son goût se joignit aussi la politique, pour se montrer au Roi plus isolé, en effet pour être plus indépendant et se dérober mieux aux égards et aux sollicitations. Je fus fort surpris que, quinze jours ou trois semaines après qu'il fut dans ce ministère, car c'en étoit un très réel, tout séparé des autres, le P. Sanadon me vint dire qu'il vouloit m'être présenté : ce furent ses termes, et ceux du P. Tellier, lorsqu'il me l'amena le lendemain. Je ne l'avois jamais vu, et je n'avois été, ni envoyé lui faire compliment : il m'en accabla, et conclut par me demander la permission de me venir voir quelquefois, et la grâce de vouloir bien le recevoir avec bonté. En deux mots, c'étoit qu'il vouloit lier[2] avec moi; et moi qui m'en défiois, et qui n'en avois que faire par la situation de ma famille, où personne n'étoit dans l'Église[3], j'eus beau m'écarter poli-

Avances du P. Tellier vers moi.

M. de Bellefonds, pour diriger les retraites dans un corps de logis bâti à cet effet (M 243, n° 2, fol. 85 v° et 92). Selon la préface de ses *Œuvres spirituelles*, les retraites avaient commencé en 1682, et il en fut chargé jusqu'à sa mort.

1. Nicolas Sanadon, né à Rouen le 9 décembre 1651, entra au Noviciat le 9 octobre 1674, enseigna les humanités et la philosophie à Quimper et à Paris, et fit profession le 2 février 1685. Adjoint vers 1690 au P. le Valois pour l'œuvre des retraites dont parle notre auteur, il remplit ce ministère jusqu'à son dernier jour, 21 juin 1720 : voyez son article dans la Bibliographie du P. Sommervogel, tome VII, col. 507-509. En dehors de ses *Retraites spirituelles*, qui furent publiées en 1728, 1731, etc., il est resté de lui plusieurs ouvrages d'édification et de piété; Saint-Simon avait dans sa bibliothèque ses *Prières et instructions chrétiennes pour bien commencer et bien finir la journée* (1705). Sanadon fut choisi comme confesseur de la maison de Saint Cyr en 1716.

2. On a déjà rencontré ce verbe, pris au sens absolu et sans régime, dans le tome IV, p. 139.

3. En effet, aucun prélat ne figurait jusque-là dans leur généalogie.

ment; je fus violé[1] : il redoubla ses visites, me parla d'affaires, me consulta, et, pour le dire, me désola par le danger de le rebuter d'une manière grossière, et celui d'entrer en affaires avec lui. Cette liaison forcée, à laquelle je ne répondis que passivement, dura jusqu'à la mort du Roi; elle m'apprit bien des choses, qui se trouveront chacune en leur temps[2]. Il falloit qu'il se fût informé de moi au P. Sanadon[3], qui, apparemment, lui apprit mes[4] intimes liaisons avec les ducs de Chevreuse et de Beauvillier, peut-être celles que j'avois avec Mgr le duc de Bourgogne, qui étoit alors profondément cachée, et avec M. le duc d'Orléans. Il étoit vrai que dès lors je pointois fort; mais c'étoit sous cloche[5], et, quoique j'entrasse depuis longtemps en beaucoup de choses importantes, le gros du monde ne s'en apercevoit pas encore parfaitement.

Mort de Mme d'Heudicourt; son caractère, et de son mari et de son fils. [Add. S^t-S. 844]

La cour fut délivrée d'une manière de démon domestique en la personne de Mme d'Heudicourt[6], qui mourut sur les huit heures du matin, à Versailles, le jeudi 24 janvier[7]. J'ai parlé suffisamment d'elle, p. 95 et 96[8], de sa fortune, de son mariage par l'hôtel d'Albret, et de l'intime liaison qu'elle y fit avec Mme de Maintenon, qui dura toute leur vie, et de tout ce qui s'en est suivi[9]. Elle étoit devenue

1. Cet exemple de *violer* au sens de prendre, envahir quelqu'un par violence, comme un lieu sacré, n'a pas été relevé.

2. En 1710 et en 1715.

3. *Sad* corrigé en *Sanadon*.— 4. *Mon* corrigé en *mes*.

5. C'est le seul exemple de cet emploi de *sous cloche* au figuré que Littré ait relevé.

6. Bonne de Pons : tome III, p. 213. Mme de Maintenon écrivait : *Dhudicour*, et Racine : *Udicour*.

7. *Dangeau*, p. 315-316; *Sourches*, p. 256; *Mercure* de février, p. 221-240; correspondance de Mme de Maintenon, dans le recueil Bossange, tomes I, p. 376 et 386, et IV, p. 213, 216, 219 et 220, et dans le recueil Geffroy, tome II, p. 195-196; récit de l'agonie par un témoin oculaire, dans les *Mémoires sur Mme de Maintenon*, par Languet de Gergy, p. 425-428.

8. Tome III, p. 213-221.

9. Au commentaire de notre tome III sur la première période de la

vieille et hideuse[1]. On ne pouvoit avoir plus d'esprit, ni plus agréable, ni savoir plus de choses, ni être plus plaisante, plus amusante, plus divertissante sans vouloir l'être. On ne pouvoit aussi être plus gratuitement, plus continuellement, plus désespérément méchante[2], par conséquent plus dangereuse dans la privance la plus familière dans laquelle elle passoit sa vie avec Mme de Maintenon, avec le Roi[3]. Tout aussi, faveur, grandeur, places, ministres, enfants du Roi, même bâtards, tout fléchissoit le genou devant cette mauvaise fée, qui ne savoit que nuire, et jamais servir. Madame la Duchesse étoit fort bien avec elle, et sut toujours s'en servir. Son appartement[4] étoit un sanctuaire où n'étoit pas admis qui vouloit. Mme de Maintenon, qui ne la quitta point durant sa

vie de Mme d'Heudicourt, sur le goût du Roi pour elle et sur sa disgrâce de 1671 à 1676, pendant laquelle Mme Scarron fut obligée de l'abandonner, on peut ajouter quelques indications nouvelles : *Correspondance de Mme de Maintenon*, recueil Lavallée, tome I, p. 108-109, 145, 152-155, et recueil Geffroy, tome I, p. 32; *Mémoires de Mme de Motteville*, tome IV, p. 280, et *de Mme de Caylus*, p. 129-133; *Lettres de Mme de Sévigné*, tomes II, p. 464, et V, p. 87 et 107; J. Lair, *Louise de la Vallière*, p. 49, 188, 208 et 257; P. Clément, *Madame de Montespan*, p. 45; abbé Duclos, *Louise de la Vallière*, p. 491-492, etc.

1. Après avoir été « belle comme le jour. » Saint-Simon a dit, dans la notice qui sera reproduite à l'Appendice : « La rose qui devient gratte-cul est un proverbe fait pour elle » (vol. *France* 200, fol. 182 v°). « Un plaisant visage de fête! » lui avait dit un jour Mlle de Poitiers (*Correspondance générale de Mme de Maintenon*, tome II, p. 408; *Sévigné*, tome VII, p. 429); et, de plus, elle était devenue boiteuse (*Souvenirs de Mme de Caylus*, p. 132).

2. Mme de Caylus, que Mme de Maintenon envoyait souvent chez elle, la dépeint bizarre, naturelle, pleine d'imagination, toujours nouvelle et divertissante par sa singularité, mais sans jugement et ne disant rien qu'on voulût avoir dit. Voyez aussi le recueil Bossange, tome I, p. 146, et notre tome XII, p. 211, note.

3. Nos tomes X, p. 213, et XIV, p. 132. Dans la calèche du Roi elle se croyait au paradis (*Lettres de Mme de Sévigné*, tome IV, p. 547).

4. En 1695, d'après Racine (*Œuvres*, tome VII, p. 149-150), son logement était au bout de la galerie de Monsieur, au-dessus de celui de feu Mme de Barbezieux.

maladie, et qui la vit mourir, en fut extrêmement affligée[1]. Elle et le Roi y perdirent beaucoup de plaisir[2], et le monde, aux dépens de qui elle le donnoit, y gagna beaucoup, car c'étoit une créature sans âme. Son mari[3] en tiroit parti le bâton haut[4], sans presque vivre avec elle[5]; mais il s'en étoit fait craindre. C'étoit un vieux vilain, fort débauché et horrible[6], qui étoit souffert à cause d'elle; et ne laissoient pas de se tourmenter l'un l'autre. Il étoit gros joueur, le plus fâcheux et le plus emporté, et toujours piqué et furieux[7]. C'étoit un plaisir de le voir couper à Marly au lansquenet, et faire de brusques reculades de son tabouret, à renverser ce qui l'importunoit

1. *Dangeau*, p. 315. « La marquise de Maintenon ne l'a quittée qu'une demi-heure après qu'elle fut morte; en même temps, on la transporta dans une chaise couverte à sa maison de ville » (*Sourches*, p. 256). Et l'annotateur ajoute : « Autrefois on ne laissoit mourir personne dans les maisons des Rois; mais on s'étoit relâché, et on se contentoit de les en ôter aussitôt qu'ils étoient morts. » Mme de Maintenon annonça la nouvelle en ces termes à son cousin l'archevêque de Rouen (*Catalogue de la collection Morrison*, tome IV, p. 43) : « Mme d'Heudicourt est morte très occupée de riens et de la crainte de la mort. J'ai été très édifiée de la piété et du courage de Monsieur son fils, qui l'a assistée avec M. l'abbé Languet. » Mme des Ursins répondit par de vives condoléances.

2. Et aussi la duchesse de Bourgogne, qu'elle divertissait fort, et qui l'emmenait à Marly quoiqu'elle ne fût pas du nombre de ses dames ordinaires (*Dangeau*, tome VII, p. 12; nos tomes IV, p. 303, et IX, p. 63).

3. Michel Sublet : tome III, p. 219. On a vu, en cet endroit, comment se fit le mariage, et l'on trouvera ci-après, appendice I, la notice que notre auteur avait faite sur ce personnage.

4. On a déjà rencontré cette expression dans le tome VIII, p. 342; voyez aussi les *Mémoires de Sourches*, tome III, p. 48.

5. Dès 1672, elle avait obtenu sa séparation de biens d'avec lui (Cabinet des titres, *Pièces originales*, vol. 2329, fol. 150 et suivants).

6. Comparez la suite des *Mémoires*, tome XVI de 1873, p. 162.

7. En octobre 1699, il avait eu une querelle au jeu avec Boysseulh, et, un peu avant, une dispute violente, chez le Roi, avec le duc de la Rochefoucauld (*Dangeau*, tome VII, p. 140 et 162; *Sourches*, tome VI, p. 181 et 189).

derrière, et leur casser les jambes; d'autres fois, cracher derrière lui au nez de qui l'attrapoit[1]. Sa femme, avec tout son esprit, craignoit les esprits jusqu'à avoir des femmes à gages pour la veiller toutes les nuits[2]. Cette folie alla au point de mourir de peur d'un vieux perroquet qu'elle perdit après l'avoir gardé vingt ans[3]; elle en redoubla d'*occupées :* c'étoit le nom qu'elle donnoit à ses veilleuses. Son fils[4], qui n'étoit point poltron, avoit la même manie, jusqu'à ne pouvoir être jamais seul le soir ni la nuit dans sa chambre. C'étoit une manière de chèvre-pied[5], aussi méchant et plus laid encore que père[6], très commode aux dames, et par là dans toutes les histoires de la cour; ivrogne à l'excès. Il y a de lui mille contes plaisants de ses frayeurs des esprits et de ses ivrogneries[7]. Il faisoit les plus jolies chansons du monde, où il excelloit à peindre les gens avec naïveté, et leurs ridicules avec le sel le plus fin[8]. Le grand prévôt[9] et sa

1. Comparez l'Addition n° 844, ci-après, p. 480.

2. Comme Mme de Montespan : tome XV, p. 96.

3. Il est question de ce perroquet dans la correspondance de Mme de Maintenon, recueil Geffroy, tome II, p. 161.

4. Pons-Auguste Sublet : tome XIII, p. 261.

5. « On appelle en poésie les satyres des dieux *chèvre-pied* » (*Académie*, 1718). Saint-Simon avait déjà employé ce terme dans l'Addition. En 1706, il a dit du personnage : « Espèce de satyre fort méchant, et fort mêlé dans les hautes intrigues galantes. »

6. Après *pere*, Saint-Simon a biffé *et mere*, sans ajouter *son*.

7. Saint-Simon refera son portrait, dans les mêmes termes, en 1710. Mme des Ursins le jugeait moins défavorablement (recueil Bossange, tome IV, p. 220) : « Je l'ai fort connu à Rome; il a beaucoup d'esprit, très divertissant, et, dans le fond, il m'a paru fort bon garçon et fort attaché au Roi. »

8. Il a déjà été parlé de ce talent de chansonnier satirique dans notre tome XIII, p. 261, 451, note 6, et 549-550; voyez aussi la *Correspondance générale de Mme de Maintenon*, tome IV, p. 358, et le recueil Geffroy, tome I, p. 331.

9. Le marquis de Sourches. L'anecdote qui va suivre a été racontée une première fois, avec moins de détails, dans notre tome XIII, p. 261-262.

famille[1], honnêtes gens d'ailleurs, en étoient farcis[2], et n'étoient mêlés à la cour avec personne. Heudicourt s'avisa de faire une chanson sur eux si naturelle et si ridiculement plaisante, qu'on en rioit aux larmes. Le maréchal de Boufflers, en quartier de capitaine des gardes, étant derrière le Roi, à la messe, où le silence et la décence étoient extrêmes, vit parler et rire autour de lui; il voulut imposer. Quelqu'un lui dit la chanson à l'oreille : à l'instant, voilà cet homme si sage, si grave, si sérieux, si courtisan, qui s'époufle[3] de rire, et qui, à force de vouloir se retenir, éclate. Le Roi se tourne une fois, puis une seconde, le tout pour néant; les rires continuèrent aux larmes. Le Roi, dans la plus grande surprise de voir le maréchal de Boufflers en cet état, et derrière lui, et à la messe, lui demanda en sortant de la chapelle, et assez sévèrement, à qui il en avoit eu : le maréchal à rire de nouveau, qui lui répondit comme il put, que cela ne pouvoit lui être conté que dans son cabinet. Dès qu'il y fut entré, le Roi reprit la question : le maréchal la satisfit par la chanson, et voilà le Roi aux éclats à l'entendre de sa chambre. Il fut plusieurs jours sans pouvoir regarder aucun de ces Montsoreau sans éclater; toute la cour de même : ils furent réduits à disparoître pour quelque temps. A force de boire, Heudicourt s'abrutit tout à fait[4],

1. Il a écrit, au pluriel : *familles.* — 2. De ridicules.

3. D'après *l'Académie* de 1718, *s'espouffer*, c'est, dans le langage populaire, s'enfuir secrètement, se dérober, disparaître, tandis qu'*esbouffer* est un verbe du style familier qui n'a d'usage que dans ces phrases : *Cela fait esbouffer de rire*; *il s'esbouffe de rire.* C'est *esbouffer* qu'employait Pierre de l'Estoile (*Journaux*, tome VI, p. 49).

4. On trouve dans le Chansonnier (ms. Fr. 12 694, p. 521) cette pièce faite contre lui en 1710 :

Sublet, on sait la noblesse de ta mère
. . . . . . . . . . . . . . .
Hochstedt nous apprend trop pour ton malheur
Quelle est ta rare valeur.
Sans brillant, sans justesse,
Sans grâce, sans politesse,
Impuissant, etc....

mais fort longtemps depuis la mort du Roi, et s'est enfin cassé la tête sur un escalier de Versailles, dont il mourut le lendemain[1]. Sa mère, qui mettoit les gens en pièces, en sérieux ou en ridicule, et qui avoit toujours quelque *mais* accablant quand elle entendoit dire du bien de quelqu'un devant le Roi ou Mme de Maintenon[2], ne fut regrettée que d'elle[3]. Je disois d'elle et de Mme de Dangeau, qui, dans les mêmes privances, en étoit la contre-partie parfaite, qu'elles étoient le mauvais Ange et le bon Ange de Mme de Maintenon[4].

Mort du chevalier d'Elbeuf; d'où dit *le Trembleur*. [*Add. St-S.* 845 *et* 846]

La mort du chevalier d'Elbeuf[5], arrivée sept ou huit jours après[6], fit moins de bruit dans le monde. Il étoit fils aîné du duc d'Elbeuf et de sa première femme[7], qui n'eut que lui et Mme de Vaudémont[8]. Elle étoit fille unique du comte de Lannoy, chevalier de l'Ordre en 1633, premier maître d'hôtel du Roi et gouverneur de Montreuil, mort

1. Le 11 mars 1742 (*Mémoires du duc de Luynes*, tome IV, p. 108). Ceci permet de serrer de près la date de rédaction de cette partie de nos *Mémoires*.

2. Voyez encore l'Addition n° 844.

3. Mme de Maintenon ne semble pas avoir eu pour elle autant d'estime et d'affection que le dit notre auteur. Elle ne la regretta que comme la dernière restante de ses amies du temps passé, et la duchesse de Bourgogne comme une personne divertissante (recueil Geffroy, tome II, p. 78, 79, 86, 195 et 196).

4. Déjà dit dans l'Addition n° 171 (tome III, p. 362) et dans celle qui se trouve au tome VIII du *Journal de Dangeau*, p. 250; voyez aussi notre tome VIII, p. 668, et la suite des *Mémoires*, tome VIII, p. 49.

5. Charles de Lorraine : tome XV, p. 31.

6. Le 22 janvier, au Mans, où il faisait sa résidence depuis longtemps (*Dangeau*, tome XII, p. 317-318; *Sourches*, tome XI, p. 258). Il fut inhumé le 23 janvier, et son inventaire après décès a été publié dans le *Bulletin archéologique du Comité*, année 1889, p. 28-30. Dans notre tome XV, p. 31, note 2, on l'a fait mourir en 1690, par suite d'une erreur de toutes les généalogies qui a trompé notre auteur lui-même dans sa notice Elbeuf (*Écrits inédits*, tome VIII, p. 27).

7. Anne-Élisabeth de Lannoy : tome IV, p. 339.

8. Anne-Élisabeth de Lorraine-Elbeuf : *ibidem;* voyez aussi notre tome XV, p. 31.

en 1649[1]. Elle épousa en 1643 le comte de la Rocheguyon[2], premier gentilhomme de la chambre du Roi en survivance de son père : il étoit fils unique des célèbres M. et Mme de Liancourt[3], et fut tué au siège de Mardick[4] en 1646[5], ne laissant qu'une fille unique[6], qui épousa M.[7] de la Rochefoucauld, le grand maître de la garde-robe, le grand veneur, et si bien toute sa vie avec le Roi[8]. Sa veuve épousa M. d'Elbeuf, avec qui elle ne fut pas heureuse[9] : ce fut en 1648. Il en eut le gouvernement de Montreuil[10], qu'il joignit à celui de Picardie, qu'il avoit eu de son père[11]. Il s'emporta si étrangement contre sa femme,

1. *Histoire généalogique*, tome IX, p. 165. Charles, comte de Lannoy, fils aîné de Christophe de Lannoy, gouverneur d'Amiens, et de Charlotte de Villers-Saint-Paul, et mari d'une Aumont, n'était pas de même souche que la famille flamande de ce nom. Il était déjà gouverneur de Montreuil et premier maître d'hôtel en 1635 (*Gazette*, p. 404), et mourut en 1649, ayant eu le collier des ordres en 1633.

2. Henri-Roger du Plessis, comte de la Rocheguyon, marié le 25 novembre 1643 à Mlle de Lannoy, tué le 13 août 1646 au siège de Mardyck.

3. Roger du Plessis, duc de la Rocheguyon et de Liancourt, et Jeanne de Schônberg : tomes III, p. 215, et V, p. 22.

4. Tome XVI, p. 417.

5. Sur la mort de M. de la Rocheguyon, on peut voir la *Gazette*, p. 735, les *Mémoires de Mme de Motteville*, tome I, p. 279, ceux *de Gourville*, tome I, p. 12, et le *Journal d'Olivier d'Ormesson*, tome I, p. 359 et 361.

6. Jeanne-Charlotte du Plessis-Liancourt : tome IV, p. 339.

7. L'initiale *M* surcharge une *l*.

8. Ci-après, p. 328.

9. Elle avait voulu épouser le marquis de Vardes; mais on l'en empêcha (*Journal des guerres civiles*, par Dubuisson-Aubenay, tome I, p. 7 et 23; Ernest Bertin, *les Mariages dans l'ancienne société*, p. 53 et suivantes).

10. Ce gouvernement, joint à celui de Picardie (tome VII, p. 49), rapportait une quinzaine de mille livres selon Expilly.

11. Charles II de Lorraine, né en 1596, comte de Harcourt et de Lillebonne, baron de Rieux et de Rochefort, duc d'Elbeuf en 1605, dut épouser en 1613 la fille de Concini, mais se maria, le 19 janvier 1619, avec Catherine-Henriette, bâtarde légitimée d'Henri IV et de la belle

qui étoit grosse[1], qu'il la prit entre ses bras pour la jeter par la fenêtre; la frayeur qu'elle en eut la saisit à tel point, que le fils dont elle accoucha[2] naquit tremblant de tout son corps, et ne cessa de trembler toute sa vie. Elle mourut à Amiens en 1654, à vingt-huit ans. Deux ans après, M. d'Elbeuf se remaria à Mlle de Bouillon[3], à qui, non plus qu'à ses parents, il ne voulut jamais passer la qualité de prince dans le contrat de mariage, parmi tout le lustre dont brilloit alors M. de Turenne[4]. Il en eut le duc d'Elbeuf d'aujourd'hui[5] et le prince Emmanuel son frère[6]. L'état de l'aîné[7] leur fit prendre le parti de l'engager aux vœux de Malte[8], à se contenter de ce qu'il en put tirer, et à lui faire tout céder à son cadet du second lit[9]. Il choisit, on ne sait pourquoi, le Mans pour sa demeure[10], où il vit toujours la meilleure compagnie du pays.

M. d'Elbeuf ne passe point la qualité de prince aux Bouillons en son contrat de mariage avec Mlle de Bouillon, en 1656.

Gabrielle, eut alors le collier des ordres, et plus tard (9 août 1627) le gouvernement des provinces de Picardie, Artois et Boulonnais. Ensuite, s'étant compromis avec Monsieur, il fut condamné, dégradé de l'Ordre en 1633 (notre tome XI, p. 481-482), et dépouillé de ses emplois. Réhabilité après la mort de Louis XIII, il joua un rôle assez important dans la Fronde, puis se vendit à Mazarin, et mourut le 5 novembre 1657. Voyez son dossier dans le ms. Clairambault 1131, p. 100-115. « Un diminutif des Guises, mais sans avoir aucun mérite qui fit souvenir d'eux » (*Écrits inédits*, tome VIII, p. 23-25).

1. Mme de Sévigné l'accuse de galanterie (*Lettres*, tome I, p. 384), et l'on en voit le détail dans *Tallemant des Réaux*, tome IV, p. 305-308 et 311-312.

2. Le 2 novembre 1650.

3. Élisabeth de la Tour-d'Auvergne (tome XV, p. 31, note 3), mariée le 20 mai 1656, morte le 23 octobre 1680, à quarante-cinq ans.

4. Déjà dit au tome XIV, p. 230.

5. Henri de Lorraine, qui ne mourra qu'en 1748 : tome I, p. 46.

6. Emmanuel-Maurice : tome XIII, p. 333.

7. Le Trembleur, fils du premier lit, de la mort duquel il s'agit.

8. Reçu le 5 novembre 1665 dans la religion, il ne prit l'habit, au Temple, que le 24 décembre 1676.

9. Tome XV, p. 31.

10. Il s'était abandonné à des valets et à des maîtresses de bas étage; aussi, sur la demande de son père, le Roi, par ordre du 21 septembre 1682, l'envoya à l'abbaye Saint-Médard de Soissons. Il en sor-

Il n'étoit pas ignorant, avoit de l'esprit et de la politesse, même de la dignité, et ne laissoit pas d'être considéré dans sa famille. Il n'étoit point mal fait, et avoit cinquante-neuf ans. Lui et Mme de Vaudémont étoient frère et sœur de mère de[1] la mère du duc de la Rocheguyon et de M. de Liancourt, qui furent leurs héritiers[2]; ils en eurent la terre de Brunoy[3], et fort peu de chose d'ailleurs, et, je crois, rien de Mme de Vaudémont, lorsqu'elle mourut[4].

Mort du comte de Benevente; sa charge de sommelier du corps donnée

Le comte de Benevente[5], de la maison de Pimentel[6], grand d'Espagne de la première classe, chevalier du Saint-Esprit[7] et sommelier du corps, mourut à Madrid, dans une grande considération[8]. Il a été ci-devant assez parlé de lui, à propos du testament de Charles II et de l'avè-

tit le 6 mai 1683, mais fut exilé dans sa terre de Noyen, au Maine, avec autorisation de voyager dans la province, et ses biens mis sous tutelle; cet exil ne cessa que le 26 janvier 1693, et c'est ce qui peut expliquer qu'il soit ensuite resté au Mans. (*Lettres de Colbert*, tome VI, p. 77-79; Depping, *Correspondance administrative*, tome IV, p. 139; registres O[1]26, fol. 254, 278 v° et 395 v°, O[1]27, fol. 112, et O[1]37, fol. 17; ms. Joly de Fleury 2033, fol. 59; ms. Clairambault 1131, fol. 120-138.)

1. Avant *de*, Saint-Simon a biffé *du Duc de la*.

2. Ci-dessus, p. 70.

3. Elle valait huit mille livres de rente (*Dangeau*, tome XII, p. 320). Il y a une vue du château, dessinée pour Gaignières, dans le ms. Fr. 8224, fol. 452. C'est ce domaine qui fut érigé en marquisat pour Paris de Monmartel, sous Louis XV, en octobre 1757.

4. « Le tout alla à peu de chose, » dira-t-il en 1714, lors de la mort de Mme de Vaudémont (tome X de 1873, p. 245).

5. Benavente : tome VII, p. 255.

6. *Ibidem*, p. 256, et suite des *Mémoires*, tome XVIII de 1873, p. 89. Voyez aussi Imhof, *XX in Hispania familiarum genealogiæ*, p. 234.

7. Depuis 1702 : tome X, p. 205; la réception n'avait jamais eu lieu.

8. Le 15 janvier : *Gazette*, p. 49 (*pour* 67); *Journal de Dangeau*, p. 322; lettres de Mme des Ursins à Mme de Maintenon, dans le recueil Bossange, tome IV, p. 200-204. La *Gazette* le dit âgé de cinquante-huit ans, bien que l'*Histoire généalogique* ne le fasse naître qu'en 1653 (*1655*, dans notre tome VII). Son portrait de l'Ordre est dans les mss. Clairambault 1171, fol. 44, et 1239, fol. 29. Selon Mme des

nement de Philippe V à la couronne d'Espagne[1], pour n'avoir rien à y ajouter. Il laissa un fils[2], savant, obscur, toujours hors de Madrid, et fou des jésuites[3]. Le roi d'Espagne manda au duc d'Albe, son ambassadeur en France, par un courrier exprès, qu'il lui donnoit la charge de sommelier du corps[4], qui est une des trois grandes[5], et de laquelle je parlerai en son lieu[6] : c'est notre grand chambellan, mais tel qu'il étoit autrefois[7].

au duc d'Albe. [Add. S^t-S. 847]

Fin et mort de Mme de Soubise. [Add. S^t-S. 848]

Mme de Soubise touchoit enfin au bout de sa brillante et solide carrière[8]. Sa beauté lui coûta la vie. Soutenue de son ambition et de l'usage qu'elle avoit fait de l'une et de l'autre, je ne sais si elle fut fort occupée d'autres

Ursins, c'était un homme très gai, même un peu extravagant, mais vraiment dévoué à son maître et étranger aux cabales. Il y a aussi diverses anecdotes sur lui dans les *Mémoires de Noailles*, p. 398-399, et dans les *Pièces intéressantes et peu connues*, tome II, p. 115.

1. Tomes VII, p. 255, 263-264, 285-286, 313-314, et VIII, p. 190-191, 194 et 535-536.

2. Antoine-François Pimentel de Quiñones y Benavidès, comte de Luna, XIII^e comte de Benavente, qui épousa, le 10 juillet 1695, Ignacie de Borgia, fille du X^e duc de Gandie (*Histoire généalogique*, tome V, p. 526). Il se couvrit comme grand le 5 avril 1709.

3. Cela sera redit avec plus de détails dans la suite des *Mémoires*, tome XVIII de 1873, p. 89-90.

4. Le 21 janvier : *Dangeau*, p. 322; Geffroy, *Lettres de la princesse des Ursins*, p. 361-362; recueil Bossange, tome IV, p. 204, 205 et 220; lettre de M. Amelot au contrôleur général, 21 janvier 1709.

5. Les deux autres étaient celles de majordome-major et de grand écuyer. Mme des Ursins avait empêché le duc d'Albe d'obtenir la première en 1705.

6. Il en a déjà parlé dans les tomes VII, p. 255, et VIII, p. 162-165, 394-395 et 535, mais n'y reviendra plus. L'Addition placée ici fait connaître de curieux détails.

7. Il a écrit : *autres fois*. — Déjà dit au tome VIII, p. 162-163 et 394.

8. Dangeau dit (p. 323) : « Il y avoit plusieurs années qu'elle ne paroissoit plus à la cour, parce qu'elle étoit malade; mais elle y étoit toujours fort considérée. Elle laisse de grands établissements dans sa famille et est fort regrettée, car elle n'avoit jamais fait de mal à personne et étoit fort sensée et fort capable de mener de grandes affaires. » Comparez un éloge très chaleureux dans le *Mercure* de février, p. 287-292.

pensées[1], prête à voir[2] des choses bien différentes. Elle[3] avoit passé sa vie dans le régime le plus austère pour conserver l'éclat et la fraîcheur de son teint : du veau et des poulets ou des poulardes rôtis ou bouillis, des salades, des fruits, quelques laitages, furent sa nourriture constante, qu'elle n'abandonna jamais, sans aucun autre mélange, avec de l'eau, quelquefois rougie; et jamais elle ne fut troussée[4] comme les autres femmes, de peur de s'échauffer les reins et de se rougir le nez. Elle avoit eu beaucoup d'enfants[5], dont quelques-uns[6] étoient morts des écrouelles[7], malgré le miracle qu'on prétend attaché à l'attouchement de nos rois : la vérité est que, quand ils touchent les malades, c'est au sortir de la communion[8].

1. Saint-Simon, en ajoutant après coup *d'autres pensées* en interligne, a négligé d'effacer *en* avant *fut fort occupée.*

2. Nous avons eu, au tome XV, p. 64, la locution *prêt d'être fait.*

3. Il a été parlé d'elle à propos de son neveu, le prince de Léon, dans notre tome XVI. Presque tout ce qui va suivre avait passé dans notre tome XV, p. 12-15, et même avait eu par avance son commentaire dans l'appendice XI du tome V, où est reproduite une partie de son testament, avec l'article nécrologique du *Mercure.* Comparez, dans l'appendice IX du même tome V, p. 531-534, 2e colonne, ce qui est relatif à la belle princesse.

4. Il a déjà été parlé, à propos de Mme d'Armagnac (tome XV, p. 329), d'un « habit troussé. » *Trousser*, selon l'*Académie* de 1718, c'est « replier, relever ce qui pend; se dit ordinairement des habits qu'on porte sur soi. » L'Addition placée ici est plus explicite : « Elle portoit son attention jusqu'à trousser sa robe fort bas, et d'une manière unique et ridicule, de peur de s'échauffer les reins par trop de plis et de pesanteur. » Jules Quicherat (*Histoire du Costume*, p. 533) a bien expliqué que, à la fin du dix-septième siècle, les jupes étaient devenues très vastes, avec des plis nombreux qui chargeaient les hanches, et dont le poids s'augmentait encore de celui du manteau attaché à la taille.

5. Onze enfants, dont sept garçons.

6. Un seul était mort tout jeune : tome V, p. 553, note 8.

7. « Tumeur pituiteuse et maligne causée par des humeurs froides, et qui vient aux parties glanduleuses, mais plus ordinairement à la gorge » (*Académie*, 1718).

8. On ne peut pas faire remonter au delà du onzième siècle l'usage,

Mme de Soubise, qui ne demandoit pas la même préparation[1], s'en trouva enfin attaquée elle-même quand l'âge commença à ne se plus accommoder d'une nourriture si rafraîchissante[2]. Elle s'en cacha, et alla tant qu'elle put; mais il fallut demeurer chez elle les deux dernières années de sa vie[3], à pourrir sur les meubles les plus précieux au fonds de ce vaste et superbe hôtel de Guise qui,

pour les rois de France, de toucher les malades atteints d'écrouelles en vue d'amener une guérison miraculeuse par l'effet de l'onction royale. C'était, comme le dit notre auteur, les jours où le Roi communiait, mais surtout le jour du sacre, que la tradition lui accordait ce pouvoir. Pour l'époque qui nous occupe, Dangeau et Sourches ont relevé toutes les cérémonies de ce genre. Le nombre des malades touchés était souvent considérable; Dangeau dit qu'il y en eut près de trois mille la veille de la Pentecôte de 1698 (tome VI, p. 348). Certains jours étaient réservés aux malades d'une nationalité étrangère, par exemple Espagnols ou Italiens (*Sourches*, tomes VII, p. 175, IX, p. 259, et XI, p. 153). Le médecin André Laurent fit paraître en 1609 : *De mirabili strumas sanandi vi solis Galliæ regibus*, etc. Le roi d'Angleterre Jacques II touchait aussi les malades (*Gazette* de 1689, p. 188; *Gazette d'Amsterdam*, 1698, n° xci).

1. L'appendice de notre tome V tend, en général, à établir qu'il n'y eut pas de liaison coupable entre le Roi et Mme de Soubise, même de 1674 à 1677.

2. Tome V, p. 553. Ni Dangeau ni Sourches ne parlent d'écrouelles; l'annotateur des seconds mémoires dit seulement, en 1705 (tome IX, p. 337) : « Elle étoit accablée de toutes sortes de maux, et on commençoit à en désespérer. » Elle n'abandonna pas son régime rafraîchissant, puisque, peu de temps avant sa mort, elle se trouva soulagée par l'usage de la chicorée crue (*ibidem*, tome XI, p. 256). En 1703, on l'avait opérée d'une tumeur à la gorge (*ibidem*, tome VIII, p. 167). Une note du temps (ms. Nouv. acq. fr. 4037, fol. 1) dit : « Son corps s'est trouvé, après sa mort, tout couvert d'ulcères et de pustules. On ne l'a pas embaumée. »

3. Aucun des deux journaux ne relève sa présence à la cour après l'année 1700; mais notre auteur a raconté (tome XIV, p. 164) qu'elle vint en personne, le lendemain de l'arrêt rendu dans l'affaire du nom de Rohan, c'est-à-dire le 27 août 1704, faire une dernière tentative auprès du Roi, « comme il alloit passer chez Mme de Maintenon. » En 1708, elle ne s'est mêlée que de loin à l'affaire de son neveu le prince de Léon.

d'achat ou d'embellissement et d'augmentations, leur revient à plusieurs millions[1]. De là, plus que jamais occupée de faveur et d'ambition, elle entretenoit son commerce de lettres avec le Roi et Mme de Maintenon[2], et se soutint dans sa même considération à la cour, et dans son même crédit[3]. On a vu avec quelle attention elle suivit[4] la promotion de son fils à propos de ce que j'ai raconté du chapeau demandé par l'Empereur pour le prince de Lorraine évêque d'Olmütz[5]. Elle avoit souvent dit que, quelques rangs que les maisons eussent acquis, il n'y avoit de solide que la dignité de duc et pair, et c'étoit aussi à quoi elle avoit toujours tendu[6]. Je ne sais par quelle fatalité son crédit, qui emporta tant de choses si étranges, ne put obtenir celle-là. Elle se trouvoit à la portée d'autres gens considérables, dont le Roi craignit peut-être les cris et

1. Tome VII, p. 76. Notre auteur écrit au moment où les constructions qui font aujourd'hui l'honneur du palais Soubise étaient en pleine exécution. La publication la plus récente sur cette demeure est celle que M. Jules Guiffrey a faite de trois inventaires du dix-septième et du dix-huitième siècle, dans les *Nouvelles archives de l'art français*, tome XII (1896), p. 156-246.

2. Tomes V, p. 256-259, VII, p. 102, XI, p. 142, et XV, p. 13-14. Duclos, dans ses *Mémoires secrets* (*Œuvres*, tome III, p. 192), dit avoir vu sur les pièces que la princesse, ayant souscrit une lettre à Mme de Maintenon de la formule de « respect, » eut cette réponse : « A l'égard du respect, qu'il n'en soit point question entre nous. Vous n'en pourriez devoir qu'à mon âge, et je vous crois trop polie pour me le rappeler. »

3. C'est ainsi que nous l'avons vue, dans le précédent volume, p. 100 et 412, intervenir en faveur du prince de Léon, puis de son propre fils le coadjuteur.

4. *Suivit* est en interligne, au-dessus de *suivoit*, biffé, qui surchargeait un autre mot.

5. Tome XVI, p. 412.

6. « Toute princesse qu'elle avoit su se faire, elle avouoit librement que cela ne tenoit qu'à un bouton, et qu'il n'y avoit en France de solide grandeur, pour les maisons, que le duché-pairie » (Addition au *Journal de Dangeau*, tome XV, p. 265). On se rappelle l'éloge de la dignité ducale placé récemment dans la bouche du Roi : tome XV, p. 247-248.

l'entraînement contre son[1] goût, à l'occasion de cette grâce accordée à Mme de Soubise. Quoi qu'il en soit, elle n'y put parvenir; ce devoit être un des miracles de la constitution *Unigenitus*, comme on le verra dans la suite[2]. Cependant Mme de Soubise, hors d'espérance d'y arriver de plein saut, cherchoit à s'y échafauder[3]. La mort de Mme de Nemours[4] lui parut ouvrir une porte, non pas telle qu'elle la vouloit, mais pour bien[5] marier une fille du prince de Rohan pour rien. Matignon, parvenu par son ami Chamillart au comble des richesses[6], cherchoit partout un mariage pour son fils[7] qui pût le faire duc. Il comptoit d'avoir le duché d'Estouteville[8] de la succession de Mme de Nemours[9]; il espéra du crédit de Mme de Soubise, joint à celui de Chamillart, y réussir. Il convint de prendre pour

1. Le mot *son* est répété deux fois.
2. En 1714, lors de l'érection du duché de Rohan-Rohan.
3. Nous avons eu cette expression dans le tome XV, p. 53.
4. En 1707 : tome XV, p. 118.
5. Le *b* de *bien* corrige les deux premiers jambages d'une *m*.
6. Tome XVI, p. 398.
7. Jacques-François-Éléonor de Goyon-Matignon, comte de Torigny, né le 21 novembre 1689, eut un régiment d'infanterie en septembre 1702, et devint mestre de camp de Royal-étranger en novembre 1720; il succéda à son père, en 1713, comme lieutenant général de Normandie, épousa le 20 octobre 1715 l'héritière du prince de Monaco, et devint, à cette occasion, duc de Valentinois, succéda à son beau-père, comme prince de Monaco, le 20 février 1731, et mourut le 23 avril 1751.
8. Cette terre (aujourd'hui Estouteville-Écalles, dép. Seine-Inférieure, cant. Buchy) avait été érigée en duché par François I$^{er}$, en août 1534, en faveur d'Adrienne, héritière d'Estouteville, à l'occasion de son mariage avec François de Bourbon-Vendôme, comte de Saint-Pol. Le comte Robert d'Estaintot a fait paraître une notice historique sur le duché dans les *Mémoires de la Société des Antiquaires de Normandie*, tome XXIV (1859), p. 403-458.
9. Il était venu aux Longueville en 1563, par le mariage de l'héritière du comte de Saint-Pol avec Léonor d'Orléans, duc de Longueville. Notre auteur avait dans le volume 51 de ses Papiers (aujourd'hui *France* 206), fol. 212-219, la copie de plusieurs mémoires contraires aux prétentions de MM. de Matignon.

rien une fille du prince de Rohan[1], et d'en reconnoître trois cent mille livres de dot moyennant cette grâce. Mme de Soubise y mit les derniers efforts de son crédit[2]; mais elle étoit mourante, la grâce d'ailleurs impossible, au point qu'il eût été plus aisé d'obtenir franchement une érection, comme on le verra parmi les Pièces[3], et l'affaire avorta. Mme de Soubise n'eut donc pas le plaisir de voir son fils duc[4], ni sa petite-fille en faire un. Elle ne vécut pas assez pour avoir la joie de voir la calotte rouge sur la tête de son second[5] fils, par les délais de la promotion des couronnes[6]. Elle mourut à soixante et un ans, le dimanche matin 3 février[7], laissant la maison de la cour la plus riche et la plus grandement établie, ouvrage dû tout entier

1. Louise-Françoise de Rohan-Rohan, née le 4 janvier 1695, qui épousa le 5 mai 1716 Guy-Paul-Jules Mazarin, duc de la Meilleraye, le perdit en 1738, et mourut le 27 juillet 1755. Nous verrons plus tard qu'il avait été question de la marier au marquis de Villeroy.

2. Elle écrivit au Roi, pour lui demander cette faveur, quelques jours avant sa mort (*Dangeau*, p. 321; *Sourches*, p. 266), et Mme de Maintenon trouva cela fort mauvais (recueil Bossange, tome I, p. 384; notre tome V, p. 557). Saint-Simon reviendra sur ce projet de mariage dans la suite des *Mémoires*, tome VIII de 1873, sous l'année 1711, p. 390 et 394.

3. Peut-être les mémoires indiqués ci-dessus, p. 77, note 9.

4. Ci-dessus, p. 77.

5. Le mot 2d a été ajouté en interligne.

6. Quoiqu'il ait la nomination du Roi depuis 1706 (tome XIII, p. 415), il ne recevra le chapeau qu'en 1712.

7. *Dangeau*, p. 323. La *Gazette* (p. 84, *pour* 72), les *Mémoires de Sourches* (p. 266), le *Mercure* de février (p. 287-292) disent le 4, au matin, ainsi qu'une lettre inédite de la marquise d'Huxelles. Mme de Maintenon, en apprenant cette fin à la princesse des Ursins, ajouta (recueil Geffroy, tome II, p. 199) : « Il m'est revenu qu'elle avoit dit en mourant qu'elle étoit bien affligée de laisser la France dans l'état où elle est. » Mme des Ursins répondit (tome IV, p. 217 et 224) : « Enfin, après de longues souffrances, elle a fini ses jours honorée jusqu'à la fin, et néanmoins, détachée, à ce qu'on m'a mandé, des choses d'ici-bas. » Ce qui préoccupait Mme des Ursins, c'est de savoir si la morte était partisan de la paix à tout prix (p. 228 et 248); Mme de Maintenon lui répondit sur ce point le 18 mars (tome I, p. 397).

à sa beauté[1] et à l'usage qu'elle en avoit su tirer[2]. Malgré de tels succès, elle fut peu regrettée dans sa famille[3]. Son mari ne perdit pas le jugement; la douleur ne l'empêcha pas de chercher à tirer parti de la mort de sa femme et du local de sa maison pour faire un acte de prince, non même étranger, mais du sang. La Merci[4] est vis-à-vis l'hôtel de Guise, et le portail de l'église vis-à-vis la porte de cette maison, le travers étroit de la rue entre-deux[5]. Il s'y

Entreprise de M. de Soubise rendue vaine.

1. Outre le portrait du musée de Versailles indiqué dans notre tome V, p. 255, note 2, il en existe trois autres au château de Dampierre; on connaît aussi des gravures de Berey, de Mariette et de Bonnart.

2. Voyez, en dernier lieu, le tome XIV, p. 154, 166-167 et 273. Dans le *Parallèle* (p. 377) : « Que dire d'une belle qui, sous un voile de gaze tendu par son mari, a, tant qu'elle a vécu, et au delà même, comblé son ambition et toute sa maison de ce qui se peut dire un ouragan continuel de toutes les sortes de grandeurs et de richesses profanes et sacrées, perpétuées depuis en toutes leurs générations? »

3. « Laissant beaucoup de regrets à ses enfants, et à très peu d'autres, auquel (*sic*) Monsieur son mari, à peu près content de son immense fortune, ne parut pas extrêmement sensible » (notice sur la maison de Rohan, dans notre tome V, appendice IX, p. 533). Voyez, dans ce tome V, p. 557-558, ce que Mme de Maintenon écrivit à la princesse des Ursins le 25 février.

4. L'ordre de Notre-Dame de la Merci, ou de la Rédemption des captifs, avait été fondé par saint Pierre Nolasque, en 1230, pour racheter les chrétiens retenus en esclavage par les Infidèles, et, en 1613, Marie de Médicis lui avait fait donner, pour y établir son couvent, la chapelle fondée en 1348 par Arnoul de Braque dans la rue du Chaume : aussi les religieux conservaient-ils l'usage d'offrir à la Reine un cierge le jour de la Purification (*Gazette* de 1727, p. 72). L'église, rebâtie grâce aux libéralités des Guises et du sieur Bernard, premier commis du surintendant Foucquet, fut bénie le 22 avril 1657 (*Muse historique* de Loret, tome II, p. 327); mais les ressources manquèrent alors pour faire le portail.

5. L'église, démolie à la Révolution, faisait le coin de la rue de Braque et de la rue du Chaume, et l'entrée se trouvait en effet vis-à-vis de l'ancienne porte de l'hôtel de Clisson conservée par les Guises, et qui existe encore aujourd'hui. La belle cour à colonnade, avec entrée sur la rue de Paradis, ne fut établie que vingt-cinq ans plus tard, et encore les Soubise furent-ils obligés de tolérer la voie publi-

étoit fait accommoder une chapelle[1]. De longue main il prévoyoit la mort de sa femme, et il résolut de l'y faire enterrer. Le fin[2] de ce projet étoit, sous prétexte d'un si proche voisinage, de l'y faire porter tout droit sans la faire mener à la paroisse[3], distinction qui n'est que pour les princes et les princesses du sang, qu'on ne porte point aux leurs, mais tout droit au lieu de leur sépulture[4]. Sa femme morte, il brusqua un superbe enterrement, embabouina[5] le curé[6], qui ne se douta jamais de la cause réelle, et qui

que qui, reliant la rue du Chaume à la rue Vieille-du-Temple, séparait le palais de la cour et prit plus tard le nom de rue Soubise.

1. C'est seulement le 6 juin 1709, quatre mois après la mort de sa femme, que le prince de Soubise obtint des religieux de la Merci la cession d'une « cave » pour la sépulture de sa famille, à charge par lui de faire rétablir le portail de l'église selon les plans de l'architecte Boffrand (Cabinet des titres, *Pièces originales*, vol. 2530, fol. 302). Sur cette cave, il fit élever une chapelle, toute boisée, peinte en gris avec des ornements dorés, et séparée du chœur de l'église par une grille aux armes de Soubise (Lebeuf, *Histoire du diocèse de Paris*, éd. Cocheris, tome II, p. 484).

2. *Fin*, « le point décisif et principal d'une affaire » (*Académie*, 1718). Voyez les *Œuvres de Molière*, tome VI, p. 419.

3. L'hôtel de Soubise dépendait de la paroisse de Saint-Jean-en-Grève, et un arrêt du Parlement du 25 janvier 1669 (*Journal des audiences*, tome II, p. 682-683) prescrivait que les corps des défunts qui auraient fait, eux ou leurs proches, élection de sépulture dans un couvent seraient portés auparavant à la paroisse. Il semble que, plus anciennement, l'assistance d'un prêtre de la paroisse à la levée du corps était seule obligatoire.

4. Le volume 25 des Papiers de Saint-Simon, aujourd'hui *France* 180, est composé d'extraits des manuscrits de Béthune et de Brienne, des registres de Sainctot, de ceux du Parlement, de la Chambre des comptes, etc., relatifs au cérémonial des obsèques des princes et princesses.

5. « Employer l'adresse, l'artifice envers quelqu'un pour lui faire vouloir ce qui lui est désavantageux » (*Académie*, 1718) : proprement, prendre par des singeries. Saint-Simon emploiera encore ce terme dans la suite des *Mémoires*, tome XII de 1873, p. 335.

6. Le curé de Saint-Jean-en-Grève était, depuis 1681, M. Francelles, qui mourut en décembre 1712. — Les marguilliers de la paroisse ne gardèrent pas rancune au prince, puisqu'ils le renommèrent premier marguillier pour deux ans le 31 mars suivant (Arch. nat., LL 798, fol. 245).

se rendit en dupe à la commodité de la proximité : tellement que Mme de Soubise fut portée droit de chez elle à la Merci, et plus tôt enterrée qu'on ne se fût aperçu de l'entreprise[1]. La chose faite, le cardinal de Noailles la trouva mauvaise[2], gronda le curé, et[3] ce fut tout : il étoit des amis de Mme de Soubise; mais le monde, réveillé par ce peu de bruit, mit incontinent le doigt sur la lettre[4]. On en parla beaucoup, et tant et si bien, que les mesures furent prises contre les récidives. En effet, M. de Soubise étant mort en 1712, il fut porté à sa paroisse, et de là à la Merci[5]. J'ai voulu ne pas omettre cette bagatelle, qui montre de plus en plus ces entreprises en toutes occasions, et par quels artifices les rangs et les distinctions de ce qu'on appelle princes étrangers, de naissance ou de grâce, se sont peu à peu formés.

Étrange histoire du duc de Mortemart avec moi.

Peu de jours avant la mort de Mme de Soubise, il m'arriva une de ces aventures auxquelles ma vie a été sujette, qui sont de ces bombes qui tombent sur la tête sans qu'on puisse les prévoir, ni même les imaginer. Je finissois d'ordinaire mes journées par aller, entre onze heures et minuit, causer chez les filles de Chamillart[6], où j'apprenois souvent quelques choses, et, à ces heures-là, il n'y avoit plus personne[7]. Causant un soir avec elles trois et leur mère,

1. Si les obsèques eurent lieu à la Merci, le corps de la princesse n'y fut pas enterré, les Soubise n'ayant point encore de caveau (ci-dessus, p. 80, note 1); on le mit en dépôt dans l'église des Feuillants de la rue Saint-Honoré, et il ne revint à la Merci que le 1er février 1710, en même temps que le corps de son fils aîné, mort en 1689, et celui de la première femme de son mari, Catherine de Lionne, inhumée aux Cordeliers de l'Ave-Maria (Arch. nat., LL 1560, fol. 82 v° et 83).

2. Est-ce *trouva la chose mauvaise*, ou avons-nous ici la locution vulgaire employée par notre auteur dans un texte des *Écrits inédits*, tome V, p. 465? On verra plus loin, p. 111, *le trouver mauvais*, seul admis par l'*Académie*.

3. *Et* surcharge *tr*. — 4. Tome XI, p. 285.

5. C'est ce qu'on verra en 1712, tome IX de 1873, p. 334.

6. Mmes de Dreux, de la Feuillade et de Lorge.

7. C'est seulement à partir de 1702 (tome X, p. 404) que cette inti-

les ducs de Mortemart et de la Feuillade s'y trouvèrent, et Mme de Cany, depuis le mariage de laquelle son frère étoit admis à toutes heures[1]. C'étoit une manière de fou sauvage, extrêmement ivrogne, que son mariage rapprivoisoit[2] au monde sans que le monde se rapprivoisât à lui[3]. Il n'avoit ouï parler chez lui que de l'esprit des Mortemarts[4] : voulant se mettre dans le monde, il crut qu'au nom qu'il portoit, il en falloit avoir comme eux. Ne s'en donne pas qui veut, ni tel qu'on le desire : ses efforts n'aboutirent qu'à une maussade copie de Roquelaure, assez mauvais original lui-même[5]. Je ne le connoissois comme point; je ne le rencontrois que chez MM[6]. et Mmes de Chevreuse et de Beauvillier, et encore fort rarement aux heures familières où j'y allois; il y étoit sérieux, silencieux, emprunté, et y demeuroit le moins qu'il lui étoit possible. La solitude, la mauvaise compagnie, le vin surnageoient toujours au reste de sa conduite, et M[7]. et Mme de Beauvillier, quelquefois aussi M. et Mme de Chevreuse malgré leurs extrêmes mesures, surtout pour ce qui regardoit leur famille, m'en contoient leurs peines et leurs douleurs. Ce soir-là, n'y ayant qui que ce soit que cette compagnie, et aucuns domestiques[8], la conversation se tourna sur le bruit répandu d'une promotion de l'Ordre à la Chandeleur[9], et qui ne se fit point.

mité de tous les jours s'est établie; voyez, en dernier lieu, nos tomes XV, p. 372-373, et XVI, p. 80-83, 267, etc.

1. Mme de Cany accoucha d'un fils le 15 février suivant.

2. Ce verbe n'était pas dans le *Dictionnaire de l'Académie*, et Hatzfeld l'a omis. En citant deux exemples de notre auteur, Littré les a rapprochés d'un passage des *Contes* de B. Despériers.

3. Sur son caractère, voyez ce qui a déjà été dit dans notre tome XI, p. 331 et 334, note 2.

4. Voyez, en dernier lieu, notre tome XV, page 98.

5. « Plaisant de profession, qui, avec force bas comique, en disoit quelquefois d'assez bonnes » (tome XIII, p. 183). Notre auteur veut-il dire que ce duc lui-même n'était qu'une copie de son père?

6. *Mr* corrigé en *Mrs*.

7. *Me* corrigé en *Mr*, ainsi qu'à la ligne suivante.

8. *Aucuns*, au pluriel, et *domestique*, au singulier. — 9. Ci-dessus, p. 28.

Ces Messieurs, là-dessus, me firent quelques questions sur le rang que les princes étrangers y ont obtenu aux diverses promotions, excepté à la première[1], et sur ce que MM. de Rohan et de Bouillon ne sont point chevaliers de l'Ordre[2]. J'expliquai simplement et froidement les faits qui m'étoient demandés, sentant bien à qui j'avois affaire; et en effet M. de Mortemart se mit à faire des plaisanteries là-dessus, fort déplacées. Il s'en engoua, croyant dire merveilles; elles me jetèrent dans un silence profond. La Feuillade et les dames, qui vouloient savoir, tâchèrent inutilement de m'en tirer; et M. de Mortemart à pousser de plus belle. Quoique ses plaisanteries ne me regardassent point, et ne tombassent que sur les rangs, auxquels pourtant il n'avoit pas moins d'intérêt que moi et tous les autres, je sentis assez d'impatience pour faire une sage retraite : je voulus m'en aller; on me retint malgré moi, et je ne voulus pas forcer les barricades de leurs bras. M. de Mortemart, cependant, disoit toujours, et ne tarissoit pas. A la fin, je lui dis je ne sais quoi de très mesuré, en deux mots, sur des plaisanteries si déplacées dans sa bouche, et, pour cette fois, je m'en allai. Je fus quelques jours sans y retourner; la famille s'en inquiéta : ils craignirent avec amitié que je ne fusse fâché, ils en parlèrent à Mme de Saint-Simon. J'y retournai : ils m'en parlèrent aussi; je glissai là-dessus, mais résolu à laisser désormais le champ libre au duc de Mortemart quand je l'y trouverois. Cette année, il n'y eut point de bals à la cour[3], et, de l'hiver, il n'y eut, contre la coutume du Roi, qu'un seul voyage de Marly; on y alla quatre jours après ce que je viens de rapporter[4]. Depuis quatre ans, Mme de Saint-Simon

1. Tome IX, p. 256-257.

2. Tome V, p. 371-373 et 376-379.

3. *Dangeau*, p. 332, 12 février : « Il n'y a point eu de bal ici ce carnaval; on a un peu dansé aux chansons de petites danses, et Mme la duchesse de Bourgogne n'a pas laissé de veiller jusqu'à cinq heures du matin ces deux dernières nuits-ci. »

4. Du 6 au 16 février. Saint-Simon ne compte pas comme voyage

et moi n'en manquions aucun voyage; nous fûmes éconduits de celui-ci[1]. Le voyage fini, et moi encore à Paris, la comtesse de Roucy, qui en avoit été, vint à Paris, où elle m'avertit que Mlle de Lillebonne et Mme d'Espinoy avoient fait des plaintes amères à Mme d'Urfé[2] et à Pontchartrain, comme à mes amis et pour me le dire, de ce que j'avois dit que je voudrois qu'elles fussent mortes et toute leur maison éteinte, bien aise au reste d'être défait de Mme de Soubise, qui n'avoit que trop vécu. Si Mme de Roucy m'eût appris que j'étois accusé d'avoir tramé contre l'État, elle ne m'eût pas surpris davantage, ni mis dans une plus ardente colère. Bien que mon cœur ni mon esprit ne me reprochassent point des sentiments si misérables, je repassai tout ce qui pouvoit m'être échappé depuis quelque temps : j'eus beau m'y épuiser, mes réflexions et mes recherches furent inutiles. Je m'en allai à Versailles débarquer chez Pontchartrain, qui me confirma ce que sa belle-sœur m'avoit appris, et qui ajouta que Mlle de Lillebonne et Mme d'Espinoy lui avoient dit qu'ils la tenoient[3] du duc de Mortemart, qui le leur avoit dit à Marly. Alors je contai à Pontchartrain la soirée dont je viens de parler[4],

d'hiver celui du 21 novembre au 1er décembre 1708. C'est le froid rigoureux venu ensuite qui fit modifier les habitudes de Louis XIV; il alla seulement se promener les 7, 18, 25 et 31 janvier. Quant aux bals de février, ils ne furent pas donnés par égard pour la jeune princesse, qui ne prenait plus plaisir à rien, mais bien par politique, de peur que l'on crût à un abattement général : voyez les lettres de Mme de Maintenon, dans le recueil Bossange, tome I, p. 378, 383, 387 et 394, et la réponse approbative de Mme des Ursins, tome IV, p. 222-223.

1. « On a diminué ce voyage-ci une troisième table pour les dames, dans le salon où le Roi mangeoit. On en a amené quelques-unes de moins qu'à l'ordinaire. » (*Dangeau*, p. 327.) Il y avait beaucoup de « courtisans gens de guerre; » mais la maladie avait retenu à Versailles ou à Paris les principaux amis de notre auteur.

2. Louise de Gontaut-Biron : tome III, p. 195.

3. Qu'ils tenaient la nouvelle. Ici, *la* ou *les* corrige *le;* mais, plus loin, il y a bien *le leur avoit dit.*

4. Chez Chamillart.

à quel point mon silence et ma retenue avoient été poussés[1], combien de si honteuses échappées, et si éloignées de moi, l'avoient été de tous propos tenus, avec combien de réserve je m'étois borné aux réponses les plus courtes et les plus simples; et je le priai et le chargeai de le dire de ma part aux deux sœurs. Au partir de là, je m'en allai trouver Mme d'Urfé, qui m'ayant confirmé les mêmes choses, et sur le duc de Mortemart, je la priai et chargeai de dire le soir même à ces mêmes deux sœurs que je réputerois à injure extrême d'être accusé de penser si indignement; que j'avois cette confiance que personne ne me reconnoîtroit à de tels sentiments, de la lâcheté desquels j'étois trop incapable pour croire avoir besoin de m'en justifier; que néanmoins, outre les cinq dames[2] et le duc de la Feuillade, témoins uniques de ce qui s'étoit passé, qu'elles en pouvoient interroger, je m'offrois de donner, en leur présence, et en celle de quiconque elles voudroient nommer, le démenti au duc de Mortemart en face, et le démenti net et entier sur elles, sur leur maison, sur Mme de Soubise, et sur tout ce qui, directement ou indirectement, pouvoit avoir trait ou faire entendre rien de semblable. J'ajoutai, et toujours avec charge de le leur dire, que je ne désavouois pas l'impatience avec laquelle je supportois beaucoup de choses sur leur rang contre le nôtre, mais que, dans mes desirs, ni si j'étois homme à faire des châteaux en Espagne, je ne serois pas content de revoir l'ordre et la règle rétablie sur les rangs, telles qu'elles le devoient[3] être dans un royaume conduit par les lois de la sagesse et de la justice, si elles et leur maison n'existoient plus. Ma commission, et toute entière, fut faite le soir même. Mlle de Lillebonne y répondit à merveilles, et avec cet air de franchise qu'elle avoit assez souvent; sa sœur aussi, mais avec moins

1. Dans le manuscrit, *poussées*, s'accordant, pour le genre, avec le dernier substantif.
2. Ci-dessus, p. 81-82.
3. Le manuscrit porte : *telle qu'elles le devoient.*

d'esprit, en quoi elle étoit aussi fort inférieure à son aînée[1]. Toutes deux chargèrent Mme d'Urfé de m'assurer qu'elles avoient été si étonnées, qu'elles n'avoient point de peine à se persuader que je n'avois rien de semblable dans le cœur ni dans la bouche : ce qu'elles accompagnèrent de toutes sortes de marques d'estime, de discours obligeants, et de compliments pour moi. Elles tinrent le même langage à Pontchartrain, lorsqu'il leur parla. Mme la[2] duchesse de Ventadour, le prince de Rohan son gendre, et Monsieur de Strasbourg n'avoient appris cela que par Mlle de Lillebonne et Mme d'Espinoy : je ne leur fis rien dire, non plus qu'eux ne m'avoient point fait parler comme avoient fait les deux sœurs. Mme de Ventadour en fut apparemment piquée : elle continua ses plaintes, et moi, content de ce que j'avois fait, je les laissai tomber. Cette noirceur ne prit pas, mais ne laissa pas de faire quelque bruit. J'étois outré contre le duc de Mortemart, et, tout gendre qu'il fût de M. de Beauvillier, qui étoit pour moi toutes choses et en tout genre, je crus pousser toute considération à bout de ne pas l'aller chercher, mais bien résolu à l'insulter la première fois que je le rencontrerois. Il étoit à Paris depuis Marly, et je l'attendois au retour avec impatience. Mme de Saint-Simon, à qui, ni à personne, je m'étois bien gardé d'en laisser rien entendre, ne laissoit pas d'être inquiète. Elle la fut encore plus de ce qu'elle remarqua que, pressé par le duc de Charost, intimement de nos amis[3], je n'avois pas voulu lui conter cette histoire, qui n'avoit pas été toute entière jusqu'à lui. Elle se hâta de la lui conter en mon absence, et lui de l'aller dire à M. de Beauvillier, qui accourut aussitôt chez moi. Il n'est pas possible d'exprimer tout ce qu'il sentit et dit en cette occasion, jusqu'à déclarer qu'entre son gendre et moi il

1. Voyez ce qu'il a dit de leurs deux caractères dans le tome XV, p. 6.
2. La première lettre de *la* surcharge un *d*.
3. Déjà dit aux tomes V, p. 175, et VI, p. 405.

abandonneroit son gendre. Il l'envoya chercher à Paris, qui, ne trouvant ni M. ni Mme de Beauvillier chez eux, monta chez M. de Chevreuse, où il crut les rencontrer : il ne trouva que Mme de Chevreuse, qui renvoya sa compagnie et ne retint que Mme de Levis, sa fille, devant qui, sans rien apprendre au duc de Mortemart, elle lui demanda seulement ce qui s'étoit passé entre lui et moi chez Mme Chamillart. Il lui en fit le récit tel que je l'ai rapporté. Mme de Chevreuse le questionna fort, et, voyant qu'elle n'en tiroit rien de plus, elle lui conta tout le fait. Le duc de Mortemart, à son tour, entra dans une grande surprise et parut fort en colère, nia nettement et absolument qu'il eût rien dit d'approchant de ce qu'il apprenoit là qu'on lui imputoit d'avoir dit, se récria sur la noirceur d'une chose qu'il faudroit qu'il eût inventée, puisqu'il ne m'avoit jamais entendu rien dire qui en pût approcher. Il en dit autant après à M. de Beauvillier, et s'offrit de le soutenir à Mlle de Lillebonne, à Mme d'Espinoy, à[1] Mme d'Urfé et à Pontchartrain. MM. de Chevreuse et de Beauvillier me le dirent de sa part, et me prièrent de trouver bon qu'ils me l'amenassent pour me le dire lui-même. Je ne tardai pas à instruire Pontchartrain et Mme d'Urfé de cette négative[2] entière, et de la faire porter par eux[3] à Mlle de Lillebonne et à Mme d'Espinoy. Cependant, nulle exécution de sa part, et les deux sœurs fermes à maintenir son rapport. Personne ne devoit être plus pressé que lui de se tirer par ce démenti éclatant du personnage de délateur infâme, quand il auroit été vrai que j'eusse dit ce qu'on m'imputoit, ou d'imposteur exécrable, et dans toutes les circonstances qui accompagnoient une telle imposture. De cette façon, je demeurai dans l'incertitude si le duc de Mortemart, leur parlant de ce qui s'étoit passé, chose en soi

1. Avant cet *à*, Saint-Simon a biffé un *et*.

2. Emploi de *négative*, au sens de dénégation, non relevé dans les dictionnaires, mais que nous avons déjà eu aux tomes I, p. 168, et XVI, p. 106.

3. *Eux* est récrit au-dessus d'un premier *eux* surchargeant une *M*.

inexcusable, ne s'étoit point échauffé[1] de discours en discours assez pour leur laisser croire ce qu'elles me firent dire, et, en bons rejetons des Guises[2], me commettre contre le gendre de M. de Beauvillier. Quoi qu'il en soit, les choses en demeurèrent là, sans que le duc de Mortemart m'en ait jamais parlé : d'où je jugeai son cas fort sale. Sa famille répandit son désaveu partout, et, de mon côté, je ne m'y épargnai pas, et à publier le démenti que j'avois offert, dont les témoins n'étoient pas récusables, et qui fut avoué partout de Mlle de Lillebonne et de Mme d'Espinoy. Je ne sais comment le duc de Mortemart s'en tira avec elles. L'affaire demeura nette à mon égard, très sale au sien ; je demeurai froid et fort dédaigneux avec lui lorsque je le rencontrois, lui fort embarrassé avec moi. M. de Beauvillier, sans que je lui en parlasse, peiné de nous voir de la sorte, et blessé de ce que son gendre n'étoit point venu chez moi, comme lui et le duc de Chevreuse l'y avoient voulu mener, et que même il ne m'avoit pas dit un mot sur cette affaire, quelque temps après, lui défendit de se trouver chez lui quand j'y serois ; M. et Mme de Chevreuse de même : tellement qu'il n'y entra plus lorsque j'y étois, et qu'il en sortoit à l'instant que j'y arrivois. Cela dura ainsi plusieurs années, sans que j'en aie été moins intimement avec sa propre mère et tout le reste de sa famille. Ce n'est pas la dernière fois que j'aurai à parler du duc de Mortemart[3] ; mais je dois le témoignage à la Feuillade qu'il rendit, sans que je lui en parlasse, justice à la vérité, et partout et hautement, quoique nous ne fussions en aucune mesure d'amitié ni de commerce.

Mort, maison, Madame de Maubuisson[4] mourut à quatre-vingt-six ans[5],

1. Il a écrit, par mégarde : *échaffé*.
2. Déjà dit, et, en dernier lieu, dans notre tome XV, p. 60.
3. Et chaque fois il fera allusion à cette trahison de 1709.
4. Louise-Hollandine de Bavière, née le 28 avril 1622, à la Haye.
5. Le 11 février 1709 : *Dangeau*, p. 330 ; *Sourches*, p. 269 ; *Gazette*, p. 66 (*pour* 84) ; *Gazette d'Amsterdam*, n° XVII ; *Mercure* de février, p. 367-369.

dans son abbaye près Pontoise[1], plus considérée encore pour son rare savoir, pour son esprit, et pour son éminente piété, que par ce qu'elle étoit née et environnée[2]. Elle étoit fille de Frédéric[3] V électeur palatin[4], élu roi de Bohême en 1619, défait, dépouillé et proscrit en 1621, et ses États, avec sa dignité électorale, donnés au duc de Bavière[5], mort en Hollande en ce triste état, en 1632, à trente-huit ans[6], laissant de la fille du roi Jacques Ier, roi de la Grande-Bretagne[7], un grand nombre d'enfants[8] sans

famille et caractère de Madame de Maubuisson. [Add. St-S. 849]

1. L'abbaye de Maubuisson, ou Notre-Dame-la-Royale, avait été fondée en 1241 par Blanche de Castille, sur la rive gauche de l'Oise, vis-à-vis Pontoise, pour des religieuses cisterciennes (Trou, *Recherches sur Pontoise*, 1841, p. 273-282). Dom Estiennot en composa une histoire dédiée à Louise-Hollandine (1671), mais qui est restée manuscrite et se trouve aujourd'hui à la bibliothèque de la ville de Pontoise, avec un obituaire et le registre des professions de 1627 à 1753. MM. Dutilleux et Depoin ont commencé en 1883, pour la Société historique du Vexin, la publication de l'histoire et du cartulaire de Maubuisson. De cette abbaye, trop célèbre en des temps divers par le scandale de la conduite de trois princesses de la cour de Louis Hutin et d'une sœur de la belle Gabrielle, il reste encore quelques ruines de bâtiments claustraux du treizième siècle et une partie de l'enceinte carrée, avec tourelles aux angles.

2. C'est ceci que notre auteur va expliquer très sommairement. La *Bibliothèque historique* du P. Lelong indique deux Vies de Madame de Maubuisson (nos 15074-15075), et un mémoire sur sa vie et ses vertus, daté de Maubuisson même le 22 juin 1709, se trouve dans les manuscrits Renaudot, ms. Nouv. acq. fr. 7493, fol. 70-88. Feu M. Joseph Bertrand a longuement parlé d'elle à propos des relations de la sœur de la princesse avec Descartes (*Revue des Deux Mondes*, 1er novembre 1890). Pour ce qui concerne sa famille et la maison Palatine, notre auteur suit le *Moréri*.

3. Ici, *Frideric*. — 4. Tomes II, p. 252, et XIV, p. 183 et 209.

5. Maximilien Ier, de la branche ducale de Munich, né le 17 avril 1573, reçut de l'Empereur, en 1623, le Palatinat et la dignité électorale dont Frédéric V avait été dépouillé, et mourut le 27 septembre 1651.

6. Le 29 novembre 1631, et dans sa trente-sixième année seulement, étant né en 1596.

7. Élisabeth Stuart : tome II, p. 252.

8. Huit garçons et cinq filles.

patrimoine. L'aîné, Charles-Louis[1], fut rétabli dans ses États du Rhin par la paix de Münster, en 1648[2], avec un nouvel et dernier électorat créé[3] en sa faveur, le haut Palatinat et la dignité de premier électeur étant conservés à l'électeur de Bavière[4]. Ce Charles-Louis n'eut qu'un fils et une fille, qui fut seconde femme de Monsieur[5] et mère de M. le duc d'Orléans et de la duchesse de Lorraine. Le fils[6] fut le dernier électeur de cette branche, et mourut sans enfants en 1706[7]; son électorat et ses États passèrent au duc de Neubourg[8] beau-père de l'empereur Léopold, etc. Madame de Maubuisson eut trois autres frères[9] qui parurent dans le monde : le prince Robert, qui s'établit en Angleterre[10], et qui y parut avec réputation dans le

1. Charles-Louis (tome X, p. 125, note 6), marié à Charlotte de Hesse-Cassel (tome XIII, p. 314).

2. La paix dite de Westphalie, signée, après sept ans de conférences et de négociations, à Osnabrück, pour les puissances protestantes, le 6 août 1648, et à Münster, pour les catholiques, le 8 septembre suivant, mit fin à la guerre de Trente ans et attribua à la France la place de Pignerol et l'Alsace.

3. *Créée*, au féminin, dans le manuscrit.

4. Charles-Louis ne recouvra en effet que le bas Palatinat à la paix de Münster; mais la dignité d'architrésorier de l'Empire fut jointe à son électorat. Le haut Palatinat, compris entre la Bohême, la Bavière et les margraviats de Bayreuth, Anspach et Culmbach, était séparé par la Franconie du bas Palatinat ou Palatinat du Rhin, qui répond à une partie du grand-duché actuel de Bade et à la Bavière rhénane.

5. Celle que nous appelons Madame, mais que l'on qualifie parfois de princesse Palatine.

6. Charles II: tome X, p. 125.

7. C'est sa femme, fille du roi de Danemark, qui mourut en 1706. Le mari était mort en 1685; mais c'est seulement en 1702 que le Pape a rendu le jugement arbitral qui a mis fin aux litiges de la succession (notre tome X, p. 125). Notre auteur a été entraîné à cette erreur par la mauvaise rédaction du *Moréri*.

8. Philippe-Guillaume : tome XIV, p. 249.

9. On a vu ci-dessus que Frédéric V avait huit fils; mais quatre d'entre eux moururent jeunes.

10. Robert ou Rupert, né le 17 décembre 1619 à Prague, servit d'abord sous son frère aîné, uni aux Suédois pendant la guerre de Trente

parti du malheureux roi Charles Ier, pendant les guerres civiles qui conduisirent ce monarque sur l'échafaud, à la honte éternelle des Anglois[1]; le prince Maurice[2], qui, comme Robert, ne se maria point, et qui périt en mer à trente-trois ans, en 1654, allant tenter un établissement en Amérique[3]; Édouard, qu'on appeloit le prince Palatin[4], se fit catholique[5], passa longtemps en France, y épousa Anne Gonzague[6], sœur de la reine de Polo-

ans, puis, en 1636, se rendit en Angleterre auprès de son oncle le roi Charles Ier, qui lui donna le commandement d'un corps de troupes levé contre les parlementaires. Créé chevalier de la Jarretière, duc de Cumberland et comte d'Holdeness en janvier 1644, il émigra en France après l'arrestation de Charles Ier, et y fut créé, le 13 décembre 1646, maréchal de camp et colonel général de l'infanterie anglaise. Rentré en Angleterre avec Charles II en 1660, il devint membre du conseil privé (1662), vice-amiral d'Angleterre (1666), amiral (1673), et mourut le 9 décembre 1682, sans alliance. Sa nièce Madame prétend qu'il séduisit la comtesse de Belmont en simulant un mariage (recueil Brunet, tome I, p. 76, et recueil Jaeglé, tome II, p. 20).

1. Les services du prince Robert sont énumérés dans la *Chronologie militaire*, tome III, p. 590-595, et dans la *National biography*, tome XLIX, p. 405-417.

2. Né le 6 janvier 1621 (*National biography*, tome XXXVII, p. 95-97).

3. « Allant faire un établissement en Amérique » (*Moréri*). C'est à partir de l'édition de 1732 que les continuateurs de Moréri ont substitué cette rédaction au texte primitif « se noïa près des Caribes en allant aux Indes occidentales. » Voilà donc une preuve que notre auteur se servait de l'édition de 1732. La *National biography* place cette mort en 1652.

4. Né le 6 octobre 1624, mort à Paris le 10 mars 1663.

5. Il fit son abjuration publique le 3 novembre 1645, entre les mains du coadjuteur de Paris (*Gazette*, p. 1028).

6. Anne de Gonzague de Clèves, née en 1616, pensionnaire à Saint-Étienne de Reims, mariée le 24 avril 1645 au prince Palatin, obtint une pension de vingt mille livres en novembre 1651, devint surintendante de la maison de la Reine en juin 1660, et mourut le 6 juillet 1684, à soixante-huit ans. Elle avait été convertie, d'après Madame, par la grâce d'un fragment de la Vraie Croix. C'est cette princesse Palatine si liée avec Descartes, et dont Bossuet prononça l'oraison funèbre. Notre auteur s'est étendu davantage sur elle dans les *Écrits inédits*, tome V, p. 192-194, et M. A. Rébelliau lui a consacré récemment une étude dans la *Revue de Paris* du 1er décembre 1896. Son portrait est

gne[1], et fille de Charles, duc de Mantoue et de Nevers[2], qui dut son État à Louis XIII en tant de façons, à[3] la valeur personnelle de ce grand roi au Pas-de-Suse si célèbre, dont j'ai parlé ailleurs[4], et au mépris qu'il fit de la peste qui infectoit alors les Alpes et les lieux où il passa[5]. Cette Anne Gonzague, belle-sœur de Madame de Maubuisson, est la même qui, sous le nom de princesse Palatine, figura si habilement dans la minorité de Louis XIV[6], opéra la sortie des princes du Havre[7], et se lia d'une si grande amitié avec Monsieur le Prince, qu'à son retour, après la

au musée de Versailles, n° 2081. Rulhière publia sous son nom, en 1786, des *Mémoires* dont il est sans doute l'auteur, mais qu'on a aussi attribués à Florian ou à Sénac de Meilhan.

1. Louise-Marie : tome XII, p. 231. — 2. Tomes I, p. 175, et XIV, p. 451.

3. La préposition *à* est en interligne, au-dessus d'*et*, biffé.

4. En dernier lieu, au tome XV, p. 118 ; ci-après, p. 368.

5. Voyez, dans notre tome I, l'appendice III, p. 492, et comparez l'*Histoire de Louis XIII*, par le Vassor, tome III, p. 455. M. le comte de Beauchamp a inséré dans son livre récent sur *Louis XIII d'après sa correspondance avec le cardinal de Richelieu*, p. 82, une reproduction du tableau du Pas-de-Suse exécuté pour celui-ci. La peste ne ravagea la Savoie et le Lyonnais que l'année suivante, 1630.

6. Il répétera tout cela dans la suite des *Mémoires*, tome XIX de 1873, p. 92-93. Sur le rôle de la Palatine pendant la Fronde, il faut voir, outre les Mémoires du temps, les *Historiettes de Tallemant des Réaux*, tome III, p. 312-313, le tome IV de l'*Histoire de la minorité*, par Chéruel, les *Lettres de Mazarin* publiées par Ravenel, le tome VI de l'*Histoire des princes de Condé* par le duc d'Aumale, les *Mémoires sur Mme de Sévigné*, par Walckenaer, tome I, p. 211-212, et une lecture faite par Chéruel à l'Académie des sciences morales, en 1887. Victor Cousin a publié la correspondance de la Palatine avec Mme de Longueville.

7. Saint-Simon a déjà parlé de la détention des princes de Condé et de Conti dans les tomes III, p. 215, et V, p. 242. Arrêtés le 18 janvier 1650 et emprisonnés à Vincennes d'abord, transférés le 23 août suivant dans la citadelle du Havre, ils furent remis en liberté le 10 février 1651, par Mazarin en personne, et la déclaration de leur innocence fut vérifiée au Parlement le 27. Aux références déjà indiquées on peut ajouter *Mes voyages aux environs de Paris*, par Delort, tome I, p. 192-195, l'*Histoire des princes de Condé*, tome VI, p. 28-56, l'*Histoire du parlement de Normandie*, par Floquet, tome V, p. 474-489, les *Mémoires*

paix des Pyrénées, ils marièrent leurs enfants[1] en 1663[2], quelques mois après la mort d'Édouard, qui mourut catholique à Paris[3]. Elle eut deux autres filles : la princesse de Salm, dont le mari fut gouverneur de l'empereur Joseph[4], et la duchesse d'Hanovre, de qui j'ai parlé plus d'une fois[5], qui n'eut que deux filles, l'une[6] mère du duc de Modène d'aujourd'hui[7], l'autre[8] que son oncle le prince de Salm persuada à l'empereur Léopold de faire épouser à Joseph son fils, empereur après lui[9], qui n'en a laissé que la reine de Pologne, électrice de Saxe[10], et l'électrice de Bavière, aujourd'hui impératrice[11]. Ce prince Édouard et

*de Bussy-Rabutin*, les *Lettres de Guy-Patin*, etc. Une partie des *Mémoires de la Rochefoucauld* (tome II, p. 130) porte le titre de *Prison des Princes*.

1. Henri-Jules de Bourbon-Condé épousa Anne, palatine de Bavière, le 11 décembre 1663, à Paris, dans la chapelle du Louvre : ci-après, p. 230.

2. Avant *1663*, Saint-Simon a biffé un premier *1663*, qui surchargeait *1645*.

3. La chronique scandaleuse du temps mit sur le compte de la Palatine diverses aventures galantes, notamment avec le duc de Guise (*Histoire amoureuse des Gaules*, t. I, p. 226 et suivantes; *Mémoires de Mademoiselle*, tome I, p. 282-283; *Histoire des princes de Condé*, tome V, p. 22 et 421-427; Loiseleur, *Problèmes historiques*, p. 103-104).

4. Marie-Louise de Bavière et Charles-Théodore-Othon de Salm : tomes I, p. 112, et XV, p. 188.

5. En dernier lieu, au tome XV, p. 188.

6. Charlotte-Félicité de Hanovre : tome I, p. 112.

7. François-Marie d'Este, né le 2 juillet 1698, succéda à son père, comme duc de Modène, le 26 octobre 1737, et mourut le 28 février 1780.

8. Wilhelmine-Amélie : tome I, p. 112. — 9. Tome XV, p. 188.

10. Marie-Josèphe-Bénédicte-Antoinette-Thérèse-Xavière-Philippine, archiduchesse d'Autriche, née le 8 décembre 1699, a épousé, le 20 août 1719, Frédéric-Auguste, prince électoral de Saxe, qui est devenu électeur à la mort de son père, en février 1733, et roi de Pologne, sous le nom d'Auguste III, le 5 octobre suivant. Il mourut le 5 octobre 1763, et elle le 17 novembre 1757.

11. Marie-Amélie, archiduchesse d'Autriche, née le 22 octobre 1701, a épousé, le 5 octobre 1722, Charles-Albert-Cajétan, électeur de Bavière (tomes XIV, p. 24, note 6, et XV, p. 156 et 437), qui a été proclamé empereur le 4 janvier 1742; elle mourut le 11 décembre 1756.

la princesse Palatine sa femme avoient avec eux Louise-Hollandine, sœur d'Édouard, née 1622, qui se fit catholique à Port-Royal, où elle fut élevée, et dont elle prit parfaitement l'esprit[1]. Elle suivit un détachement qui se fit de ce[2] célèbre monastère, qui alla réformer celui de Maubuisson[3]; elle s'y fit religieuse[4], et en fut nommée abbesse en 1644[5]. Elle étoit sœur aînée de Sophie, née 1630, mariée 1658 à Ernest-Auguste duc d'Hannover, créé neuvième électeur par l'empereur Léopold, 19 décembre 1692[6]. C'est cette Sophie que Madame aimoit tant, à qui elle écrivoit sans cesse, et beaucoup trop,

1. C'est une erreur : Louise-Hollandine ne fut point élevée à Port-Royal et ne s'y convertit point. Après le désastre de Frédéric V, sa femme se retira avec ses filles à la Haye. C'est de là que la jeune princesse, sous l'influence de la marquise de Berg-op-Zoom, s'enfuit le 20 décembre 1657, pour se retirer à Anvers, où elle abjura, le 25 janvier 1658, entre les mains d'un jésuite; on prétendit pourtant, comme nous le verrons plus loin, que la religion n'avait servi que de prétexte, et qu'elle avait quitté la maison paternelle « pour cacher ce qu'elle appréhendoit que le monde sût. » Le Palatin la conduisit à Maubeuge, où ses trois filles étaient élevées, et, s'étant de là transportée à Paris, elle reçut la confirmation des mains du Nonce, au couvent de Chaillot, le 20 avril suivant (*Gazette* de 1658, p. 366-367), fut présentée au Roi et à la Reine mère, et eut d'eux une pension de six mille livres, avec la naturalité. Voyez ci-après, p. 94.

2. Il y a *cette*, ajouté après coup en interligne, et non *ce*.

3. C'est encore une erreur. La réforme de Maubuisson, aussi difficile qu'elle était nécessaire, avait été faite bien antérieurement, en 1618, par la Mère Angélique Arnauld, abbesse de Port-Royal, que l'abbé supérieur de Cîteaux avait désignée à cet effet (*Port-Royal*, par Sainte-Beuve, tome I, p. 190-205; Dutilleux et Depoin, *l'Abbaye de Maubuisson*, p. 47-54).

4. Elle prit l'habit de novice le 25 mars 1659, et fit profession le 19 septembre 1660 (*Gazette* de 1659, p. 299, et de 1660, p. 885-886; *Muse historique* de Loret, tome III, p. 38-39 et 259).

5. Lisez : *1664*. L'abbesse de Maubuisson, Catherine-Angélique d'Orléans-Longueville, en mourant (juillet 1664), avait désigné Louise-Hollandine au choix du Roi pour lui succéder; elle fut en effet nommée le 20 août, et prit possession le 4 novembre, pour ne plus sortir de la maison que trois fois dans tout le reste de sa vie.

6. Tomes II, p. 251, et VIII, p. 258.

comme on l'a vu à la mort de Monsieur[1]. Ce fut elle que le parlement d'Angleterre déclara, le 23 mars 1701, la première à succéder à la couronne d'Angleterre après le roi Guillaume, prince d'Orange, et Anne, sa belle-sœur, princesse de Danemark, et leur postérité, au préjudice de cinquante-deux héritiers plus proches, mais tous catholiques[2]. Sophie, entre plusieurs enfants, laissa, en mourant veuve en 1714[3], son fils aîné Georges-Louis duc et électeur d'Hannovre[4], qui succéda à la reine Anne d'Angleterre, père du roi d'Angleterre d'aujourd'hui[5]. Ainsi Madame de Maubuisson étoit sœur du père de Madame et du père de Madame la Princesse et de ses sœurs, de la mère de l'électeur d'Hannovre roi d'Angleterre, fille de la sœur du roi[6] d'Angleterre Charles Ier, tante des deux rois d'Angleterre ses fils[7], et grand tante de l'impératrice Amélie femme de l'empereur Joseph. Tant d'éclat fut absorbé sous son voile : elle ne fut principalement que religieuse, et seulement abbesse pour éclairer et conduire sa communauté, dont elle ne souffrit jamais d'être distinguée en rien; elle ne connut que sa cellule, le réfectoire, la portion commune; elle ne manqua à aucun office, ni à aucun exercice de la communauté, écarta les visites; la première à tout et la plus régulière, ardente à servir ses religieuses avec un esprit en tout supérieur et un grand talent de gouvernement[8], dont la charité, la douceur, la prévenance, la tendresse pour ses filles étoit l'âme, et desquelles aussi elle fut continuellement adorée : aussi n'étoit-elle contente qu'avec elles, et ne sortit jamais de sa maison. Les autres

1. Tome VIII, p. 351-352.
2. Tome VIII, p. 257-258. Toute la dernière phrase est prise textuellement au *Moréri*.
3. Il reviendra sur elle à cette époque.
4. Voyez, en dernier lieu, notre tome XVI, p. 135, 287 et 351.
5. Georges-Auguste : ci-dessus, p. 19.
6. Saint-Simon a corrigé *des* en *du*, et biffé le pluriel à la fin de *Roys*.
7. Charles II et Jacques II.
8. Comme l'abbesse de Fontevrault : tome XII, p. 161.

se souvenoient d'autant plus de ce qu'elle étoit[1] qu'elle sembloit[2] l'avoir entièrement oublié avec une simplicité parfaite et naturelle. Son humilité avoit banni toutes les différences que les moindres abbesses affectent dans leurs maisons[3], et tout air de savoir les moindres choses, encore qu'elle égalât beaucoup de vrais savants[4]. Elle avoit infiniment d'esprit, aisé, naturel, sans songer jamais qu'elle en eût, non plus que de science[5]. Madame, Madame la Princesse, le roi et la reine d'Angleterre l'alloient voir[6], toujours plus souvent qu'elle ne vouloit. Madame et Madame la Princesse lui étoient extrêmement attachées[7]. La feue Reine, Mme la Dauphine de Bavière[8] l'avoient été voir

1. Avant *estoit*, Saint-Simon a biffé *l'*. — 2. Le *b* de *sembloit* corrige un *p*.

3. Voyez, par comparaison, ce qu'il a dit sur Mme de Chaulnes, abbesse de Poissy : tome XIV, p. 289.

4. Tout cet éloge s'accorde parfaitement avec la notice nécrologique rédigée à Maubuisson.

5. Selon les biographes allemands, elle avait un esprit vif et naturel; elle n'était pas belle, mais agréable, quoique très négligée de sa personne, et avait tant de dispositions à la peinture, qu'elle saisissait la ressemblance de mémoire, sans voir les gens. Voici ce que sa nièce Madame disait d'elle en 1699 : « L'abbesse de Maubuisson mène une vie dure, mais tranquille; elle ne mange jamais de viande, à moins d'être gravement malade; elle couche sur un matelas dur comme la pierre; elle n'a dans sa chambre qu'une chaise de paille, et se lève à minuit pour prier » (recueil Brunet, tome I, p. 39-40); et en 1718 (*ibidem*, p. 441) : « On ne peut croire à quel point l'abbesse de Maubuisson étoit agréable et divertissante.... Elle m'a raconté ses aventures. Je lui demandois comment elle avoit pu s'habituer à la sotte vie du couvent; elle me répondoit en riant : « Je ne parle à mes religieuses que pour leur donner mes ordres. » Elle avoit dans sa chambre une religieuse muette, afin d'être dispensée de lui parler. » Voyez aussi le recueil Jaeglé, tome I, p. 207-208, et les *Pièces intéressantes et peu connues*, tome I, p. 217-218. Bonne élève du peintre Honthorst, elle avait fait, entre autres, une *Vierge à l'enfant* pour la chapelle des Bénédictins anglais du faubourg Saint-Jacques, une *Résurrection* pour l'église de Saint-Ouen-l'Aumône, dans son plus proche voisinage.

6. *Dangeau*, tomes I, p. 195-196, et IX, p. 133.

7. Recueils Brunet, tome I, p. 38 et 441, et *Jaeglé*, tome I, p. 153.

8. *Bavieres*, dans le manuscrit.

plusieurs fois[1], la maison de Condé souvent[2], Monsieur aussi, et sa belle-sœur la princesse Palatine très souvent tant qu'elle vécut. Pour peu qu'elle n'eût pas été attentive à rompre et à éviter les commerces[3], les visites les plus considérables et les lettres n'auroient pas cessé ; mais elle ne vouloit pas retrouver le monde dans le lieu qu'elle avoit pris pour asile contre lui. Elle conserva sa tête, sa santé, sa régularité entières jusqu'à la mort, et laissa sa maison inconsolable. Quoique peu au goût de la cour par celui de terroir[4] qu'elle avoit apporté de Port-Royal, et qu'elle conserva chèrement dans sa maison et dans elle-même[5], sans s'en cacher, elle ne laissa pas d'avoir une grande considération toute sa vie, qui fut sans cesse le modèle des plus excellentes religieuses et des plus parfaites abbesses, auquel très peu ou point ont pu atteindre[6]. Mme la duchesse de Bourgogne étoit sa petite-nièce[7] : toute la famille royale, excepté le Roi, en prit le deuil pour sept

1. *Gazette* de 1659, p. 616 et 663-664.

2. En raison du voisinage de Chantilly, Mlle d'Enghien, fille du prince de Condé, avait été élevée à Maubuisson jusqu'en 1698 (*Sourches*, tome VI, p. 5), de même d'ailleurs que sa sœur bâtarde Mlle de Guénani (notre tome III, p. 30, note 1). Voyez ci-après, p. 236.

3. Les Archives nationales (K 1303, n$^{os}$ 9-18) possèdent dix lettres d'elle à la supérieure de Chaillot, de 1689 et 1690. D'autres ont été publiées dans Kemble, *State papers and correspondence* (1857).

4. « On dit figurément qu'*un homme sent le terroir* pour dire qu'il a les défauts qu'on attribue ordinairement aux gens de son pays » (*Académie*, 1718).

5. On a vu que l'abbesse n'avait pas passé par Port-Royal.

6. Des gens l'accusaient pourtant de n'être entrée en religion qu'à cause de l'assassinat de son amant, et d'avoir eu plusieurs bâtards (*Voyage de deux jeunes Hollandais*, p. 385-386, 398-399 et 418 ; *Mémoires d'Aubery du Maurier*, éd. 1754, tome I, p. 265). Madame prétend même (recueil Brunet, tome I, p. 218) qu'elle jurait « par ce ventre qui a porté quatorze enfants. »

7. A la mode de Bretagne : la mère de Madame de Maubuisson, Élisabeth Stuart, était sœur de Charles I$^{er}$ d'Angleterre, et celui-ci était père de Madame Henriette, grand'mère elle-même de la duchesse de Bourgogne ; c'est ce que dit Dangeau, tome XII, p. 332.

ou huit jours[1]; celui de Madame et de Madame la Princesse dura le temps ordinaire aux nièces.

Mort, emplois et caractère

En même temps[2] mourut M. d'Avaux[3]. Son[4] grand-père[5], son père[6], son frère aîné[7], et le[8] fils de ce frère[9],

1. A partir du dimanche 17 février. La reine d'Espagne prit aussi le deuil. On ne le portait que des abbesses, et pas habituellement des religieuses; mais la duchesse d'Uzès, en 1707, venait de donner l'exemple de déroger à l'usage (*Lettres de Mme de Maintenon*, recueil Bossange, tomes I, p. 388 et 400, et IV, p. 231; *Mémoires de Luynes*, tomes IV, p. 417-418, et X, p. 49 et 352). — Le *Mercure* de janvier 1710, p. 29-73, donna des extraits de l'oraison funèbre que l'évêque d'Alet prononça le 22 août 1709. L'épitaphe est dans l'Histoire de l'abbaye, p. 116. — Un dernier détail, donné par le *Mercure* : quoique convertie, Madame de Maubuisson avait continué à recevoir une pension de la Hollande comme filleule des États-Généraux.

2. Le 10-11 février : *Dangeau*, tome XII, p. 328-329; *Sourches*, tome XI, p. 268; *Gazette*, p. 66 (*pour* 84); *Gazette d'Amsterdam*, n° XVII; *Mercure* du mois, p. 298-302.

3. Jean-Antoine de Mesmes : tome VIII, p. 50.

4. Il avait commencé a écrire : *Son p* [*ère*]. — Il reviendra avec bien plus de détails sur tous ces Mesmes dans la suite des *Mémoires*, tome IX de 1873, p. 167 et suivantes, où se placera la notice inédite.

5. Jean-Jacques II de Mesmes, seigneur de Roissy et d'Avaux, né en 1559, d'abord garde du Trésor des chartes en 1581, conseiller au Parlement en 1583, maitre des requêtes en 1594, conseiller d'État le 2 juillet 1600, entra aux conseils des finances et des dépêches le 22 mars 1613, et mourut doyen du Conseil, le 31 octobre 1642, à quatre-vingt-trois ans. La terre d'Avaux avait été érigée en comté en sa faveur par lettres de janvier 1638, enregistrées seulement en août 1648. Son portrait, gravé par Michel Lasne en 1654, d'après une peinture de 1632, se trouve dans le ms. Clairambault 1154, fol. 50.

6. Jean-Antoine de Mesmes, seigneur d'Irval et de Cramayel, troisième fils du précédent, conseiller au Parlement en 1621, maître des requêtes en 1627, conseiller d'État en 1643, succéda à son frère Henri, comme président à mortier, le 9 janvier 1651, se démit de cette charge en faveur de son fils aîné (ci-après) en avril 1672, et mourut, à soixante-quinze ans, le 23 février 1673. Il avait épousé, le 27 avril 1628, Anne Courtin (contrat du 4 mars, dans le registre Y 184, fol. 252 v°). Magistrat intègre, disent les *Caractères* de 1660, mais faible à cause de ses grands biens, et mené par sa femme et par son fils.

7. Jean-Jacques III de Mesmes, comte d'Avaux : tome XI, p. 169.

8. *Ce* corrigé en *le*. — 9. Autre Jean-Antoine : tome XI, p. 43.

furent tous quatre successivement présidents à mortier[1], et le dernier est mort premier président[2]. M. de Mesmes, frère de d'Avaux, avoit eu de la Bazinière, son beau-père[3], la charge de prévôt et grand maître des cérémonies de l'Ordre, dont d'Avaux eut la survivance pendant sa première ambassade en Hollande, que son neveu eut ensuite[4]. D'Avaux et son frère étoient neveux paternels du président de Mesmes[5] et de M. d'Avaux surintendant des finances, célèbre par sa capacité et le nombre de ses importantes ambassades[6]. Tous deux étoient aînés du père du président de Mesmes et de d'Avaux duquel je parle ici. D'Avaux l'oncle mourut sans alliance en 1650[7], et son frère aîné, mort la même année, ne laissa que Mme de Vivonne[8] et

d'Avaux. [*Add.* S^t-S. 850]

1. Le grand-père ne fut que conseiller d'État. C'est un oncle (ci-après, note 5) qui compte comme quatrième président.

2. Il mourra en 1723, premier président depuis 1712.

3. Tome XI, p. 170.

4. Déjà dit en 1703 : tome XI, p. 169-170.

5. Henri de Mesmes, seigneur de Roissy, marquis de Moineville (1635), enseigna d'abord le droit à l'université de Toulouse, devint conseiller au Parlement en 1608, eut en 1613 la charge de lieutenant civil, tint les fonctions de prévôt des marchands de Paris de 1618 à 1622, et fut nommé président à mortier en 1627. En septembre de la même année, il eut un brevet pour entrer au conseil des dépêches (registres O[1] 7, fol. 42 v°, et KK 1454, fol. 48 v°). Exilé en 1633 par Richelieu, il prit une part active à la Fronde, et mourut le 29 décembre 1650, à soixante-cinq ans selon la *Gazette* (p. 1710, *pour* 1720), à soixante-quinze d'après son épitaphe. Son testament, du 27 décembre, est dans le registre Y 192, fol. 279 v°, et son épitaphe des Grands-Augustins a été reproduite dans l'*Épitaphier* de M. Raunié, tome I, p. 187-188. Il a une historiette dans *Tallemant des Réaux*, tome IV, p. 418-419, et a laissé une autobiographie, qui est conservée dans le tome XLVIII des manuscrits de du Puy. Son portrait, gravé par Nanteuil, par Michel Lasne et par Claude Mellan, est dans le ms. Clairambault 1154, fol. 51-55. Adrien de Valois, dont il était le protecteur, et qu'il pensionna de 1633 à 1650, lui dédia en 1636 son édition d'Ammien Marcellin.

6. Claude de Mesmes, comte d'Avaux : tome XI, p. 202. Il sera reparlé de celui-ci en 1712.

7. Le 19 novembre 1650, six semaines avant son frère aîné.

8. Antoinette-Louise de Mesmes de Roissy : ci-après, p. 112.

une religieuse naine à la Visitation de Chaillot[1], sœurs de mère[2] de la duchesse de Créquy qui a été dame d'honneur de la Reine[3]. D'Avaux le neveu avoit été conseiller au Parlement, maître des requêtes, enfin conseiller d'État. C'étoit un fort bel homme et bien fait, galant aussi, et qui avoit de l'honneur, fort l'esprit du grand monde, de la grâce, de la noblesse, et beaucoup de politesse. Il alla d'abord ambassadeur à Venise[4], ensuite plénipotentiaire à Nimègue[5], où, en grand courtisan qu'il étoit, il s'attacha à Croissy, qui l'étoit[6] avec lui, et[7] frère de Colbert, lequel le fit secrétaire d'État des affaires étrangères à la disgrâce de Pomponne[8]. D'Avaux, quelque temps après la paix de Nimègue, fut ambassadeur en Hollande[9]. Le nom

1. Jeanne-Thérèse-Angélique de Mesmes prit le voile à Chaillot le 3 mars 1662, et y mourut, à soixante-trois ans, le 18 janvier 1709. Saint-Simon la dira « pleine d'esprit, » dans la suite des *Mémoires*, tome IX de 1873, p. 167. Il y avait eu en outre un fils, né en 1643, mais mort jeune.

2. Henri de Mesmes avait épousé en secondes noces, le 31 décembre 1639, Marie de la Vallée des Fossés, fille du marquis d'Éverly, gouverneur de Verdun, et veuve de Gilbert de Saint-Gelais Lezignem, marquis de Lansac, tué au siège de Dôle le 30 janvier 1636. Elle mourut le 21 août 1661.

3. Tome XV, p. 163.

4. De juin à novembre 1674 : Affaires étrangères, vol. *Venise* 93-95. Une partie de la correspondance diplomatique est dans le ms. Baluze 163. Des lettres à Grœvius, de 1672 et de 1682-84, ont paru en 1867, etc., dans *le Cabinet historique*, 1re partie, p. 156-168.

5. Il fut nommé en mars 1675. On a publié dès 1710 les *Lettres et négociations de MM. d'Estrades, de Colbert de Croissy et d'Avaux pour les conférences de 1676 et 1677.*

6. Qui était plénipotentiaire.

7. *Et* est ajouté en interligne, au-dessus de *qui estoit*, biffé.

8. On l'avait empêché, en 1669 (tome VII, p. 627) d'enlever de haute force la secrétairerie d'État héréditaire chez les Phélypeaux de la Vrillière.

9. Désigné pour l'ambassade de la Haye en 1678, il fut rappelé lors de l'expédition du prince d'Orange en décembre 1688. Ses négociations ont été publiées à Paris en six volumes en 1752-53, et Saint-Simon avait cet ouvrage dans sa bibliothèque (*Catalogue*, n° 803).

qu'il portoit lui servit fort pour tous ces emplois, et le persuada qu'il en étoit aussi[1] capable que son oncle; il faut pourtant avouer qu'il en avoit des talents, de l'adresse, de l'insinuation, de la douceur, et qu'il fut toujours partout parfaitement averti. Il s'acquit en Hollande une amitié et une considération si générale, et jusque des peuples, et sut si bien se ménager avec le prince d'Orange parmi les ordres positifs et réitérés qu'il avoit de chercher à lui faire de la peine en tout jusque dans les choses inutiles, qu'il auroit fait tout ce qu'il auroit voulu pour le Roi sans cette aversion que le prince d'Orange ne put jamais vaincre, et dont j'ai expliqué en son lieu[2] la funeste origine, qui le jeta dans le parti opposé à la France, de laquelle il devint enfin le plus grand ennemi. D'Avaux [Add. S^t-S. 851] fut informé dès les premiers temps, et longtemps encore les plus secrets, du projet de la révolution d'Angleterre, et en avertit le Roi[3]. On se moqua de lui, et on aima mieux croire Barrillon[4], ambassadeur du Roi en Angleterre, qui, trompé par Sunderland[5] et les autres ministres confidents[6] du roi Jacques, mais perfides, et qui trempoient eux-mêmes dans la conjuration, abusé par le roi d'Angleterre même, dupe de ses ministres, rassura toujours notre cour, et lui persuada que les soupçons qu'on y donnoit n'étoient que des chimères[7]. Ils devinrent pourtant si forts, et d'Avaux marquoit tant de circonstances et de personnes, qu'il ne tint qu'à nous de n'être pas les dupes

1. *Aussy* a été ajouté en interligne. — 2. Tome IV, p. 242-245.

3. Les avis venaient de partout, même de Rome, où le cardinal d'Estrées avait eu connaissance des papiers de Casoni.

4. Paul Barrillon d'Amoncourt : tome VI, p. 183.

5. Robert Spencer : tome X, p. 133. Ce détail se retrouve dans les *Mémoires de la Fare*, p. 290 et 294, où il est ajouté que Barrillon mourut de dépit.

6. Le *d* de *confidents* corrige un *t*.

7. C'est seulement à la fin d'août 1688 (*Sourches*, tome II, p. 218) que d'Avaux eut ordre de déclarer que, si le Stathouder s'embarquait, l'armée française entrerait immédiatement en Hollande. Depuis lors,

en faisant le siège de Maëstricht[1], qui déconcertoit toutes les mesures, au lieu de celui de Philipsbourg[2], qui n'en rompit aucune; mais Louvois vouloit la guerre, et se garda bien de l'arrêter tout court[3]. Outre sa raison générale d'être plus maître de tout par son département de la guerre, il en eut une particulière très pressante, que j'ai sue longtemps depuis bien certainement, et qui est trop curieuse pour l'omettre, puisque l'occasion s'en présente si naturellement ici[4]. Le Roi, qui aimoit à bâtir, et qui n'avoit plus de maîtresse, avoit abattu le petit Trianon de porcelaine qu'il avoit [fait] pour Mme de Montespan[5], et le rebâtissoit pour le mettre en l'état où on le voit encore[6]. Louvois étoit surintendant des bâti-

Étrange et singulier motif de Louvois qui causa la guerre de 1688.

les fausses nouvelles se succédèrent chaque jour, et c'est seulement à la fin de novembre qu'on apprit enfin la descente en Angleterre (*ibidem*, p. 225-281).

1. Tome II, p. 244. Louis XIV s'en était emparé en 1673, mais l'avait rendu par le traité de Nimègue.

2. Tome XII, p. 294. La place, investie le 30 septembre 1688, capitula le 29 octobre : Dépôt de la guerre, vol. 823-827 et 831-832.

3. Camille Rousset (*Histoire de Louvois*, tome IV, p. 106-109) a défendu le ministre contre cette accusation, qui semble empruntée aux *Mémoires de la Fare*, p. 265-266, 272, 290-291.

4. *Icy* surcharge un autre mot. — Cette anecdote sera répétée en 1715, avec des détails en plus, et Saint-Simon l'avait déjà placée dans l'Addition au tome XVI du *Journal de Dangeau*, p. 28.

5. Bussy-Rabutin écrivait en 1679, sur Marly (*Correspondance*, tome IV, p. 393) : « Il est bien juste que la nouvelle maîtresse ait son Trianon aussi bien que l'ancienne. »

6. C'est en 1662 et 1663 que Louis XIV avait acquis le village de Trianon, qui appartenait à l'abbaye Sainte-Geneviève, et les terres qui l'entouraient, pour les joindre au parc de Versailles. Il fit démolir le village et établir à la place un jardin; puis, en 1670, il y commença un petit château, qu'un ouragan endommagea en septembre 1671 (*Correspondance de Bussy*, tome II, p. 33-34), et dont la décoration ne fut achevée que pour 1673. C'est celui qu'on appela plus tard le *Trianon de porcelaine* parce que les combles, les frontons, les entourages des fenêtres étaient décorés de carreaux et de vases de faïence blanche à dessins bleus, qui servirent aussi pour l'ornementation des jardins. Au commencement de 1687, Louis XIV le fit démolir, pour

ments[1]. Le Roi, qui avoit le coup d'œil de la plus fine justesse, s'aperçut d'une fenêtre de quelque peu plus étroite que les autres[2]. Les trémeaux[3] ne faisoient encore que de s'élever, et n'étoient pas joints par le haut. Il la[4] montra à Louvois pour la réformer, ce qui étoit alors très aisé : Louvois soutint que la fenêtre étoit bien; le Roi insista, et le lendemain encore, sans que Louvois, qui

élever une construction d'après les plans de Mansart et de Robert de Cotte (voyez une curieuse anecdote rapportée dans les *Mémoires de Luynes*, tome II, p. 278-279). Une partie des bâtiments nouveaux, « palais de marbre, de porphyre et de jaspe, avec des jardins délicieux, » était achevée dès le 13 novembre 1688; l'ameublement ne fut complet qu'en 1691 (*Dangeau*, tomes II, p. 209, et III, p. 358), et encore le Roi ne se lassa-t-il jamais d'augmenter et d'embellir sa création. Voyez notre tome X, p. 358, l'*Histoire du château de Versailles*, par Dussieux, tome II, p. 312-338, avec la reproduction du plan de Pierre Lepautre, et *la Création de Versailles*, par M. Pierre de Nolhac (1901), p. 187-193. L'académicien Boutard fit une description en vers latins, que Mlle Chéron traduisit en vers français; on trouve d'autres vers, improvisés au cours d'une promenade du Roi en 1689, dans le Chansonnier, ms. Fr. 12 689, p. 613. Deux articles de la *Gazette de Leyde*, de mai et de juillet 1687, indiquent que les étrangers virent dans ces nouvelles splendeurs une intention de prouver que la Révocation n'avait pas ruiné le royaume de France.

1. Provisions du 6 septembre 1683, en place du fils cadet de Colbert : Arch. nat., $O^1$ 27, fol. 268 et 269 v°; notre tome VI, p. 526-528.

2. « En ce temps-là (juillet 1687), le Roi faisoit faire un bâtiment dans son parc de Versailles, en un lieu qui se nommoit Trianon, où il y avoit eu autrefois un autre petit bâtiment d'une grande propreté; mais il l'avoit fait abattre pour en faire faire un plus grand, afin, disoit-il, d'y pouvoir donner quelquefois des fêtes et des divertissements. Et, comme l'année étoit fort avancée quand il avoit commencé cet édifice, et qu'il le vouloit voir achever auparavant de l'hiver, il le pressoit avec beaucoup d'activité, et alloit même souvent y passer les après-dînées sous une tente, où il travailloit à ses affaires avec M. de Louvois, et jetoit de temps en temps les yeux sur l'ouvrage, pour le faire avancer. » (*Mémoires de Sourches*, tome II, p. 68.)

3. *Trémeau* « espace d'un mur entre deux fenêtres; quelques-uns prononcent *trumeau* » (*Académie*, 1718). La forme *trumeau*, que le *Mercure* employait en 1709, subsiste seule.

4. *Le* corrigé en *la*.

étoit entier, brutal[1], et enflé de son autorité, voulût céder. Le lendemain, le Roi vit le Nostre[2] dans la galerie. Quoique son métier ne fût guères que les jardins, où il excelloit, le Roi ne laissoit pas de le consulter[3] sur ses bâtiments : il lui demanda s'il avoit été à Trianon. Le Nostre répondit que non ; le Roi lui ordonna d'y aller. Le lendemain, il le vit encore : même question, même réponse. Le Roi comprit à quoi il tenoit : tellement que, un peu fâché, il lui commanda de s'y trouver l'après-dînée même, à l'heure qu'il y seroit avec Louvois. Pour cette fois, le Nostre n'osa y manquer. Le Roi arrivé et Louvois présent, il fut question de la fenêtre, que Louvois opiniâtra toujours de largeur égale aux autres[4]. Le Roi voulut que le Nostre l'allât mesurer, parce qu'il étoit droit et vrai[5], et qu'il diroit librement ce qu'il auroit trouvé. Louvois, piqué, s'emporta : le Roi, qui ne le fut pas moins, le laissoit dire ; et cependant le Nostre, qui auroit bien voulu n'être pas là, ne bougeoit. Enfin le Roi le fit aller ; et cependant Louvois toujours à gronder, et à maintenir l'égalité de la fenêtre avec audace et peu de mesure. Le Nostre[6] trouva et dit que le Roi avoit raison de quelques pouces : Louvois voulut imposer ; mais le Roi, à la fin trop impatienté, le fit aire, lui commanda de faire défaire la fenêtre à l'heure même, et, contre sa modération ordinaire, le malmena fort durement. Ce qui outra le plus Louvois, c'est que la scène se passa non seulement devant les gens des bâtiments,

. L'*a* de *brutal* corrige un *i*.

2. Tome VII, p. 190-194.

3. Avant *consulter*, Saint-Simon a biffé *cultiver*, et le *c* de *consulter* semble surcharger un *a*.

4. Cet emploi d'*opiniâtrer quelque chose* était le premier inscrit dans l'*Académie* de 1718, et l'édition de 1878 l'a conservé, mais comme vieilli.

5. « Il avoit une probité, une exactitude et une droiture qui le faisoient estimer et aimer de tout le monde, » a-t-il dit en 1700 (tome VII, p. 191).

6. La première lettre de *Nostre* corrige une *n* minuscule.

mais en présence de tout ce qui suivoit le Roi en ses promenades, seigneurs, courtisans, officiers des gardes et autres, et même de tous les valets, parce qu'on ne faisoit presque que sortir le bâtiment de terre[1], qu'on étoit de plain-pied à la cour, à quelques marches près, que tout étoit ouvert, et que tout suivoit partout. La vesperie fut forte et dura assez longtemps, avec les réflexions des conséquences de la faute de cette fenêtre, qui, remarquée plus tard, auroit gâté toute cette[2] façade, et auroit engagé à l'abattre. Louvois, qui n'avoit pas accoutumé d'être traité de la sorte, revint chez lui en furie et comme un homme au désespoir. Saint-Pouenge, les Tilladets[3], et ce peu de familiers de toutes ses[4] heures, en furent effrayés, et, dans leur inquiétude, tournèrent pour tâcher de savoir ce qui étoit arrivé. A la fin il le leur conta, dit[5] qu'il étoit perdu, et que, pour quelques pouces, le Roi oublioit tous ses services, qui lui avoient valu tant de conquêtes, mais qu'il y mettroit ordre, et qu'il lui susciteroit une guerre telle qu'il lui feroit avoir besoin de lui et laisser là la truelle; et de là s'emporta en reproches et en fureurs[6]. Il ne mit guères à tenir parole[7] : il enfourna[8] la guerre par

1. Ce serait donc, en effet, de 1687 à 1688.

2. Les mots *toutte cette* corrigent *tout ce bas*.

3. Jean-Baptiste de Cassagnet, marquis de Tilladet, cousin germain de Louvois par sa mère (et non neveu, comme il a été dit par erreur au tome XIII, p. 151, note 4), et son frère Gabriel, chevalier de Tilladet, entré dans l'ordre de Malte en 1647, successivement commandeur de Maupas, du Mont-de-Soissons et de Piéton, enseigne aux gardes en 1656, pourvu d'un régiment en 1671, brigadier en 1675, maréchal de camp en 1677, lieutenant général en 1688, gouverneur d'Aire-sur-la-Lys en 1690, mort le 11 juillet de la même année. Camille Rousset a parlé (tome II, p. 34) du second comme agent secret de Louvois.

4. *Les* corrigé en *ses*. — 5. Avant *dit*, Saint-Simon a biffé *luy*.

6. La réfutation de cette légende, ou du moins son examen est réservé pour le grand résumé du règne.

7. Comparez avec ce qui va suivre un passage des *Projets de gouvernement du duc de Bourgogne*, p. 43-44 et 214-215, et la suite des *Mémoires*, éd. 1873, tomes XI, p. 270-271, et XII, p. 23-28.

8. Nous avons déjà eu *mal enfourné* dans le tome XIV, p. 10.

l'affaire de la double élection de Cologne, du prince de Bavière et du cardinal de Fürstenberg[1]. Il la confirma en portant les flammes dans le Palatinat[2], et en laissant toute liberté au projet d'Angleterre. Il y mit le dernier sceau[3], pour la rendre générale, et, s'il eût pu, éternelle, en désespérant le duc de Savoie, qui ne vouloit que la paix, et qu'à l'insu du Roi il traita si indignement, qu'il le força à se jeter entre les bras de ses ennemis, et à devenir après, par la position de son pays, notre partie la plus difficile et la plus ruineuse. Tout cela a été mis bien au net depuis[4].

1. Jusqu'à présent, il n'a été fait que de vagues allusions à cette double élection de Cologne, notamment dans le tome VII, p. 37; mais notre auteur n'y reviendra pas avec plus de détails dans la suite. C'est en juin 1688 que le cardinal de Fürstenberg, élu depuis cinq mois coadjuteur de l'archevêque de Cologne, mais non reconnu par l'Empereur, ni par le Pape, se présenta pour recueillir le siège vacant. N'ayant pu faire ratifier l'élection faite le 19 juillet, dans des conditions irrégulières, comme d'ailleurs celle du concurrent Joseph-Clément de Bavière (tome IX, p. 317), Louis XIV engagea la guerre par le siège de Philipsbourg (Rousset, *Histoire de Louvois*, tome IV, p. 65 et suivantes; Ch. Gérin, dans la *Revue des Questions historiques*, tome XXXIII, 1883, p. 75-127). Telle est l'origine du conflit qu'on a pu qualifier « un des plus grands moments de l'histoire. »

2. Il a aussi été fait allusion aux dévastations de 1688-89 dans nos tomes II, p. 151-152, 301, et XII, p. 294. Notre auteur devant y revenir plus longuement dans le grand résumé du règne de Louis XIV (éd. 1873, tome XII, p. 26 et 31), le commentaire historique trouvera mieux sa place en cet endroit-là.

3. Nous avons eu, dans le tome X, p. 212 : « La confiance entière en devint bientôt le sceau. »

4. Il a déjà été parlé, dans nos tomes II, p. 46, III, p. 112-113, et X, p. 348-349, des manœuvres que Louvois aurait employées pour rendre la guerre de 1688 générale et interminable; mais c'est seulement lorsque la même argumentation se représentera dans le résumé du règne (éd. 1873, tome XII, p. 8-10 et 25-26) que nous placerons, en regard de la réfutation de Camille Rousset (*Histoire de Louvois*, tome IV, p. 254, 256-257, 260-262, etc.), de très nombreux textes qui prouvent que l'opinion de notre auteur était partagée par beaucoup de ses contemporains, sinon par tous. Il semble particulièrement suivre les *Mémoires de la Fare*.

Pour en revenir à d'Avaux[1], de retour de Hollande par la rupture, il passa en Irlande avec le roi d'Angleterre[2], en qualité d'ambassadeur du Roi auprès de lui[3], avec entrée dans son Conseil[4]. Il n'avoit garde de réussir auprès d'un prince avec lequel il ne fut jamais d'accord, qui fut trompé sans cesse, qui s'opiniâtra, malgré les expériences et tout ce que d'Avaux lui put représenter, à donner dans tous les pièges qui lui étoient tendus. Les événements montrèrent sans cesse combien d'Avaux[5] avoit raison ; mais une lourde méprise[6] le perdit pour un temps, et ce fut par un bonheur qu'il ne pouvoit guères espérer que ce ne fut pas pour toujours[7]. Il rendoit compte des affaires aux deux ministres de la guerre et des affaires étrangères : des troupes, des munitions, des mouvements et des projets de guerre, à Louvois[8] ; des négociations du cabinet et de la conduite du roi d'Angleterre, de l'intérieur de l'Irlande et des intelligences d'Angleterre, à Croissy, son ancien camarade de Nimègue[9], et depuis cette époque son ami. Il s'é-

1. Ci-dessus, p. 101.

2. Barrillon, devenant vieux et lourd, se récusa (*Sourches*, tome III, p. 43-44).

3. *Dangeau*, tomes II, p. 337, 403, 475, et III, p. 14, 79, 94 et 122 ; *Sourches*, tome III, p. 43, 46 et 234.

4. Comme homme de confiance, dit Mme de Sévigné (*Lettres*, tome VIII, p. 489, 499 et 502 ; voyez aussi le livre de C. Rousset, tome IV, p. 189-216, et Macaulay, *Histoire de Guillaume III*, tome II, p. 82-83). Le fils de lord Aberdeen a publié en 1858, à dix exemplaires seulement, un recueil des négociations de M. d'Avaux en Irlande, où, en même temps, ce diplomate était chargé du maniement des fonds. Il fut de retour à la cour de Versailles le 15 mai 1690.

5. La première lettre de ce nom surcharge un *a* minuscule.

6. *Une lourde le meprise*, dans le manuscrit.

7. Anecdote déjà racontée sommairement dans le tome X, p. 400, et dans l'Addition n° 850. Nous avons eu aussi le récit d'autres méprises du même genre dans nos tomes III, p. 289, et XIII, p. 8.

8. C'est à l'aide de cette correspondance que Camille Rousset a raconté la rupture de 1688 dans son *Histoire de Louvois*, tome IV, p. 189 et suivantes.

9. Ci-dessus, p. 100.

toit de plus en plus attaché à lui par son ambassade de Hollande. Le fonds de son emploi dépendoit[1] de lui; le reste, qui alloit à Louvois, n'étoit que par accident : ainsi l'intérêt et le cœur étoient d'accord en faveur de Croissy. Celui-ci étoit ennemi de Louvois, qui le malmenoit fort, et d'Avaux lui écrivoit conformément à sa passion contre Louvois[2]. Malheureusement, le secrétaire de d'Avaux se méprit aux enveloppes : il adressa la lettre pour Louvois à Croissy, et celle pour Croissy à Louvois, qui, à sa lecture, entra dans une si furieuse colère, que Croissy lui-même s'en trouva fort embarrassé. D'Avaux en fut perdu : il n'eut d'autre parti à prendre que de[3] demander à revenir; il l'obtint[4]. Son bonheur voulut que Louvois, perdu lui-même auprès de Mme de Maintenon (ce qui n'est pas de mon sujet, mais qui se retrouvera peut-être ailleurs[5]), ne fit plus que déchoir, et alloit être arrêté, comme je l'ai déjà dit plus haut à propos du projet de reprendre Lille[6], lorsqu'il mourut. Ce fut pour d'Avaux une belle délivrance[7]. On l'envoya ambassadeur en Suède[8]. Le comte

1. Ce verbe surcharge les mots *de luy*, effacés du doigt,
2. Cette correspondance est conservée au Dépôt des affaires étrangères, fonds *Angleterre*, vol. 168-171.
3. *A* surchargé en *de*.
4. *Dangeau*, tomes II, p. 475, et III, p. 79, 94 et 122; *Sourches*, tome III, p. 234 et 237.
5. Toujours dans le résumé du règne : tome XII de 1873, p. 28-34.
6. Notre tome XVI, p. 492.
7. Cependant, en novembre 1690, avant la mort de Louvois, on avait pensé qu'il pourrait avoir quelque part au mouvement que la mort de Seignelay allait amener parmi les secrétaires d'État (*Sourches*, tome III, p. 324).
8. A la place de M. de Béthune, en novembre 1692, avec une pension de deux mille livres (*Dangeau*, tome IV, p. 192 et 196; *Sourches*, tome IV, p. 145 et 165). Il avait dû jadis aller en ce pays avec Dangeau, pour faire les fonctions de secrétaire. C'est Jean Bart qui le conduisit en 1692, en même temps que Bonrepaus à Copenhague. Son instruction, du 1er décembre, est dans le recueil de *Suède*, p. 165-185. En 1690, il avait déjà adressé au roi Charles XI un mémoire sur la paix (recueil de Lamberty, tome I, p. 3-10). M. Wijnne a publié à Utrecht,

d'Avaux, orné du cordon bleu[1], plut infiniment en ce pays-là. Il y renouvela les traités[2], et y servit fort bien. Il arriva[3], dans ce même temps, que quelque indiscret ou malin se moqua de la crédulité de la cour de Stockholm, et y révéla que ce seigneur n'étoit qu'un homme de robe, nullement chevalier du Saint-Esprit, mais revêtu d'un cordon bleu vénal, dont aucun homme, non seulement de qualité, mais d'épée, ne voudroit depuis MM. de Rhodes[4], dont l'histoire fut éclaircie. Les Suédois sont fiers, ils se crurent dédaignés : d'Avaux, dont les manières leur avoient jusque-là beaucoup plu, ne leur fut plus agréable ; il essuya des dégoûts qui le pressèrent de hâter son retour[5]. En 1701, sur le point de la rupture des Hollandois, qu'on desiroit avec passion d'éviter, il fut renvoyé à la Haye comme un homme qui leur étoit personnellement agréable, et qui y avoit beaucoup d'amis[6]. En effet, il y fut parfai-

en 1883-84, le récit de ses négociations d'après les manuscrits de la bibliothèque de l'Arsenal, n[os] 4581-4585. Sa relation au Roi sur la cour de Suède et sur les faits de son ambassade, provenant de la bibliothèque du château royal de Neuilly, fait partie des mss. Egerton, n° 1613, au Musée britannique.

1. En qualité de prévôt et grand maître des cérémonies de l'Ordre, charge qu'il avait achetée en 1684 de son frère le président de Mesmes, et qu'il a revendue à son neveu en 1703, comme il sera rappelé ci-après, p. 112.

2. Le 9 juillet 1698 (Du Mont, *Corps diplomatique*, tome VII, 2e partie, p. 441 ; *Dangeau*, tome VI, p. 411 ; *Gazette d'Amsterdam*, année 1697, n° XCIV, et année 1698, n° LXXII).

3. Ceci a été déjà raconté dans le tome XI, p. 216-217.

4. Tome XIII, p. 423-424.

5. Dès octobre 1697, souffrant d'une maladie d'yeux, il avait obtenu de revenir ; il resta néanmoins encore plus d'un an à Stockholm, et ne le quitta qu'après le renouvellement du traité, en juin 1699 (*Dangeau*, tomes VI, p. 209, 231, 242, 326, 390, 411 et 451, et VII, p. 101 ; *Sourches*, tomes V, p. 357, et VI, p. 52, 56 et 119 ; recueil des *Instructions de Suède*, p. LXXVI-LXXIX). C'est pendant ce séjour dans le Nord, en août 1695, qu'il fut nommé conseiller d'État ordinaire.

6. C'est à cette occasion qu'il a paru pour la première fois dans notre tome VIII, p. 50, et que sa négociation de 1701 a été racontée, p. 251. Voyez le *Journal de Dangeau*, tome VIII, p. 12, 23, 41, 67-68,

tement bien reçu, et retenu même à diverses reprises; mais tout fut personnel pour lui, et pour amuser en attendant leurs dernières mesures bien prises. Leur parti étoit décidé : le roi Guillaume régnoit chez eux, et tous les charmes de d'Avaux ne purent empêcher la rupture[1]. Il se fit tailler peu après son retour[2]; les incommodités qui lui en demeurèrent ne l'empêchèrent pas de vouloir encore être employé, quoique, en effet, elles l'en rendissent incapable. C'étoit un homme d'un très aimable commerce, mais qui, par goût, par opinion de soi, par habitude, vouloit être, se mêler, et surtout être compté. Parmi tant de bonnes choses, une misère le rendit ridicule[3]. Il étoit, comme on l'a dit, de robe, avoit passé par les différentes magistratures, jusqu'à être conseiller d'État, de robe aussi; mais, accoutumé à porter l'épée et à être le comte d'Avaux en pays étranger, où ses ambassades l'avoient tenu bien des années à reprises[4], il ne put se résoudre à se défaire, en ses retours ici, ni de son épée, ni de sa qualité de comte, ni à reprendre l'habit de son état[5] : il étoit donc, à son regret, vêtu de noir[6], n'osant hasarder l'or ni le gris[7], mais avec la cravate[8] et le petit canif[9] à garde d'argent au

74, 85, 95, 152, 153, 162-163 et 174, et les *Mémoires de Sourches*, tome VII, p. 14, 23-27, 39-42, 67, 68, 91, 94-95, 99, 101, 106, 108 et 111.

1. Nos tomes VIII, p. 50 et 251, et IX, p. 74-75.

2. En mai 1702 (*Dangeau*, tome VIII, p. 408; *Sourches*, tome VII, p. 257 et 275).

3. Anecdote déjà rapportée dans le tome XI, p. 348-349.

4. Expression relevée dans notre tome IV, p. 279.

5. Au contraire, en 1709, Rouillé, revenant de Hollande, prendra le manteau noir pour paraître à Marly (*Sourches*, tome XI, p. 355; ci-après, p. 413).

6. Le costume des conseillers de robe : tome IV, appendice I, p. 405.

7. Couleurs que portaient seuls les secrétaires d'État ou le contrôleur général : tome XI, p. 347.

8. Tome XIV, p. 376. Les magistrats portaient le rabat : *ibidem*, p. 368. On a vu (tome VI, p. 294-295) que Chamillart, étant conseiller au Parlement, sollicita la permission de prendre le justaucorps et la cravate pour jouer au billard avec le Roi.

9. Aucun lexique ne donne *canif* au sens de petite épée; c'est donc

côté ; et le cordon bleu qu'il portoit par-dessus en écharpe[1] lui contentoit l'imagination en le faisant passer pour un chevalier de l'Ordre en deuil au peuple et à ceux qui ne le connoissoient pas. Il n'alloit jamais à aucun des bureaux du Conseil, non plus que les conseillers d'État d'épée[2]. La douleur étoit qu'il falloit pourtant aller au Conseil, y être en robe de conseiller d'État comme les autres, et porter l'Ordre au col[3], y voir cependant les conseillers d'État[4] en justaucorps gris ou d'autre couleur, en un mot en épées et avec leurs habits ordinaires. Cela faisoit un fâcheux contraste avec Courtin et Amelot, conseillers d'État de robe et longtemps ambassadeurs comme lui, et qui toujours, à leur retour, avoient repris tout aussitôt leur habit[5] et toutes leurs fonctions du Conseil, sans en manquer aucune. Le chancelier de Pontchartrain ne pouvoit digérer cela de d'Avaux : il mouroit d'envie de lui en parler; mais le Roi le voyoit, en rioit tout bas, et avoit la bonté de le laisser faire. Cela arrêtoit le Chancelier et les conseillers d'État, qui, en douceur, le trouvoient très mauvais[6]. La pierre lui revint, et il mourut de la seconde taille[7], assez pauvre,

une comparaison narquoise avec la « petite lame de fer fort fine, emmanchée de bois, d'ivoire, etc., dont on se sert pour tailler des plumes » (*Académie*, 1718). Au moyen âge, on appelait *quenivet*, et sans doute *canivet*, le couteau de chasse usité pour la chasse au sanglier (*Dictionnaire de la Curne de Sainte-Palaye*).

1. Voyez le fragment inédit qui a été donné dans notre tome XI, p. 484-485.

2. Tome IV, appendice I, p. 395 et 436.

3. Comme les autres grands officiers, tous gens de robe.

4. Les conseillers d'État d'épée, et non pas les secrétaires d'État, comme il a été supposé dans notre tome IV, p. 406.

5. Dans le tome XI, p. 346, il a dit seulement que Courtin avait obtenu de venir à la cour sans manteau, mais avec le rabat. Pour Amelot, voyez la suite des *Mémoires*, tome VII de 1873, p. 58.

6. Dans la première version : « Ses amis et le Chancelier lui en parlèrent. »

7. *Dangeau*, tome X, p. 120, et *Sourches*, tome IX, p. 68, 8 septembre 1704 : « On sut que Mareschal, premier chirurgien du Roi, avoit taillé pour la seconde fois le comte d'Avaux ; que d'abord il avoit

sans avoir été marié. Il avoit vendu au président de Mesmes, son neveu[1], sa charge de l'Ordre, avec permission de continuer de le porter[2]. Avec tout cela, il eut toujours des amis et de la considération.

Mort et caractère de Mme de Vivonne. [Add. StS. 852]

Un mois après[3], il fut suivi par sa cousine germaine, veuve du maréchal-duc de Vivonne[4]. C'étoit une femme de beaucoup d'esprit[5], dont la singularité étoit digne de s'allier aux Mortemarts[6]. Elle étoit extrêmement riche, et ces Messieurs-là, qui régulièrement se ruinoient de père en fils[7], trouvoient aussi à se remplumer par de riches mariages[8]. Pour ces deux-ci, ils n'eurent rien à se reprocher, et se ruinèrent à qui mieux mieux, chacun de leur côté[9].

cru ne pouvoir lui tirer sa pierre, parce qu'elle étoit trop grosse, mais que, l'ayant reprise par un autre côté, il avoit reconnu que ce n'étoit point une seule pierre, mais une espèce de peau comme la peau d'un œuf, qui enveloppoit une grande quantité de pierres séparées, et que, cette peau s'étant rompue sous la tenette, il tira plein une grande assiette de pierres mêlées de glaires. » Il ne mourut que quatre ans après; Dangeau dit (p. 327) que ce fut pour avoir enlevé une canule qu'il portait depuis l'opération, et avoir laissé la plaie se refermer.

1. Tome XI, p. 169-170.

2. Dangeau dit (p. 329) : « Il avoit été prévôt et maître des cérémonies de l'ordre du Saint-Esprit, et, quand il vendit cette charge au président de Mesmes, son neveu, le Roi lui donna la permission de porter toujours l'Ordre. Il étoit conseiller d'État ordinaire et avoit un assez beau logement à Versailles, dans l'avant-cour. »

3. Le 9 mars : *Dangeau*, p. 353; *Sourches*, p. 283; *Mercure*, p. 294-296.

4. Antoinette-Louise de Mesmes : ci-dessus, p. 99.

5. Elle a sa place dans la *Galerie de Mademoiselle*, p. 131.

6. Ci-dessus, p. 82. Voyez les *Historiettes* de Tallemant, tome IV, p. 419, sur la manière dont sa mère la maria, et la *Muse historique* de Loret, tome II, p. 79, 80 et 95.

7. Déjà dit dans nos tomes XI, p. 333, et XV, p. 364.

8. Sur celui-là, voyez les *Historiettes de Tallemant*, tome IV, p. 419.

9. La marquise d'Huxelles écrivait, le 13 mars 1709 : « Mme de Vivonne est morte au bout d'une longue maladie, à soixante-huit ou soixante-dix ans, ne lui restant, de dix-huit cent mille livres qu'elle avoit apportées à Monsieur son mari, que l'usufruit de la terre de Bray, qui vaut quinze ou seize mille livres de rente. Cela passe à MM. de Mortemart, chargé de quelques sommes pour Mme la princesse

C'étoient des farces, à ce que j'ai ouï dire aux contemporains, que de les voir ensemble; mais ils n'y étoient pas souvent, et ne s'en devoient guères[1] à faire peu de cas l'un de l'autre. M. de Vivonne étoit brouillé avec le duc de [Add. StS. 853] Mortemart, son fils[2], que j'ai vu regretter comme un grand sujet et un fort honnête homme aux ducs de Chevreuse et de Beauvillier, ses beaux-frères, et à qui le Roi donna des millions avec la troisième fille de Colbert[3], dont Mme de Montespan fit le mariage[4]. A l'extrémité du duc de Mortemart, M. de Seignelay fit tant, qu'il lui amena M. de Vivonne[5]. Il le trouva mourant, et, sans en appro-

d'Elbeuf. Elle s'étoit réservé aussi une petite maison au bout du jardin de l'hôtel d'Avaux, vendu à M. le duc de Beauvillier. »

1. Nous pouvons rapprocher cette locution d'un exemple donné par le *Dictionnaire de l'Académie* de 1718 : « On dit d'un homme qui n'est jamais content de ce qu'on fait pour lui, qu'il croit toujours qu'*on lui en doit de reste.* »

2. Louis de Rochechouart : tome II, p. 7.

3. Marie-Anne Colbert : *ibidem.* Le contrat, du 13 février 1679, est dans le registre des Insinuations Y 236, fol. 62. Le marié, âgé de seize ans, avait été reçu duc et pair la veille, sur la démission de son père, qui lui avait déjà abandonné tous ses droits sur le duché par un acte du 17 avril 1674 (registre Y 228, fol. 407 v°). A l'occasion de ce mariage, le Roi confia à Colbert l'administration d'une somme d'un million à employer en acquisition de terres sur lesquelles la dignité de duché-pairie serait établie ou transférée; sept cent quatre mille livres servirent à payer le duché de Mortemart, la principauté de Tonnay-Charente, la seigneurie d'Availles, l'hôtel de Mortemart, etc. Seignelay succéda à son père pour cette administration, mais en fut déchargé en 1685 (Maison du Roi, registre O[1]29, fol. 573). Lors de la mort du jeune duc, on imprima un *Ordre de distribution de la somme de 1623 mille livres consignée par Louis de Rochechouart, duc de Mortemart, et dame Anne Colbert, son épouse, pour le prix du duché et pairie de Mortemart, ses annexes et dépendances, vendus par sentence du Châtelet du 20 juillet 1680.*

4. *Souvenirs de Mme de Caylus*, p. 125. Le mariage avait été négocié par l'abbé Irland de Lavau, garde des livres du Louvre, qui reçut en récompense une place d'académicien (*Lettres de Colbert*, tome V, p. 544).

5. *Dangeau*, tome II, p. 123-124 et 126, avec l'Addition placée ici; *Sourches*, tome II, p. 92-93, 130-131 et 152.

cher, se mit tranquillement à le considérer, le cul appuyé contre une table. Toute la famille étoit là, désolée. M. de Vivonne, après un long silence, se prit tout d'un coup à dire : « Ce pauvre homme-là n'en reviendra pas; j'ai vu mourir tout comme cela son pauvre père. » On peut juger quel scandale cela fit : ce prétendu père étoit un écuyer de M. de Vivonne[1]. Il ne s'en embarrassa pas le moins du monde, et, après un peu de silence, il s'en alla[2]. C'étoit l'homme le plus naturellement plaisant, et avec le plus d'esprit et de sel, et le plus continuellement[3], dont j'ai ouï faire au feu Roi cent contes meilleurs les uns que les autres, qu'il se plaisoit à raconter. Mme de Vivonne avoit été de tous les particuliers du Roi, qui ne pouvoit s'en passer; mais il s'en falloit bien qu'il l'eût tant ni quand il vouloit : elle étoit haute, libre, capricieuse[4], ne se soucioit de faveur ni de privance, et ne vouloit que son amusement[5]. Mme de Montespan et Mme de Thiange[6] la ménageoient, et elle les ménageoit fort peu; c'étoit souvent entre elles des disputes et des scènes excellentes. Elle aimoit fort le jeu, et y étoit furieuse, même les dernières années de sa vie, qu'elle fut dévote tant qu'elle put, et réduite, après avoir tout fricassé, elle et son mari, mort

1. Ce qui précède, depuis *Ce pretendu*, a été ajouté en interligne.

2. Anecdote déjà insérée dans l'Addition placée ici, n° 853. On lit dans le ms. Nouv. acq. fr. 4529, p. 76 : « Le maréchal de Vivonne, sortant de voir son fils à l'agonie, dit : « J'ai vu mourir son père de « la même maladie. » C'étoit son écuyer. » Comparez les *Archives de la Bastille*, tome V, p. 382.

3. Walckenaer, *Mémoires sur Mme de Sévigné*, tome III, p. 332-333; Pierre Clément, *Madame de Montespan*, p. 163-165. C'est le « spirituel ARASPE » de la *Carte de la cour* de 1663, p. 67.

4. Fort laide aussi (*Mémoires du jeune Brienne*, tome II, p. 318).

5. Elle fut impliquée dans l'affaire des Poisons, et on l'accusa de sortilèges et d'avoir voulu se débarrasser de son mari (*Archives de la Bastille*, tomes V, p. 381 et 477, et VI, p. 19 et 47; Pierre Clément, *Madame de Montespan*, p. 118, et *la Police sous Louis XIV*, p. 189-192).

6. Ses belles-sœurs.

dès 1688, à n'avoir presque rien qu'une grosse pension du Roi[1] et à loger chez son intendant[2], avec un train fort court, où elle jouoit peu et aux riens[3], et conserva toujours de la considération, mais laissa peu de regrets.

Mort et caractère de Boisseuil. [*Add.* S^tS. 854]

Boisseuil[4] mourut en même temps[5]. C'étoit un gentilhomme grand et gros, fort bien fait en son temps, excellent homme de cheval, grand connoisseur, qui dressoit tous ceux du Roi, et qui commandoit la grande écurie parce que Lionne[6], qui en étoit premier écuyer, ne fit jamais sa charge[7]. Boisseuil s'étoit mis par là fort au goût

1. Elle faisait aussi des affaires de finance (*Archives de la Bastille*, tome XI, p. 36), et obtint, le 1^er mars 1679, un privilège pour imprimer les nouvelles ordonnances touchant la navigation et le commerce sur mer (registre du Parlement X^1A 8675, fol. 162).

2. Déjà dit au tome X, p. 267. M. de Vivonne avait eu pour intendant, depuis 1664, Jean-Baptiste Duché, seigneur de la Grange-au-Bois, intendant et contrôleur général alternatif de l'argenterie et des menus plaisirs en 1666, secrétaire général des galères en 1669, mais qui était mort le 1^er février 1691; père du fermier général.

3. Est-ce à des jeux de presque rien, ou sans enjeu?

4. François de Boysseulh, et non Boisseuil, d'une famille du Limousin (aujourd'hui, *Boisseuilh*), d'abord page de la grande écurie, puis écuyer particulier du comte d'Armagnac, avait été fait sous-écuyer cavalcadour le 14 août 1674 et écuyer ordinaire de la grande écurie le 18 août 1677, à la création de ces emplois, à cause de son habileté à dresser les chevaux. En novembre 1701, le roi lui fit acheter de la succession de Garsault la surintendance du haras de Saint-Léger : tome VI, p. 204, note 4. Il mourut à la Grande-Écurie, où il logeait, le 12 mars 1709, et fut inhumé le 14. M. Charles Duplessis a parlé de son habileté dans *l'Équitation en France* (1892).

5. Il souffrait depuis longtemps déjà, comme son chef le grand écuyer, « de goutte, de rhumatisme et de sciatique » (*Mémoires de Sourches*, tome XI, p. 264, 273, 278-280 et 283; *Dangeau*, tome XII, p. 355; *Mercure* de mars, p. 301).

6. Joachim de Lionne, fils d'Artus de Lionne, doyen de la Chambre des comptes de Grenoble, et cousin germain du ministre, était premier écuyer de la grande écurie depuis le mois de décembre 1671, et il mourut le 31 mars 1716.

7. C'est lui, et non son cousin Charles-Hugues, qui avait son banc parmi les nouvellistes aux Tuileries, comme il a été dit aux tomes XII, p. 40, note 10, et XVI, p. 374, note 1.

du Roi, qui le traita toujours avec distinction[1]. C'étoit un honnête homme, et fort brave, qui vouloit être à sa place et respectueux, mais qui étoit gâté. De la confiance entière de Monsieur le Grand et de Mme d'Armagnac, qu'il conserva toute sa vie, il étoit parvenu à les subjuguer, et à être tellement maître de tout à la grande écurie, excepté du pécuniaire[2], que Mme d'Armagnac s'étoit réservé, et qu'elle fit étrangement valoir[3], qu'il y étoit compté pour tout, et le comte de Brionne[4] pour rien[5]. Boisseuil étoit fort brutal, qui traitoit souvent Monsieur le Grand et Mme d'Armagnac, tout hauts qu'ils étoient, à faire honte à la compagnie[6]; gros joueur et fort emporté, qui faisoit des sorties et qui juroit dans le salon de Marly comme il eût pu faire dans un tripot[7]. On le craignoit, et il disoit aux femmes tout ce qu'il lui venoit en fantaisie, quand la fureur d'un coupe-gorge[8] le saisissoit. A un voyage du Roi, où la cour séjourna quelque temps à Nancy[9], il se mit un soir à jouer, je ne sais plus chez qui

1. « Boysseulh se rendit si agréable par le choix des chevaux qu'il faisoit, que le Roi ne croyoit pas qu'un autre que Boysseulh pût lui choisir des chevaux à son gré » (*Sourches*, tome II, p. 27).

2. Excepté des questions d'argent.

3. Tome XV, p. 331.

4. Fils et survivancier de Monsieur le Grand : voyez l'Addition.

5. « Il s'étoit si bien mis dans l'esprit du Roi, qu'il avoit un pouvoir entier sur les chevaux à courte queue de la grande écurie, et Monsieur le Grand s'étoit peut-être quelquefois repenti de l'avoir autant prôné qu'il avoit fait » (*Sourches*, tome III, p. 122).

6. Tout ce qui précède, depuis *qui traittoit*, a été ajouté en interligne. Dans l'Addition : « Il n'y avoit que le chevalier de Lorraine qu'il ménageât; tous les autres frères et enfants de Monsieur le Grand, il les traitoit à faire honte. »

7. Le *Journal de Dangeau* (tome VII, p. 162) et les *Mémoires de Sourches* (tome VI, p. 189) racontent une querelle qu'il eut au jeu avec Heudicourt le père en 1699, et nous avons vu (p. 66-67) que celui-ci le valait bien.

8. Au jeu de lansquenet : tome XV, p. 18, précisément à propos d'une partie entre Monsieur le Grand et la Grande-Duchesse.

9. En 1673, du 31 juillet au 24 août.

de la cour. Un joueur[1] s'y trouva, qui jouoit le plus gros jeu du monde. Boisseuil perdoit gros, et étoit fort fâché. Il crut s'apercevoir que ce joueur trompoit, qui n'étoit connu et souffert que par son jeu; il le suivit, et s'assura par ses yeux si bien, que, tout à coup, il s'élança sur la table, et lui saisit la main qu'il tenoit sur la table avec les cartes dont il alloit donner. Le joueur, fort étonné, voulut tirer sa main et se fâcher. Boisseuil, plus fort que lui, lui dit qu'il étoit un fripon, et, à la compagnie, qu'elle alloit le voir; et tout de suite, lui secouant la main de furie, mit en évidence[2] la tromperie. Le joueur, confondu, se leva, et s'en alla. Le jeu dura encore du temps, et assez avant dans la nuit. Lorsqu'il finit, Boisseuil s'en alla. Comme il sortoit la porte[3] pour se retirer à pied, il trouva un homme collé contre la muraille, qui lui proposa de lui faire raison de l'affront qu'il lui avoit fait[4] : c'étoit le même joueur qui l'avoit attendu là. Boisseuil lui répondit qu'il n'avoit point de raison à lui faire, et qu'il étoit un fripon : « Cela peut être, lui répliqua[5] le joueur; mais je n'aime pas qu'on me le dise. » Ils s'allèrent battre sur-le-champ : Boisseuil y remboursa deux coups d'épée, de l'un desquels il pensa mourir; le joueur s'évada sans blessure, et se battit fort bien à ce que dit Boisseuil. Personne n'ignora cette aventure, que le Roi, qui la sut des premiers, et qui, par bonté pour Boisseuil, la voulut toujours ignorer[6], et prit sa blessure pour une maladie ordinaire. Il n'étoit ni marié ni riche, mais à son aise[7]. Sa

1. « Un de ces gens sans nom que les gros jeux attirent » (Addition n° 854).

2. Le *d* d'*evidence* surcharge une autre lettre.

3. Le *Dictionnaire de l'Académie* de 1718 ne donnait pas *sortir* avec un complément direct.

4. Le manuscrit porte *faitte*, corrigeant *fait*, ou inversement.

5. Avant *repliqua*, Saint-Simon a biffé *dist l[e]*, à la fin d'une ligne.

6. Pour ne pas sévir comme contre les deux la Frette (tome XVI, p. 58-61).

7. Sa charge lui valait neuf mille livres de rente, « outre les com-

physionomie, toujours furibonde en tout temps, faisoit peur, avec de gros yeux rouges qui lui sortoient de la tête[1].

Retraite sainte de

Janson[2] se retira en ce temps-ci[3]. Il étoit fils du frère[4] du cardinal de Janson, et frère de l'archevêque d'Arles[5].

modités. » Lors de l'émission de rentes viagères d'août 1693, il acheta pour douze mille écus une rente de quatre mille livres, que le Roi changea en rente perpétuelle en 1701, pour lui permettre d'acquérir la charge de Garsault (ci-dessus, p. 115, note 4 ; *Dangeau*, tome VIII, p. 227). Lui mort, son neveu eut tout de suite une pension de quinze cents livres.

1. Il était en mauvais termes avec les Pontchartrain, voisins du haras de Saint-Léger (*Sourches*, tome IX, p. 172, note 2).

2. Joseph de Forbin, marquis de Janson (érection de mai 1626), étant entré jeune dans l'armée, accompagna son oncle à l'ambassade de Pologne en 1680-81, et, dans une rixe avec les gens du palatin de Polotsk, eut les deux lèvres et le menton coupés d'un coup de sabre (*Gazette* de 1681, p. 157-158). Il acheta ensuite une compagnie de cavalerie au régiment Royal, et c'est pour conserver le nom de Forbin dans les mousquetaires blancs ou gris que le Roi lui donna, en février 1693, la première enseigne de cette compagnie, puis la sous-lieutenance en octobre suivant. Promu brigadier de cavalerie en janvier 1702, maréchal de camp en octobre 1704, il se distingua à Ramillies, mais fut forcé par ses blessures de vendre sa charge des mousquetaires, en avril 1710, au marquis de Ruffey, reçut alors une pension de six mille livres, se retira à Antibes, et, quoique paraissant incapable de survivre, ne mourut que dix-huit ans plus tard. On trouve dans les *Lettres de Mme Dunoyer* (lettre xxxviii) une anecdote où le beau rôle ne fut pas pour lui, mais pour l'abbé Boileau, Janson ayant fait preuve de plus d'arrogance brutale que d'esprit et de savoir-vivre: aussi eut-il plusieurs affaires avec les plaisants qui voulaient l'en railler.

3. *Dangeau*, tomes XII, p. 351, et XIII, p. 138 ; *Sourches*, tome XII, p. 153 et 211.

4. Laurent de Forbin, marquis de Janson, eut un régiment d'infanterie de son nom en 1652, et commanda celui d'Auvergne de 1655 à 1661 ; il fut nommé viguier de Marseille en 1653, obtint le gouvernement d'Antibes et Grasse en 1660, et mourut le 2 juillet 1692.

5. Jacques de Forbin, entré dans la congrégation de Saint-Sulpice, fut nommé, par son oncle le cardinal, grand vicaire et chanoine honoraire de Beauvais, et obtint l'abbaye de Saint-Valery en mars 1701 ; nous verrons le Roi lui donner l'archevêché d'Arles le 5 avril 1711, à la place de M. de Mailly. Il mourut le 13 janvier 1741, âgé de soixante-

C'étoit un homme fort bien fait, qui avoit servi avec réputation[1], et qui étoit maréchal de camp, sous-lieutenant de la première compagnie des mousquetaires, gouverneur d'Antibes[2], estimé, bien traité, et fort à son aise. Il étoit veuf depuis cinq ou six ans[3], et avoit des enfants[4]. Il étoit depuis longtemps dans une grande piété. Vers quarante-trois ou quatre ans, il se retira en Provence, bâtit au bout de son parc un couvent de minimes, se retira parmi eux, vivant en tout comme eux[5]. Il éprouva leur ingratitude sans en vouloir sortir, pour ajouter cette dure sorte de pénitence à ses autres austérités. Il vécut dans une grande solitude, tout occupé de prières et de bonnes œuvres après avoir donné ordre à sa famille, vécut saintement près

Janson.
[*Add. S^t-S.* 855]

neuf ans. Dom Théophile Bérengier lui a consacré une notice biographique en 1885.

1. Pinard, *Chronologie militaire*, tome VI, p. 577-578; le Pippre, *Maison militaire du Roi*, tome II, p. 169-170.

2. Ce gouvernement valait environ huit mille livres. Le marquis de Janson l'avait eu le 14 juillet 1692, aussitôt après la mort de son père (*Dangeau*, tome IV, p. 128).

3. Il avait épousé, en janvier 1696, Marie Prunier de Saint-André, fille de l'ancien ambassadeur devenu premier président du parlement de Grenoble, et l'avait perdue le 11 octobre 1703, à trente et un ans (*Mercure* de novembre, p. 106-111).

4. Deux fils et deux filles. Le fils aîné, Toussaint de Forbin, mourut à dix ans, en mai 1707; le cadet, Michel, né le 12 mars 1700 à Paris, servit un an aux mousquetaires, puis eut le régiment de cavalerie de Bretagne en 1717, fut fait maréchal de camp en 1738 et gouverneur d'Antibes après son père, ayant épousé en 1725 une fille de M. Nicolay, premier président de la Chambre des comptes de Paris. Il vivait encore en 1764 (*Chronologie militaire*, tome VII, p. 157).

5. Dans l'Addition placée ici, n° 855, il avait dit : « Il se retira en Provence, où il bâtit un fort beau château, appliqué du reste à toutes sortes de bonnes œuvres. Ce château fini, il s'y trouva trop bien, et, d'ailleurs trop détourné des visites, il se retira à un demi-quart de lieue, chez des Minimes fondés par les seigneurs de cette terre. » C'est à Mane, village à deux kilomètres S. de Forcalquier, dont la seigneurie appartenait aux Forbin depuis la fin du seizième siècle. Le couvent avait été fondé en 1618 par l'arrière-grand-père du marquis; il y en a une notice dans les papiers de la Commission pour la réfor-

de vingt ans de la[1] sorte, et mourut fort saintement aussi[2].

Mort et caractère de M. le prince de Conti. [*Add. S^tS. 856*]

M. le prince de Conti[3] mourut le jeudi 21 février, sur les neuf heures du matin, après une longue maladie qui finit par l'hydropisie[4]. La goutte l'avoit réduit au lait pour toute nourriture, qui lui avoit réussi longtemps. Son estomac s'en lassa; son médecin s'y opiniâtra, et le tua[5].

mation des monastères instituée en 1768 : Arch. nat., carton G⁹ 63. A cette époque, la maison comptait cinq religieux, avec un revenu de quatre mille six cents livres. M. de Janson testa à Mane, « dans le petit château de Trianon », le 15 septembre 1724, et l'on a son oraison funèbre imprimée.

1. *De la* surcharge *et mo*[*urut*].

2. A Aix, en janvier 1728, sans être sorti de sa province, même pour le mariage de son fils, mais en restant toujours titulaire du gouvernement d'Antibes. Ce Janson avait plus d'un exemple de conversions et de retraites dans sa proche parenté. L'aîné de ses frères, connu sous le titre de comte de Rosemberg, après avoir été chaud duelliste, ce qui le força de chercher un asile auprès de Sobieski, se convertit ensuite sous l'influence de Massillon, entra à la Trappe en 1702, et mourut à Buonsolazzo en 1710. Un second frère était chanoine et archidiacre de Paris. Un cadet appartint à l'ordre de Malte, mais le quitta pour devenir brigadier en France. Enfin nous venons de voir que le dernier parviendra jusqu'à l'archevêché d'Arles ; mais ce sera en dépit de l'opposition du cardinal leur oncle, qui le considérait comme indigne et incapable de faire même le métier de vicaire de village.

3. On trouvera une première rédaction des pages qui vont suivre dans l'Addition placée ici et une redite à la fin des *Mémoires* (éd. 1873, tome XIX, p. 21-23). Il est vraisemblable que notre auteur s'est souvenu de l'oraison funèbre prononcée par Massillon (ci-après, p. 150-151) ; mais il semble suivre surtout la Fare et Mme de Caylus. On peut comparer les portraits qui se trouvent dans les relations des ambassadeurs vénitiens de 1683, 1688 et 1695, imprimées au tome III de la série FRANCIA.

4. C'est le vendredi 22, à huit heures du matin : *Dangeau*, p. 339; *Sourches*, p. 275-276; *Gazette*, p. 78 (*pour* 96); *Gazette d'Amsterdam* de 1709, nº XIX; *Mercure* de mars, p. 206-225. Voyez ci-après, p. 135-138.

5. *Dangeau*, p. 280; *Sourches*, p. 232. Nous avons déjà vu (tome IV, p. 166, et tome XII, p. 253) que les médecins recouraient dans plusieurs cas à l'alimentation exclusivement lactée ; comparez les *Lettres de Mme de Sévigné*, tome VIII, p. 505, les *Mémoires de Luynes*, tomes IV, p. 116, et VII, p. 62, le *Journal de Dangeau*, tomes VI, p. 122, VII, p. 150, XII, p. 148 et 416, etc. Selon les notes du P. Léonard (M 243, nº 2, fol. 173 vº), le lait était l'unique nourriture de Bourdaloue. Quand

Quand il n'en fut plus temps, il demanda et[1] obtint de faire venir de Suisse un excellent médecin françois réfugié, nommé Trouillon[2], qui le condamna dès en arrivant[3]. Il n'avoit pas encore quarante-cinq ans[4]. Sa figure avoit été charmante[5]. Jusqu'aux défauts de son corps[6] et de son esprit avoient des grâces infinies : des épaules trop

M. de Conti fut mort, sa veuve reprocha au médecin Chauvin d'avoir causé tout le mal par ce régime et de s'y être opiniâtré plus que tous les autres (*Dangeau*, p. 336).

1. *Demanda et* a été ajouté en interligne.

2. C'était un ancien apothicaire de Turenne, nommé Jean Trouillon et originaire de Melgueil, en Languedoc. Fougueux huguenot, il avait émigré à Bâle depuis 1686, et il mourut en 1711 selon *la France protestante*. Sa spécialité était l'hydropisie.

3. Il reconnut que le siège du mal du prince était au foie, et jugea la situation désespérée (*Dangeau*, p. 334-335; *Sourches*, p. 272). A l'autopsie (*Sourches*, p. 276), on trouva « toutes les parties nobles parfaitement belles, avec cinq chopines d'eau dans la poitrine, sans celle qu'il avoit encore en plusieurs autres endroits. »

4. Il était né le 30 avril 1664, et avait été tenu sur les fonts par son oncle le Héros et par la duchesse de Longueville (*Gazette*, p. 432). Il porta successivement les titres de comte de la Marche, de comte de Clermont et de prince de la Roche-sur-Yon avant de recueillir celui de prince de Conti à la mort de son frère aîné.

5. J'ai dit (tome IV, p. 190, note 5) que, avant de partir pour la Pologne, il s'était fait peindre par Rigaud; ce portrait était destiné à sa maison d'Issy (*Mémoires inédits pour servir à l'histoire des membres de l'Académie de peinture*, tome II, p. 117). On en a plusieurs gravés par Nolin, Thomassin, Drevet, Larmessin, Trouvain, etc., et le bas-relief de Nicolas Coustou, en marbre, placé sur sa tombe de Saint-André-des-Arts, est au musée de Versailles, n° 1902. Dans un éloge écrit par l'évêque de Soissons Fabio Brûlart à l'époque de la candidature au trône de Pologne (ms. Fr. 12 986, fol. 98), voici les traits principaux du physique : « Taille grande et bien proportionnée, yeux bleus et vifs, regard doux et riant, nez assez grand, mais bien fait, teint blanc mêlé d'incarnat, cheveux bruns, bouche et tour du visage agréables. » On doit noter cette particularité qu'il portait ses cheveux naturels longs, et non une perruque, et qu'il leur dut d'être sauvé d'une chute dans l'un des étangs de Chantilly lors des fêtes de 1688 (*Journal de Dangeau*, tome II, p. 161; *Sourches*, tome II, p. 216-217).

6. Bien fait quoiqu'on vît à sa taille qu'il était fils de bossu, dit Mademoiselle.

hautes, la tête un peu penchée[1] de côté, un rire qui eût [Add. StS. 857] tenu du braire[2] dans un autre, enfin une distraction étrange[3]. Galant avec toutes les femmes, amoureux de plusieurs, bien traité de beaucoup[4], il étoit encore coquet[5] avec tous les hommes : il prenoit à tâche de plaire au cordonnier, au laquais, au porteur de chaise[6], comme au ministre d'État, au grand seigneur, au général d'armée, et si naturellement, que le succès en étoit certain[7]. Il fut aussi les constantes délices du monde, de la cour, des armées[8], la divinité du peuple, l'idole des soldats, le héros des officiers, l'espérance de ce qu'il y avoit de[9] plus distingué[10], l'amour du Parlement, l'ami avec discernement des savants, et souvent l'admiration de la Sorbonne[11], des jurisconsultes, des astronomes et des mathématiciens les plus profonds[12]. C'étoit un très bel esprit, lumineux, juste, exact, vaste, étendu, d'une lecture infinie[13], qui n'oublioit

1. Il a écrit : *panchée.*

2. *Braire* pris substantivement avait été employé par J. de la Fontaine dans *le Lion, le Singe et les deux Anes.*

3. Mademoiselle en parle, et notre auteur en a cité un trait plaisant dans l'Addition qui se place ici, quoique non rentrée dans les *Mémoires.* On identifiait le prince avec Ménalque, le Distrait des *Caractères.*

4. Ci-après, p. 129-132. — 5. Il écrit : *cocquet.*

6. Quoique revêtus de la livrée du Roi et menant les personnes privilégiées jusque dans les salons, ces porteurs avaient une réputation proverbiale de grossièreté et de mauvaise tenue. Voyez, par exemple, une lettre de Madame, recueil Jæglé, tome I, p. 187.

7. Au début des *Mémoires*, quand notre auteur n'avait encore que dix-huit ans, nous l'avons vu traité en camarade par M. de Conti, mais « avec une extrême politesse, et avec discernement » (tome I, p. 232-234).

8. Tome II, p. 288. — 9. *Le* corrigé en *de.*

10. La Fontaine lui avait dédié plusieurs épîtres de 1685 et de 1689, et des nouvelles.

11. Dans les soutenances de thèses.

12. Massillon loua, dans l'oraison funèbre, outre la cordialité et la simplicité modeste dans les relations, cette universalité de connaissances et d'aptitudes, qui, d'ailleurs, on le verra plus loin, existait aussi chez Monsieur le Prince. Mme de Caylus s'est exprimée presque littéralement comme notre auteur, et aussi la Fare.

13. C'est ce que dit encore l'abbé Fleury dans un bel éloge du prince

rien, qui possédoit les histoires générales et particulières, qui connoissoit les généalogies, leurs chimères et leurs réalités[1], qui savoit où il avoit appris chaque chose et chaque fait, qui en discernoit les sources, et qui retenoit et jugeoit de même tout ce [que] la conversation lui avoit appris, sans confusion, sans mélange, sans méprise, avec une singulière netteté[2]. M. de Montausier et Monsieur de Meaux, qui l'avoient vu élever auprès de Monseigneur[3], l'avoient toujours aimé avec tendresse, et lui eux avec confiance; il étoit de même avec les ducs de Chevreuse et de Beauvillier, et avec l'archevêque de Cambray et les cardinaux d'Estrées et de Janson[4]. Monsieur le Prince le héros ne se cachoit pas d'une prédilection pour lui au-dessus de ses enfants[5]; il fut la consolation de ses dernières années[6], il s'instruisit dans son exil et sa retraite auprès de lui, il écrivit sous lui beaucoup de choses curieuses[7]. Il fut le cœur et le confident de M. de Luxem-

(*les Collections d'autographes de M. de Stassart*, p. 84 91; ci-après, p. 527 et 613). L'évêque de Soissons, dans l'éloge déjà cité, s'exprimait ainsi en 1697 : « Il est né avec un grand fonds d'esprit. Son jugement est solide, ses raisonnements profonds. Il est sérieux dans les affaires. Sa conversation est pleine d'enjouement et de charmes. Le tour de son esprit est facile, agréable et naturel. Il a beaucoup de politesse. Il aime à lire; aucune histoire ne lui est inconnue; il a parcouru tous les poètes, tous les orateurs, il sait les différentes opinions des philosophes, et, comme il a beaucoup de religion, il a même lu les théologiens. En un mot, son esprit est orné de toutes les belles connoissances. »

1. De là sans doute les récits qu'il faisait à notre auteur (tome XI, p. 30-31; *Écrits inédits*, tome V, p. 155).

2. *Nette* corrigé en *netteté*. — 3. Ci-après, p. 128.

4. Selon Fleury, il avait refusé de se faire d'Église.

5. Comparez l'Addition n° 654, dans notre tome XIII, p. 490.

6. Quand le Héros fut mort, Conti fit faire un buste de lui, par Coysevox (1688), qui est aujourd'hui au Louvre.

7. *Sévigné*, tome VII, p. 529. Massillon dit, dans son oraison funèbre, qu'il avait écrit des mémoires sur son grand-père, peut-être sous la dictée de celui-ci ou à la suite de leurs entretiens, et que ces écrits étaient conservés; mais le fait est contesté. On publia en 1693 (*Sourches*, tome IV, p. 243 et 484-491) sa relation de la journée de Nerwinde.

bourg dans ses dernières années[1]. Chez lui, l'utile et le futile, l'agréable et le savant, tout étoit distinct et en sa place. Il avoit des amis : il savoit les choisir, les cultiver, les visiter, vivre avec eux, se mettre à leur niveau sans hauteur et sans bassesse. Il avoit aussi des amies indépendamment d'amour[2]; il en fut accusé de plus d'une sorte[3], et c'étoit un de ses prétendus rapports avec César[4]. Doux jusqu'à être complaisant dans le commerce, extrêmement poli, mais d'une politesse distinguée selon le rang, l'âge, le mérite, et mesuré avec tous[5], il ne déroboit rien à personne; il rendoit tout ce que les princes du sang doivent, et qu'ils ne rendent plus; il s'en expliquoit même, et sur leurs usurpations, et sur l'histoire[6] des usages et de leurs altérations[7]. L'histoire des livres et des conversations lui fournissoient de quoi placer, avec un art imperceptible, ce qu'il pouvoit de plus obligeant sur la naissance, les emplois, les actions. Son esprit étoit naturel, brillant, vif, ses reparties promptes, plaisantes,

1. Voyez nos tomes II, p. 47, et VII, p. 186, et la lettre reproduite dans le tome II, p. 184, note 6. Je trouve dans le Chansonnier, ms. Fr. 12 691, p. 493, ces vers :

> Luxembourg, en mourant, l'âme encore occupée
> De servir l'État et le Roi,
> Laisse son baudrier au galant Villeroy,
> Au brave Conti son épée.

2. Comme Mme de Naugis : Addition n° 158, tome III, p. 361. On parla aussi, en 1685, de Mlle de Loubes.

3. *Relation de Spanheim*, éd. Bourgeois, p. 196; *Correspondance de Madame*, recueil Brunet, tome I, p. 308, et recueil Rolland, p. 230.

4. Caïus-Julius César (101-44 av. J.-C.), le conquérant de la Gaule, de la Grande-Bretagne, de l'Espagne, de la Thessalie, de l'Égypte, de l'Asie-Mineure, de l'Afrique septentrionale, et le véritable créateur de l'empire romain. Voyez ce que rapporte de ses mœurs l'historien Suétone, paragr. XLIX et L.

5. Ci-dessus, p. 122. — 6. Il a biffé une *s* à la fin d'*histoire*.

7. Les deux premières lettres d'*alterations* surchargent une *m*. — Notre auteur a déjà dit (tome VIII, p. 346) que M. de Conti « se contentoit, sans rien entreprendre par lui-même, de profiter des usurpations tolérées chez les princes du sang, à l'appui de ce qu'on vouloit donner aux bâtards. »

jamais blessantes, le gracieux répandu partout, sans affectation; avec toute la futilité du monde, de la cour, des femmes, et leur langage avec elles, l'esprit solide et infiniment sensé; il en donnoit à tout le monde, il se mettoit sans cesse et merveilleusement à la portée et au niveau de tous, et parloit le langage de chacun avec une facilité nompareille. Tout en lui prenoit un air aisé. Il avoit la valeur des héros, leur maintien à la guerre, leur simplicité partout, qui toutefois cachoit beaucoup d'art[1]. Les marques de leurs talents pourroient passer pour le dernier coup de pinceau de son portrait; mais, comme tous les hommes, il avoit sa contre-partie. Cet homme si aimable, si charmant, si délicieux, n'aimoit rien. Il avoit et vouloit des amis comme on veut et qu'on a des meubles[2]. Encore qu'il se respectât, il étoit bas courtisan; il ménageoit tout, et montroit trop combien il sentoit ses besoins en tous genres de choses et d'hommes; avare,

1. Les officiers s'attachaient à lui pour le bon air (notre tome XII, p. 192); c'est sous ce rapport surtout que l'évêque de Soissons faisait son éloge à l'adresse des Polonais : « Sa capacité pour la guerre tient certainement le premier rang. Ses vues sont grandes; rien ne lui échappe. C'est là qu'on voit éclater la justesse, la profondeur de ses raisons, la vivacité de son esprit. Il tient des plus grands capitaines de savoir subitement changer de parti dans les mouvements inopinés d'une bataille et d'en prendre une nouvelle sur-le-champ. Il sait ménager ses troupes, leur faire faire de longues marches sans les fatiguer, leur inspirer de la joie et de la confiance. En un mot, il a des talents merveilleux pour la guerre. Ce fonds de capacité est soutenu par cette valeur célèbre dont il a donné des preuves si éclatantes dans les affreuses batailles où il s'est trouvé. Il n'en fut jamais une plus fière, ni plus brillante. A Steinkerque, à Nerwinde, il étoit partout, à la tête des bataillons, à la tête des escadrons, les conduisant lui-même à la charge. Plus soldat que capitaine lorsque, en grand capitaine, il jugeoit qu'il devoit devenir soldat..., il conservoit, dans la chaleur du combat, le sang-froid qu'il avoit dans sa tente. Il semble même que le péril augmente son jugement. Avec quelle netteté d'esprit il donne alors ses ordres! C'est alors qu'il aperçoit plus distinctement tout ce qui se passe dans l'une et dans l'autre armée. »

2. Avant ce substantif, il a biffé un premier *meubles*.

avide de bien, ardent, injuste[1]. Le contraste de ses voyages de Pologne et de Neuchâtel[2] ne lui fit pas d'honneur. Ses procès contre Mme de Nemours et ses manières de les[3] suivre ne lui en firent[4] pas davantage[5], bien moins encore sa basse complaisance pour la personne et le rang des bâtards, qu'il ne pouvoit souffrir, et pour tous ceux dont il pouvoit avoir besoin, toutefois avec plus de réserve, sans comparaison[6], que Monsieur le Prince. Le Roi étoit véritablement peiné de la considération qu'il ne pouvoit lui refuser, et qu'il étoit exact à n'outrepasser pas d'une ligne. Il ne lui avoit jamais pardonné son voyage d'Hongrie. Les lettres interceptées qui lui avoient été écrites, et qui avoient perdu les écrivains quoique fils de

1. Plus aimable qu'estimable, selon Mme de Caylus, et manquant des qualités nécessaires pour commander ou pour gouverner, selon Lassay, nous l'avons vu incapable de tirer parti des circonstances (tome VIII, p.346), trop circonspect ou timoré pour passer à l'action (tome XIV, p.433).

2. Tomes II, p. 125 et 225-226, III, p. 5-7, 302, 306-308, IV, p. 133, 137-139, 176-212 et 488-502, VI, p. 52-53, 105, 205-207 et 265, XII, p. 1-3, XV, p. 131-134, 136-142; *Écrits inédits*, tome VII, notice LONGUEVILLE, p. 56.

3. *Le* corrigé en *les*. — 4. Il a écrit, par mégarde : *fit*.

5. Sa popularité l'avait fait applaudir lorsque, en 1696 et 1698, il gagna son premier procès (notre tome III, p. 6-7); mais ensuite les sentiments changèrent, et on l'accusa (tome XII, p. 1, et ci-après, p. 614) de tenir bien plus aux profits positifs de Neuchâtel qu'à une couronne de Pologne. Ces vers coururent (Chansonnier, ms. Fr. 12 693, p. 251) :

Conti d'abord, par ses malheurs,
Avoit, dans sa jeunesse,
Des courtisans surpris les cœurs,
Des peuples la tendresse.
Aujourd'hui, ses fausses grandeurs
Font voir sa petitesse :
Ce héros, à ce que je voi,
Enfin se rend justice,
Et lui, qui pouvoit être roi,
Est courtisan du Suisse.
Plaider la veuve est moins l'emploi
D'Achille que d'Ulysse.

6. *Sans comparaison* « se dit encore par civilité et respect lorsque l'on marque le rapport que deux personnes d'une condition disproportionnée ont eu quelque chose » (*Académie*, 1718).

favoris[1], avoient allumé une haine dans Mme de Maintenon, et une indignation dans le Roi, que rien n'avoit pu effacer[2]. Les vertus, les talents, les agréments, la grande réputation que ce prince s'étoit acquise, l'amour général qu'il s'étoit concilié, lui étoient tournés en crimes[3]. Le contraste de M. du Maine excitoit un dépit journalier dans sa gouvernante et dans son tendre père[4], qui leur échappoit malgré eux. Enfin la pureté de son sang, le seul qui ne fût point mêlé avec la bâtardise, étoit un autre démérite qui se faisoit sentir à tous moments. Jusqu'à ses amis étoient odieux, et le sentoient. Toutefois, malgré la crainte servile, les courtisans mêmes aimoient à s'approcher de ce prince : on étoit flatté d'un accès familier auprès de lui; le monde le plus important, le plus choisi, le couroit; jusque dans le salon de Marly, il étoit environné du plus exquis; il y tenoit des conversations charmantes sur tout ce qui se présentoit, indifféremment; jeunes et vieux y trouvoient leur instruction et leur plaisir, par l'agrément avec lequel il s'énonçoit sur toutes matières, par la netteté de sa mémoire, par son abondance sans être parleur[5]. Ce n'est point une figure[6], c'est une vérité cent fois éprouvée qu'on y oublioit l'heure des repas. Le Roi le savoit; il en étoit piqué, quelquefois même il n'étoit pas fâché qu'on pût s'en apercevoir. Avec tout cela, on ne pouvoit s'en

1. La Rochefoucauld, Villeroy, Bouillon, etc.
2. Tomes I, p. 304, et V, p. 46.
3. Tome IV, p. 191 (comparez tome XIV, p. 391) : « Le Roi.... n'avoit jamais pardonné le voyage de Hongrie, beaucoup moins l'éclat de son mérite et l'applaudissement général, etc. » Il a déjà été fait plusieurs allusions à la disgrâce que valurent au jeune prince ses escapades, en dernier lieu dans notre tome XV, p. 137 et 140; elle sera racontée ci-après, appendice II. C'est au même propos que Saint-Simon a consigné dans l'Addition placée ci-dessus, p. 122, le souvenir de la « distraction étrange » de M. de Conti.
4. Mme de Maintenon et le Roi. — 5. Ci-dessus, p. 122-125.
6. « *Figure*, en termes de rhétorique, se dit d'un certain tour de pensées et de paroles qui fait beauté et ornement dans le discours » (*Académie*, 1718). L'auteur se défend de toute exagération hyperbolique.

déprendre; la servitude, si régnante jusque sur les moindres choses, y échoua toujours. Jamais homme n'eut tant d'art caché sous une simplicité si naïve, sans quoi que ce soit d'affecté en rien. Tout en lui couloit de source; jamais rien de tiré[1], de recherché; rien ne lui coûtoit. On n'ignoroit pas qu'il n'aimoit rien, ni ses autres défauts; on les lui passoit tous, et on l'aimoit véritablement, quelquefois jusqu'à se le reprocher, toujours sans s'en corriger[2]. Monseigneur, auprès duquel il avoit été élevé, conservoit pour lui autant de distinction qu'il en étoit capable[3]; mais il n'en avoit pas moins pour M. de Vendôme, et l'intérieur de sa cour étoit partagée[4] entre eux. Le Roi porta toujours en tout M. de Vendôme : la rivalité étoit donc grande entre eux[5]. On a vu quelques éclats de l'insolence du Grand Prieur[6]. Son aîné, plus[7] sage, travailloit mieux en dessous; son élévation rapide, à l'aide de sa bâtardise et de M. du Maine, surtout la préférence au commandement des armées, mit le comble entre eux, sans toutefois rompre les bienséances. Mgr le duc de Bourgogne, élevé de mains favorables au prince de Conti[8], étoit, au dehors, fort mesuré avec lui; mais la liaison intérieure d'estime et d'amitié étoit intime et solidement établie : ils avoient

1. Nous avons eu, dans le tome XII, p. 340, « le tiré d'un cadavre. » Ici, c'est le sens de forcé, contraint.

2. Ci-dessus, p. 125. Madame écrivait de lui (recueil Brunet, tome I, p. 308) : « Feu le prince de Conti avoit de l'esprit, du courage, étoit agréable dans toutes ses manières, et se faisoit aimer; mais ses mauvaises qualités étoient qu'il étoit faux, qu'il n'aimoit que lui-même, et qu'il se livroit à la débauche.... »

3. Voyez nos tomes II, p. 187 et 190, IV, p. 138, XIV, p. 397, XV, p. 17, XVI, p. 11, et l'éloge par Fleury, déjà cité, p. 88.

4. Ainsi, au féminin, et l'initale d'*estoit*, qui précède, surcharge une *s*.

5. Voyez nos tomes I, p. 279, II, p. 184-185, 232, 288, 489 et 505, XIII, p. 489 et 490, XIV, p. 397, XV, p. 17, XVI, p. 11, 271, 272, 275, 336, 467 et 675 : comparez les lettres de Madame, recueil Jaeglé, tome I, p. 145 et 151-152.

6. Tome V, p. 313-316 et Additions et corrections.

7. Avant *plus*, l'auteur a biffé *fut*, de même qu'*et* avant *travailloit*.

8. Ci-dessus, p. 123.

l'un et l'autre mêmes amis, mêmes jaloux mêmes ennemis, et, sous un extérieur très uni, l'union étoit parfaite. M. le duc d'Orléans et M. le prince de Conti n'avoient jamais pu compatir ensemble[1]. L'extrême supériorité de rang[2] avoit blessé par trop les princes du sang[3]; M. le prince de Conti s'étoit laissé entraîner par les deux autres[4] : lui et Monsieur le Duc l'avoient traité un peu trop en petit garçon à sa première campagne[5], à la seconde[6] avec trop peu de déférence et de ménagement. La jalousie d'esprit, de savoir, de valeur, les écarta encore[7] davantage. M. le duc d'Orléans, qui ne sut jamais se rassembler le monde[8], ne se put défaire du dépit de le voir bourdonner[9] sans cesse autour du prince de Conti[10]. Un amour domestique acheva de l'outrer : Conti charma qui, sans être cruelle, ne fut jamais prise que pour lui[11].

1. Nous avons eu dans le tome VI, p. 311, « compatir avec quelque chose. » « Ce verbe, disait *l'Académie* en 1718, comme encore en 1878, se dit aussi des personnes et des choses qui conviennent l'une avec l'autre : *ils sont tous deux d'une humeur à compatir aisément ensemble.* »

2. Du duc d'Orléans, premier prince du sang : tomes VIII, p. 360, XIV, p. 409-411, XV, p. 236-239 et 333-336.

3. Tome VIII, p. 360.

4. Monsieur le Prince et Monsieur le Duc.

5. En 1691, siège de Mons; en 1692, bataille de Steinkerque.

6. En 1693, bataille de Nerwinde. J.-B. Rousseau, dans sa belle ode sur la mort du prince, a célébré ces souvenirs glorieux :

> Steinkerque, où sa valeur rappela la victoire,
> Nerwinde, où ses efforts guidèrent nos exploits,
> Éternisent sa vie, aussi bien que la gloire
> De l'empire françois.

Ils n'ont pas été omis non plus dans les oraisons funèbres, ni dans l'éloge par l'évêque de Soissons, ci-dessus, p. 125, note 1.

7. *Encore* surcharge une lettre illisible.

8. Emploi original de *se rassembler*, au sens d'attirer et retenir autour de soi.

9. Nous avons eu déjà *bourdon*, au même sens, dans le tome IX, p. 57.

10. Tomes XIII, p. 391 et 454, XIV, p. 431, XVI, p. 467.

11. Madame la Duchesse. Voyez nos tomes IV, p. 138-139 et 193,

C'est ce qui le ternit sur la Pologne[1], et cet amour ne finit qu'avec[2] lui; il dura même longtemps après dans l'objet qui l'avoit fait naître[3], et peut-être y dure-t-il encore, après tant d'années, au fonds d'un cœur qui n'a pas laissé de s'abandonner ailleurs[4]. Monsieur le Prince ne pouvoit s'empêcher d'aimer son gendre, qui lui rendoit de grands devoirs; malgré de grandes raisons domestiques, son goût et son penchant l'entraînoient vers lui. Ce n'étoit pas sans nuages : l'estime venoit au secours du goût, et, presque toujours, ils triomphoient du dépit[5]. Ce gendre étoit le cœur et toute la consolation de Madame la Princesse. Il vivoit avec une considération infinie pour sa femme[6],

XIII, p. 391, etc. Mme de Caylus, que peut-être notre auteur se rappelle, a dit (*Souvenirs*, p. 181-183) : « Si elle a aimé quelque chose, c'est assurément le prince de Conti. »

1. Ci dessus, p. 126.

2. *Avec* est en interligne, au-dessus d'*apres*, biffé.

3. Quoique Madame la Duchesse se piquât de n'aimer rien (tomes XV, p. 105-106, et XVI, p. 12 et 258), et que d'ailleurs elle se conduisit « comme un ange avec son mari » (*Souvenirs de Mme de Caylus*, p. 184).

4. Madame la Duchesse ne mourra qu'en 1743. Sa liaison des derniers temps avec Lassay est bien connue.

5. Ci-après, p. 237.

6. Sa cousine Mlle de Bourbon, mariée par contrat du 28 juin 1688 (Arch. nat., K 543, n[os] 13-18, et 570, n° 63; ms. Clairambault 1160, fol. 48; Allaire, *la Bruyère dans la maison de Condé*, tome II, p. 41-46). Un jour que Monsieur le Duc envoya à son beau-frère des vers dans lesquels Mme de Conti était comparée à Vénus, M. de Conti répondit ironiquement :

> Adressez mieux votre sonnet.
> De la déesse de Cythère
> Votre épouse est ici le plus digne portrait,
> Et si semblable en tout, que le dieu de la guerre,
> La voyant dans vos bras, entreroit en courroux;
> Mais ce n'est pas la première aventure
> Où d'un Condé Mars eût été jaloux.
> Adieu, grand prince, heureux époux!
> Vos vers semblent faits par Voiture
> Pour la déesse que vous avez chez vous.

On voit dans les *Mémoires de Pomponne* (tome II, p. 355-356) que, avant la mort de son frère, il avait été question que M. de Conti épousât Sophie-Dorothée de Brunswick-Zell, qui fut femme du roi Georges d'Angleterre. On avait pensé aussi à l'Infante de Portugal.

même avec amitié, non sans être souvent importuné de ses humeurs, de ses caprices, de ses jalousies[1]. Il glissoit sur tout cela, et n'étoit guères avec elle. Pour son fils[2], tout jeune qu'il étoit, il ne pouvoit le souffrir, et le marquoit trop dans son domestique[3]; son discernement le lui présentoit par avance tel qu'il devoit paroître un jour[4] : il eût mieux aimé n'en avoir point, et le temps fit voir qu'il n'avoit pas tort, sinon pour continuer la branche. Sa fille morte duchesse de Bourbon[5] étoit toute sa tendresse; l'autre[6], il se contentoit de la bien traiter[7]. Pour Monsieur le Duc et lui, ils furent toujours le fléau l'un de l'autre, et d'autant plus fléau réciproque, que la parité de l'âge et du rang, la proximité la plus étroite redoublée, tout avoit contribué à les faire vivre ensemble, à l'armée, à la cour, presque toujours dans les mêmes lieux, quelquefois encore à Paris. Outre les causes les plus intimes, jamais deux hommes ne furent plus opposés. La jalousie dont Monsieur le Duc fut transporté toute sa vie étoit une sorte de rage, qu'il ne pouvoit cacher, de tous les genres d'applau-

1. *Correspondance de Madame*, recueil Brunet, tome I, p. 343. En juin 1693, quand le prince partit pour l'armée, on vit sa femme pleurer jusqu'à la table du Roi (*Sourches*, tome IV, p. 207); et cependant, lorsqu'il mourut, elle se montra moins affligée que sa belle-mère (recueil Bossange, tome IV, p. 279).

2. Louis-Armand (tome XII, p. 306). Par la mort de son père, il devient prince de Conti, et nous le verrons, en 1713, épouser sa cousine Mlle de Bourbon, puis, sous la Régence, jouer un rôle honteux.

3. Son intérieur, comme dans notre tome V, p. 497.

4. Bizarre, avide, dissolu.

5. Marie-Anne, née le 18 avril 1689, baptisée le 17 septembre 1697, épousera, le 9 juillet 1713, Louis-Henri, duc de Bourbon, et mourra le 21 mars 1720; connue sous le nom de Madame la Duchesse la jeune.

6. Louise-Adélaïde, dite Mlle de la Roche-sur-Yon, née le 2 novembre 1696, baptisée le 16 février 1707, morte sans alliance le 19-20 novembre 1750.

7. Il avait eu trois ou quatre autres enfants, morts jeunes : Mlle d'Alais (1697-1699); le prince de la Roche-sur-Yon (1694-1698), dont nous avons vu le Roi prendre le deuil (tome V, p. 131); François-Louis, comte d'Alais, mort en 1704, à sept mois (tome XII, p. 11-12).

dissements qui environnoient son beau-frère[1]. Il en étoit d'autant plus piqué, que le prince de Conti couloit tout avec lui[2], et l'accabloit de devoirs et de prévenances. Il y avoit vingt ans qu'il n'avoit mis le pied chez Madame la Duchesse lorsqu'il mourut; elle-même n'osa jamais envoyer savoir de ses nouvelles, ni en demander devant le monde pendant sa longue maladie : elle n'en apprit qu'en cachettes[3], le plus souvent par Mme la princesse de Conti sa sœur[4]. Sa grossesse et sa couche de M. le comte de Clermont[5] lui vinrent fort à propos pour cacher ce qu'elle auroit eu trop de peine à retenir. Cette princesse de Conti et son beau-frère vécurent toujours avec union, amitié et confiance; elle entendit raison sur la Choin que le prince de Conti courtisa comme les autres, et qu'il n'y avoit pas moyen de négliger. Avec M. du Maine, il n'y avoit que la plus indispensable bienséance, pareillement avec la duchesse du Maine[6], avec peu de contrainte d'ailleurs : M. le prince de Conti en savoit et en sentoit trop là-dessus pour ne s'accorder pas quelque liberté[7], qui lui étoit d'autant plus douce qu'elle étoit applaudie. Quelque courtisan qu'il fût, il lui étoit difficile de se refuser toujours[8] de toucher par l'endroit sensible, et qu'on n'osoit guères relever, le Roi, qu'il

1. Voyez nos tomes IV, p. 193, VIII, p. 400, XII, p. 22, XIII, p. 391, et XVI, p. 260, Mme de Caylus donne ce curieux détail (*Souvenirs*, p. 181), que Monsieur le Duc, ne pouvant aimer « ni naturellement, ni surnaturellement » son cousin et beau-frère, s'efforçait cependant de le copier, « et vouloit souvent qu'on crût qu'il avoit imaginé les mèmes choses que lui. »

2. *Couler*, « glisser adroitement, mettre doucement en quelque endroit ou parmi quelque chose » (*Académie*, 1718). Ici, accepter, supporter tout sans apparence d'émotion désagréable. Littré a mal nterprété ce passage.

3. Même emploi au pluriel que dans notre tome III, p. 45.

4. La princesse douairière. — 5. Ci-après, p. 271.

6. Ici, un *et*, ajouté en interligne, semble avoir été biffé.

7. Après ce substantif, il a biffé un second *la dessus* répété par mégarde.

8. Ce *toujours* semble écrit en surcharge.

n'avoit jamais pu se réconcilier[1], quelques soins, quelques humiliations, quelque art, quelque persévérance qu'il y eût si constamment employés[2], et c'est de cette haine si implacable qu'il mourut à la fin, désespéré de ne pouvoir atteindre à quoi que ce fût, moins encore au commandement des armées, et le seul prince sans charge, sans gouvernement, même sans régiment, tandis que les autres, et plus encore les bâtards, en étoient accablés[3]. A bout de

1. Nous avons eu un premier emploi de ce verbe dans le tome XV, p. 310.

2. Voyez, dans les *Mémoires de Sourches*, tome V, p. 136, la conversation du Roi avec le prince sur la campagne de 1696, puis, dans notre tome III, p. 308, leurs conférences sur la Pologne. Si nous en croyons un texte de 1695 (tome II, p. 489), le Roi, pressé alors de lui donner un commandement en Flandre, répondit qu'il ne pouvait oublier que les Condé et Conti avaient combattu contre lui sous la Fronde.

3. Tous les contemporains s'accordent avec notre auteur (tomes II, p. 288, IV, p. 137, VI, p. 207, etc.) pour dire que le Roi était jaloux de la popularité du prince, et lui tenait rigueur : voyez le commentaire de Gaignières sur les chansons du temps, ms. Fr. 12 691, p. 467. C'est en vain qu'il avait sollicité en 1689 un titre de brigadier, et il n'avait pu, alors, que servir comme volontaire sous Monsieur le Duc (notre tome IV, p. 191; *Dangeau*, tome II, p. 375 et 376; *Sourches*, tome III, p. 92 et 169). Sans passer par le premier grade, il eut enfin celui de maréchal de camp le 2 avril 1690, avec Monsieur le Duc et M. du Maine (*Dangeau*, tome III, p. 88; *Sourches*, tome III, p. 219), et celui de lieutenant général le 3 mai 1692 (*Chronologie militaire*, tome IV, p. 351-352). Nous l'avons vu alors se distinguer à Nerwinde, dont il fit une relation pour le *Mercure* (notre tome I, p. 245, 248, 261, 279 et 304; ci-dessus, p. 129). A Steinkerque, Conti et Vendôme réparèrent les fautes du maréchal de Luxembourg; le premier surtout rétablit l'aile gauche en portant lui-même jusqu'au milieu des ennemis le drapeau du régiment de Bourbonnais. On dit alors que l'âme du grand Condé avait combattu avec lui, et cette épigramme courut (ms. Fr. 12 690, p. 499) :

D'une manière triomphale,
Comme César vint de Pharsale,
Luxembourg doit venir ici;
Mais on nous écrit de l'armée
Que, sans Vendôme et sans Conti,
Il revenoit comme Pompée.

Comparez la lettre écrite par J. de la Fontaine à son ami Sillery le 28 août 1692.

tout, il chercha à noyer ses déplaisirs dans le vin et dans d'autres amusements qui n'étoient plus de son âge, et pour lesquels son corps étoit trop foible, et que les plaisirs de sa jeunesse avoient déjà altéré[1]. La goutte l'accabla[2]. Ainsi privé des plaisirs, et livré aux douleurs du corps et de l'esprit, il se mina, et pour comble d'amertume, il ne[3] vit un retour glorieux et certain que pour le regretter[4]. On a vu[5] qu'il fut choisi pour commander en chef toutes les diverses troupes de la ligue d'Italie[6]. Ce projet, qui ne fut jamais bien cimenté ici, n'y subsista pas même longtemps en idée[7]. Chamillart, qui, trop gouverné, trop entêté, avec des lumières trop courtes, avoit le cœur droit et françois, alloit toujours au bien autant qu'il le voyoit, sentoit le désordre des affaires, les besoins pressants de la Flandres, et se servit de ce premier retour forcé vers le prince de Conti sur l'Italie pour porter Mme de Maintenon, et le Roi par elle, à sentir la nécessité de relever l'état si fâcheux de cette frontière et de l'armée qui la défendoit par ce même prince, dont la naissance même cédoit à la réputation. Il l'emporta enfin, et il eut la permission de l'avertir qu'il étoit choisi pour commander l'armée de Flandres. Conti en tressaillit de joie. Il n'avoit jamais trop compté sur l'exécution de la ligue d'Italie, il en avoit vu le projet s'évanouir peu à peu, il ne comptoit plus d'être de rien : il se laissa donc

1. Madame (recueil Brunet, tome I, p. 308) prétend qu'il se tua par l'usage des aphrodisiaques, et aussi par la boisson (recueil Jaeglé, tome I, p. 157).

2. Elle lui vint de bonne heure, comme à son aïeul et comme au cousin qui va le rejoindre dans la tombe (ci-après, p. 246), mais finit par se compliquer d'une autre affection.

3. Ce *ne* est en interligne.

4. Par mégarde, *regetter*. — Cela a été déjà dit plusieurs fois : tomes IV, p. 191, X, p. 165, note 3, XIII, p. 391.

5. Tome XVI, p. 271 et 675.

6. On a vu, au même endroit, que Philippe V ne put l'obtenir pour l'Espagne.

7. Ci-dessus, p. 33, et ci-après, p. 393.

aller aux plus agréables espérances; mais il n'étoit plus temps. Sa santé étoit désespérée; il le sentit bientôt, et ce tardif retour vers lui ne servit qu'[à][1] lui faire regretter la vie davantage. Il périt lentement[2] dans les regrets d'avoir été conduit à la mort par la disgrâce, et de ne pouvoir être ramené à la vie par ce retour inespéré du Roi, et par l'ouverture d'une brillante carrière[3].

Il avoit été, contre l'ordinaire de ceux de son rang, extrêmement bien élevé[4], il étoit fort instruit, les désordres de sa vie n'avoient fait qu'offusquer ses connoissances[5], sans les éteindre; il n'avoit pas laissé même de lire souvent de quoi les réveiller : il choisit le P. de la Tour, général de l'Oratoire, pour le préparer et lui aider à bien mourir[6]. Il

1. Cette préposition a été oubliée en passant d'une ligne à la suivante.

2. Nous possédons toute une suite de lettres de son principal conseiller Milon à M. Desmaretz, sur la marche de la maladie depuis novembre 1708, dans les Papiers du Contrôle général, G[7] 565, 568 et 569; comparez le *Journal de Dangeau*, p. 280 et suivantes, et les *Mémoires de Sourches*, p. 232 et suivantes. Au commencement de décembre, le malade, n'ayant pu continuer l'alimentation lactée, fut repris de fièvre intense, avec vomissements, oppression dans l'estomac, point de côté, enflure des jambes, et son état empira tellement, qu'on dut lui administrer les derniers sacrements le 18 décembre. Les remèdes d'Helvétius, appelé par le premier médecin Boudin quoiqu'il ne fût pas docteur de la Faculté, ne produisirent qu'un mieux passager.

3. Le *Mercure historique et politique*, en annonçant sa mort et rappelant ses mérites (tome XLVI, p. 300), conclut ainsi : « On ne peut rien lui reprocher que la malheureuse influence de son étoile et son peu de fortune, qui l'empêcha de faire briller sa grande âme dans toute son étendue. »

4. Au point de vue religieux, par le P. du Cerceau, puis par le P. Simon de la Tour, jésuite également, et qui fut ensuite le maître de Voltaire.

5. Voyez les emplois d'*offusquer* que nous avons eus dans le volume précédent, p. 250 et 260, ainsi que la « tête offusquée d'une perruque » dans notre tome XI, p. 41. On trouve dans Brantôme (*Œuvres*, tome IX, p. 482) « offusquer une imperfection. » — Ici, évidemment, il s'agit des « connaissances » religieuses.

6. Nous allons voir bientôt ce même Père assister Monsieur le Prince malade et mourant. Il venait familièrement, et depuis longtemps, chez

tenoit tant à la vie, et venoit encore d'y être si fortement rattaché, qu'il eut besoin du plus grand courage. Trois mois durant la foule remplit toute sa maison, et celle du peuple la place qui est devant[1]. Les églises retentissoient des vœux de tous, des plus obscurs comme des plus connus, et il est arrivé plusieurs fois aux gens des princesses sa femme et ses filles d'aller d'église en église, de leur part, pour faire dire des messes, et de les trouver toutes retenues pour lui. Rien de si[2] flatteur n'est arrivé à personne[3]. A la cour, à la ville, on s'informoit sans cesse de sa santé; les passants s'en demandoient dans les rues; ils étoient arrêtés aux portes et aux boutiques, où on en demandoit à tous venants. Un mieux fit plutôt respirer que rendre l'espérance; tandis qu'il dura, on l'amusa de toutes les curiosités qu'on put : il laissoit faire; mais il ne cessoit pas de voir le P. de la Tour et de penser à lui. Mgr le duc de Bourgogne l'alla voir, et le vit seul longtemps[4]; il y fut fort sensible[5]. Cependant le mal redoubla

M. de Conti, lorsque Madame la Princesse, à qui son cousin s'en était rapporté du choix d'un confesseur, le désigna à cet effet (*Mercure* de mars, p. 209-212).

1. La petite place qui existe encore sur le quai auquel était attaché le nom de Conti depuis 1662. L'hôtel (tome IV, p. 195) avait alors son entrée de ce côté-là, et non sur le quai, où coulait encore une source.

2. Ce *si* a été ajouté à la fin d'une ligne, en place d'un *plus* écrit d'abord au commencement de la suivante.

3. Le fait est attesté par les *Mémoires de Sourches*, au 22 février (p. 276) : « On ne sauroit imaginer combien tout le public s'étoit intéressé à la conservation de ce prince. Son hôtel, pendant toute sa maladie, ne désemplissoit point de gens de toutes conditions, et, sur la fin de sa maladie, la princesse sa femme ayant envoyé à Sainte-Geneviève pour faire dire des messes pour lui, le sacristain répondit qu'il étoit inutile qu'on donnât de l'argent pour cela, parce que toute sa communauté ne pourroit pas dire en quinze jours toutes les messes auxquelles elle étoit obligée pour ce qu'il avoit reçu d'un grand nombre de particuliers à la même intention. »

4. Le 31 janvier : ci-contre, p. 137.

5. Le 20 février, le duc du Maine était venu au coucher raconter ce que le mourant l'avait chargé de rapporter au Roi : « Que, comme

et devint pressant; il reçut plus d'une fois les sacrements, avec les plus grands sentiments[1]. Il arriva[2] que Monseigneur, allant à l'Opéra[3], passa d'un côté de la rivière le long du Louvre, en même temps que le saint sacrement étoit porté vis-à-vis, sur l'autre quai, au prince de Conti. Mme la duchesse de Bourgogne sentit le contraste : elle en fut outrée, et, en entrant dans la loge, le dit à la duchesse du Lude. Paris et la cour en furent indignés. Mlle de Melun, que Mme la princesse de Conti d'abord, puis Madame la Duchesse avoient mise[4] dans la familiarité de Monseigneur, aidée de Mme d'Espinoy sa belle-sœur[5], fut la seule qui osa lui rendre le service de lui apprendre le mauvais effet d'un Opéra si déplacé, et de lui conseiller d'en réparer le scandale par une visite à ce prince, chez qui il n'avoit pas encore imaginé d'aller. Il la crut; la visite fut courte. Elle fut suivie d'une autre de Messeigneurs ses fils. Madame la Princesse y passoit les nuits depuis longtemps, Monsieur le Prince n'étoit pas en état de le voir[6], Monsieur le Duc garda quelque sorte de bienséance, surtout les derniers jours, M. du Maine fort peu. M. le prince de Conti avoit toujours vu quelques amis, et, les soirs, touché de l'affection publique, se faisoit rendre

il se sentoit fort affoiblir et qu'il desiroit de mourir en chrétien, ce qu'il avoit souhaité le plus fortement auroit été d'avoir été aussi fidèle, aussi attaché et aussi soumis à Dieu [qu'il l'avoit été toute sa vie à S. M.; qu'il mouroit dans ces sentiments, et qu'il le supplioit très humblement d'avoir, après sa mort, quelque bonté pour sa famille » (*Sourches*, p. 275).

1. Le 19 février : *Dangeau*, p. 336; *Sourches*, p. 275. Dangeau dit : « M. le prince de Conti reçut tous ses sacrements et demanda lui-même l'extrême-onction; sentant bien que sa fin approchoit, et craignant que sa tête ne s'embarrassât, il a voulu profiter de la connoissance qui lui reste encore tout entière. »

2. Le 31 janvier : *Dangeau*, p. 320-321; *Sourches*, p. 260.

3. On reprenait le *Roland* de Lully, et Monseigneur avait emmené avec lui le roi Jacques et Mme de Conti douairière.

4. Par mégarde, *mises*, au pluriel. — 5. Déjà raconté plusieurs fois.

6. Ci-après, Additions et corrections, p. 614.

compte de tout ce qui étoit venu. Sur la fin, il ne voulut plus voir personne, même les Princesses, et ne souffrit que le plus étroit nécessaire pour son service, le P. de la Tour, M. Fleury[1], qui avoit été son précepteur, depuis sous-précepteur des enfants de France, qui s'est immortalisé par son admirable *Histoire ecclésiastique*[2], et deux ou trois autres gens de bien[3]. Il conserva toute sa présence d'esprit jusqu'au dernier moment, et[4] en profita. Il mourut au milieu d'eux, dans son fauteuil, dans les plus grands sentiments de piété, dont j'ai ouï raconter au P. de la Tour des choses admirables[5]. Les regrets en furent

1. Claude Fleury, né à Paris en 1640, élève des jésuites et d'abord avocat, fut fait précepteur des deux Conti en février 1672 (*Journal d'Ol. d'Ormesson*, tome II, p. 627-629), puis du comte de Vermandois, et reçut pour récompense de ses services, en septembre 1684, l'abbaye de Loc-Dieu. C'était un disciple dévoué de Bossuet. Le Roi le nomma sous-précepteur du duc de Bourgogne le 11 septembre 1689, du duc d'Anjou en août 1690, et lui donna en avril 1706 le prieuré d'Argenteuil. Il fut reçu à l'Académie française le 16 juillet 1706. Nous le verrons devenir confesseur du Roi de novembre 1716 à 1722, et mourir à Paris le 14 juillet 1723. Il y a un portrait de lui au musée de Versailles, n° 4338. Voyez, dans notre tome II, p. 410, l'Addition n° 126.

2. Sur cette *Histoire*, qui, avec la continuation, ne forme pas moins de vingt-cinq volumes in-quarto, voyez les *Mémoires du président Hénault*, p. 301-303, l'*Histoire de l'Église*, par Rohrbacher, éd. 1882, tome XI, p. 164-171, le *Catalogue des livres du baron J. de Rothschild*, n° 2006, etc. On possède également de Fleury cinq volumes d'opuscules publiés en 1780, un traité des *Devoirs des maîtres et des domestiques* fait chez les Conti, publié en 1688 et réimprimé en 1898, et la Bibliothèque nationale conserve de lui, à côté de treize volumes d'œuvres diverses et de papiers (mss. Fr. 9511-9523), le traité de droit public préparé pour l'instruction de ses élèves princiers (mss. Fr. 9660 et 13999). Son éloge académique a été fait par d'Alembert.

3. Fleury fit de cette fin édifiante une relation, avec une notice biographique complète que nous avons déjà citée.

4. *Et* est ajouté en interligne.

5. *Mercure*, p. 212-213 : « Le Père eut avec ce prince plusieurs entretiens pendant trois jours, et il le disposa à recevoir dignement le viatique. Le Père dit, en sortant d'auprès de ce prince les larmes aux yeux, qu'il n'avoit « jamais connu d'homme plus éclairé sur la reli-

amers et universels[1]. Sa mémoire est encore chère; mais disons tout : peut-être gagna-t-il par sa disgrâce. La fermeté de l'esprit cédoit en lui à celle du cœur. Il fut très grand par l'espérance; peut-être eût-il été timide à la tête d'une armée, plus apparemment encore dans le Conseil du Roi, s'il y fût entré[2]. Le Roi se sentit fort soulagé,

« gion, et qu'il avouoit sans honte qu'il en avoit été instruit et édifié. » Ce prince reçut le viatique assis dans son fauteuil. M. le comte de la Marche, son fils, alla le recevoir à la grande porte de son hôtel et le conduisit jusque dans sa chambre. Il y avoit dans cette chambre un cercle de paravents qui pouvoit empêcher de voir facilement : S. A. S. les fit ranger, en disant qu'elle « avoit donné pendant sa vie d'assez « mauvais exemples pour que son fils et le reste de sa maison fussent « les témoins de celui que Dieu lui faisoit la grâce de leur donner dans « ce moment, » et qu' « elle souhaitoit qu'ils en profitassent. » Ce prince communia avec beaucoup d'humilité, et l'on peut dire que ce fut aussi avec une grande édification pour tous ceux qui étoient présents. » Le *Mercure* raconte ensuite (p. 214-225) les derniers jours de la maladie, les circonstances où le prince reçut les derniers sacrements et prit congé de son fils, des domestiques, de Mme de Conti, qui fut amenée par Monsieur le Duc, etc. Après l'extrême-onction, il écrivit une dernière lettre à ce dernier, puis reçut ses amis, et mourut dans le fauteuil qu'il n'avait pas voulu quitter, suivant l'affaissement de son pouls, avec quelques plaintes que l'agonie d'un jeune homme fût si longue, mais écoutant jusqu'au bout les prières des mourants, alors même qu'il n'avait plus la parole pour répondre. Il faut comparer à cette relation une douzaine de pages de l'oraison funèbre de Massillon.

1. Mme Dunoyer rapporte ceci, dans sa lettre LVIII (tome III, p. 108) : « Cette mort a pensé causer une sédition, car les peuples vouloient lapider le médecin hollandois (Helvétius), à qui ils en imputoient la faute. »

2. Le prince eût-il répondu à tout ce que ses admirateurs attendaient de lui ? Là-dessus, notre auteur, qui se plaisait à le comparer au neveu de Tibère (*Écrits inédits*, tomes V, p. 155 et 205, VII, p. 56), s'exprime ainsi dans l'Addition : « Il fut presque en tout semblable à Germanicus. Il eût peut-être été moins grand par l'effet qu'il ne fut par l'espérance : avec une grande valeur de cœur, il n'avoit pas toute la fermeté d'esprit; il eût peut-être été timide à la tête d'un conseil ou d'une grande armée. » C'était aussi le fond du sentiment de Lassay (notre tome IV, p. 529, Addition à la page 138), et Catinat s'est borné à dire (ses *Mémoires*, tome III, p. 311-312), sans d'ailleurs prononcer de nom : « Nos princes du sang ont des actions par-devers eux qui feroient seules la fortune d'un simple gentilhomme. »

Mme de Maintenon aussi[1], Monsieur le Duc infiniment davantage. Pour M. du Maine, ce fut une délivrance, et pour M. de Vendôme un soulagement à l'état où il commençoit à s'apercevoir que[2] sa chute étoit possible. Monseigneur apprit sa mort à Meudon, partant pour la chasse; il ne parut pas en lui la moindre altération[3].

Pensions à la princesse et au prince de Conti; deuil du Roi, et ses visites. [Add. SᵗS. 858]

Son fils[4], qui avoit déjà une pension du Roi de quarante mille livres[5], en eut une augmentation de trente mille livres, et Mme la princesse de Conti en eut une de soixante mille livres[6]. Le testament parut fort sage[7], le domestique[8] médiocrement récompensé[9]. Ces pensions furent données le lendemain de la mort[10]. Le surlendemain[11], le Roi alla

1. Elle écrivit, le 25, à Mme des Ursins (recueil Bossange, tome I, p. 389): « Enfin M. le prince de Conti est mort, et laisse trois princesses fort affligées; Madame la Princesse l'aimoit tendrement, Madame sa femme avoit une passion pour lui, et Madame sa fille l'aimoit et en étoit aimée avec une tendresse extraordinaire. »

2. *De* surchargé en *que*.

3. *Dangeau*, p. 344, 23 février: « Monseigneur revint le soir de Meudon, et il y eut comédie; il n'y en a jamais ici quand il n'y est pas. »

4. Ci-dessus, p. 131.

5. Nous l'avons vu, en 1704 (tome XII, p. 306), recevoir cette pension, prodigieuse pour un enfant de neuf ou dix ans. Son père n'avait trente mille écus que depuis 1700 (tome VII, p. 187).

6. C'est Monsieur le Duc lui-même qui vint recommander les intérêts de sa sœur, en ayant reçu commission par une lettre que le mourant mit aux mains du maréchal d'Huxelles (*Dangeau*, p. 337 et 339).

7. Le prince donnait cinq cent mille livres et une pension de dix mille à chacune de ses deux filles; il ne restait à sa veuve que vingt-cinq mille livres de rente de sa dot, et autant de douaire. Selon Mme d'Huxelles, il ne pensa que le dernier jour à faire ce testament, dont nous avons l'original aux Archives nationales, K 543, n° 66.

8. Les gens de la maison (tomes XIII, p. 136, et XVI, p. 399), comme ci-après, p. 239, 432 et 462.

9. Au capitaine des gardes Marège, deux mille trois cents livres de pension et le logement; aux gentilshommes ordinaires Béroulte et Bonfils, de simples sommes de quatre mille et de trois mille livres; à un autre, Billy, mille livres de pension; à l'écuyer ordinaire, mille livres de pension; au secrétaire Milon, six mille livres de pension, etc.

10. *Dangeau*, p. 343 et 344; *Sourches*, p. 276. — 11. Le dimanche 24.

chez Mme la princesse de Conti et chez Mme du Maine, toutes deux belles-sœurs[1], et Mme la duchesse de Bourgogne ensuite, et prit le deuil en noir le jour suivant, pour quinze jours. Il envoya Seignelay, maître de sa garde-robe, faire les compliments de sa part à l'hôtel de Conti[2], et à Monsieur le Prince et à Madame la Princesse. Monsieur le Prince, depuis longtemps malade et renfermé dans sa chambre, reçut le message : il chargea Seignelay de son très humble remerciement, et surtout de dire au Roi, de sa part, qu'en tout temps il auroit fait une grande perte, que lui-même, en tout temps, en auroit été fort touché, mais qu'en ce temps-ci, il l'étoit doublement, où ce prince eût été d'une si grande ressource, s'il eût plu à S. M. de se servir de lui : liberté fort nouvelle pour Monsieur le Prince, si mesuré courtisan. Il ne l'eût pas apparemment prise, s'il n'avoit pas été instruit de ce qu'il s'étoit passé là-dessus[3].

M. le prince de Conti avoit choisi sa sépulture à Saint-André-des-Arcs[4], auprès de sa vertueuse mère, pour laquelle il avoit toujours conservé beaucoup de respect et de tendresse[5]. Il avoit aussi défendu toute la pompe dont

Eau bénite du prince de Conti. [*Add. S^t S. 859*]

1. *Dangeau*, p. 344; *Mercure*, p. 234. « Au sortir du sermon, disent les *Mémoires de Sourches* (p. 277), le Roi alla visiter les trois princesses belles-sœurs du défunt prince de Conti, qu'il trouva toutes dans leur lit suivant le cérémonial ordinaire. Il commença par la duchesse du Maine, dont l'appartement étoit le plus proche de sa chapelle, et y alla à pied. Ensuite il monta en chaise et alla chez la duchesse de Bourbon et chez la princesse de Conti (douairière), d'où il remonta à son appartement. » Selon le procès-verbal de Desgranges, la veuve était au lit, ayant à côté d'elle sa belle-sœur la douairière.

2. Dangeau n'a pas enregistré ce fait; mais il est dans les *Mémoires de Sourches*, p. 276, à la date du 22, et dans le *Mercure*, p. 234. Comparez nos tomes VII, p. 238, et XVI, p. 339.

3. Ci-dessus, p. 134-135.

4. Église de la rive gauche dont une rue conserve seule le nom, que Saint-Simon écrit comme beaucoup de ses contemporains. Voyez la *Topographie historique du vieux Paris*, tome V, p. 117-124.

5. Notre auteur a raconté, dans l'Addition placée ici, sur cette princesse de Conti, une anecdote qui n'est pas rentrée dans les *Mémoires*.

il seroit possible de se passer[1]. Je me doutai que l'orgueil de Monsieur le Duc ne se renfermeroit pas dans des bornes si étroites : je priai donc Desgranges, maître des cérémonies, Dreux, grand maître, étant absent, de faire en sorte que je ne fusse de rien de tout ce qui se feroit en cette occasion. Je ne me trompai pas[2] : Monsieur le Duc obtint l'eau bénite en la forme réservée au seul premier prince du sang, qui l'est aussi pour ce qui est au-dessus, et non pour aucun autre prince du sang[3]. Ainsi, le mercredi 27 février[4], M. le duc d'Enghien, vêtu en pointe[5] avec le bonnet

1. *Dangeau*, p. 346; *Sourches*, p. 277; *Gazette*, p. 120; *Gazette d'Amsterdam*, n° LIII; *Mercure*, p. 220; ms. Arsenal (Breteuil), 3863, p. 346-348 et 350-355; lettre de Mme d'Huxelles, 25 février. Le *Mercure* de juillet (p. 212-222) décrivit la décoration. « Elle a coûté trente mille livres; on a emprunté de l'argent pour fournir aux frais. La cérémonie faite, on a pris une pièce de quatre sols de chaque personne pour laisser voir la décoration. On a dit que c'étoit pour les pauvres. » (Bibl. nat., ms. Nouv. acq. fr. 4037, fol. 4.)

2. Desgranges ne prononce pas son nom au cours du procès-verbal que nous avons dans le ms. Mazarine 2745, fol. 133, et dans le ms. 427 du Cabinet des livres de Chantilly. Il dit seulement : « On s'étoit proposé, dans la maison de M. le prince de Conti, de faire en sorte que Messieurs les ducs, la plupart desquels le respectoient et le chérissoient de son vivant, se trouveroient toujours deux ensemble près du corps, pour lui faire honneur, et M. de Marège, son capitaine des gardes, leur avoit écrit des billets pour cela. Quelques-uns y vinrent d'abord; mais les autres prétendirent qu'ils ne pouvoient faire cette démarche sans blesser leur dignité, et que, quand ils auroient eu à y venir, ils devoient y être invités de la part du Roi. Ainsi le projet n'eût point d'exécution. C'étoit, en effet, une chose extraordinaire. »

3. Nous avons vu déjà les détails de cette cérémonie funèbre à la mort de Monsieur (tome VIII, p. 366). Notre auteur y reviendra particulièrement pour la Dauphine duchesse de Bourgogne, en 1712, et il en avait parlé dans son mémoire de 1711 imprimé au tome III des *Écrits inédits*, p. 194-195. On peut comparer divers passages des *Mémoires de Luynes*, tomes I, p. 102, III, p. 136-137, VII, p. 358-362, XI, p. 411-413, etc.

4. *Dangeau*, p. 346; *Sourches*, p. 277-279; *Gazette*, p. 89-90 (*pour* 107-108) et 119-120; *Mercure*, p. 235.

5. Ci-après, note 1.

carré[1], nommé pour représenter la personne du Roi, et le duc de la Trémoïlle, nommé par le Roi comme duc, et averti de sa part[2] par Desgranges pour accompagner le représentant[3], se rendirent, chacun de leur côté, dans la grand cour[4] des Tuileries, où ils trouvèrent un carrosse du Roi, de ses pages et de ses valets de pied, douze gardes du corps et quelques-uns des cent-suisses avec quelques-uns de leurs officiers. M. de la Trémoïlle, en long manteau, se mit sur le derrière du carrosse du Roi, à côté du prince représentant, Desgranges sur le devant, servant en l'absence du grand maître des cérémonies, les pages du Roi montés devant et derrière le carrosse, qui n'étoit point drapé, et seulement à deux chevaux, environné des suisses à pied, avec leurs hallebardes, et des valets de pied du Roi, aussi à pied, aux portières, suivi du carrosse du duc d'Enghien, son gouverneur[5] et ses gentilshommes dedans, et de celui du duc de la Trémoïlle avec les siens. Le marquis d'Hautefort, en manteau long, nommé par le Roi pour porter la queue du prince représentant[6], étoit aussi dans le carrosse du Roi sur le devant. Les gardes du corps à cheval marchoient immédiatement devant et derrière. Ils arri-

1. La queue de cinq aunes, le chaperon avec bonnet carré, et le collier de l'Ordre. Voyez ci-après, p. 596, la relation du duc du Maine. Ces grands manteaux, à coqueluchons ou chaperons fort larges couvrant la tête, faisaient un bizarre effet (*Sourches*, tome II, p. 29, note 2, notre tome I, p. 512).

2. *De sa part* est en interligne.

3. Ce choix fut fait sur une liste des ducs qui se trouvaient à la cour. M. de la Trémoïlle, comme on l'a vu en 1701 (tome VIII, p. 369), avait déjà suivi Monsieur le Duc aux obsèques de Monsieur.

4. Il écrit : *court*.

5. Selon Desgranges le gouverneur, M. de la Noue (ci-après, p. 263), était en cinquième dans le carrosse du Roi, à la portière.

6. Le Roi avait voulu un homme de qualité, plutôt qu'un maître de la garde-robe, pour faire cette fonction. En 1686, il avait déjà profité de l'absence des deux maîtres de la garde-robe pour désigner Matignon, beau-frère du ministre Seignelay, et alors les ducs de la Trémoïlle et de Coislin avaient remplacé, comme parents, les ducs de Ventadour et de Richelieu, plus proches, et le duc de Duras, qui n'eût pas voulu suppléer son beau-frère Ventadour (*Sourches*, tome I, p. 467).

vèrent ainsi à l'hôtel de Conti, tout tendu de deuil[1]. Monsieur le Duc et le nouveau prince de Conti, accompagnés des ducs de Luxembourg et de Duras[2], qu'ils avoient invités comme parents[3], tous quatre en manteau long[4], tous quatre de front, tous quatre leur queue portée chacun par un gentilhomme en long manteau, reçurent le prince représentant à sa portière, lequel reçut les mêmes honneurs qu'on eût fait à la personne même du Roi[5], la queue du manteau du duc de la Trémoïlle toujours portée par un gentilhomme en manteau long[6]. L'abbé de Maulévrier, aumônier du Roi[7], en rochet, et lors en quartier, présenta le goupillon au prince représentant; un autre, mais le même[8], le présenta à Monsieur le Duc, à M. le prince de Conti et aux ducs de la Trémoïlle, de Luxembourg et de Duras. Les prières achevées, la conduite se fit comme la réception, le retour comme on étoit venu; M. de la Trémoïlle et M. d'Hautefort prirent congé de M. le duc d'Enghien dans la cour des Tuileries, d'où[9] chacun reprit son

1. Le cortège suivit les rues Saint-Nicaise, Saint-Honoré, du Roule, et le Pont-Neuf.

2. Le duc de Luxembourg était parent proche par les Montmorency (tome II, p. 37-38), et le duc de Duras, par sa grand-mère Bouillon, descendait de la fille aînée du connétable Anne, tante de Charlotte de Montmorency, princesse de Condé; de plus, sa mère, née Ventadour, était petite-fille d'une sœur cadette de la même duchesse de Bouillon.

3. Ci-après, p. 266.

4. Ci-après, p. 147 et 153, et ci-dessus, p. 143.

5. Ce sont les expressions mêmes de Dangeau. « Avec le même respect que Monsieur le Duc auroit pu recevoir le Roi, » dit Desgranges.

6. Ces manteaux avaient été apportés d'avance à l'hôtel. Celui du duc de la Trémoïlle n'avait qu'un pied environ de queue, et était soutenu par son écuyer; mais, quand on arriva à la chambre ardente, Monsieur le Duc obligea cet écuyer à quitter la queue, et Desgranges l'approuva, étant hostile à la prétention des ducs.

7. L'aumônier était l'abbé Turgot, agent général du clergé comme M. de Maulévrier, et désigné par le Roi lui-même. L'abbé de Maulévrier, qui fut nommé évêque d'Autun à la Pentecôte suivante, ne fera la fonction de l'eau bénite que pour le prince de Condé.

8. Est-ce le même goupillon? Voyez p. 596. — 9. *Et où* corrigé en *d'où*.

carrosse, et s'en alla chez[1] soi[2]. J'oublie de dire que, pendant cette eau bénite, d'autres gardes du corps et cent-suisses, avec leurs officiers, gardèrent et garnirent l'hôtel de Conti, comme il se pratique dans les maisons où le Roi va. Le même jour, huit archevêques ou évêques, en rochet et camail, députés par tous les prélats qui se trouvèrent à Paris[3], allèrent donner de l'eau bénite après que tous les gardes furent retirés. Le lendemain[4], Monsieur le Duc, M. le duc d'Enghien, M. le duc du Maine et M. le comte de Toulouse allèrent donner l'eau bénite, reçus par M. le prince de Conti[5], tous en long manteau, et, quelques heures après, le Parlement y fut aussi, et les autres cours supérieures[6]. M. le duc d'Orléans et les fils de France n'y furent point, comme n'étant pas de même rang[7]; mais[8] le cardinal de Noailles y fut à la tête du chapitre de Notre-Dame[9].

1. Les deux dernières lettres de la préposition *chez* corrigent des lettres illisibles, peut-être *cha[cun]*.

2. Le jeune duc d'Enghien, dit Desgranges, fit beaucoup d'honnêtetés à ceux qui avaient eu l'honneur de l'accompagner.

3. Le clergé était réuni en assemblée générale.

4. *Dangeau*, p. 346; *Sourches*, p. 278; *Mercure* de mars, p. 236.

5. Desgranges ne donne point ce détail. Les quatre princes prirent l'aspersoir des mains d'un simple héraut.

6. Chambre des comptes, Cour des aides, Cour des monnaies. Il n'y avait qu'une députation de chaque compagnie, conduite par le premier président. On trouve le procès-verbal de la cérémonie dans les registres de chacune d'elles.

7. Monseigneur et ses fils, étant à Versailles, se trouvaient dispensés de fait. Quant au duc d'Orléans, il n'eût voulu se rendre à l'hôtel de Conti qu'en envoyant d'avance son premier aumônier avec un prie-Dieu, comme cela s'était passé en 1646; les Condé en ayant manifesté de l'inquiétude, le Roi conseilla l'abstention, et Desgranges trouva ce *mezzo-termine* de dire que le prince n'était que pour quelques heures à Paris, et sans ses officiers.

8. Ce membre de phrase a été ajouté dans le blanc resté à la fin de l'alinéa, et en interligne.

9. Le vendredi 1er mars. Vinrent ensuite le prévôt des marchands, avec ses échevins, et le Grand Conseil; puis, le jour suivant, le bureau des trésoriers de France, les Cordeliers et Augustins du faubourg Saint-

Fripounerie débitée sur moi bien démentie.

Deux jours après cette eau bénite, je sus qu'il s'étoit débité que j'avois trouvé mauvais de n'avoir pas été nommé au lieu du duc de la Trémoïlle, et dit[1] qu'il y feroit quelque sottise faute de savoir; que ce propos avoit été tenu chez M. de Bouillon, à Versailles, en présence de M. de la Trémoïlle, qui sourit et s'en moqua, et qui, sur ce qu'on le lui soutint, tira quatre pistoles de sa poche, et fit taire en offrant le pari, que personne ne voulut accepter. Il leur demanda si eux-mêmes me l'avoient ouï dire, et les confondit. Cette justice et cette marque d'amitié me fut très sensible. J'étois en effet très éloigné de soupçonner M. de la Trémoïlle de se mal conduire, plus encore de le dire[2], et hors de portée de trouver mauvais que mon ancien[3] m'eût été préféré, quand même j'aurois eu envie de faire cette fonction; et je me sus bon gré de ma précaution avec Desgranges, que je répandis, et fis répandre par lui. Je[4] ne pus savoir qui l'avoit dit; mais, en général, je m'expliquai durement sur quiconque[5] : personne n'osa s'en fâcher.

Adresse trop orgueilleuse de Monsieur le Duc découverte et vaine*.

Le corps de M. le prince de Conti demeura quelques jours exposé chez lui en attendant que tout fût prêt à Saint-André-des-Arcs. Monsieur le Duc, ardent à empiéter d'adresse où il ne pouvoit de vive force, fit cependant insinuer par ses principaux domestiques, et par ceux de l'hôtel de Conti, aux amis du feu prince et aux siens ducs[6], que bien des gens alloient donner de l'eau bénite et

Germain, et les marguilliers de la paroisse. Les ambassadeurs étrangers n'ayant fait aucune démarche, on ne voulut point les y provoquer.

1. Et d'avoir dit.

2. Notre auteur se vantera ci-après, p. 373, de l'amitié du duc de la Trémoïlle.

3. Par ancienneté de pairie.

4. Cette dernière phrase a encore été ajoutée à la fin de l'alinéa.

5. *Quiconque* est en interligne, au-dessus d'*eux*, biffé.

6. A ses amis qui étaient ducs.

* Cette manchette est placée deux lignes trop loin, au haut de la page 792 du manuscrit.

prier Dieu quelque temps près du corps, que cette piété étoit une marque d'amitié qu'on s'étonnoit qu'ils n'eussent pas encore rendue, et que le manteau long étoit l'habit le plus décent pour ce devoir funèbre. Rien de si aisé à attraper que les ducs, ni de si hors de garde en tout et pour tout, malgré les expériences[1]. Le duc de Sully[2] et le duc de Villeroy donnèrent dans ce panneau, le maréchal de Choiseul aussi, et d'autres. Xaintrailles, premier écuyer de Monsieur le Duc, homme fort du grand monde et ami du duc de Villeroy[3], l'avoit tonnelé[4], et allégué l'exemple du duc de Sully; il me le conta, et que son père, piqué[5] au vif, ne verroit jamais Xaintrailles. La juste confiance en la facilité des ducs avoit fait commencer par eux pour venir après aux princes étrangers sur cet exemple; mais le bruit que fit le maréchal de Villeroy éventa la mèche, et arrêta tout tout court. Monsieur le Duc n'osa se fâcher, parce qu'au murmure se joignit le ridicule d'avoir tenté par là de[6] vouloir faire garder le corps de M. le prince de Conti[7]. Il y avoit un temps infini qu'il n'étoit mort de prince du sang : le dernier prince de Conti étoit mort à Fontainebleau, de la petite vérole qu'il avoit gagnée de Madame sa femme, en 1685, 9 novembre, à vingt-cinq ans, sans postérité[8]; Monsieur son père, à Pezénas, 11 février, en 1666[9],

1. On a déjà eu, à la mort de Mme d'Armagnac (tome XV, p. 333-336), trois pages sur cette « nouvelle usurpation des princes du sang. »
2. Ici, *Suilly*, ancienne forme, corrigé en *Sully*.
3. Tome XV, p. 134.
4. Tomes V, p. 104, XI, p. 422, etc. « M. du Metz.... avoit bien la mine de jouer.... le personnage des canards privés qui amènent les sauvages dans la tonnelle » (*Sourches*, tome III, p. 21). « *Tonneller* (comme l'écrit notre auteur) se dit aussi figurément pour dire faire donner, faire tomber quelqu'un dans le piège » (*Académie*, 1718).
5. L'initiale de *picqué* corrige un *et*.
6. Le *d* corrige un *v*.
7. Voyez, p. 142, note 2, ce que Desgranges a dit de cet incident.
8. Ce qui précède, depuis *9 nov.*, est ajouté en interligne.
9. Après avoir écrit : *en* 1666, en laissant un blanc pour le mois, il a, tout de suite, mis *11 février*, mais mal à propos, entre la

à trente-sept ans; Monsieur le Prince, 11 décembre 1686, à soixante-cinq ans[1], à Fontainebleau, où il étoit allé de Chantilly sur la petite vérole[2] de Mme la duchesse de Bourbon[3]. Cette garde, en effet, avoit été l'objet de Monsieur le Duc. Il se souvenoit que la Reine, les filles et les petites-filles de France étoient gardées par des duchesses et des princesses étrangères alternativement, et par des dames de qualité avec[4] les unes et les autres, où toutes se relevoient[5]; il se souvenoit aussi qu'à la mort de Mlle de Condé, sa sœur, en 1700, ils avoient essayé de la faire garder par des dames non titrées, dont presque aucune n'avoit voulu tâter, et qu'ils n'avoient osé le proposer aux titrées[6]; mais il ignoroit, ou il avoit oublié, que cette garde n'est que pour les princesses, et non pour les princes, pas même[7] pour les Rois, près du corps desquels il ne reste que leurs principaux officiers[8]. On se moqua donc du peu de dupes qui s'étoient laissé persuader, qui crièrent fort haut, et la chose en demeura là. Mais Monsieur le Duc n'en fut pas moins ardent à tenter des entreprises. Il imagina de faire porter le corps en carrosse : là-dessus,

Entreprises inutiles de Monsieur le Duc;

préposition et la date d'année, et a ajouté *à 37 ans*, qui suit, d'abord en marge, puis en interligne. Au lieu de la date *11*, il faut lire *21*.

1. Il a corrigé un premier *en* en *11 dec.*, et a ajouté en interligne *à 65 ans*.

2. Sur la nouvelle de la petite vérole.

3. Voyez ci-dessus, p. 45, et ci-après, p. 338-339.

4. *Avec* est en interligne, au-dessus d'un premier *avec* surchargeant des lettres effacées du doigt et biffé.

5. Voyez, dans notre tome I, p. 127, la mort de Mlle de Montpensier, et, p. 522, les obsèques de la Dauphine en 1690.

6. Il a été seulement parlé, dans notre tome VII, p. 233-238, de la convocation des duchesses de Saint-Simon et de Châtillon, comme parentes, au convoi de cette princesse.

7. *Mesmes*, au pluriel, dans le manuscrit.

8. Voyez les *Œuvres de Malherbe*, tome III, p. 62, et le *Journal de Dangeau*, année 1718, tome XVII, p. 287 et 289. Notre auteur avait noté l'incident de février 1709 dans son mémoire de 1711 (*Écrits inédits*, tome III, p. 76-77); le renouvellement, en 1718, des prétentions des princes du sang lui donnera l'occasion d'y revenir encore.

force discussions. Il n'y eut pas moyen d'y réussir; il s'en tira par la défense que le prince défunt avoit faite[1] de toutes les cérémonies qui se pouvoient supprimer[2] : c'étoit à quoi il auroit dû penser plus tôt[3]. Lorsqu'il vit qu'il falloit se réduire à l'usage ordinaire, il proposa nettement aux ducs qui seroient invités au convoi d'y être en manteau long. MM. de Luxembourg et de la Rocheguyon, amis intimes de feu M. le prince de Conti[4], et fort bien avec les princes du sang, le refusèrent encore plus net, dont Monsieur le Duc s'aigrit jusqu'à s'emporter avec menaces. Dépité de la sorte, et déjà un peu brouillé avec Madame sa sœur, il prit prétexte de se dispenser du convoi sur ce qu'un rhume empêchoit M. le prince de Conti de s'y trouver, et il y envoya M. le duc d'Enghien en long manteau. Personne ne fut invité; qui voulut, ducs et autres, se trouvèrent à l'arrivée du corps à Saint-André, mais en deuil sans manteau. Achevons tout de suite cette triste matière pour n'avoir pas à y revenir.

Forcé d'avouer et de donner des fauteuils aux ducs pareils au sien, au service du prince de Conti, où les évêques n'en purent obtenir.

On fit dans la même église un superbe service[5], où les

1. *Faittes*, au pluriel, dans le manuscrit. — 2. Ci-dessus, p. 141-142.

3. « Le prince avoit recommandé, par son testament, qu'on ne lui fît aucune cérémonie, et vouloit être enterré à la paroisse de Saint-André, où Mme la princesse de Conti sa mère est enterrée : sans quoi, il auroit été porté à Vallery. Il a été agité si on le porteroit à la paroisse à pied ou en carrosse; il a été jugé plus convenable de le porter à pied. » (*Desgranges*.) Nous avons vu ci-dessus, p. 80, que c'était un privilège pour les princes du sang de n'être pas portés à leur paroisse. Le *Mercure* de mars, qui donne le détail de ce transport (p. 240-242), dit (p. 207-208) qu'on n'avait jamais vu de convoi à pied.

4. Tome VII, p. 57 et 186.

5. Ces services d'obsèques, pour les princes du sang, ne se célébraient qu'au bout de quarante jours : notre tome VIII, p. 369. Celui du prince de Conti eut lieu le 21 juin. On en a la relation, non seulement dans le registre de Desgranges, mais dans les *Mémoires du baron de Breteuil*, ms. Arsenal 3863, p. 440-445, dans la *Gazette*, p. 312, dans le *Mercure* de juillet, et dans une impression à part qui forme, avec le texte de l'oraison funèbre, un volume in-douze de la librairie Raymond Mazières. A l'édition de l'oraison funèbre elle-même on joignit une estampe de la décoration de l'église.

évêques et les parents seuls furent invités par la famille[1], mais[2] où tout abonda[3]. Un prélat[4] officia; le P. Massillon, de l'Oratoire, depuis évêque de Clermont[5], fit une admi-

1. « Le 21 juin, il a été fait un service à l'église de Saint-André-des-Arcs. Mme la princesse de Conti en a fait la dépense et a ordonné de toutes choses. Il y avoit une représentation faite par Berain. Elle y a fait inviter par des gentilshommes les parents, qui y sont venus en manteaux, et les parentes en mantes. Tout le monde a été placé par un gentilhomme à elle, et il y en avoit à la porte pour connoître ceux qui devoient entrer. On avoit ôté la séparation du chœur avec la nef. Monsieur le Duc, M. le duc d'Enghien et M. le prince de Conti, fils du défunt, étoient dans des fauteuils au milieu, à l'opposite de la chaire du prédicateur. Les ducs et pairs, les parents et autres gens de qualité étoient à côté d'eux. Mme la princesse de Conti douairière, femme de M. le prince de Conti l'aîné, et les deux princesses filles du défunt pour lequel se faisoit le service étoient à découvert dans une loge au-dessus des sièges des princes, et il y avoit plusieurs autres semblables loges entre les piliers, remplies de dames de qualité : en sorte que cette église ressembloit plus à une salle d'opéra qu'à une église. » (*Desgranges.*) *Les Mémoires de Sourches* disent (p. 359-360) qu'il y avoit une tribune pour les ambassadeurs étrangers, au-dessus de celle des dames parentes et dominant les évêques. Quatre de ceux-ci, dont était Monsieur de Fréjus, aidèrent le célébrant à l'absoute, et la cérémonie ne fut terminée qu'à trois heures et demie. Le fils du défunt avait demandé à l'Académie des inscriptions de vouloir bien préparer les inscriptions et les légendes des médaillons qui figuraient dans la décoration de l'église. Nous avons aux Archives nationales, à côté du testament du prince (K 543, n° 66), l'acte d'inhumation du 6 mars, où assistèrent les domestiques qui suivent : Alexandre Milon, maître des requêtes et chef du Conseil; Antoine-André de Marège, capitaine des gardes; Charles de Bérout ou Beroulte, gentilhomme ordinaire de la chambre; François de Sallevert, écuyer ordinaire; Jean-François de Billy, autre gentilhomme ordinaire; Hiérôme le Picart de Mainnecourt, secrétaire des commandements, et Pierre Baugé, trésorier. Coustou l'aîné fut chargé d'élever un monument funéraire, dont le faste contrasta avec la sépulture toute simple d'Anne-Marie Martinozzi.

2. Ces quatre mots ont été ajoutés en interligne.

3. L'assistance, abondante, était de toutes les classes.

4. L'archevêque de Narbonne, M. de la Berchère, ancien aumônier du Roi.

5. Jean-Baptiste Massillon, né à Hyères le 24 juin 1663, entré dans la congrégation de l'Oratoire en 1681, et parvenu à la direction du

rable oraison funèbre[1]. Monsieur le Duc, M. le duc d'Enghien et M. le prince de Conti firent le deuil[2]. Les évêques [Add. SᵗS. 860] se formalisèrent de n'avoir point de fauteuils : ils se fondoient sur ce qu'ils étoient dans l'église ; ils ne se vouloient point souvenir des exemples de la même prétention dans les derniers temps, qui n'a pas été admise, si ce n'est pour les évêques-pairs, mais hors de rang d'avec le clergé, et à part. Néanmoins, après quelques mouvements, les évêques demeurèrent sur leurs formes[3]. La règle est constante que personne en ces cérémonies n'a que le même traitement qu'il auroit chez le prince dont on fait les obsèques, s'il étoit vivant[4]. Par cela même, les ducs y devoient avoir

séminaire, se consacra à la prédication avec un grand succès, fut nommé évêque de Clermont le 6 novembre 1717, reçu à l'Académie française le 23 février 1719, et mourut dans son diocèse le 28 septembre 1742. L'oraison funèbre de M. de Conti était son début dans ce genre d'éloquence.

1. « Elle fut fort louée, et méritoit fort de l'être, » dit Dangeau (p. 451). « Très forte et très éloquente, » disent les *Mémoires de Sourches* (p. 360) ; mais l'annotateur a ajouté : « On la trouva un peu trop longue, car elle dura une heure et demie, et, en même temps, quoique, à la prendre en gros, tout le monde la trouva belle, on ne laissa pas de la critiquer dans le détail. » On prétendit qu'elle avait été préparée sur des notes de Lassay. Un exemplaire de la Bibliothèque nationale (Ln[27] 4828) porte des observations manuscrites sur la forme et sur le fond. — Nous avons aussi une oraison funèbre prononcée dans les domaines de Languedoc, au diocèse d'Alais, par le curé de Saint-Pierre de Tornac. L'ode x du livre II des poésies de J.-B. Rousseau, sur cette mort, est considérée comme une des meilleures de l'auteur :

Conti n'est plus ! O ciel ! ses vertus, son courage,
La sublime valeur, le zèle pour le Roi
N'ont pu le garantir, au milieu de son âge,
De la commune loi....

2. *Deuil* « signifie aussi les parents qui assistent aux funérailles » (*Académie*, 1718).

3. *Forme*, « banc garni d'étoffe et rembourré » (*Académie*, 1718). Voyez notre tome IX, p. 412.

4. Desgranges dit : « Les évêques étoient dans des stalles du côté de l'épître. Ils faisoient difficulté d'y venir dans ces stalles, prétendant

des fauteuils en tout pareils à ceux des princes du sang[1]. [Add. S^tS. 861] Monsieur le Duc, toujours entreprenant, les avoit tous supprimés : il ne s'en trouva que trois pour les trois princes du deuil, et une forme joignant[2] le dernier fauteuil, et plusieurs autres formes[3] de suite. Les premiers arrivés s'en aperçurent, et s'en plaignirent tout haut : Monsieur le Duc fit la sourde oreille. Bientôt après, M. de Luxembourg, la Meilleraye et la Rocheguyon arrivèrent : ils lui en parlèrent; il s'excusa sur ce qu'il n'y avoit point de fauteuils, et qu'il ne savoit où en prendre. Sur quoi, ces trois ducs lui déclarèrent qu'ils alloient donc sortir avec tous les autres. Cette prompte résolution étonna Monsieur le Duc. Il ne s'y étoit pas attendu : il vouloit faire un exemple par adresse; mais, de refuser les fauteuils, il le sentit insoutenable. Il protesta qu'il n'avoit jamais imaginé de ne leur pas donner des fauteuils, qu'il ne savoit comment faire; puis, voyant que ces Messieurs lui faisoient déjà la révérence pour se retirer, il les arrêta, et dit qu'il falloit pourtant trouver moyen de les satisfaire. Alors la ruse parut tout[4] entière : sur-le-champ il vint des fauteuils par derrière. Monsieur le Duc fit excuse de ce qu'il ne s'en trouvoit pas assez pour tous les ducs, et, par composition, on en mit un joignant celui[5] de M. le prince de Conti, tout pareil au sien et sur même ligne, et quatre ou cinq autres de suite, puis tant qu'il y en eut[6], d'espace en espace, et un pour le dernier duc, afin que tout ce qui étoit entre-deux fût réputé fauteuil, et tous

qu'ils devoient avoir des sièges égaux à ceux des princes. Cette prétention me paroît sans fondement : il suffit qu'en ces occasions ils soient dans le sanctuaire sur des formes, qu'il n'y avoit pas de place (*sic*) au sanctuaire. » Nous verrons les prélats « usurper » fauteuils et carreaux aux obsèques du duc de Berry.

1. Comme en 1686 : Addition au *Journal de Dangeau*, tome I, p. 435.
2. Le *j* surcharge une *s* qui était de trop à la fin de *formes*.
3. La première lettre de *formes* corrige un *D*.
4. Ici, *tout* est bien adverbial, sans accord.
5. Avant *celuy*, il a biffé *M. le*.
6. Ces neuf derniers mots ont été ajoutés en interligne.

les ducs y être assis[1]. On vit ainsi qu'il y en avoit en réserve pour une dernière nécessité, dont, outre l'entreprise manquée, Monsieur le Duc fut outré[2]. Qui que ce soit n'eut là de manteau long que les princes du deuil et leurs maisons[3] : aussi n'osèrent-ils le proposer à personne après ce qui s'étoit passé là-dessus lors du convoi[4]. Les princes étrangers se tinrent adroitement à l'écart, pour ne rien perdre et ne se point commettre[5]. Je me suis étendu sur ces obsèques pour faire voir que, quelque grand, solide et

1. Et tous les ducs réputés avoir des fauteuils.

2. « On avoit mis des sièges à dos joignant les fauteuils des princes du sang; les ducs, qui ont accoutumé d'en avoir chez les princes du sang, s'en sont plaints, et on leur a mis quelques fauteuils. Les parents invités, les autres personnes de qualité, et généralement tout le monde étoit placé sur des bancs. Je ne parle point d'un tempérament que Mme la princesse de Conti avoit trouvé, qui étoit de mettre seulement des sièges à dos pour les princes et pour les ducs, et en effet elle les avoit fait mettre; mais, quand Monsieur le Duc le sut, il voulut des fauteuils pour lui et pour les deux autres princes : ce qui fit que les ducs en voulurent aussi, de manière qu'on mit pour eux quelques fauteuils, ainsi que je viens de le dire; mais cela ne doit pas être une règle. Monsieur le Duc n'étoit point chez lui; il étoit à Saint-André-des-Arcs, où le curé étoit censé lui donner, et aux princes, des fauteuils. Personne ne pouvoit trouver mauvais qu'il eût pour eux ce respect; pour tout le reste, clergé, ducs, noblesse, il ne devoit y avoir que des formes. Mme la princesse de Conti, qui étoit dans une tribune à découvert, n'avoit qu'une forme. » (*Desgranges.*) Les *Mémoires de Sourches* disent (p. 359) : « D'abord il y eut une petite difficulté. On n'avoit mis des fauteuils que pour les princes du sang; mais les ducs prétendirent en avoir aussi, et les ducs de Luxembourg et de la Meilleraye se députèrent eux-mêmes pour aller parler au duc de Bourbon, qui leur accorda ce qu'ils demandoient. Ainsi on donna deux ou trois fauteuils pour les ducs, ne s'en étant pas trouvé assez pour en donner à tous ceux qui y étoient; mais c'en étoit assez pour conserver le droit du corps. » On retrouve une première rédaction de notre auteur dans le mémoire fait par lui en 1711 (*Écrits inédits*, tome III, p. 152-153).

3. Tome XV, p. 334-336.

4. Ci-dessus, p. 149.

5. « Le duc du Maine ne s'y trouva point à cause de la maladie de son fils, le comte de Toulouse s'en excusa à cause de son indisposition, le comte de Charolois étoit encore trop petit » (*Sourches*, p. 359, note 1).

juste que soit le rang des princes du sang, ils en veulent encore davantage, et n'épargnent ni ruses ni violences pour usurper : en quoi ils ont réussi, et depuis, sans cesse, à se faire des droits de leurs usurpations[1].

Rencontre en même pensée fort singulière entre le duc de Chevreuse et moi. Origine des conseils, mal imités, établis* à la mort de Louis XIV.

Cependant tout périssoit peu à peu, ou plutôt à vue d'œil : le Royaume entièrement épuisé, les troupes point payées, et rebutées d'être toujours mal conduites, par conséquent toujours malheureuses; les finances sans ressource; nulle[2] dans la capacité des généraux ni des ministres; aucun choix que par goût et par intrigue; rien de puni, rien d'examiné, ni de pesé; impuissance égale de soutenir la guerre et[3] de parvenir à la paix; tout en silence, en souffrance; qui que ce soit qui osât porter la main à cette arche chancelante et prête à tomber[4]. Je m'étois souvent échappé sur tous ces[5] désordres entre les ducs de Chevreuse et de Beauvillier, et encore plus sur leurs causes. Leur prudence, leur piété rabattoit mes plaintes, sans pourtant les détruire. Accoutumés au genre de gouvernement qu'ils avoient toujours vu, et auquel ils avoient part, je mettois des bornes à ma confiance[6] sur les remèdes que je pensois depuis longtemps. J'en étois si rempli, qu'il y avoit des années que je les avois jetés sur le papier, plutôt pour mon soulagement et pour me prouver à moi-même leur utilité et leur possibilité, que dans l'espérance qu'il en pût jamais rien réussir. Ils n'avoient jamais vu le jour, et je ne m'en étois laissé entendre à

1. C'est aussi un exemple de la « débonnaireté » des ducs à « se laisser submerger, » comme il l'avait dit dans le mémoire de 1711, p. 191.

2. Nulle ressource.

3. La préposition *et* est en interligne, au-dessus de *ny*, biffé.

4. Allusion à l'histoire du lévite Oza, qui, voyant l'arche d'alliance sur le point de tomber, y porta la main, et fut frappé de mort en punition de sa témérité (*Rois*, livre II, chap. VI).

5. *Ses* corrigé en *ces*.

6. Je ne m'ouvrais pas entièrement à eux.

* *Establis* a été ajouté en interligne.

personne, lorsque, une après-dînée, le duc de Chevreuse vint chez moi, dans l'appartement de feu M. le maréchal de Lorge, que j'occupois[1], et monta tout de suite dans un petit entresol à cheminée dont je faisois mon cabinet, et qu'il connoissoit fort. Il étoit plein de la situation présente : il m'en parla avec amertume, il me proposa de chercher des remèdes. A mon tour, je l'en pressai; je lui demandai s'il en croyoit de possibles, non que je tinsse[2] les choses désespérées, mais bien les obstacles invincibles C'étoit[3] un homme qui espéroit toujours, et qui vouloit toujours marcher en conséquence : je dis marcher, mais à part soi. Cette manière satisfaisoit son amour du raisonnement, et ne faisoit pas violence à sa prudence, si à sa politique[4]. C'étoit cela même qui me dégoûtoit : je haïssois les châteaux en Espagne et les raisonnements qui ne pouvoient aboutir à rien; je voyois manifestement l'impossibilité d'un gouvernement sage et heureux tant que le système présent dureroit; je sentois toute celle d'aucun changement là-dessus, par l'habitude du Roi et l'opinion qu'il avoit prise que la puissance des secrétaires d'État étoit la sienne, ainsi que du contrôleur général : par conséquent, impossibilité de la borner, ni de la partager, ni de lui persuader qu'il pût sûrement admettre dans son Conseil personne qui ne fît preuves complètes de roture, et de nouveauté même, excepté le seul chef du conseil des finances[5], parce que rien ne dépendoit de lui. Ce que j'avois donc fait là-dessus autrefois pour ma satisfaction seule, je l'avois condamné aux ténèbres, et regardé comme la république de Platon[6]. Ma surprise fut donc grande lors-

1. Nous le verrons bientôt obligé de céder cet appartement après la disgrâce de Chamillart.

2. *Tins*, dans le manuscrit.

3. Comparez le portrait qu'il fera de ce duc à sa mort, en 1712 (suite des *Mémoires*, tome IX de 1873, p. 381-382).

4. Si elle faisait violence à sa politique.

5. C'est le duc de Beauvillier, comme il a été dit plusieurs fois.

6. Platon, né vers 427, avait été disciple de Socrate, puis avait

que M. de Chevreuse, s'ouvrant de plus en plus avec moi, se mit à déployer les mêmes idées que j'avois eues. Il aimoit à parler, et il parloit bien, avec justesse, précision et choix[1]; on aimoit aussi fort à l'entendre. Je l'écoutois donc avec toute l'attention de voir en lui mes pensées, mon dessein, mon projet, dont je l'avois toujours cru, lui et M. de Beauvillier, si éloignés, que je m'étois bien gardé de m'en expliquer avec eux quelle que fût ma confiance en eux sans réserve, et la leur en moi, parce que je comptois[2] sur l'inutilité de heurter de front leur habitude, tournée en persuasion, et de plus avec l'impossibilité de s'en jamais pouvoir promettre quoi que ce fût avec le Roi. M. de Chevreuse parla longtemps, développa son projet, et me récita tout le mien, à si peu de choses près, et si peu considérables, que j'en demeurai stupéfait[3]. A la fin, il s'aperçut de mon extrême surprise; il voulut me faire parler à mon tour sur ce qu'il proposoit, et je ne répondois que monosyllabes, absorbé que j'étois dans la singularité que j'éprouvois. A son tour, la surprise le saisit : il étoit accoutumé à ma franchise, à m'entendre répandre[4] avec lui, et se voir, si je l'ose dire avec tant de différences entre nous, louer, approuver, ou disputer et reprendre, car les deux beaux-frères me souffroient tout cela. Il me voyoit morne, silencieux, concentré. « Mais parlez-moi donc, me dit-il enfin; à qui en avez-vous donc aujourd'hui? Franchement, est-ce que je dis des sottises? » Alors, je

voyagé en Égypte et en Sicile, avant de revenir enseigner à l'Académie; il mourut vers l'an 347 ou 348 avant J.-C. Dans les dix livres de son traité *De la République*, on trouve le tableau d'un état idéal, basé sur la philosophie, la justice, l'égalité des conditions, et sur l'utopie d'un communisme presque intégral.

1. Déjà dit dans le tome XV, p. 403-404. — 2. Il a écrit : *contois*.

3. Dans la *Correspondance de Fénelon* (tome I, p. 289-293), il y a une lettre du duc de Chevreuse au prélat, datée précisément du commencement de 1709, où il apprécie la valeur des divers membres du Conseil, Pontchartrain, Chamillart, Torcy, Beauvillier, Desmaretz.

4. M'épancher en discours confidentiels.

n'y pus plus tenir, et, sans répondre une parole, je tire une clef de ma poche, je me lève, j'ouvre une armoire qui étoit derrière moi, j'en tire trois fort petits cahiers écrits de ma main[1], et, en les lui présentant : « Tenez, Monsieur, lui dis-je[2]; voyez d'où vient ma surprise et mon silence. » Il lut, puis parcourut, et trouva tout son plan : jamais je ne vis homme si étonné, ou plutôt jamais deux hommes ne le furent l'un après l'autre davantage. Il vit toute la substance de la forme de[3] gouvernement qu'il venoit de me proposer; il vit les places des conseils remplies de noms dont quelques-uns étoient morts depuis; il vit toute l'harmonie de leurs différents ressorts, et celle des ministres de chacun des conseils; il vit jusqu'au détail des appointements, avec la comparaison de ceux des ministres effectifs du Roi[4]. J'avois formé les conseils de ceux que j'y avois crus les plus propres, pour me répondre à moi-même à l'objection des sujets, et j'avois mis les appointements pour me répondre à celle de la dépense, et la comparer à celle du Roi[5] pour le sien. Ces précautions ravirent M. de Chevreuse; les choix lui plurent presque tous, et la balance aussi des appointements. Lui et moi fûmes longtemps à nous[6] remettre de notre surprise réciproque; après, nous raisonnâmes, et, plus nous raisonnâmes, plus nous nous trouvâmes parfaitement d'accord, si ce n'est

1. Les « trois fort petits cahiers » que Saint-Simon dira plus loin se trouver parmi les Pièces justificatives des *Mémoires* paraissent ne plus subsister dans ses papiers; mais, modifiées sous l'influence du duc de Chevreuse, et surtout de Fénelon, ses premières idées furent sans doute le canevas des *Projets de gouvernement du duc de Bourgogne*, rédigés après la mort du prince, et qui ont été publiés en 1860 par feu M. Paul Mesnard.

2. Il a écrit, par mégarde : *dije*.

3. *Du* corrigé en *de*.

4. Voyez ce tableau dans les *Projets*, p. 84, et les observations de l'éditeur, p. 237-239.

5. Avant *Roy*, Saint-Simon a biffé *feu Roy pour le*.

6. *Me* corrigé en *ns*.

que j'avois plus approfondi et dressé plus exactement toutes les parties du même plan. Il me conjura de le lui prêter pour quelques jours; il vouloit l'examiner à son loisir. Huit ou dix jours après, il me le rendit. Lui et M. de Beauvillier en avoient fort raisonné ensemble. Ils n'y trouvèrent presque rien à changer, et encore des bagatelles; mais la difficulté étoit l'exécution : ils la jugèrent impossible avec le Roi, ainsi que je l'avois[1] toujours cru. Ils me prièrent instamment de le conserver avec soin pour des temps auxquels on pourroit s'en servir, qui étoient ceux de Mgr le duc de Bourgogne. On verra dans la suite que ce projet fut la source d'où sortirent les conseils, mais très informes et mal digérés, lors de la mort du Roi, comme ayant été trouvés dans la cassette de Mgr le duc de Bourgogne à sa mort. Toutes ces choses s'expliqueront en leur temps[2]. On trouvera parmi les Pièces[3] ces mêmes conseils, tels que je les montrai[4] à M. de Chevreuse, que M. de Beauvillier vit avec lui, car parler à l'un, c'étoit parler à l'autre, et qui, avec le temps, allèrent jusqu'à Mgr le duc de Bourgogne. S'il eût été question de les exécuter, j'y aurois changé différentes choses, mais rien[5] pour le fonds et l'essentiel, et cette exécution auroit eu lieu, si ce prince avoit régné, ainsi que plusieurs autres.

Péril secret du duc de Beauvillier. Harcourt manque à coup près* d'entrer au Conseil.

Tandis que nous raisonnions de la sorte, le duc de Beauvillier couroit un grand et imminent danger. Il n'en avoit pas le plus léger soupçon; ce fut merveilles comme je l'appris, et comment il fut paré si à propos, qu'il n'y avoit pas une heure à perdre. Mme de Maintenon s'étoit enfin vengée d'avoir vu son crédit obscurci et le duc de Vendôme

1. Ayant d'abord écrit : *j'avois*, il a ajouté *l* en interligne, mais sans mettre *e* après *j*.

2. Éd. 1873, tomes XI, p. 248-249, et XII, p. 213 et 224-225.

3. Ci-dessus, p. 157, note 1.

4. L'initiale de *monstray* corrige un *d*.

5. La dernière lettre de *rien* surcharge des lettres illisibles.

* On peut signaler cette locution, qui n'était pas admise par *l'Académie*, dans les *Œuvres de Retz*, tomes I, p. 165, et II, p. 694, et ailleurs encore.

triompher d'elle en triomphant de Mgr le duc de Bourgogne, qu'elle avoit entrepris vainement alors de soutenir : peu à peu elle avoit repris le dessus, elle l'avoit fait reprendre à Mme la duchesse de Bourgogne, et par conséquent à Mgr le duc de Bourgogne ; elle avoit éreinté Vendôme, elle avoit fait qu'il ne serviroit plus, et l'avoit fait déclarer[1]. Dès là[2], tous ses particuliers avec le duc de Beauvillier avoient cessé : la matière étoit tarie ; il n'y avoit plus à se consulter et à prendre des mesures de concert. J'ai remarqué que ce rapprochement n'avoit jamais été que sur ce seul point et par la seule nécessité, que la rancune subsistoit dans le cœur de la fée, qui ne pouvoit pardonner au duc de s'être maintenu malgré elle, et qu'elle[3] voulut toujours depuis regarder en ennemie, toujours attentive aux moyens de le perdre. J'ai aussi remarqué[4] que, dans ces mêmes temps, Harcourt, un peu refroidi avec elle, étoit revenu de Normandie à Fontainebleau, et avoit trouvé les moyens que j'ai expliqués de se raccrocher avec elle plus confidemment que jamais : il sut en profiter. Mme de Maintenon reprit ses anciennes idées ; elle travailla de nouveau[5] à faire entrer Harcourt dans le Conseil : c'étoit y mettre sa créature, et elle n'y en avoit plus depuis qu'elle regardoit Chamillart comme un homme qui lui avoit manqué en tout par le mariage de son fils, par le retour de Desmaretz, par sa partialité pour Vendôme, enfin par ce projet si avancé de la reprise de Lille par le Roi en personne et sans elle[6]. Elle le vouloit

1. Ci-dessus, p. 28-30.

2. « *Là* se met quelquefois à la suite des prépositions *dès* et *jusques*, et il devient alors adverbe de temps, et signifie dès lors, dès ce temps-là... : *Dès-là ils se brouillèrent....* *Dès-là* signifie aussi cela étant : *C'est votre père, et dès-là vous lui devez le respect....* » (*Académie*, 1718.)

3. La correction et le sens demanderaient *qui le*.

4. Tome XVI, p. 252-258.

5. Les mots *de nouveau* ont été ajoutés en interligne.

6. Ci-dessus, p. 1 et 25.

perdre, et Harcourt dans le Conseil seroit bien plus fort à l'y servir ; elle vouloit se défaire du duc de Beauvillier, et Harcourt dans le Conseil n'avoit qu'à lui succéder de plain-pied, et avoit double intérêt à le détruire. Mme de Maintenon n'attendit pas ce secours ; elle travailla en même temps à chasser Beauvillier et à placer Harcourt. Son labeur fut heureux : je n'ai[1] pas su si la chute de l'un fut promise, et je ne veux donner pour certain que ce qui l'est, quoique[2] ce qui arriva me l'ait[3] fait croire ; mais, l'entrée du Conseil pour Harcourt, le Roi en donna sa parole. Ce ne fut pas sans peine : la même raison de l'exemple et des concurrents qui l'avoit déjà empêché une fois[4] s'y opposoit encore celle-ci, quoique avec la considération de M. de la Rochefoucauld de moins, de la situation duquel je parlerai bientôt[5]. La parole donnée, ou plutôt arrachée, le comment embarrassa le Roi, qui, par la même raison des concurrents[6], ne voulut pas faire Harcourt ministre en le déclarant, et aima mieux le contour[7] et le masque du hasard. Pour cela, il fut convenu que, pendant le premier conseil d'État, Harcourt, averti par Mme de Maintenon, se trouveroit comme fortuitement dans les antichambres du Roi ; que, à propos des choses d'Espagne, le Roi proposeroit de consulter Harcourt, et tout

1. *Ne* corrigé en *n'ay*.
2. *Quoyque* est en interligne, au-dessus de *mais*, biffé.
3. Le mot *ait* est en interligne, au-dessus d'un *e* biffé et remplacé par l'apostrophe après la lettre *l*.
4. En 1702 : tome X, p. 44-46.
5. Ci-après, p. 328.
6. Dangeau dit, le 25 février (p. 344-345) : « Le Roi tint le conseil de dépêches,... et, avant que d'y entrer, il fut assez longtemps enfermé avec le maréchal d'Harcourt. Il lui donna encore une audience en sortant de table.... Les deux audiences du maréchal d'Harcourt dans le même jour font raisonner les courtisans. » Il indique encore d'autres entretiens les 9, 14 et 24 mai (p. 411, 414 et 422) ; mais le sujet en devait être les opérations futures de l'armée d'Alsace, que le maréchal allait commander.
7. Emploi relevé dans notre tome III, p. 114.

de suite feroit regarder si, par hasard, il n'étoit point quelque part dans les pièces voisines; que, s'y trouvant, il le feroit appeler; qu'il lui diroit tout haut un mot sur ce qui le faisoit mander, et tout de suite lui commanderoit de s'asseoir : ce qui étoit le faire ministre d'État, le retenir en ce conseil, et l'y faire toujours entrer après[1]. On a vu, à l'occasion de la disgrâce du maréchal de Villeroy, en quelle intime liaison j'étois avec son fils et sa belle-fille[2]. On a vu ailleurs[3] sur quel tour d'intimité le duc de Villeroy étoit avec Mme de Caylus, de l'exil de laquelle il avoit été cause, son retour, l'affection tendre pour elle de Mme de Maintenon, et la liaison intime d'Harcourt avec Mme de Caylus, sa cousine germaine, et qui entra et servit en tant de choses Harcourt auprès de Mme de Maintenon. Le secret de l'entrée d'Harcourt au Conseil étoit extrême, et infiniment recommandé par le Roi : soit[4] imprudence, confiance, jalousie pour son père[5] quoique en disgrâce, quoi que ce fût, je le sus sur le point de l'exécution, et la manière dont elle se devoit faire. J'ouïs en même temps quelques mots louches sur le duc de Beauvillier, dont le duc de Villeroy n'ignoroit pas, avec toute la cour, que je ne fusse comme le fils. Je ne perdis pas un instant : les moments étoient chers. Je quittai le duc et la duchesse de Villeroy le plus tôt qu'il me fut possible, sans leur rien montrer; je gagnai ma chambre, et sur-le-champ j'envoyai un ancien valet de chambre que tout le monde me connoissoit[6], et qui étoit entendu, chercher

1. Voyez notre tome V, appendice I, sur le conseil d'État d'en haut, p. 455-456.
2. Tomes X, p. 413, et XIV, p. 309. Le duc a fait partie du conseil de famille de Saint-Simon en 1694 (tome II, p. 140, note 2).
3. Tomes XII, p. 410-411, et XIV, p. 276-279.
4. L'initiale de *soit* surcharge *f[e]*. — 5. Le maréchal de Villeroy.
6. Sans doute le même Bretonneau, qu'il avait « presque de son enfance, » et qui l'accompagna dans la journée de Nerwinde (tome I, p. 249). Il est appelé Pierre Berthonneau dans un acte de 1702 cité au tome X, p. 598. Sans doute encore c'est lui qu'il dira, en 1722

M. de Beauvillier partout où il pourroit être, et il n'alloit guères[1], le prier de venir sur-le-champ chez moi, et que je[2] lui dirois ce qui m'empêchoit d'aller chez lui : c'est que je ne voulois pas y aller au sortir de chez ceux d'avec qui je sortois, et que, sans grande précaution, tout se sait dans les cours. En moins de demi-heure, M. de Beauvillier arriva, assez inquiet de mon message. Je lui demandai s'il ne savoit rien ; je le tournai[3], moins pour le pomper[4], car je n'en avois pas besoin avec lui, que pour lui faire honte de son ignorance, qui si souvent l'avoit jeté dans des panneaux et des périls, et pour le persuader mieux après de ce que je voulois qu'il fît. Quand je l'eus bien promené sur son ignorance[5], je lui appris ce que je venois de savoir. Mon homme fut interdit ; il ne s'attendoit à rien moins. Je n'eus pas peine à lui faire entendre que, quand bien même son expulsion ne seroit pas résolue, l'inclusion[6] d'Harcourt en étoit le cousin germain[7] et le préparatif certain, qui, appuyé de Mme de Maintenon sans mesure, mal avec[8]

(tome XIX, p. 6-7), avoir connu le cardinal Dubois du temps qu'il accompagnait son maître à la Trappe.

1. Il ne sortait guère de chez lui.

2. Ce pronom a été ajouté en interligne.

3. *Tournay* est en interligne, au-dessus d'un premier *tournay*, biffé. Voyez ci-dessus, p. 105, un autre emploi de ce verbe.

4. « Se dit au figuré pour dire faire ses efforts pour faire parler quelqu'un et pour lui arracher ce qu'il pense. *Il est si taciturne, qu'il faut toujours pomper avec lui pour le faire parler.* » (*Académie*, 1718.) On trouve la même expression, que Saint-Simon a employée plusieurs fois, dans les *Mémoires du marquis d'Argenson*, tome I, p. 98, etc.

5. Le *Dictionnaire de l'Académie* ne donnait pas cet emploi de *promener*. Littré (7°) cite l'exemple suivant de Molière (*Amphitryon*, acte III, sc. I) :

> Ma jalousie à tout propos
> Me promène sur ma disgrâce.

6. Mot déjà relevé dans notre tome XV, p. 400, manchette. Il manque toujours dans le *Dictionnaire de l'Académie*.

7. A relever cet emploi un peu singulier de *cousin germain*, au figuré.

8. *Mal* surcharge *av*, et *avec* a été ajouté en marge à la fin de la ligne.

Torcy, lié au Chancelier, domineroit sur les choses de la guerre, sur celles d'Espagne, et de là sur les autres affaires étrangères, et sur celles des finances, avec la grâce de la nouveauté, l'audace qui lui étoit naturelle, et le poids que lui donnoient sa naissance[1], ses établissements et les emplois par lesquels il avoit passé. Après force raisonnements, il fallut venir au remède, et le temps pressoit, à vingt-quatre heures près, au[2] moins. Il n'en trouvoit qu'à attendre, à se résigner, à se tenir en la main de Dieu, à se conduire au jour le jour, puisqu'il n'y avoit pas de temps assez pour parer cette entrée, qu'il conçut pourtant fort bien être sa sortie, ou en être au moins le signal. Il m'avoua que, depuis quelques jours, il trouvoit le Roi froid et embarrassé avec lui, à quoi jusqu'alors il m'avoua aussi qu'il avoit donné peu d'attention, mais dont alors la cause lui fut claire. Je pris la liberté de le gronder de sa profonde ignorance de tout ce qui se passoit à la cour[3], et de cette charité mal entendue qui tenoit ses yeux et ses oreilles de si court, et lui si renfermé dans une bouteille[4]. Je lui rappelai ce que je lui avois dit et pronostiqué, dans les bas des jardins de Marly, sur la campagne de Mgr le duc de Bourgogne, la colère où il s'en étoit mis, et les événements si conformes à mes pronostics[5]. Enfin, j'osai lui dire qu'il s'étoit mis en tel état avec le Roi, par ne vouloir s'avantager de rien, qu'il ne tenoit[6] plus à lui que par l'habitude de ses entrées, comme un garçon bleu, mais que, puisqu'il y tenoit encore par là, il falloit du moins qu'il en tirât les avantages dans la situation pressante où il se trouvoit. Il me laissa tout dire, ne se fâcha point, rêva un peu quand j'eus fini, puis sourit, et me dit avec

1. L'initiale de *naissance* surcharge une *s* et une seconde lettre.
2. *Au* est en interligne, au-dessus d'*à*, biffé.
3. Comme l'année précédente, à propos des cabales contre le duc de Bourgogne, qu'il va rappeler.
4. Locution relevée au tome XIII, p. 218.
5. Tome XVI, p. 6-20 et 240.
6. Le commencement de *tenoit* surcharge une autre lettre.

confiance : « Eh bien! que pensez-vous donc qu'il y eût à faire? » C'étoit où je le voulois. Alors, je lui répondis que je ne voyois qu'une chose unique à faire, laquelle étoit entre ses mains, et du succès de laquelle je répondrois bien, au moins pour lui, s'il vouloit prendre sur lui de la bien faire, si même elle n'empêchoit Harcourt d'entrer au Conseil. Alors, je lui proposai d'user de la commodité de ses entrées, de prendre le Roi, le lendemain matin, seul dans son cabinet, et là, de lui dire qu'il étoit informé que M. d'Harcourt devoit entrer au Conseil, et la façon dont il y devoit être appelé; qu'il n'entroit point dans les raisons du Roi là-dessus, qu'il n'en craignoit que son importunité[1] par le mépris public que M. d'Harcourt faisoit de ses ministres, qui n'étoit pas ignoré de S. M., l'ascendant qu'il voudroit prendre sur tous, et qu'aucun n'aimeroit à endurer, et l'embarras sur les affaires étrangères par sa rupture particulière avec Torcy; qu'il croyoit être obligé de dire cela à S. M., mais, pour son regard à soi, avec une entière indifférence; qu'en même temps il n'en pouvoit avoir sur une chose qu'il remarquoit depuis quelques jours, et dont il ne pouvoit s'empêcher d'ouvrir son cœur avec toute la soumission, le respect et l'attachement qu'il avoit pour sa personne; et là, lui dire ce qu'il remarquoit de lui à son égard; de lui parler un peu pathétiquement[2] et dignement, mais avec un air d'affection, puis d'ajouter qu'il ne tenoit qu'à son estime et à ses bonnes grâces, point à aucune place; lui parler encore avec la même affection et reconnoissance de ce qu'il les lui avoit toutes données sans qu'il eût jamais songé à pas une, qu'il étoit également prêt à les lui remettre pour peu qu'il le desirât; et, sur cela, triompher de respect, de soumission, de désintéressement, d'affection et de reconnoissance. M. de Beauvillier prit plaisir à m'entendre; il n'eut pas de peine

1. Au sens d'inopportunité. Ce mot-ci n'existait pas dans les dictionnaires. *L'Académie* l'a accepté en 1835.

2. Il écrit : *patétiquem*[t].

à se rendre à cet avis : il m'embrassa étroitement; il me promit de le suivre, et de me rendre comment cela se seroit passé. J'allai chez lui sur la fin de la matinée du lendemain, où j'appris de lui qu'il étoit parfaitement rassuré sur ses pieds[1]. Il avoit parlé de point en point comme je lui avois dit que je croyois qu'il le devoit faire. Le Roi parut étonné, et, à ce qui lui échappa muettement[2], piqué du secret de l'entrée d'Harcourt au Conseil découvert, et si entièrement; et c'étoit aussi ce que je m'étois proposé. Il parut fort attentif à la courte réflexion sur l'effet de cette entrée par rapport aux ministres, et à l'embarras qui en naîtroit. Il parut embarrassé de ce que M. de Beauvillier lui dit sur lui-même, puis ouvert, l'interrompant pour l'assurer de son estime, de sa confiance et de son amitié. A la proposition de retraite, il s'y opposa, fit beaucoup d'amitiés à M. de Beauvillier, lui dit beaucoup de choses obligeantes, et parut renouer avec lui plus que jamais; je sus de lui que la suite y avoit depuis toujours répondu. En un mot, ce fut un coup de partie[3]. M. de Beauvillier m'embrassa encore bien tendrement à plus d'une reprise. De savoir si, sans cela, il étoit chassé ou non, c'est ce que je n'ai pu découvrir; mais, par le peu qui me fut dit, et par le froid et l'embarras du Roi lorsque M. de Beauvillier l'aborda, et qui dura pendant les premiers temps de son

1. « Lorsque, dans une affaire, il n'y a point encore d'engagement formel qu'on ne puisse rompre, on dit proprement et figurément : *Vous êtes encore sur vos pieds....* On dit qu'*un homme ne sauroit tomber que sur ses pieds*, pour dire que, quelque chose qui arrive, sa condition ne sauroit être que bonne. » (*Académie*, 1718.) Comparez *s'élever en pieds* dans les *Œuvres de Brantôme*, tome V, p. 52, *être sur les pieds* (*ibidem*, p. 62), et *se tenir en pieds*, au propre, dans la *Gazette* de 1651, p. 638.

2. Sans prononcer un mot. Cet adverbe ne se trouve pas dans les dictionnaires; Littré n'a cité que le présent exemple.

3. Un coup décisif, final : expression déjà relevée au tome V, p. 284, et qui avait passé auparavant dans notre tome II, p. 62. On la trouve dans les *Mémoires du maréchal de Gramont*, p. 243, la *Correspondance de Peiresc*, tome III, p. 637, les *Lettres de Mme de Sévigné*, tome VII, p. 67.

discours, et qui[1], de son aveu, avoit précédé, et qui fut son thème, j'en suis presque persuadé. Harcourt, sûr de son fait, et contenant à peine sa joie sur le point immédiat du succès, arriva au rendez-vous. Le temps se forlongea[2]. Pendant le Conseil, il n'y a que du plus subalterne dans ces appartements du Roi, et quelques courtisans qui passent par là pour aller d'une[3] aile à l'autre. Chacun de ces subalternes s'empressoit de lui demander ce qu'il vouloit, s'il desiroit quelque chose, et l'importunoient étrangement. Il falloit demeurer là, il n'en avoit point de prétexte. Il alloit et venoit, boitant sur son bâton, et ne savoit que répondre, ni aux demeurants, ni aux passants dont il étoit remarqué. A la fin, après une longue attente[4], fort mal à son aise, il s'en alla comme il étoit venu, fort inquiet de n'avoir point été appelé. Il le manda à Mme de Maintenon, qui, à son tour, en fut d'autant plus en peine que, le soir, le Roi ne[5] lui en dit pas un mot, et qu'elle aussi n'osa lui en parler. Elle consola Harcourt; elle voulut espérer que l'occasion ne s'étoit pas trouvée à ce conseil de lui faire de question sur les affaires d'Espagne, et voulut qu'il se trouvât encore au même rendez-vous au premier conseil d'État. Harcourt y fit le même manège, et avec aussi peu de succès; il s'en alla fort chagrin, et comprit son affaire rompue. Mme de Maintenon voulut enfin en avoir le cœur net : elle avoit assez attendu pour ne pas marquer d'impatience; elle en parla au Roi, supposant oubli ou faute de matière, et que la chose étoit toujours sur le même pied. Le Roi, embarrassé, lui répondit qu'il avoit fait des réflexions, qu'Harcourt étoit mal avec presque tous ses ministres, qu'il montroit un mépris pour eux qui feroit des

1. Les mots *et qui* sont en interligne, au-dessus d'*et ce que*, biffé.
2. Nous avons eu ce terme dans le tome XIII, p. 135; ici, il est assez singulièrement employé au sens figuré.
3. Par mégarde, il a écrit : *d'un*, au masculin.
4. Le dernier *t* d'*attente* surcharge un *d*.
5. *Lu[y]* corrigé en *ne*.

querelles dans le Conseil; que ces disputes l'embarrasseroient; que, tout bien considéré, il aimoit mieux s'en tenir où il en[1] étoit, n'avoir point la bouderie de gens qu'il considéroit, et qui seroient piqués de cette préférence dès qu'il admettroit quelqu'un de nouveau et de leur sorte dans le Conseil; qu'il estimoit fort la capacité d'Harcourt, et qu'il le consulteroit en particulier sur les choses dont il voudroit avoir son avis. Cela fut dit de façon qu'elle ne crut pas avoir à répliquer : elle se tint pour battue, et Harcourt fut au désespoir. Ce coup manqué pour la seconde fois, il n'espéra plus y revenir que par des changements également incertains et éloignés. J'avois été cependant comme à l'affût de ce qui arriveroit de cette entrée, sans dire mot à personne, et je fus fort aise quand le délai si long me fit comprendre qu'elle étoit échouée[2]. Le Roi n'en dit pas un mot à M. de Beauvillier; mais il étoit redevenu libre avec lui, et à son ordinaire[3]. Je demandai après doucement au duc de Villeroy à quoi tenoit donc cette entrée, et je sus ce que je viens de raconter, et qu'il n'en étoit plus question. Je ne parus y prendre nulle part. J'étois en mesure avec Harcourt, qui même m'avoit fait des avances à reprises. J'étois content au dernier point que les choses se fussent aussi heureusement conduites; mais je ne m'en gaudis[4] qu'entre les ducs de Chevreuse et de Beauvillier, qui l'avoient échappé belle.

Mort et deuil d'un enfant de l'électeur de Bavière. [*Add. S^t-S.* 862]

Monasterol, sans être en grand deuil, donna part au Roi de la mort d'un fils de l'électeur de Bavière[5], parce que, en[6] Allemagne, on n'en porte aucun des enfants au-dessous de sept ans, comme étoit ce dernier cadet. Néanmoins, le Roi le prit pour quinze jours[7]. Voilà où conduisit le deuil

1. *En* a été ajouté en interligne.
2. *Echouées* corrigé en *echouée*.
3. Tel qu'à son ordinaire. — 4. Tome X, p. 18.
5. Maximilien-Emmanuel, huitième fils de l'Électeur, né le 21 décembre 1704, mort en mars 1709.
6. *En* est en interligne.
7. *Dangeau*, tome XII, p. 356, 13 mars; *Gazette*, p. 142; *Gazette*

d'un maillot de M. du Maine[1] : à porter le deuil d'un enfant que sa propre cour ne porte pas, après n'en avoir point porté ici d'aucun des enfants de la Reine morts avant sept ans[2].

Mariage du marquis de Nesle avec la fille du duc Mazarin.

Le marquis de Nesle[3] épousa[4] la fille unique du duc Mazarin[5], qui n'avoit qu'un frère[6]. La comtesse de Mailly avoit fort espéré ce mariage pour sa dernière fille[7], et y avoit fait de son mieux, un peu aidée des cajoleries de Mme de Maintenon; mais la vieille Mailly, qui savoit par expérience combien elles étoient vaines[8], et qui, à force de travaux, avoit[9] fait une très puissante maison[10], voulut pour son petit-fils de grandes espérances. Les biens

*d'Amsterdam*, n° XXVI. Voici l'article des *Mémoires de Sourches* (p. 284) : « Après la messe du Roi, le comte de Monasterol vint donner part à S. M. de la mort d'un fils du duc de Bavière, son maître, qui n'avoit que sept ans (*sic*). Il fit ses excuses au Roi de ce qu'il ne paroissoit pas devant lui en grand manteau, disant qu'en Bavière on ne prenoit point le deuil des enfants de cet âge; et cependant le Roi résolut de le porter jusqu'à Pâques, parce que la règle étoit en France de porter le deuil des jeunes princes de la maison royale, et qu'on l'avoit bien porté trois semaines d'un fils du duc du Maine. » Dangeau ajoute que Monseigneur l'a pris pour trois mois, comme oncle, et le duc de Bourgogne pour six semaines.

1. Tome XVI, p. 339.

2. Cela a déjà été dit plusieurs fois sur le même ton.

3. Louis III de Mailly : tome XV, p. 135.

4. A Paris, le 2 avril (*Dangeau*, p. 380; *Sourches*, p. 281-282; *Mercure* de mai, p. 272-289; Cabinet des titres, dossier bleu COURCILLON, fol. 54 v°).

5. Armande-Félicité de la Porte de la Meilleraye, née le 3 septembre 1691, et qui mourut le 14 octobre 1729, à Versailles, étant dame du palais de la Reine depuis le 27 avril 1725.

6. Guy-Paul-Jules, né le 12 septembre 1701, prit le titre de duc Mazarin et de la Meilleraye, par démission de son père, en août 1729, et mourut le 30 janvier 1738.

7. Appelée aussi Françoise, comme sa sœur aînée Mme de la Vrillière; nous la verrons épouser le marquis de Polignac ci-après, p. 352.

8. Tome XV, p. 136.

9. Saint-Simon a ajouté cet *avoit* en interligne, mais a oublié de le biffer plus haut après *qui*.

10. Tome XV, p. 444.

étoient immenses[1], si le frère venoit à manquer, et de plus l'espérance de la dignité de duc et pair, parce que celle de Mazarin étoit femelle[2]. La beauté de cette mariée fit grand bruit dans les suites[3], et celle des filles[4] qu'elle

1. Par suite de l'héritage du cardinal.

2. Tome II, p. 65-66. — Par le contrat du mariage la Meilleraye, 28 février 1661, le cardinal Mazarin avait donné en dot à sa nièce Hortense le duché de Mayenne et une somme de douze cent mille livres, à charge, par son mari, de prendre le nom de Mazarin, lequel nom devait être attribué à cette terre de Mayenne, ou à telle autre plus considérable acquise avec le montant de la dot et que le Roi voudrait bien ériger en duché en faveur du futur époux (extrait du contrat, dans le registre du Parlement X[1A] 8665, fol. 37). Peu après, le cardinal acquit de Charles III de Gonzague, duc de Nevers, la terre de Rethel, et c'est celle-ci qui fut de nouveau érigée en duché Mazarin, par lettres patentes de décembre 1663, au profit de M. de la Meilleraye et de ses descendants mâles et femelles (*Histoire généalogique*, tome IV, p. 627-632). Saint-Simon en a fait une courte notice dans ses *Notes sur les duchés-pairies* (vol. *France* 206, fol. 89 v°).

3. On lui attribua de nombreux amants, notamment Monsieur le Duc le ministre et le prince de Soubise; elle eut du premier, en 1725, une fille qui fut légitimée sans nommer la mère, et qui devint en 1740 la comtesse de Laguiche (*les Correspondants de Mme de Balleroy*, tome I, p. 221 et 237; *Mémoires du marquis d'Argenson*, tomes II, p. 307, et IV, p. 94).

4. Cinq filles : Louise-Julie, née le 16 mars 1710, mariée le 31 mai 1726 à son cousin Louis-Alexandre, comte de Mailly-Rubempré, dame du palais de la Reine après sa mère, en octobre 1729, et morte le 30 mars 1751; Pauline-Félicité, demoiselle de Nesle, née en août 1712, mariée le 28 septembre 1739 à Jean-Baptiste-Hubert, marquis de Vintimille, faite dame du palais de la Dauphine le même jour, et morte le 9 septembre 1741; Diane-Adélaïde, demoiselle de Montcavrel, née le 13 janvier 1714, mariée le 23 janvier 1734 à Louis de Brancas, duc de Lauraguais, dame d'atour de la Dauphine en janvier 1745, morte le 30 novembre 1769; Hortense-Félicité, demoiselle de Chalon, née le 11 février 1715, mariée le 21 janvier 1739 à François-Marie de Fouilleuse, marquis de Flavacourt, dame du palais en octobre 1742; Marie-Anne, demoiselle de Monchy, née en octobre 1717, mariée le 19 juin 1734 à Louis, marquis de la Tournelle, veuve en novembre 1740, dame du palais de la Reine le 4 octobre 1742, titrée duchesse de Châteauroux le 24 janvier 1744, surintendante de la maison de la Dauphine en avril suivant, morte le 8 décembre de la même année.

laissa encore plus dans le règne suivant, jusqu'à devoir y tenir quelque place dans l'histoire[1].

Mariage du marquis d'Ancenis avec la fille de Gorge d'Entraigue.

Le duc de Charost[2] fut attrapé par une Mme Martel[3], vieille bourgeoise de Paris, qui étoit un esprit[4], et qui voyoit assez bonne compagnie avec un empire fort ridicule à considérer[5]. Elle lui fit accroire des trésors pour son second fils[6], qui n'avoit rien alors, et qui, par l'événement, a succédé aux dignités et aux charges de son père[7], je ne dirai pas aux biens, pour le peu qu'ils valoient. Bref, Charost se laissa embarquer[8], et maria le marquis d'Ancenis[9] à la fille[10] d'Entreigue[11], qui avoit été petit commis, et

1. Toutes furent successivement, plus ou moins authentiquement et publiquement, les favorites de Louis XV, sauf Mme de Flavacourt, et peut-être bien malgré elle, à ce que prétend le marquis d'Argenson (tome IV, p. 91), qui porte la même accusation contre Mme de Laguiche, leur sœur bâtarde.

2. Armand II de Béthune : tome V, p. 174.

3. Les mots *Me Martel* ont été ajoutés en interligne, sans indication de place précise. Est-ce l'amie de Chamillart qui avait en 1709 une pension de deux mille livres (Guerre, vol. 2130, n° 61)?

4. Un bel esprit. *L'Académie* de 1718 ne donnait pas ce terme attribué à « une personne par rapport au caractère de son esprit, » sans y joindre une épithète.

5. *Considerer* est en interligne, au-dessus de *voir*, biffé, et de même, plus loin, *accroire*, au-dessus d'un autre *voir* également biffé.

6. Paul-François de Béthune, marquis d'Ancenis : tome XVI, p. 194.

7. Son frère aîné sera tué à Malplaquet.

8. Le *b* d'*embarquer* corrige un *p*. — « Figurément, c'est engager quelqu'un à quelque chose ou dans quelque chose » (*Académie*, 1718). Nous avons déjà rencontré pareil emploi dans le tome XVI, p. 122.

9. Le 3 avril 1709 : *Dangeau*, p. 368 et 380; *Sourches*, p. 309; *Mercure* de mai, p. 268-272; dossier bleu COURCILLON, fol. 54. La mariée apportait quatre cent cinquante mille livres, et le marié la terre d'Ancenis et le gouvernement de Doullens, que lui cédait son père (ci-contre, p. 171).

10. Julie-Christine-Régine Gorge d'Entraigues, née le 22 septembre 1688, qui devint dame du palais de la Reine le 27 avril 1725, et mourut le 24 août 1737. Il avait été question, en 1706, de la marier au comte d'Agenois fils du duc de Richelieu (*Sourches*, tome X, p. 233).

11. Pierre Gorge, seigneur d'Entraigues, en Berry, et de la Chapelle-Crécy, en Brie, d'abord intéressé et enrichi dans les fermes unies,

bien pis auparavant, chez M. de Frémont, beau-père de M. le maréchal de Lorge et grand-père de Mme de Saint-Simon[1], qui lui avoit commencé une fortune qu'il poussa fort loin, et qui lui fit épouser pour rien la fille de Valençay[2] et d'une sœur du maréchal de Luxembourg et de la duchesse de Meckelbourg[3]. Charost avoit eu le gouvernement de Dourlens[4] de Baule Lamet[5], père de sa seconde

avait été nommé, le 7 août 1668, visiteur, lesteur et délesteur des vaisseaux sur la rivière de Nantes; il acheta, en mars 1669, une charge de secrétaire du Roi, qu'il garda vingt ans, tout en faisant le métier de caissier des vivres sous les entrepreneurs Berthelot et Jacquier, d'intéressé aux vivres de l'armée d'Allemagne, et de caissier général de la Douane. Il acquit une charge de conseiller au parlement de Metz en 1683, et quitta les affaires de finances lors de ses secondes noces (ci-dessous). Après le mariage de son dernier fils en 1710, il se retira à Sainte-Geneviève, et y mourut le 21 mars 1723, à quatre-vingts ans. Il signait : GORGE DANTRAIGUE. C'est de lui que la Bruyère a parlé dans le chapitre des BIENS DE LA FORTUNE, et Boileau dans sa satire des FEMMES, vers 465-469. Ses papiers se trouvent encore aujourd'hui au château de la Chapelle-Crécy (Seine-et-Marne). Certains généalogistes en font le fils d'un marchand d'eau-de-vie de Nantes.

1. Nicolas Frémont : tome II, p. 262.

2. Étant veuf de Marguerite de Moley, fille d'un avocat au Conseil et morte le 23 décembre 1675, Pierre Gorge épousa, le 12 février 1685, Julie d'Estampes-Valençay, qui mourut le 23 décembre 1705. La Bruyère parle de ce mariage dans les *Caractères*, tome I, p. 485. Elle était fille de Dominique d'Estampes, marquis de Valençay, créé marquis de Fiennes en février 1643, mort le 11 mai 1691, à quatre-vingt-seize ans, et de Marie-Louise de Montmorency-Bouteville (tome II, p. 36), mariée en 1641, morte en août 1684.

3. Cette sœur tant aimée (tome I, p. 218), dont l'histoire est racontée actuellement par le marquis de Ségur, en même temps que la vie du maréchal de Luxembourg.

4. Ici encore, il conserve l'ancienne forme *Dourlens*, comme au tome XVI, p. 270. — Ce gouvernement, qui rapportait de neuf à dix mille livres, avait été acheté deux cent vingt mille livres par M. de Baule (*Dangeau*, tome IV, p. 460; *Mémoires de Luynes*, tome VIII, p. 321).

5. Augustin de Lameth, marquis ou baron de Baule en Orléanais, était sergent de bataille lorsqu'il obtint le grade de maréchal de camp le 30 septembre 1651 ; il eut le gouvernement de Doullens en février 1665, et mourut le 9 mars 1694, à soixante-seize ans.

femme[1], dont il ne lui restoit point d'enfants[2], que le Roi voulut bien, sur sa démission, donner à son fils en faveur de ce mariage[3]. Il fut récompensé autant qu'il pouvoit l'être par le mérite de la personne[4], sa vertu, et sa conduite, qui plut fort dans sa famille, et qui réussit fort à la cour et dans le monde.

Retour de Flandres du maréchal de Boufflers hors d'état de servir. Villars, sous Monseigneur, général en Flandres; Harcourt, sous Mgr le duc de Bourgogne, général

Le maréchal de Boufflers, ayant reçu en Flandres, où il étoit allé tout préparer pour la reprise de Lille par le Roi en personne, et qui en avoit reçu les contre-ordres[5], s'étoit mis ensuite[6] à faire la tournée de toutes les places de son gouvernement, accompagné de quelques officiers généraux, pour y donner les meilleurs ordres que l'extrême défaut d'argent et de toutes choses pouvoit permettre. Dans ce voyage, mal rétabli des fatigues incroyables qu'il avoit souffertes à Lille, il tomba malade à l'extrémité; il guérit et se rétablit à grand peine, mais non assez pour oser entreprendre une campagne[7]. Il revint à Paris le 1er mars[8], et eut le lendemain deux audiences du

1. Catherine de Lameth, mariée le 27 mai 1692, morte le 12 novembre 1712, à cinquante et un ans. M. de Charost était veuf depuis le 21 octobre 1683 de Marie-Thérèse de Melun-Espinoy, comme notre auteur le répétera en 1711 (éd. 1873, tome IX, p. 105).

2. C'est une erreur : M. de Charost avait de son second mariage un fils, Michel-François de Béthune, comte de Charost, né le 29 octobre 1695, et qui mourut seulement le 26 juillet 1711 ; mais notre auteur, écrivant trente et un ans plus tard, l'a oublié.

3. Le marquis d'Ancenis en fut pourvu le 20 mars 1709 (*Dangeau*, p. 365). Il avait été blessé à Audenarde.

4. C'est de la jeune marquise d'Ancenis qu'il parle maintenant. Le frère de cette nouvelle mariée fut connu plus tard sous le nom de duc de Phalaris.

5. Ci-dessus, p. 1, 25-26 et 159.

6. *Ensuitte* est en interligne.

7. C'est à Ypres que le maréchal tomba malade de la poitrine, étant parti de Paris par une horrible gelée, et l'on fut inquiet pour sa vie (*Dangeau*, p. 311, 320, 326, 334, 337, 339 et 344; *Sourches*, p. 268, 269 et 278). Marlborough, toujours courtois, s'était empressé de lui envoyer son propre médecin (*Guerre*, vol. 2149).

8. Le 2 mars seulement : *Dangeau*, p. 347.

Roi, avant et après sa messe[1], dans lesquelles il lui rendit compte de son gouvernement, et lui déclara son impuissance de servir pour cette année[2]. Le Roi, qui s'en étoit bien douté, fit appeler le maréchal de Villars ensuite : après quoi il fut public[3] qu'il commanderoit l'armée de Flandres sous Monseigneur, dans laquelle le roi d'Angleterre, sous l'*incognito* de l'année précédente, et M. le duc de Berry serviroient volontaires; le maréchal d'Harcourt sur le Rhin, sous Mgr le duc de Bourgogne[4]; M. le duc d'Orléans en Espagne, le maréchal de Berwick en Dauphiné, et le duc de Noailles en Roussillon, à l'ordinaire. On verra bientôt[5] que ces généraux d'armée allèrent à leur destination, mais qu'aucun des princes ne sortit de la cour. M. le comte de Toulouse eut charge du Roi de dire au comte d'Évreux qu'il ne serviroit point[6],

sur le Rhin; Berwick en Dauphiné; le duc de Noailles en Roussillon; M. le duc d'Orléans en Espagne. Les princes ne sortirent* point de la cour. Comte d'Évreux ne sert plus, que Mme la duchesse de Bourgogne empêche

1. Notre auteur lit mal Dangeau (p. 347-348) : la première audience n'eut lieu que le matin du 3, avant la messe, et la seconde dans l'après-dînée. Comparez les *Mémoires de Sourches*, p. 279.

2. Selon Mme de Maintenon (recueil Bossange, tome I, p. 397), c'est l'idée d'une conclusion de paix et de la nécessité d'en arriver là qui le fit revenir mourant de douleur. On pensa qu'il serait plénipotentiaire pour négocier.

3. La déclaration des généraux se fit le 3 mars (*Dangeau*, p. 348; *Sourches*, p. 279, avec le tableau des officiers généraux de chaque armée, p. 289-295; *Gazette d'Amsterdam*, n° XXI et Extr. XXII; *Gazette*, p. 119; lettre de l'ambassadeur vénitien, ms. Ital. 1929, fol. 213; *Lettres de Mme de Maintenon*, recueil Bossange, tome I, p. 387-389 et 391-392).

4. A la nouvelle de cette désignation de M. d'Harcourt, la princesse des Ursins montrant de la surprise, Mme de Maintenon lui répondit (recueil Bossange, tome I, p. 400 et 401) : « M. le duc de Bourgogne paroît fort content de l'avoir, quoiqu'il ne soit point raccommodé avec M. le duc de Beauvillier. » Selon Bellerive, c'est Mme de Maintenon qui fit écarter Vendôme. Les faiseurs d'épigrammes, dont les vers ont été recueillis par Clairambault (ms. Fr. 12 694, p. 323, 363, 375, etc.), exigeaient que le duc de Bourgogne partît pour l'armée.

5. Ci-après, p. 400.

6. *Dangeau*, p. 358 et 360; *Sourches*, p. 295; recueil Geffroy, tome II, p. 201; voyez notre tome XVI, p. 237, note 1, et ci après, p. 226.

* Il y a *sortèrent* dans le manuscrit.

de se rapprocher de Mgr le duc de Bourgogne.

lequel n'a pas servi depuis. Ce coup de foudre lui fut adouci de la sorte, moins par égard pour son père, que parce qu'il porta sur M. de Vendôme pour le moins autant que sur lui[1]. Ce n'est pas que, depuis son retour, il n'eût essayé à se faire un protecteur du prince qu'il[2] avoit si fort offensé, et qu'il n'y eût presque réussi; mais Mme la duchesse[3] en fit tant de honte à son époux, et se montra si irritée, que le comte d'Évreux ne put réussir. Toute la cabale en fut étrangement étourdie, et cruellement mortifiée de cette nouvelle atteinte, qui montroit que ses attentats n'étoient point pardonnés nonobstant le châtiment de Vendôme, qu'on ne voyoit plus qu'à Marly et à Meudon, sur un ton fort différent de ce qu'il avoit été, et qui ne servoit plus[4].

Roucy admis, la Feuillade refusé de suivre Monseigneur volontaires.

Le comte de Roucy, qui n'avoit pas servi depuis la bataille d'Hochstedt[5], et la Feuillade, noyé depuis celle de Turin[6], étoient fort de la cour de Monseigneur. Ils virent, bientôt après cette déclaration, nommer les officiers généraux pour chaque armée[7]. Ils n'avoient pas lieu d'espérer d'être de leur nombre; ils crurent se raccrocher en suivant Monseigneur, et toucher le Roi par cette conduite. Ils en demandèrent donc la permission au Roi, qui l'accorda au comte de Roucy, et la refusa à la Feuillade[8]. Ce fut un dégoût très marqué pour lui; mais, dans le fonds, la fortune des deux fut pareille : Monseigneur n'alla point, par conséquent le comte de Roucy, qui n'a jamais servi depuis, non plus que la Feuillade[9], mais qui n'a pas eu le temps de se faire faire maréchal de France aussi scanda-

1. Voyez la fin de l'Addition n° 872, qui sera placée plus loin, p. 309.
2. L'abréviation *que* surcharge *do*[*nt*].
3. La duchesse de Bourgogne.
4. On verra plus loin, p. 309, la suite de la disgrâce de Vendôme.
5. Tome XII, p. 188. — 6. Tome XIV, p. 92-93.
7. Le 20 mars (*Dangeau*, p. 362-363; *Sourches*, p. 289-293; *Gazette d'Amsterdam*, n^os^ XXVI et XXVIII). Les noms des aides de camp de chaque prince avaient été connus dans l'intervalle.
8. *Dangeau*, p. 364.

leusement et aussi inutilement que lui vingt-cinq ans après[1]. Harcourt, qui, en Normand habile, savoit tirer sur le temps, et que le commandement d'une armée ne consoloit point du ministère, obtint[2] du Roi quatre-vingt mille livres[3] comptant pour faire son équipage, et, dans un temps aussi pressé[4] que celui où on étoit, bouda encore de n'en obtenir pas davantage[5]. L'électeur de Bavière demeura oisif[6].

Rouillé en Hollande. Voir aux Pièces toute

Rouillé[7] partit les premiers jours de mars[8] pour aller traiter secrètement la paix en Hollande : à force de besoins, on s'en flattoit[9]. Bergeyck étoit venu quelque temps

1. Le 2 février 1724, ce qui ne fait que quinze ans.

2. *Obtint* est en interligne, au-dessus de *tira*, biffé.

3. Ayant écrit : *800 000*, il a biffé un *0* et ajouté au-dessus le sigle ℔.

4. Voyez *presse* dans nos tomes XIII, p. 405, XIV, p. 166, XV, p. 52.

5. *Dangeau*, p. 365, 24 mars : « Le Roi a fait donner à M. le maréchal d'Harcourt, pour son équipage, cinquante mille francs en argent et la valeur de trente mille francs qui lui seront payés en Alsace. Il espère que S. M. voudra bien lui donner encore quelque chose de plus. » On se demanda s'il partait pour commander ou pour négocier (*Sourches*, p. 278).

6. *Dangeau*, p. 348. Ce prince avait compté commander l'armée de Flandre et se montra fort vexé des justifications que Chamillart fournit à peu près (Guerre, vol. 2149, n° 275). Il lui fallut cependant se résigner à l'oisiveté, et, après avoir hésité entre Chantilly, Meudon, Anet et Rambouillet, pour passer agréablement son temps, nous verrons qu'il demanda de nouveau Compiègne.

7. Pierre Rouillé de Marbeuf : tome XI, p. 314-315.

8. Le 5 mars (*Dangeau*, p. 347, 349, 350 et 357; *Sourches*, p. 280-281 et 283). Torcy raconte que le Roi avait primitivement désigné M. Voysin pour cette mission, mais que l'ancien intendant refusa avec éclat. « Je suis, dit-il, si las de m'entendre nommer par le public chaque fois qu'il vaque quelque poste considérable, si rebuté de les voir donner à d'autres, et de n'en obtenir aucun, que je ne veux pas me charger d'une commission dont je ne pourrois attendre que peines et désagréments. Je saurai bien me dégager; je ne crains pas que le Roi m'en sache mauvais gré. » Et, de ce pas, il s'en alla à Saint-Cyr, voir sa protectrice. Le lendemain, le président Rouillé était nommé pour partir. On parla aussi d'y employer l'abbé de Polignac.

9. Depuis les négociations secrètes de 1705-1706 dont on a vu des

la négociation de Rouillé à Bodegrave,

auparavant passer deux jours chez Chamillart; il avoit vu le Roi, il croyoit les Hollandois portés à la paix[1] : on leur demanda des passeports, qu'ils accordèrent en grand

traces, à propos d'un projet de notre auteur, dans le tome XIII, p. 606-609, mais que l'expédition d'Écosse avait rompues, il n'avait pas cessé de s'en poursuivre d'autres, menées soit par les agents secrets de Torcy, soit par ceux de Chamillart, de M. de Vaudémont ou de l'Électeur, et le Roi s'y était prêté avec une entière bonne foi, allant même jusqu'à faire de larges concessions, ou à en solliciter de son petit-fils le roi Philippe. D'autre part, Charles XII acceptait d'être médiateur, et Marlborough et sa souveraine, même les Hollandais, épuisés par la guerre, eussent volontiers accueilli des ouvertures comme celles de Berwick ou du comte de Bergeyck en 1708, que feu A. Legrelle a racontées dans une brochure spéciale en 1893. Mme de Maintenon abondait dans ce sens, M. de Chevreuse aussi, et, en France, on ne croyait pas que la paix fût éloignée, comme en témoignent, entre autres documents, le mandement lancé par Fénelon en octobre 1708 (*Mercure* de novembre, p. 152-159) et ses lettres au duc de Chevreuse, où il demandait qu'on fît un appel aux Notables, ou même aux états généraux. « On ruine et on hasarde la France pour l'Espagne, disait-il le 3 décembre 1708; il ne s'agit plus que d'un point d'honneur, qui se tourne en déshonneur dès qu'il est mal soutenu. »

1. *Dangeau*, p. 321, 1er février : « M. le baron de Bergeyck a été ici trois jours, pendant lesquels il a eu des audiences du Roi, où étoit M. de Chamillart; il s'en retourne à Mons, auprès de l'Électeur de Bavière. On parle différemment du sujet de son voyage; mais nous n'en savons pas encore le véritable motif. » Comparez les *Mémoires de Sourches*, p. 265-266. Par une lettre que Bergeyck écrivait dès le début de l'année précédente à M. Rouillé (Papiers du Contrôle général, G7 1691, 4 mars 1708), on voit que le ministre flamand croyait possible alors d'amener les alliés à traiter pendant l'hiver suivant, surtout en faisant un suprême effort d'argent. Cependant son maître Philippe V protestait contre tout démembrement de la monarchie espagnole, et Mme des Ursins avait amené notre ambassadeur Amelot à partager ce sentiment. M. de Bergeyck reçut en décembre des pouvoirs et une instruction spéciale pour faire des concessions presque uniquement sur le fait du commerce hollandais. C'est ce qui amena Heinsius et ses amis à accepter qu'une négociation secrète s'engageât; mais M. de Torcy avait écrit, d'autre part, à Marlborough, par l'intermédiaire des maréchaux de Berwick et de Boufflers. Les documents de cette première période sont au Dépôt de la guerre, dans les volumes 2084 et 2149. Le R. P. Baudrillart a retracé la négociation parallèle de Bergeyck dans son *Philippe V*, tome I, p. 349-353; les documents, à la Guerre, sont dans le volume 2150.

secret et de fort mauvaise grâce. Je ne m'étendrai pas davantage là-dessus, non plus que sur le voyage de Torcy, qu'il y alla furtivement faire[1] quelque temps après[2]. J'en userai de même sur le voyage que firent l'année suivante le maréchal d'Huxelles et l'abbé de Polignac, tôt après cardinal, à Gertruydemberg[3], et pareillement[4] sur tout ce qui amena et fit la paix d'Utrecht[5]. Torcy, dont la plume et la mémoire ne sont pas moins justes, bonnes, exactes, que les lumières et la capacité, a écrit toutes ces trois négociations[6]. Il a bien voulu me communiquer son manuscrit lui-même[7]; je le trouvai si curieux et si important, que je le copiai moi-même : il feroit, en trois mor-

de Torcy et de lui à la Haye, et du maréchal d'Huxelles et de l'abbé de Polignac à Gertruydemberg, et sur la paix d'Utrecht*.

1. Il avait écrit : *sur le voyage de Torcy qui y alla furtivemt*, puis a ajouté *faire* en interligne, sans compléter le changement.

2. C'est le 2 mai qu'on sut ce départ pour la Flandre, « ce qui donne de grandes espérances de paix, du moins avec les Hollandois, qui témoignent la souhaiter de bonne foi malgré les propositions du prince Eugène et de Marlborough » (*Dangeau*, p. 403, avec Addition; *Sourches*, p. 328; *Journal de Torcy*, p. 85-87). Voyez ci-après, p. 346.

3. *Gertruydenberg*, petite ville du Brabant septentrional, au N. E. de Breda, où s'ouvriront en mars 1710 de nouvelles négociations.

4. *Et* et la première lettre de *pareillemt* surchargent un point suivi de *Tor[cy]*, effacé du doigt.

5. On verra cela dans la suite des *Mémoires*, en 1710.

6. Le récit de Torcy, très détaillé, avec le texte des pièces les plus importantes, qui sont aujourd'hui conservées au Dépôt des affaires étrangères, vol. *Hollande* 217, est compris dans la partie publiée de ses *Mémoires*, p. 555 et suivantes de l'édition Michaud et Poujoulat, et M. le marquis de Courcy s'en est servi dans sa *Coalition de 1701*, tome I, p. 221-255, comme jadis Voltaire dans le chapitre XXI du *Siècle de Louis XIV*. Il y faut comparer, non seulement les autres mémoires du temps, mais aussi les gazettes ou recueils périodiques de l'étranger.

7. Voyez ce qui a déjà été dit de ces communications dans notre tome XV, p. 62, note 5. Il en sera encore parlé dans la suite des

*On ne peut décider si cette manchette, sauf les trois premiers mots, n'est pas plutôt une note. — Nous ne verrons que beaucoup plus tard, en 1710 et en 1713, ce que furent ces négociations à Gertruydenberg et à Utrecht. Bodegrave est une petite ville du pays de Moërdyck où s'engagèrent les premiers pourparlers de 1709 que racontent les *Mémoires de Torcy*.

ceaux mis ici en leur temps[1], de trop longues parenthèses; ils sont plus agréables et plus instructifs à voir tous trois de suite, et c'est ainsi qu'ils se trouveront dans les Pièces[2]. Il suffira donc ici de faire connoître Rouillé[3]. Il étoit président en la Cour des aides[4], et frère de Rouillé[5] qui, de procureur général de la Chambre des comptes, devint directeur des finances, puis conseiller d'État, dont la brutalité et les débauches, à travers beaucoup d'érudition et de quelque esprit[6], firent tant parler de lui, surtout dans la régence de M. le duc d'Orléans[7]. Celui-ci, qui étoit le cadet, avoit un esprit délicat et poli, aussi sobre et mesuré que son aîné l'étoit peu[8], et il avoit passé une partie de sa vie en diverses négociations, et en dernier lieu ambassadeur en Portugal[9]. On avoit toujours été content de lui[10]; on verra qu'on ne le fut pas moins malgré le triste succès de son voyage de Hollande[11].

Caractère de Rouillé.

*Mémoires*, tomes XII, de 1873, p. 246 et 389, XV, p. 296-298, XVI, p. 303, et XVII, p. 315 et 329. Les papiers personnels du ministre ont été conservés jusqu'à nos jours dans la famille de la Porte d'Issertieux, issue de sa petite-fille.

1. Négociations de Rouillé, voyage du maréchal d'Huxelles et de l'abbé de Polignac à Gertruydenberg, négociations d'Utrecht.

2. C'est le volume du Dépôt des affaires étrangères coté aujourd'hui *France* 430.

3. Il a déjà parlé de lui, avec éloge, dans les tomes XI, p. 315, et XII, p. 308-309.

4. Il étoit président au Grand Conseil depuis 1690, mais non à la Cour des aides comme Saint-Simon l'a déjà dit par erreur (tome XII, p. 308).

5. Hilaire Rouillé du Coudray : tome IX, p. 18.

6. Comparez nos tomes IX, p. 19-20, et XVI, p. 378.

7. On le verra en son temps.

8. « Homme fort sage, fort avisé et fort instruit » (tome XI, p. 315); « homme d'esprit, appliqué, capable, un peu timide » (tome XII, p. 308-309).

9. Nous l'avons vu en revenir en 1703, tome XI, p. 314-315.

10. *De luy* est ajouté en interligne.

11. Ci-après, p. 399-400. Envoyé auprès de l'Électeur lorsque Hochstedt l'a forcé de se retirer à Bruxelles, Rouillé a déjà pu prendre

Conduite de Chamillart à l'égard des autres ministres dont il embloit le ministère; il* s'en désiste à l'égard de Torcy et en signe un écrit.

Je ne puis mieux placer une double anecdote que fort peu de gens ont sue, et qui ne précéda que de fort peu les dernières choses que je viens d'écrire, mais que j'ai réservée pour mieux accompagner Rouillé en Hollande. Chamillart avoit ouï dire, et vu, depuis que le[1] billard l'avoit introduit à la cour et qu'une charge d'intendant des finances l'en avoit approché[2], que M. de Louvois faisoit les charges de tout le monde, et surtout de ses confrères, tant qu'il pouvoit, et souvent de haute lutte[3]. Suc-

contact avec le député hollandais Van der Dussen, et a ainsi été chargé de conduire les négociations secrètes dont il va être question p. 180.

1. *La* corrigé en *le*. — 2. Tome VI, p. 292-297.

3. C'est surtout des négociations diplomatiques que Louvois aimait à se mêler, comme en témoignent nombre de volumes du Dépôt de la guerre, n[os] 615, 736-739, 743, etc.; dont Chamillart fit faire des « transcrits ». Il avait commencé à s'en occuper secrètement dès 1663, lors du rachat de Dunkerque, et continua les années suivantes au détriment de M. de Lionne. A la mort de celui-ci, et jusqu'à l'arrivée de Pomponne, il fut chargé de l'intérim des affaires étrangères, et s'en acquitta fort bien, paraît-il. C'est lui qui, en décembre 1671, comme on l'a vu ci-dessus, p. 105-106, conduisit toute la négociation de Cologne, et plus tard celle de l'élection de Liège. En juin 1680, il est allé aux Pyrénées pour traiter avec l'Espagne; en 1688, il a envoyé secrètement Chamlay à Rome, en passant par-dessus la tête de M. de Croissy (*Correspondance de Bussy*, tome V, p. 137; *Relation de Spanheim*, p. 184 et 211; *Mémoires de la Fare*, p. 266, et *de Gourville*, tome II, p. 41; *Histoire de Louvois*, tomes I, p. 329-331, 341-344, III, p. 21, et IV, p. 76-80 et 87-88; *Correspondance de Madame*, recueil Brunet, tome I, p. 248; *Mémoires de J.-B. de la Fontaine*, p. 266, 274, etc.). Le ms. Fr. 6204, à la Bibliothèque nationale, contient des chiffres diplomatiques et militaires de Louvois. Un de ses principaux agents était un nommé Adrien Cazier, qui avait organisé le service de renseignements en Hollande et dans les Pays-Bas espagnols, et dont les rapports abondent à la Guerre, aux Affaires étrangères, au Contrôle général. Louvois lui écrivait, le 7 octobre 1688 : « Il faut que vous appliquiez à faire gagner quelqu'un de la secrétairerie de M. de Gastanaga, et lui demander des nouvelles de ce qui se passera entre lui et le prince d'Orange, et des ordres qu'il recevra d'Espagne. » De même, en Hollande, Cazier devait soudoyer des députés aux États-Généraux, des ministres étrangers, et, pendant la guerre, les secrétaires du prince d'Orange et

* Avant *il*, Saint-Simon a biffé *traitté par ecrit la dessus*.

cesseur de sa charge et de celle de Colbert, et plus avant que ni l'un ni l'autre ne furent jamais dans le goût et l'affection du Roi, il s'imagina que l'imitation de Louvois en ces entreprises étoit un droit de sa place ou de sa faveur, et il[1] n'omit rien pour en user de même. Ç'avoit été une des[2] causes principales et des plus continuelles qui l'avoient tenu toujours si brouillé avec Pontchartrain[3]. Il essaya plus d'une fois d'embler aussi la besogne du Chancelier, qui, lui étant plus étrangère qu'aucune, et appartenant à un homme plus affermi et plus relevé, l'avoit forcé autant de fois à lâcher prise. Je ne me suis pas amusé à rendre tous ces détails trop longs et trop fré-
[*Add. S^tS 863*] quents; il suffit de les marquer en gros. A l'égard de Torcy, il s'étoit mis dans la tête de lui ôter les négociations de la paix, dont toutefois Torcy étoit le seul ministre, et privativement à tout autre par son département. Chamillart, du su du Roi, tenoit des gens en Hollande et partout ailleurs, qui faisoient des ouvertures et des propositions[4], et qui surtout décrioient ceux que Torcy y employoit à même fin, le disoient un homme de paille par qui rien ne réussiroit. Ceux de Torcy, et lui-même, ne

des généraux alliés. Ce Cazier fut ensuite employé par Croissy, et même par Mme de Maintenon, l'abbé Tiberge servant d'intermédiaire. Chamillart lui fit donner un permis pour aller à l'étranger le 13 mai 1709.

1. Avant *il*, Saint-Simon a biffé l'abréviation de *que*.

2. Il y a *de*, et non *des*, dans le manuscrit.

3. Ils étaient « de longue main aigris au dernier point l'un contre l'autre » (tome XV, p. 414).

4. Il a déjà été parlé, dans le tome XV, p. 409, des agents secrets qu'il entretenait à Bruxelles. Voyez aussi le recueil de l'abbé Esnault, tome II, p. 35-51 et 122-129, le tome XXI et supplémentaire de l'édition de 1873 de nos *Mémoires*, p. 405-407, et une brochure de Fr. Combes, *les Espions de Chamillart en Espagne*. Les volumes 1937-1939 du Dépôt de la guerre contiennent diverses lettres du négociant Hennequin, échevin à Rotterdam, dont Chamillart se servait, en 1706, comme de Mollo, ce correspondant de Callières que nous connaissons déjà (tome III, p. 299, note 2). Nicolas Mesnager travaillait de même pour lui, sous prétexte de traiter les affaires commerciales. En janvier 1709, Boufflers mit à son service l'abbé Lenglet du Fresnoy.

s'épargnoient pas à lui rendre la pareille, et à ses employés : tellement qu'on eût dit que ces gens servoient dans les pays étrangers des[1] ministres de différents maîtres dont les intérêts étoient tout opposés. Ces manières de se croiser[2] donnoient, dans ces pays-là, un spectacle tout à fait ridicule, et encore plus nuisible aux affaires, une opinion sinistre de la cour et de notre gouvernement, enfin, aux personnages à qui ces gens-là étoient adressés, ou auprès de qui ils s'insinuoient, un grand embarras à traiter pour ceux qui l'auroient voulu sincèrement, et, pour les autres, un prétexte très plausible de n'entrer en rien avec des gens si peu d'accord entre eux[3]. Tout en étoit donc, non seulement suspendu, mais dangereusement éventé, et tout se rompoit avant même d'avancer. Chamillart tomba dans[4] un grand ridicule public par deux voyages qu'il fit faire à Helvétius[5] en Hollande, sous prétexte d'aller voir son père[6], mais en effet pour négocier[7], dont personne, ni

1. *Les* corrigé en *des*.

2 Emploi de ce verbe déjà relevé au tome X, p. 212.

3. Voyez ce que Torcy lui-même, dans son *Journal*, p. 85, dit des imprudences épistolaires de Chamillart affolé, et des contretemps qui en résultaient.

4. Avant *dans*, Saint-Simon a biffé *mesme*.

5. Adrien Helvétius, médecin par quartier du duc d'Orléans : tome VIII, p. 91.

6. Jean-Frédéric Helvétius, issu d'une famille noble d'Allemagne, s'établit en Hollande, obtint le titre de premier médecin des États-Généraux, et mourut le 29 août 1709.

7. Il y alla de septembre à décembre 1707, en mars et en avril 1708 (*Sourches*, tomes X, p. 440, et XI, p. 56; notre tome XV, p. 571, et note de notre auteur dans le tome XXI et supplémentaire de l'édition de 1873, p. 406; recueil de Lamberty, tome V, p. 190-191; *Correspondance de Louis XIV avec M. Amelot*, tome II, p. 10; *les Correspondants de Mme de Balleroy*, tome I, p. 18-19; vol. Guerre 2020, n[os] 84, 211, 212, 232-234, 275, 310 et 311). Chamillart l'avait déjà employé en 1705 et en 1706 (recueil Esnault, tome II, p. 122-129; vol. Guerre 1838, n[os] 309 et 310, 1839, n[o] 140, et 1935, n[os] 130-131); au commencement de la présente année 1709, il a été mêlé aux négociations de Mesnager (Arch. nat., G[7] 368, 14 janvier). On a, dans le volume Guerre

là ni ici, ne fut la dupe. Helvétius étoit Hollandois[1], et médecin fort habile pour plusieurs sortes de maladies[2], mais qui, pour n'être pas savant à la manière des médecins, ni de leurs Facultés[3], en étoit traité d'empirique[4]. C'est à lui qu'on doit l'usage de l'hepiquecuana[5], si spécifique pour la guérison[6] des dysenteries, qui lui donna une grande réputation et lui attira la plus cruelle envie des médecins, qui ne consultoient point avec lui[7]. Il ne laissoit pas de l'être[8] de quantité de personnes, et même[9] considé-

2150, nos 134-137, un rapport qu'il fit le 22 avril à Chamillart sur les extravagantes propositions de démembrement de la monarchie espagnole que lui avait transmises Abdias Hattinga, et le volume 2154 contient beaucoup de dépêches de lui. Un recueil de ses lettres et de mémoires sur ses négociations, de 1704 à 1711, se trouve dans le ms. Nouv. acq. fr. 2041.

1. Il a eu en 1684 des lettres de naturalisation.

2. Tome VIII, p. 92-93.

3. L'enseignement médical se faisait, en dehors de Paris, à Angers, à Caen, à Bordeaux (où Helvétius avait pris ses degrés), à Reims, à Toulouse, à Valence, etc., surtout à Montpellier; mais la facilité de ces écoles, et même de la dernière, à délivrer le diplôme, était proverbiale : voyez une note dans le tome IX des *Œuvres de Molière*, p. 436.

4. Tome VIII, p. 92 et notes. « *Empirique*, adjectif, qui ne s'attache qu'à l'expérience dans la médecine, et qui ne suit pas la méthode ordinaire de l'art. Il n'a guère d'usage qu'en cette phrase : *médecin empirique*. Il est quelquefois substantif. » (*Académie*, 1718.) Nous connaissons déjà l'empirique Caretti (tomes II, p. 231, et V, p. 177), et nous en verrons un autre tuer Boufflers par des remèdes donnés en contradiction avec ceux des médecins. Le docteur le Maguet a récemment parlé des empiriques dans son livre : *le Monde médical parisien sous le Grand Roi* (1899), chap. XIII.

5. Tome VIII, p. 93, où le mot était écrit : *ipécacuana*.

6. Littré a relevé dans une lettre de Mme de Sévigné, 5 novembre 1684, *spécifique* adjectif, mais suivi de la préposition *à*. Il est employé comme substantif dans l'endroit qui vient d'être cité de l'année 1701.

7. Boudin eut beaucoup de peine à vaincre les répugnances de ses confrères pour le faire venir auprès du prince de Conti (*Sourches*, tome XI, p. 244, note; ci-dessus, p. 135, note 1).

8. D'être consulté. — 9. *Mesmes*, au pluriel, dans le manuscrit.

rables[1]; d'ailleurs un bon et honnête homme, charitable, patient, aumônier[2], droit, et qui ne manquoit ni d'esprit ni de sens, et dont le fils[3] [est] maintenant premier médecin de la Reine, avec la plus juste et la plus grande réputation, et qui, avec infiniment d'esprit et de génie de cour, auroit son tour dans ces *Mémoires*, s'ils s'étendoient jusqu'au temps où il s'est fait considérer à la cour. Son père, occupé comme il l'étoit dans Paris, n'en pouvoit disparoître sans bruit, ni le temps de son absence être[4] obscur, beaucoup moins répétée après un intervalle de quelques mois[5]. Il n'étoit rien moins qu'intriguant, il n'étoit pas même intéressé; il ne parloit même jamais de nouvelles, à la différence de tous les médecins[6] : il n'étoit occupé que de son métier, et, tous les jours, à la fin de sa matinée, voyoit chez lui tous les pauvres qui vouloient y venir, les écoutoit, leur donnoit des remèdes, à manger[7], souvent de l'argent, et ne refusoit jamais d'aller chez aucun. Ainsi grands et petits surent et souffrirent de son absence, et ne s'en turent pas. Il étoit le médecin de Chamillart de tout temps : personne ne l'accusa d'avoir bri-

1. Nous l'avons vu soigner, entre bien d'autres, le duc de Beauvillier, en 1701, et c'est alors que tout ceci a été déjà dit (tome VIII, p. 91-94). Il avait été appelé aussi auprès de la maréchale de Villeroy et, après le prince de Conti, Monsieur le Prince le demandera (ci-après, p. 246, note 5).

2. Adjectif déjà employé dans notre tome II, p. 338.

3. Jean-Claude-Adrien Helvétius, né à Paris le 18 juillet 1685, reçu docteur en 1708, médecin du Roi par quartier en 1713, entra à l'Académie des sciences, comme élève anatomiste, le 5 août 1715, et devint membre associé en 1718. Nommé premier médecin ordinaire de la Reine, inspecteur général des hôpitaux militaires de Flandre, docteur-régent de la Faculté de médecine, il mourut à Versailles le 17 juillet 1755, et fut inhumé en l'église Saint-Louis, le 19; auteur de plusieurs ouvrages de médecine et père du philosophe que son livre de *l'Esprit* rendit célèbre pendant un temps.

4. *Estre* a été ajouté en interligne. — 5. Ci-dessus, p. 181.

6. Il a parlé de la forfanterie des médecins au tome XIV, p. 319. Ici, on les voit colportant les nouvelles du jour.

7. *Mag*[*er*] corrigé en *manger*.

gué ces voyages; ils portèrent tous sur le ministre. On peut juger de toutes les plaisanteries amères qui se débitèrent partout dedans et dehors le Royaume sur une négociation d'un médecin, et d'un empirique, et de toutes les piquantes gentillesses qui coururent là-dessus[1]; et toutefois, le Roi, à qui Torcy et Chamillart rendoient compte chacun en particulier, les laissoit faire. Ainsi chacun alloit son train à part, et faisoit sûrement échouer son confrère. Torcy, qui sentoit le tort que cette conduite apportoit aux affaires, et qui n'étoit rien moins qu'insensible à celui que lui-même en souffroit, se sentoit foible contre la faveur si déclarée de Chamillart, et se bornoit aux plaintes et aux représentations qu'il lui en faisoit faire par le duc de Beauvillier[2], mais rarement reçues, et toujours éludées. Sur le déclin de l'administration des finances par Chamillart, ce ministre, accablé d'affaires, et alors de langueur[3], avoit promis de ne plus traverser Torcy, ensuite de le laisser faire; mais, tôt après, les mains lui démangeant[4], il besogna tout de nouveau, et, tout de nouveau, remit Torcy aux champs. Celui-ci, le voyant défait des finances entre les mains de son cousin germain et de son ami de tout temps[5], et son fils marié à la fille de la duchesse de Mortemart, son autre cousine germaine[6], espéra tout de ces nouvelles considérations : il attendit donc encore, il fit redoubler les représentations,

1. On trouve ces vers dans une chanson contre Chamillart (*Nouveau siècle de Louis XIV*, tome III, p. 319) :

. . . . . . . . . . . .
Son médecin traite la paix;
Pour la guerre, il prend ses projets,
Je crois, chez son apothicaire.

2. Il y avait eu rapprochement entre ce duc, M. de Torcy et Chamillart à la fin de 1707 (Geffroy, *Madame des Ursins*, p. 326).

3. Tome XV, p. 360.

4. *Demageant*, dans le manuscrit. On a déjà eu cette locution dans le tome XII, p. 166.

5. Tome XV, p. 375.

6. *Ibidem*, p. 363-371.

et il eut encore fort longtemps une patience inutile; à la fin, elle lui échappa. Convaincu qu'il n'obtiendroit rien par douceur, il déclara au duc de Beauvillier, qui, comme lui, voyoit le préjudice que ce procédé apportoit aux affaires, que, las enfin d'éprouver les continuelles entreprises de Chamillart quoi qu'il eût pu faire et employer pour les faire cesser, il étoit résolu de faire décider par le Roi qui des deux devoit se mêler des affaires étrangères[1]. Beauvillier parla fort sérieusement à Chamillart, qui, sentant son autorité affoiblie, et combien peu il avoit fait de progrès dans ses négociations au dehors, comprit enfin qu'une pareille décision, portée devant le Roi, ne pourroit lui être favorable, et protesta au duc de Beauvillier qu'il ne se mêleroit plus d'aucune affaire étrangère. Torcy y avoit été attrapé trop souvent pour tâter encore de pareilles assurances : il voulut un traité préliminaire, nécessaire selon lui pour parvenir à celui de la paix. Il se fit donc[2] un écrit par lequel Chamillart s'engagea à n'entretenir plus personne pour s'ingérer de la paix, ni d'aucune affaire étrangère, et promit, de plus, de renvoyer de bonne foi à Torcy ceux qui, en ce genre, pourroient s'adresser à lui désormais. Il signa cet écrit en présence de M. de Beauvillier, qui le remit à Torcy[3]. Celui-ci, con-

1. Notre auteur, dans sa lettre anonyme au Roi d'avril 1712 (*Écrits inédits*, tome IV, p. 35-36), a insisté sur la nécessité de restreindre au secrétaire d'État des affaires étrangères, de concert avec le Roi seul, tout le maniement des opérations diplomatiques, toute la correspondance avec les ambassadeurs, envoyés ou agents quelconques.

2. *Donc* est en interligne.

3. Dans l'Addition n° 863, notre auteur dit seulement que le Roi avait prié Chamillart de ne plus se mêler de négociations. Voici le récit de Dangeau, 14 mars (p. 357) : « On parle toujours fort de paix. C'est à M. de Torcy seul des ministres à qui on en rend compte. On ne s'adresse point à M. de Chamillart pour cela, et par là les choses sont remises dans l'ordre; car ces négociations-là dépendent de la charge de M. de Torcy, secrétaire d'État des étrangers. » Quant à l'*écrit* lui-même, je l'ai vainement cherché aux Affaires étrangères et à la Guerre, tandis que nous avons (*Correspondance des Contrôleurs*

tent enfin et libre, se raccommoda avec Chamillart; il n'eut plus d'inquiétude, et Chamillart, depuis, ne lui en donna plus la moindre occasion. M. de Beauvillier, si lié à ces deux hommes, acheva cette bonne œuvre. J'étois trop intimement uni à lui et à Chamillart pour l'ignorer; pour Torcy, notre liaison ne se fit que depuis la mort du Roi[1]. Venons à l'autre anecdote.

Affaire fort poussée entre Chamillart et Desmaretz, dont le dernier eut l'avantage.

Chamillart, tel qu'on vient de le voir à l'égard des autres départements, démis des finances, en discouroit plus que lorsqu'elles étoient entre ses mains, et, libre de ce fardeau, en oublia bientôt le poids. Il ne pensoit qu'à soutenir celui dont il étoit demeuré chargé[2], et demandoit sans cesse de l'argent à son successeur en homme qui ne s'inquiétoit plus des moyens d'en trouver. Desmaretz, toujours embarrassé, fit ce qu'il put[3]; à la fin, piqué

*généraux*, tome II, Appendice, p. 463-470) un arrangement pareil que Chamillart, en entrant aux finances, avait été obligé de passer avec le secrétaire d'État de la marine, pour délimiter leurs attributions respectives en matière de commerce. C'est sans doute la conversation dont il est parlé ici que vise une lettre de Torcy, en 1705, donnée dans le recueil de l'abbé Esnault, tome II, p. 25-26.

1. Déjà dit au tome XIII, p. 236.

2. Il avait alors exigé que tous placets et mémoires des officiers, au lieu d'être envoyés à ses bureaux, comme cela se pratiquait pendant qu'il avait eu un double fardeau, fussent désormais adressés au Roi, ou bien à lui-même et à son survivancier. De plus, il tenait audience publique les dimanches, lundis et mercredis, à l'issue du dîner, les mardis et samedis dans la matinée, le jeudi et le vendredi étant seuls réservés pour son travail personnel (*les Secrétaires d'État*, par le comte de Luçay, p. 150-153, note); mais, depuis qu'il avait son fils pour survivancier, il s'épargnait trois ou quatre heures de signature par jour, et, de plus, pouvait se retirer à son gré à l'Étang pendant quarante-huit heures ou davantage. Ci-après, p. 189, note 1.

3. Le carton $G^7$ 1784 des Papiers du Contrôle général contient une correspondance de M. de la Garde en 1709, avec les réponses de Desmaretz en marge, qui montre la détresse absolue du Trésor à cette époque. Il faut comparer le mémoire que Desmaretz avait soumis au Roi sur l'état des finances lors de son arrivée au Contrôle, et que j'ai déjà indiqué dans le tome XV, p. 378, note 2. Entre autres expédients du commencement de 1709, qui firent beaucoup de bruit à cause de la

de n'y pouvoir suffire, il répondit quelquefois vivement, et comme surpris de trouver si peu de ménagement dans un homme qui ne pouvoit avoir oublié l'épuisement où il avoit laissé les finances et le crédit. Enflé par ses places de contrôleur général, et encore plus de ministre[1], de se sentir égal à celui auquel il devoit un si grand retour de fortune, et moins sensible au bienfait que [à] l'importunité continuelle de lui fournir ce qu'il ne pouvoit trouver, il se lâcha quelquefois en reproches sur le mauvais état auquel il avoit trouvé les finances, dont le délabrement ne lui pouvoit être imputé, et dont le temps et la guerre générale, si malheureuse depuis longtemps, ne lui avoient pu permettre la réparation[2]. Il m'en fit souvent des plaintes : je lui remis souvent la cause de son retour devant les yeux; souvent je l'y trouvai docile, souvent aussi je ne pouvois m'empêcher de sentir qu'il avoit raison. Peu à peu je commençai à craindre que ces deux hommes ne pussent demeurer longtemps unis[3]. Les ducs de Chevreuse, et de Beauvillier encore plus, étançonnoient[4] leur amitié fugi-

rareté des espèces monnayées et de l'élévation de l'intérêt, lequel, même en Hollande, atteignait neuf pour cent, il faut signaler (Papiers du Contrôle général, G⁷ 1433, 15 janvier 1709) un traité par lequel le financier Hogguers jeune s'engageait à fournir des mensualités de huit cent mille livres pour la subsistance de l'armée de Flandre, moyennant une permission d'entrer chaque mois en France six cent mille livres d'espèces étrangères. Dangeau rapporte (p. 318) que les Lyonnais prêtèrent un million quarante mille livres pour vingt ans, à six pour cent d'intérêt.

1. Tome XVI, p. 435.

2. Ayant écrit : *de les reparer*, il a biffé *de*, et corrigé *les* en *la* et *reparer* en *reparation*. — Dès le commencement de 1709, cette mauvaise entente entre les deux ministres était bien connue, et c'est pourquoi la cour a voulu voir, dans l'assistance de Chamillart au mariage Desmaretz et Béthune, un démenti public des bruits qu'on faisait courir (notre tome XVI, p. 437, note 2).

3. Et non *amis*, comme on l'avait imprimé jusqu'à présent.

4. *L'Académie* de 1718 n'indiquait pas d'emploi d'*estançon*, ni d'*estançonner* (comme ici), au figuré. Cet exemple est le seul cité dans les dictionnaires de Littré et de Hatzfeld. On en trouvera un autre ci-après, p. 614.

tive, et se portoient continuellement pour modérateurs entre eux. L'un, pressé des besoins de la guerre, affermi par sa confiance en l'amitié du Roi, grossissant son autorité sur l'autre par ce qu'il avoit fait pour lui, ne pouvoit se défaire d'en exiger durement. Desmaretz, devenu son égal, impatient du joug, à bout d'industrie à suppléer aux manquements, s'échappoit aux considérations, et rétorquoit les arguments par accuser l'autre d'avoir ruiné les finances : tellement que, tous deux se trouvant aigris et à bout de moyens, Chamillart porta ses plaintes au Roi de se trouver court de fonds. Le Roi, qui ne vouloit ni accoutumer ses ministres, ni s'accoutumer lui-même à ce langage, quoiqu'il commençât à devenir fréquent, parla fortement à Desmaretz, qui, forcé à la justificative[1], ne put être retenu par les deux ducs modérateurs, et saisit, sous des apparences en effet honnêtes puisqu'elles paroissoient nécessaires, l'occasion d'éclater. Il rapporta au Roi l'état des sommes qu'il avoit fournies à Chamillart, expliqua quelles en argent, quelles en billets[2], et comment payées, en déduisit les fonds et la destination[3], tout cela par pièces justificatives, et montra que Chamillart étoit plus que rempli[4]. Le Roi le dit à Chamillart, qui, bien étonné[5], soutint toujours son dire, et, avec sa confiance accoutumée, offrit d'en faire convenir Desmaretz. Il fut chez lui, où, vérification faite, il se trouva court et rempli[6]. La chose fut rejetée sur ses commis; mais Desmaretz, résolu

1. Ce second emploi de *justificative* pris substantivement au sens de justification, comme *négative* au sens de dénégation (ci-dessus, p. 87), fait disparaître les doutes émis dans notre tome XVI, p. 463, note 1.

2. Billets de monnaie ou d'autre nature qui circulaient alors, mais étaient en grand discrédit.

3. Le manuscrit porte : *la destinations*.

4. Au sens de payé complètement. *L'Académie* de 1718 ne donnait pas cette expression. Voyez, dans le *Littré*, Remplir 18°.

5. Avant *estonné*, Saint-Simon a biffé *eloigné*, dont la seconde lettre semble corriger un *t*.

6. Les mots *et rempli* ont été ajoutés en interligne.

de n'avoir pas le démenti, voulut que les commis fussent appelés, et, bien que Chamillart se radoucît, il ne put sortir de chez le contrôleur général que le commis des payements du bureau de la guerre[1], qui s'appeloit de Soye[2], ne fût mandé par Chamillart, et ne fût venu avec

1. Pour l'organisation des bureaux de la guerre et les noms des premiers commis, on peut voir le *Journal de Dangeau*, tomes IX, p. 141, et X, p. 312-313, les *Mémoires de Sourches*, tome IX, p. 222 et 231, les *Mémoires du jeune Brienne*, tome II, p. 277-279, Rousset, *Histoire de Louvois*, tome III, p. 324, note, et surtout le règlement du 29 mars 1708 reproduit par M. le comte de Luçay dans ses *Secrétaires d'État*, p. 150-153, note, et dont le texte est au Dépôt de la guerre, vol. 1181, n° 14. Le bureau des routes et des départements des troupes était tenu par le premier commis Jossigny, qui avait succédé en 1703 à son oncle Charpentier, anobli par Louvois en 1669; le bureau de M. du Fresnoy, pour les lettres d'état, passeports, etc., était tenu par son neveu Gardien; depuis 1705, le commissaire des guerres Fumeron remplaçait Esprit aux hôpitaux et à l'armement et l'habillement, sous la direction de Berthelot de Pléneuf; M. de Soye, ancien directeur des fermes et parent du ministre, remplaçait M. de Toulmont pour l'extraordinaire des guerres, et Gilbert-François Alexandre de Neuvermeil, contrôleur des guerres, avait le bureau des officiers, tenu jadis par Saint Pouenge, puis par Villatte, autre parent des Chamillart devenu président des comptes. D'ailleurs, Chamillart s'était réservé toutes les signatures, avec une dispense spéciale, et l'examen des placets et mémoires, comme il a été dit plus haut, p. 186, note 2.

2. On vient de voir que ce de Soye, depuis la réforme des bureaux en avril 1705, avait remplacé M. de Toulmont, qui s'était retiré, ainsi que son fils, tout en conservant la trésorerie de l'ordre de Saint-Louis, le père et le fils également regrettés selon l'annotateur des *Mémoires de Sourches*. Le règlement de 1708 dit que de Soye (*alias* de Soix, appelé à tort de Foix dans le texte des *Secrétaires d'État*) était chargé de l'expédition et de l'ordonnancement des fonds, des pensions et gratifications annuelles et des reliefs[a]; mais le principal chef, qui parfois allait travailler avec le Roi en place du ministre, était le maître des comptes Mathieu Pinsonneau, chargé, comme les frères Darbon avant

[a] *Reliefs*, ordres du Roi pour le payement d'appointements échus pendant une absence légitime. Les ordonnances s'expédiaient sur l'ordre du Roi visé au Conseil royal et renvoyé par le Contrôle général au bureau de la Guerre, et les officiers n'avaient à présenter aucun placet pour les pensions et gratifications accordées deux ou trois ans de suite sans limitation de temps: M. de Soye en formait un rôle mensuel, et les officiers pouvaient retirer ou faire retirer leurs ordonnances dès les premiers jours du mois suivant.

ses registres. La somme en débat s'y trouva reçue au temps et en la manière que Desmaretz l'avoit soutenu. Alors il[1] fut entre Chamillart et son commis; mais il ne dura guères, parce que, Chamillart ayant voulu se fâcher, de Soye, à l'instant même et en présence de Desmaretz, lui en montra l'emploi, qui étoit différent de celui auquel le Roi l'avoit destinée, quoiqu'en chose effectivement du bien du service, mais entièrement différente. Alors Chamillart, honteux de son oubli et du mécompte, et Desmaretz, radouci par l'issue d'une si forte dispute, se séparèrent honnêtement, et, de concert, étouffèrent la chose tant qu'ils purent; mais elle demeura d'autant moins secrète qu'il fallut bien que le dénouement en fût porté au Roi. Il l'apprit, et le reçut avec une extrême bonté pour Chamillart, sauvé par la multiplicité de ses affaires, que sa mauvaise santé et ses voyages en Flandres[2] avoient arriérées[3] et brouillées dans sa tête[4]. Le public n'en jugea pas si favorablement[5]. Chamillart, peu après être entré dans l'admi-

lui, de recevoir les lettres et faire expédier ou répartir les réponses ordonnées par le ministre sur les détails les plus secrets de l'armée, des fortifications, etc., et un commis tenait registre de tout. On doubla, le 12 octobre 1709, une pension de mille livres que Pinsonneau avait depuis 1702.

1. Le débat.

2. Voyages racontés dans nos tomes XIII, p. 380-381, XVI, p. 1-2, 311-324 et 445-449.

3. Expression déjà relevée dans le tome VII, p. 158.

4. J'ai cherché vainement dans les Papiers du Contrôle de quelle opération au juste parle notre auteur; mais cette information fut envoyée de Paris, le 10 mai, à la *Gazette d'Amsterdam* (n° XL) : « Plusieurs colonels des régiments qui sont sur cette frontière mandent que M. de Chamillart a envoyé ordre au trésorier de l'extraordinaire des guerres qui est à Metz de distribuer à chaque bataillon quatre mille quatre cents livres sur ce qui leur est dû. »

5. Quand il eut été disgracié, la princesse des Ursins, qui trouvait que son attachement au Roi ne compensait pas son incapacité, et qui surtout le suspectait d'avoir poussé à l'abandon de l'Espagne, écrivit ceci à Mme de Maintenon (recueil Bossange, tome IV, p. 285-287) : « Comme il est très ordinaire d'accabler les gens dont la faveur est

nistration entière des finances, avoit pris en affection un financier appelé la Cour des Chiens[1], auquel il avoit donné les meilleures affaires[2]. Ce la Cour s'y étoit prodigieusement enrichi[3]. Il étoit habile, intelligent, plein de ressources, et avoit utilement servi en ce genre; d'ailleurs bon homme, obligeant, éloigné de l'insolence si ordinaire à ces sortes de gens. Mais son opulence et sa[4] prodigalité en toutes sortes de délices avoit irrité le public[5]. Il avoit fait un bijou d'un vilain lieu et d'une méchante maison

baissée, il n'y a sorte de fautes que l'on n'impute au pauvre M. de Chamillart, tant sur le mécompte de plusieurs millions dont il n'a pu faire voir l'emploi, que des magasins ou autres choses qu'il disoit qu'on trouveroit, et qu'on n'a point trouvés, joint à toutes les troupes qui étoient mécontentes de lui. Les Espagnols, qui prétendent qu'il a voulu plus que personne qu'on abandonnât l'Espagne et qu'on en ôtât toutes les troupes, sont ravis de sa chute. » Un mémoire de Paris la Montagne, encore inédit, mais utilisé au dix-huitième siècle par le marquis de Luchet, rapporte cet autre fait : les frères Paris, à qui il était dû six cent mille livres de la campagne du duc de Bourgogne, furent mandés à Meudon pour prouver que les assertions de Chamillart quant à l'approvisionnement de l'armée destinée au jeune prince étaient fausses, et, en effet, ils le démontrèrent si clairement, que Monseigneur et le duc de Bourgogne se décidèrent à ne pas partir pour la frontière : ci-après, p, 384. On peut se rappeler d'ailleurs que, plusieurs fois, Chamillart avait été convaincu de cacher la vérité au Roi, par calcul ou pour ne pas déplaire.

1. François Moricet, sieur de la Cour, dit la Cour des Chiens, que nous avons vu acheter en 1701 la charge d'intendant de l'Ordre : tome VIII, p. 21. Il était fils d'un marchand de Châlons. C'est par son beau-frère, le traitant Charles des Chiens, qu'il était entré dans la confiance de Chamillart. (Cabinet des titres, *Pièces originales*, dossier 46750.) Nous avions eu tort d'écrire son nom patronymique *Mauricet*.

2. Auparavant, en 1697, le Roi n'avait pas voulu lui donner le bail des fermes générales (*Dangeau*, tome VI, p. 131).

3. En 1701, il avait acheté pour trois cent mille livres une des deux charges de trésorier des Invalides nouvellement créées (*Gazette d'Amsterdam*, n° XI), et, la même année, il obtint la ferme du domaine de la Flandre espagnole par un bail passé avec le duc de Beauvillier (Arch. nat., K 1332, n° 1, fol. 136).

4. *La* corrigé en *sa*.

5. Il sera taxé à onze cent mille livres en 1710. Voir ci-après, p. 614.

que Chamillart lui avoit donnée dans son parc de l'Étang[1], et qu'avec sa permission il vendit à Desmaretz lorsqu'il eut les finances[2]. Il venoit de bâtir un hôtel superbe joignant l'hôtel de Lorge[3], depuis de Conti fille du Roi[4], et Chamillart ne se cachoit pas que c'étoit pour lui[5]; mais sa fortune ne dura pas jusque-là, et d'Antin l'acheta, qui en fit une demeure somptueuse[6]. La jalousie des gens d'af-

1. Il a déjà été parlé plusieurs fois, depuis le tome VIII, de cette maison de plaisance où Chamillart, qui l'avait achetée en 1701 des héritiers de Barbezieux, pour deux cent mille livres, allait passer toutes ses journées de liberté, et recevait même les princes et les princesses. Notre auteur y avait ses entrées, en « toute intimité » (tome XIII, p. 236, 276, 277, etc.). En 1708, alors qu'on croyait que Desmaretz s'en rendrait acquéreur, nous avons vu (tome XV, p. 561) le traitant Miotte solliciter la concession gracieuse d'une des maisons comprises dans le parc. Chamillart, tombé, proposa l'Étang à son fournisseur la Cour des Chiens; mais la catastrophe de celui-ci rompit le marché en train.

2. Le château de la Marche, d'abord maison du président Cornuel, qui y avait reçu la cour en 1637 (*Gazette*, p. 248), faisait effectivement partie du domaine de l'Étang. La Cour des Chiens l'avait rebâti magnifiquement, à condition d'en garder la jouissance sa vie durant. Desmaretz, résistant aux propositions que son prédécesseur lui faisait pour l'Étang, acheta la Marche au prix de vingt-cinq mille écus, et fit séparer le parc de celui de l'Étang. En mai 1716, la duchesse de Berry songea à acquérir cette résidence; mais ce fut finalement à Law que Desmaretz la vendit pour cent dix mille livres, et Law l'abattit en 1719, pour en réunir le parc à celui de l'Étang (*Dangeau*, tomes XII, p. 84, XVI, p. 379, XVII, p. 295-296, et XVIII, p. 136; *Sourches*, tome XI, p. 32; Buvat, *Journal de la Régence*, tome I, p. 449; *Correspondance des Contrôleurs généraux*, tome III, n° 512).

3. Tomes II, p. 272, et III, p. 490, note 1.

4. La princesse de Conti douairière l'achètera en 1713 (suite des *Mémoires*, tome X de 1873, p. 16), et nous donnerons alors des renseignements complémentaires sur cet hôtel.

5. Chamillart habitait provisoirement chez son gendre Lorge.

6. Cet hôtel, bâti entre 1705 et 1707 par l'architecte P. Levé, sur des terrains achetés par Chamillart en 1700 (notre tome VII, p. 139, fin de la note), au coin des rues Neuve-Saint-Augustin et Louis-le-Grand, coûta deux cent mille écus et fut surnommé l' « hôtel de Travers » à cause de sa situation singulière (*Sourches*, tome XIII, p. 519). Il était séparé de l'hôtel de Lorge par une rue nouvellement percée, qu'on appela la rue de Lorge ou de Chamillart, aujourd'hui de Port-Mahon. Piganiol de

faires contre la Cour[1] se joignit à l'aversion que le public avoit prise contre ses richesses, qui ramassa mille mauvais discours que ces financiers semèrent de Chamillart et de lui. Dans les nécessités pressantes d'argent pour les vivres, il étoit échappé au zèle de Chamillart de répondre en son nom de diverses grosses fournitures[2] : sûr de sa probité et de la confiance du Roi, il n'avoit rien appréhendé, et la Cour, assuré aussi de toute la protection du tout-puissant ministre, étoit entré en des engagements prodigieux. Ils étoient donc tels, qu'il n'y pouvoit suffire que très difficilement, surtout ne s'en contraignant pas davantage sur les dépenses prodigues[3] que lui coûtoient ses plaisirs et ses parents[4]. Tout cela ensemble, sous un

la Force, Germain Brice, Jaillot en ont donné des descriptions. Cet hôtel ne put être habité par Chamillart, à qui le constructeur le destinait, que bien peu de temps (*Sourches*, tome XIII, p. 519, note 2). Lorsque, dans le courant d'octobre 1709, les poursuites de taxation commencèrent contre la Cour des Chiens, le bruit courut qu'il l'avait loué à la duchesse de Mantoue, puis vendu à la maréchale de Noailles (*Dangeau*, tome XIII, p. 51 ; lettre de la marquise d'Huxelles, 27 mai 1709). Le Roi s'en empara, pour se couvrir de ses créances sur la succession du traitant, et il le céda au comte de Toulouse, qui le revendit dès 1712, à d'Antin, pour cent mille écus (*Dangeau*, tome XIV, p. 247 et 325 ; *Sourches*, tome XIII, p. 519 ; *Mémoires de Luynes*, tome V, p. 200 ; Boislisle, *la Place des Victoires et la place de Vendôme*, p. 159 et 179 ; titres domaniaux conservés aux Archives nationales, Q[1] 1099[c] et 1141). C'est ainsi que la rue ouverte de la rue Neuve-des-Petits-Champs à la grande porte de l'hôtel d'Antin s'est appelée de ce nom. Le maréchal de Richelieu acheta l'hôtel en 1757, et, sur la terrasse du jardin, devant le boulevard, fit élever le pavillon de Hanovre.

1. Ici, *Court*.

2. En 1709, par exemple, il est intéressé aux vivres des armées de Flandre et d'Allemagne, et il a traité avec la Guerre pour cent mille paires de souliers de soldats (*Correspondance des Contrôleurs généraux*, tome III, n° 743 ; Arch. nat., O[1]53, fol. 42 et 176 v°).

3. Emploi de *prodigue* à remarquer. Littré n'a relevé que « sa prodigue amitié, » dans *Britannicus*, acte I, scène I.

4. Dès le mois d'octobre suivant, il sera poursuivi et obligé de renoncer aux fournitures militaires, de payer plus d'un million à la Guerre, et de céder sa belle maison, sa charge de trésorier de l'Ordre,

autre ministère, donna prise sur la conduite de Chamillart et sur la bourse de la Cour, et, bien qu'on ne reprochât rien d'honteux[1] à Chamillart, on l'accusa d'avoir employé ces sommes contestées, avec plusieurs autres, à payer les parties auxquelles il s'étoit imprudemment engagé en son nom, et à se tirer ainsi d'affaires préférablement à des choses plus pressées pour le service de la guerre, et plus présentes. Je ne suis pas éloigné de croire[2] qu'il en étoit bien quelque chose, et que ce ministre, désormais hors du maniement des finances, craignant de ne pas trouver toujours les moyens de sortir de ses engagements indiscrets, y employa des sommes dont la destination étoit tout à fait différente. De crime ni de faute, il n'y en avoit pas l'ombre, puisqu'il n'en détourna jamais une pistole à ses usages particuliers, et il eut cet avantage que le soupçon n'en entra jamais dans la tête de personne; mais cet exemple doit faire sage[3] et ministres et autres de ne s'engager jamais si avant qu'on n'ait entre les mains de quoi en bien sortir. Depuis cette explication, il n'y eut plus entre ces deux ministres que des dehors[4] et de grandes mesures d'honnêteté. Je l'avois prévu dès les commencements.

puis celle des Invalides (*Dangeau*, tome XIII, p. 54, 86 et 107; *Correspondance des Contrôleurs*, tome III, n° 648; arrêt du Conseil, 11 décembre 1709, E 1746, fol. 549-551); mais, alors qu'on le considérait comme insolvable, on trouva qu'il possédait pour plus de quinze ou vingt millions de créances, et l'examen de ses comptes fut soumis à une commission extraordinaire du Conseil, dont nous avons les dossiers aux Archives, V⁷ 242-244. Comparez les Papiers du Contrôle général, G⁷ 1805 et 1825, les documents du Cabinet des titres, *Pièces originales*, vol. 750, dossier 17 095, et *Cabinet d'Hozier*, vol. 93, dossier 2473, et le dossier 10 594 des Papiers de la Bastille, à l'Arsenal. Notre auteur ne dit pas que, la Cour des Chiens ayant pris la ferme de ses domaines de Blaye, il eut à rembourser, bien tardivement, en 1720, à la succession de ce financier, une somme de plus de quarante-six mille livres (Cabinet des titres, dossier 17 095 des *Pièces originales*, fol. 107).

1. Saint-Simon se dispense d'aspirer l'initiale de *honteux*.

2. *De croire* est en interligne. — 3. Il y a bien *sage*, au singulier.

4. Des apparences: *sauver les dehors* (*Académie*, 1718).

Ainsi que je l'ai rapporté[1], tous deux m'étoient chers[2] encore, et j'en fus aussi touché que MM. de Chevreuse et de Beauvillier.

Hiver terrible; effroyable misère.

L'hiver, comme je l'ai déjà remarqué[3], avoit été terrible, et tel que, de mémoire d'homme, on ne se souvenoit d'aucun[4] qui en eût approché[5]. Une gelée qui dura près de deux mois de la même force avoit, dès ses premiers jours, rendu les rivières solides jusqu'à leur embouchure, et les bords de la mer capables de porter des charrettes qui y voituroient les plus grands fardeaux. Un faux dégel fondit les neiges qui avoient couvert la terre pendant ce temps-là; il fut suivi d'un subit renouvellement de gelée aussi forte que la précédente trois autres semaines durant[6]. La violence de toutes les deux fut telle, que l'eau de la reine d'Hongrie[7], les élixirs les[8] plus forts et les liqueurs les plus spiritueuses cassèrent leurs bouteilles dans les armoires de chambres à feu et environnées de tuyaux de cheminées, dans plusieurs appartements du château de Versailles[9], où j'en vis plusieurs; et, soupant chez le duc de Villeroy[10], dans sa petite chambre à cou-

1. Tome XV, p. 382.

2. *Chers* est en interligne, au-dessus d'un premier *chers*, qui surchargeait des lettres illisibles.

3. Ci-dessus, p. 26-27.

4. Il a écrit le *de* en fin de ligne, et *aucun* au commencement de la ligne suivante.

5. On n'en avait pas eu un pareil depuis cent ans, dit Dangeau, p. 326.

6. Tout cela, déjà dit plus haut, p. 27, en termes un peu différents, sera commenté dans le mémoire que j'ai annoncé.

7. Tome VI, p. 79. — 8. *Les* semble surcharger *et*.

9. Comparez ce que disent du froid à Versailles Dangeau (p. 303-314), les *Mémoires de Sourches* (p. 249-264), Madame (recueil Jaeglé, tome II, p. 79-80), etc. Versailles était, en toute saison, particulièrement froid. Même au cœur de l'été, un garçon de fourrière venait chaque matin faire du feu dans la chambre du Roi, pour son lever, et remettre du bois au feu, si c'était en hiver (*État de la France*, 1698, tome I, p. 251).

10. Après avoir eu l'habitation provisoire dans une partie des anciens logements du ministre le Peletier, le duc de Villeroy a reçu, en juin 1708,

cher, les bouteilles sur le manteau de la cheminée, sortant de sa très petite cuisine, où il y avoit grand feu, et qui étoit de plain-pied à sa chambre, une très petite antichambre entre-deux, les glaçons tomboient dans nos verres. C'est le même appartement qu'a aujourd'hui son fils[1]. Cette seconde gelée perdit tout. Les arbres fruitiers périrent; il ne resta plus ni noyers, ni oliviers, ni pommiers, ni vignes, à si peu près que ce n'est pas la peine d'en parler. Les autres arbres moururent en très grand nombre, les jardins périrent, et tous les grains dans la terre. On ne peut comprendre la désolation de cette ruine générale[2]. Chacun resserra son vieux grain; le pain enchérit à proportion du désespoir de la récolte[3]. Les plus avisés ressemèrent des orges dans les terres où il y avoit eu du blé, et furent imités de la plupart : ils furent les plus heureux, et ce fut le salut; mais la police s'avisa[4] de le défendre, et s'en repentit trop tard. Il se publia divers édits sur les blés, on fit des recherches des amas, on envoya

Cruel manège sur les blés.

l'appartement devenu vacant par la mort de la comtesse de Gramont (*Sourches*, tome XI, p. 93; *Dangeau*, tome XII, p. 85; notre tome XVI, p. 73, note 7).

1. Louis-François-Anne de Neufville, d'abord marquis de Villeroy, né le 13 octobre 1695, obtint dès 1701 la lieutenance de Roi de Lyonnais et Beaujolais, puis eut la survivance de la lieutenance générale de ces provinces en octobre 1712. Après un stage aux mousquetaires, son père lui céda le régiment de Lyonnais en février 1714. Il obtint la charge de capitaine des gardes du corps en survivance (24 décembre 1716), devint duc et pair par démission de son père (février 1722), et prit le nom de duc de Retz. Brigadier le 20 février 1734, gouverneur du Lyonnais au mois d'avril suivant, duc de Villeroy et capitaine des gardes du corps, par la mort de son père, en novembre de la même année, il reçut le collier de l'ordre du Saint-Esprit en 1737, le grade de maréchal de camp en 1738, se démit du gouvernement de Lyonnais en novembre 1763, et mourut à Paris le 21 mars 1766.

2. Dangeau en dit quelque chose p. 326. Comparez les lettres de Mme de Maintenon, la *Correspondance des Contrôleurs généraux*, la *Gazette d'Amsterdam*, etc.

3. De la perte de tout espoir d'une bonne récolte.

4. L'élision *s'* surcharge une *l*.

des commissaires par les provinces trois mois après les avoir annoncés[1], et toute cette conduite acheva de porter au comble l'indigence et la cherté, dans le temps qu'il étoit évident, par les supputations, qu'il y avoit pour deux années entières de blés en France, pour la nourrir toute entière, indépendamment d'aucune moisson[2]. Beaucoup de gens crurent donc que Messieurs des finances[3] avoient saisi cette occasion de s'emparer des blés par des émissaires répandus dans tous les marchés du Royaume, pour le vendre ensuite au prix qu'ils y voudroient mettre au profit du Roi, sans oublier le leur[4]. Une quantité fort considérable de bateaux de blé se gâtèrent sur la Loire, qu'on fut obligé[5] de jeter à l'eau, et que le Roi avoit achetés, ne diminuèrent pas cette opinion, parce qu'on ne put cacher l'accident[6]. Il est certain que le prix du blé étoit égal dans tous les marchés du Royaume[7]; qu'à Paris, des[8] commissaires y mettoient le prix à mainforte, et obligeoient souvent les vendeurs à le hausser malgré eux[9]; que, sur les cris du peuple combien cette cherté dureroit, il échappa à quel-

1. Ci-après, p. 203.

2. Ces « supputations » et calculs se trouvèrent faux.

3. Même expression méprisante que dans notre tome XV, p. 380.

4. C'est ainsi que le populaire interpréta les achats qu'il fut nécessaire de faire pour assurer soit l'approvisionnement de Paris, soit la subsistance des troupes et des armées ; d'Argenson devait agir en secret.

5. Il a écrit : *obliger*.

6. Il y eut en effet des cas de ce genre, mais l'année suivante, en 1710, quand la disette se fut atténuée, et que la hausse eut cessé; ici, notre auteur a peut-être mal interprété un article de Dangeau, au 17 juin 1709 (p. 446-447), ainsi conçu : « Les bâtiments chargés de blé, et qu'on attendoit du cap Nègre à Toulon et à Marseille, y sont heureusement arrivés ; mais trois gros bateaux qui remontoient la Loire, chargés de blé pour l'armée de Dauphiné, ont péri à Roanne. » Encore cette nouvelle était-elle fausse, comme Dangeau le sut le soir même.

7. Assertion aussi invraisemblable et erronée que celle qui précède.

8. *Les* corrigé en *des*.

9. Même observation que note 7. Voyez, dans les *Contrôleurs généraux*, tome III, n° 405, les prescriptions relatives aux marchés.

ques-uns des commissaires, et dans un marché à deux pas de chez moi, près Saint-Germain-des-Prés[1], cette réponse assez claire : *Tant qu'il vous plaira*[2], comme faisant entendre, poussés de compassion et d'indignation tout ensemble, tant que le peuple souffriroit qu'il n'entrât de blé dans Paris que sur les billets d'Argenson ; et il n'y entroit point autrement[3]. D'Argenson, que la Régence a vu tenir les sceaux[4], étoit alors lieutenant de police, et fut fait en ce même temps conseiller d'État sans quitter la police[5]. La rigueur de la contrainte fut poussée à bout sur les boulangers, et ce que je raconte fut uniforme par toute la France, les intendants faisant dans leurs généralités ce qu'Argenson faisoit à Paris, et, par tous les marchés, le blé qui ne se trouvoit pas vendu au prix fixé à l'heure marquée pour finir le marché se remportoit forcément[6], et ceux à

1. Ce marché se tenait depuis la rue Sainte-Marguerite jusqu'à la cour de l'Abbaye, et il incommodait tellement la circulation, qu'on se proposait, depuis quelques années, de le transférer dans le préau de la Foire. Des désordres s'y produisirent le 4 mai (*Dangeau*, p. 408 ; *Sourches*, p. 328-329 ; *Contrôleurs généraux*, tome III, n° 361).

2. Ces mots sont soulignés, et, après *plaira*, il a biffé *de le souffrir*.

3. D'Argenson eut tous les pouvoirs dans l'étendue de la ville et de l'élection de Paris, et il tint la main à une exécution rigoureuse des ordonnances, déclarations et arrêts rendus soit au nom du Roi, soit par le Conseil et par le Parlement, pour assurer l'approvisionnement des marchés sans que les laboureurs pussent vendre ailleurs. Ses lettres à Desmaretz, dont quelques-unes seulement ont été analysées ou reproduites dans le tome III des *Contrôleurs généraux*, sont dans les cartons G[7] 1654 et 1655 pour les années 1708, 1709 et 1710. Le carton G[7] 15 contient les minutes les plus importantes des lettres et circulaires de Desmaretz.

4. Du 27 janvier 1718 au 7 juin 1720.

5. Il fut promu conseiller ordinaire par brevet du 12 juin : Arch. nat., O[1] 53, fol. 74 v° ; *Dangeau*, p. 441. Notre auteur parlera plus loin, p. 394-395, de son rôle dans les émeutes occasionnées par la disette et par la misère.

6. Il y avait obligation de vendre, et de vendre seulement sur les marchés, aux heures fixées par les ordonnances, mais non à un prix arrêté, ni surtout haussé par la police. Au contraire, on songea sérieusement, pendant un temps, à décréter une loi de *maximum*.

qui la pitié le faisoit[1] donner à un moindre prix étoient punis avec cruauté[2].

Courage* de Mareschal parler au Roi inutile.

Mareschal, premier chirurgien du Roi, de qui j'ai parlé plus d'une fois[3], eut le courage et la probité de dire tout cela au Roi[4], et d'y ajouter l'opinion sinistre qu'en concevoit le public, les gens hors du commun, et même les meilleures têtes. Le Roi parut touché, n'en sut pas mauvais gré à Mareschal; mais il n'en fut autre chose. Il se fit en plusieurs endroits des amas prodigieux, et avec le plus de secret qu'il fut possible. Rien n'étoit plus sévèrement défendu par les édits aux particuliers, et les délations également prescrites[5]; un pauvre homme, s'étant avisé d'en faire une à Desmaretz, en fut rudement châtié. Le Parlement s'assembla par chambres sur ces désordres, ensuite dans la grand chambre, par députés des autres chambres. La résolution y fut prise[6] d'envoyer offrir au Roi que des conseillers allassent par l'étendue du ressort, et à leurs dépens, faire la visite des blés, y mettre la police, punir les contrevenants aux édits, et de joindre une liste de ceux des conseillers qui s'offroient à ces tournées par

Grande mortification au parlement de Paris sur les blés, et pareillement au parlement de Bourgogne.

1. *Faisoient*, au pluriel, dans le manuscrit.

2. Il fut formellement défendu de vendre en dehors des marchés, dans les maisons ou les greniers, et le trafic était interdit aux laboureurs.

3. En dernier lieu, ci-dessus, p. 52.

4. On vient de voir, p. 52-54, la singulière confidence du Roi à Mareschal sur les dangers dont la Société de Jésus pouvait le menacer.

5. Dangeau dit, le 28 avril (p. 398) : « On fera des perquisitions exactes dans les provinces du Royaume pour voir ce qu'il peut y avoir de blé dans chaque ville et dans la campagne, et ceux qui n'auront pas donné des déclarations justes seront condamnés aux galères, et à la mort même, si le cas y échet, et l'on donnera aux dénonciateurs la moitié du blé qui n'aura pas été déclaré, et mille francs sur l'amende qu'on fera payer à ceux qui n'auront pas obéi à l'édit. » Cette déclaration, datée du 27 avril, avait été rendue à la requête de M. Daguesseau père et de M. d'Argenson. Une autre déclaration du 28 juin attribua aux dénonciateurs moitié de l'amende infligée aux accapareurs.

6. Le 13 mai : minutes du Parlement, X[1a] 8892.

* *Courage* surcharge *Grande*, effacé du doigt.

départements séparés. Le Roi, informé de la chose par le premier président, s'irrita d'une façon étrange, voulut envoyer une[1] dure réprimande au Parlement, et lui commander de ne se mêler que de juger des procès. Le Chancelier n'osa représenter au Roi combien ce que le Parlement vouloit faire étoit convenable, et combien cette matière étoit de son district[2]; mais il appuya sur l'affection et le respect avec lequel le Parlement s'y présentoit, et il lui fit voir combien il étoit maître d'accepter ou de refuser ses offres. Ce ne fut pas sans[3] débat qu'il parvint à calmer le Roi assez pour sauver la réprimande; mais il voulut absolument que le Parlement fût au moins averti de sa part qu'il lui défendoit de se mêler des blés. La scène se passa en plein Conseil, où le Chancelier parla seul, tous les autres ministres gardant un profond silence : ils savoient apparemment bien qu'en penser, et se gardèrent bien de rien dire sur une affaire qui regardoit le ministère particulier du Chancelier[4]. Quelque accoutumé que fût le Parlement, ainsi que tous les autres corps, aux humiliations, celle-ci lui fut très sensible : il y obéit en gémissant. Le public n'en fut pas moins touché : il n'y eut personne qui ne sentît que, si les finances avoient été nettes de tous ces cruels manèges, la démarche du Parlement ne pouvoit qu'être agréable au Roi, et utile, en mettant cette Compagnie entre lui et son peuple, et montrant ainsi qu'on n'y entendoit point finesse; et cela sans qu'il en eût rien coûté de solide, ni même d'apparent, à cette autorité absolue et sans bornes dont il étoit si vivement jaloux. Le parlement

1. *Une* surcharge d'autres lettres.

2. « On dit figurément : *Cela n'est pas de mon district*, pour dire cela n'est pas de ma compétence, il ne m'appartient pas d'en juger » (*Académie*, 1718).

3. Saint-Simon avait d'abord écrit *sas d*, qu'il a corrigé en *sans*, en récrivant : *debat*.

4. Le Roi fit seulement répondre au procureur général qu'il ne voulait que des commissaires d'un rang inférieur; le Parlement et son chef n'en continuèrent pas moins d'intervenir, comme ils en avaient le privi-

de Bourgogne, voyant la province dans la plus extrême nécessité[1], écrivit à l'intendant[2], qui ne s'en émut pas le moins du monde. Dans ce danger si pressant d'une faim meurtrière, la Compagnie s'assembla pour y pourvoir. Le premier président[3] n'osa assister à la délibération; il en devinoit apparemment plus que les autres. L'ancien des présidents à mortier[4] y présida : il n'y fut rien traité que de nécessaire à la chose, et encore avec des ménagements infinis; cependant le Roi n'en fut pas plus tôt informé, qu'il s'irrita extrêmement : il envoya à ce parlement une réprimande sévère, défense de se plus mêler de cette police, quoique si naturellement de son ressort, et ordre au président à mortier qui avoit présidé à la délibération

lège, dans tout ce qui concernait les approvisionnements et le commerce des grains sur l'étendue de son ressort, ainsi qu'on le voit dans la *Correspondance des Contrôleurs*, tome III, n°ˢ 405 note, 426, 442, 509, 525, etc. Déjà en 1708, le Contrôle général avait été obligé de protester contre le zèle indiscret de quelques parlements, à Bordeaux, Dijon, etc.

1. « La misère est plus grande en Bourgogne que partout ailleurs, » disait Dangeau (p. 404), et des désordres y eurent lieu au commencement de mai (p. 416). On peut voir les détails dans la correspondance de l'intendant de cette province avec le contrôleur général, carton G⁷ 1641.

2. Anne Pinon, vicomte de Quincy, conseiller au Grand Conseil en 1676, maître des requêtes en 1686, conseiller d'État le 17 juillet 1689, fut nommé intendant à Pau le 8 août 1694, passa à Alençon le 8 novembre 1699, à Poitiers en avril 1702, à Dijon en octobre 1705. Rappelé à la fin de mars 1710, il mourut en octobre 1721.

3. C'était Pierre Bouchu, né le 15 juin 1631, frère cadet de l'intendant de Bourgogne mort en 1683 et frère aîné de l'intendant de Dauphiné dont il a été parlé en 1705 (tomes XII, p. 463-466, et XIII, p. 184). Il avait eu, le 5 décembre 1690, la charge de premier président de la Chambre des comptes de Dijon, puis, le 25 mars 1693, celle de premier président du parlement de cette province, avec un brevet de retenue de cent vingt mille livres, et il mourut en août 1715.

4. Antide de Migieu, d'une famille originaire du Bugey dont Guichenon a parlé, était marquis de Savigny et avait été pourvu d'une charge de président à mortier le 21 février 1689. Il mourut en décembre 1717. Il y a un éloge de lui dans le tome VII des *Mémoires littéraires de la Haye*.

de venir à la suite de la cour[1] rendre compte de sa conduite. Il partit aussitôt. Il ne s'agissoit de rien moins que de le priver de sa charge. Néanmoins, Monsieur le Duc, gouverneur de la province en survivance de Monsieur le Prince fort malade[2], s'unit au Chancelier pour protéger ce magistrat, dont la conduite étoit irréprochable : ils le sauvèrent moyennant une forte vesperie de la part du Roi, qui permit après qu'il lui fît la révérence[3]. Ainsi, au bout de quelques semaines, il retourna à Dijon, où on avoit résolu de lui faire une entrée et de le recevoir en triomphe : en homme sage et trop expérimenté, il en redouta les suites, il craignit même de n'obtenir pas d'être dispensé de recevoir cet honneur; mais il l'évita en mesurant son voyage de façon qu'il arriva à Dijon à cinq heures du matin, prit aussitôt sa robe, et s'en alla au Parlement rendre compte de son voyage et remercier de tout ce qu'on avoit résolu de faire pour lui[4]. Les autres parlements, sur

1. C'était, en termes de Palais, un *veniat* (notre tome V, appendice I, p. 463). L'officier accusé de manquement à ses devoirs était forcé de venir se mettre à la disposition du Roi et de ses ministres, et de rester « à la suite de la cour » ou « du Conseil » jusqu'à ce qu'il plût au souverain de le renvoyer. Employée surtout pour les magistrats, cette mesure de coërcition ne comportait pas d'autre sanction. On trouvera un texte de lettres de *veniat* dans le registre de la Maison du Roi O[1] 44, folio 264 v°, et une permission de retourner en province dans le registre du Conseil E 1890, 18 juin 1695. Voyez aussi la *Correspondance des Contrôleurs généraux*, tome III, n[os] 260, 358, 724 et 798.

2. On verra bientôt que Monsieur le Prince était déjà mort.

3. La *Correspondance des Contrôleurs généraux avec les intendants* renferme (tome III, n° 366 note) un résumé de cette affaire, d'avril à juin 1709.

4. A la mort de Louis XIV, le président de Migieu, remplaçant M. Bouchu malade, prononça un discours emphatique sur le Régent, « que la nation choisiroit, s'il lui étoit donné de se choisir un maître, » et protesta contre le droit que le parlement de Paris s'était arrogé de prononcer sur la destinée du Royaume. Le petit-fils de ce personnage forma une belle collection de manuscrits dont M. Omont vient de publier le catalogue.

ces deux exemples, se laissèrent en tremblant sous la tutelle des intendants et dans la main de leurs émissaires[1]. Ce fut pour lors qu'on choisit ces commissaires dont j'ai parlé, tirés tous des sièges subalternes, qui, chargés de la visite chacun d'un certain canton, devoient juger des délits avec les présidiaux voisins[2] sous les yeux de l'intendant, et sans dépendance aucune des Parlements; mais, pour donner une amusette[3] plutôt qu'une vaine consolation à celui de Paris, il fut composé un tribunal tiré de toutes ses chambres[4], à la tête duquel Maisons, président à mortier[5], fut mis, auquel devoient ressortir les appellations des sentences de ces commissaires dans les provinces. Ils ne partirent[6] que trois mois après leur établissement. Ils[7] firent des courses vaines, et pas un d'eux n'eurent jamais aucune connoissance de cette police[8]. Ainsi ils ne trouvè-

1. Ceux de Bordeaux, de Grenoble, de Besançon, venaient d'être également rappelés à l'ordre : ci-dessus, p. 297, et ci-après, p. 204.

2. Les présidiaux, créés en 1552 pour juger en première instance les causes civiles jusqu'à deux cent cinquante livres, et pour connaître au criminel de la police des grands chemins, des séditions, des crimes de fausse monnaie, etc., avaient été multipliés depuis ce temps-là, et l'on en comptait environ quatre-vingt-dix, dont quarante-cinq dans le seul ressort du parlement de Paris; le plus souvent ils avaient fusionné avec les bailliages. Cette concurrence de juridiction les faisait mal voir des Parlements, qui même se refusaient à reconnaître les pouvoirs des présidiaux. Chacun se composait de neuf magistrats gradués.

3. *Amusette*, petit amusement (*Académie*, 1718).

4. *Dangeau*, p. 434; *Sourches*, p. 351. Cette chambre, créée le 11 juin, comprenait, outre le président, six maîtres des requêtes, quatorze conseillers au Parlement, et ses travaux furent dirigés par le procureur général Daguesseau. Elle commença à siéger le 10 juillet 1709, et ne fut supprimée qu'en octobre 1710; ce qui restait alors d'appellations au criminel fut renvoyé à la Tournelle.

5. Claude de Longueil : tome III, p. 98.

6. *Partirent* est en interligne, au-dessus de *furent només*, biffé.

7. Avant *ils*, l'auteur a biffé *en g^t*.

8. Cela a déjà été dit p. 197, mais est absolument inexact. Le Roi avait approuvé la nomination et les pouvoirs de ces commissaires le 7 mai; nommés du 8 au 19 juin, et munis le 25 de pouvoirs en forme, avec cette précaution de les choisir en dehors du district où les uns et

rent rien, parce qu'on s'étoit mis en état qu'ils ne pussent rien rencontrer : par conséquent, ni jugement ni appel, faute de matière. Cette ténébreuse besogne demeura ainsi entre les mains d'Argenson[1] et des seuls intendants, dont on se garda bien de la laisser sortir, ni éclairer, et elle continua d'être administrée avec la même dureté. Sans porter de jugement plus précis sur qui l'inventa et en profita, il se peut dire qu'il n'y a guère de siècle qui ait produit un ouvrage plus obscur, plus hardi, mieux tissu, d'une oppression plus constante, plus sûre, plus cruelle. Les sommes qu'il produisit sont innombrables, et innombrable le peuple qui en mourut de faim réelle, et à la lettre, et de ce qu'il en périt après des maladies causées par l'extrémité de la misère[2], le nombre infini de familles ruinées, et les cascades de maux de toute espèce qui en dérivèrent[3].

les autres allaient opérer sous la direction exclusive du contrôleur général et du conseiller d'État Desmaretz de Vaubourg, les commissaires furent en tournée dès les premiers jours de juillet (*Contrôleurs généraux*, n[os] 405, 456, 482 et 507). L'un d'eux, à qui nous devons le *Traité de la Police*, a consigné à la fin de son tome II, éd. 1729, p. 906-921, le récit des deux tournées qu'il fit en Champagne, avec le président au présidial de Senlis et un conseiller au Châtelet, du 29 juin au 31 octobre, et du 15 décembre au mois de janvier 1710, puis la série des sentences et ordonnances rendues par eux.

1. Il fut pourvu de toutes les fonctions de commissaire pour l'élection de Paris par lettres patentes du 20 juillet (*Traité de la Police*, tome II, p. 898), mais n'eut point de pouvoirs en dehors de ce ressort. M. de Vaubourg avait la haute main sur cette matière des blés, et, en outre, le 9 juin, Nointel, l'ancien intendant de Bretagne qui venait de marier sa fille avec Louville, et était beau-frère du nouveau ministre Desmaretz et de Vaubourg, fut nommé inspecteur général des vivres et chargé d'assurer la subsistance des armées.

2. Il y eut surtout des épidémies de scorbut et de dysenterie (*Contrôleurs généraux*, tome III, n[os] 719, 817, 874).

3. Tout ceci a été écrit au lendemain d'une autre disette terrible, celle de 1740, où les mêmes faits se sont produits et ont suscité les mêmes accusations qu'en 1709. Autrement, notre auteur ne fait qu'exagérer l'impression générale que nous constatons dans les correspondances contemporaines, par exemple celle de Mme de Maintenon.

Avec cela néanmoins, les payements les plus inviolables commencèrent à s'altérer. Ceux de la douane, ceux des diverses caisses d'emprunts[1], les rentes de l'hôtel de ville[2], en tout temps si sacrées, tout fut suspendu, ces dernières seulement continuées, mais avec des délais, puis des retranchements qui désolèrent presque toutes les familles de Paris, et bien d'autres[3]. En même temps, les impôts haussés, multipliés, exigés avec les plus extrêmes

1. La Caisse des emprunts proprement dite était une création de Colbert (11 octobre 1674), où les déposants, trouvant un intérêt de cinq pour cent avec facilité de retirer leurs fonds à l'échéance ou de renouveler le prêt, avaient apporté, en certains temps, jusqu'à soixante millions, gagés sur les payements des fermes. Quand Colbert mourut, il y avait encore là trente-huit millions, garantis par des contrats de constitution, des obligations ou des promesses pures et simples signées de trois ou quatre fermiers généraux; Louis XIV fit alors rembourser les dépôts en espèces ou en rentes jusqu'à ce que l'encaisse fût réduite à vingt millions, puis à dix. Selon Forbonnais, ce n'était pas une grande ressource, quoique le service fût fait ponctuellement. Quand la guerre a fini en 1698, on a tout remboursé et fermé la caisse; mais elle a été rouverte en 1702, avec un relèvement de l'intérêt jusqu'à huit, et même dix pour cent, sans assurer la régularité des opérations (notre tome XIV, p. 604-605). Durant la plus grande partie de la crise de 1709, il fut impossible de payer ni capitaux ni intérêts. Finalement, le 20 décembre, on décida que les intérêts arriérés seraient accumulés avec le capital, et les promesses prorogées jusqu'à la paix, avec un intérêt de cinq pour cent. Cette caisse ne fut supprimée qu'après la mort de Louis XIV, au moyen d'une conversion sur réduction en contrats de rente à quatre pour cent. Si notre auteur parle de « diverses caisses d'emprunts, » c'est que, en dehors de celle dont il vient d'être parlé, il existait en circulation des billets émis par les trésoriers de l'extraordinaire des guerres, d'autres émis par les fermiers et receveurs généraux en conversion des billets de monnaie, etc., et l'ensemble, avec les soixante millions de la caisse des emprunts proprement dite, formait, au 1er janvier 1708, une dette flottante de trois cent quarante-trois millions (*Contrôleurs généraux*, tome III, p. 616; Arch. nat., carton G7 1014; Ad. Vuitry, *le Désordre des finances*, p. 170-171, 173-175, 185-191).

2. Tome V, p. 126.

3. Déjà des tentatives de suppression ou de simple réduction, de retranchement de ces rentes avaient excité la plus vive émotion au

rigueurs, achevèrent de dévaster la France. Tout renchérit au delà du croyable tandis qu'il ne restoit plus de quoi acheter au meilleur marché[1], et, quoique la plupart des bestiaux eussent péri faute de nourriture, et par la misère de ceux qui en avoient dans les campagnes, on mit dessus une nouvelle monopole[2]. Grand nombre de gens qui, les années précédentes, soulageoient les pauvres se trouvèrent réduits à subsister à grand peine, et beaucoup de ceux-là à recevoir l'aumône en secret[3]. Il ne se peut dire combien d'autres briguèrent les hôpitaux[4], naguères la honte et le supplice des pauvres, combien d'hôpitaux ruinés revomissant[5] leurs pauvres à la charge publique[6], c'étoit à dire alors à mourir effectivement de faim, et combien d'honnêtes

temps de Foucquet, en 1653, puis au temps de Colbert, en 1662. Henri Martin, dans le tome XIII de son *Histoire de France*, p. 47-50, a résumé ce qu'il y avait de bien fondé dans les théories de Colbert, d'injuste dans l'application. En 1709, on ne paya qu'une demi-année aux rentiers, et il en fut ainsi pendant quatre ans, comme l'a raconté feu M. Vuitry; ces vers coururent (ms. Fr. 12694, p. 415) :

> De vos rentes pour vos péchés
> Si les quartiers sont mal payés,
> Que sert-il d'émouvoir sa bile?
> Il ne faut que changer de lieu :
> Nous allions à l'hôtel de ville,
> Et nous irons à l'hôtel-Dieu.

1. A quelque prix que ce fût. On aura plus loin, p. 412, *à grand marché*.
2. Nous avons déjà eu plusieurs fois ce féminin. « On appelle aussi *monopole* tous les nouveaux droits qu'on établit et qu'on exige sur les marchandises, sur les denrées, et cela se dit toujours odieusement.... Il est très bas. » (*Académie*, 1718.) Voyez ci-après, p. 209 et 409.
3. En mai, après avoir ordonné que les pauvres du dehors qui encombraient Paris se retirassent dans les lieux d'où ils étaient venus, et avoir voté une aumône considérable pour le Grand bureau des pauvres, le Parlement invita, non seulement les autres magistrats, mais tous les particuliers et toutes les communautés, à se cotiser pareillement; mais, comme on va le voir, c'est seulement en septembre que fut établie la « taxe des pauvres. »
4. Sollicitèrent la faveur d'y être admis.
5. *Revomir*, dans ce sens figuré, se retrouvera plusieurs fois.
6. Voyez les *Contrôleurs généraux*, n[os] 144, 274, 360, 543.

familles expirantes dans les greniers. Il ne se peut dire aussi combien tant de misère échauffa le zèle et la charité, ni combien immenses furent les aumônes[1]; mais, les besoins croissant à chaque instant, une charité indiscrète et tyrannique imagina des taxes et un impôt pour les pauvres. Elles s'étendirent avec si peu de mesure en sus de tant d'autres, que ce surcroît mit une infinité de gens plus qu'à l'étroit au delà de ce qu'ils y étoient déjà, en dépitèrent un grand nombre, dont elles tarirent les aumônes volontaires : en sorte que, outre l'emploi de ces taxes peut-être mal géré, les pauvres en furent beaucoup moins soulagés. Ce qui a été depuis de plus étrange, pour en parler sagement, c'est que, ces taxes en faveur des pauvres, un peu modérées, mais perpétuées, le Roi se les est appropriées, en sorte que les gens des finances les touchent publiquement jusqu'à aujourd'hui comme une branche des revenus du Roi, jusqu'avec la franchise de ne lui avoir pas fait changer de nom[2]. Il en est de même de l'imposition qui se fait tous les ans dans chaque généralité pour les grands chemins : les finances se les sont appropriées encore avec la même franchise, sans leur faire changer de nom[3]. La plupart des ponts sont rompus par tout le

Étranges inventions perpétuées.

1. Il fournira (éd. 1873, tome X, p. 160-161) des détails sur l'organisation intelligente que la Chancelière donna alors à son œuvre charitable de Pontchartrain, fours et marmites des pauvres, distribution de pains, de potages, de viandes cuites.

2. En effet, cette taxe, établie par deux déclarations du 3 septembre et du 22 octobre 1709, sur la base de celle des boues et lanternes que les maisons de Paris avaient été obligées de racheter par une somme une fois payée, subsista sous forme de doublement de la première taxe : voyez la *Correspondance des Contrôleurs généraux*, tome III, n^os^ 543, 600, 1456, etc.

3. M. F.-P. Clément, dans sa thèse de 1899 sur *la Corvée des chemins en France et spécialement en Poitou...* (1751-1790), a raconté comment l'énormité des travaux de voirie qui, depuis Henri IV, étaient exécutés aux frais de l'État, sous la direction de commissaires spéciaux ou des intendants des provinces, avait peu à peu poussé ces derniers, sous Louis XIV, par exemple Bâville, à appliquer le travail

Royaume, et les plus grands chemins étoient devenus impraticables[1]. Le commerce qui en souffre infiniment a réveillé : Lescalopier, intendant de Champagne[2], imagina de les faire accommoder par corvées, sans même donner du pain ; on l'a imité partout, et il en a été fait conseiller

des corvées seigneuriales et féodales à l'entretien des voies publiques, et comment les grands seigneurs étaient arrivés à en abuser pour eux-mêmes : tel, entre autres, le père de notre auteur dans la baronnie de Ruffec (*Correspondance des Contrôleurs généraux*, tome I, n° 198). Un fonds spécial, pour les ponts et chaussées, était mis à la disposition du contrôleur général, et, dans les temps de prospérité relative, sous Claude le Peletier, il avait été porté jusqu'à douze cent mille livres ; mais, pendant les guerres, il se réduisait à des chiffres minimes, et il fut relevé en 1715 à six cent mille livres (*ibidem*, tome I, p. 598-599, tome II, p. 600, et tome III, p. 625). Toujours insuffisant, il entraîna le gouvernement royal à se servir de la corvée de plus en plus régulièrement à mesure que l'entretien des routes se développait et devenait une nécessité.

1. Il reviendra longuement sur ce sujet, qui fut, on le verra, une de ses principales préoccupations au conseil de régence (tome XI de 1873, p. 344-347). Les témoignages du mauvais état des voies publiques abondent dans les mémoires ou les correspondances du temps. Delamare en a fait l'objet d'une section spéciale dans son *Traité de la Police*, tome IV, p. 497-503, et il a exposé ensuite, p. 518-526, les mesures financières prises pour y porter remède depuis Louis XIV jusqu'en 1729. Voyez aussi les *Ouvrages de politique de l'abbé de Saint-Pierre*, tome IV, p. 3-32, les *Œuvres de Duclos*, tome III, p. 650-651 et 662-667, et Vignon, *Études sur les voies publiques*, tome II, 1re partie, p. 19-21.

2. Charles-César Lescalopier, d'une famille parisienne dont il est parlé dans les *Historiettes de Tallemant*, avait pour père un conseiller au Parlement et avait été baptisé le 5 février 1671. Moyennant une dispense d'âge (Arch. nat., X1A 8689, fol. 492 v°), il fut pourvu à son tour d'une charge de conseiller le 5 juin 1694 ; puis, étant désigné pour être un des intendants du commerce en juin 1708 (*Dangeau*, p. 154), il acheta une charge de maître des requêtes le 2 septembre suivant, fut pourvu de son intendance le 21 octobre, et, sans la quitter, reçut en juillet 1711 la commission d'intendant de la province de Champagne, qu'il devait conserver jusqu'en 1730. Il entra alors au conseil d'État, comme semestre, le 12 janvier 1730, passa ordinaire le 16 mars 1742, eut la présidence du Grand Conseil le 13 décembre 1741, et mourut le 7 février 1753. Nous verrons qu'une alliance heureuse lui assurait la protection des Béthune Charost.

d'État. La monopole des employés à ces ouvrages les a enrichis, le peuple en est mort de faim et de misère à tas[1] : à la fin, la chose n'a plus été soutenable, et a été abandonnée, et les chemins aussi ; mais l'imposition[2] pour les faire et les entretenir n'en a pas moins subsisté pendant ces corvées et depuis, et pas moins touchée[3] comme une branche des revenus du Roi[4]. Ce manège des blés a paru Manège

1. Cette locution se trouve au *Dictionnaire de l'Académie* de 1718.

2. *L'imposition* est en interligne, au-dessus de *la taxe*, biffé.

3. Et n'en a pas moins été touchée.

4. C'est à partir de 1717 que ce système de corvée fut adopté en Alsace, d'où il passa, à raison du voisinage et sous la direction du frère du cardinal Dubois, dans le Soissonnais et le Hainaut en 1726, dans la généralité de Châlons en 1728 ou 1729, bien peu avant que M. Lescalopier laissât l'intendance à M. le Peletier de Beaupré, fils du premier président. Deux ou trois ans plus tard, Orry, devenu contrôleur général, l'adopta, et il le généralisa surtout à partir de 1738, même en temps de disette ; ce fut alors la « corvée royale, » qui assujettissait chaque contribuable à trente journées de travail (F.-P. Clément, *la Corvée des chemins*, p. 52 et 56-66 ; Vignon, *Études sur les voies publiques*, tome II, 1re partie, p. 54, et 2e partie, p. 110 ; Albert Babeau, *le Village*, liv. IV, ch. II, et *la Province*, tome II, p. 172-174). Notre auteur écrit donc ce qu'on lit ici sous le coup d'une impression toute récente ; on peut en rapprocher ce passage, daté d'un peu plus tard, 1749, des *Mémoires du marquis d'Argenson* (tome VI, p. 49-51) : « Le zèle des beaux chemins a pris le ministère et les intendants de provinces ; ceux-ci n'ont plus trouvé que cette carrière d'autorité et d'utilité à courir, et s'y sont jetés à corps perdu. C'est une nouvelle taille, pire que la première, dont les peuples sont écrasés. On compte que, par an, le quart des journées des journaliers va à ces corvées, où il faut qu'ils se nourrissent ; et de quoi ?... Les grands chemins à corvée sont la plus horrible taille qui ait jamais été supportée. On force le labeur et la subsistance des particuliers par-delà toutes leurs forces : ils prennent tous le parti d'aller se réfugier dans les petites villes. » Dix ans plus tard encore, Duclos traita la même matière dans l'*Essai sur la Voirie* qui l'entraîna dans une polémique avec Mirabeau le père, et il s'exprimait aussi vivement que d'Argenson, ou que notre auteur, sur le « péculat enfanté par les corvées. » « C'est, disait-il, une tyrannie quand on emploie les corvées, c'est une déprédation quand on travaille à prix d'argent.... Je frémis de voir un champ dépouillé de sa récolte avant sa maturité, et des paysans commandés au mois de juin pour tracer un chemin de pure faveur.... Rien n'est plus sûr

des blés imité plus d'une fois depuis.

une si bonne ressource, et si conforme[1] à l'humanité et aux lumières de Monsieur le Duc et des Paris[2], maîtres du

que l'anéantissement des cultivateurs, si l'on continue de permettre qu'ils soient commandés arbitrairement. » (*Œuvres de Duclos*, éd. 1821, tome III, p. 628-635 et 640-751.) D'Argenson dit que, en mourant, Orry tint à restituer dix mille livres aux paysans du Soissonnais pour corvées injustement perçues. Saint-Simon reviendra encore, dans ses dissertations de 1715 (tome XI, p. 344-346), sur la nécessité de régler un bon emploi des fonds des ponts et chaussées et de mettre fin aux abus que les gens puissants en faisaient pour leur propre utilité.

1. Par mégarde, il a écrit : *conformes*, au pluriel.

2. Ces quatre frères, dont le père avait été aubergiste et maire à Moirans, en Dauphiné, et qui se firent réhabiliter de noblesse en 1720, étaient : 1° Antoine Paris, né le 9 février 1668, qui s'enrichit, comme les trois autres, dans le métier de munitionnaire des armées, d'abord en Dauphiné, et, à partir de 1701, en Flandre, tout en portant la qualification d'avocat au Parlement, acheta ensuite, en 1712, la charge de receveur général des finances de sa province, puis, étant devenu le conseiller intime du Régent, eut, le 11 mars 1722, une charge de garde triennal du Trésor, créée pour lui, et la passa à son frère Monmartel le 21 juin 1724, fut promu conseiller au conseil royal des finances le 13 janvier 1725, posséda le comté de Sampigny, fit ériger la baronnie de Dagonville le 2 mars 1730, et mourut à Sampigny le 29 juillet 1733; 2° Claude Paris, dit de la Montagne du nom de sa mère, né le 6 août 1670, qui fut trésorier de l'armée de Flandre pendant les campagnes de 1707, 1708 et 1709, acheta alors une charge de commissaire des guerres, mais la revendit en 1711 pour diriger avec ses frères l'entreprise des vivres de Flandre et d'Allemagne, et, à partir de 1712, partagea avec l'aîné l'exercice de la recette générale des finances de Dauphiné, eut le département du domaine d'Occident lorsqu'ils prirent à eux quatre le bail des fermes de 1718, suivit jusqu'au bout leur fortune commune, et mourut en Dauphiné vers 1745; 3° Joseph Paris, dit du Verney, qui, né le 9 avril 1684, d'abord soldat aux gardes, puis associé avec ses frères pour les vivres des armées et pour le bail des fermes de 1718, ensuite, après la chute de Law, chargé de l'opération du visa, devint syndic de la compagnie des Indes le 15 mars 1724, se fit pourvoir, en mai 1725, de la charge de secrétaire des commandements de la Reine, puis de celle de secrétaire des commandements de Monsieur le Duc en 1728, exerça, sous le cardinal de Fleury et sous Maurice de Saxe, les fonctions de général des vivres et d'intendant général des armées d'Allemagne, provoqua l'établissement de l'École militaire en 1751, en fut le premier intendant, avec titre de conseiller d'État, et ne mourut que le 17 juillet 1770; 4° Jean

Royaume sous son ministère[1], et, maintenant que j'écris, au contrôleur général Orry, le plus ignorant et le plus barbare qui administra jamais les finances, que l'un et l'autre ont saisi la même ressource, mais plus grossièrement, comme eux-mêmes, et avec le même succès de famine factice qui a dévasté le Royaume[2]. Mais, pour revenir à l'année 1709, où nous en sommes, on ne cessoit de s'étonner de ce que pouvoit devenir tout l'argent du Royaume : personne ne pouvoit plus payer parce que personne ne l'étoit soi-même ; les gens de la campagne, à bout d'exactions et de non-valeurs, étoient devenus insolvables ; le commerce tari ne rendoit plus rien, la bonne foi et la con-

Paris, dit de Monmartel, qui, né le 1er août 1690, pourvu en 1721 d'une charge de secrétaire du Roi, remplaça son frère aîné, comme garde triennal du Trésor, de 1724 à 1726, en reprit l'exercice de 1730 à 1755, fut créé marquis de Brunoy en 1757, eut le titre et le rôle important de banquier de la cour jusqu'en 1758, et mourut le 10 septembre 1766, ayant dirigé toutes les affaires de finances. — Nous aurons à revenir sur les uns et sur les autres ; les deux derniers sont seuls à la cour en 1742. L'histoire, et même la plupart des contemporains, ont rendu aux Paris une justice que Saint-Simon leur dénie.

1. Aussi, après sa chute, de 1726 à 1728, furent-ils en butte à la disgrâce et à des poursuites très sévères, comme d'ailleurs ils l'avaient été au temps de Law ; mais, à l'époque où notre auteur écrit, la mort imminente du cardinal de Fleury va les rendre maîtres de tout par leurs amis, par leurs manœuvres et par leur argent.

2. Philibert Orry (tome XIII, p. 444) est contrôleur général depuis 1730, ministre d'État depuis 1736, grâce à l'attachement inébranlable du cardinal de Fleury, premier ministre, et il ne quittera le pouvoir qu'à la fin de 1745. L'hiver de 1739-40, d'une durée de plus de sept mois, avec une rigueur exceptionnelle réveillant tous les souvenirs de 1709, a été suivi, cette fois encore, d'une disette et de toutes les misères qui en étaient l'accompagnement obligé. Les mesures prises par Orry ont été les mêmes, aussi peu heureuses, tout autant critiquées ; on l'a rendu responsable des conséquences désastreuses de cet état de choses, on l'a accusé de spéculer pour le compte du Roi, ou pour le sien propre et celui de ses créatures, tandis que le cardinal avouait « n'y rien comprendre. » C'est ce que nous pouvons suivre dans le *Journal de l'avocat Barbier*, tome III, et dans les *Mémoires du marquis d'Argenson*, tome III. Les frères Paris étaient ses adversaires.

fiance[1] abolies. Ainsi le Roi n'avoit plus de ressource que la terreur et l'usage de sa puissance sans bornes, qui, toute illimitée qu'elle fût[2], manquoit aussi, faute d'avoir sur quoi prendre et s'exercer. Plus de circulation, plus de voies de la rétablir. Le Roi ne payoit plus même ses troupes, sans qu'on pût imaginer ce que devenoient tant de millions qui entroient dans ses coffres[3]. C'est l'état affreux où tout se trouvoit réduit lorsque Rouillé, et tôt après lui Torcy, furent envoyés en Hollande[4]. Ce tableau est exact, fidèle, et point chargé. Il étoit nécessaire de le présenter au naturel pour faire comprendre l'extrémité dernière où on étoit réduit, l'énormité des relâchements où le Roi se laissa porter pour obtenir la paix, et le miracle visible de Celui qui met des bornes à la mer[5] et qui appelle ce qui n'est pas comme ce qui est[6], par lequel il tira la France des mains de toute l'Europe résolue et prête à la faire périr, et l'en tira avec les plus grands avantages vu l'état où elle se trouvoit réduite, et le succès le moins possible à espérer.

Refonte et rehaussement de la monnoie.

En attendant, la refonte de la monnoie et son rehaussement d'un tiers plus que sa valeur intrinsèque[7] apporta du profit au[8] Roi, mais une ruine aux particuliers, et un désordre dans le commerce qui acheva de l'anéantir.

Banqueroute de Samuel Bernard.

Samuel Bernard[9] culbuta Lyon par sa prodigieuse banqueroute, dont la cascade fit de terribles effets; Desmaretz le secourut autant qu'il lui fut possible. Les billets de monnoie et leur discrédit en furent cause[10]. Ce

1. *Confiences*, au pluriel, dans le manuscrit. — 2. *Fut*, à l'indicatif.
3. On trouvera le détail de cette situation, aux points de vue financier et économique, dans l'historique indiqué de l'hiver et de la disette.
4. Ci-dessus, p. 175.
5. *Proverbes*, VIII, 29 : *Circumdabat mari terminum suum et legem ponebat aquis ne transirent fines suos.*
6. *Épître aux Romains*, IV, 17 : *Vocat ea quæ non sunt tanquam ea quæ sunt.*
7. On trouvera ci-après, appendice III, une notice sur cette refonte.
8. *Au* surcharge *m[ais]*.
9. Tome XVI, p. 34-37 et 324.
10. Appendice XIV de notre tome XIV.

célèbre banquier en fit voir pour vingt millions. Il en devoit presque autant à Lyon : on lui en donna quatorze en bonnes assignations[1], pour tâcher de le tirer d'affaires avec ce qu'il pourroit faire de ses billets de monnoie[2]. On a prétendu depuis qu'il avoit trouvé moyen de gagner beaucoup à cette banqueroute; mais il est vrai qu'encore qu'aucun particulier de cette espèce n'ait jamais tant dépensé ni laissé, et n'ait jamais eu, à beaucoup près, un si grand crédit par toute l'Europe, jusqu'à sa mort arrivée trente ans depuis[3], il en faut excepter Lyon et la partie d'Italie qui en est voisine, où il n'a jamais pu se rétablir.

Le Pape enfin, poussé à bout par les exécutions militaires qui désoloient l'État ecclésiastique[4], le blocus de Ferrare et du fort Urbin[5], céda à toutes les volontés de l'Empereur, et reconnut l'Archiduc roi d'Espagne[6] : sur

1. Voyez la note ci-après, p. 615.

2. C'est presque textuellement ce que Dangeau dit le 14 mai, p. 415.

3. Notre auteur a corrigé *35* en *30;* mais c'est encore une erreur, puisque Bernard mourut le 18 janvier 1734, vingt-cinq ans après 1709. *Depuis* est écrit sur la marge.

4. Ci-dessus, p. 34 et 38. Voyez le *Mercure historique et politique*, tome XLVI, cité p. 34, et l'*Istoria delle guerre*, par Ottieri, p. 275-281.

5. Lisez : *Urbain.* C'est au temps du pape Urbain VII que ce fort avait été construit à un quart de lieue de Bologne, qui n'avait qu'une mince muraille de briques. Voyez la *Gazette* de 1709, p. 20.

6. *Dangeau*, tome XII, p. 476, 24 juillet : « Le Pape, malgré tout ce que l'Empereur fait contre lui et tout ce que le cardinal Grimani entreprend contre ses intérêts et contre son autorité dans le royaume de Naples, a accordé au marquis de Prié tout ce qu'il lui demandoit pour l'Archiduc. Il le reconnoît roi d'Espagne et lui a écrit un bref où il lui donne de la *Majesté catholique.* » Cette reconnaissance définitive ne fut que la conclusion de toute une série de négociations pénibles après signature d'un traité préliminaire du 15 janvier, suivie immédiatement du désarmement de l'armée pontificale et de la levée du blocus très rigoureux de Ferrare et du fort Urbain. Le texte de ce traité est dans le *Corps diplomatique*, tome VIII, 1re partie p. 233-234; comparez le *Journal de Dangeau* (qui n'avait pu en avoir une copie), p. 334-335, les *Mémoires de Sourches*, p. 272-274, la *Gazette d'Amsterdam*, nos XVI et XVII, notre *Gazette*, p. 72-73 (*pour* 90-91), les *Guerre*

quoi, Philippe V fit défendre au nonce qui étoit à Madrid[1] de se présenter devant lui, fit fermer la nonciature, et rompit tout commerce avec Rome, ce qui y tarit une grande source d'argent[2]; son ambassadeur[3] sortit de Rome et des États du Pape[4], et cependant les Impériaux rava-

d'Ottieri, p. 158-165, le recueil de Lamberty, p. 242 et suivantes, l'*Histoire militaire*, par Quincy, p. 248-253, etc. Le volume 494 des correspondances diplomatiques de *Rome* renferme le texte d'un certain nombre d'articles secrets dont la discussion et l'exécution ne prirent fin qu'en octobre, par une nouvelle convention et un bref adressé « à S. M. le roi des Espagnes Charles III » (*Lamberty*, p. 252-262).

1. Félix Zondadari : tome XVI, p. 411.

2. C'est dès le mois de mars, en apprenant la signature du premier traité, que Philippe V avait pris ces mesures de rigueur. Dangeau dit, le 15 de ce mois (p. 357-358) : « Le roi d'Espagne a fait défendre au nonce qui est à Madrid de se présenter devant lui, et a fait ôter de sa chapelle le siège qui avoit accoutumé d'être mis pour le nonce à la messe du roi. Il l'empêche aussi de jouir de beaucoup de droits qu'il avoit en Espagne à la vacance des bénéfices, S. M. étant fort mécontente de l'accommodement du Pape avec l'Empereur. » On peut voir l'effet produit par cette fâcheuse nouvelle en Espagne dans la *Gazette d'Amsterdam*, n^os^ XXIV et XXXIV-XXXVI, et dans une lettre de Mme des Ursins à Mme de Maintenon (recueil Bossange, tome IV, p. 220-221). La princesse ne se consolait pas de ce que, en refusant les secours demandés par le Pape, la France eût manqué l'occasion de mettre le duc de Savoie entre deux feux. M. Zondadari quitta Madrid le 10 avril : *Gazette*, p. 209-211; *Gazette d'Amsterdam*, n^os^ XXIV, XXX et XXXVII; *Mercure historique et politique*, tome XLVI, p. 331-337, 463-469 et 583-584; Ottieri, *Guerre*, p. 265-275, etc.

3. Le duc d'Uceda : tome XVI, p. 411. Il demandait depuis longtemps à en finir avec une situation intolérable et à s'en aller.

4. Voyez le *Philippe V* du P. Baudrillart, tome I, p. 302-318. Le Pape pressentait la rupture, redoutant l'influence gallicane de M. Amelot et d'Orry sur la cour de Madrid, et ne voulant pas accepter les prétentions du roi Philippe à lever, pour les frais de la guerre, l'impôt de *crusade*, sur le clergé, sans l'agrément du saint-siège : voyez les pièces données par la *Gazette d'Amsterdam*, n^os^ XVI et Extr. XXX (mémoire de Zondadari au duc de Medina-Sidonia). Les cortès exigèrent que toute relation cessât avec le saint-siège et que le duc d'Uceda quittât Rome. La rupture fut consommée en juillet, Uceda s'étant déjà transporté à Gênes avec le cardinal del Giudice (*Gazette*, p. 271, 283, 284 et 307; *Gazette d'Amsterdam*, n^os^ XL, XLI, XLIV et LXXXVIII).

geoient toujours les terres de l'Église sans que le marquis de Prié daignât les arrêter. Il donna une comédie et un bal dans son palais contre les plus expresses défenses du Pape, qui, dans cette calamité, avoit interdit tous les spectacles et les plaisirs dans Rome. Il envoya faire des remontrances à Prié sur la fête qu'il vouloit donner; il n'en eut d'autre réponse sinon qu'il s'y étoit engagé aux dames, à qui il ne pouvoit manquer de parole. Le rare est qu'après ce mépris si public, les neveux du Pape[1] y allèrent, et qu'il eut la foiblesse de le souffrir[2]. Tessé, qui voyoit[3] venir cet orage qu'il ne pouvoit détourner[4], même par ces belles lettres qui se trouveront dans les Pièces[5], crut ne pouvoir pas mieux prendre son temps pour se faire [faire[6]] une opération au derrière[7], pour vérifier la raison qui politi-

Quoiqu'il conservât les fonctions de chargé des affaires du roi Philippe, nous le verrons, finalement, passer au parti de l'Archiduc.

1. Un frère cadet de Clément XI, nommé Horace Albani, avait eu de Bernardine Oudedei de Vézelay trois fils : Annibal, Charles et Alexandre, dont notre auteur aura à parler plus d'une fois. Le premier est président de la Chambre apostolique depuis 1707, et sera créé cardinal par son oncle en 1711; le second, commandant des chevau-légers de la garde pontificale, sera créé prince de Soriano et prince du *soglio* par Innocent XIII; le troisième, chevalier de Malte, va être nommé grand prieur d'Arménie en mars 1709, et sera également créé cardinal par Innocent XIII. L'aîné fut envoyé par son oncle à Vienne au plus fort de la crise de 1709.

2. Le Pape avait seulement défendu les masques, festins et comédies en public, mais non les représentations dans les maisons particulières (*Gazette d'Amsterdam*, n° XIX), et, malgré les insinuations du Vatican, M. de Prié, soutenu par des dames telles que la connétable Colonna, donna trois fêtes, dont la dernière surtout fut très courue (Affaires étrangères, vol. *Rome* 495, fol. 36, 37, 93 et 98 v°; *Gazette*, p. 115-116).

3. Le manuscrit porte : *voyant*.

4. Tome XVI, p. 273-276 et 407. Depuis un an, il poussait à faire la paix avec Victor-Amédée, secondé activement par le cardinal de la Trémoïlle.

5. Les lettres au Pape dont il a été parlé p. 38-39. Voyez p. 615.

6. Le second infinitif a été omis en passant d'une ligne à l'autre.

7. Non pas la grande opération, mais la petite : *Dangeau*, p. 309;

quement l'avoit tenu depuis très longtemps chez lui pour ne se point commettre, et pour y demeurer tant qu'il le jugeroit à propos sans être obligé de voir qui il ne voudroit pas, ni de sortir de chez lui[1]. Le Pape, éperdu, avoit fait tout ce qu'il avoit pu pour retenir l'ambassadeur d'Espagne, et n'oublioit rien pour empêcher Tessé de partir; toutefois, la partie n'étant plus tenable, et ne faisant plus qu'un personnage inutile et honteux, il partit, et s'en revint fort lentement[2]. En débarquant en Provence[3], il apprit la mort de sa femme dans sa province, d'où elle n'étoit jamais sortie, et qui s'appeloit Auber[4], fille unique du baron d'Aunay, près de Caen[5], et dont il paroissoit

*Sourches*, p. 275. Notre auteur oublie qu'il a déjà parlé (p. 38) d'une fistule et de tout ce qu'il répète ici.

1. Dès le 3 janvier, le Roi l'engagea à revenir, s'il le jugeait à propos.

2. On peut voir dans ses lettres à Torcy (Affaires étrangères, vol. *Rome* 494, 495 et 499), à Chamillart (Guerre, vol. 2170), à la duchesse de Bourgogne et autres personnes de la cour (recueil Rambuteau), quelle était sa fureur des défaillances du Pape et de ses concessions à la cour de Vienne. Il partit de Rome le 20, en compagnie de Monteleon, du cardinal del Giudice et d'autres Espagnols, se rendit par mer à Gênes, chez le résident d'Iberville, de là à Florence, et repartit par mer le 6 avril, pour Antibes, poursuivi par les corsaires qui bloquaient les côtes. Le 27 février, de Livourne, il avait raconté sa dernière audience et indiqué les dispositions du Pape. L'abbé de Polignac envoya, au même moment, un compte rendu de sa négociation. Cette fin du séjour en Italie est résumée dans les *Guerre* du comte Ottieri, tome V, p. 165-171.

3. *Dangeau*, p. 390 et 396; *Sourches*, p. 323.

4. Marie-Françoise Auber (tome III, p. 131), née le 14 février 1652, fille unique d'Antoine Auber, baron d'Aunay (1621-1679), qui avait commandé en 1674 la noblesse du pays de Vire et était un homme violent et querelleur, mourut le 30 mars 1709, et la terre d'Aunay passa à son second fils, René-Louis de Tessé.

5. Aunay ou Aulnay-sur-l'Odon, arr. de Vire. A côté se trouvait l'abbaye du même nom où Huet composa les *Alnetanæ quæstiones*. Tessé parle de cette terre et des affaires qu'il y avait dans une lettre du 23 juin 1708 (Affaires étrangères, vol. *Espagne* 180, fol. 268). On a une *Étude sur la baronnie et l'abbaye d'Aunay*, par G. le Hardy.

qu'il ne tenoit pas grand compte[1]. A son retour[2], il ne laissa pas d'avoir une longue audience du Roi, quoique sur un voyage dont le succès avoit été fort désagréable[3] et les affaires vieillies[4]. Tel fut celui de cette ligue d'Italie, si bien pensée, mais qui échoua avant d'être formée comme je l'ai raconté[5].

Ma liaison intime avec le maréchal de Boufflers; sa réception au Parlement.

Malgré tant de différence d'âges et d'emplois, et de liaisons encore qui n'étoient pas les mêmes, j'étois ami intime du maréchal de Boufflers[6] : je fus donc ravi de sa gloire et de ses récompenses[7]. Il n'ignoroit pas combien[8] j'étois blessé de la multiplication des ducs et pairs, et j'oserai dire qu'il se trouva flatté de ma joie de le voir revêtu de la pairie. Il crut aussi, par ce qu'il s'étoit passé[9] en diverses choses de cette dignité[10], que j'y entendois quelque chose : tellement qu'en retournant en Flandres pour ce projet de reprendre Lille qui n'eut pas lieu[11], il me pria, en son

1. « La maréchale de Tessé est morte dans ses terres en Normandie; elle ne venoit jamais à la cour, et fort rarement à Paris » (*Dangeau*, p. 378; comparez les *Mémoires de Sourches*, p. 309).

2. Il s'était arrêté aux eaux de Balaruc.

3. Il a écrit, par mégarde : *desćagreable*, le premier *a* surchargeant un *g*.

4. Cette audience fut donnée le 24 mai. « Le Roi, dit Dangeau (p. 422), après la messe, donna une longue audience au maréchal de Tessé, qui lui rendit compte de toutes ses négociations en Italie. Le Roi ne l'avoit point encore entendu depuis son retour, parce qu'il n'est plus question de toutes ces affaires-là. » Les *Mémoires de Sourches* ajoutent (p. 342) : « Il disoit publiquement qu'il n'y avoit point de la faute du Pape s'il avoit cédé à la violence des Impériaux, puisqu'il avoit signé un traité avec lui par lequel il se contentoit d'un secours de dix mille François, se chargeant même de les payer et de les entretenir à ses dépens. »

5. Ci-dessus, p. 33-39.

6. Ils étaient un peu parents : tome X, p. 410, note 3.

7. Tome XVI, p. 483 et suivantes.

8. Par mégarde, il a écrit : *comblien*.

9. *Passé* est en interligne.

10. Particulièrement, sans doute, lors de l'affaire contre les Luxembourg, en 1694 et 1695, ou dans la succession Brissac.

11. Ci-dessus, p. 159.

absence, de voir ses lettres d'érection, qu'il avoit chargé le président Lamoignon[1] de projeter[2], et me demanda avec confiance, et comme un vrai service, de vouloir bien travailler à les dresser avec la Vrillière, secrétaire d'État en mois[3] qui les devoit expédier, qui[4] étoit mon ami particulier, et qui voudroit bien m'en croire. Nous les dressâmes donc, la Vrillière et moi, le plus avantageusement et fortement qu'il fut possible, sans outrepasser en rien dans les clauses ce que le Roi avoit bien voulu accorder, mais que nous exprimâmes avec toute la netteté et la clarté qui s'y put répandre[5]. Dès que le maréchal fut de retour, je lui conseillai de faire un effort sur sa santé pour se faire recevoir au Parlement le jour même que ses lettres y seroient enregistrées, parce qu'il s'épargneroit une double fatigue de visites[6], et qu'après le péril où il avoit été dans

1. Tomes II, p. 269, V, p. 84, XIV, p. 382. — 2. Rédiger en projet.

3. Aux termes du règlement de 1588, chacun des quatre secrétaires d'État, alternativement, pendant un mois, était chargé de faire expédier les lettres de don, de gratification ou de pension, les provisions, lettres patentes, résultats du Conseil, etc., de même que, le samedi, il se tenait à l'audience des placets pour les soumettre ensuite au Roi (Luçay, *les Secrétaires d'État*, p. 24-32 et 47-48, note). Un commis spécial était chargé de ce service dans chaque département : voyez le règlement déjà cité du Dépôt de la guerre, vol. 1181, n° 14.

4. Avant ce *qui*, l'auteur a biffé *et*.

5. Nous possédons au Dépôt des affaires étrangères, dans le volume 1160 de la série *France*, fol. 225-230, une expédition des lettres de décembre 1708 pour Boufflers; elles sont d'ailleurs imprimées dans le tome V de l'*Histoire généalogique*. On peut comparer deux états de ses services militaires qui se trouvent dans les Papiers de Saint-Simon, vol. *France* 206, fol. 97 v°, et dans le ms. Clairambault 1163, fol. 158-161. Nous avons déjà vu (tomes XI, p. 285, XII, p. 356, etc.) combien la rédaction de ces pièces si importantes, laissée aux intéressés eux-mêmes, peut, dans la plupart des cas, prêter à la critique historique, et, en 1710, Boufflers interviendra pour une rectification du rôle prêté à Villars dans le passage des lettres de pairie de celui-ci relatif à Malplaquet. Saint-Simon a fait un recueil en six volumes, aujourd'hui *France* 207-212, des lettres d'érection en duché-pairie de 1297 à 1714.

6. Le pair sollicitant sa réception allait voir les présidents à mortier et les conseillers de grand'chambre, mais sans les faire prévenir (*Dan-*

sa maladie en Flandres, il n'étoit pas sage de différer un enregistrement dont[1] dépendoit la réalité de sa dignité, ni sa réception, qui fixoit son rang, et des siens, pour toujours[2]. Il me crut, et me pria de le conduire sur l'une et sur l'autre, et d'être aussi le premier de ses[3] quatre témoins. Je fus très sensible à cet honneur : ainsi, je ne voulus pas me contenter de l'usage ordinaire[4], qui est que le greffier[5] vous apporte chez vous un témoignage tout dressé et qu'on signe, ce qui est une manière de formule, un peu diversifiée pour varier les quatre témoignages, que le rapporteur lit tout haut en rapportant. J'en pris occasion de rendre public ce que je pensois d'un si vertueux personnage, que sa dernière action venoit de combler d'honneur : je le dictai donc au greffier[6] lorsqu'il vint chez moi; je le signai, et j'en envoyai un double, signé aussi, au maréchal de Boufflers, dont il fut fort touché. Les trois autres témoins furent le duc d'Aumont, parce qu'il faut deux pairs, et deux autres, qui furent M. de Choiseul,

*geau*, tome V, p. 17; nos tomes II, p. 224, et X, p. 48). Ce n'est que par exception que le Roi dispensait de ces sollicitations (*Sourches*, tome III, p. 47, note 1).

1. Il a écrit *d'ont*, avec une apostrophe.

2. Nous avons déjà vu (tome IX, p. 275) que c'était la date de la réception, et non celle de l'érection, qui réglait le rang d'ancienneté des ducs et pairs. Claude de Saint-Simon en avait usé ainsi (tome I, p. 440).

3. Il a corrigé *des* en *de*, et mis *ses* en interligne.

4. Nous connaissons déjà, par la réception de notre auteur lui-même (tome X, appendice II, p. 453-454), quelle était la procédure de l'enquête préalable sur la vie et les mœurs du récipiendaire et des dépositions. Il y en a un formulaire aux Archives nationales, K 620, n° 8. Le ms. de la Bibliothèque nationale Fr. 10 864 renferme un recueil des informations faites de 1721 à 1765, et Saint-Allais a publié celles du duc de Choiseul-Praslin, reçu en 1762, dans le tome I de son livre *l'Ancienne France*, p. vij-xij. Les Archives nationales possèdent un certain nombre d'originaux, parmi lesquels est, précisément, l'information où figura notre auteur, reproduite ci-après, p. 554-555.

5. Le greffier d'audience de la grand'chambre.

6. Ce devait être Nicolas Dongois : tomes II, p. 237, et X, p. 49-50.

doyen des maréchaux de France alors, et Beringhen, premier écuyer, tous deux chevaliers de l'Ordre. La vérification ou enregistrement des lettres d'érection et la réception du maréchal se fit tout de suite le mardi matin 19 mars[1]. Comme il s'agissoit de l'une et de l'autre à la fois, tout le Parlement fut assemblé[2], en sorte qu'avec les pairs, les conseillers d'honneur et honoraires[3], et les quatre maîtres des requêtes qui s'y peuvent trouver ensemble[4], nous étions près de trois cents[5] sur les fleurs de lys[6]. Tout ce qui

1. *Dangeau*, p. 360, avec l'Addition; *Sourches*, p. 286-287; *Gazette*, p. 136 (*pour* 156); *Mercure* de mars, p. 308-314; *Histoire généalogique*, tome V, p. 73-77. Nous avons déjà eu les réceptions des ducs du Maine et de Vendôme (tome II, appendice II), du comte de Toulouse (tome II, p. 223-224), du duc de Brissac (tome VII, p. 47), et celle de notre auteur lui-même (tome X, p. 47-52 et appendice II); nous reproduirons ci-après, appendice V, le procès-verbal du 19 mars, ne fût-ce que pour rectifier les textes des discours et du « témoignage » que notre auteur va rapporter. Le ms. Clairambault 1163 contient beaucoup de pièces relatives au maréchal.

2. Les chambres de la Tournelle, des enquêtes et des requêtes, présidents en tête, venaient se joindre aux magistrats de la grand'chambre (notre tome X, p. 454; suite des *Mémoires*, tome IX de 1873, p. 456).

3. Nous connaissons déjà (tome V, p. 136) les conseillers-nés d'honneur, en tête desquels marchaient l'archevêque de Paris, les abbés de Saint-Denis et de Cluny. Les conseillers honoraires, improprement dits aussi d'honneur, étaient d'anciens magistrats retirés de la Cour (*Mercure* de décembre 1678, p. 135-136; *État de la France*, éd. 1698, tome III, p. 289-290; *Journal d'Olivier d'Ormesson*, tome I, p. 81; *Journal de Dangeau*, tomes XIV, p. 457, et XVI, p. 384; *Mémoires de Sourches*, tome XI, p. 38, etc.). Les uns et les autres de ces « conseillers d'honneur » avaient séance au-dessus des conseillers titulaires et voix délibérative; on trouve leurs noms dans l'*Almanach royal*. En 1709, les conseillers honoraires sont MM. de Ribeyre et de Marillac, ce dernier conseiller d'État, les présidents d'Aligre, Croiset, de Lamoignon et de Lesseville, les anciens conseillers Boucherat, Benoise, le Rebours et le Mairat. Le nombre en fut restreint peu à peu.

4. A part ces quatre délégués, les conseillers d'État et maîtres des requêtes ne pouvaient assister à une audience et opiner que si le Roi y était (*Mémoires d'Omer Talon*, p. 512; notre tome IV, p. 403).

5. Le seul Parlement représentait environ trois cent cinq personnes.

6. Sur les sièges ou « formes » recouvertes de tapisserie fleurdelisée.

put s'y trouver de pairs y assista [1], et jamais tant de seigneurs, de gens de toutes sortes de qualités, ni une telle affluence d'officiers, surtout de ceux qui sortoient de Lille [2]. Monsieur le Duc prit cette occasion de mener pour la première fois M. le duc d'Enghien, son fils, au Parlement, comme font toujours les princes du sang à l'occasion d'une réception [3] de pair, auxquelles toutes tous se trouvent toujours [4]. Peletier, premier président [5], en fit un petit mot de compliment à Monsieur le Duc, et y mêla fort à propos quelque chose sur M. le prince de Conti qui venoit de mourir. Monsieur le Duc répondit si bas, que personne ne put l'entendre [6]. Comme on s'assembloit, et qu'on prenoit place [7], arriva le nouveau pair, fort accompagné, qui, outre tout ce que j'ai dit qui vint là l'honorer, trouva par les rues et dans le Palais, sur tout son passage, une si grande foule de peuple, criant et applaudissant en manière de triomphe, que je ne vis jamais spectacle si beau ni si satisfaisant, ni homme si modeste que celui qui le reçut au milieu de toute cette pompe. Tous étants [8] en place, Lenain, [Add. S^tS. 864]

1. Certains pairs ne venaient jamais au Parlement : ainsi Dangeau (tome IX, p. 237) dit que le duc de Gesvres, ayant passé trente ans sans y paraître, n'y songea qu'en donnant sa démission.

2. C'est Dangeau qui dit cela dans les mêmes termes. — « Certainement il y eut bonne compagnie ; car, outre que le duc de Bourbon y mena son fils le duc d'Enghien, qui n'y avoit pas encore été, et que le duc du Maine et le comte de Toulouse s'y trouvèrent, il y eut un si grand nombre de ducs, qu'à peine purent-ils trouver où se placer, et la foule des courtisans, des gens de guerre et des curieux fut infinie (*en note :* et encore plus d'officiers d'armée) » (*Sourches*, p. 286-287). Il était d'usage (*Luynes*, tome IX, p. 467) que le récipiendaire envoyât des billets d'avertissement aux gens de sa connaissance.

3. Le *c* de *reception* corrige un *p*.

4. Les princes du sang sont pairs-nés, dit Dangeau.

5. Louis le Peletier, fils du ministre, devenu premier président en 1707, à la place de M. de Harlay : tome XIV, p. 383.

6. Voyez ci-après, p. 559, le procès-verbal du 19 mars.

7. On aura plus d'une occasion de voir le détail de la séance et des rangs.

8. Il y a bien, au pluriel, *estants*.

lors sous-doyen du Parlement et magistrat très vénérable[1], le doyen étant hors de combat[2], fit lecture des lettres, puis commença le rapport[3]. Aussitôt je me levai et sortis, comme fit aussi le duc d'Aumont, et avec nous le duc de Guiche[4] et les autres pairs parents au degré de l'ordonnance[5]. Les deux présidents Lamoignon père et fils, l'un honoraire, l'autre titulaire[6], sortirent après nous et aussitôt, par la petite vanité de montrer qu'ils avoient travaillé aux lettres, car ils n'avoient aucune parenté. La foule étoit si grande, que les huissiers eurent peine à nous faire faire place. Les deux présidents se retirèrent à la cheminée, et nous vers les fenêtres, autour de notre nouveau confrère, qui y étoit assis, et s'étoit un peu trouvé mal. Sitôt que l'arrêt de réception fut prononcé, les huissiers nous vinrent avertir. Les présidents Lamoignon rentrèrent en place un moment après nous. Après que nous y fûmes tous remis, les huissiers vinrent chercher le maréchal, qui prêta son

1. Jean Lenain de Guignonville, reçu conseiller au Parlement le 2 juin 1655, devint doyen en janvier 1710 (*Mercure* de mars, p. 46), et mourut le 20 septembre 1719, âgé de quatre-vingt-sept ans. En 1660, il passait pour avoir peu de pénétration et de feu, avec beaucoup de timidité, et pour ne réussir qu'à force de bon esprit et de sagesse héréditaire (*Correspondance administrative*, tome II, p. 53). On peut voir le *Moréri* sur cette famille de magistrats, illustrée par le savant Tillemont.

2. Hors de service. — Étaient doyen M. Jean Doujat, âgé de près de quatre-vingt-neuf ans (tome II, p. 104, note 2), et sous-doyen, M. Bochart de Sarron, qui mourut le 20 août 1709. Le doyen touchait trois mille livres de pension.

3. Notre auteur a raconté ailleurs (*Écrits inédits*, tome VI, p. 91 94) que, jusqu'à l'installation du prince de Monaco, c'était un avocat qui sollicitait la réception en un discours d'apparat; depuis lors, le Parlement donne un rapporteur au récipiendaire, et le procureur général dépose des conclusions par écrit.

4. Frère de la maréchale de Boufflers et reçu pair en 1695.

5. Le troisième degré, aux termes de l'ordonnance de Moulins, art. 32.

6. L'un est Chrétien-François, nommé ci-dessus, honoraire depuis 1707, et qui mourra le 7 août 1709; le fils est Chrétien (tome XI, p. 207), qui a pris la présidence le 7 mai 1707.

serment à la manière accoutumée[1], et prit après sa place. La séance se trouva de manière que son serment se fit[2] derrière moi. Un moment après qu'il fut en place, le premier président lui fit un compliment, auquel le maréchal répondit fort modestement, mais fort intelligiblement[3]. Mon témoignage et ces deux pièces ne sont pas assez longues pour ne tenir pas place ici; j'ai cru ne devoir rien omettre de la brillante réception d'un homme si illustre. Voici le témoignage que je rendis, et que Lenain lut tout haut, le premier des quatre[4] : « Messire Louis, « duc de Saint-Simon, pair de France, etc., a dit que « M. le duc de Boufflers, dont la très ancienne maison est « alliée aux plus grandes du Royaume[5], paroît encore plus « illustre par le trophée de dignités et de charges les plus « éclatantes que sa vertu a ramassées sur sa tête, sans « qu'il en ait jamais recherché aucune, et, pour ainsi dire, « malgré son rare désintéressement et sa modestie singu- « lière. C'est ce qu'a toujours montré sa conduite si uni- « forme dans les divers commandements des provinces et « des armées qu'il a si dignement exercés, et dans les- « quels il est si exactement vrai de dire qu'il a bien « mérité du Roi, de l'État et de chaque particulier, ainsi « que dans les emplois de la cour les plus distingués par « leur élévation et par leur confiance. Il s'est aussi rendu « considérable dans les négociations les plus importantes, « et partout il a fait également voir[6] une probité, un

1. Voyez nos tomes II, p. 445, VI, p. 418, note 2, et X, p. 456.
2. *Fit* est ajouté en interligne, au-dessus de *trouva à faire*, biffé.
3. Ci-après, p. 224.
4. Dans le manuscrit, ces textes sont guillemetés au commencement et à la fin de chaque ligne. Comparez le texte officiel, ci-après, p. 555.
5. A part le trisaïeul, qui épousa une Gouffier, les autres degrés ne présentent que des noms de bonnes maisons de Picardie, mais non des « plus grandes du Royaume. » Notre auteur ferait-il allusion au mariage d'une Saint-Simon, de la branche de Grumesnil, avec le premier Boufflers-Rouverel (1590)?
6. *Voir* est ajouté en interligne. Dans le texte officiel, *paroître*.

« attachement au Roi, un amour pour l'État, qui l'ont con-« tinuellement emporté chez lui sur les considérations les « plus chères aux hommes. Mais son dernier exploit est « tel, dans toutes ses circonstances, que, s'il a mérité « l'admiration effective de toute l'Europe, l'étonnement, « les éloges, et les honneurs inouïs des ennemis mêmes, « les cœurs de tout ce qui a été plus particulièrement « témoin de[1] tous ses travaux et de sa gloire, il est bien « juste que, puisqu'il se peut dire qu'il fait honneur à sa « nation, il reçoive de l'équité du Roi le comble des hon-« neurs de cette même nation, et que ceux qui en sont « revêtus le reçoivent parmi eux avec joie et reconnois-« sance. C'est donc avec une grande vérité et un plaisir « sensible que je le reconnois parfaitement digne de la « pairie dont il a plu au Roi de l'honorer. »

Le premier président lui dit[2] : « Monsieur, la Cour m'a « chargé de vous marquer la joie sensible qu'elle a de voir « récompenser en votre personne, par la dignité éminente « de duc et pair de France, les grands services que vous « avez rendus depuis si longtemps au Roi et à l'État, et « notamment celui que vous venez de lui rendre par la « longue, brave et vigoureuse défense que vous avez faite « dans la ville et dans la citadelle de Lille. Vous avez fait « paroître, par votre prudence, votre activité inconcevable[3] « et votre intrépidité, tout ce qu'on pouvoit attendre d'un « général aussi consommé, d'un sujet aussi reconnoissant, « d'un citoyen aussi affectionné que vous l'êtes. »

Le maréchal lui répondit[4] : « Monsieur, je n'ai point de « termes assez forts pour exprimer la vive et sensible

1. Après ce premier *de*, il a biffé *toutte sa gloire et*, mais a laissé un *de* de trop, qui suivait ces quatre mots.

2. On verra que le premier président attendait que le récipiendaire fût assis pour se tourner vers lui et dire deux mots en se découvrant, puis se couvrait, et, en finissant de parler, se découvrait et s'inclinait.

3. Avant *inconcevable*, notre auteur a biffé *incomparable*.

4. Compliment et réponse publiés dans le *Mercure* de mars, p. 308-314.

« reconnoissance de l'honneur que la Cour me fait. Je « voudrois être digne des grâces que le Roi vient de « répandre sur moi, des éloges que vous me donnez, et « des marques de bonté que la Cour me donne en cette « occasion. Si quelque chose pouvoit me les faire mériter, « ce ne pourroit être que mon extrême zèle et dévouement « pour le service du Roi et de l'État, et la parfaite vénéra- « tion que j'ai pour cette auguste Compagnie, et en parti- « culier pour votre personne. »

Je ne sais comment il m'étoit échappé de n'avertir pas le maréchal du compliment qu'il recevroit, et de celui qu'il auroit à faire; mais il ne le fut que le matin même. En arrivant dans la grand chambre, il[1] nous montra et nous consulta sa réponse, à M. de Chevreuse et à moi, dont il eut à peine le temps, et que nous louâmes comme elle le méritoit. Aussitôt qu'il l'eut achevée, la Cour se leva sans appeler de cause selon la coutume[2], parce que la longueur de la vérification avoit emporté tout le temps. Tous les princes du sang et presque nous tous demeurâmes à la grande audience[3]. En sortant, le maréchal, s'adressant à ce grand nombre de gens de guerre qui se trouvèrent là, ou qui l'y avoient accompagné, surtout à ceux qui avoient été dans Lille, leur dit de fort bonne grâce[4] : « Messieurs, « tous les honneurs qu'on me fait ici, et toutes les grâces « que je reçois du Roi, c'est à vous que je crois les devoir; « c'est votre mérite, c'est votre valeur qui me les ont atti- « rées[5]. Je ne dois me louer que d'avoir été à la tête de « tant de braves gens qui ont fait valoir mes bonnes inten-

1. Ce pronom a été mis après coup en interligne.

2. Il était même d'usage de réserver à cette intention une cause intéressante (tome X, p. 456).

3. Celles « où sont jugées les causes mises au rôle aux jours ordinaires et où les juges sont assis sur les hauts sièges » (*Dictionnaire de Trévoux*).

4. C'est à Dangeau que va être pris ce petit discours. On en trouve aussi le texte dans le *Mercure*.

5. *Attirées* est bien au féminin ici, quoique au masculin dans la copie du manuscrit de Dangeau dont notre auteur se servait.

« tions. » Il ne donna point de repas comme plusieurs font en cette occasion[1]; sa santé ne lui permit pas de joindre cette fatigue à toute celle qu'il venoit d'essuyer. Il dut être bien content des applaudissements universels, et encore plus de lui-même, surtout de la modestie et de la simplicité qu'il y montra d'une façon si naturelle, et qui achevèrent de le faire estimer digne de l'éclat qu'il savoit si bien supporter. Il fut remarquable que le propre jour du triomphe du défenseur de Lille fut celui même de l'éclair qui précéda la foudre lancée contre celui qui n'avoit pas voulu le secourir[2]; car ce fut le soir du jour de la réception au Parlement du maréchal de Boufflers que le comte de Toulouse dit, par ordre du Roi, au comte d'Évreux, qu'il ne serviroit plus[3].

Belsunce* évêque de Marseille.

Le Roi, après avoir fait ses pâques le samedi saint à son ordinaire, se trouva surpris d'une forte colique en travaillant l'après-dînée avec le P. le Tellier à la distribution des bénéfices[4]. Il ne put entendre qu'une messe basse le

1. Voyez la suite des *Mémoires*, tome VIII, p. 393, et le *Mercure* de septembre 1729, p. 2295-2296. Il était d'usage aussi que le nouveau reçu fît au premier président un présent d'argenterie valant quatorze ou quinze mille livres; mais M. le Peletier le refusa (*Mercure* de mars, p. 314), comme d'ailleurs M. de Harlay l'avait fait lors de la réception de notre auteur en 1702 : tome X, p. 51-52 et 457. Également, la Chambre des comptes ne voulut point toucher d'épices.

2. Le duc de Vendôme.

3. Ci-dessus, p. 173. « M. le comte de Toulouse dit, le soir, au comte d'Évreux, par ordre du Roi, qu'il ne serviroit point cette campagne. Le Roi a eu pour lui le ménagement de lui faire dire cette mauvaise nouvelle par M. le comte de Toulouse, qui a toujours honoré le comte d'Évreux d'une amitié particulière. » (*Dangeau*, p. 360.) La veille, Mme de Maintenon écrivait à la princesse des Ursins (p. 400) : « Le comte d'Évreux, tout attaché à M. de Vendôme, pourra bien ne pas servir cette année. M. le Dauphin ne l'a pas voulu dans son armée; il n'y a que la conscience qui puisse obliger notre prince de l'avoir dans la sienne, et notre princesse, très naturelle et vive sur les intérêts de son mari, s'y oppose autant qu'elle peut. »

4. *Dangeau*, p. 369-370; *Sourches*, p. 307, 30 mars.

* *Bellesunce* dans la manchette, *Belsunce* dans le texte.

jour de Pâques[1], et fut cinq ou six jours[2] à ne voir presque personne, au bout desquels il n'y parut plus. Marseille vaquoit, dont le frère du comte du Luc[3] avoit été évêque longtemps, qui avoit passé à Aix, d'où il est enfin venu à Paris, où il a succédé immédiatement au cardinal de Noailles sans en rien retracer[4] : aussi étoit-ce pour tout le contraire qu'il y fut mis[5]. A Marseille le Roi nomma l'abbé de Belsunce[6], fils d'une sœur de M. de Lauzun[7]. C'étoit

1. Ce fut l'occasion de difficultés de cérémonial, et l'on renonça même à faire remplacer le Roi, à la grand'messe en bas, par Monseigneur : *Dangeau*, p. 370; *Sourches*, p. 307-308.

2. Jusqu'au 2 avril.

3. Gaspard de Vintimille : tome XV, p. 349. Il a eu pour successeur immédiat Bernard de Poudenx, qui n'a siégé que du 1er février 1708 au 19 janvier 1709.

4. Sans le rappeler en rien.

5. Comme antijanséniste. Il vient, en 1740, de faire fermer le cimetière de Saint-Médard.

6. Henri-François-Xavier de Belsunce-Castelmoron, né à la Force le 4 décembre 1671, de parents qui ne se convertirent que plus tard, et arrière-petit-neveu, par sa mère, du maréchal-duc de la Force, eut très jeune, le 4 août 1688, l'abbaye de la Réole ou Reule, au diocèse de Lescar, puis entra en 1691 dans la Compagnie de Jésus, et en sortit pour aller au séminaire de Périgueux, en 1703, cet évêché étant alors occupé par Mascaron. Devenu grand vicaire du successeur, M. Hébert, il obtint l'abbaye du Chambon le 4 avril 1706, puis l'évêché de Marseille le 5 avril 1709, fut sacré le 30 mars 1710, et prit part à l'assemblée du clergé de cette année. Il s'était démis de la Reule, puis refusa l'évêché de Laon en 1723, ainsi que l'archevêché de Bordeaux en 1729, se démit alors de l'abbaye du Chambon, mais eut celle de Saint-Arnoul de Metz et celle de Montmorel en 1731, avec le *pallium*, et mourut dans sa ville épiscopale le 4 juin 1755. Rigaud peignit son portrait en 1723, pour cinq cents livres. Il avait publié en 1707 un *Abrégé de la vie de Mlle de Foix* (notre tome XIII, p. 418), et un volume de ses *Œuvres choisies* a été mis au jour en 1822. Sur lui et sur sa nomination à Marseille, voyez *Dangeau*, p. 381, *Sourches*, p. 311, le *Mercure* d'avril 1706, p. 176-178, d'avril 1709, p. 246-250, de mai 1709, p. 216-228, et d'avril 1710, p. 214-218 et 311-314. La filiation de sa maison est dans l'*Histoire généalogique*, continuation des GRANDS LOUVETIERS, par P. de Courcy, tome IX, 2e partie, p. 960-966.

7. Anne de Caumont-Lauzun, sœur cadette de Lauzun et de la com-

un saint prêtre, nourrisson favori[1] du P. Tellier, qui avoit été longtemps jésuite, et que les jésuites mirent hors de chez eux dans l'espérance de s'en servir plus utilement[2] : en quoi ils ne se trompèrent pas[3]. Il étoit trop saint et trop borné, trop ignorant et trop incapable d'apprendre, pour leur faire le moindre honneur ni le plus léger profit; évêque, il imposa avec raison par la pureté de ses mœurs, par son zèle, par sa résidence et son application à son diocèse[4], et y devint illustre par les prodiges qu'il y fit dans le temps de la peste[5], et après par le refus de l'évêché de Laon pour ne pas quitter sa première épouse[6]. Son aveuglement pour les jésuites, et son ignorance, qui parut

tesse de Bautru-Nogent, épousa, le 21 juillet 1668, Armand de Belsunce, gouverneur d'Agenois et de Condomois, marquis de Castelmoron par ce mariage, et mourut le 6 octobre 1712, dans sa quatre-vingt-unième année. Deux sœurs plus jeunes étaient abbesses. M. de Belsunce le père ne mourut qu'en 1728.

1. L'initiale de *favori* surcharge un *d*.

2. Belsunce quitta la Société pour des raisons de santé, après plus de dix ans, et alla rejoindre à Agen l'évêque Mascaron, qui était de l'Oratoire.

3. Selon l'annotateur des *Mémoires de Sourches* (tome XI, p. 311, note 1), il dut son élévation à Lauzun et à Monsieur d'Agen.

4. Comparez sa *Vie*, par dom Th. Bérengier (1886), le livre de Mgr Jauffret publié en 1881 : *la Lutte doctrinale entre Mgr de Belsunce et le jansénisme*, la *Revue des Questions historiques*, 1er juillet 1881, p. 210-216, et 1er avril 1889, p. 588-595, les *Lettres à l'abbé de Saint-Amans*, publiées par Tamizey de Larroque, en juillet 1897, dans les *Annales de l'Est*, et quelques pages des *Mémoires* (apocryphes) *de la marquise de Créquy*, tome II, p. 156-160.

5. En 1720. Sa statue a été élevée à Marseille en souvenir de ce dévouement; mais nos *Mémoires* ne donneront point de détails.

6. Ce furent, dit-on, ses propres paroles. Dans une lettre du 22 décembre 1723, qui a figuré aux catalogues d'Étienne Charavay, il dit qu'il ne croyait pas « trouver dans sa translation des raisons canoniques qui lui permissent de rompre les liens sacrés qui l'attachaient à Marseille, où il venait d'être reçu de la manière la plus touchante et la plus consolante. » Sur son refus de Bordeaux, six ans plus tard, on peut voir une lettre du cardinal de Fleury publiée dans le *Mercure* de mai 1729, p. 1032-1033.

profonde à surprendre, le livra avec fureur à la Constitution[1], dont il pensa être cardinal[2]; mais, au fait et au prendre[3], il falloit aux Romains[4] et aux jésuites un homme, dans cette dignité, dont ils pussent faire un autre usage que de dire ce qu'ils lui auroient soufflé à mesure, et de signer avec abandon tout ce qu'ils lui auroient présenté. Si un homme aussi pur d'intention, et aussi distingué par tout ce que je viens de dire, avoit pu se déshonorer, il l'auroit été par son fanatisme sur la Constitution, par[5] les écrits étranges en tout sens qu'il adopta et signa comme siens[6], et surtout par le personnage indigne[7] en lui, infâme en tout autre, qu'il fit en ce brigandage d'Embrun[8].

1. *Constitution* ou *bulle* « se prend ordinairement pour une constitution générale d'un pape, » disait *l'Académie*. Il s'agit ici de la trop célèbre bulle *Unigenitus* (tome XIII, p. 113), que nous verrons Louis XIV arracher au Pape en 1713, sous l'influence de son nouveau confesseur, pour la condamnation définitive des cent et une propositions du P. Quesnel et du parti janséniste, ainsi que du gallicanisme politique. Elle sera l'origine de troubles et de scissions religieuses dans lesquelles le cardinal de Noailles et sept autres évêques donneront le premier exemple de la résistance.

2. *Mémoires du président Hénault*, p. 153-154. Selon une lettre de l'évêque lui-même, citée dans sa *Vie*, tome I, p. 359-360, c'est Clément XI qui songea, peu de temps avant de mourir, à l'appeler à la pourpre.

3. Locution familière qui, selon le *Dictionnaire de l'Académie* de 1878 (elle n'était pas dans l'édition de 1718), signifie « au moment de l'exécution, quand il est question d'agir, de parler, etc. »

4. Aux partisans des doctrines ultramontaines.

5. *Par* a été ajouté en fin de ligne.

6. Des lettres, mandements, instructions, etc., publiés à partir de 1718 contre les membres du clergé provençal « non acceptants. » On trouvera l'analyse et des extraits de ces fort nombreux écrits dans le livre de Mgr Jauffret.

7. *Indigne* est en interligne, au-dessus d'*estrange*, biffé.

8. On appelait *brigandage d'Éphèse* le concile de l'an 449 qui approuva les erreurs d'Eutychès. Le concile provincial d'Embrun, convoqué et présidé par M. de Tencin, archevêque de cette ville, avec le concours des évêques des provinces voisines, condamna, le 20 septembre 1727, à la suspension et à l'exil, le vieil évêque de Senez, Jean Soanen, disciple de Quesnel et le premier des appelants et réappelants : voyez

M. de Lauzun fut aussi aise de l'épiscopat de son neveu que l'auroit pu être le plus petit bourgeois, tant les plus petites choses qui avoient l'air de grâces lui étoient sensibles.

Mort de Monsieur le Prince; son caractère. [Add. S^tS. 865]

Monsieur le Prince, qui, depuis[1] plus de deux ans, ne paroissoit plus à la cour[2], mourut à Paris un peu après minuit, la nuit du dimanche de Pâques au lundi, dernier mars et 1^er avril[3], en[4] sa soixante-sixième année[5]. C'étoit[6] un petit homme très mince et très maigre[7], dont le visage,

le chapitre VI du livre de Mgr Jauffret et les *Mémoires de Mathieu Marais*, tome III, p. 236-255. C'est contre Monsieur de Marseille que le prélat condamné protesta le plus vivement, l'accusant de calomnies, d'erreurs grossières, etc.: si bien que M. de Belsunce, par un scrupule de conscience, hésita à signer la sentence, quoique ayant réclamé la déposition comme hérétique. Le cardinal de Noailles et onze évêques remirent une protestation entre les mains du Roi.

1. *Depuis* est ajouté en interligne. — 2. Voyez ci-après, p. 237.

3. *Dangeau*, p. 371; *Sourches*, p. 306-308; *Gazette*, p. 167; *Gazette d'Amsterdam*, n° XXIX; *Mercure* d'avril, p. 297-434.

4. *A* corrigé en *en*.

5. Henri-Jule (il signait ainsi) de Bourbon, né à Paris le 29 juillet 1643, fut tenu sur les fonts le 12 décembre suivant, à Saint-Sulpice, par la princesse sa grand'mère et par le cardinal Mazarin (Arch. nat., K 540, n° 11; *Journal d'Ol. d'Ormesson*, tome I, p. 87-88 et 129; *Gazette* de 1644, p. 24; Mgr le duc d'Aumale, *Histoire des princes de Condé*, tome IV, p. 540). Sa naissance avait été mal accueillie selon d'Ormesson. Il porta le titre de duc d'Albret jusqu'à la mort de son grand-père, en 1646, puis celui de duc d'Enghien jusqu'à la mort de son père le Héros, 1686, tandis qu'un autre fils du Héros, né pendant la Fronde et baptisé à Bordeaux le 10 février 1653, mais mort le 11 avril suivant, avait reçu le titre de duc de Bourbon.

6. Comparez les portraits donnés par les ambassadeurs vénitiens en 1683, 1688 et 1695. Ici, nous avons la reproduction textuelle de l'Addition.

7. Outre le portrait peint qui figure à Chantilly et à Versailles, il y a des portraits gravés, surtout des premiers temps de la jeunesse, par Daret, Justin, Lochon, Nanteuil et Poilly (d'après la peinture de Mignard, 1660), Larmessin, etc. Selon Spanheim (p. 184-185), la taille était au-dessous de la médiocre, comme chez tous ces Condé, et assez déliée, le port assez vif et dégagé, mais sans rien dans l'extérieur, ni dans tout l'air, qui rappelât son père. Comparez notre tome VII,

d'assez petite mine, ne laissoit pas d'imposer par le feu et l'audace de ses yeux, et un composé des plus rares qui se soit guères rencontré. Personne n'a eu plus d'esprit[1], et de toutes sortes d'esprits, ni rarement tant de savoir en presque tous les genres, et pour la plupart à fonds, jusqu'aux arts et aux mécaniques[2], avec un goût exquis et universel; jamais encore une valeur plus franche et plus naturelle, ni une plus grande envie de faire, et, quand il vouloit plaire, jamais avec tant de discernement, de grâces, de gentillesse, de politesse, de noblesse, tant d'art caché, coulant comme de source. Personne aussi n'a jamais porté si loin l'invention, l'exécution, l'industrie, les agréments, ni la magnificence des fêtes dont il savoit surprendre et enchanter, et dans toutes les espèces imaginables[3]. Jamais aussi tant de talents inutiles, tant de génie sans usage, tant et si continuelle et si vive imagination[4] uniquement propre à être son bourreau et le fléau des autres[5]; jamais tant d'épines et de danger dans le com-

p. 234. Voici l'article des *Portraits et caractères de 1703* (éd. 1897, p. 26) : « Monsieur le Prince est de fort petite taille, mal proportionnée; il porte une perruque châtain. Son père ne lui a communiqué ni son air, ni son visage, ni aucune de ses bonnes qualités; car il est camus (et a) une grande bouche. En un mot, il n'a rien d'agréable dans sa personne, ni dans son esprit; car, quoiqu'il n'en manque pas, il est souvent emporté jusqu'à l'extravagance. Il est avare, dépendant jusque dans les minuties du domestique, peu communicatif, point estimé ni à la cour ni à la ville. Les grandes actions de ses ancêtres lui ont laissé un nom qui lui fait plus de honte que d'honneur. »

1. Voyez notre tome XIV, p. 433, la *Relation de Spanheim*, p. 187-188, et les *Mémoires de Gourville*, tome II, p. 38.

2. Ci-après, p. 241. On a vu plus haut, p. 122, que ces goûts se retrouvaient aussi chez le prince de Conti. Monsieur le Prince, dit le *Mercure* (juillet 1709, p. 61-62), cultivait les mathématiques, l'algèbre, la géométrie, la physique, la mécanique et les beaux-arts.

3. « L'homme du monde qui avoit le plus de goût pour les fêtes, les mascarades et les galanteries » (tome VII, p. 57-58). Voyez ci-après, p. 240.

4. Il a écrit, par mégarde : *imagnination*.

5. Il a déjà été parlé plusieurs fois de son humeur intolérable, aux tomes I, p. 101, VII, p. 58 et 233, VIII, p. 27-30, XV, p. 11, etc.

merce, tant et de si sordide avarice, et de ménages bas et honteux, d'injustices, de rapines, de violences; jamais encore tant de hauteur, de prétentions sourdes, nouvelles, adroitement conduites, de subtilités d'usages, d'artifice à les introduire imperceptiblement, puis de s'en avantager, d'entreprises hardies et inouïes, de conquêtes à force ouverte; jamais, en même temps, une si vile bassesse, bassesse sans mesure aux plus petits besoins, ou possibilité d'en avoir. De là cette cour rampante aux gens de robe et des finances, aux commis et aux valets principaux, cette attention servile aux ministres[1], ce raffinement abject de courtisan auprès du Roi; de là encore ces hauts et bas continuels avec tout le reste. Fils dénaturé, cruel père, mari terrible, maître détestable, pernicieux voisin; sans amitié, sans amis, incapable d'en avoir; jaloux, soupçonneux, inquiet sans aucun relâche[2], plein de manèges et d'artifices à découvrir et à scruter tout[3], à quoi il étoit occupé sans cesse, aidé d'une vivacité extrême et d'une pénétration surprenante; colère, et d'un emportement à se porter aux derniers excès, même sur des bagatelles[4], difficile en tout à l'excès, jamais d'accord avec lui-même, et tenant tout chez lui dans le tremblement. A tout prendre, la fougue et l'avarice étoient ses maîtres, qui le gourmandoient toujours. Avec cela, un homme dont on avoit peine à se défendre quand il avoit entrepris d'obtenir par les grâces, le tour, la délicatesse de l'insinuation et de la

1. Voyez les Additions 348 et 349, dans notre tome VIII, p. 381 et 383.

2. « Ne point donner de relâche à quelqu'un » (*Académie*, 1718). Ce mot, féminin en termes de marine, n'est masculin qu'au sens de rémission, répit, suspension de travail ou de peine : voyez la *Gazette* de 1661, p. 1132, de 1664, p. 1182, de 1668, p. 624, etc., notre tome VIII, p. 467 et 536, la *Relation de Spanheim*, p. 175, etc.

3. On lui reprochait de se plaire uniquement à chercher le ridicule de chacun.

4. Le duc de Luynes rapporte (*Mémoires*, tome II, p. 119) que, chez le Roi, gêné un jour par le tabouret du cardinal de Bouillon, il le poussa et le jeta par terre.

flatterie, l'éloquence naturelle qu'il employoit, mais parfaitement ingrat des plus grands services, si la reconnoissance ne lui étoit utile à mieux. On a vu p. 241[1], sur Rose, ce qu'il savoit faire à ses voisins dont il vouloit les terres, et la gentillesse du tour des renards. L'étendue qu'il sut donner à Chantilly et à ses autres terres par de semblables voies est incroyable[2], aux dépens de gens qui n'avoient ni l'audace de Rose, ni sa familiarité avec le Roi, et la tyrannie qu'il y exerçoit étoit affreuse. Il[3] déroba pour rien, à force de caresses et de souplesses, la capitainerie de Senlis et de la forêt d'Hallastre[4], dans laquelle Chantilly est compris, à mon oncle et à la marquise de Saint-Simon, alors fort vieux, qui, en premières noces, étoit, comme je l'ai dit ailleurs, veuve[5] de son grand-oncle, frère de la connétable de Montmorency, sa grand mère[6] :

1. Tome VIII, p. 26-30. Comparez le *Gourville*, tome II, p. 42-45.

2. Je donne dans l'*Annuaire-bulletin* de la Société de l'Histoire de France, années 1902 et 1903, une étude sur la formation du domaine de Chantilly par les Condés et sur sa décoration.

3. L'anecdote qui va suivre a déjà passé dans le tome I, p. 136-141. Il en faut rapprocher la notice Saint-Simon (tome XXI de 1873, p. 30-31, et *Écrits inédits*, tome VIII, p. 443-445), en observant que c'est le Héros, et non son fils, qui fut investi de la capitainerie.

4. Lisez : *Halatte* (notre tome I, p. 137 et 140-141). Cette forêt avait été organisée en gruerie en 1638, ce qui attribuait au Roi non seulement le droit de justice, mais celui de tiers-et-danger sur les bois de particuliers compris dans l'étendue de la juridiction. En 1659, Charles de Saint-Simon y avait déjà cent arpents, et il en acquit onze cent trente-quatre de plus; mais le domaine royal lui racheta le tout en 1667 (Arch. nat., E 1736, arrêt du 13 mai). Le Roi finit par posséder près de six mille arpents sur neuf mille, et la capitainerie des chasses fut conservée par l'édit du 12 octobre 1699, comme étant de maison royale. Le titulaire n'avait d'ailleurs que huit cents livres de gages (Arch. nat., O¹ 1034, n° 7, et K 567, n° 23); ainsi que les autres capitaines, il prêtait serment entre les mains du grand veneur. On possède de bonnes cartes de la capitainerie par Liébaux (1695) et par N. de la Vigne (1725).

5. Avant *vefve*, il a répété par mégarde, en interligne, le verbe *estoit*.

6. Tomes I, p. 137-139, et XV, p. 64, 65 et 71. — Charles de Saint-Simon, proche voisin de Senlis, dont il était gouverneur, et de Chantilly, fut également pourvu par Louis XIII de la capitainerie-concier-

il leur fit accroire que le Roi alloit supprimer ces capitaineries éloignées des maisons royales, qu'ils perdroient[1] celle-là, qui, entre ses mains, seroit conservée; ils donnèrent dans le panneau, et la lui cédèrent[2]. Le Roi n'avoit pas pensé à en supprimer pas une[3]. Monsieur le Prince leur fit une galanterie de deux cents pistoles, et se moqua de leur crédulité; mais, à la vérité, tant qu'ils vécurent, il les laissa, et même leurs gens, maîtres de la chasse comme ils l'étoient auparavant. Dès qu'elle fut entre ses mains, il ne cessa de l'étendre de ruse et de force[4], et de

gerie du château de Chantilly pendant le temps où ce roi se réserva la jouissance du domaine confisqué à la suite de l'exécution du duc de Montmorency, de 1633 à 1643. Il avait également la maîtrise particulière des eaux et forêts de Senlis, qui comprenait Halatte, et même Cuise. Enfin, lorsque Chantilly fut confisqué de nouveau sur Condé rebelle, Louis XIV confia encore au même aîné des deux Saint-Simon la capitainerie des chasses, la gruerie et le gouvernement du château, qui, de 1643 à 1653, avaient été aux mains d'Étienne Dalmas, écuyer de Madame la Princesse douairière, et ce second intérim dura jusqu'à la rentrée de Condé à Chantilly en 1660.

1. Avant *perdroient*, l'auteur a biffé *la*.

2. Charles de Saint-Simon l'avait eue quarante-quatre ans, depuis 1630; Condé l'y remplaça en 1674, Henri-Jules en fut pourvu le 7 janvier 1687 (Arch. nat., O¹ 274, fol. 52), et elle passa à son petit-fils le duc d'Enghien le 4 mars 1710 (O¹ 54, fol. 33 v° et 34; K 567, n° 23).

3. C'est plus tard, en 1699 et 1700, qu'on en supprima jusqu'à quatre-vingts (notre tome I, p. 140, note 1; *Dangeau*, tome VII, p. 167; *Sourches*, tome VI, p. 192; *Gazette de la Haye*, 1699, n° 86; Arch. nat., O¹ 42, fol. 11 v°, O¹ 43, fol. 389 et 409, O¹ 44, fol. 280 v°, et Papiers du Contrôle général, G⁷ 699, propositions de 1703). Celles qui appartenaient au maréchal de Villeroy, au maréchal de Noailles, à d'Effiat, au président de Maisons, furent conservées. On peut voir dans l'*État de la France* de 1698, tome I, p. 596-599, une énumération de ce qu'il en existait alors; le recueil Thoisy, vol. 78, fol. 199-254, renferme une série de pièces qui y sont relatives, et la délimitation de celles qui subsistèrent fut déterminée en 1701 (O¹ 362). Il y eut en 1718 un projet de créer pour le prince de Conti une charge de capitaine général (ms. Lancelot 167, fol. 148-149).

4. Voyez un factum de Monsieur le Duc contre les seigneurs enclavés dans la capitainerie (Arch. nat., K 567, n° 23) et deux arrêts de l'année 1696 contre le seigneur d'Ermenonville (*ibidem*, E 1896).

réduire au dernier esclavage tout ce qui y étoit compris[1], et ce fut un pays immense[2]. Il n'eut les entrées chez le Roi, et encore non les plus grandes[3], qu'avec les survivances de sa charge et de son gouvernement[4] pour son fils en le mariant à la bâtarde du Roi[5]; et, tandis que, à ce titre de gendre et de belle-fille, son fils et sa fille[6] étoient, entre le souper du Roi et son coucher, dans son cabinet avec lui, les autres légitimés et la famille royale, il dormoit le plus souvent sur un tabouret au coin de la porte, où je l'ai maintes fois vu ainsi, attendant avec tous les courtisans que le Roi vînt se déshabiller[7]. La duchesse

1. Le gibier des capitaineries royales étant réservé en principe pour le Roi, les seigneurs hauts-justiciers ne pouvaient être autorisés à chasser sur celles de leurs propres terres qui s'y trouvaient comprises; tout au plus, dans l'étendue des capitaineries « pas tout à fait royales, » tolérait-on qu'ils tirassent avec deux ou trois amis, sans aucun valet: *Dangeau*, tome VI, p. 257; *Sourches*, tome V, p. 377; notre tome XV, p. 254 et appendice VIII, p. 549-550, et tome IX, p. 551. Ce système était vexatoire et ruineux, non seulement pour les seigneurs, mais pour leurs paysans, dont le gibier détruisait les cultures : *Mémoires d'Argenson*, tome VIII, p. 127, et *Correspondance des Contrôleurs généraux*, tome II, n° 646; comparez les *Origines de la France contemporaine*, par H. Taine, tome I, p. 74-76, et la *Nouvelle revue rétrospective*, 1889, 2e partie, p. 176-178.

2. On conserve au Cabinet des livres de Chantilly, mss. 1636 et 1663, deux carnets des chasses de 1782 et de 1788 dans Halatte. De tout temps, elles furent magnifiques.

3. En 1686, à la suite du mariage de son fils avec Mlle de Nantes. Il avait eu, peu auparavant, le 10 octobre 1685 (Arch. nat., K 120, n° 16), un brevet de justaucorps bleu. L'*État de la France* dit, à la fin du siècle, que le père et le fils entrent chez le Roi après Monsieur et son fils, mais qu'on n'ouvre qu'un battant pour eux. Aux noces de 1686, les deux Condé, sans compter le marié, ont été admis à la table royale, comme les deux princes d'Orléans, mais pour en faire bénéficier aussi les bâtards du Roi (*Sourches*, tome I, p. 471).

4. La charge de grand maître de France et le gouvernement de Bourgogne : ci-après, p. 275.

5. En 1685 : *Dangeau*, tome I, p. 200; *Sourches*, tome I, p. 273-280.

6. Monsieur le Duc et la duchesse du Maine. — *Filles* est écrit, par mégarde, au pluriel.

7. Cela sera répété dans la suite des *Mémoires*, tomes X, p. 221, et

du Maine[1] le tenoit en respect; il courtisoit M. du Maine, qui lui rendoit peu de devoirs, et qui le méprisoit. Madame la Duchesse[2] le mettoit au désespoir entre le courtisan et le père, sur lequel le courtisan l'emportoit presque toujours. Sa fille mariée[3] avoit doucement secoué le joug. Celles qui ne l'étoient pas le portoient dans toute sa pesanteur; elles regrettoient la condition des esclaves. Mlle de Condé en mourut, de l'esprit, de la vertu et du mérite de laquelle on disoit merveilles[4]. Mlle d'Enghien[5], laide jusqu'au dégoût, et qui n'avoit rien du mérite de Mlle de Condé, lorgna[6] longtemps, faute de mieux, le mariage de M. de Vendôme, aux risques de sa santé et de bien d'autres considérations[7]. M. et Mme du Maine, de pitié, et aussi par intérêt de bâtardise, se mirent en tête de le faire réussir. Monsieur le Prince le regardoit avec indignation. Il sentoit la honte du double mariage de ses enfants avec ceux du Roi[8]; mais il en avoit tiré les avantages. Celui-ci ne l'approchoit point du Roi, et ne pouvoit lui rien produire d'agréable. Il n'osoit aussi le dédaigner à titre de bâtardise, beaucoup moins résister au Roi, si, poussé par

XIX, p. 99-102; et néanmoins le prince affichait parfois des prétentions ridicules, comme on l'a vu dans nos tomes VIII, p. 30 et 432, XII, p. 238, XVI, p. 339-340, etc.

1. La seconde des filles mariées. — 2. Sa belle-fille.

3. L'aînée, princesse de Conti.

4. Déjà dit dans nos tomes I, p. 101, et VII, p. 233. Les trois dernières filles avaient été élevées à Maubuisson.

5. Tome I, p. 101; filleule de Monseigneur et de la Dauphine.

6. Ce verbe était assez nouveau à la fin du dix-septième siècle : on le voit par une note de Gaignières, en 1694, dans le Chansonnier, ms. Fr. 12 691, p. 280; mais J. de la Fontaine, Mme de Lafayette, etc., l'employaient couramment. *L'Académie* de 1718 ne le définissait qu'au propre : « On dit, dans le style familier et en badinerie, qu'*un homme lorgne une femme* pour dire qu'il la regarde comme en étant amoureux. » Ici, il est pris au figuré avec un nom de chose.

7. C'est d'elle qu'il a été question pour le duc de Mantoue (tome XII, p. 229-232). On trouvera ci-après, p. 583, une lettre du duc du Maine sur sa situation en 1709. Le mariage avec M. de Vendôme se fera en 1710.

8. Madame la Duchesse et le duc du Maine.

M. du Maine, il se le mettoit en gré[1] : tellement qu'il prit le parti de la fuite, et de faire le malade près de quinze mois avant qu'il le[2] devînt de la maladie dont il mourut[3], et ne remit jamais depuis les pieds à la cour, faisant toujours semblant d'y[4] vouloir aller, pour s'y faire attendre, et cependant gagner du temps, et n'être pas pressé[5]. M. le prince de Conti[6], qui lui rendoit bien plus de devoirs que Monsieur le Duc, et dont l'esprit étoit si aimable[7], réussissoit auprès de lui mieux que nul autre; mais il n'y réussissoit pas toujours. Pour Monsieur le Duc, ce n'étoit que bienséance. Ils se craignoient tous deux : le fils[8], un père fort difficile et plein d'humeur et de caprices; le père, un gendre du Roi; mais souvent le pied ne laissoit pas de glisser[9] au père, et ses sorties sur son fils étoient furieuses[10]. Madame la Princesse étoit sa continuelle victime[11]. Elle étoit également laide, vertueuse et sotte;

1. *L'Académie* ne donnait que « prendre en gré. »

2. Ce *le* a été écrit deux fois, à la fin d'une ligne et au commencement de la suivante.

3. Il avait eu une première attaque de goutte en décembre 1684 (*Dangeau*, tome I, p. 81), et de violentes reprises chaque année à partir de 1695. En juin 1700, la douleur était si violente, qu'il ne pouvait même plus signer une lettre. Finalement, ce fut une affection de poitrine qui, aggravée sans doute par la rigueur de l'hiver, l'emporta, après deux ans de maladie désespérée (*Dangeau*, tome XII, p. 287; *Sourches*, tomes X, p. 387, et XI, p. 233, 238, 279, 282, 298-301, 306, 308).

4. Avant *d'y*, il a biffé *de se faire attendre*.

5. En mai 1705, on a remarqué ses conférences mystérieuses avec le Roi, puis avec Chamillart, à Marly (*Sourches*, tome IX, p. 241). En 1708 (notre tome XVI, p. 340), il a paru à Versailles pour « la distinction de croire y figurer avec le Roi, parce qu'il n'y eut que le Roi et lui qui ne prirent pas le deuil de son petit-fils. »

6. Son cousin, que nous venons de voir mourir.

7. Ci-dessus, p. 130. — 8. *Le fils* surcharge des lettres illisibles.

9. Locution déjà relevée au tome XIII, p. 7.

10. Cependant il y a eu rapprochement en 1705 (*Sourches*, tome IX, p. 265 et 273).

11. Anne, palatine de Bavière (ci-dessus, p. 93), aura plus tard son portrait. Le R. P. Chérot a parlé de ce mariage dans ses *Trois éduca-*

elle étoit un peu bossue[1], et avec cela un gousset fin[2], qui se faisoit suivre à la piste, même de loin. Toutes ces choses n'empêchèrent pas Monsieur le Prince d'en être jaloux jusqu'à la fureur, et, jusqu'à sa mort, la piété, l'attention infatiguable de Madame la Princesse, sa douceur, sa soumission de novice ne la purent garantir ni des injures fréquentes, ni des coups de pied et de poing, qui n'étoient pas rares. Elle n'étoit pas maîtresse des plus petites choses; elle n'en osoit demander ni proposer aucune. Il la faisoit partir à l'instant que la fantaisie lui en prenoit pour aller d'un lieu à un autre. Souvent, montée en carrosse, il l'en faisoit descendre, ou revenir du bout de la rue, puis recommençoit l'après-dînée ou le lendemain. Cela dura une fois quinze jours de suite, pour un voyage de Fontainebleau. D'autres fois il l'envoyoit chercher à l'église, lui faisoit quitter la grand messe, et quelquefois la mandoit au moment qu'elle alloit communier; et il falloit revenir à l'instant, et remettre sa communion à une autre fois. Ce n'étoit pas qu'il eût besoin d'elle, ni qu'elle osât faire la moindre démarche, ni celles-là mêmes, sans sa permission; mais les fantaisies étoient[3] continuelles. Lui-même étoit toujours incertain : il avoit

*tions princières*, p. 224-226, ainsi que des enfants qui en vinrent, p. 228-231, et Mgr le duc d'Aumale aussi, dans le tome VII des *Princes de Condé*, p. 167-175, 737-741. Tout jeune, il avait été question de marier M. d'Enghien avec Mlle de Valois, troisième fille de Monsieur Gaston, et on avait même passé, le 31 juillet 1651, quand Condé sortit de prison, des articles d'engagement dont l'original existe aux Archives nationales, K 540, n° 28. Dubuisson-Aubenay en parle dans son *Journal des guerres civiles*, tome II, p. 61.

1. Un portrait peint est au musée de Versailles, n° 3555.

2. *Gousset*, « le creux de l'aisselle ; se dit plus ordinairement de la mauvaise odeur qui vient du gousset : *sentir le gousset, il a un fin gousset, c'est un fin gousset* » (*Académie*, 1718). Tessé disait : *un gousset éveillé* (*Lettres* publiées par le comte de Rambuteau, p. 36 et 76). Henri IV, puis Louis XIII avaient eu le même inconvénient : *Historiettes de Tallemant*, tome I, p. 9.

3. *Estoient* est ajouté en interligne.

tous les jours quatre dîners prêts, un à Paris, un à Écouen[1], un à Chantilly, un où la cour étoit[2]; mais la dépense n'en étoit pas forte : c'étoit un potage[3] et la moitié d'une poule rôtie sur une croûte de pain, dont l'autre moitié servoit pour le lendemain. Il travailloit tout le jour à ses affaires, et couroit Paris pour la plus petite[4]. Sa maxime étoit de prêter et d'emprunter tant qu'il pouvoit aux gens du Parlement, pour les intéresser eux-mêmes dans ses affaires, et avoir occasion de se les dévouer par ses procédés avec eux : aussi étoit-il bien rare qu'il ne réussît dans toutes celles qu'il entreprenoit, pour lesquelles[5] il n'oublioit ni soins ni sollicitations[6]. Toujours enfermé chez lui, et presque point visible, à la cour comme ailleurs, hors les temps de voir le Roi ou les ministres, s'il avoit à parler à ceux-ci, qu'il désespéroit alors par ses visites allongées et redoublées. Il ne donnoit presque jamais à manger[7], et ne recevoit personne à Chantilly, où son domestique et quelques jésuites savants[8] lui tenoient compagnie, très rarement d'autres gens[9]; mais, quand il faisoit tant que d'y en convier, il étoit

1. Tome XVI, p. 339.

2. De même, le grand-père tenait à avoir des équipages tout prêts dans plusieurs maisons (*Historiettes de Tallemant*, tome II, p. 437).

3. Tome XV, p. 131 et 601-603.

4. Encore comme son grand-père, qui, selon Tallemant (tome II, p. 437), « avoit l'âme d'un intendant de grande maison..., couroit à cheval, sur une haquenée, par Paris, avec un seul valet de chambre, pour solliciter un procès, » etc.

5. *Auxquelles* corrigé en p^r *lesquelles*.

6. Dans la fortune, singulièrement augmentée, qu'il laissa à ses héritiers, les valeurs mobilières, prêts, constitutions de rentes, etc., tenaient une grande place.

7. Après cet infinitif, il a biffé *à personne*.

8. Élevé par les Pères, comme on le voit dans le livre du P. Chérot et dans l'*Histoire des princes de Condé*, tomes VI, p. 322-326, et VII, p. 727-729, il leur garda toujours une profonde affection.

9. Racine et Boileau, à qui il donna asile en 1677, contre le duc de Nevers (*Œuvres de Racine*, tome III, p. 258 et 260 ; notre tome VI, p. 174, note 1), ou Santeul, qui lui adressait des lettres familières

charmant : personne au monde n'a jamais si parfaitement fait les honneurs de chez soi ; jusqu'au moindre particulier ne pouvoit être si attentif. Aussi cette contrainte, qui pourtant ne paroissoit point, car toute sa politesse et ses soins avoient un air d'aisance et de liberté merveilleuse, faisoit qu'il n'y vouloit personne. Chantilly étoit ses délices[1]. Il s'y promenoit toujours suivi de plusieurs secrétaires[2], avec leur écritoire et du papier, qui écrivoient à mesure ce qui lui passoit par l'esprit pour raccommoder et embellir[3]. Il y dépensa des sommes prodigieuses, mais

reproduites dans la seconde partie du *Santoliana*, etc. Boileau, dans son épître VII à Racine, a dit :

> Pourvu qu'ils (tes vers) puissent plaire au plus puissant des rois,
> Qu'à Chantilly Condé les souffre quelquefois,
> Qu'Enghien en soit touché....

Mais le choix de ces commensaux n'obtenait pas toujours l'approbation publique, et il en était pour lui comme pour son père, devant qui Linières se permit de chanter ce couplet (Chansonnier, ms. Fr. 12 689, p. 273, et ms. de la Rochelle 673, fol. 262 v°) :

> Que fait à Chantilly Condé, ce grand héros
> Et le plus bel esprit de la nature?
> Il écoute les vers de trois ou quatre sots,
> Et c'est de quoi chacun ici murmure.
> Surtout on est choqué qu'un prince si parfait
> N'ait plus que Martinet
> Pour son Voiture[a].

En outre, selon Valincour (Notice biographique sur J. de la Bruyère, par M. Servois, p. LXXX), on l'estimait « bien plus capable de marquer aux écrivains le ridicule de leurs écrits, que de leur fournir des idées ou des bons mots. »

1. M. Gustave Macon, conservateur adjoint du musée Condé, lui a consacré vingt-cinq pages du volume qui vient de paraître : *les Arts dans la maison de Condé*, p. 39-64.

2. Il écrit : *sécretaires.*

3. Un résumé sommaire de ses travaux d'embellissement et d'agrandissement sera donné dans l'étude que j'ai annoncée ci-dessus, p. 233, note 2.

a. C'est Louis Martinet, journaliste, bel esprit et poète, mort vers 1694, et auteur d'un très mauvais *Tombeau de Turenne*, comme le raconte le *Moréri*.

qui ont été des bagatelles en comparaison des trésors que son petit-fils y a enterrés, et [des] merveilles qu'il y a faites[1]. Il s'amusoit assez aux ouvrages d'esprit et de science; il en lisoit volontiers, et en savoit juger avec beaucoup de goût, de profondeur et de discernement[2]. Il se divertissoit aussi quelquefois à des choses d'arts et de mécaniques, auxquelles il se connoissoit très bien[3]. Autrefois il avoit été amoureux de plusieurs dames de la cour[4]; alors rien ne lui coûtoit : c'étoit les grâces, la magnificence, la galanterie même, un Jupiter transformé en pluie d'or[5]. Tantôt il se travestissoit en laquais, une autre fois en revendeuse à la toilette[6], tantôt d'une autre façon. C'étoit l'homme du monde le plus ingénieux. Il donna une fois une fête au Roi qu'il cabala[7] pour se la faire demander, uniquement pour retarder un voyage en Italie d'une grand dame qu'il aimoit et avec laquelle il étoit

1. Ci-après, p. 276-278. M. Macon a continué sur le duc de Bourbon les mêmes études que sur ses prédécesseurs.

2. Bouhier et la Bruyère ont vanté ses goûts littéraires.

3. De là ces « fêtes si superbes, si galantes, si longtemps soutenues, et où un seul a suffi pour le projet et pour la dépense, » autant de manifestations de « ce goût exquis qui, en ce genre, est l'apanage particulier aux Condés » (notre tome V, p. 71). Tout jeune, en mai 1669, il s'était fait privilégier pour appliquer une invention nouvelle à toutes les voitures (Arch. nat., $X^{1A}$ 8668, fol. 192), et il fit établir chez lui les « chaises volantes » ou ascenseurs de Villayer.

4. Les historiens de Foucquet disent que le jeune Enghien avait été amoureux de Mlle de Manneville. Nous avons vu (tome III, p. 29, notes 2 et 3) qu'il eut de Mme de Marans la bâtarde Guénani, mariée à Lassay. On lui connut aussi une liaison avec la comtesse de Marey (notre tome VI, p. 14, note 1), et Spanheim parle de Mme d'Olonne.

5. Voyez ci-après, p. 616, le texte des *Souvenirs de Mme de Caylus*. — Jupiter, devenu amoureux de la belle Danaé, se transforma en pluie d'or pour pouvoir la posséder, comme l'ont raconté Apollodore, Ovide, Horace, etc.

6. « Femmes qui portent dans les maisons des hardes, des bijoux, qu'elles vendent, ou qu'elles se sont chargé (*sic*) de vendre » (*Académie*, 1718). Elles faisaient aussi métier d'entremetteuses.

7. *L'Académie* n'a jamais admis *cabaler* qu'au neutre; mais notre auteur dira *cabaler des élections*, *cabaler les provinces*, etc.

bien, et dont il amusa le mari à faire les vers[1]. Il perça tout un côté d'une rue près de Saint-Sulpice, par les maisons l'une dans l'autre, qu'il loua toutes et les meubla, pour cacher ses rendez-vous[2]. Jaloux aussi, et cruellement, de ses maîtresses, il eut entre autres la marquise de Richelieu, que je nomme parce qu'elle ne vaut pas la peine d'être tue[3]. Il en étoit éperdument amoureux, et

1. C'est de la duchesse de Nevers qu'il s'agit, comme nous le verrons plus tard (éd. 1873, tome XI, p. 73-74), et comme, d'ailleurs, Mme de Caylus l'a raconté dans ses *Souvenirs*, p. 67-68; voyez le livre d'Allaire, tome II, p. 46-60. Nous savons déjà (tome XIV, p. 393 et 646) que le duc de Nevers en agissait avec sa femme tout comme Monsieur le Prince avec la sienne (ci-dessus, p. 238), « la faisant partir à l'instant que la fantaisie lui en prenoit, pour aller d'un lieu à un autre. » Leurs voyages à Rome étaient très fréquents. G. Desnoiresterres, qui a commenté la présente anecdote dans ses *Cours galantes*, tome II, p. 91-102, la place en 1688, où le *Mercure* dit, dans sa relation de la fête de Chantilly, qu'on exécuta des airs du compositeur italien Lorenzani tirés d'un opéra que le duc de Nevers avait déjà fait jouer devant le Roi à Fontainebleau. D'autre part, on voit dans le *Journal de Dangeau*, tome X, p. 122, que ce duc composa aussi, en septembre 1704, des paroles pour une musique que les Italiens du duc d'Orléans exécutèrent dans la fête donnée alors au Roi lui-même, à Sceaux. En tout cas, notre auteur ne dit pas si la fête dont il parle fut donnée à Chantilly ou ailleurs; à Chantilly et en 1688, le Roi n'y était pas, mais seulement Monseigneur, comme le dit Mme de Caylus.

2. L'hôtel de Condé occupait le terrain de forme irrégulière compris entre la rue de Vaugirard, la rue Neuve-Saint-Lambert ou de Condé, et les fossés dits de Monsieur-le-Prince, mais était séparé de Saint-Sulpice par deux îlots bâtis. G. Desnoiresterres a considéré comme invraisemblable ce percement de maisons. Il n'y en aura pas redite dans le portrait qui sera fait de la duchesse de Nevers en 1715, époque de sa mort (éd. 1873, tome XI, p. 73-74), tandis que nous trouverons alors une nouvelle version de la fête donnée à son intention par Monsieur le Prince. Voltaire, dans ses notes sur les *Souvenirs de Caylus*, dit que Monsieur le Prince avait acheté deux maisons contiguës à l'hôtel de Nevers pour pouvoir pénétrer secrètement chez sa belle; or, l'hôtel de Nevers était alors une partie du palais Mazarin, sur la rive droite.

3. C'était Marie-Charlotte de la Porte de la Meilleraye et Mazarin, « fameuse par les désordres et les courses de sa vie errante, belle comme le jour » (tomes XII, p. 614-622, et XIII, p. 103).

dépensoit des millions pour elle, et pour être instruit de ses déportements. Il sut que le comte de Roucy partageoit ses faveurs (et c'est elle à qui ce spirituel comte[1] proposoit bien sérieusement de faire mettre du fumier à sa porte pour la garantir du bruit des cloches dont elle se plaignoit[2]). Monsieur le Prince reprocha le comte de Roucy à la marquise de Richelieu, qui s'en défendit fort. Cela dura quelque temps; enfin Monsieur le Prince, outré d'amour, d'avis certains et de dépit, redoubla[3] ses reproches, et les prouva si bien, qu'elle se trouva prise. La frayeur de perdre un amant si riche et si prodigue lui fournit sur-le-champ un excellent moyen de lui mettre l'esprit en repos : elle lui proposa de donner, de concert avec lui, un rendez-vous chez elle au comte de Roucy, où Monsieur le Prince auroit des gens apostés pour s'en défaire[4]. Au lieu du succès qu'elle se promettoit d'une proposition si humaine et si ingénieuse, Monsieur le Prince en fut tellement saisi d'horreur, qu'il en avertit le comte de Roucy, et ne la revit de sa vie[5]. Ce qui ne se peut comprendre, c'est qu'avec tant d'esprit, d'activité, de pénétration, de valeur, et d'envie de faire et d'être, un aussi grand maître[6] à la guerre que l'étoit Monsieur son père n'ait jamais pu lui faire comprendre les premiers éléments[7] de ce grand art. Il en fit longtemps son étude et[8] son application principale; le fils y répondit par la

1. Tomes III, p. 193-194, XIV, p. 76, et ci-dessus, p. 174.

2. Cette anecdote reviendra en 1715 dans un portrait du comte de Roucy (éd. 1873, tome XII, p. 356), lequel était plus que galant.

3. Avant *redoubla*, il a biffé *il*.

4. Ci-après, Additions et corrections, p. 243.

5. Nous avons vu (tome VI, p. 202, note 3) que ce Condé, en raison de sa brutalité cruelle, fut soupçonné d'avoir fait assassiner le pauvre Savary. D'autre part, le commissaire Narbonne raconte, dans son *Journal* (p. 11), que le comte de Roucy proposa à Monseigneur de le débarrasser de Mme de Maintenon en l'emmenant en Angleterre, que d'Antin en informa le Roi, et que le comte fut forcé de quitter l'armée.

6. Et non *homme*, qu'on avait imprimé dans la dernière édition.

7. *Element*, au singulier. — 8. Cet *et* a été ajouté en interligne.

sienne, sans que jamais il ait pu acquérir la moindre aptitude à aucune des parties de la guerre[1], sur laquelle Monsieur son père ne lui cachoit rien, et lui expliquoit tout à la tête des armées. Il l'y eut toujours avec lui, voulut essayer de le mettre en chef, y demeurant néanmoins pour lui servir de conseil, quelquefois dans les places voisines et à portée, avec la permission du Roi sous prétexte de ses infirmités. Cette manière de l'instruire ne lui réussit pas mieux que les autres : il désespéra d'un fils doué pourtant de si grands talents, et il cessa enfin d'y travailler, avec toute la douleur qu'il est aisé d'imaginer. Il le connoissoit, et le connut de plus en plus; mais la sagesse contint[2] le père, et le fils étoit en respect devant cet éclat de gloire qui environnoit le grand Condé[3]. Les quinze ou vingt dernières années de la vie de celui dont on parle ici furent accusées de quelque chose de plus que d'emporte-

1. Sauf peut-être en castramétation, comme le prouverait une anecdote racontée par le *Mercure* d'avril 1709, p. 346-349.

2. *Contint* surcharge d'autres lettres.

3. On trouvera le tableau des guerres et des opérations où il prit part dans le *Mercure* d'avril 1709, p. 307-333, dans la *Relation de Spanheim*, p. 185-187, dans l'*Histoire généalogique*, tome I, p. 340, dans la *Chronologie militaire* de Pinard, tome I, p. 553-556, dans le ms. Clairambault 641, fol. 103 et 105, dans les oraisons funèbres du P. Gaillard, du P. Rogier, du P. Deveau, etc. Selon l'expression de Bossuet, son père le « mena aux leçons vivantes et à la pratique, » et cela dès le temps de leur séjour en Flandre, puisque le jeune prince assista à la bataille des Dunes et que les Espagnols lui confièrent le gouvernement de Rocroy en 1653 (*Gazette*, p. 1080). Rentrés en France, ils firent ensemble toutes les campagnes depuis 1667 jusqu'en 1674. Enghien mérita les éloges du Roi au siège de Besançon, prit la ville de Limbourg en 1675, et eut encore un commandement en 1676 (*Lettres historiques de Pellisson*, tome I, p. 145, 171-172, et tome III, p. 66; *Œuvres de Louis XIV*, tome III, p. 475; *Gazette* de 1675, p. 478, etc.). Condé mort, son fils hérita des régiments de leur nom; mais nous l'avons vu seulement, en 1692, avec Monseigneur, Monsieur et le maréchal d'Humières, « l'un sous l'autre par degrés, » commander l'armée du Roi qui a pris Namur, et de même en 1693, avec Boufflers. En 1695, il a pris part à des conférences militaires avec le Roi et Monseigneur (*Sourches*, tome V, p. 28 et 104).

ment et de vivacité : on crut y remarquer des égarements qui ne demeurèrent pas tous renfermés dans sa maison[1]. Entrant un matin chez la maréchale de Noailles, dans son appartement de quartier[2], qui me l'a conté, comme on faisoit son lit et qu'il n'y avoit plus que la courtepointe[3] à y mettre, il s'arrêta un moment à la porte, où s'écriant avec transport : « Ah! le bon lit, le bon lit! » prit sa course, sauta dessus, se roula dessus sept ou huit tours en tous les sens, puis descendit et fit excuse à la maréchale, et lui dit que son lit étoit si propre et si bien fait qu'il n'y avoit pas moyen de s'en empêcher; et cela sans qu'il y eût jamais rien eu entre eux, et dans un âge où la maréchale, qui avoit toute sa vie été hors de soupçon, n'en pouvoit laisser naître aucun. Ses gens demeurèrent stupéfaits, et elle bien autant qu'eux : elle en sortit adroitement par un grand éclat de rire et par plaisanter. On disoit tout bas qu'il y avoit des temps où tantôt il se croyoit chien, tantôt quelque autre bête, dont alors il imitoit les façons[4], et j'ai vu des gens très dignes de foi qui

1. Ses distractions, plus marquées encore que celles du prince de Conti (ci-dessus, p. 122), l'ont fait identifier avec le MÉNALQUE des *Caractères*, tome II, p. 289, et p. LXXX et XCIX-C. Notre auteur est seul à en donner des détails si précis. Du reste, le grand-père Condé, toujours à en croire Tallemant, était porté aux choses folles ou monstrueuses.

2. Tome XVI, p. 379.

3. « Couverture de parade échancrée et piquée avec ordre et proportion » (*Académie*, 1718).

4. De même que son grand-père se croyait sanglier (Brunet, *Nouveau siècle de Louis XIV*, p. 15). Mme Dunoyer nous a conservé (*Lettres*, tome I, p. 246) ces vers de Madame la Duchesse sur ce que le prince Henri-Jules n'avait pas été atteint de vapeurs pendant un mois :

Quelle fortune! n'être ni loup ni lapin
Pendant le cours d'une lune!
Quelle fortune!

Selon le compilateur qui a fait les *Mémoires de Maurepas* (tome I, p. 232-238), Henri-Jules se croyait tantôt lièvre, et ne voulait pas qu'on sonnât les cloches, tantôt plante, et demandait qu'on l'arrosât, tantôt chauve-souris, et faisait lambrisser de toile son appartement, tantôt mort, et mangeait dans un souterrain croyant être chez M. de Turenne.

m'ont assuré l'avoir vu, au coucher du Roi, pendant le prier-Dieu[1], et lui cependant près du fauteuil, jeter la tête en l'air subitement plusieurs fois de suite, et ouvrir la bouche toute grande comme un chien qui aboie, mais sans faire de bruit[2]. Il est certain qu'on étoit des temps considérables sans le voir, même ses plus familiers domestiques, hors un seul vieux valet de chambre qui avoit pris empire sur lui, et qui ne s'en contraignoit pas. Dans les derniers temps de sa vie, et même la dernière année[3], il n'entra et ne sortit rien de son corps qu'il ne le vît peser lui même, et qu'il n'en écrivît la balance, d'où il résultoit des dissertations qui désoloient ses médecins[4]. La fièvre et la goutte l'attaquèrent à reprises[5]; il augmenta son mal par son régime trop austère, par une solitude où

1. On a vu dans nos tomes III, p. 82, et IV, p. 117, les diverses façons d'écrire ce mot composé, et, comme je l'ai dit, l'orthographe eût pu distinguer entre le meuble pour s'agenouiller et l'action de faire la prière du matin et du soir. Dans ce premier sens, la *Gazette* imprimait aussi *priez-Dieu* (années 1650, p. 917, 1655, p. 578, 1660, p. 567, 568 et 572, 1665, p. 1104, 1672, p. 370); dans le second sens, nous trouvons *prier-Dieu* et *prié-Dieu* (*Sourches*, tome X, p. 64 et 171; Bussy, *Correspondance*, tome VI, p. 329, et *Histoire amoureuse des Gaules*, tome II, p. 347; *Gazette* de 1706, p. 384).

2. Comparez les *Mémoires secrets de Duclos*, tome III, p. 91, note.

3. De très bonne heure, on voit dans les comptes de sa maison qu'il buvait des eaux minérales, Sainte-Reine, Spa, Forges, Vichy, ou du lait.

4. C'est après examen de ses déjections, dans les derniers jours, qu'il demanda le P. de la Tour. A l'autopsie (Arch. nat., K 543, n° 96; ms. Nouv. acq. fr. 4037, fol. 2 v°), on ne trouva que le poumon gauche atteint, et le fiel surabondant, de couleur foncée, parut une explication naturelle des accès d'emportement et de violence.

5. Comme toutes les autres maladies de grands personnages de la cour, celle d'Henri-Jules peut se suivre dans les *Mémoires de Sourches*, à partir de 1689, tomes III, p. 174-175, V, p. 45, 121 et 295, VI, p. 85, 187 et 188, VIII, p. 11 et 348, X, p. 387, XI, p. 233, 238, 279, 282, 298-301, 306 et 308; mais nous avons de très minutieux détails dans les factums imprimés pour ses filles contre son héritier principal. La consomption commença en 1707, suivie d'une dysenterie que le transfert à Chantilly, en 1708, n'arrêta point. Ramené à Paris par le chirurgien du Tertre, le malade fut vu encore par Fagon, Helvétius et Pépin.

il ne vouloit voir personne, même, le plus souvent, de sa plus intime famille, par une inquiétude et des précisions[1] qui le jetoient dans des transports de fureur. Finot, son médecin, et le nôtre de tout temps, et de plus notre ami[2], ne savoit que devenir avec lui. Ce qui l'embarrassa le plus, à ce qu'il nous a conté plus d'une fois, fut que Monsieur le Prince ne voulut rien prendre, dit qu'il étoit mort, et, pour toute raison, que les morts ne mangeoient point. Si falloit-il pourtant qu'il prît quelque nourriture, ou qu'il mourût véritablement. Jamais on ne put lui persuader qu'il vivoit, et que par conséquent il falloit qu'il mangeât. Enfin Finot et un autre médecin[3] qui le voyoit le plus ordinairement avec lui[4] s'avisèrent de convenir qu'il étoit mort, mais de lui soutenir qu'il y avoit des morts qui mangeoient; ils offrirent de lui en produire, et en effet ils lui amenèrent[5] quelques gens sûrs et bien recordés[6],

1. *Précision*, « en style dogmatique, distinction exacte et subtile par laquelle on fait abstraction d'une chose d'avec une autre. *Ce qu'il dit est fondé sur des précisions trop subtiles.* » (*Académie*, 1718.)

2. Raymond Finot, médecin de la Faculté de Montpellier, né en 1637, mort à Paris le 18 septembre 1709, figure sur les états de la maison de Condé, comme premier médecin à quatre cents livres par an, en tête de trois seconds médecins, de quatre chirurgiens appointés à trois cents livres (Royer, Chaban de la Fosse, Charcot, Quarante-Carmeline), de quatre apothicaires à cent cinquante livres, de quatre barbiers à cent livres. Finot reçut une gratification de quinze cents livres en 1704, une de douze cents livres en 1706. L'autopsie est signée par lui, Hecquet et Pépin, comme médecins extraordinaires, par Morel, médecin ordinaire, et par les chirurgiens Royer et Piquelée.

3. *Medecin* est ajouté en interligne.

4. Selon le *Moréri*, tome V, 2e partie, p. 552, c'est Philippe Hecquet, le grand saigneur et médecin de Port-Royal, qui soigna le prince en dernier lieu; mais on trouve des renseignements plus précis dans les comptes de la dépense funéraire : Finot reçut deux mille livres, Chauvin mille livres (c'est le même qui a été chassé par la princesse de Conti : ci-dessus, p, 121), Helvétius mille livres (il avait déjà eu quarante louis d'or en 1706), Hecquet mille livres aussi. Puis viennent des sommes moindres pour les chirurgiens du Tertre, Tribouleau, du Vernet.

5. *Amenerent* est en interligne, au-dessus de *monstrerent*, biffé.

6. « En parlant d'un homme qui tâche à se bien remettre dans l'es-

qu'il ne connoissoit point, et qui firent les morts tout comme lui, mais qui mangeoient. Cette adresse le détermina; mais il ne vouloit[1] manger qu'avec eux et avec Finot. Moyennant cela il mangea très bien, et cette fantaisie dura assez longtemps, dont l'assiduité désespéroit Finot, qui toutefois mouroit de rire en nous racontant ce qui se passoit et les propos de l'autre monde qui se tenoient à ces repas[2]. Il vécut encore longtemps après. Sa maladie augmentant[3], Madame la Princesse se hasarda de lui demander s'il ne vouloit point penser à sa conscience, et voir quelqu'un. Il se divertit assez longtemps à la rebuter[4]; il y avoit déjà quelques mois qu'il voyoit le P. de la Tour en cachette, le même général de l'Oratoire qui avoit assisté Mlle de Condé et M. le prince de Conti[5]. Il avoit envoyé proposer à ce Père de le venir voir en bonne fortune[6], la nuit et travesti. Le messager fut un sous-secrétaire[7], confident unique de ce secret. Le P. de la Tour, surpris au dernier point d'une proposition si sauvage, répondit que le respect qu'il devoit à Monsieur le Prince l'engageroit à le voir avec toutes les précautions qu'il voudroit lui imposer, mais que, quelque justice qu'il eût droit d'attendre de sa maison, il ne pouvoit, dans son état et dans sa place, consentir à se travestir, ni à quitter le

prit ce qu'il doit faire ou ce qu'il doit dire en quelque occasion, on dit qu'*il recorde sa leçon*. Il est du style familier. » (*Académie*, 1718.) Voyez des exemples dans les *Œuvres de Malherbe*, tome IV, p. 60, dans les *Mémoires de Retz*, tome III, p. 216, et comparez l'Addition n° 865.

1. *Voulut* corrigé en *vouloit*.

2. Voyez la fin de la note 4, p. 245.

3. Voyez la relation du *Mercure*, p. 401-406.

4. On avait cru en 1686 qu'il revenait à la religion (*Sourches*, tome I, p. 375).

5. Ci-dessus, p. 135-138. Selon les *Mémoires de Maurepas* (p. 235-237) déjà cités, c'est Mlle de Langeron, dame de Madame la Princesse, et dont l'autorité était grande sur Henri-Jules, qui l'avait décidé à se rendre *incognito* chez le P. de la Tour.

6. Expression déjà relevée au figuré dans notre tome XV, p. 321.

7. Il a écrit, par mégarde : *segretraire*.

frère qui l'accompagnoit toujours, mais qu'avec son habit et ce frère, tout lui seroit bon pourvu encore qu'il rentrât à l'Oratoire avant qu'on y fût retiré[1]. Monsieur le Prince passa ces conditions. Quand il le vouloit voir, ce sous-secrétaire alloit à l'Oratoire, s'y mettoit dans un carrosse de remise[2] avec le général et son compagnon, les menoit à une petite porte ronde[3] d'une maison qui répondoit à l'hôtel de Condé, et, par de longs et d'obscurs détours, souvent la lanterne à la main et une clef dans une autre, qui ouvroit et fermoit sur eux un grand nombre de portes, le conduisoit jusque dans la chambre de Monsieur le Prince : là, tête à tête avec lui, quelquefois le confessoit, le plus souvent l'entretenoit[4]. Quand Monsieur le Prince en avoit pris sa suffisance, ou que l'heure pressoit, car il le retenoit souvent longtemps, le même homme rentroit dans la chambre, et le remenoit par les mêmes détours jusqu'au carrosse, où le frère les attendoit, et de là à l'Oratoire de Saint-Honoré[5]. C'est le P. de la Tour qui me l'a conté depuis, et la surprise et la joie de Madame la

1. Avant que tous les prêtres fussent rentrés chez eux.

2. Sur les carrosses de place et de remise en ce temps-là, voyez le *Traité de la Police*, par Delamare, tome IV, p. 437 et suivantes, le *Livre commode*, par Abraham du Pradel, tome I, p. 265, l'*Histoire des Français des divers états*, par Monteil, éd. 1839, tome VII, p. 330-334, et tome VIII, p. 470-471, la *Correspondance des Contrôleurs généraux*, tome II, n° 454, etc. En 1701, le prix était de dix livres par jour : Arch. nat., O[1] 362, fol. 135.

3. Expression qui ne se trouve pas dans l'*Académie*. Notre auteur dira plus tard (éd. 1873, tome XVI, p. 166), au figuré, que Belle-Isle, attentif à se faire ouvrir toutes les portes, ne négligeait ni les cochères, ni les carrées, ni les rondes, c'est-à-dire aucune classe de gens. Furetière, dans son *Dictionnaire* de 1694, cite ceci : « Les procureurs étoient logés autrefois en petite porte ronde; maintenant ils ont de grandes portes cochères. On fait aussi.... des portes bâtardes, des portes carrées, des portes biaises.... » Encore aujourd'hui, il existe une porte ronde du temps au n° 10 de la rue Guénegaud, rue dans laquelle trois procureurs avaient leur demeure.

4. Par mégarde, il a écrit : *entrenoit*.

5. La maison mère de la rue Saint-Honoré, dont subsiste encore

Princesse quand Monsieur le Prince lui apprit enfin qu'il le voyoit ainsi depuis quelques mois. Alors il n'y eut plus de mystère; le P. de la Tour fut mandé à découvert, et se rendit assidu pendant le peu de semaines que Monsieur le Prince vécut depuis[1]. Les jésuites y furent cruellement trompés[2]. Ils se[3] croyoient en possession bien assurée d'un prince élevé chez eux[4], qui leur avoit donné son fils unique dans leur collège[5], qui n'avoit qu'eux, à Chantilly et toujours, pour compagnie, qui vivoit avec eux en entière familiarité[6]. Leur P. Lucas[7], homme dur, rude, grossier, quoique souvent supérieur dans leurs maisons, étoit son confesseur en titre, qui[8] véritablement ne l'occupoit guères, mais qu'il envoya chercher dans une chaise de poste jusqu'à Rouen tous les ans, à Pâques, où il étoit recteur[9]. Ce Père y apprit son extrémité, arriva là-dessus par les voitures publiques, et ne put ni le voir, ni se

l'église, construite par M. de Bérulle, fondateur et premier général de la Congrégation, qui avait acheté ce vieil hôtel en 1616. Le P. Ingold a fait son histoire en 1886.

1. Mme d'Huxelles écrit, le 17 avril 1709 : « Il y avoit trois mois que le P. de la Tour voyoit Monsieur le Prince; mais je pense qu'il ne l'a confessé qu'à la maladie dont il est mort. On prétend que tous leurs entretiens rouloient sur la connoissance parfaite qu'il avoit voulu prendre de la religion, s'en étant fait instruire à fond par le Père général, l'ayant parfaitement convaincu et persuadé. »

2. Nous les avons déjà vus dépités de se voir enlever de même Mme de Caylus (tome XII, p. 407 et 411). C'est pourquoi aussi Courcillon, par malice, demanda le P. de la Tour (tome III, p. 456).

3. *Se* est ajouté en interligne.

4. Le R. P. Chérot a raconté, d'après les archives de Chantilly et celles de la Compagnie de Jésus, cette première partie de la vie du prince, dans son livre : *Trois éducations princières*, p. 120-220.

5. *Ibidem*, p. 233-289, et ci-après, p. 617. — 6. Ci-dessus, p. 239.

7. Jean Lucas, né à Caudebec le 1er septembre 1638, mort à Paris le 2 janvier 1716, après soixante ans de profession; un des tenants du latin dans la lutte contre Charpentier.

8. *Qui* corrige *que*, *ne* est en interligne, au-dessus d'*il*, biffé, et l'élision *l'* corrige l'élision *n'*.

9. *Recteur* corrige *Superieur*, effacé du doigt. — Voyez ci-dessus, p. 57. Ce Père avait été recteur auparavant à Orléans et à Caen.

faire payer son voyage. L'affront leur parut sanglant[1]. Monsieur le Prince pratiqua ainsi ce que j'ai rapporté[2] que le premier président Harlay dit un jour aux jésuites et aux Pères[3] de l'Oratoire, en face, qui étoient ensemble chez lui pour une affaire, en les reconduisant devant tout le monde : « Qu'il est bon, » se tournant aux jésuites, « de vivre avec vous, mes Pères ; » et tout de suite, se tournant aux Pères de l'Oratoire : « et de mourir avec vous, mes Pères[4] ! » Cependant la maladie augmenta rapidement, et devint extrême. Les médecins le trouvèrent si mal la nuit de Pâques[5], qu'ils lui proposèrent les sacrements pour le lendemain[6] : il disputa contre eux, puis leur dit qu'il les

1. Le Héros, au dernier moment, avait appelé, mais trop tard, le P. Dechamps, et n'eut que son confesseur ordinaire, le P. Bergier : ci-dessus, p. 45, note 1. Quand les PP. Tellier et du Trévou se présentèrent, le 11 mars, pour voir Henri-Jules, ils ne furent pas reçus.

2. Tome XIV, p. 373.

3. Ici, il n'a écrit qu'un *P.*, contre son habitude, pour l'abréviation de *Pères* au pluriel.

4. On verra ci-après que la marquise d'Huxelles rapporte ce mot comme étant du prince de Condé lui-même ; notre auteur le mettra plus tard au compte de la reine d'Espagne, et non plus de M. de Harlay.

5. Le 30-31 mars.

6. Finot avait annoncé le 13, au prince lui-même, qu'il était en danger de mourir. C'est dans ces conditions que furent passés la donation et le testament dont notre auteur va parler, le moribond ayant encore, mais non sans peine, signé le 13 une ordonnance de trésorerie. Les *Mémoires de Sourches* nous donnent ces détails, à la date du 26 mars (p. 300-301) : « On disoit ce jour-là qu'Helvétius avoit refusé de donner l'ipécacuana au prince de Condé parce qu'il prétendoit qu'il jetoit du pus ; qu'il avoit fait venir deux des plus habiles chirurgiens de l'Hôtel-Dieu de Paris, avec lesquels ayant mûrement examiné les déjections du prince, ils l'avoient confirmé dans son sentiment : de sorte qu'il avoit cru être obligé de déclarer au prince l'état où il étoit et le sentiment des deux chirurgiens, qui assuroient qu'il n'y avoit plus de remède à son mal ; que, le prince leur ayant voulu parler lui-même, et ayant appris la même chose de leur bouche, il s'étoit tourné vers la princesse sa femme, et l'avoit priée d'envoyer querir le P. de la Tour, entre les mains duquel il s'étoit mis. » Après le départ d'Helvétius, une prise de pavot administrée contre la dysenterie produisit une espèce d'ivresse,

vouloit donc recevoir tout à l'heure, que ce seroit chose faite, et qui le délivreroit du spectacle qu'il craignoit. A leur tour, les médecins disputèrent sur l'heure indue, et que rien ne pressoit si fort. A la fin, de peur de l'aigrir, ils consentirent. On envoya à l'Oratoire et à la paroisse[1], et il reçut ainsi brusquement les derniers sacrements[2].

qui se dissipa à point pour que le malade reçût les derniers sacrements. Le 27, il travailla encore avec ses secrétaires « pour les choses qui pouvoient regarder sa conscience. »

1. Saint-Sulpice.

2. Dans le détail de cette fin, le *Mercure* d'avril, p. 405-406, dit que les derniers sacrements furent administrés par un vicaire de la paroisse nommé Maumonnier, et bien connu. Voici comment tous ces faits sont racontés par la marquise d'Huxelles, dans deux lettres successives du 30 mars : « Monsieur le Prince est toujours fort mal. Il y a une donation entre-vifs avec Monsieur le Duc, portant substitution de mâle en mâle des domaines de Montmorency, de Clermont, des terres de Chantilly, d'Écouen, et autres lieux circonvoisins; mais, comme il faut quarante jours, que son état ne permet pas, on a eu recours à de nouvelles lettres patentes du Roi passées au sceau. Ce prince avoit un confesseur, nommé le P. Lucas, jésuite, recteur à Rouen, lequel n'ayant point été appelé, il se débite qu'il en a fait faire des compliments aux jésuites, les assurant qu'il les a toujours aimés et qu'il leur laissoit son cœur, que le P. de la Tour étoit une fantaisie de malade; mais il y a déjà quelque temps que ce général de l'Oratoire est en commerce avec lui, venant à l'hôtel de Condé sans qu'on le sût, par les portes de derrière. » Et du 1er avril : « Les jésuites sont mortifiés de ce qui leur vient d'échapper en faveur de l'Oratoire, car ces deux grands princes que Dieu vient de retirer étoient tout remplis d'esprit et de lumières, mais politiques. » Ces deux lettres ont été reproduites par les éditeurs du *Dangeau*, p. 369 et 378. La donation entre-vifs, faite irrégulièrement le 15 mars (reg. des Insinuations Y 281, fol. 378 v°), attribuait au fils l'hôtel de Condé et ses dépendances, le duché d'Enghien, la baronnie d'Écouen, le comté de Dammartin, Luzarches, Coye, Chantilly, Creil, la Versine, etc., Stenay, Dun, Clermont-en-Argonne, etc., avec réserve de l'usufruit pour le donateur et substitution en faveur du fils aîné du donataire. Cette pièce fut imprimée pour les besoins du procès qui s'ensuivit entre Monsieur le Duc et ses sœurs, de 1710 à 1712; nous en avons des exemplaires dans le ms. Clairambault 641, fol. 118-122, et les mémoires et procédures sont dans le ms. 642, ainsi que dans les Papiers Conti (Arch. nat., R[3] 103). En 1755, le prince de Condé, arrière-petit-fils d'Henri-Jules, venant d'épouser Mlle de

Fort peu après, il appela Monsieur le Duc, qui pleuroit, régla tout avec lui et avec Madame la Princesse, la congédia avec des marques d'estime et d'amitié, et lui dit où étoit son testament[1]. Il retint Monsieur le Duc, avec qui il ne s'entretint plus que des honneurs qu'il vouloit à ses obsèques[2], des choses omises à celles de Monsieur son père[3] qu'il ne falloit pas oublier aux siennes, et même y

Soubise, obtint, comme son bisaïeul, que le Roi autorisât par des lettres patentes une substitution graduelle et perpétuelle pour tous les mâles de sa branche, sauf ratification par les enfants lorsqu'ils arriveraient à leur majorité (*Luynes*, tome XII, p. 422 et 428-429).

1. Ce testament, qui fut imprimé, est du 23 mars : Arch. nat., K 543, n$^{os}$ 66-95, et R$^{3}$ 103. Par une lettre de la marquise d'Huxelles en date du 2 avril (ms. Avignon), nous voyons qu'on sut qu'il y avait huit cent mille livres de rente en terres, un fonds égal employé en billets de monnaie et en rentes sur la Ville, trois ou quatre cent mille livres d'argent comptant, une quantité infinie de pierreries et de beaux meubles, un fort arriéré dû par les fermiers. Le prince avait mis entre les mains d'une personne de confiance : 1° cinquante mille livres pour la chapelle des Jésuites et pour le mausolée destiné à abriter le cœur de son père et le sien ; 2° cent mille livres pour achever l'entrée du château de Chantilly, avec indication des endroits où il fallait réserver la futaie. L'exécuteur testamentaire était le premier président du Parlement, qui devait recevoir en récompense deux beaux tableaux de la galerie de Chantilly : un Baptême de saint Jean-Baptiste venant du duc de Lesdiguières, et un paysage du Poussin. Par un codicille du 28, le prince léguait aux jésuites le nécessaire pour fournir à la dépense de ses obsèques et à la décoration d'une chapelle « telle que celle du roi Louis XIII. » Il affectait vingt mille livres à l'augmentation de l'hôpital de la Charité de Chantilly, et douze mille livres pour bâtiments, lits et autres besoins des pauvres. Il faisait des legs à ses familiers Lussan, Blanchefort, et à ses domestiques. Voyez ci-après, p. 272.

2. Ci-après, p. 267-270.

3. Ci-dessus, p. 45 et 148. On a une relation imprimée de la pompe funèbre qui avait eu lieu en 1686 à Fontainebleau, Paris et Vallery : Arch. nat., K 121, n° 5 ; la dépense totale, avec le bout de l'an, dépassa cent trente-cinq mille livres et Berain reçut deux mille trois cents livres pour les décorations, dont un recueil fut gravé par Dolivar. Le P. de la Baune fit faire aussi un livre de la Pompe funèbre, pour lequel Vermeulen grava une planche de Victoires. Nous avons également une relation des obsèques du père du Héros, en 1646-47, dans la *Gazette* de 1646 et de 1647, dans les Papiers de la Pairie, KK 1446,

prendre bien garde[1], répéta plusieurs fois qu'il ne craignoit point la mort parce qu'il avoit pratiqué la maxime de Monsieur son père que, pour n'appréhender point les périls de près, il falloit s'y accoutumer de loin, consola son fils, ensuite l'entretint des beautés de Chantilly, des augmentations qu'il y avoit projetées, des bâtiments qu'il y avoit commencés exprès pour obliger à les achever après lui, d'une grande somme d'argent comptant destinée à ces dépenses et du lieu où elle étoit[2], et persévéra dans ces sortes d'entretiens jusqu'à ce que la tête vint à se brouiller. Le P. de la Tour et Finot étoient cependant retirés à un coin de la chambre, de qui j'ai appris ce détail. Ce prince laissa une grande idée de sa fermeté, et une bien triste de l'emploi de ses dernières heures[3]. Finissons par un trait de Vervillon[4] que tout le monde a tant connu, et qui étoit demeuré avec lui après avoir été

fol. 110-127, dans les *Mémoires du baron de Breteuil*, ms. Arsenal 3863, p. 409-440, dans une dépêche de l'ambassadeur vénitien du 1er janvier, etc., et nous verrons en 1710 celles de Monsieur le Duc.

1. Mme d'Huxelles écrivait, le 12 avril : « Feu Mgr le prince de Conti avoit défendu la cérémonie. Tout fut aussi modestement ordonné, et assez mal exécuté à son enterrement ; mais Monsieur le Prince, par son testament, dont M. le premier président est exécuteur, a déclaré vouloir que tous les honneurs dus à sa haute naissance lui fussent rendus, ce qui s'exécute au pied de la lettre, n'y ayant jamais eu de pompe funèbre si magnifique. On dit qu'elle coûtera cent mille écus, y compris les services qui se feront à Vallery, à Notre-Dame et aux Jésuites. »

2. Ci-dessus, p. 253, note 1.

3. Mme d'Huxelles écrivit, le 1er avril, ce détail : « Mgr le Prince est mort à une heure après minuit, ayant satisfait à tous les devoirs de la religion et de ses affaires. Il a dit, à son extrémité, qu'il avoit ouï dire bien des fois à feu Mgr son père qu'il falloit craindre les ennemis de loin, mais pas de près ; qu'aussi, au moins, il lui ressembloit en cela. Son esprit n'alloit que trop loin, et il avoit beaucoup de courage et de fermeté. » L'autopsie eut lieu le lendemain.

4. On peut lire *Vervillon* ou *Verrillon;* c'est le premier, comme le prouvent l'Addition correspondante (*Journal de Dangeau,* tome XII, p. 376) et les *Mémoires de Sourches*, tome I, p. 466. L'annotateur de ces *Mémoires* a ajouté en note le récit curieux de l'apparition, en 1686, d'un spectre qui, selon la légende de Chantilly, annonçait la mort pro-

à Monsieur son père sur un pied d'estime et de considération[1]. Pressé un jour, à Chantilly, d'acheter une maison qui en étoit fort proche : « Tant que j'aurai l'honneur de vos bonnes grâces, répondit-il à Monsieur le Prince, je ne saurois être trop près de vous; ainsi, je préfère ma chambre ici à un petit château au voisinage[2]. Et, si j'avois jamais le malheur de les perdre, je ne pourrois être trop loin de vous. Ainsi, la terre d'ici près m'est fort inutile. » Qui que ce soit, ni domestiques, ni parents, ni autres, ne regretta Monsieur le Prince que Monsieur le Duc, que le spectacle toucha un moment, et qui se trouva bien affranchi, et Madame la Princesse, qui eut honte de ses larmes jusqu'à en faire excuse dans son particulier. Quoique ses obsèques aient duré longtemps, achevons-les tout de suite, pour n'avoir plus à y revenir. L'extrême singularité d'un homme si marqué m'a paru digne d'être

chaine du maître, et nous le retrouvons, comme rapporté immédiatement par l'abbé de la Victoire à Claude de Saint-Simon, dans la notice des MONTMORENCY (*Écrits inédits*, tome V, p. 160-162). Il est aussi dans une lettre de Mme de Sévigné datée de trois semaines plus tard (tome VII, p. 530-531); voyez ci-après p. 617.

1. En effet, Vervillon fut un familier très estimé de ses maîtres, à tel point qu'ils firent faire de lui, par le célèbre Antoine Benoist, un buste en cire, puis une statue en pied, de stuc, destinée à leur parc de Sylvie (G. Macon, *les Arts dans la maison de Condé*, p. 57-58). Notre auteur a dit ailleurs (*Écrits inédits*, p. 161) que c'était un brave homme, fort estimé, fort mêlé avec le monde, et qu'il survécut trente ans au prince et mourut fort vieux à l'hôtel de Condé. Mme de Sévigné rapporte qu'on le considérait comme un homme d'esprit et « incapable de vision. » Il avait été protestant jusqu'en 1685, ainsi que plusieurs serviteurs de Chantilly. Son nom était Armand de Péan de Vervillon, et nous voyons dans le *Dictionnaire de la Noblesse* qu'un Jacques de Péan, chevalier, seigneur de *Villevillon* (dép. Eure-et-Loir), épousa Marie de la Porte d'Issertieux, en Berry. Vervillon était écuyer du prince sous Briord, premier écuyer, aux appointements de mille livres, et s'occupait des acquisitions de chevaux. Le testament de 1709 lui attribua dix mille livres comptant et une rente viagère de quatre mille livres. Il mourut le 25 mai 1722.

2. Dans l'inventaire d'Écouen fait en 1709 on voit une chambre de M. de Vervillon.

rapportée; mais n'oublions pas la vengeance des jésuites, qui fut le coup d'essai du P. Tellier[1].

Mlle de Tours chassée de chez Mme la princesse de Conti fille de Monsieur[a] le Prince, par ordre du Roi obtenu par le P. Tellier.

Ils venoient de manquer Mlle de Condé, tout nouvellement M. le prince de Conti, et Monsieur le Prince, après avoir toujours été à eux lorsqu'il s'étoit confessé, leur échappoit à la mort[2]. Ne pouvant se prendre aux princes ni aux princesses du sang, et toutefois voulant un éclat qui intimidât les familles, ils se ruèrent sur Mlle de Tours. C'étoit une demoiselle d'Auvergne sans aucun bien[3], qui avoit beaucoup de mérite, d'esprit et de piété. Elle avoit vécu chez Mme de Montgon jusqu'à sa mort[4] parce qu'elle étoit parente de son mari; elle s'y étoit fait connoître et considérer de beaucoup de dames de la cour, elle espéroit même obtenir de quoi vivre par Mme de Maintenon lorsqu'elle perdit Mme de Montgon. Elle fit alors pitié à tout le monde : on en parla à Mme la princesse de Conti fille de Monsieur le Prince, qui la retira auprès d'elle. Sa vertu la rendit suspecte aux jésuites, à qui l'hôtel de Conti l'étoit déjà de tout temps à cause de l'ancien chrême[5] du vieux hôtel de Conti[6], qui en effet s'étoit un peu commu-

1. Il venait de prendre la succession du P. de la Chaise : p. 56.

2. Tome VII, p. 233, et ci-dessus, p. 135-136 et 250.

3. Par son testament du 9 février 1728 (Arch. nat., K 544, n° 56), la princesse de Conti légua à Mlle de Tourres (*sic*), qui avait déjà mille livres de pension, une autre pension de deux mille livres, avec un bracelet de la vraie croix et un autre bracelet contenant des cheveux de Mme de Conti Martinozzi. Marie-Jeanne de la Barge, demoiselle de Tours (Puy-de-Dôme, comm. Miremont), était fille de François-Christophe de la Barge, frère de Mme de Montgon et marié à Catherine d'Albon, sœur de la comtesse de Verdun.

4. Nous avons vu cette mort dans le tome XIV, p. 260.

5. Voyez, dans la suite des *Mémoires*, tome XII, p. 419, « le chrême des Mortemart. » Cet emploi au figuré n'a pas été admis dans le *Dictionnaire de l'Académie*, ni dans les autres. Il reviendra ci-après, p. 343.

6. L'hôtel bâti sur le quai Malaquais, par Mazarin, pour sa nièce Martinozzi, avait été abandonné depuis 1670 pour les deux anciens hôtels Nevers et Guénegaud, sur le quai de Nesle, acquis par cette princesse (tome IV, p. 195).

[a] *De M.* surcharge *du R.*

niqué à celui-ci[1], même à celui de la fille du Roi[2]. Mlle de Tours fut donc accusée d'avoir introduit le P. de la Tour auprès du prince de Conti[3], et ensuite, par Madame la Princesse et Mme la princesse sa fille, auprès de Monsieur le Prince[4]. Bien que justifiée avec chaleur par Mme la princesse de Conti sur ces deux points, rien ne la put garantir : Mme la princesse de Conti eut ordre précis de la mettre hors de chez elle. La pauvre fille, outre tout ce qu'elle y perdoit, ne savoit où se retirer : pas un couvent dans Paris qui osât la recevoir, point d'amie qui crût s'y pouvoir commettre; la province, où et comment ? Au bout de quelques jours, les jésuites, impatients de la voir encore à l'hôtel de Conti, et plus encore du bruit que cette violence faisoit, eurent un ordre de la recevoir pour le convent[5] qu'elle choisiroit. Mme la princesse de Conti lui continua la pension qu'elle lui avoit donnée, et, au bout de quelques années, obtint la permission de la reprendre chez elle, où elle est demeurée jusqu'à sa mort. Outre qu'il n'y avoit aucun prétexte à ce traitement, les jésuites ne prirent seulement pas la peine d'en chercher, et voulurent que le crime imputé d'avoir introduit le P. de la Tour pour assister ces princes fût la matière connue, et seule, de la punition[6].

Dès que Monsieur le Prince fut mort, Espinac, capitaine des gardes de Monsieur le Duc comme gouverneur de Bour- Ducs et princes, et leurs femmes,

1. *Cy* est en interligne.

2. La belle-mère Martinozzi avait eu bien des relations jansénistes, et c'est seulement après sa mort que le Roi a pu soustraire ses fils à cette influence en remplaçant Lancelot par l'abbé Fleury et en écartant tous les amis suspects à tort ou à raison (*Journal d'Olivier d'Ormesson*, tome II, p. 629; *Sourches*, tome I, p. 193).

3. Ci-dessus, p. 135-136.

4. On a vu, p. 248, note 5, cette manœuvre attribuée à Mlle de Langeron.

5. Il y a bien ici l'ancienne orthographe *convent*, et, plus haut, *couvent*.

6. Après le dernier mot, l'auteur a effacé du doigt cette phrase, répétée par mégarde et après coup : *Ce fut le coup d'essay du P. Tellier*, qu'il avait déjà écrite à la fin de l'alinéa précédent, p. 256.

font leurs visites sur la mort de Monsieur le Prince en manteaux et en mantes, par ordre du Roi, et l'exécutent d'une manière ridicule. [*Add. StS. 866*]

gogne[1], le fut dire au Roi de sa part[2] qui, le même jour, envoya le duc de Tresmes faire compliment de sa part à la famille, sur ce que Villequier, depuis duc d'Aumont, et premier gentilhomme de la chambre aussi, y avoit été envoyé à la mort de feu Monsieur le Prince père de celui-ci[3]. Le jeudi 4 avril, Monsieur le Duc vint[4] à Versailles[5]. On se souviendra de la prétention nouvelle des princes du sang de s'égaler aux fils et petits-fils de France pour les visites en manteau long aux occasions[6] de grand deuil de famille, et que, à la mort de Mme d'Armagnac, l'année pré-

1. Georges-Anne-Louis de Pernes, comte d'Épinac, au pays d'Autunois, était un ancien capitaine du régiment Royal-cavalerie nommé sous-lieutenant des gendarmes du Dauphin en août 1690 et créé brigadier le 29 janvier 1702. Il avait vendu sa charge des gendarmes en avril 1703, pour devenir premier gentilhomme du prince avec deux mille écus d'appointements (*Dangeau*, tome IX, p. 161 et 458; le Pippre, *Maison militaire du Roi*, tome II, p. 475). La marquise d'Huxelles, dans une lettre du 19 mars 1704, a raconté les circonstances de cette nomination : « M. de Xaintrailles ayant parlé à M. d'Épinac, retiré de la gendarmerie par mécontentement, de la part de Mgr le Duc, pour être son premier gentilhomme de la chambre, il répondit qu'il ne pouvoit accepter cet honneur parce qu'il avoit résolu de ne se point attacher à d'autres qu'au Roi. S. M., là-dessus, lui a déclaré en termes fort honnêtes qu'elle regardoit ce service comme le sien propre, et qu'il lui feroit plaisir. Ainsi il a obéi, et son nouveau maître a renchéri sur tout ce qu'il y a de plus gracieux quant à toute sorte d'amitié, et lui laisse toute liberté. On dit qu'il y a quatre ou six mille livres d'appointements. » Le père de ce personnage, Louis de Pernes, un des correspondants de Bussy-Rabutin et beau-frère de Mme de Toulongeon, avait fait ériger Épinac en comté en 1656.

2. *Dangeau*, tome XII, p. 371; *Sourches*, tome XI, p. 308. Ces deux textes, dont Saint-Simon suit le premier, se contredisent sur la venue d'Épinac.

3. C'est Dangeau qui s'est rappelé ce précédent, p. 371.

4. *Vint* surcharge des lettres illisibles effacées du doigt.

5. *Dangeau*, p. 380; *Sourches*, p. 310. La princesse veuve s'était retirée au Petit-Luxembourg, le duc et la duchesse dans le pavillon que Gourville avait occupé à un angle des jardins de l'hôtel de Condé. La princesse prit le titre de duchesse douairière à partir du 1er avril, puis celui de duchesse ou princesse douairière de Bourbon.

6. *Aux* est au pluriel, *occasion* au singulier.

cédente, comme je l'ai rapporté alors[1], ils firent, par les bâtards, associés en tout à leur rang, que Monsieur le Grand eut commandement du Roi que ses enfants les visitassent en manteau long, ce qu'ils furent obligés de subir. Monsieur le Grand n'échappa pour sa personne que parce que les maris veufs ne vont point que chez le Roi. A la mort de M. le prince de Conti[2], Monsieur le Duc prétendit la même chose, interprétant l'ordre du Roi des deuils actifs et passifs[3]; mais personne, ducs, princes ni autres, ne voulut prendre de manteau, et le Roi, qui sentoit la nouveauté de la prétention, et qui ne voulut pourtant pas décider contre les princes du sang, les lassa sans rien ordonner : tellement que Monsieur le Duc, qui s'en aperçut, déclara que M. le prince de Conti étoit incommodé et fort fatigué, Mme la princesse de Conti trop affligée, Mesdemoiselles ses filles trop assidûment auprès d'elle[4], pour recevoir personne, et qu'ils ne verroient[5] qui que ce soit. Six semaines après, la mort de Monsieur le Prince prévue et arrivée[6], il n'y eut pas lieu à tergiverser davantage. Monsieur le Duc, arrivant à Versailles trois jours après[7], fit publier qu'ils recevroient le lendemain les visites, mais personne sans manteau. Ce fut afficher[8] en vain : il attendit tout le vendredi, ainsi que le prince de Conti et M. du Maine, chacun dans leur appartement, sans que personne s'y présentât, sinon deux ou trois hommes non titrés, qui furent refusés parce qu'ils étoient sans manteau[9]. Monsieur le Duc s'étoit trop commis pour recu-

1. Tome XV, p. 333-336. — 2. Ci-dessus, p. 149.
3. Nous avons eu, dans le tome V, p. 281, « expérience active et passive, » dans le tome XIV, p. 144, « alliances actives et passives. »
4. *Elles*, par mégarde. — 5. *Il* au singulier, *verroient* au pluriel.
6. Nous avons rétabli la virgule que l'auteur eût dû placer entre *après* et *la mort*.
7. Le 4 avril. Tout ce qui suit est raconté par Dangeau.
8. « Vouloir faire savoir quelque chose à tout le monde, si on pouvoit » (*Académie*, 1718). Comparez l'Addition n° 843.
9. Il n'y en eut que deux le vendredi 5. « Ils reçurent les visites

ler : il fit, par M. du Maine, qui en partageoit l'honneur avec lui[1], que le Roi envoya, sur la fin de cette journée, M. le comte de Toulouse chez eux, en grand manteau : après quoi il compta que cela iroit tout de suite; mais il fallut encore un ordre, qui fut négocié le soir, et que le Roi donna le lendemain à M. de Beauvillier pour les ducs, et à Monsieur le Grand pour les princes, ajoutant que, M. le comte de Toulouse y ayant été en manteau, il n'y avoit plus de difficulté. La réponse étoit bien aisée, qui est le réciproque[2]; mais, les fils de France et M. le duc d'Orléans, qui y perdoient cette distinction d'avec les princes du sang, n'osant souffler de peur des bâtards, ducs et princes n'eurent qu'à se taire. Tous y allèrent donc le samedi après midi[3], mais tous, comme de concert, hommes et femmes, d'une manière si indécente, qu'elle tint fort de l'insulte. On affecta généralement des cravates[4] de dentelles[5] au lieu de rabats de deuil[6], et des collerettes de même sous les mantes, et des rubans de couleur dans la tête[7]; les hommes, des bas de couleur blancs[8] ou rouges, peu même de bruns, des perruques nouées, et

des courtisans, faisant dire par leurs suisses qu'il ne falloit y venir qu'en grand manteau; plusieurs courtisans le firent, plusieurs autres furent rénitents » (*Sourches*, p. 310).

1. Voyez dans l'appendice X, le mémoire que rédigea le duc du Maine, et où ces épisodes de cérémonial sont racontés de première main.

2. De promettre ou assurer le traitement réciproque (tome III, p. 333).

3. *Dangeau*, p. 380-383; *Sourches*, p. 310; procès-verbal de Desgranges, dans les registres déjà indiqués; observations du baron de Breteuil, dans le ms. Arsenal 3863, p. 385-387; relation du duc du Maine, dans l'appendice X, ci-après, p. 582-583. Nous avons dans les *Écrits inédits de Saint-Simon*, tome III, p. 75-77, une première rédaction du présent passage.

4. Ici, une virgule effacée du doigt.

5. Tome XIV, p. 376.

6. Tomes VIII, p. 33, et XIV, p. 368.

7. Sur l'emploi des rubans dans la coiffure féminine, voyez Quicherat, *Histoire du Costume*, p. 536-537.

8. Les bas blancs étaient interdits pour le deuil, au moins à la cour (*Mémoires de Luynes*, tome II, p. 297).

poudrés[1] blanc[2], et les deux sexes des gants[3] blancs, et les dames, bordés de couleur : en un mot, une franche mascarade[4]. La manière d'entrer et de sortir fut tout aussi ridicule. A peine faisoit-on la révérence en entrant[5]; on ne disoit mot, on se regardoit les uns les autres en riant; un moment après, on sortoit : ducs et princes se laissoient conduire jusqu'à la galerie[6] par les princes du sang, sans leur dire une parole, leurs femmes de même par les princesses, jusqu'à l'antichambre. Souvent on jetoit son manteau avant qu'ils fussent hors de vue, et, ces manteaux qu'on ne prenoit qu'en entrant, on les mettoit tout de travers. Les princes du sang le sentirent vivement, mais, contents de leur victoire, n'osèrent rien dire en cette introduction; ils eurent même tant de peur qu'on ne s'excusât faute de manteaux, qu'il y en avoit des piles à leur porte, qu'on présentoit et qu'on reprenoit avec toute

1. *Poudrés*, par mégarde, ou se rapportant à *hommes*.

2. Il a été parlé des perruques dans notre tome XVI, p. 389, et nous avions vu que Monsieur en portait une noire et poudrée (tome VIII, p. 348-349). En 1709, la poudre est devenue d'un usage si commun, qu'il sera proposé au contrôleur général de la frapper d'un impôt (Arch. nat., G7 715, 12 mai). M. Émile Bourgeois a fait reproduire dans son *Grand siècle*, p. 274, la caricature du « Bichon poudré ». On verra dans l'Addition n° 866 que le deuil exigeait des perruques longues et sans poudre. M. Franklin a traité de la poudre dans *les Soins de toilette*, p. 97-104.

3. Encore *gands*, comme nous l'avons eu au tome V, p. 269, note 1. Voyez Franklin, *les Magasins de nouveautés*, p. 1-122.

4. On peut consulter l'*Ordre chronologique des deuils de la cour* publié en 1765, et comparer les détails que les *Mémoires de Luynes* donnent à l'occasion de la mort d'une des filles de Louis XV, en 1752 (tome XI, p. 421-423). Le costume de cérémonie comportait le manteau long, un grand crêpe au chapeau, un collet uni, des pleureuses aux manchettes; comme étoffe, le drap noir. Les courtisans qui avaient le justaucorps bleu pouvaient le garder.

5. Voyez nos tomes XII, p. 344, XV, p. 333-336, et la suite des *Mémoires*, tome VIII, p. 305-306.

6. Sur ce logement, voyez nos tomes VII, p. 330, et XII, p. 470, Addition n° 526

sorte[1] de respect, et sans rien demander. Personne n'y alla ensemble. En un mot, on fit du pis qu'on put[2]. M. le duc d'Enghien étoit chez Monsieur le Duc, qui crut montrer par là un grand ménagement pour ne pas faire aller chez lui à la ville[3]. Les princes du sang étoient en grand manteau et en rabat, dans tout l'appareil lugubre, et les princesses du sang en mantes, tant que les visites durèrent. Le dimanche suivant[4], le Roi les alla voir, et Mme la duchesse de Bourgogne[5] ensuite; mais elle ne fut point chez les princes, ni aucune dame[6]. Madame la Duchesse, grosse de sept mois[7], reçut toutes ses visites au lit, ayant Mlles de Bourbon et de Charolois dans sa chambre, en mante, qui faisoient les honneurs, et qui ne reçurent point de visites chez elles[8].

Eau bénite de Monsieur le Prince. Époque de l'entrée des

M. le prince de Conti, sa queue portée par Pompadour[9], et accompagné du duc de Tresmes comme duc, fut, le mardi 9 avril[10], donner l'eau bénite de la part du Roi, dont la cérémonie fut pareille à celle de feu M. le prince de Conti, que j'ai rapportée[11]. Il s'y vit deux nouvelles

1. *Toutles*, au pluriel, et *sorte*, au singulier, comme, ensuite, *respect*.

2. Dangeau rend compte de tout cela sans commentaire, et le mémoire du duc du Maine confirme les détails.

3. Aujourd'hui n° 14 de la rue des Réservoirs. — 4. *Dangeau*, p. 382.

5. Il a ajouté *de B^e* en interligne, après *M^e la Duch.*

6. Ces trois derniers mots sont aussi ajoutés en interligne.

7. Elle accouchera le 15 juin : ci-après, p. 271.

8. C'est presque textuellement ce que Dangeau avait enregistré avec cette addition en plus : « Toutes les dames, princesses, duchesses et autres, firent les mêmes visites en mantes, hormis celles qui suivoient Mme la duchesse de Bourgogne, et qui reprirent ensuite leurs mantes pour faire leurs visites en particulier. Les veuves, au lieu de mantes, avoient le petit voile. »

9. En 1686, Matignon, comme parent par les Longueville, s'était fait désigner par M. de Seignelay pour cette fonction.

10. *Dangeau*, p. 382 et 384; *Sourches*, p. 314-315; *Gazette*, p. 178-180; *Mercure* de mai, p. 140-156; relation de l'ambassadeur vénitien, ms. Ital. 1929, fol. 233; procès-verbal du baron de Breteuil, ms. Arsenal 3863, p. 363-372.

11. Ci-dessus, p. 141. Comparez, pour l'eau bénite comme pour les

usurpations, dont la première se hasarda à celle de M. le prince de Conti, et se confirma en celle-ci : c'est que la Noue, gouverneur de M. le duc d'Enghien[1], monta dans le carrosse du Roi, et s'y mit à la portière; en celle-ci, celui de M. le prince de Conti[2] en fit autant. On a vu p. 95[3] les différences des principaux domestiques des fils et petits-fils de France d'avec ceux des princes du sang bien expliquées et bien prouvées, et par faits, dont deux principales sont que ces derniers n'entrent point dans les carrosses et ne mangent point avec le Roi, etc. Il en fut en cette occasion comme de la visite en manteau : l'association des bâtards aux mêmes distinctions, rangs et honneurs des princes du sang empêcha les fils de France et M. le duc d'Orléans de se plaindre[4]. Les bâtards, qui eurent à Marly, à table et dans les carrosses leurs dames d'honneur, et à Marly chacun leurs principaux domestiques, sans que les princes du sang, même gendres et petit-fils[5], aient pu l'obtenir pour les leurs[6], ni Madame la Princesse et Mme la princesse de Conti sa fille pour leurs dames d'honneur, les bâtards, dis-je, n'osèrent rien dire en cette occasion, la première

domestiques des princes du sang dans le carrosse du Roi. [Add. S^t^S. 867]

[Add. S^t^S. 868]

obsèques, ce qui s'était fait soit en 1646, soit en 1686, ou bien ce qui se fit en 1740 pour Monsieur le Duc, et qui est rapporté dans les *Mémoires de Luynes*.

1. Charles-Armand de Vair de la Noue était qualifié grand écuyer de Monsieur le Prince le héros en 1677, et notre auteur racontera en 1710 comment il passa gouverneur du jeune prince. Selon l'annotateur des *Mémoires de Sourches*, c'était un gentilhomme de Touraine, brave, sage et vertueux. Il avait figuré au carrousel de 1685, et, en août 1690, il avait eu la mâchoire fracassée à un fourrage où il accompagnait le prince de Conti. Il mourra de maladie, au siège d'Aire, le 8 septembre 1710, étant alors lieutenant des gardes de son ancien élève (*Sourches*, tome XII, p. 353; ci-après, p. 617). Il signait : LA NOUE DE VAIR.

2. Le gouverneur du jeune Conti était alors un sieur des Ons ou de Zons, à qui la princesse mère substitua Charles de Béroulte, gentilhomme de Poitou, ancien page de M. de Conti l'aîné (*Sourches*, tome XIII, p. 2, note 2; ci-dessus, p. 140, note 9, et p. 150, note 1).

3. Tome III, p. 204-208. — 4. Ci-dessus, p. 260.

5. *Et petit fils* est en interligne. — 6. *Leur*, au singulier.

où jamais domestique de prince du sang, même chevalier de l'Ordre, ait mis le pied dans les carrosses. Le Roi, qui[1] sentit ce qu'il faisoit pour ses enfants à cet égard, ne voulut rien dire à chose faite, qui passa à[2] la faveur de la jeunesse de ces princes, qu'on ne pouvoit guères séparer de leur gouverneur; mais[3] cette entreprise, qui ne fut pas répétée du vivant du Roi, se déborda dans tous les excès lorsqu'après lui Monsieur le Duc fut le maître : d'où il résulta qu'il n'y eut plus de distinction, de bornes, ni de mesures à manger avec le Roi et à entrer dans ses carrosses, une des grandes sources de la confusion d'aujourd'hui[4]. L'autre entreprise, toute neuve à cette eau bénite, et qui n'avoit pas été à la précédente, ni à pas une[5], fut que le prince [de] Conti, au lieu de retourner dans le carrosse du Roi reprendre le sien dans la cour des Tuileries où il l'avoit quitté, se fit remener dans le carrosse du Roi de l'hôtel de Condé droit chez lui[6]. C'est ainsi qu'à chaque occasion entreprises nouvelles, que le Roi passoit par divers égards, tous reversibles à ses bâtards, sans que, par cette même considération, personne, à commencer par les

Suites de cette usurpation; autre entreprise.

1. *Le Roy qui* surcharge *ny manger*.
2. *Su*[r] non achevé et corrigé en *à*.
3. Avant *mais*, il a biffé *ma*.
4. Il a déjà été parlé de ces deux privilèges (tomes II, p. 213, III, p. 207-208, V, p. 353, VI, p. 243, VII, p. 175 et 186-187, etc.), et l'auteur y reviendra souvent, comme son ami le duc de Luynes. Celui-ci dit (tomes VII, p. 296, et XI, p. 60) que « monter dans les carrosses est encore plus que de manger. » Aussi avons-nous vu que certaines dames de la cour, en raison de la répugnance du Roi à prodiguer cet honneur, n'y parvenaient qu'en gagnant par argent la personne de qui cela dépendait. Plus tard, on régla minutieusement combien de degrés de noblesse pure il fallait pour obtenir les « honneurs de la cour. » Nous avons aux Archives nationales, carton M 608 et registres MM 810-812, l'état des personnes qui les sollicitèrent de 1770 à 1789, et, au Cabinet des manuscrits, les dossiers des preuves fournies à cet effet de 1715 à 1789, mss. Fr. 20 819-20 836 et 31 563-31 776.
5. *Ny à pas une* est ajouté en interligne.
6. Ci-dessus, p. 143-144. Comparez le procès-verbal de Desgranges, indiqué p. 260.

fils de France, osât représenter son droit, son intérêt, l'usage continuel, et la raison. Monsieur le Duc, piqué des manteaux contre les ducs, à qui il aima mieux s'en prendre[1], n'en pria aucun pour l'accompagner, comme ses parents, à recevoir[2] M. le prince de Conti à l'eau bénite : il invita les princes de Tarente et de Rohan, le comte de Roucy et Blanzac, son frère, et Lassay, gendre bâtard de Monsieur le Prince[3], dont[4] les quatre premiers ne furent pas contents. Apparemment que M. de Bouillon en avoit été informé d'avance, car il défendit au duc d'Albret, invité aussi, de s'y trouver[5], qui envoya s'excuser sur cette défense; Monsieur le Duc le prit avec tant de hauteur, qu'il obtint du Roi un ordre à M. de Bouillon de lui aller faire excuse[6]. Monsieur de Fréjus, aujourd'hui cardinal Fleury et maître du Royaume, dit les oraisons à l'eau bénite[7] : ce qui ne fut pas à M. le prince de Conti parce qu'il n'étoit pas premier prince du sang[8]. Tout ce qui avoit été donner de l'eau bénite à M. le prince de Conti y fut aussi à Monsieur le Prince, et de plus le Nonce à la tête de tous les

Autre nouveauté.

Grand dégoût au duc de Bouillon*.

1. Ces huit derniers mots sont ajoutés en interligne.
2. La première lettre de *recevoir* surcharge *l'*.
3. Tome III, p. 28-33.
4. Ce dont.
5. *De s'y trouver* a été ajouté en interligne.
6. Le 7, Mlle de Lillebonne avait excusé le prince de Vaudémont, et le comte de Brionne Monsieur le Grand, sur l'infirmité de leurs jambes. Pour le 9, Dangeau dit : « Monsieur le Duc avoit avec lui.... les princes de Rohan et de Tarente, et MM. de Roucy, de Blanzac et de Lassay. Monsieur le Duc avoit convié le duc d'Albret à y être; mais apparemment M. de Bouillon, son père, l'en empêcha : il envoya s'excuser, et on choisit en sa place le prince de Tarente. Monsieur le Duc n'a pas été content de la difficulté qu'ils ont faite. Le carrosse du Roi ramena M. le prince de Conti chez lui sans retourner aux Tuileries. » (*Dangeau*, p. 382-385.)
7. *Dangeau*, p. 385. On trouve dans le procès-verbal de Desgranges les allocutions prononcées par Fleury aux Jésuites et à Vallery.
8. Ci-dessus, p. 144. Voyez le procès-verbal de Desgranges et celui du baron de Breteuil, comme pour tout ce qui suit.

* Cette manchette se trouve placée deux lignes trop bas dans le manuscrit.

ambassadeurs[1], lesquels, tous ensemble, et en manteaux longs, visitèrent Monsieur le Duc et M. le duc d'Enghien, qui se trouva avec lui. Ces princes se[2] trouvèrent accompagnés de parents invités non ducs, comme à l'eau bénite. Il en[3] usa de même au transport du cœur[4] fait par l'évêque de Fréjus aux Jésuites de la rue Saint-Antoine, qui fut mis auprès de ceux des deux derniers princes de Condé[5]. Il crut apparemment de sa grandeur d'y avoir des ducs, et se ravisa[6]. Monsieur le Duc, qui alla l'y attendre, n'invita de parents, pour s'y trouver sans les y mener, que les ducs de Ventadour, de la Trémoïlle et de Luxembourg[7].

1. Il n'y eut que l'ambassadeur de Venise, Mocenigo, avec le nonce extraordinaire, Salviati, l'un et l'autre nouveaux venus : ms. Arsenal 3863, p. 363-384. Vinrent également le chapitre de Notre-Dame, dix évêques représentant le corps du clergé, les cours supérieurs, l'Université et le corps de ville.

2. *Se* surcharge *ne*. — 3. Avant *en*, il a biffé *n'*.

4. Le 13 : *Dangeau*, p. 388; *Sourches*, p. 317.

5. *Dangeau*, p. 389; *Gazette*, p. 203; *Mercure* de mai, p. 156-158; procès-verbal de Desgranges. C'est pour recevoir le cœur du père du Héros que le président Perrault, ancien serviteur de la maison, fit ériger en 1663 (*Gazette*, p. 1044; description du temps dans le ms. Fr. 4600, fol. 204-206) le monument dont il avait confié l'exécution à Jacques Sarazin (Lenoir, *Musée des monuments françois*, tome V, p. 87-91; G. Macon, *les Arts dans la maison de Condé*, p. 58-63, et *Historique des édifices du culte à Chantilly*, p. 63-65 et 71-76). Le cœur d'Henri-Jules, comme celui de son fils à partir de 1710, restèrent en dépôt provisoire jusqu'à ce que Corneille Van Clève eût terminé un monument particulier entre les chapelles du père du Héros et de Louis XIII. Celui-là a été détruit sous la Révolution; M. Macon a raconté comment les cœurs furent alors transférés dans l'église de Chantilly, d'où ils ont été portés, en 1883, dans le monument même de Sarazin, tel que Mgr le duc d'Aumale l'avait fait rétablir au chevet de l'Oratoire du château.

6. Toute cette phrase a été ajoutée dans l'interligne inférieur; l'initiale majuscule de *Ducs* corrige un *P*, et, après *ravisa*, Saint-Simon a biffé *il y pria auss[y]*.

7. Ci-dessus, p. 143 et 144. Selon Desgranges, la princesse de Conti douairière avait prié le duc de Ventadour d'accompagner son fils, et il eut place à côté de celui-ci dans le carrosse du corps. Desgranges ne parle pas des deux derniers ducs, non plus que des trois princes

Il n'y eut rien de rangé aux Jésuites, et Monsieur le Duc y évita tout lieu de préséance parce qu'il y invita aussi[1] le prince Charles, fils de Monsieur le Grand[2], le prince de Montbazon, le prince de Rohan, les comtes de Roucy et de Blanzac, avec Lassay[3]. Ainsi la mort de Monsieur le Prince est la première époque de l'invitation des princes étrangers comme parents, avec des ducs parents aussi[4], qui l'avoient toujours été, et jamais ces princes. Comme ce n'est pas le Roi qui nomme cet accompagnement, les ducs furent peu touchés d'une préférence et d'une concurrence[5] insipide, qui ne touche en rien leur naissance ni leur rang[6]. Le corps fut porté de l'hôtel de Le* corps

qui vont être nommés. Tous firent partie du conseil de famille qui se réunit le 8 février 1710. En 1686, à défaut des plus proches ducs, Ventadour et Richelieu, qui étaient ou se prétendaient malades, et le maréchal de Duras, qui refusa, on avait eu les ducs de Coislin et de la Trémoïlle (*Sourches*, tome I, p. 467). Les Ventadour descendaient de Marguerite de Montmorency, sœur consanguine du dernier duc de ce nom et de la princesse de Condé; les Duras, de Marguerite-Félice, petite-fille de cette Marguerite.

1. Tout ce qui précède, depuis *parents* jusqu'à *aussy*, est une addition ajoutée sur la marge extérieure à la suite de *de*, et, au commencement de la ligne suivante, l'auteur avait biffé *parents que*.

2. Ce « prince Charles » était le septième fils de Monsieur le Grand, né le 21 février 1684, mousquetaire en 1697 et 1698, mestre de camp de cavalerie en 1702, brigadier en 1704, maréchal de camp en 1708, lieutenant général le 11 octobre 1712. Le 14 mars de cette dernière année, il eut la survivance de la charge de grand écuyer en place de son frère Brionne; il eut également la survivance des gouvernements du duc d'Elbeuf, reçut le cordon bleu à la promotion de 1724, entra en possession de la charge de grand écuyer en 1718, et du gouvernement de Picardie le 12 mai 1748, ne servant plus depuis 1735, et mourut le 29 décembre 1753.

3. *Dangeau*, p. 389.

4. *Avec* est en interligne, au-dessus d'*au lieu*, biffé, et *parents aussy* a été ajouté également en interligne.

5. *Et d'une concurrence* est ajouté en interligne.

6. Comparez le mémoire de 1711, dans les *Écrits inédits*, tome III, p. 75-77, et voyez ci-après, Additions et corrections, p. 618.

* Cette manchette est deux lignes trop bas dans le manuscrit.

de Monsieur le Prince conduit à Valery par Monsieur de Fréjus, depuis cardinal de Fleury, et reçu par l'archevêque de Sens en présence de Monsieur le Duc et de ses seuls*

Condé[1] droit à Valery, terre et sépulture des derniers princes de Condé[2] auprès de Fontainebleau, en grand pompe, où l'évêque de Fréjus le présenta à l'archevêque de Sens, diocésain[3]. Il ne s'y trouva que Monsieur le Duc, avec M. le duc d'Enghien et leurs domestiques[4]. Qui eût dit alors à ces princes que M. le duc d'Enghien seroit un jour premier ministre les auroit bien surpris; qui les auroit assurés qu'il en seroit uniquement redevable à ce même évêque de Fréjus les auroit étonnés bien davantage; qui leur auroit prédit qu'il seroit chassé, exilé, et demeureroit le reste de sa vie écarté par ce même évêque, qui prendroit sa place et la tiendroit, avec toute-

1. On a vu, p. 80, que c'était un privilège des princes du sang d'être portés à leur sépulture sans passer par la paroisse.

2. Vallery (*sic*) dans le département actuel de l'Yonne, avait été donné par la maréchale de Saint-André au premier prince de Condé, en 1564, et c'est à partir de la génération suivante que l'église reçut les corps des chefs de la maison (jusque-là inhumés à Vendôme) dans une chapelle funéraire où Gilles Guérin exécuta une décoration monumentale dont des croquis sont conservés dans le ms. Clairambault 641, fol. 163-165, et qui, d'ailleurs, subsiste encore. Nous avons aux Archives. K 540, n° 13, parmi les documents venus de la maison de Condé, le relevé des actes d'inhumation des princes. On cessa de transférer leurs corps à Vallery quand la terre eut été vendue par Mlle de Sens en 1740, et celui du duc de Bourbon fut porté alors dans l'église de Montmorency. À la Révolution, en 1794, les cercueils princiers de Vallery furent tirés du caveau, et leur contenu rejeté dans une fosse d'où la Restauration les fit sortir, en 1822, pour les reporter sous le maître-autel; on imprima le procès-verbal de cette cérémonie expiatoire.

3. Fortin de la Hoguette, que nous avons vu refuser l'Ordre en 1701, et dont notre auteur a fait alors un grand éloge.

4. Cette cérémonie du transport se fit du 15 au 18 avril, et l'on en a le compte rendu par Desgranges, avec le discours de l'évêque et la réponse du diocésain; mais il n'en est parlé ni dans le *Journal de Dangeau*, ni dans les *Mémoires de Sourches*, tandis qu'elle occupe plus de douze pages du *Mercure* de mai, p. 158-170, et une demi-page de la *Gazette*, p. 203. Le ms. Clairambault 641 renferme, fol. 174, une perspective dessinée à la sanguine, du convoi du 15 avril, qui se fit avec deux arrêts de nuit à Essonnes et à Moret.

* L'initiale de *seuls* surcharge un *d*.

puissance, tout autrement que lui[1], et que tout cela se feroit sans le plus léger obstacle, je pense qu'à la fin ils se seroient moqués du prophète. Tout se termina par un superbe service à Notre-Dame, aux dépens du Roi[2], en présence des cours supérieures, comme premier prince du sang[3]. Le cardinal de Noailles y officia, et le P. Gaillard, jésuite[4], fit l'oraison funèbre, qui fut très mauvaise à ce que tout le monde trouva[5]. Il y eut dispute à qui, du cardinal officiant ou de Monsieur le Duc, il adresseroit la parole; à la fin, le Roi décida que ce seroit à Monsieur le Duc, mais que, aussitôt après l'Évangile, le cardinal se retireroit

domestiques.

Service à Notre-Dame, en présence des cours supérieures. Ducs parents invités. Cardinal de Noailles, officiant, se retire à la sacristie après

1. Notre auteur rappellera encore (éd. 1873, tome XV, p. 316) que Fleury porta au pouvoir Monsieur le Duc pour « faire de ce prince plus que borné un fantôme de premier ministre et devenir lui-même le maître de l'État. »

2. Le 29 août : *Dangeau*, tome XIII, p. 22-23; *Sourches*, tome XII, p. 45-46; *Gazette*, p. 420; *Mercure* de septembre, p. 112-148; minutes du Parlement, X[1a] 8893, 30 août; procès-verbal de Desgranges indiqué p. 260; G. Macon, *les Arts dans la maison de Condé*, p. 62-64. — La cérémonie avait été différée à cause de l'obligation, pour Monsieur le Duc, d'aller tenir les états de Bourgogne. Il en fit les frais (plus de quarante-deux mille livres), comme des précédentes; ce ne fut donc pas aux « dépens du Roi. »

3. Seul, le premier prince du sang avait droit à ce service dans l'église métropolitaine et à l'oraison funèbre. Voyez ci-après, p. 618.

4. Tomes II, p. 126, et IV, p. 87-88.

5. Elle fut imprimée en quarante-six pages in-quarto. « On la trouva pleine de bonnes choses, » disent les *Mémoires de Sourches;* cependant ces vers coururent (ms. Fr. 12694, p. 427) :

A l'honneur de Condé, à l'honneur de Conti,
Deux orateurs d'un nom célèbre,
Tous deux de différent parti,
Ont fait l'oraison funèbre.
Le jésuite et l'oratorien,
Toujours de sentiment contraire,
Se sont accordés pour nous faire
Deux discours qui ne valent rien.

D'autres éloges furent prononcés à Dijon, par le P. Adam Rogier (en latin), à Bourg, par le P. Deveau, à Bourges, par le P. de Blainville (*Mercure*, de juillet 1709, p, 55-63, et de janvier 1710, p. 175-226; *Gazette*, p. 420).

l'Évangile, parce que la parole fut adressée à Monsieur le Duc à l'oraison funèbre. [*Add. StS. 869*]

à la sacristie comme pour se reposer, et ne reviendroit que l'oraison funèbre achevée[1]. Les stalles de Notre-Dame firent qu'il ne s'agit de fauteuils pour personne. Monsieur le Duc envoya un gentilhomme en manteau long inviter parents et qui il lui plut : plusieurs ducs le furent[2]. Je le fus aussi. J'étois à la Ferté. M. le Chancelier m'avoit forcé, moins par raisons que par me le demander comme une marque d'amitié, d'aller chez Monsieur le Duc et Madame la Duchesse à la mort de M. le prince de Conti : ainsi, en mon absence, Mme de Saint-Simon fit sa visite[3] à Madame la Duchesse, qui se surpassa à la bien recevoir, et les excuses de mon absence, tant pour elle que pour Monsieur le Duc. J'étois à la Ferté[4] à la mort de Monsieur le Prince : je me doutai bien qu'elle causeroit des prétentions et du bruit, et je m'en tins éloigné chez moi jusqu'à ce que tout fût fini, et même qu'on n'en parlât plus, pour n'être mêlé en rien[5]. Ces précautions me furent inutiles : j'appris à mon retour que Monsieur le Duc, parlant au Roi sur les manteaux[6], avoit[7] eu la bonté de lui dire que c'étoit dommage de mon absence, et que j'en ferois de bonnes là-dessus, si j'étois à la cour[8] : à quoi je sus aussi que le Roi n'avoit rien répondu[9]. La vérité est que j'en dis mon avis

Méchanceté atroce de Monsieur le Duc sur moi absent.

1. Toute cette phrase, depuis *il y eut*, a été ajoutée sur la marge intérieure du manuscrit. Elle est tirée de l'article de Dangeau.

2. Desgranges, dans son procès-verbal, s'est étendu sur ces détails, et il a même fait un mémoire sur la prétention des cardinaux de ne pas céder aux princes de sang en lieu tiers.

3. *Les visittes* corrigé en *sa visitte*.

4. Déjà dit sept lignes plus haut.

5. Voyez ci-après, p. 562, la lettre qu'il écrivit de la Ferté au comte de Pontchartrain, le 19 avril.

6. Ci-dessus, p. 260-262.

7. L'initiale d'*avoit* corrige *l*[*uy*].

8. Dans la relation du duc du Maine (ci-après, p. 599, ce prince dit que, M. de Saint-Simon étant absent, c'est le duc de Chevreuse qui a dû mener l'affaire pour les ducs. Comparez ci-dessus, p. 142, note 2.

9. Le dernier membre de phrase, depuis *à quoy*, est en interligne, et, avant *le Roy*, l'auteur a biffé *je n'avois rien repo*[*ndu*]. — Nous

au Chancelier sur la visite qu'il m'avoit forcé de faire, et du[1] los[2] que j'en recevois. Je m'en dépiquai tôt après : Madame la Duchesse accoucha de M. le comte de Clermont[3]; je ne fus ni chez Monsieur le Duc ni chez elle, Mme de Saint-Simon non plus, et je ne me contraignis pas de dire que je ne le verrois de ma vie[4]. En effet, je l'ai tenu très hautement.

avons vu, dans le volume précédent (tome XVI, p. 305 et 316-317), que les Condé ne pardonnaient point au couple Saint-Simon d'avoir cessé de leur faire visite.

1. *Dé*, avec accent, ou *d'*, avec apostrophe, corrigé en *du*.

2. « Vieux mot qui signifie louange, et qui n'est plus en usage que dans le vieux style » (*Académie*, 1718). La Bruyère disait : « L'usage a préféré *louanges* à *los*. »

3. Ci-dessus, p. 132. — Louis de Bourbon, né à Versailles le 15 juin 1709, reçut, à défaut du titre de comte de la Marche déjà pris par un fils Conti, celui de comte de Clermont-en-Beauvaisis, porté au treizième siècle par l'auteur de la race de Bourbon, sixième fils de saint Louis (*Dangeau*, p.445-446; *Sourches*, p. 355; *Mercure* de juin, p. 360-363)[a]. Il ne fut baptisé que le 15 novembre 1717 (Arch. nat., K 544, n° 23), et, d'abord destiné à l'Église, ayant reçu les ordres à neuf ans, il fut gratifié des abbayes ou prieurés du Bec (1717), de Saint-Claude (1718), de Marmoutier et de Saint-Nicolas-des-Champs (1720), de Chaalis (1721), de Cercamp (1723), de Buzay (1733). Malgré ses deux cent mille livres de bénéfices, il eut aussi un régiment d'infanterie en 1726, le gouvernement de Poitou en 1727, et le collier de l'Ordre en 1733; mais, à cette dernière date, ayant enfin obtenu du Pape une dispense pour servir à l'armée, il fut promu maréchal de camp en 1734, lieutenant général en 1735, et reçut encore, le 15 août 1737, la magnifique abbaye de Saint-Germain-des-Prés, moyennant qu'il résignât Saint-Claude, Marmoutier, Cercamp et Buzay. Dans la guerre suivante, il fit les campagnes de 1742, 43 et 44, commanda en chef l'armée de Hanovre en 1745 et 1746, et perdit honteusement la bataille de Crevelt. Il fut encore nommé grand prieur de France en 1749, gouverneur du comté d'Alais en 1751, entra à l'Académie française le 1er décembre 1754, et mourut à Paris le 16 juin 1771.

4. Cependant on a vu le grand-père accabler Saint-Simon de prévenances à l'occasion du procès Lussan (tome XV, p. 76), et Madame la Duchesse vient encore de « se surpasser à bien recevoir » sa femme.

[a] Ce titre de Clermont avait été attribué successivement, dans la génération précédente, à Henri-Jules, puis à ses deux fils cadets et à sa dernière fille, tous trois morts jeunes.

Le Roi, ni les fils de France ne visitent Mme la princesse de Conti, ni Madame la Princesse, qu'à Versailles.

Le Roi ne voulut point aller à Paris[1], ni que les fils de France y fussent voir Mme la princesse de Conti, ni Madame la Princesse. Monsieur le Duc y fit tous ses efforts, et y échoua : le Roi tint ferme, tellement qu'il fallut enfin qu'elles vinssent à Versailles, où le Roi les visita[2]. Cette différence de Paris à Versailles fut nouvelle pour les princes du sang, et les mortifia beaucoup. Autrefois elle n'étoit pas même pour les duchesses, que la Reine femme du Roi y alloit voir de Saint-Germain à toutes les occasions, jusqu'à la mort du duc de Lesdiguières, que la Reine cessa d'aller, et peu à peu après les filles de France à son exemple, comme je l'ai expliqué p. 427[3].

Progression des biens

Le testament de Monsieur le Prince[4] brouilla son fils avec ses filles[5], et eut de grandes suites, qui se verront

1. Nous savons qu'il n'y venait jamais.

2. Le 25 et le 26 mai : *Dangeau*, p. 423; *Sourches*, p. 343-344, avec des détails qui ne se trouvent ni dans Dangeau, ni dans le registre de Desgranges. La cour d'Angleterre avait fait sa visite le 3 avril; nous en avons le procès-verbal : Arch. nat., K 570, n° 136. Il a déjà été parlé en 1701 (tome VIII, p. 362) de cet échange de visites de deuil entre le Roi et les princes et princesses. Le procès-verbal de la visite des ambassadeurs est dans les *Mémoires de Breteuil*, ms. Arsenal 3863, p. 401-403.

3. Tome V, p. 132.

4. Ci-dessus, p. 253.

5. A son fils, outre Saint-Maur, dont il lui avait donné depuis douze ans la propriété entière, sauf réserve de la jouissance pour Gourville (acte du 4 juillet 1697 : Arch. nat., K 543, n° 36), il attribuait, en vue de l'aider à « soutenir la grandeur et le rang de sa naissance, » les château, terre et seigneurie de Chantilly, parcs, jardins, forêts, bois et autres dépendances, y compris les statues et bronzes qui se trouvaient tant dans le château que dans les parcs, avec les orangers et arbustes en caisses, puis la moitié indivise qu'il possédait dans la seigneurie de Luzarches, la seigneurie de Chaumontel et celle du Lys, le marquisat de Coye, la terre de Lamorlaye, celles de Pontarmé, de Montépilloy et de Gouvieux, les seigneuries de la Versine, Creil, Verneuil et Villers-Saint-Paul, c'est-à-dire tout le domaine que les deux générations de Condé venaient de constituer, et où les suivantes allaient encore dépenser des trésors et entasser des merveilles. Par la donation entre-vifs du 15 mars (ci-dessus, p. 252,

en leur temps[1]. Monsieur son grand-père n'avoit en tout, de bien, que douze mille livres de rente lorsqu'il épousa la fille du dernier[2] connétable de Montmorency[3]; il sut en amasser[4], et profiter lestement de l'immense confiscation des biens du dernier duc de Montmorency exécuté à Toulouse en 1632[5]. Monsieur le Prince son

de la maison de Condé.

note 2; *Dangeau*, p. 368), Monsieur le Duc devait déjà recevoir tous ces domaines, avec substitution de mâle en mâle, tandis que le testament n'attribuait que deux cent mille livres à chacune des deux filles mariées et à la troisième, non mariée, à moins qu'elles n'entendissent réclamer leur part légitime en dehors de la donation du 15 mars. Aussi Dangeau dit-il, le 2 avril (p. 378-379) : « Il paroit que Mme la princesse de Conti, Mme du Maine et Mlle de Condé, toutes trois sœurs de Monsieur le Duc, ne sont pas contentes des avantages que lui a faits Monsieur le Prince. Madame la Princesse a six ou sept millions de reprises sur ses biens, et pourra mettre la paix dans sa famille par les dispositions qu'elle pourra faire.... » La donation ne pouvait être valable que si elle avait précédé le décès de plus de quarante jours; nous verrons les princesses l'attaquer, et les procédures se poursuivre âprement jusqu'après la Régence.

1. A partir de 1710.
2. L'abréviation *d^r* est en interligne.
3. Contrat du 3 mars 1609 : Arch. nat., K 539, n^os 19-22. Voyez les *Journaux de P. de l'Estoile*, tome IX, p. 188, 242, 254, 265, 419.
4. Comparez les *Écrits inédits*, tome V, p. 173-174. Quand ce prince mourut, on lui attribuait six cent mille livres de rente, ou même un million, selon les *Mémoires de Mme de Motteville*, tome I, p. 298. Tallemant des Réaux en parle pareillement (*Historiettes*, tome II, p. 434-440), ainsi que l'auteur des *Mémoires de Sourches*, tome II, p. 77. Il avait eu les gouvernements de Berry et de Bourbonnais, de Guyenne, de Bourgogne et de Bresse, la charge de grand maître de France, la présidence du Conseil, des commandements d'armées, etc.
5. Tomes I, p. 139 et 195, et XV, p. 65. Le vaincu de Castelnaudary avait été condamné à mort par arrêt du 10 octobre 1632; la confiscation de ses biens fut attribuée, selon un usage fort commun, à ses plus proches, c'est-à-dire à ses trois sœurs, la duchesse d'Angoulême, la duchesse de Ventadour, la princesse de Condé; toutefois, la jouissance du domaine de Chantilly et du comté de Dammartin était réservée pour le Roi. Les lettres patentes de don, signées à Paris en mars 1633, furent enregistrées au Parlement le 9 de ce mois (Arch. nat., X^IA 8652, fol. 114-115, et 8655, fol. 80). La baronnie de Montmo-

fils[1], et père de celui dont nous parlons, ne gâta pas ses affaires[2] malgré les dépenses des troubles qu'il excita et de sa longue retraite en Flandres, et il recueillit toute la riche succession de la maison de Maillé[3], par la mort sans alliance du duc de Brezé son beau-frère[4], amiral de France sous un autre nom[5], tué devant Orbi-

rency, avec ses incorporations, attribuée particulièrement au prince et à la princesse de Condé, était de nouveau érigée en duché-pairie, par lettres de même date, pour eux et leurs hoirs mâles et femelles (*Histoire généalogique*, tome IV, p. 382). C'est contre cette origine du patrimoine des Condés que la maison de Montmorency-Luxembourg a protesté à plusieurs reprises, prétendant réclamer l'héritage du duc Henri, et cela non seulement sous Louis XIV, temps où, dit-on, le maréchal de Luxembourg crut pouvoir recourir pour cet effet à la sorcellerie, mais encore dans le dix-neuvième siècle.

1. Le Héros.

2. Peu avant sa mort (*Dangeau*, tome I, p. 196-197), on lui attribuait onze cent cinquante mille livres de rente, sans compter le casuel des terres et des charges.

3. Vieille maison de Touraine : *Histoire généalogique*, tome VII, p. 497. La terre de Brezé, en Saumurois, lui était venue par mariage au quatorzième siècle, et était restée à une branche à part.

4. Il a été parlé des père et mère au tome XIV, p. 205. Le fils, Armand de Maillé, né le 18 avril 1619, baptisé le 28 octobre suivant, d'abord mestre de camp de cavalerie, gouverneur d'Aunis, Brouage, etc., en août 1635, servit sur mer à partir de 1639, recueillit la charge de grand maître de la navigation à la mort de son oncle maternel le cardinal de Richelieu, avec le gouvernement de Brouage, Aunis, etc., et avec le titre du duc de Fronsac, mais périt prématurément en 1646. Il a sa notice dans nos *Écrits inédits*, tome VIII, p. 383-385, et un court portrait dans les *Historiettes de Tallemant des Réaux*. Sa sœur Claire-Clémence, née à Brezé le 25 février 1628, baptisée le 14 juin 1633, fut mariée à Condé par contrat des 7 et 8 février 1641, avec six cent mille livres données par leur oncle le cardinal. Les pièces originales du mariage sont conservées aux Archives nationales, cartons K 540, nos 1-7, et le contrat même est exposé au musée. Notre auteur a retracé la triste existence de cette princesse de Condé en deux pages émues de la notice indiquée ci-dessus. Il est inexact que la succession venue par elle aux Condé fût « riche » à proprement parler.

5. Henri de Montmorency, titulaire des deux amirautés du Levant et du Ponant, ayant refusé de les céder au cardinal, celui-ci les fit sup-

telle[1], en 1646, à vingt-sept ans[2]. Monsieur le Prince son fils avoit épousé une des plus riches héritières de l'Europe[3], et avoit passé à s'enrichir toute sa vie qu'on vient de voir finir. Outre les pierreries et les meubles[4], dont il laissa pour plusieurs millions, les augmentations infinies de l'hôtel de Condé et de Chantilly[5], il jouissoit, avec Madame la Princesse, de dix-huit cent mille livres de rentes[6], y compris sa pension de cent cinquante mille livres de premier prince du sang[7], sa charge de grand maître et son gouvernement[8].

primer par édit d'octobre 1626, et s'en attribua tous les pouvoirs sous le titre de grand maître, chef et surintendant général de la navigation et commerce de France. Il fut remplacé, à sa mort, par son neveu Brezé, puis par la Régente elle-même; l'Amirauté ne fut rétablie qu'en 1669, pour le comte de Vermandois.

1. *Orbetello*, un des ports qu'on appelait les Présides de Toscane, dont il a été parlé au tome VII, p. 120-121, ainsi que de l'expédition dont ils furent l'objectif sous la Régence. Un journal de cette campagne a été compris dans l'édition d'*Olivier d'Ormesson*, tome II, p. 720-741.

2. Le 14 juin 1646 : *Gazette*, p. 443-444, 513-524, 569-578, 1066-1072; Chéruel, *Minorité de Louis XIV*, tome II, p. 219; *Histoire des princes de Condé*, tome V, p. 109-117, 124 et 488-505.

3. Anne, palatine de Bavière (tome I, p. 101), fut mariée par procuration à Lemberg, le 28 juillet 1663, et son contrat de mariage, qui avait été préparé avec soin par le grand Condé, mais que désapprouva en principe Madame la Princesse, fut ratifié seulement le 10 décembre; la célébration religieuse eut lieu au Louvre le jour suivant. Voyez la *Gazette* de 1663, p. 1227-1228, *la Muse historique*, tome IV, p. 132 et 136-137, les *Œuvres de Louis XIV*, tome V, p. 139, les *Mémoires de Louis XIV*, tome I, p. 162-163, ceux *de Mademoiselle*, tome III, p. 577-579, ceux *de M. de Bordeaux*, tome IV, p. 409-411, le livre du P. Chérot, *Trois éducations princières*, p. 223-226, l'*Histoire des princes de Condé*, tome VII, p. 169-173, etc. Nous avons les pièces originales aux Archives nationales, cartons K 118, n° 119, K 541, n[os] 29-33 et 43-50, et K 566.

4. On ne possède à Chantilly qu'un second volume de l'inventaire des meubles qui fut fait par le notaire Lange en 1709.

5. Ce sera le sujet du mémoire déjà indiqué.

6. *Rentes* est ici au pluriel, et au singulier plus haut et plus bas.

7. Tome VIII, p. 360-361.

8. C'est au passage déjà cité (p. 379) de Dangeau que cela est

Monsieur le Duc son fils n'eut le temps de gâter, ni d'augmenter[1]. Monsieur le Duc, que nous avons vu premier ministre, puis remercié[2] et comme retiré à Chantilly, où il est mort, et qui n'a rien eu de ses deux femmes[3], a laissé deux millions quatre cent mille livres de rente, sans le portefeuille[4], qui est demeuré ignoré, et un amas prodigieux de raretés de toute espèce, avec une très grande augmentation de pierreries[5]. Sa dépense a été toujours plus que royale en tout genre, en maison, en chasses, en table, en monde [à] Chantilly[6], en meubles somptueux, en bâtiments et en ajustements immenses[7]. Il n'avoit pas plus du Roi que Monsieur son grand-père; il avoit fallu prendre sur son bien les reprises[8] et le douaire de Madame

emprunté, avec une grosse différence sur le chiffre principal : « Monsieur le Prince avoit huit cent cinquante mille livres de rente en fonds de terre; il avoit de grosses pensions du Roi, qui montent, je crois, à cinquante mille écus, et, outre cela, les appointements de la charge de grand maître et du gouvernement de Bourgogne. Il ne devoit que douze ou treize cent mille francs, et laisse beaucoup d'argent comptant, de meubles et de pierreries, et avoit beaucoup d'argent sur la maison de ville, sur les gabelles, et ailleurs encore, à ce qu'on croit. » On aura des chiffres plus précis dans l'étude annoncée p. 233, note 2, où il sera également parlé du produit de la charge et de celui du gouvernement.

1. Il va mourir dès l'année suivante.

2. Nous aurons un résumé de son ministère dès 1718 (éd. 1873, tome XV, p. 316-318).

3. Il épousa : 1° le 9 juillet 1713, Marie-Anne de Bourbon-Conti (ci-dessus, p. 131); 2° le 23 juillet 1728, Charlotte de Hesse-Rheinfels, dont il a déjà été parlé au tome VII, p. 92, note 2.

4. Nous retrouverons cet emploi de *portefeuille*, au sens d'effets de finance (voyez le texte de Dangeau ci-dessus), quoique l'*Académie* ne l'admît pas en 1718.

5. On possède aux archives de Chantilly l'inventaire de ses meubles, titres et papiers, commencé le 17 février 1740.

6. Les premières lettres de *Chantilly* surchargent *en*, sans qu'il y ait eu addition de la préposition *à* devenue nécessaire.

7. Voyez le livre indiqué déjà de M. Macon, p. 65-86.

8. Terme déjà relevé dans notre tome III, p. 178. La liquidation des reprises de Madame la Princesse fut arrêtée, le 7 janvier 1717,

sa mère, qui le survit encore[1], et les dots et partages de Mme la princesse de Conti, de Mme du Maine et de Mme de Vendôme, ses tantes, de Mme la princesse de Conti, de Mesdames de Saint-Antoine[2] et de Beaumont[3], de Mlles de Charolois, de Clermont et de Sens, ses sœurs[4], et de MM. les comtes de Charolois[5] et de Clermont[6], ses frères. Il avoit dix-huit ans à la mort de Monsieur son père, trente et un lorsqu'il fut premier ministre[7]; il ne l'a pas été tout à fait deux ans et demi[8], et il est mort à Chantilly, son continuel séjour depuis, le 27 janvier 1740, à quarante-huit ans. Il n'a rien conservé, en se retirant à Chantilly, de ce qu'il avoit eu comme premier ministre,

à un peu plus de deux millions et demi, intérêts compris (Arch. nat. K 544, n° 21), quoique Dangeau parle de six ou sept millions en 1709.

1. Elle ne mourra que le 16 juin de l'année 1743.

2. Marie-Anne-Gabrielle-Éléonore, dite Mme de Bourbon, née le 22 décembre 1690, entrée religieuse à Fontevrault le 26 mai 1707, refusa Maubuisson en 1719, fut nommée abbesse de Saint-Antoine-des-Champs de Paris en 1723, fut reléguée en 1742 dans la maison de la Saussaye à Villejuif, et y mourut le 28 août 1760.

3. Henriette-Louise-Marie-Françoise-Gabrielle, née le 14 janvier 1703, dite Mlle de Vermandois, nommée abbesse de Beaumont-lès-Tours en novembre 1733, mourut le 19 septembre 1772.

4. Ces trois sœurs sont : 1° Louise-Anne, née le 23 juin 1695, dite Mlle de Sens, puis Mlle de Charolais, enfin Mademoiselle tout court, de 1734 à 1745, morte le 7 avril 1758; 2° Marie-Anne, dite Mlle de Clermont, née le 16 octobre 1697, faite surintendante de la maison de la Reine femme de Louis XV en mai 1725, et morte le 11 août 1741, ayant épousé en secret, croit-on, le duc de Melun, tué par un cerf à Chantilly, en 1724 : 3° Élisabeth-Alexandrine, née le 15 septembre 1705, dite d'abord Mlle de Gex, puis, en 1707, Mlle de Sens, et morte le 15 avril 1765, ayant vécu vingt ans avec le comte de Langeron.

5. Charles de Bourbon, comte de Charolais, né le 19 juin 1700, qui fut membre du conseil de régence en 1720, reçut alors le gouvernement de Touraine, puis le collier de l'Ordre le 27 octobre 1722, et mourut à Paris, le 22 juillet 1760, ayant eu deux filles naturelles. Nous le retrouverons souvent.

6. Ci-dessus, p. 271, et ci-après, p. 285.

7. Le 2 décembre 1723.

8. Jusqu'au 11 juin 1726, quelques jours de plus que deux ans et demi.

ni des choses y jointes, qui passèrent en même temps à Monsieur de Fréjus[1] : d'où on peut juger quels biens il a amassés.

Monsieur le Duc ne change point de nom.

Monsieur le Prince fut le dernier de cette branche qui ait porté ce nom[2] : il n'étoit premier prince du sang que de grâce, comme je l'ai dit lors de la mort de Monsieur. Monsieur le Duc conserva ce nom, et ne prit point celui de Monsieur son père; le Roi le régla ainsi[3]. A cette occasion, il n'est peut-être pas mal à propos de dire un mot de curiosité sur les noms singuliers de *Monsieur le Prince, Monsieur le Duc* et *Monsieur le Comte*, même de *Monseigneur, Monsieur, Mademoiselle*[4].

Disgression sur les noms singuliers; leur origine, etc. *Monsieur le Prince.* [*Add. S^t-S. 870*]

Jamais on n'avoit ouï parler d'aucun de ces noms avant que les menées de la maison de Lorraine contre le sang royal eussent[5] fait prendre les armes aux huguenots. Le prince de Condé, frère du roi de Navarre[6] et oncle paternel d'Henri IV, se fit leur chef. Il étoit le seul du sang royal dans ce parti, qui s'accoutuma, en parlant de lui, à ne le nommer que Monsieur le Prince. Il étoit comme le leur : aucun du parti n'approchoit de lui en naissance ni en autorité; son nom étoit leur honneur, leur grandeur, et en partie leur force[7]. Cet usage prévalut, et si bien, tant, une fois

1. Le cardinal ne voulut point être premier ministre, mais seulement ministre d'État, avec la surintendance générale des postes, la feuille des bénéfices et la charge de grand aumônier de la Reine.

2. Et cependant le fils de Monsieur le Duc, lorsque celui-ci mourut en 1740, portait le titre de prince de Condé et le garda : ci-après, p. 288-289.

3. On trouvera ci-après, p. 287, le récit de ce qui se passa à cette occasion le 12 avril.

4. Comparez ce qui va suivre avec diverses pages des *Écrits inédits*, tomes III, p. 164-165, IV, p. 208-210, et V, p. 171-173.

5. *Eust* corrigé en *eussent*.

6. Louis I^er et Antoine de Bourbon : tomes IV, p. 49, et XI, p. 177. — Le duché-pairie de Bourbonnais datait de décembre 1327 (*Titres de la maison ducale de Bourbon*, tome I, p. 320-321, n° 1850). On n'est pas fixé sur la date initiale du titre de prince de Condé, qui se rencontre dans les actes officiels dès 1556.

7. « C'étoit ainsi que les huguenots nommoient leur chef et le seul

établis, ils ont de force sur la multitude[1], qu'après la bataille de Jarnac, où ce prince mourut, 1569[2], son fils[3], succédant au nom de prince de Condé, ne fut appelé dans le parti que Monsieur le Prince, quoiqu'il ne pût passer alors pour le chef du parti. Le roi de Navarre, frère aîné du premier prince de Condé, étoit mort, 1562, 1er novembre[4], des blessures qu'il avoit reçues devant Rouen[5]. Jeanne d'Albret, princesse de Béarn et reine titulaire et héritière de Navarre[6], étoit huguenote. Elle avoit élevé le prince de Béarn son fils, qui fut depuis notre Henri IV, dans cette religion. Il avoit un peu plus de quinze ans à la mort du prince de Condé son oncle, et un an moins que le prince de Condé son cousin germain. Celui-ci ne pouvoit lui rien disputer : aussi n'y songea-t-il pas, et le prince de Béarn[7], titre qu'il porta tant que la reine sa mère vécut, fut unanimement déclaré, proclamé et reconnu chef du parti huguenot, tandis que, par le jeune âge de ces deux princes, l'amiral de Coligny[8] l'étoit en effet.

prince du sang qu'ils eussent parmi eux, comme le parti catholique s'étoit aussi accoutumé, par la même raison, d'appeler Monsieur le Duc, tout court, le duc d'Anjou, qui brilla si souvent à la tête de leurs armées, et qui déchut tant après sous le nom d'Henri III » (*Écrits inédits*, notice MONTMORENCY, tome V, p. 171).

1. On l'appelait le Petit Prince selon P. de l'Estoile.

2. Voyez *Brantôme*, tome IV, p. 346-347, et un article de M. Denys d'Aussy dans la *Revue des Questions historiques*, avril 1891, p. 573-582.

3. Henri Ier de Bourbon (tome XV, p. 306, note 7), un des principaux tenants du parti protestant depuis 1572 et de la guerre dite des Trois Henris.

4. Le 17, et non le 1er.

5. Voyez sa notice et celles des deux Condé dans Brantôme.

6. Tome V, p. 204.

7. Vulgairement, *le Béarnais :* voyez les *Journaux de P. de l'Estoile.*

8. Gaspard, fils du maréchal de Coligny et de Louise de Montmorency, né à Châtillon le 16 février 1517, colonel général en 1547, gouverneur général de Paris et de l'Ile-de-France en 1551, amiral de France le 11 novembre 1552, gouverneur de Picardie et d'Artois en 1555, se fit protestant vers 1560 et commanda l'armée du parti, avec Condé, jusqu'à la paix de 1570; mais, attiré alors à la cour, il fut

Néanmoins, le prince de Navarre porta toujours ce nom dans le parti huguenot, tandis que le prince de Condé, son cousin, y fut toujours constamment appelé tout court Monsieur le Prince. Le commerce que les guerres civiles ne détruisent jamais dans les différents partis, et celui que les divers intervalles de guerre y multiplièrent[1] sous le nom de paix, introduisit dans le parti catholique l'habitude de l'autre sur ce nom de Monsieur le Prince tout court en parlant du prince de Condé, qui s'établit ainsi par toute la France, et jusqu'à Paris et à la cour[2]. Ce second prince de Condé mourut à Saint-Jean-d'Angely, 5 mars 1588[3], à trente-six ans, et laissa un fils posthume[4], qui fut le troisième prince de Condé[5], père du Héros et grand-père de celui dont on vient de rapporter la mort. Avec le nom de son père, il[6] hérita de l'habitude générale, et fut comme lui appelé Monsieur le Prince tout court. Henri IV, étant monté sur le trône, le voulut dérober aux huguenots, qui n'avoient que lui de prince du sang, mais en trop bas âge pour être leur chef, que de nom. Il étoit premier prince du sang, fils

blessé par Maurevert le 22 août 1572, et égorgé deux jours plus tard, au début du massacre de la Saint-Barthélemy. Ses restes mutilés furent transportés provisoirement à Chantilly par le maréchal de Montmorency.

1. Il a, par mégarde, écrit au singulier : *multiplia*.

2. « La mode a eu de tout temps grand pouvoir en France : celle des huguenots sur ce nom singulier passa aux catholiques par le commerce des suspensions d'armes » (*Écrits inédits*, tome V, p. 171).

3. Il a écrit : *1688*. — La veuve devint Madame la Princesse douairière ou mère.

4. *Posthume* a été ajouté en interligne. — Veuf en premières noces de Marie de Clèves, ce Condé s'était remarié, le 16 mars 1586, avec Charlotte-Catherine de la Trémoïlle, fille du premier duc, et elle lui avait donné en 1587 la fille qui épousa en 1606 le prince d'Orange; le fils posthume, Henri II, ne naquit que le 1er septembre 1588, six mois après la mort suspecte de Condé, que l'on attribua, mais sans preuves valables, à un empoisonnement. Ce fut l'objet d'un procès criminel, à la suite duquel la princesse fut renvoyée indemne et se convertit. La naissance du fils donna lieu, comme nous l'avons vu dans notre tome XIV, p. 118, à une contestation de légitimité.

5. L'initiale de *Condé* surcharge un *g*. — 6. C'est Henri II (1588-1646).

du cousin germain d'Henri IV, et personne alors entre la couronne et lui : Henri IV le fit venir à Saint-Germain et prit grand soin de son éducation; il n'avoit alors que huit ans, et c'étoit à la fin de 1595[1]. Arrivé dans cet usage, qui avoit si généralement prévalu, d'être appelé tout court Monsieur le Prince, et n'ayant au-dessus de lui que le Roi, ce même usage se continua, qui a duré toute sa vie, et qui a passé à son fils, et de celui-là à son petit-fils[2].

*Monsieur le Comte.*

Le comte de Soissons[3] étoit son oncle paternel, fils[4] du second mariage du premier prince de Condé avec une Longueville[5], qui fut toujours du parti catholique[6]. L'émulation, qui ne se trouve que trop souvent dans les cadets d'une autre mère, et dans les principaux des partis différents, piqua ce prince de voir son aîné Monsieur le Prince tout court, et le porta à imaginer, sur cet exemple, à se donner aussi un nom singulier[7] : il se fit donc appeler Monsieur le Comte tout court par ses domestiques, puis par ses créatures, par ses amis, enfin par la maison de

1. C'est le 17 novembre 1595 que le roi Henri IV proclama son cousin Condé premier prince du sang et héritier présomptif de la couronne : voyez les *Journaux de P. de l'Estoile*, tome VII, p. 41-42, et une lettre du marquis de Pisani, nommé par Henri IV gouverneur du jeune prince, dans *les Collections d'autographes de M. de Stassart*, p. 27-28.

2. Ce qui précède, depuis *et qui a passé*, a été ajouté à la fin de l'alinéa.

3. Charles de Bourbon, premier comte de Soissons (1566-1612) : tomes I, p. 325, Addition n° 6, XV, p. 118, et XVI, p. 56. Comparez les *Écrits inédits*, tome VIII, p. 235-238.

4. Ce *fils* est en interligne.

5. Françoise, fille de François d'Orléans, premier duc de Longueville, et petite-fille de Jeanne de Hochberg (tome XV, p. 121), épousa le 8 novembre 1565 Louis de Condé, veuf d'Éléonore de Roye, et mourut le 11 juin 1601, n'ayant eu que ce fils.

6. Quoique catholique, il avait combattu à Coutras avec le Béarnais; celui-ci, en reconnaissance des services qu'il lui rendit à partir de 1589, lui donna la charge de grand maître et le gouvernement de Dauphiné.

7. *Écrits inédits*, tome V, p. 171-172, dans la notice MONTMORENCY.

Longueville et par ses parents. Rien n'égale la promptitude et la facilité des François à suivre les modes et à se soumettre aux prétentions : sur l'exemple de ceux qui prirent cet usage, et la connoissance que M. le comte de Soissons y étoit attaché, il prévalut bientôt partout. Comme il ne donnoit ni rang ni avantage réel à ce prince, le Roi laissa dire et faire, en sorte que non seulement le comte de Soissons demeura toute sa vie Monsieur le Comte tout court, mais que cette dénomination passa après lui à Monsieur son fils[1], qui l'a conservée toute sa vie[2]. Nul autre prince du sang ne portoit alors le titre de comte[3].

*Monsieur le Duc*.*

Monsieur le Prince, quelque ennemis que le comte de Soissons et lui fussent, n'eut garde de trouver mauvaise une distinction mise à la mode[4] pour un cadet de sa maison; mais elle lui donna l'idée de multiplier la sienne, et de faire appeler le duc d'Enghien[5], son fils aîné, Monsieur

1. D'abord titré duc d'Enghien : ci-dessous, note 5.

2. *Historiettes de Tallemant*, tome II, p. 40, etc.; *Relation de Spanheim*, p. 223. Comparez les *Projets de rétablissement* de 1712, dans les *Écrits inédits*, tome IV, p. 209, et l'Addition au *Journal de Dangeau*, tome I, p. 431.

3. Phrase ajoutée après coup. — 4. Le *d* de *mode* surcharge une autre lettre.

5. Enghien (qu'on écrivait *Anguien*; ici, *Enghyen*), première baronnie du Hainaut, entre Mons et Bruxelles, avait été apporté aux Condés par le mariage de Marie de Luxembourg avec François de Bourbon-Vendôme (1487), et, dès la génération suivante, ce nom fut illustré par le vainqueur de Cérisoles. Le frère puîné de celui-ci, Louis, premier prince de Condé, n'ayant point eu Enghien en partage, obtint, par des lettres de Charles IX dont on ne connait pas au juste la date, d'en transporter le nom, avec titre de duché-pairie d'Enghien-le-François, sur la terre de Nogent-le-Rotrou. Son petit-fils Henri II, ayant aliéné Nogent-le-Rotrou en 1624, fit alors reporter le nom et le titre ducal d'Enghien sur Issoudun, d'où ils revinrent au duché de Montmorency en 1689, tandis que ce dernier titre ducal était transféré sur la terre de Beaufort en Champagne. Le titre de duc d'Enghien fut porté par Henri Ier et par le Héros tant que leurs pères vécurent, et également

* Cette manchette a été ajoutée après coup, et, semble-t-il, hâtivement.

le Duc tout court[1]. Il y réussit avec la même facilité que son oncle avoit rencontrée à se faire appeler tout court Monsieur le Comte, et ce nom tout[2] court de Monsieur le Duc a passé depuis, comme de droit acquis, aux fils aînés des deux derniers princes de Condé, en sorte qu'il y en eut quatre[3] de suite appelés Monsieur le Prince, quatre Monsieur le Duc, et deux Monsieur le Comte, parce que la branche de Soissons a fini au second, tué sans alliance à la bataille de Sedan ou de la Maffée, 6 juillet 1641, à quarante-deux ans[4].

Succession dernière* du comté de Soissons.

Ce prince n'avoit point de frère et avoit eu quatre sœurs[5]. Deux étoient mortes sans alliance, et l'aînée n'avoit laissé qu'une[6] fille du duc de Longueville qui épousa ensuite la fameuse sœur de Monsieur le Prince le héros. Cette fille du premier lit[7] fut la dernière duchesse de Nemours, dont il a été parlé plus d'une fois ici[8], et qui eut tant de procès avec M. le prince de Conti. L'autre sœur[9], qui n'est morte qu'en 1692, à quatre-vingt-six ans, porta,

par Henri-Jules, alors même que son père, rentré en France, eut pu reconquérir une partie du duché de Bourbon ancien et en attribuer le nom à son petit-fils : si bien que l'appellation de duc d'Enghien ne fut plus que pour l'arrière-petit-fils.

1. Comparez le mémoire de 1711, dans les *Écrits inédits*, tomes III, p. 164-165, et V, p. 171-172, l'Addition au *Journal de Dangeau* placée plus haut, n° 870, et voyez les *Mémoires de Retz*, tome VIII, Supplément, p. 10, l'*Histoire des princes de Condé*, tome VI, p. 300, et un historique de la terre d'Enghien, dans le ms. Clairambault 1179, fol. 29-137.

2. L'initiale de *tout* corrige *d*[*e*].

3. Il a écrit : *eu*, et corrigé *5* en *4*, et plus loin *3* en *4*, avant *M. le Duc*.

4. La première lettre d'*ans* corrige un *d* effacé du doigt.

5. Ce sont : 1° Louise, duchesse de Longueville; 2° Marie, princesse de Carignan, qui va suivre; 3° Charlotte-Anne, née en 1608 et morte en 1623; 4° Éléonore, morte enfant en 1611.

6. *Une* est en interligne, au-dessus d'un premier *une* biffé, et, avant le mot *duc* qui suit, l'auteur a biffé *d*r.

7. *Du p*r *lit* est en interligne.

8. Particulièrement dans notre tome XV et ci-dessus, p. 77.

9. Mme de Carignan, déjà nommée bien des fois.

* *D*re a été ajouté en interligne.

entre autres biens, le comté de Soissons[1] au prince Thomas, fils de Savoie, appelé le prince de Carignan, mort en 1656[2], dont elle eut, entre autres, deux fils : le fameux muet[3], père du prince de Carignan mort depuis peu à Paris, mari de la bâtarde du premier roi de Sardaigne et de la comtesse de Verue[4]; l'autre, qui porta le nom de comte de Soissons, qui, de la nièce du cardinal Mazarin, laissa, entre autres enfants, un autre comte de Soissons, mort dans l'armée du roi des Romains devant Landaw, et le fameux prince Eugène. Le feu[5] Roi, dans sa jeunesse et dans les premières années de son mariage, ne bougeoit de chez cette comtesse de Soissons, dont la faveur personnelle, jointe à la toute-puissance de son oncle, dominoit la cour et en distribuoit les agréments, et fort souvent les grâces[6]. Ce nom de comtesse de Soissons, dans un éclat si grand, lui fit imaginer d'abuser de la servitude[7] françoise, et de s'adopter, sur l'exemple des comtes de Soissons princes du sang, le nom de Madame la Comtesse tout court[8], et à son mari celui de Monsieur le Comte. Elle hasarda de se faire nommer ainsi par ses domestiques et ses familiers : la fleur de la cour, qui abondoit chez elle, n'eut pas plus tôt aperçu cette ambition, qu'elle s'y conforma. Le Roi s'accoutuma à l'entendre sans le trouver mauvais, et cet usage s'introduisit[9]. Son mari, de qui rien ne dépendoit, n'y parvint pas si généralement, et ne vécut pas assez pour le bien établir. Sa veuve étant tombée en

1. Voyez le traité des *Droits du Roi*, par Dupuy (1655), p. 948-950.
2. Tome X, p. 257.
3. Nous allons voir sa mort, p. 368.
4. Victor-Amédée, mort en avril 1741 : tome VII, p. 228; ci-après, p. 371.
5. *Feu* a été rajouté en fin de ligne, sur la marge.
6. Voyez notre tome XVI, p. 426-434.
7. Encore au sens de servilité.
8. Le commencement de *court* surcharge d'autres lettres.
9. Comparez une page du mémoire sur les *Changements arrivés à la dignité de duc et pair*, dans le tome III des *Écrits inédits*, p. 162.

disgrâce, l'usage s'interrompit : elle redevint Mme la comtesse de Soissons, mais[1], par habitude parmi beaucoup de gens, demeura Madame la Comtesse jusqu'à sa fuite hors du Royaume, qu'elle ne put s'en faire suivre dans les pays étrangers[2]. On voit ainsi jusqu'où et avec quelle facilité les abus s'introduisent, et s'établissent en France[3].

Comte de Toulouse.

Le feu Roi avoit bien envie d'introduire l'usage d'appeler M. le comte de Toulouse Monsieur le Comte tout court; parlant de lui, il ne[4] disoit jamais que le Comte, et toute la maison de ce fils naturel ne disoit jamais que Monsieur le Comte tout court[5]. Il y avoit néanmoins deux princes du sang qui portoient le nom de comte de Charolois et de comte de Clermont[6], mais qui ne pointèrent que sur la fin de son règne, et qui étoient fils de sa fille naturelle Madame la Duchesse, lesquels[7], alors ni depuis, n'ont pas songé à ce nom singulier. Je ne sais comment il est arrivé que le comte de Toulouse, Monsieur le Comte tout court dans le desir et dans la bouche du Roi, et dans celle de toute la marine[8], n'a jamais pu l'être dans le public, excepté un très petit nombre de bas courtisans, et qui encore n'osoient le hasarder hors de la présence du Roi, ni comment ce monarque si flatté, si redouté, dont les moindres desirs étoient adorés, et qui a conduit ses bâtards jusqu'à l'apothéose, n'a jamais pu venir à bout de

1. *Mais* est en interligne, au-dessus d'un *et* biffé.
2. Voyez encore notre tome XV, p. 118 et 330, et notre tome XVI, p. 426-434.
3. Sous Louis XV, on prit l'habitude de nommer *Mme la Comtesse*, tout court, la comtesse de Mailly, maîtresse du Roi (*Mémoires du marquis d'Argenson*, tome III, p. 23).
4. Il a écrit, par mégarde : *de*.
5. Voyez notre tome XI, p. 312. Il n'y eut rien d'écrit pour consacrer cette appellation, dira plus tard notre auteur (éd. 1873, tome X, p. 219); mais l'usage n'en était pas moins établi, comme on le voit dans le *Mercure* de novembre-décembre 1707, p. 295-296.
6. Ci-dessus, p. 271 et 277.
7. *Lesquels* est en interligne, au-dessus de *qui*, biffé.
8. Comme amiral.

ce qui, tout de plain-pied, avoit réussi à la nièce du cardinal Mazarin, femme d'un prince de la maison de Savoie, par le chausse-pied de la conformité du nom de comtesse de Soissons.

Extinction du nom tout court de *Monsieur le Prince.*

Les princes de Condé, pleinement possesseurs du nom héréditaire de Monsieur le Prince, et, pour leurs fils aînés, de celui de Monsieur le Duc, commencèrent à prétendre cette distinction comme un droit de premier prince du sang. Le Roi et le monde le leur passa, comme bien d'autres choses plus importantes; mais cela même les leur a fait perdre. M. le duc d'Orléans, vraiment premier prince du sang, négligea cette qualité, offusquée sous son rang si supérieur de petit-fils de France. On a vu en son lieu[1] comment elle passa à Monsieur le Prince à la mort de Monsieur, qui[2], dès auparavant, à la mort de Monsieur son père, avoit pris le nom de Monsieur le Prince tout court, par cette même raison que M. le duc d'Orléans méprisoit pour soi la qualité de premier prince du sang, Monsieur le Prince[3] fit en même temps passer à Monsieur son fils le nom tout court de Monsieur le Duc, qu'il portoit auparavant[4]. A la mort de Monsieur le Prince dernier[5], le Roi, dans l'idée que ce nom singulier de Monsieur le Prince avoit été porté par le premier prince du sang, et en dernier lieu par celui qu'il avoit fait tel sans l'être, ne voulut pas qu'il passât à Monsieur son fils, à qui le nom de Monsieur le Duc tout court, qu'il portoit, passa[6]. M. le duc d'Orléans avoit dès ce temps-là[7] un fils portant le nom de duc de

1. Tome VIII, p. 360-361.
2. C'est le prince de Condé, et non Monsieur.
3. *M. le Prince* est en interligne, au-dessus d'un *et* biffé.
4. On a vu plus haut, p. 278, que cela s'était fait par ordre du Roi (*Dangeau*, tome I, p. 429-430, avec l'Addition n° 870; *Sourches*, tome I, p. 470-471).
5. Henri-Jules, dont il s'agit en ce moment.
6. Ci-contre, p. 287, note 5.
7. Au-dessus d'un *alors* biffé, et en interligne, l'auteur a écrit : *dés ce temps là*, la préposition corrigeant un *dan[s]* inachevé.

Chartres[1], qu'il conserva. Mme la duchesse d'Orléans avoit alors des chimères dans la tête, qu'elle n'a pu faire réussir, comme on verra dans la suite[2] : non contente du moderne rang de petit-fils de France, dont elle jouissoit par Monsieur son mari, elle ne pouvoit souffrir que ses enfants ne[3] fussent que princes du sang, et vouloit imaginer un entre-deux, avec un nom d'arrière[4]-petits-fils de France. C'est en effet ce qui empêcha M. le duc de Chartres de s'appeler Monsieur le Prince, et ce qui favorisa encore M. le duc d'Enghien, celui que nous avons vu si courtement premier ministre, à prendre, à la mort de Monsieur son père, le nom qu'il avoit porté de Monsieur le Duc tout court[5].

Chimère avortée d'arrière[*]-petits-fils de France.

1. C'est Louis d'Orléans, né le 4 août 1703 : tome XI, p. 167.
2. En 1710.
3. *Ne* est répété deux fois, à la fin de la page 811 du manuscrit et au commencement de la page 812.
4. Il a écrit : *Arrieres*, au pluriel, comme dans la manchette.
5. Les *Mémoires de Sourches* contiennent, en confirmation de ce récit, deux pages intéressantes, à la date du 12 avril 1709 (p. 316-317) : « Un autre sujet occupoit les courtisans. Le prince de Condé dernier mort s'étoit toujours appelé Monsieur le Prince tout court, comme son père et son grand-père, parce qu'il étoit premier prince du sang et qu'il en avoit toutes les prérogatives. Jusqu'à sa mort, le duc d'Orléans n'avoit rien dit, quoique son fils le duc de Chartres fût naturellement le premier prince du sang; mais, aussitôt qu'il avoit été mort, le duc d'Orléans avoit dit hautement qu'il n'y avoit point d'autre premier prince du sang que son fils, et que le duc de Bourbon, n'étant point le premier prince du sang, ne pouvoit point s'appeler Monsieur le Prince, comme il sembloit qu'il vouloit en prendre le nom. La difficulté étoit que le duc d'Orléans ne vouloit pas aussi que son fils quittât le nom de duc de Chartres pour prendre celui de Monsieur le Prince, ayant des prétentions plus élevées pour son fils, de sorte qu'il vouloit bien qu'il eût tous les avantages de premier prince du sang, mais il ne vouloit pas qu'il en portât le nom, ni qu'un autre que lui le portât. A cela les gens qui étoient dans les intérêts du duc de Bourbon répondoient qu'il falloit que le duc d'Orléans optât pour son fils; que, s'il vouloit avoir toutes les prérogatives de premier prince du sang, comme elles lui appartenoient de droit, il falloit qu'il s'appelât Monsieur le Prince, et que, s'il ne vouloit pas lui faire quitter le nom de duc de

[*] Il a écrit : *Arrieres*, comme ci-dessus, p. 11, ligne 7.

Extinction du nom de *Monsieur le Duc* tout court.

Mais, à la mort de celui-ci[1], en 1740, ce nom a péri avec lui, quoique M. le duc de Chartres, premier prince du sang déterminé alors, et rien plus, et portant le nom de duc d'Orléans depuis la mort de Monsieur son père, eût un fils qu'il fit appeler duc de Chartres[2]. Ainsi, soit que la maison de Condé n'ait osé hasarder le nom tout court de Monsieur le Duc au fils enfant[3] que le dernier Monsieur le

Chartres pour prendre le nom de Monsieur le Prince, il ne devoit pas empêcher le duc de Bourbon de le porter comme son père et son grand-père, puisque, s'il ne lui étoit pas permis de le prendre, il n'y auroit plus personne en France qui s'appelât Monsieur le Prince, et qu'il ne feroit point de tort au duc de Chartres en le portant, puisqu'il ne vouloit pas le porter lui-même. Ces questions avoient été portées au Roi; mais il n'avoit pas jugé à propos de les décider : ce qui n'étoit pas avantageux au duc de Bourbon, car c'étoit, en quelque manière, accorder la provision au duc de Chartres. Outre cela, le duc d'Orléans avoit encore une prétention : il faisoit appeler sa fille aînée Mademoiselle tout court, quoique ce titre n'eût jamais appartenu qu'aux petites-filles du Roi, et, l'année dernière, pendant une absence du duc et de la duchesse de Bourbon et une maladie de la princesse de Conti, la duchesse d'Orléans avoit fait venir sa fille à Versailles, l'avoit présentée au Roi dans les formes, et avoit obtenu du Roi qu'elle mangeât avec lui à son grand couvert, avec la duchesse de Bourgogne et Madame, honneur qui n'étoit point accordé aux princesses du sang. » — Sur cette « singularité établie sans aucun fondement, mais qui ne fait tort à personne, » voyez la notice MONTMORENCY, dans les *Écrits inédits* de notre auteur, tome V, p. 172-173. Les mémoires historiques dressés à cette intention par les d'Orléans, dès 1707 à ce qu'il semble, se trouvent à plusieurs exemplaires dans la collection Cangé, à la Bibliothèque nationale, vol. F 232, n° 54, dans les Papiers de la Pairie, aux Archives nationales, reg. KK 601, p. 1123-1132, et dans ceux de Clairambault, ms. 719, p. 181-199, avec la réponse contradictoire de Clairambault pour la maison de Condé, et d'autres pièces.

1. *Cy* est en interligne.

2. Louis-Philippe, né à Paris le 12 mai 1725, mort le 18 novembre 1785, qui, d'une Conti, eut Louis-Philippe-Joseph (1747-1793), père du roi Louis-Philippe Ier.

3. Louis-Joseph, né le 9 août 1736, trois ans et demi avant la mort de son père, baptisé à Versailles le 29 novembre 1742, et appelé toute sa vie le prince de Condé, ne devait mourir que le 13 mai 1818, au Palais-Bourbon, après avoir joué le rôle principal dans l'émigration. C'est l'auteur d'un *Essai sur la vie du Grand Condé* publié en 1806. Son

Duc a laissé, soit qu'elle se soit ménagé, durant son enfance, le temps d'essayer de lui faire ressusciter le nom tout court de Monsieur le Prince par l'habitude de la conformité de nom sur l'exemple très sauvage de la comtesse de Soissons dont je viens de parler, ils l'ont fait appeler le prince de Condé, sans que jusqu'à présent, dans l'hôtel de Condé même, on l'ait encore nommé Monsieur le Prince tout court.

Enfants d'Henri II.

On[1] ne peut disconvenir que les frères de Charles IX ne[2] se trouvent quelquefois, l'un après l'autre, appelés Monsieur le Duc tout court, quelquefois Monsieur tout court, dans les Mémoires de ces temps-là : Henri III, étant duc d'Anjou, presque jamais[3], et, depuis qu'il fut roi, le duc d'Alençon[4] un peu davantage[5]. Jusqu'à eux on n'avoit jamais

fils, Louis-Henri-Joseph (1756-1830) ne porta que celui de duc de Bourbon, et le fils unique de celui-ci, la victime du drame du 21 mars 1804, n'eut que le titre de duc d'Enghien, son grand-père Condé vivant encore.

1. Ce qui suit se retrouve en première rédaction dans la notice commune des deux duchés de BEAUFORT et de VENDÔME, imprimée au tome V des *Écrits inédits*, p. 450-452.

2. *N'*, avec apostrophe, corrigé en *ne*.

3. Voyez *le Parti des Politiques*, par M. Francis de Crue, p. 89.

4. Hercule-François, cinquième fils du roi Henri II, né le 18 mars 1554, titré d'abord duc d'Alençon, puis duc d'Anjou à partir de 1576, son aîné étant devenu roi, fut couronné duc de Brabant et comte de Flandre en 1582, et mourut à Château-Thierry le 10 juin 1584.

5. Voyez, par exemple, les tomes I et II des *Journaux de P. de l'Estoile*, III et IV du *Brantôme*. Il faut remarquer que, dans une génération précédente, le premier maréchal de Brissac se faisait appeler Monsieur dans sa maison, au témoignage de Brantôme (*Œuvres*, tome IV, p. 79), que c'était une appellation courante parmi les grands seigneurs de cette époque, et que, du temps de François Ier, l'usage, pour les enfants puînés de princes, était d'intercaler Monsieur entre leur prénom et leur surnom. N'appela-t-on pas aussi le Vendôme bâtard d'Henri IV César-Monsieur[a]? Bien entendu, l'appellation de Monsieur n'était pas donnée au fils du Roi dans les actes officiels, tandis que César-Monsieur fut ainsi désigné dans ses lettres de légitimation.

[a] Dans la notice VENDÔME déjà indiquée, p. 450-452, et dans le *Parallèle*, p. 95, notre auteur parle de cette « singularité béarnaise » empruntée à la maison de Foix. Le premier duc de Bourbon, petit-fils de saint Louis, était appelé Louis-Monsieur de Vendôme.

ouï parler de ces noms : ils vinrent de leurs maisons, et ils y demeurèrent; le gros du monde n'y prit point, toutes les Histoires et la plupart des Mémoires les nomment toujours ducs d'Anjou et d'Alençon; il ne paroît point qu'ils aient affecté ces noms particuliers. Ainsi ce que j'ai dit du nom de Monsieur le Duc sur les fils aînés des princes de Condé demeure certain, sans que ce peu qui s'est vu de ces fils de France y apporte de variation.

*Monsieur.* De cela même on doit comprendre que Gaston frère de Louis XIII est le premier fils de France qui ait été[1] véritablement et continuellement appelé tout court[2] Monsieur, et qui l'ait affecté[3]. Il est vrai que les Histoires et les Mémoires de son temps l'appellent aussi duc d'Orléans; mais il n'est pas moins vrai qu'il y est très ordinairement nommé aussi tout court Monsieur, et d'une fréquence suivie tout autrement que les fils de France dont on vient de parler. Il est certain, de plus, que j'ai ouï dire à mon père, qui l'a vu tant d'années sous Louis XIII et depuis, qu'on ne lui donnoit jamais d'autre nom en parlant de lui, et que je l'ai su encore de tous ceux que j'ai vus qui ont vécu dans ces temps-là. On doit donc regarder Gaston comme le premier qui ait véritablement porté le nom de Monsieur, et qui, par l'idée qu'on y a attachée, l'a consacré au premier frère du Roi. Cela est si vrai, qu'il l'a porté jusqu'à sa mort, parce que les rangs, honneurs et distinctions, une fois acquises, ne se perdent point, à la différence[4] des préséances. Gaston cédoit à M. le duc d'Anjou frère de Louis XIV, qu'il a longtemps vu, puisqu'il n'est mort qu'en 1660, pendant le voyage du mariage du Roi son neveu, et néanmoins[5] il demeuroit Monsieur[6]. A sa mort, M. le duc d'Anjou l'est devenu à sa place. Il est

1. *Esté* est en interligne.
2. L'initiale de *court* surcharge une lettre effacée du doigt.
3. Voyez les *Historiettes de Tallemant*, tome II, p. 281-301.
4. *Différences*, au pluriel, dans le manuscrit. — 5. Écrit *neantmois*.
6. Voyez une observation de Mgr le duc d'Aumale dans les *Princes de Condé*, tome IV, p. 665.

mort en 1701 : non seulement Monsieur son fils, qui prit alors le nom de duc d'Orléans avec des honneurs et des avantages que le rang de petit-fils de France, tout grand qu'il est, ne lui donnoit pas, ne fut point appelé Monsieur tout court, mais M. le duc de Berry, fils de France, de même rang que Monsieur, et qui le précédoit partout, ne le prit point, parce qu'il n'étoit pas frère de roi de France, quoiqu'il le fût du roi d'Espagne[1]. On voit donc que ces noms tout courts, qui paroissent si distingués, n'ont, dans le fonds, ni réalité ni avantages, et ne doivent leur être[2] qu'au hasard.

Filles de France, de tout temps, tout court *Madame*, et pourquoi.

Il en est de même de celui de *Madame*, de *Madame la Princesse*, de *Madame la Duchesse*, de *Madame la Comtesse*. Les femmes prennent les noms de leurs maris par une suite nécessaire ; à l'égard des filles de France la chose est différente : de tout temps elles[3] ont été appelées Madame par le respect de leur naissance[4], et tout court Madame, parce que, n'ayant point d'apanage comme les fils de France, elles n'ont point de nom que celui de leur baptême et celui de France[5]. Ainsi il peut et il y a[6] main-

1. Comparez les *Écrits inédits*, tome V, p. 451.
2. Les deux lettres *tr* surchargent deux autres lettres.
3. Avant *elles*, l'auteur a biffé *lorsque*.
4. Voyez les *Lettres de Madame duchesse d'Orléans*, recueil Brunet, tomes I, p. 352, et II, p. 106.
5. Les fils de France, disait notre auteur dans la notice déjà indiquée (*Écrits inédits*, tome V, p. 451), « dans leurs noms, prennent et reçoivent ainsi Monsieur duc d'Orléans, Monsieur duc de Berry, ou Monseigneur duc d'Orléans, Monseigneur duc de Berry, et non Monsieur le duc de, etc., et leurs femmes et sœurs de même. De cette distinction il y a une raison : c'est qu'ils n'ont point de nom et ne signent que celui de baptême, ainsi que le Roi, qui n'en a point; et c'est la grandeur des fils de France, qui sont censés personnes les mêmes que les Rois, au lieu que leurs enfants ont un nom, qu'ils signent, qu'ils prennent, qu'ils communiquent à leur postérité, et qui est celui du principal des apanages du fils de France leur père.... » On peut vérifier toutes ces variétés de signatures sur les fac-similés des contrats de mariage de Madame la Duchesse et du duc de Berry donnés dans le *Musée des Archives nationales*, p. 529-531 et 566-568.
6. Il peut y avoir et il y a.

tenant plusieurs Madame[1] tout court, qui, pour les cadettes, ne peuvent être distinguées que par leur nom de baptême[2], et il n'y peut avoir qu'une Madame par son mari, parce qu'il n'y a qu'un seul prince[3] qui soit Monsieur tout court; on en a vu deux tant que la veuve de Gaston a vécu, mais comme douairière[4].

*Mademoiselle.* Le nom singulier de Mademoiselle est encore plus moderne[5]. J'ai raconté, p. [42][6], comment mon père engagea Louis XIII à former en sa faveur[7] le nouveau rang de petite-fille de France, inconnu jusqu'alors. Chez Monsieur, dont elle fut dix-huit ans fille unique[8], elle n'étoit nommée que Mademoiselle tout court. Les Mémoires de ces temps-là apprennent qu'elle figura de bonne heure, et les siens[9] montrent bien franchement le mépris qu'elle avoit pour Madame sa belle-mère, et quelle différence, bien ou mal à propos, elle mettoit entre elle et ses sœurs parce qu'elles étoient du second lit. Elle voulut donc une distinction au-dessus d'elles, bien que de rang égal, et, à l'exemple du nom singulier de Monsieur et de Madame tout court, elle voulut être nommée tout court Mademoiselle. Cela n'ajoutoit rien à son rang. Elle étoit bien l'aînée, point d'autres petites-filles de France qu'elles,

1. *Madm*[*e*] corrigé en *Madame*.

2. Les filles de Louis XV, comme on le voit dans les *Mémoires de Luynes*, se distinguaient soit par leur prénom, soit par un numéro d'ordre. Feu M. Dussieux a donné une liste des princesses qui ont porté l'appellation de Madame, dans sa *Généalogie de la maison de Bourbon*, p. 245-247.

3. Il a corrigé l'initiale de *prince* en *P* majuscule

4. Elle n'est morte qu'en 1672.

5. Dussieux a aussi donné la liste des princesses qui ont porté l'appellation de Mademoiselle, p. 133-135 et 248-250.

6. Chiffre laissé en blanc. C'est la page 42 du manuscrit, correspondant à notre tome I, p. 127. La première rédaction de cette anecdote se trouve dans le volume 37 des Papiers de Saint-Simon, aujourd'hui *France* 192, pièce n° 20.

7. En faveur de Mlle de Montpensier, dite Mademoiselle.

8. De 1627 à 1645. — 9. On en a parlé au tome I, p. 123.

Gaston étoit chef des conseils et lieutenant général de l'État pendant la minorité de Louis XIV[1], et alors craint et ménagé de tous les partis : ce nom unique et nouveau passa donc avec la même facilité que les autres dont on vient de parler, et, comme elle ne se maria point, à son très grand regret[2], elle fut tout court Mademoiselle toute sa vie, quoique Monsieur frère de Louis XIV eût des filles, par la même raison que lui-même n'étoit devenu Monsieur tout court que par la mort de son oncle Gaston. Ce n'est pas qu'il ne le trouvât mauvais, quoique très lié d'amitié avec Mademoiselle, dont il ménagea toute sa vie la succession, et qu'il ne fît appeler tant qu'il put l'aînée de ses filles, l'une après l'autre, Mademoiselle tout court[3]; mais jamais cela ne prévalut, et tout ce qu'il put obtenir de l'usage fut que, peu à peu, pour distinguer la fille de Gaston de la sienne, on se mit peu à peu[4] à dire Mademoiselle de la sienne, et la grande Mademoiselle de l'autre[5], dont la taille étoit en effet fort haute; mais jamais Monsieur n'osa proposer qu'elle ajoutât un nom à celui de Mademoiselle, et le Roi, qui aimoit à la mortifier, et qui n'avoit jamais perdu le souvenir du Portereau d'Orléans[6],

1. Ci-après, p. 304.

2. Elle parle elle-même, dans ses *Mémoires*, de tous ses prétendants, ou soi-disant tels : Monsieur frère de Louis XIV, le prince Charles de Lorraine, le roi de Portugal, celui d'Espagne, le duc de Savoie, etc.

3. Après *court*, il a biffé *tant qu'il put*, qui eût fait double emploi.

4. Cette nouvelle répétition n'a pas été biffée.

5. Tome I, p. 122. Souvent on appela du nom de Petite Mademoiselle les trois filles issues du second mariage.

6. Selon Littré, on appelait *portereau* une clôture en palis de bois propre à barrer une rivière; mais l'exemple historique qu'il a tiré des *Œuvres de Brantôme*, tome I, p. 142, indique que c'était, d'une façon plus générale, une petite porte ou issue, plus ou moins fortifiée, peut-être donnant passage sur l'eau d'un fossé. Quoi qu'il en soit, ici il s'agit d'un faubourg d'Orléans nommé le Portereau, sur la rive gauche de la Loire, où Mademoiselle, entrée par escalade dans la ville le 27 mars 1652, se rendit le lendemain, avec une grande affluence de peuple criant : *A bas Mazarin!* Le garde des sceaux, qui passait à un quart de lieue de là, en entendit le vacarme. Voyez les *Mémoires de*

ni du canon de la porte de Saint-Antoine[1], ne songea jamais à donner cet avantage à Monsieur. A sa mort, en 1693, il n'y eut plus de difficulté, et la dernière fille de Monsieur, la seule alors non mariée, devint seule Mademoiselle tout court, jusqu'à son mariage, en 1698, au duc de Lorraine[2].

Ce nom de Mademoiselle tout court passa ainsi, dans l'esprit du monde, pour être affecté à la première petite-fille de France, comme on s'étoit persuadé que Monsieur tout court étoit le nom distinctif du premier frère du Roi. Tant que Louis XIV vécut, personne ne crut qu'il pût descendre plus bas, et Monsieur le Prince et Monsieur le Duc, qui avoient l'un et l'autre des filles non mariées depuis le mariage de Mme la duchesse de Lorraine, tous deux si fertiles en prétentions et si âpres à usurper, n'imaginèrent jamais qu'une princesse du sang pût[3] prétendre au nom tout court de Mademoiselle[4]. Monsieur le Duc, leur fils et petit-fils, devenu premier ministre, osa tout. Il avoit préféré, entre ses sœurs filles, la cadette[5], qu'il aimoit, pour la faire surintendante au mariage de la Reine, à l'aînée[6], qu'il n'aimoit point, qui en fut outrée. Plus entreprenante encore que lui, elle lui fournit un moyen de la consoler qu'il trouva tellement de son goût, qu'il y

*Mademoiselle*, tomes I, p. 358-365, et II, p. 1-2, le *Ministère de Mazarin*, par Chéruel, tome I, p. 141-145, et le *Grand dictionnaire* d'Expilly, tome V, p. 335. Cela se passait le 27 mars 1652.

1. Tome I, p. 127. Comparez, à la fin de nos *Mémoires*, tome XIX de 1873, p. 181, une dernière anecdote sur les relations de Mademoiselle avec Lauzun. M. C. Couderc a publié l'ordre donné par Gaston d'Orléans, et que sa fille fit exécuter le 2 juillet 1652, dans un article sur *Mademoiselle de Montpensier et le combat du faubourg Saint-Antoine* (1897).

2. Tomes I, p. 76, 122 et 129, VI, p. 1-20, etc.

3. Avant *pust*, il a biffé *se*.

4. En juillet 1716, la duchesse d'Orléans ayant eu encore une fille, on lui attribua le nom de Mlle de Chartres, que sa sœur aînée quitta pour devenir Mlle d'Orléans ou Mademoiselle (*Dangeau*, tome XVI, p. 407).

5. Mlle de Clermont : ci-dessus, p. 277. — 6. Mlle de Charolais : *ibidem*.

travailla à l'heure même. Elle avoit plus de trente-deux ans[1], et n'avoit pas mené une vie à se marier[2]; demeurant fille, elle voulut être appelée tout court Mademoiselle. Le monde, depuis qu'elle étoit née, étoit accoutumé à l'appeler Mlle de Charolois[3]. Mme la duchesse de Berry fille de M. le duc d'Orléans n'avoit paru qu'une seule fois avant son mariage, Mesdemoiselles ses sœurs point du tout. L'aînée étoit bien tout court Mademoiselle au Palais-Royal; mais le monde n'avoit pas eu à se ployer à cet usage, sinon comme en avancement d'hoirie pour Mme la duchesse de Berry, entre la déclaration et la conclusion de son mariage, et de même après pour la reine d'Espagne[4]; mais elles[5] ne paroissoient point dans ces courts intervalles, et on ne les nommoit pas beaucoup. Mlle de Charolois, au contraire, de branche si reculée, qui n'avoit point eu de tantes Mademoiselle, et qui, depuis si longtemps, passoit sa vie à la cour et dans le plus grand monde, vit bien qu'il auroit peine à se défaire du nom de Charolois, et Monsieur le Duc, pour ne pas se commettre avec le public, fit, dans sa toute-puissance, ce qui n'avoit jamais

1. Il a corrigé *30* en *32*. En effet, la princesse étoit née le 22 novembre 1693.

2. Quand notre auteur écrit ceci, le dévergondage de Mlle de Charolais est public, et l'on a parlé de sa double liaison avec l'abbé de Vauréal et avec le comte de Coigny (Raunié, *Chansonnier Maurepas*, tomes V, p. 6, et VI, p. 107-109 et 280).

3. Deux filles de Monsieur le Duc portèrent successivement ce nom (ci-dessus, p. 277) : la première, Louise-Élisabeth, née en 1693, et qui épousera en 1713 le prince de Conti, ayant changé son appellation contre celle de Bourbon lorsque la fille aînée alla faire profession à Fontevrault; la troisième fille, Louise-Anne, d'abord appelée Mlle de Sens, mais qui devint ainsi, en 1707, Mlle de Charolais (*Sourches*, tome X, p. 435). Le comté de Charolais, ancien domaine des ducs de Bourgogne, revenu par la paix des Pyrénées à l'Espagne, avait été cédé par celle-ci au grand Condé, en 1670, pour compensation des sommes que lui devait cette monarchie.

4. Mlle de Montpensier, Louise-Élisabeth d'Orléans, mariée en 1722 au prince des Asturies qui devint roi en 1724 : tome XIV, p. 407.

5. *Mai*, sans lettre finale, et *elle*, au singulier.

été imaginé pour le nom singulier de Mademoiselle, ni pour tous les autres dont j'ai parlé : il fit donner un brevet à Mlle de Charolois pour être désormais appelée Mademoiselle tout court. Mlle de Beaujolois[1], dernière fille de Mme la duchesse d'Orléans, étoit morte; il n'en[2] restoit plus que mariées ou religieuse[3] : Mlle de Charolois se trouvoit la première princesse du sang fille, et n'en craignoit point d'autre, parce que M. le duc d'Orléans étoit veuf et ne se vouloit plus remarier. Ce prince n'imagina pas que son fils pourroit avoir des filles, ou n'osa s'opposer à Monsieur le Duc, qui l'accabloit en tout. Ce fut l'époque que prirent Monsieur le Duc et Mlle de Charolois pour cette nouveauté, et la faire passer en titre. Le monde cria, murmura[4] : il n'en fut autre chose, et Mlle de Charolois est demeurée Mademoiselle tout court par brevet[5].

Brevet accordé à Mlle de Charolois pour être appelée tout court Mademoiselle.

*Monseigneur.*

Jamais Dauphin[6], jusqu'au fils de Louis XIV, n'avoit été appelé Monseigneur en parlant de lui tout court, ni même

1. Philippe-Élisabeth d'Orléans : tomes VIII, p. 117, et XIV, p. 408.
2. Ayant d'abord écrit : *il ne luy en*, notre auteur a biffé *ne luy* et écrit *n'en* en interligne, mais a oublié de biffer le premier *en*.
3. Tome XIV, p. 410.
4. Chansonnier Raunié, tome VI, p. 107, à l'année 1735 :

La fille la plus vénérable,
Sans contredit,
S'ajoute un titre respectable,
Dont chacun rit.
Demoiselle par excellence,
Trouvez donc bon
Qu'on vous dédie avec licence
Une chanson.....

5. Voyez le *Journal de l'avocat Barbier*, tome III, p. 142. Cette princesse se trouva bientôt obligée de quitter le titre de *Mademoiselle* par la naissance d'une fille du duc de Chartres (13 juillet 1745), mais le reprit dès que cette enfant fut morte à cinq mois (*Luynes*, tome VII, p. 141).
6. Il a déjà été parlé, dans notre tome XII, p. 369, de l'origine de ce surnom. Chevillard publia une carte chonologique des Dauphins en 1700; voyez aussi le *Mercure* d'avril 1711, p. 7-43, et de février 1712, p. 25-33 et 44, et le *Grand dictionnaire géographique* d'Expilly, tome II, p. 599-601 et 603-604.

en lui[1] parlant. On écrivoit bien Monseigneur le Dauphin; mais on disoit Monsieur le Dauphin, et Monsieur[2] aussi, en lui parlant[3]; pareillement aux autres fils de France, à plus forte raison au-dessous. Le Roi, par badinage, se mit à l'appeler Monseigneur[4]; je ne répondrois pas que le badinage ne fut[5] un essai pour ne pas faire sérieusement ce qui se pouvoit introduire sans y paroître, et pour une distinction sur le nom singulier de Monsieur[6]. Le nom de Dauphin le distinguoit de reste, et son rang, si supérieur à Monsieur, qui lui donnoit la chemise et lui présentoit la serviette[7]. Quoi qu'il en soit, le Roi continua; peu à peu la

1. *Mesme en luy* est en interligne, au-dessus d'*en*, biffé.

2. On voit, dans les preuves de l'*Histoire de Louis XI* par Duclos, le comte de Dammartin appeler Monseigneur le fils de ce roi.

3. Brianville, qui a donné aussi une liste des anciens Dauphins dans son *Abrégé d'histoire de France* (1664), p. 350-360, rapporte ensuite que l'on dit en cérémonie Monseigneur le Dauphin, dans la familiarité Monsieur le Dauphin, et que le Roi a ordonné de se servir à son égard du pronom *vous* sans l'*Altesse Royale*.

4. Le procès-verbal de la séance tenue par le Parlement le 2 décembre 1661 (Arch. nat., K 703, n° 100) rapporte que, lorsque cette Cour alla porter ses félicitations au prince nouveau-né, son père exigea, malgré toutes les représentations des magistrats, qu'on lui donnât le *Monseigneur*, mais ajouta que ses autres fils à venir n'auraient droit qu'au *Monsieur*. Nous l'avons vu (tome XVI, p. 54), en 1708, donner lui-même, familièrement, le *Monseigneur* au Dauphin.

5. *Fut* est bien à l'indicatif.

6. Voyez une note de Richelet sur l'épître dédicatoire des *Fables* de J. de la Fontaine au Dauphin, et un petit discours du Roi à son fils, dans les *Mémoires de Sourches*, tome X, p. 405.

7. Notre auteur a raconté (tome VIII, p. 346-348) l'anecdote de Monsieur, père du duc d'Orléans, forçant Monsieur le Duc, fils d'Henri-Jules, à lui présenter la chemise. Quant au cérémonial de la serviette pour le Roi ou pour les princes, nous nous bornerons à renvoyer à des textes de divers temps : *Journaux de P. de l'Estoile*, tome III, p. 45; *Gazette* de 1640, p. 84; *Voyage de deux jeunes Hollandais*, p. 412; *Lettres de Mme de Sévigné*, tome VIII, p. 519; *État de la France*, éd. 1698, tome I, p. 96-97, 264-265 et 285; *Gazette de la Régence*, publiée par Éd. de Barthélemy, p. 192-193; *Mémoires de Luynes*, tomes I, p. 127 et 147, VII, p. 399, XI, p. 285, etc.

cour l'imita, et, bientôt après, non seulement on ne lui dit plus que Monseigneur parlant à lui, mais même parlant de lui, et le nom de Dauphin disparut pour faire place à celui de Monseigneur tout court[1]. Le Roi, parlant de lui, ne dit plus que Mon fils ou Monseigneur, à son exemple Madame la Dauphine, Monsieur, Madame, en un mot tout le Royaume. M. de Montausier, Monsieur de Meaux, qui l'avoient élevé, Sainte-Maure, Florensac, ceux qui avoient été auprès de lui dans sa première jeunesse, ne purent se ployer à cette nouveauté; ils cédèrent à celle de lui dire Monseigneur parlant à lui; mais, en parlant de lui, ils continuèrent à l'appeler Monsieur le Dauphin, et y ont persévéré toute leur vie. M. de Montausier, qui avoit été son gouverneur, et qui, tant qu'il a vécu, le servit assidûment de premier gentilhomme de sa chambre, ne lui dit jamais que Monsieur parlant à lui, et ne se contraignit pas de déclamer contre l'usage qui s'étoit introduit de lui dire Monseigneur : il demandoit plaisamment si ce prince étoit devenu évêque[2]. C'est que, peu auparavant, dans une assemblée du clergé, les évêques, pour tâcher à se faire dire et écrire[3] Monseigneur, prirent délibération de se le dire et se l'écrire réciproquement les uns les autres : ils ne réussirent à cela qu'avec le clergé et le séculier subalterne; tout le monde se moqua fort d'eux[4], et on rioit de

1. Comparez la suite des *Mémoires*, tome VIII, p. 171, sur la visite de l'électeur de Cologne.

2. C'est sur ce mot de M. de Montausier que notre auteur (*Écrits inédits*, tome VI, p. 320-325) avait greffé une première rédaction, plus détaillée, de toute la digression reproduite ici sur le *Monseigneur* des évêques, du Dauphin, des Condés, des d'Orléans, des bâtards du Roi et de ses petits-fils, du duc de Vendôme, du Régent.

3. Les deux premières lettres d'*escrire* surchargent une *M*.

4. Voyez Callières, *les Mots à la mode*, éd. 1692, p. 151 et 227, et certaines railleries de M. de Pontchartrain, dans *Madame de Maintenon*, par Geffroy, tome I, p. 255. Vincent de Paul donnait cette qualification aux évêques dès 1650; mais nous avons vu, en 1694, l'Académie française la refuser à Monsieur de Noyon (tome II, p. 196, note 1).

ce qu'ils s'étoient monseigneurisés[1]. Malgré cela, ils ont tenu bon, et il n'y a point eu de délibération parmi eux, sur aucune matière sans exception, qui ait été plus invariablement exécutée[2].

Adroit et insensible établissement de l'usage de dire Monseigneur aux princes du sang et bâtards, puis de ne plus dire autrement parlant à eux.

Monseigneur fut donc Monseigneur toute sa vie, et le nom de Dauphin éclipsé. C'est le premier, et, jusqu'à présent, l'unique Monseigneur tout court qu'on ait connu[3]. Longtemps après que l'usage de ne lui dire plus que Monseigneur, parlant à lui, fut universellement établi, Monsieur le Duc et M. le prince de Conti, ou de hasard, ou de familiarité avec eux, ou d'adresse, commencèrent à être quelquefois appelés Monseigneur, à l'armée, par leurs principaux domestiques[4]. L'imitation et la fatuité ont grand cours dans notre nation : de jeunes gens, et même grands seigneurs, les plus dans leur privance, croyant se donner avec eux un air de liberté, commencèrent à faire comme leurs principaux domestiques. De retour à Paris, cela continua dans le particulier et les parties de plaisir. D'une campagne à l'autre, le nombre augmenta. Quelques gens moins familiers crurent devoir en user de même. On

1. C'est Callières qui raconte qu'un laquais d'évêque, interrogé sur ce que son maître faisait avec d'autres prélats ses confrères, répondit : « Ils se monseigneurisent. » Comme on le voit dans le *Dictionnaire de Littré*, Voltaire et Gresset se sont emparés du mot. Molière, bien avant eux, l'avait employé dans *le Bourgeois gentilhomme*, et, néanmoins, Charles Livet ne l'a pas relevé dans son *Lexique de la langue de Molière*, où l'on trouve, dans l'article MONSIEUR, le verbe *monsieuriser* employé par Saint-Amant.

2. Cela, également, est dans la notice MONTAUSIER, avec plus de détails. — De quelques indications fournies dans le tome XXIX de *l'Intermédiaire*, p. 131 et 385, il ressort que le *Monseigneur* se donnait aux évêques bien plus anciennement que ne le dit notre auteur, peut-être même dès le quatorzième siècle, mais par les gens inférieurs.

3. Dans ses *Projets de rétablissement* de 1712, notre auteur demande que l'héritier présomptif de la couronne soit, « privativement aux autres fils de France, appelé Monseigneur par tout le monde, à commencer par les petits-fils de France. »

4. Voyez les *Écrits inédits*, tome III, p. 70-71, 179, 316, et tome VI, p. 321, et notre tome III, appendice III, p. 385.

se moqua d'eux d'abord, comme prenant une liberté dont ils n'étoient pas à portée. Cela ne fut pas su assez pour en instruire d'autres. Peu à peu les domestiques de ces princes ne leur dirent plus que Monseigneur parlant à eux; tout le subalterne de l'armée crut que ce seroit manquer de respect que de les traiter autrement. On s'aperçut qu'ils le trouvoient fort bon. Nos François ne connoissent ni bornes ni barrières : la crainte de déplaire et l'exemple de l'un à l'autre gagna; à la fin, jusqu'aux officiers généraux, et les plus marqués, leur parlèrent de même[1]. Alors les familiers les plus huppés, qui avoient commencé, n'osèrent plus discontinuer, et, comme cette façon de leur parler étoit passée des intimes et[2] des familiers à toute l'armée, au retour elle se communiqua à Paris et à la cour, mais y demeura dans la jeunesse et dans le subalterne[3]. M. le duc d'Orléans, à[4] qui, toute sa vie, personne n'avoit dit que Monsieur, devint à plus forte raison Monseigneur pour les mêmes. M. du Maine et M. le comte de Toulouse, si égalés en tout aux princes du sang, le furent en ce nouveau traitement d'usage par la crainte et la flatterie des mêmes, qui pourtant ne gagna pas jusqu'aux courtisans d'un certain âge d'aucune espèce, pour aucun de ces princes[5]. Cela dura de la sorte jusqu'à la mort du Roi. Alors le grand vol que prirent Monsieur le Duc et M. du Maine, l'un et l'autre ménagés par M. le duc d'Orléans, leur rendit le Monseigneur plus commun. On crut sentir, à leurs manières, que le

1. On a vu le maréchal de Matignon donner l'*Altesse* au duc de Vendôme : tome XVI, p. 23, note 4.

2. *Et* est en interligne, et la troisième lettre de *familiers* surcharge *li* effacé du doigt.

3. Nous verrons que, par esprit de réaction, le duc de Bourgogne, devenu héritier de la couronne, obtint de n'être pas appelé Monseigneur comme son défunt père, mais Monsieur le Dauphin, et Monsieur, tout court, en lui parlant, tandis qu'on écrirait en suscription : *à Monseigneur le Dauphin* (suite des *Mémoires*, éd. 1873, tome VIII, p. 301).

4. La préposition *à* surcharge un *q*.

5. Ces cinq derniers mots sont en interligne.

Monsieur les blessoit, et, rapidement, presque personne de tout âge et de toutes conditions ne le leur dit plus, ducs, princes étrangers, chancelier, maréchaux de France[1], à l'exception d'un très petit nombre, mais de qui que ce soit à l'égard du Régent, qui, avec un air libre et indifférent, laissoit solider[2] cet usage, dont Monsieur son fils devoit profiter. Je tirai[3] ce parti, avec lui, de mon ancienne et continuelle privance, que, de ma vie, ni en public ni en particulier, je ne lui ai dit Monseigneur. En opinant au conseil de régence, ou, chez lui, en des assemblées particulières, on lui adressoit toujours la parole : j'étois le seul qui lui disse Monsieur[4]. Plusieurs fois le maréchal de Villars, quelquefois le maréchal de Villeroy, et souvent d'autres de cette distinction, m'en reprenoient en particulier, et me disoient que cette singularité, à la fin, lui déplairoit : je tins bon, et jamais il ne m'a fait apercevoir qu'elle lui fût désagréable. A plus forte raison je n'ai jamais dit Monseigneur au-dessous[5], qui[6], me voyant toujours dire Monsieur à M. le duc d'Orléans, n'osèrent le trouver mauvais; et, jusqu'à présent encore, je me suis conservé ce pucelage[7]. Je n'ai jamais dit Monseigneur qu'aux deux fils de France pour qui cet usage s'introduisit général fort peu après le mariage de Mgr le duc de Bourgogne, comme insensiblement, mais avec rapidité, sans exception que des princes du sang et bâtards : encore tortilloient-ils[8] entre leurs dents; M. de Beauvillier jamais en sa vie[9] que Monsieur, et presque toujours aussi

1. *Mx de Fr.* est ajouté en fin de ligne, sur la marge.
2. Nous avons déjà eu ce verbe au tome XV, p. 361.
3. *Tiray* surcharge un *d*.
4. Ce trait se retrouve dans les *Écrits inédits*, tome VI, p. 325.
5. Aux personnages inférieurs. — 6. *Me* surchargé en *qui*.
7. « État d'un homme qui n'a point connu de femme, et d'une femme qui n'a point connu d'homme » (*Académie*, 1708). Nous avons déjà eu ce mot, mais non au sens figuré, dans le tome I, p. 291.
8. On a déjà eu *tortiller* et *tortillage*, tomes VI, XI et XIV.
9. N'a jamais dit en sa vie.

M. de Chevreuse[1]. Toutes[2] les dames leur dirent aussi Monseigneur, et, à la fin, en sont venues, pendant la Régence, mais surtout pendant que Monsieur le Duc a été premier ministre, à le dire presque toutes aux princes du sang : qui fut le temps où, presque de vive force, le Monseigneur, en leur parlant, devint général[3].

M. de Vendôme se fait appeler Monseigneur à l'armée, et le maréchal de Montrevel en Guyenne.

Comme tout va toujours croissant, M. de Vendôme, dans son apogée, l'introduisit à l'armée d'Italie, où qui que ce soit, peu à peu, n'osa plus lui dire Monsieur[4]. Il soutint cet usage en Flandres ; mais il échoua tout à fait à Paris et à la cour, dans les voyages qu'il y fit dans sa plus grande splendeur. Il n'y eut pas jusqu'au maréchal de Montrevel, dans son commandement de Guyenne[5], qui ne l'établît parmi tous les officiers d'abord, et de là dans toute la noblesse, pour le premier commandant qui l'ait osé[6], et qui trouvoit tout publiquement très mauvais que qui[7] que ce fût portant l'épée lui dît Monsieur[8]. Il les y avoit tout[9] ployés, et aucun ne s'y hasardoit. D'abus en abus, quand on les souffre, jusqu'où ne tombe-t-on pas[10] !

1. On a pu remarquer particulièrement, lorsque notre auteur rapporte ses conversations avec les deux ducs, que, tandis qu'ils se servent toujours du *Monsieur* en parlant du duc de Bourgogne, lui, Saint-Simon, a soin d'user du *Monseigneur*, et souvent même se corrige plutôt que d'y manquer.

2. *Touttes* surcharge *et les*, et, ensuite, *leur* semble corriger un autre mot.

3. Ces deux dernières lignes, depuis *qui fut*, ont été ajoutées dans le blanc qui restait à la fin du paragraphe.

4. Déjà dit en 1706 : tome XIII, p. 281.

5. Tome XII, p. 47-48.

6. Ces huit derniers mots ont été ajoutés en interligne.

7. *Que c[e]* corrigé en *qui*.

8. Il se fit une affaire avec la Cour des aides de Bordeaux à propos de cette appellation à laquelle il prétendait, quoique refusée avant lui au maréchal de Lorge : voyez, dans les Papiers du Contrôle général, G7 140, une lettre de cette Cour et une de M. Dalon, premier président du parlement bordelais, 18 novembre et 20 décembre 1704.

9. Sans accord, comme pris adverbialement.

10. On a déjà vu (tome II, p. 134-135) que les maréchaux de France

*Altesse* simple. [*Add. S^t-S. 871*]

La curiosité de cette disgression me la fera allonger pour l'Altesse[1]. Peu à peu les rois ont pris la Majesté[2], réservée à l'Empereur comme bien[3] plus anciennement les Papes se sont réservé la Sainteté, que prenoient non seulement les patriarches[4], mais les évêques[5]. L'Altesse, abandonnée, et il n'y a pas encore si longtemps, pour[6] les petits rois, fut curieusement ramassée par les autres souverains[7], et leur est demeurée privativement à tous autres jusqu'au commencement du dernier siècle, et avec eux les fils et les frères des rois. Ceux-ci s'en contentèrent si bien, qu'on ne voit point que les fils puînés d'Henri II[8] aient jamais été traités d'Altesse Royale. En Espagne encore aujourd'hui, les Infants fils de Philippe V[9] n'ont que la

se faisaient donner du *Monseigneur*, et (tome XII, p. 413) que le gouverneur de Paris le recevait; comparez les *Mémoires de Luynes*, tome IX, p. 18, et les *Lettres inédites de Mme de Sévigné*, recueil Capmas, tome I, p. 390 et note 5. Le marquis d'Ambres, que nous verrons mourir en 1721, perdit sa carrière pour n'avoir voulu donner du *Monseigneur* ni au maréchal d'Albret, ni à Louvois.

1. Il en a déjà été parlé dans nos tomes V, p. 38 et 270-274, VI, p. 21-25, X, p. 170 et 235, XI, p. 338, XIII, p. 281, et XIV, p. 26. Comparez Callières, *les Mots à la mode*, éd. 1692, p. 149 et 155, le traité de Wicquefort sur les Ambassadeurs, éd. 1682, tome I, p. 30 et 389-395, le *Moréri* de 1718, tome I, p. 238-239, l'*Anti-Baillet* de Ménage, p. 156-157, et le *Dictionnaire historique de l'Académie française*, tome III, p. 28-29. Dans *le Bourgeois gentilhomme*, le garçon tailleur passe successivement de *gentilhomme* à *Monseigneur*, de *Monseigneur* à *Grandeur*, de *Grandeur* à *Altesse*.

2. Tome VI, p. 187.

3. L'initiale de *bien* corrige le commencement d'un *p*.

4. « Titre de dignité de l'Église qui se donne aux évêques des premiers sièges épiscopaux » (*Académie*, 1718, et *Dictionnaire de Trévoux*).

5. Voyez l'article SAINTETÉ du *Littré*, ou celui du *Dictionnaire de Trévoux*.

6. *Si longtemps p^r* est ajouté en interligne, au-dessus de *par*, non biffé.

7. Sur cette concurrence d'*Altesse* et de *Majesté*, voyez les *Mémoires d'Amelot de la Houssaye*, tome I, p. 54-62.

8. Ci-dessus, p. 289.

9. Ce roi eut pour fils : du premier lit, celui qui fut le roi Louis

simple Altesse[1]; mais on leur dit Monseigneur. J'y fus averti de cela, et de me garder de leur donner de l'Altesse Royale[2]. Gaston frère de Louis XIII prit le premier l'Altesse Royale[3]. Cela étoit encore si nouveau, que son régiment, qui n'eut point d'autre nom que celui de l'Altesse, n'eut jamais celui d'Altesse Royale[4], non pas même lorsque Gaston fut lieutenant général de l'État pendant la minorité de Louis XIV[5]. C'est le seul fils de France qui l'ait pris. Monsieur frère de Louis XIV le dédaigna parce que les filles de Gaston l'avoient pris avec le rang de petites-filles de France[6], quoique Monsieur leur père et Madame sa seconde femme l'aient conservé toute leur vie : ainsi Monsieur frère de Louis XIV le fit prendre à ses enfants, et se seroit également offensé qu'on le lui eût donné, ou qu'on l'eût omis

*Royale*[*].

(tome XV, p. 229); l'infant Philippe, né le 2 juillet 1709 et mort le 8; un autre de même nom, né le 7 juin 1712, mort le 29 novembre 1719; et l'infant Ferdinand, né le 23 septembre 1713, qui devint roi en 1746 et mourut le 10 août 1759; du second lit, don Carlos (tome VII, p. 259), qui succéda à Ferdinand sous le nom de Charles III; l'infant François, né le 21 mars 1717, et mort le 2 avril suivant; l'infant Philippe, qui devint duc de Parme en 1748 (tome IX, p. 222).

1. Dans le tome IX, p. 231, j'avais déjà reproduit la partie de l'Addition n° 871, placée ici, qui concerne les Infants et leur qualification.

2. Le *Moréri* rapporte que, en 1659, Philippe IV avait interdit au maréchal de Gramont de donner l'*Altesse Royale*.

3. Le *Moréri* dit que Gaston, à la cour de Bruxelles, imita le cardinal-infant traité ainsi à la cour de Savoie en 1633, et que cet exemple fut suivi bientôt par le palatin Charles-Gustave de Suède et par le prince d'Orange. Wicquefort, dans son traité des Ambassadeurs (éd. 1682, tome I, p. 396), place à l'année 1631 le fait de Bruxelles.

4. Gaston leva, sous ce nom, le 31 décembre 1643, un régiment de cavalerie, qu'il posséda jusqu'à sa mort, et, sous le nom d'Altesse Royale, un régiment d'infanterie, qui fut également supprimé en 1660, par incorporation dans le régiment Royal (Pinard, *Chronologie militaire*, tome I, p. 417-418).

5. Il fut créé lieutenant général et chef des conseils sous la Reine régente, le 18 mai 1643, et, le 7 juillet 1650, commandant de tout le Royaume tandis que le Roi voyageait en Guyenne.

6. Ci-dessus, p. 292.

[*] Cette manchette est trois lignes trop bas dans le manuscrit.

pour eux[1]. Tout le monde, même princes et princesses du sang, l'ont toujours donné aux filles de Gaston et aux enfants de Monsieur, en leur parlant, sans en faire aucune façon. M. de Savoie, depuis roi de Sardaigne, qui pièce à pièce obtint pour ses ambassadeurs les honneurs partout de ceux des têtes couronnées, sur sa prétention de roi de Chypre[2], et dont la mère, fille du duc de Nemours et d'une fille du duc de Vendôme bâtard d'Henri IV, avoit la première pris le nom bizarre et nouveau de Madame Royale[3], prit chez lui l'Altesse Royale après son mariage avec la fille de Monsieur, qui l'avoit par elle-même, et le donna aussi à Madame Royale[4]. Peu à peu il l'obtint des cours étrangères, et ce qu'il y a de rare dans cette usurpation, c'est que son grand-père, avec la même prétention de Chypre, fils d'une fille de Philippe II roi d'Espagne[5], et mari d'une[6] fille d'Henri IV, sœur de Louis XIII[7], n'y avoit jamais songé. Le Grand-Duc, à cet exemple, gendre de Gaston[8], le prit bien des années après[9], et le duc de Lorraine s'en avisa aussi après son mariage avec la fille de Monsieur, quoique son père, beau-frère de l'empereur Léopold[10], ni son tri-

1. Voyez les *Caractères de la Bruyère*, tome II, p. 166 et 337, et la *Correspondance de Madame*, recueil Jaeglé, tome I, p. 119.

2. Déjà dit plusieurs fois depuis notre tome VI jusqu'au tome XIV.

3. Tomes VI, p. 514, et VII, p. 14 et 593.

4. Quoiqu'on eût appelé ainsi la fille de Monsieur quand elle partit pour se marier (*Dangeau*, tome I, p. 6, 265 et 277), ensuite, pour la distinguer de sa belle-mère, on dit plutôt « Mme la Duchesse Royale. »

5. C'est le duc Victor-Amédée Ier (tome I, p. 174), fils de Charles-Emmanuel le Grand et de Catherine d'Autriche-Espagne, mariée le 11 mars 1585, morte le 6 novembre 1597, à trente ans.

6. Ayant d'abord écrit : *de la*, il a biffé *e la*, ajouté une apostrophe, et mis *une* en interligne.

7. Christine ou Chrétienne de France (tome I, p. 174), née le 10 février 1606, mariée le 10 février 1619, morte le 27 décembre 1663.

8. Côme III : tome III, p. 59 et 60. — 9. Tome X, p. 170.

10. Le *Moréri* disait, d'après les *Mémoires curieux* : « Le duc de Savoie, en vertu de la qualité de roi de Chypre, a aussi pris le titre d'Altesse Royale, aussi bien que le duc de Lorraine en vertu d'un diplôme de l'empereur Léopold du mois d'octobre 1700, enregistré

saïeul[1], gendre d'Henri II, et si follement favorisé de Catherine de Médicis sa belle-mère[2], n'y eussent jamais pensé, et se fussent contentés de l'Altesse simple[3]. Le duc d'Holstein-Gottorp, père de celui-ci, gendre du czar frère[4] du fameux czar Pierre Ier, fils de la sœur aînée du dernier fameux roi de Suède[5], et de même maison que le roi de Danemark, se donna aussi[6], et obtint de l'Empereur l'Altesse Royale. Ces trois derniers ne l'ont jamais pu obtenir du feu Roi[7].

*Sérénissime.* Ce nouveau titre[8] d'Altesse Royale de Gaston réveilla les souverains. Ils ajoutèrent à leur Altesse simple le Sérénissime, qu'ils prirent apparemment sur[9] la Sérénité des doges de Venise et de Gênes, lesquels[10] ne prennent point l'Altesse[11]. Les princes du sang, qui ne s'étoient pas trop attachés à l'Altesse, la voulurent, et la prirent Sérénissime parce qu'ils ne cèdent à aucun souverain, et qu'ils ne voulurent pas les laisser se hausser de titre sans s'approprier le même[12].

dans toutes les chancelleries des princes de l'Empire. Le grand-duc de Toscane se l'est aussi fait accorder par l'empereur Joseph, prétendant que son titre de grand-duc lui donne les mêmes droits qu'aux ducs de Savoie et de Lorraine. »

1. *Bisayeul* surchargé en *trisayeul.*

2. C'est le duc Charles III (1552-1608), marié en 1559 à Claude de France : tome XV, p. 24.

3. Comme, par exemple, le prince d'Orange, à qui Richelieu, en 1636 et 1637, donnait l'*Altesse* au lieu d'*Excellence* (*Lettres*, tome V, p. 710-711 et 1007).

4. Ces trois derniers mots sont un *lapsus évident.*

5. Ci-dessus, p. 17-18. — 6. *Aussy* est ajouté en marge.

7. Tome VI, p. 247. — 8. Le second *t* de *tiltre* surcharge une *r*.

9. L'initiale de *sur* corrige *p*r.

10. *Lesquels* est en interligne, au-dessus de *mais qui ne*, biffé, sans rétablissement d'un autre *ne*.

11. Tomes V, p. 270, et VI, p. 247.

12. Comparez les *Écrits inédits*, tome III, p. 69-72 et 180 (mémoire sur les *Changements arrivés à la dignité de duc et pair*), tome IV, p. 410-413 et 432-433, tome V, p. 246, et tome VI, p. 97, à propos du prince de Monaco. « Louis, prince de Condé, à son retour d'Es-

Alors les cadets de maisons souveraines ramassèrent l'Altesse simple réservée aux seuls souverains qui venoient de l'abandonner. La preuve de cette époque est claire. MM. de Guise, si maîtres en France durant la Ligue, et par là même si considérés dans toute l'Europe, et qui ont, pendant ce qui se peut appeler leur règne absolu, si[1] fort augmenté le rang de leur maison[2], n'ont jamais été traités d'Altesse. Cela se voit dans tous les Mémoires et les Histoires de tous ces temps-là, qui sont pleines des lettres qu'ils ont écrites et qu'ils ont reçues[3] de toutes sortes de gens, et de toutes sortes d'états, dont aucun ne les traite d'Altesse; et ce qui en pousse l'évidence au dernier degré, c'est qu'on y voit plusieurs lettres du secrétaire du duc de Mayenne à ce prince, pendant qu'il étoit lieutenant général de l'État et qu'il disputoit à main armée la couronne à Henri IV[4], dans lesquelles il n'y a point d'Altesse[5]. Rien

pagne, voulut être traité d'*Altesse Sérénissime*. On le traitoit bien d'*Altesse* auparavant; mais on n'y avoit point encore ajouté *Sérénissime*. Aujourd'hui, des princes de la première cuvée veulent être appelés *Sérénissimes*, abus qui demande une sérieuse réformation. » (*Mémoires d'Amelot de la Houssaye*, tome II, p. 415.) Lenet raconte que son maître avait tenu à recevoir l'*Altesse* du roi Philippe IV. C'est dans deux lettres de Marigny, du 12 août 1656, et du comte du Montal, du 1er janvier 1657 (*Histoire des princes de Condé*, tome VI, p. 677 et 713), c'est-à-dire en plein exil, que nous voyons paraître pour la première fois *Votre Altesse Sérénissime;* auparavant, rien que *V. A.* — Dans les *Projets* de 1712 (*Écrits inédits*, tome IV, p. 207), notre auteur demandait que cette appellation fût exclusivement réservée aux petits-fils de France, et, en effet, quand le Régent mourut, son fils, quoique demeuré premier prince du sang, ne fut plus *Altesse Royale*, mais seulement *Altesse Sérénissime* (*Journal de Barbier*, tome III, p. 286).

1. Avant *si*, il a, par mégarde, répété *ont*. — 2. Tomes XI et XIV.

3. Avant *receues*, le manuscrit porte un premier *rec* inachevé.

4. Tome XVI, p. 26. On peut voir dans le carton K 961 des Archives nationales, nos 37, 38, 42, etc., des provisions d'offices délivrées par Mayenne en vertu de ses pouvoirs quasi-royaux de lieutenant général du Royaume, pour lesquels il avait prêté serment le 13 mars 1589.

5. Cela a déjà été dit dans notre tome V, p. 270-274.

ne prouve donc plus clairement qu'ils ne la prenoient point alors.

Lors donc que, longtemps après[1], ils la prirent à l'occasion que je viens de dire, ils ne la prirent que simple, parce que, quelque grands rangs qu'ils aient conservés de leurs usurpations en ce genre pendant la Ligue, il n'étoit plus temps pour eux, non pas de surpasser, mais même de s'égaler aux princes du sang qui l'avoient prise Sérénissime. Cela dura ainsi jusqu'à ce que, MM. de Rohan et de la Tour-Bouillon étant devenus princes de la manière que je l'ai rapportée pp. 153 et 154 et pp. 573 jusqu'à 583[2], et que, longtemps après, c'est-à-dire quelques années, ils s'y furent accoutumés et affermis, non contents d'être devenus égaux en distinctions à la maison de Lorraine, ils hasardèrent, pour dernier trait[3], de se faire, comme eux, donner par leurs gens de l'Altesse. Les princes véritables[4], car, en parlant de ceux de Lorraine, j'entends aussi les autres qui étoient pour lors[5] en France, et qui firent comme eux[6], indignés déjà de voir ces deux maisons à leur niveau, ne purent souffrir la communauté d'Altesse, et y ajoutèrent le Sérénissime. Cela leur étoit aisé. Personne ne leur a jamais donné d'Altesse que ceux qui en recevoient d'eux réciproquement, et les cardinaux pour en avoir l'Éminence, et encore seulement en s'écrivant, et personne autre, ni en écrivant ou en parlant, que leurs domestiques, et peut-être quelques gens du plus bas étage : ainsi il ne leur fut pas difficile d'accoutumer leurs gens à les traiter d'Altesse Sérénissime, qui déjà leur don-

1. *Apres* a été ajouté en interligne.

2. Il a ajouté *et p.p. 573 jusqu'à 583* en interligne. La première indication correspond aux pages 240-264 de notre tome V, la seconde aux pages 178-245 du tome XIV.

3. Après *trait*, il a biffé le même mot, répété par mégarde.

4. C'est-à-dire issus d'une maison souveraine.

5. Il a ajouté *pr lors* en interligne.

6. C'est le temps où Tallemant (*Historiettes*, tome III, p. 450) se plaignait de cette foule d'Altesses étrangères.

noient l'Altesse[1]. Ils n'en furent pas plus avancés : MM. de Rohan et de Bouillon ne leur voulurent pas être inférieurs en cela non plus qu'au reste, et se firent donner le Sérénissime chez eux, et on a vu, pp. 155 et 156[2], ce que les cardinaux de Bouillon et[3] de Rohan ont arraché là-dessus de la Sorbonne, qui est le seul lieu où ils l'aient obtenu en France[4].

La[5] mort de M. le prince de Conti sembla au duc de Vendôme un avantage d'autant plus considérable, qu'il se voyoit délivré d'un émule si embarrassant par la supériorité de naissance, au moment qu'il l'alloit voir en sa place à la tête des armées, porté partout sur les pavois[6], et qu'il le laissoit encore auprès de Monseigneur sans aucun contrepoids. J'ai déjà dit, en son temps[7], son exclusion des armées, parce que cet événement ne se pouvoit reculer hors de temps, par rapport aux dispositions militaires qui ne[8] se pouvoient transposer. La chute de ce prince des superbes[9] eut trois degrés, tant, de si haut, elle fut profonde : nous voici arrivés au second, qui laissa encore un espace considérable jusqu'au dernier, d'entre deux et trois mois; mais, comme ce dernier n'a de connexité avec aucun autre événement, je le rapporterai tout

Disgrâce de M. de Vendôme. [Add. S^t-S. 872]

1. Il a déjà été parlé dans le tome V, p. 38-39, de l'*Altesse Éminentissime* prise par le cardinal de Bouillon. L'*Éminence* avait été attribuée par bulle d'Urbain VIII (1630) aux cardinaux, qui ne pouvaient prétendre à l'*Altesse* (*Gazette* de 1644, p. 1058, et de 1690, p. 19), et c'est ainsi que la reine Christine donnait l'*Éminence* au cardinal de Richelieu : voyez les *Mémoires* de celui-ci, tome III, p. 236. Callières parle de cette appellation dans ses *Mots à la mode*, p. 150.

2. Tome V, p. 273-291. — Les chiffres ont été ajoutés après coup.

3. Le sigle *et* surcharge une lettre.

4. Il y aurait encore l'*Altesse Ducale* dont parlait par goguenardise le président Rose : tome VIII, p. 33.

5. L'écriture change après un temps d'arrêt.

6. Même expression figurée que dans notre tome XV, p. 284.

7. Ci-dessus, p. 28 et 174.

8. *Se* surchargé en *ne*.

9. *Sedes ducum superborum*, dans l'*Ecclésiastique*, X, 17.

de suite, après avoir averti de l'intervalle, pour n'avoir plus à y revenir. Quelques[1] raisons de toute espèce qui dussent engager le Roi à ôter à M. de Vendôme le commandement de ses armées, je ne sais si tout l'art et le crédit de Mme de Maintenon n'y eût pas succombé, et si les menées de M. du Maine, qu'il lui cachoit avec tant de soin, aidées du secours journalier des valets intérieurs[2], sans une aventure qu'il faut expliquer ici, pour mettre tout à la fois ce grand tout[3] sous les yeux de la dernière issue de cette terrible lutte, et si poussée à l'extrême entre Vendôme secondé de sa formidable cabale, et l'héritier nécessaire de la couronne appuyé de son épouse, qui faisoit les délices du Roi, et de Mme de Maintenon, qui, pour trancher le mot, dont le dedans et le dehors ont été trente ans durant témoins, le gouvernoit entièrement, et dont Vendôme avoit si pleinement et si insolemment triomphé[4]. On a vu[5] qu'à son retour de Flandres, il avoit eu une audience du Roi, unique, et qui ne fut pas fort longue. Il n'y oublia pas Puységur, dont il fit des plaintes amères, et en dit tout ce qui lui plut de pis, avec son audace accoutumée à être crue sur sa parole[6]. Puységur, dont j'ai eu occasion de parler plus d'une fois[7], étoit fort

Éclat entre le duc

1. *Quelque* est au singulier, malgré *raisons* au pluriel, et la troisième lettre surcharge une *l*.

2. La fin de cette première partie de la phrase manque; c'est sans doute « n'eussent pas prévalu. »

3. Bossuet a dit : « La piété est le tout de l'homme; » et Pascal : « Imperceptible dans le sein du tout. »

4. Tome XIV, *passim*. — Pour ce qui va suivre, on peut consulter un article du R. P. Baudrillart, dans la *Revue des Questions historiques*, année 1890, tome I, p. 135, sur le rôle politique de Mme de Maintenon d'après sa correspondance et les archives espagnoles.

5. Tome XVI, p. 481-482.

6. On a vu quel avait été le rôle de Puységur parmi les familiers du duc de Bourgogne, pendant la campagne de Lille, et à quel point était monté le ressentiment de la cabale adverse.

7. En dernier lieu, notre auteur a fait l'éloge de Puységur et rappelé ses services dans le tome XVI, p. 225-226.

connu du Roi, avec une sorte de privance que lui avoit acquise le rapport continuel au Roi des détails si continuels de son régiment d'infanterie, dont il se croyoit le colonel particulier, dans lequel Puységur avoit passé jusqu'alors la plus grande partie de sa vie, major et lieutenant-colonel avec la confiance du Roi[1]. Elle s'étoit augmentée par des rapports plus importants, lorsque, maréchal des logis de l'armée de M. de Luxembourg, il en étoit l'âme et y faisoit tout jusqu'aux projets[2]. La part qu'il eut après[3] au secret et à l'exécution de l'expulsion de toutes les garnisons hollandoises des places des Pays-Bas espagnols[4], et de là en beaucoup d'autres choses importantes que le Roi lui confia, soit pour l'en consulter, soit pour l'en charger, dont il s'étoit toujours acquitté avec toute la capacité et la droiture possible en Flandres[5], en Espagne[6], et partout où il fut employé, comme on l'a vu quelquefois ici[7], avoient[8] ajouté pour lui, dans le Roi, le dernier degré de confiance et d'estime. Lui et son ami Montviel, aussi du régiment du Roi, et souvent son aide dans les détails des armées[9], avoient été mis gentilshommes

de Vendôme et Puységur, qui le perd radicalement auprès du Roi.

1. De mars 1693 à avril 1703. Tout cela a déjà été dit en 1698 et en 1703.

2. Déjà dit dans nos tomes II, V, XI, XV et XVI. Suivant l'annotateur des *Mémoires de Sourches*, tome VII, p. 37, c'est Ricous qui avait fait connaître Puységur au maréchal de Luxembourg, et, en retour, Puységur procura à Ricous sa mission en Bavière.

3. *Après* a été ajouté en interligne. — 4. Tome VIII, p. 51-54.

5. En 1702, c'est lui qui avait préparé le plan de campagne du duc de Bourgogne. Voyez les *Mémoires de Sourches*, tome VII, p. 187, 194, 223 et 226.

6. Tome XI, p. 315-319. Il arriva à Madrid après le départ de Louville, pour réorganiser l'armée, et resta jusqu'à l'été de 1706. Lorsque la venue de MM. le Gall et d'Avaray, moins anciens que lui, l'eut fait rentrer en France, il prépara encore des mémoires pour la conduite de la guerre contre les alliés : Affaires étrangères, vol. *France* 448, n° 8.

7. Tomes II, p. 230, V, p. 158-160, et XI, p. 318.

8. Ce verbe est bien au pluriel.

9. Encore dans la campagne dernière.

de la manche de Mgr le duc de Bourgogne lorsque l'affaire de Monsieur de Cambray en fit chasser Léchelle et du Puy, comme je l'ai rapporté alors[1]. Ils s'étoient extrêmement attachés à M. de Beauvillier, et, depuis que leur emploi fut fini, Puységur, dont il avoit goûté la vérité[2] et la capacité, demeura dans son commerce et dans son amitié la plus particulière[3], conséquemment très bien auprès de Mgr le duc de Bourgogne, qui, s'il eût régné, ne lui eût pas fait attendre si longtemps qu'on a fait le bâton de maréchal de France si dignement mérité, et qu'il n'a eu enfin que par la honte de ne le lui pas donner[4]. Dans cette situation à la cour et dans les armées[5], il n'étoit pas possible qu'il ne fût[6] toujours tout au[7] milieu de ce qu'il s'y passoit, et le témoin de tous les démêlés de la campagne de Lille, dès lors lieutenant général dans cette armée. Il y étoit le correspondant du duc de Beauvillier, fort exact;

1. Tomes V, p. 154, 155 et 158-160, et XI, p. 318.

2. Véracité, franchise. Voyez ci-après, p. 316.

3. Fénelon écrivait au duc de Chevreuse, le 23 novembre 1708 (*Correspondance*, tome I, p. 302) : « Je crois qu'il est important que vous entreteniez à fond M. de Puységur avec M. le duc de Beauvillier, et qu'ensuite on lui procure une ample audience de M. le duc de Bourgogne. Outre la capacité et l'expérience pour la guerre, M. de Puységur a d'excellentes vues sur les affaires générales, qui méritent un grand examen : des conversations avec lui vaudront mieux que la lecture de la plupart des livres. D'ailleurs, il est capital que notre prince témoigne amitié et confiance aux gens de mérite qui se sont attachés à lui, et qui ont tâché de soutenir sa réputation, car elle a beaucoup souffert, et il n'a guère trouvé d'hommes qui ne l'aient pas condamné depuis l'année dernière. » Comparez d'autres lettres, dans la même *Correspondance*, tomes I, p. 144 et 504, et II, p. 120, 135, 141-142 et 151.

4. Déjà dit dans notre tome XI, p. 318. Voyez, aux Affaires étrangères, vol. *France* 1278, fol. 158-161, un état des services de Puységur fourni en 1732 au cardinal de Fleury.

5. Voyez les appréciations de Fénelon qui viennent d'être citées dans la note 3.

6. Il a écrit, par mégarde : *fut*, à l'indicatif.

7. Le manuscrit porte seulement : *a*.

et plût à Dieu qu'on l'eût particulièrement attaché à la personne de Mgr le duc de Bourgogne, au lieu de ceux qu'on y mit[1] ! Sa capacité et sa vertu furent, dès le commencement de la campagne, fort choquées[2] de la conduite de M. de Vendôme, et le furent, dans la suite, de plus en plus jusqu'au comble. Il voyoit tout à revers[3] et dans les sources ; il ne pouvoit approuver rien de ce que faisoit et vouloit le général : il avoit souvent occasion de le montrer, et de le lui témoigner à lui-même[4]. A la jonction[5] du duc de Berwick[6], ami particulier du duc de Beauvillier, il s'étoit lié avec lui, et le fut toute la campagne : c'en étoit trop à la fois pour n'être pas exposé à la haine de Vendôme[7], malgré tous les ménagements extrêmes qu'il avoit constamment gardés avec lui, qui ne purent adoucir un homme si superbe, et si ennemi-né de tout ce qui ne l'étoit pas du prince qu'il vouloit perdre, et qu'il ménageoit si peu, bien plus de tout ce qui lui étoit attaché. C'est ce qui produisit les plaintes que Vendôme en fit au Roi à son retour, tout ce qu'il lui en dit d'étrange, et, non content de cette vengeance, de[8] tout ce qu'il en répandit publiquement en propos peu mesurés[9]. Puységur, si accou-

1. D'O, Gamaches, Rasilly, etc.
2. *Choqués*, au masculin pluriel, dans le manuscrit.
3. Même expression que dans notre tome XVI, p. 202.
4. Puységur avait tout fait, sous ce même Vendôme, dans la campagne de 1707 : tome XV, p. 174-175.
5. *L'arrivée* surchargé en *la jonction*. On avait imprimé, en dernier lieu, *l'injonction*.
6. Tome XVI, p. 177, 189, etc.
7. *Sa* a été corrigé en *la*, et *de Vendosme* ajouté en interligne.
8. Ce *de*, de trop, est bien au manuscrit.
9. *Dangeau*, p. 379, 3 avril : « M. de Vendôme vint ici lundi (1er), sur le bruit de la maladie du Roi, et il est du voyage de Meudon. Il se plaint hautement de Puységur, et prétend qu'il a dit au Roi des choses de lui très offensantes, sur la dernière campagne. » La marquise d'Huxelles écrivait, le 10 : « Il paroît que M. de Vendôme en use comme à l'ordinaire, et que les manières ne sont point changées avec lui. Ce prince s'est fort emporté contre M. de Puységur, dans la

tumé aux fréquents particuliers avec le Roi, comprit qu'après une si épineuse campagne, il en auroit où il seroit vivement questionné, s'il arrivoit à la chaude[1], et, prudemment, se mit six semaines ou deux mois en panne[2] chez lui, en Soissonnois[3], avant que d'arriver à Paris et à la cour. La[4] curiosité refroidie, instruit d'ailleurs des propos que le duc de Vendôme tenoit sur lui, il ne voulut pas, par un plus long séjour, donner à penser qu'il étoit embarrassé de se montrer : ainsi, il arriva. Peu de jours après, le Roi, qui l'avoit toujours goûté, peiné de tout ce que M. de Vendôme lui en avoit dit, le fit entrer dans son cabinet, et là, tête à tête, lui demanda raison, avec bonté, de mille sottises absurdes qui l'avoient embarrassé. Puységur l'en éclaircit si nettement, que le Roi, dans sa surprise, lui avoua que c'étoit M. de Vendôme qui les lui avoit dites. A ce nom, Puységur, qui se sentit piqué, saisit le moment : il dit au Roi d'abord ce qui l'avoit retenu si longtemps chez lui sans paroître, puis détailla naïvement et courageusement les fautes, les inepties, les obstinations, les insolences de M. de Vendôme, avec une précision et une clarté qui rendit le Roi très attentif et fécond en questions et en éclaircissements de plus en plus. Puységur, qui les lui donna tous[5], voyant tant d'ouver-

galerie à Versailles, où il y avoit beaucoup de gens, l'apostrophant d'une étrange façon, en disant qu'il le faisoit tout haut afin qu'on lui redît. » L'auteur des *Mémoires de Sourches* dit seulement (p. 310), à la date du 4 : « On parloit beaucoup ce jour-là, dans le monde, des éclats que le duc de Vendôme, revenu depuis peu à la cour, faisoit contre Puységur, qu'il prétendoit lui avoir rendu de très mauvais offices auprès du Roi. »

1 et 2. Ces deux locutions au figuré ont déjà passé dans nos tomes VIII, p. 219, et IX, p. 311.

3. Il était comte de Chessy par sa femme, vicomte de Buzancy et d'Acagny, premier quart-comte de Soissons, seigneur de Bernoville, Aisonville et Cessereux. C'est au château de Bernoville qu'était mort en 1682 son père, auteur de bons mémoires (notre tome XI, p. 316-317).

4. Avant *la*, l'auteur a biffé *il crut alors*.

5. Ces cinq mots sont en interligne.

ture[1], et le Roi demeurer court et persuadé à chaque fois, poussa sa pointe, et lui dit que, puisque Vendôme l'épargnoit si peu après toutes les mesures et les ménagements qu'il avoit toujours gardés avec lui, il se croyoit permis, et même de son devoir pour le bien de son service, de le lui faire connoître une bonne fois. De là il lui dépeignit le personnel du duc de Vendôme, sa vie ordinaire à l'armée, l'incapacité de son corps, la fausseté de son jugement, la prévention de son esprit, la fausseté et les dangers de ses maximes, l'ignorance de toute sa conduite à la guerre. Puis, reprenant toutes ses campagnes d'Italie et les deux dernières de Flandres, il le démasqua totalement, mit au Roi le doigt et l'œil[2] sur toutes ses fautes, et lui démontra manifestement que c'étoit une profusion de miracles si ce général n'avoit pas perdu la France cent fois[3]. La conversation dura plus de deux heures. Le Roi, convaincu de

1. Même emploi d'*ouverture* que dans notre tome X, p. 175.

2. Comparez, dans nos tomes XI, p. 285, et XVI, p. 40 et 249, *mettre le doigt sur la lettre*.

3. On peut rapprocher de ce passage le portrait que le duc de Bourgogne fit de Vendôme, l'année suivante, pour la cour de Madrid, lorsque celle-ci eut obtenu que le prince vînt la sauver (Baudrillart, *Une mission en Espagne*, p. 76) : « Quoique vous le connoissiez déjà, il ne sera pas mal à propos que je vous en dise un petit mot, qui, je vous proteste, est sans passion, car Dieu sait comme je suis sur son chapitre, ne lui attribuant rien de ce qui vient apparemment d'autres personnes, et connoissant son attachement et son respect pour le Roi, pour Monseigneur et pour toute la famille royale. Le caractère de M. de Vendôme est donc présomptueux : tout ce qu'il souhaite, il le croit, et, ce qu'il craint, il pense qu'il n'arrivera jamais. Il est opiniâtre, et, quand il a une fois une chose dans la tête, on ne la lui peut ôter. Il est haut et prompt, souvent même avec ses meilleurs amis. D'ailleurs, il est paresseux, et je crois que les maladies qu'il a eues y contribuent. Sa confiance et sa paresse se joignent et s'accommodent ensemble; son corps est pesant, et, après une journée de fatigue, le sommeil l'accable indispensablement. Il n'est pas assez prévoyant, ce qui est encore une suite de sa confiance. Il a tout le courage imaginable, et peut-être trop, s'exposant un jour d'action plus qu'un simple soldat; les meilleures intentions du monde et un bon cœur. Voilà, en peu de mots, un portrait fidèle.... »

tout, et de longue main persuadé[1] par expériences, non seulement de la capacité de Puységur, mais de sa droiture, de sa fidélité, et de son exacte vérité, ouvrit à ce coup, tout à la fois, les yeux sur cet homme que tant d'art lui avoit si bien caché jusqu'alors, et montré comme un héros et le génie tutélaire de la France[2]. Il eut honte et dépit de sa crédulité, et, de cette conversation, Vendôme demeura perdu dans son esprit, et bien exclus du commandement des armées, exclusion qui tarda peu après à se déclarer[3]. Puységur, naturellement humble, doux et modeste, mais vrai et piqué au jeu, et qui n'avoit plus de ménagement à garder avec M. de Vendôme après l'éclat qu'il avoit fait contre lui en public et ce qu'il avoit dit au Roi, content d'ailleurs du succès qu'il avoit remarqué dans toute sa conversation, la rendit sur-le-champ en gros dans la galerie, et brava vertueusement Vendôme et toute sa cabale, qu'il n'ignoroit pas. Elle en frémit de rage, Vendôme encore plus. Ils ne répondirent qu'en répandant des raisonnements misérables, qui ne firent impression sur

1. *Persuadé* est en interligne, au-dessus d'un second *convaincu*, biffé.

2. En 1706, ne chargeait-il pas Chamillart de lui dire (notre tome XIV, p. 570) que, « si tous ses sujets l'aimoient autant que lui, Vendôme, et s'ils avoient autant de courage et d'élévation, il seroit maître du monde, s'il vouloit » ?

3. Le duc de Chevreuse écrivit à Fénelon, le 9 avril (*Correspondance*, tome I, p. 288) : « M. de Puységur vous aura sans doute expliqué toute sa conversation avec le Roi, dans laquelle il croit avoir prouvé à S. M. que le prince n'a eu aucun tort, pour les faits de guerre, durant le cours entier de la campagne dernière, et que M. de Vendôme en est l'unique cause, ou directe, ou, en plusieurs cas, indirecte, en obligeant par son opiniâtreté à recourir au Roi et à laisser échapper l'occasion pendant ce retardement. M. de Montviel vous pourra dire maintenant la nouvelle conversation de M. de Vendôme avec le Roi pour se justifier de ce que M. de Puységur avoit répandu dans le public contre lui après qu'il en eut parlé à S. M., et le peu d'effet de cette nouvelle conversation, qui n'a fait aucune impression sur l'esprit du Roi, quoique M. de Vendôme l'ait aussi répandue tant qu'il a pu comme si S. M. en avoit été convaincue, parce que le Roi, sans lui rien disputer, ne faisoit que presser la fin pour en être quitte. »

personne. Les plus avisés les jugèrent dès lors sur le côté[1]. Le parti opposé, et jusqu'alors[2] si opprimé, embrassa Puységur, et Mme de Maintenon, Mme la duchesse de Bourgogne, le duc de Beauvillier même, surent faire valoir auprès du Roi ce qu'il avoit enfin appris par lui. La suite assez prompte, je l'ai racontée[3]. Vendôme, exclus de servir, vendit ses équipages, se retira à Anet[4], où l'herbe commença à croître[5], et supplia le Roi de trouver bon qu'il ne lui fît guères sa cour qu'à Marly, et Monseigneur qu'à Meudon, de tous les voyages desquels il continua d'être[6]. Cette légère continuation de distinction le soutenoit un[7] peu dans la solitude qu'il s'étoit creusée; elle lui servit comme de témoignage de la satisfaction demeurée au Roi et à Monseigneur de ses services et de sa conduite, que ses ennemis si puissants, et si nécessairement chers, n'avoient pu lui enlever : c'est ainsi que sa cabale s'en expliquoit, et lui-même, avec un faux air de philosophie

1. Comparez, dans les *Mémoires de Sourches*, tome VI, p. 1 : « Le mariage du comte d'Estrées étoit sur le côté. » C'est encore une locution qui n'a point été relevée dans le plus récent de nos dictionnaires; Littré ne paraît pas l'avoir connue au sens figuré que nous avons ici, et que nous retrouverons plus loin, p. 449. Beaucoup d'écrivains s'en servaient, et le *Dictionnaire de l'Académie* de 1718 en donnait cette définition : « Cela se dit d'un homme si blessé ou si mal, qu'il ne peut se remuer, et, figurément, d'un homme qui est prêt à perdre sa fortune, sa faveur, son crédit. »

2. *Alors* surcharge d'autres lettres.

3. Ci-dessus, p. 28; voyez ci-après, p, 618.

4. C'était son Marly : Addition n° 654, dans notre tome XIII, p. 492.

5. Tome XVI, p. 483. Ce qui étonne, c'est que les lettres d'Alberoni à son ami Rocca sont datées de Paris pendant tout le cours de 1709, sauf une quinzaine de jours, d'avril à mai, passés à la Ferté-Alais, et qu'il donne les nouvelles de son maître comme de seconde main : « On dit à Paris que le Roi a remercié M. le duc de Vendôme de tous les services qu'il lui a rendus pour le passé, ne pouvant pas se servir de lui pour l'avenir; il est certain qu'il ne servira pas la campagne prochaine, car on sait ici qu'on vend actuellement son équipage.... »

6. Ci-dessus, p. 174.

7. Cet *un* est en interligne.

et de mépris du monde, dans lequel personne ne donna[1]. Tout abattu qu'il étoit, il soutenoit à Marly et à Meudon le grand air qu'il y avoit usurpé dans les temps de sa prospérité. Après avoir surmonté les premiers embarras, il y reprit sa hauteur, sa voix élevée ; il y tenoit le dé. A l'y voir, quoique peu environné, on l'eût pris pour le maître du salon, et, à sa liberté avec Monseigneur, et même, tant qu'il l'osoit hasarder, avec le Roi, on l'eût cru le principal personnage. La piété de Mgr le duc de Bourgogne lui faisoit supporter sa présence et ses manières comme s'il ne se fût rien passé à son égard[2]; ses serviteurs particuliers en souffroient, et Mme la duchesse de Bourgogne fort impatiemment, mais sans oser rien dire, épiant[3] les occasions. Il s'en présenta une au premier[4] voyage que le Roi fit à Marly après Pâques[5]. Le brelan[6] étoit à la mode; Monseigneur y jouoit souvent dans le salon, d'assez bonne heure, avec Mme la duchesse de Bourgogne. Manquant d'un cinquième[7], il vit M. de Vendôme à un bout du salon : il le fit appeler pour faire sa partie. A l'instant, Mme la

Affront

1. Le 9 juin, Mme de Maintenon écrivait à la princesse des Ursins (recueil Geffroy, tome II, p. 210) : « On est un peu scandalisé à la cour des caresses que M. le Dauphin fait à M. de Vendôme à Meudon. Notre princesse, soutenant son caractère, ne s'est pas pressée d'y aller. »

2. Voyez ce qui est dit de cette attitude courtoise dans le livre de l'abbé Proyart, tome II, p. 213.

3. Avant ce participe, l'auteur a biffé un second *mais*.

4. L'abréviation $p^r$ a été ajoutée après coup entre *au* et *voyage*.

5. Pâques tomba le 31 mars, et le Roi alla s'installer le 10 avril, pour dix jours, à Marly; mais Dangeau dit précisément (p. 385, avec l'Addition) : « M. de Vendôme, qui étoit à Meudon, n'a point demandé à venir ici, et est allé à la Ferté. » C'est à un précédent voyage, du 6 au 16 février, que se passa la scène qui va être racontée : *Dangeau*, p. 327; *Sourches*, p. 268.

6. Antérieurement, tome V, p. 119, il avait gardé la forme primitive *berlan;* mais, ici, nous avons la nouvelle forme, qui, d'ailleurs, se trouve dès 1635 dans la *Gazette*, p. 140.

7. C'est ce qu'on appelait les « cinq têtes » (*Dangeau*, tome VIII, p. 506), et chaque tête avait deux dames de la cour pour associées.

duchesse de Bourgogne dit modestement, mais fort intelligiblement, à Monseigneur, que la présence de M. de Vendôme à Marly lui étoit bien assez pénible, sans l'avoir encore au jeu avec elle, et qu'elle le supplioit de l'en dispenser. Monseigneur, qui n'y avoit pas fait la moindre réflexion, ne le put trouver mauvais ; il regarda par le salon, et en fit appeler un autre. Vendôme cependant arrivoit à eux, et en eut le dégoût en face et en plein devant tout le monde[1]. On peut juger à quel excès cet homme superbe fut piqué de l'affront. Il ne servoit plus, il ne commandoit plus, il n'étoit plus l'idole adorée ; il se trouvoit dans la maison paternelle du prince qu'il avoit si cruellement offensé, et c'étoit à son épouse chérie et outrée à qui il avoit affaire : il pirouetta, s'éloigna dès qu'il le put, et bientôt après gagna sa chambre, où il ragea à son loisir[2]. La[3] jeune princesse fit ce pendant ses réflexions sur ce qu'il venoit d'arriver. Rassurée par la facilité qu'elle avoit trouvée à ce qu'elle venoit de faire, en peine[4] aussi comment le Roi prendroit la chose, elle se détermina, tout en jouant, à la pousser plus loin, ou pour y réussir, ou au moins pour se tirer d'embarras, car, avec toute son intime familiarité, elle s'embarrassoit aisément, parce qu'elle étoit douce et timide. Sitôt donc que la partie de brelan fut finie, elle courut chez Mme de Maintenon avant que le

reçu à Marly de Mme la duchesse de Bourgogne par le duc de Vendôme ; est exclus de Marly[*].

1. Voici la version envoyée par Mme de Maintenon à Madrid, le 17 février (recueil Bossange, tome I, p. 387) : « Ce n'étoit point le jeu de Monseigneur ; c'étoit Mme la duchesse de Bourgogne qui le composoit, et, voyant qu'on le lui proposoit pour cinquième au brelan, elle dit qu'elle ne vouloit pas jouer sitôt, et qu'elle avoit une affaire. Effectivement, elle ne joua point. » Mme des Ursins approuva (tome IV, p. 231).

2. On a eu la version de l'entourage de M. de Vendôme dans l'appendice VI de notre tome XVI, p. 629-630.

3. Par mégarde, il a écrit : *le*.

4. Les mots *en peine* sont en interligne, à la suite d'un premier *en peine* également biffé, et au-dessus d'*embarrassée peut estre*, biffé.

* Ces quatre derniers mots de la manchette ont été ajoutés après coup.

Roi y fût encore entré, et lui conta ce qu'il lui venoit d'arriver. Elle lui dit que, après tout ce qu'il s'étoit passé en Flandres, elle avoit une peine extrême à voir M. de Vendôme ; que cette affectation continuelle de Marly, où elle ne le pouvoit éviter, sans jamais aller à Versailles, où elle ne le rencontroit jamais, étoit une suite d'insulte à laquelle elle ne pouvoit s'accoutumer; que, de[1] plus, ses fautes étant assez reconnues pour lui avoir fait ôter le commandement des armées, il ne pouvoit y avoir d'autre raison de le souffrir à Marly que celle de l'amitié du Roi pour lui, et qu'elle ne pouvoit supporter qu'avec la dernière douleur qu'elle parût égale entre son petit-fils et elle d'une part, et M. de Vendôme de l'autre. Cela fut vif, mais court, parce que le Roi alloit arriver[2]. Mme de Maintenon, piquée contre Vendôme du fonds des choses, et plus dangereusement peut-être d'avoir si longuement lutté contre lui en vain, parla ce soir-là même au Roi de cette affaire, lui fit valoir les raisons de la princesse, sa douceur, sa modération d'avoir été si longtemps sans en rien dire, et combien ces sentiments-là étoient estimables par rapport à son mari[3]. Le propos réussit sur l'heure : le Roi, entière-

1. Avant cette préposition, l'auteur a biffé une virgule.

2. L'entourage de la princesse réclamait cette vigoureuse exécution; c'est ainsi que Tessé écrivait à Mme des Ursins, le 29 décembre précédent (recueil Rambuteau, p. 300-301) : « L'on me mande que ma maîtresse, digne sœur de votre aimable et héroïque reine, a ressenti bien vivement tous les malheurs que la contrariété des sentiments a fait naître, car, pour ne point tourner autour du pot, le manège, l'esprit et la conduite de celui qui a perdu l'Italie s'est répandu en Flandre, et il s'en faut bien que ceux qui ont vu M. de Vendôme de près aient été surpris de tout ce qui est arrivé; mais ce qui surprend et doit affliger tous les honnêtes gens, c'est que, pour sauver son honneur, l'on risque de perdre celui de Mgr le duc de Bourgogne. » Comparez une lettre de Fénelon, en date du 17 novembre 1708, dans le tome I de sa *Correspondance*, p. 274.

3. Mme de Maintenon écrivait encore à la princesse des Ursins, le 18 mars (p. 398-399) : « M. de Vendôme ne sert plus, au moins pour cette année, et je doute fort que la vie qu'il mène le mette en état de

ment dégoûté du duc de Vendôme, et toujours peiné d'avoir sous ses yeux ceux[1] qu'il jugeoit avec raison être mécontents, comme il n'en pouvoit douter de celui-ci depuis qu'il ne servoit plus, ne fut pas fâché d'une occasion de se soulager de sa présence, et avec le gré de sa petite-fille et de Mme de Maintenon. Avant de se coucher, il chargea Blouin de dire de sa part, le lendemain au matin, à M. de Vendôme, de s'abstenir désormais de demander pour Marly, où se rencontrant sans cesse et nécessairement dans les mêmes lieux que Mme la duchesse de Bourgogne, qui avoit peine à le voir, il n'étoit pas juste de lui en laisser plus longtemps la contrainte. On ne peut imaginer en quel excès de désespoir il entra à ce message si peu attendu, et qui sapoit par le pied le fondement de toute espérance, et de l'insolence de ses manières et de ses propos. Il se tut néanmoins de peur de pis, n'osa parler au Roi, et s'enfuit cacher sa rage et sa honte à Clichy, chez Crozat[2]. L'aventure du brelan avoit fait grand bruit, il avoit retenti jusqu'à Paris; les auteurs du compliment fait à Vendôme en conséquence ne le cachèrent pas. Cette nouvelle fit un nouveau fracas dans le monde : tellement que, lorsqu'on sut Vendôme si brusquement à Clichy, le

servir à l'avenir. Nous avons tous été bien trompés sur cet homme-là, et le Roi bien mal averti de ce qui se passoit en Italie. Nous lui en devons la perte entière par le siège de Turin qu'il vint persuader au Roi, lui répondant de toutes les facilités, et lui promettant de le faire lui-même : après quoi, il s'en remet à M. de la Feuillade, pour faire sa cour à M. Chamillart; ensuite, il fait cette belle campagne de l'année passée, qui nous réduit à l'état où nous sommes, et se livre à M. l'abbé Alberoni, Italien et son favori, pour déshonorer M. le duc de Bourgogne; il le garde auprès de lui à Anet, et déclare qu'il seroit inconsolable, s'il le perdoit. C'est ce même M. de Vendôme qui détermina le siège de Barcelone. J'avois toujours été prévenue pour lui sur l'attachement que je lui croyois pour le Roi et pour toute la famille royale; mais ce qu'il a souffert chez lui par rapport à M. le duc de Bourgogne est bien opposé à cet attachement. »

1. L'initiale de *ceux* corrige un *d*.

2. Récit de Bellerive, dans notre tome XVI, p. 629-630.

bruit courut partout qu'il avoit été chassé de Marly. Il le sut, et, pour montrer qu'il n'en étoit rien, il y retourna deux jours avant la fin du voyage, qu'il passa dans la honte et dans un continuel embarras. Il en partit pour Anet, en même temps que le Roi pour Versailles, et n'a jamais depuis remis les pieds à Marly. Revenu des premiers transports, il se prit à ce qu'il put : Blouin ne lui avoit point parlé de Meudon; il s'assura d'être de tous les voyages, et se mit à se vanter de l'amitié de Monseigneur à tous propos, comme auroit fait un franc provincial[1]. Réduit à ce retranchement, il arrivoit à Versailles la surveille de chaque voyage de Monseigneur, pour faire sa cour au Roi, et logeoit chez Blouin, parce qu'il avoit prêté son logement à Mme de Montbazon, sœur du comte d'Évreux[2], lorsqu'il renonça à Versailles pour Marly et Meudon quand il sut qu'il ne serviroit plus. Il passoit à Meudon tout le temps que Monseigneur y demeuroit, lui qui, dans sa splendeur, lui donnoit[3] à peine un jour ou[4] deux, et, de Meudon, retournoit droit à Anet. Il ne se[5] faisoit point de voyages à Meudon que Mme la duchesse de Bourgogne n'y allât voir Monseigneur, et que Vendôme ne s'y présentât audacieusement devant elle, comme pour lui[6] faire sentir que, au moins chez Monseigneur, il l'emportoit sur elle[7]. Conduite par l'expérience de l'expulsion de

1. C'est ainsi que sa cabale fit insérer dans la *Gazette d'Amsterdam* du 19 avril, n° XXXII, qu'il était de tous les voyages à Meudon et que le Roi rappelait son frère le Grand Prieur à la Ferté-Alais.

2. Comme en 1706 (*Dangeau*, tome XI, p. 51). Nous avons vu (notre tome XI, p. 356) que cette duchesse était « belle, jeune, très souvent à la cour, et de tous côtés propre à faire la planche. »

3. Ce verbe est mal écrit.

4. Avant cet *ou*, il en a biffé un premier.

5. *Se* est en interligne, au-dessus de *s'y*, biffé, et, ensuite, *à Meudon* a été ajouté aussi en interligne.

6. *Luy*, d'abord écrit en fin de ligne, est répété au commencement de la ligne suivante.

7. Nous avons vu (tome V, p. 16) que les courtisans avaient la liberté d'aller faire leur cour au Roi à Meudon; ainsi ce château rivalisait

Marly, la princesse souffrit doucement cette insolence; elle épia quelque occasion[1]. Deux mois après[2], il arriva que, pendant un voyage de Monseigneur, le Roi et Mme de Maintenon y allèrent dîner avec Mme la duchesse de Bourgogne sans y coucher. C'étoit une énigme que cette partie[3]. Au Roi, cela lui étoit arrivé, quoique rarement[4]; quelquefois Mme de Maintenon, tout à fait réunie avec Mlle Choin, la vouloit entretenir[5] à son aise sans la faire venir à Versailles, et le Roi, comme on peut croire, étoit du secret[6]. On verra bientôt[7] quelle fut cette liaison. M. de Vendôme, qui, à l'ordinaire, étoit à Meudon, eut le peu de sens de se présenter des premiers à la descente du carrosse : Mme la duchesse de Bourgogne, qui en fut très blessée, s'en contraignit moins qu'à l'ordinaire, et détourna la tête avec affectation après une apparence de révérence[8]. Vendôme, qui le sentit, n'en poussa que mieux sa pointe, et fit la folie de la poursuivre l'après-dînée, à son jeu : il en essuya le même traitement, et encore plus marqué. Piqué au vif, et à la fin embarrassé de sa contenance, il monta dans sa chambre, et n'en descendit que fort tard. Pendant ce temps-là, Mme la duchesse de Bourgogne fit sentir à Monseigneur le peu de ménagement que Vendôme avoit pour elle. Retournée le soir à Versailles, elle en parla à Mme de Maintenon, et s'en plaignit ouver-

Vendôme exclus de Meudon.

avec Marly (*Lettres de Mme de Sévigné*, tome X, p. 306), en dehors même de la petite cour qui s'y réunissait à l'habitude et dont le duc et la duchesse de Bourgogne avaient fini par faire partie assez souvent (notre tome XIV, p. 397-399). Les visites se multiplièrent pendant le printemps de 1709, Monseigneur ayant la goutte.

1. Déjà dit p. 318. — 2. Peut-être le 26 avril : *Dangeau*, p. 397.

3. Le prétexte fut que le Roi voulait étudier des changements à faire aux bâtiments nouveaux de Monseigneur.

4. Nous avons vu un dîner pareil en 1708 : tome XVI, p. 79.

5. Par mégarde, il a écrit : *entrenir*.

6. C'est ce qui a été raconté dans notre tome XVI.

7. Ci-après, p. 416 et suivantes.

8. Madame raconte (recueil Jaeglé, tome II, p. 101) que la jeune princesse affectait de ne pas le voir.

tement au Roi ; elle lui représenta combien il lui étoit dur d'être moins bien traitée de Monseigneur que de lui-même, et que M. de Vendôme se fît ouvertement contre elle un asile de Meudon, et une consolation de Marly. Mme la princesse de Conti, avec quelques dames, étoient de ce voyage avec Monseigneur, entre autres Mme de Montbazon. Le lendemain du jour que le Roi y avoit dîné, M. de Vendôme se plaignit aigrement à Monseigneur de l'étrange persécution qu'il souffroit partout de Mme la duchesse de Bourgogne ; mais Monseigneur, qu'elle avoit prévenu la veille, répondit si froidement à Vendôme, qu'il se retira les larmes aux yeux. Résolu toutefois de ne point quitter prise qu'il n'eût arraché de Monseigneur quelque sorte de satisfaction, il entretint longtemps dans un cabinet Mme de Montbazon tête à tête, qui n'en sortit que pour aller prier Mme la princesse de Conti d'y passer, avec qui elle étoit fort bien, et qu'elle y suivit. Le colloque fut encore long entre eux trois, et la conclusion, que Mme la princesse de Conti parla à Monseigneur, le jour même, en faveur de M. de Vendôme. Elle ne réussit pas mieux : tout ce qu'elle en tira fut qu'il falloit que M. de Vendôme évitât Mme la duchesse de Bourgogne quand elle viendroit à Meudon, et que c'étoit bien le moindre respect qu'il lui devoit jusqu'à ce qu'il l'eût apaisée et se fût remis bien auprès d'elle. Une réponse si sèche et si précise fut cruellement sentie ; mais il n'étoit pas au bout du châtiment qu'il avoit si trop plus que mérité[1]. Le lendemain mit fin à tous ces mouvements et à ces pourparlers. Vendôme jouoit l'après-dînée à un papillon[2] en un cabinet particulier, lorsque

1. Nous avons déjà eu *plus que très triste* (tome VII, p. 234), *sa plus que déférence* (tome VIII, p. 322), *des plus que manques* (tome XIV, p. 481).

2. Ce jeu, espèce de « cul-bas, » avait nouvellement détrôné le lansquenet, et Mme la duchesse de Bourgogne semblait l'affectionner particulièrement : voyez le recueil Bossange, tome I, p. 274, le *Journal de Dangeau*, tome XII, p. 29, 62, etc., les *Mémoires de Sourches*, tome XII, p. 116-117, 163, etc.

d'Antin arriva de Versailles : il[1] s'approcha de ce jeu, demanda où en étoit la reprise[2] avec un empressement qui fit que M. de Vendôme lui en demanda la raison. D'Antin lui répondit qu'il avoit à lui rendre compte de ce dont il l'avoit chargé. « Moi ! dit Vendôme avec surprise, je ne vous ai prié de rien. — Pardonnez-moi, répliqua d'Antin; vous ne vous souvenez donc pas que j'ai une réponse à vous faire? » A cette recharge[3], M. de Vendôme comprit qu'[il] y avoit quelque chose, quitta le jeu, et entra dans une petite garde-robe obscure de Monseigneur avec d'Antin, qui là, tête à tête, lui dit que le Roi lui avoit ordonné[4] de prier Monseigneur de sa part de ne le plus mener à Meudon, comme lui-même avoit cessé de le mener à Marly; que sa présence choquoit Mme la duchesse de Bourgogne, et que le Roi vouloit aussi que le duc sût qu'il desiroit qu'il ne s'y opiniâtrât pas davantage. Là-dessus, la fureur transporta Vendôme, et lui fit vomir tout ce qu'elle peut inspirer. Il reparla le soir à Monseigneur, qui ne s'en émut pas davantage, et qui, avec le même sens froid qu'il lui avoit déjà montré, l'éconduisit entièrement[5]. Le peu qui restoit du voyage s'écoula dans l'embarras et dans la rage qu'il est aisé de penser, et, le jour que Monseigneur retourna à Versailles, il s'enfuit droit à Anet[6]; mais, ne

1. Ici, la plume a été changée.

2. Même terme que pour le lansquenet, pour le brelan, le reversis, etc. (*Dangeau*, tomes V, p. 315, VII, p. 186 et 408; nos tomes III, p. 92, note 3, IV, p. 279, note 4). Cela se disait d'une partie comportant un certain nombre de coups. Voyez ci-après, p. 444.

3. Nous avons déjà eu le substantif *recharge* dans l'Addition n° 297, et il se représentera plus d'une fois. Il a été signalé dans Bossuet; mais il était inconnu à *l'Académie*. On aura ci-après, p. 427, *recharger*.

4. *Ordonner* corrigé en *ordonné*, participe.

5. Cela fut connu; la marquise d'Huxelles écrivait, le 25 juillet suivant (ms. Avignon) : « On prétend que Mme la duchesse de Bourgogne ne revient pas à l'égard de M. de Vendôme, et qu'on a fait entendre sous main à ce prince de ne plus aller à Meudon ni à Marly, ce dont il est si fort affligé, qu'il regarde Anet comme un séjour épouvantable. »

6. *Anet* corrige *Meud[on]*.

pouvant tenir nulle part, il s'en alla avec ses chiens, sous prétexte de chasse, passer un mois à sa terre de la Ferté-Aletz[1], sans logement et sans nulle compagnie, rager tout à son aise[2]. Il revint de là à Anet, se fixer dans un abandon universel[3]. Dans ce délaissement, dans cette exclusion de tout si éclatante et si publique, incapable de soutenir une chute si parfaite après une si longue habitude d'atteindre à tout et de pouvoir tout, d'être l'idole du monde, de la cour, des armées, d'y faire adorer jusqu'à ses vices et admirer ses plus grandes fautes, canoniser tous ses défauts, d'oser concevoir le prodigieux dessein de perdre et d'anéantir l'héritier nécessaire de la couronne sans avoir jamais reçu de lui que des marques de bonté, et uniquement pour s'établir sur ses ruines, et triomphé huit mois durant de lui avec l'éclat et le succès le plus scandaleux, on vit cet énorme colosse tomber par terre[4] par le souffle

1. La Ferté-Alais : tomes XIII, p. 103, et XVI, p. 22.

2. Pour dissimuler, Alberoni écrivait à son ami Rocca, le 2 avril (p. 97) : « Hier, S. A. Mgr le duc de Vendôme fut averti par un exprès que le Roi avoit été attaqué par une petite colique. Il prit la résolution, sur-le-champ, de se rendre à la cour, où il arriva hier au soir. Comme il y a à espérer que ce n'est rien, il se rendra samedi prochain à la Ferté, un de ses fiefs qui est à vingt milles de Fontainebleau. C'est un lieu charmant pour la chasse, et où il restera jusque la moitié de mai. » Et, le 15 (p. 97) : « On dit à Paris que, à son dernier voyage que Mgr le duc de Vendôme a fait à la cour, il a été fort *gratiosé* par le Roi, par M. le Dauphin et par M. le duc de Bourgogne. Il est présentement à se divertir à la Ferté, qui est un de ses fiefs ; il a son équipage de chasse, une douzaine d'amis, et, tous les jours, on voit y aller beaucoup de seigneurs qui vont lui faire leur cour. Il est fort gaillard et content, et il se divertit plus qu'il n'a jamais fait. » Le 10 mai (p. 101-102) : « M. le duc de Vendôme est à la Ferté avec les équipages du loup et du sanglier. M. le duc d'Orléans lui a envoyé son équipage du cerf, avec M. d'Effiat, son grand écuyer. On y a chassé, à ce qu'on dit, trois, quatre fois la semaine. Plusieurs seigneurs vont le trouver, et, à ce que m'a dit un de mes amis qui vient de là, on s'y divertit à merveille et en très bonne compagnie. »

3. Selon Bellerive, le prince Eugène manifesta un vif étonnement que son ancien adversaire fût tenu oisif dans la retraite.

4. Il sera comparé plus loin aux Titans foudroyés.

d'une jeune princesse sage et courageuse, qui en reçut les applaudissements si bien mérités. Tout ce qui tenoit à elle fut charmé de voir ce dont elle étoit capable, et ce qui lui étoit opposé, et à son époux, en frémit. Cette cabale si formidable, si élevée, si accréditée, si étroitement unie pour les perdre et régner après le Roi sous Monseigneur en leur place, au hasard de se manger alors les uns les autres à qui les rênes de la cour et du Royaume demeureroient[1], ces chefs mâles et femelles, si entreprenants, si audacieux, et qui, par leurs succès, s'étoient tant promis de grandes choses, et dont les propos impérieux avoient tout subjugué, tombèrent dans un abattement et dans des frayeurs mortelles. C'étoit un plaisir de les voir rapprocher avec art et bassesse et tourner autour de ceux du parti opposé qui[2] jugeoient y tenir quelque place, et que leur arrogance leur avoit fait mépriser et haïr, surtout de voir avec quel embarras, quelle crainte, quelle frayeur ils se mirent à ramper devant la jeune princesse, tourner misérablement autour de Mgr le duc de Bourgogne et de ce qui l'approchoit de plus près, et faire à ceux-là toutes sortes de souplesses. M. de Vendôme, sans ressource que celle qu'il chercha dans ses vices et parmi ses valets, ne laissa pas de se vanter souvent parmi eux de l'amitié de Monseigneur, dont il étoit, disoit-il[3], bien assuré[4], et de la violence qui avoit été faite à ce prince à son égard. Il en étoit réduit à cette misère, d'espérer que cela se répandroit par eux dans le monde, qu'on se le persuaderoit, et que la considération du futur lui donneroit de la considération[5]. Mais le présent lui étoit insupportable; pour s'en Vendôme

1. Idée exprimée plusieurs fois dans le volume précédent.

2. Sans doute pour *qu'ils*. — 3. *Disoit il* a été ajouté en interligne.

4. Mme de Maintenon écrit, le 9 juin : « On est un peu scandalisé des caresses que M. le Dauphin fait à M. de Vendôme; aussi la duchesse de Bourgogne, soutenant son caractère, ne s'est pas pressée d'y aller. »

5. Son Alberoni écrivait à Rocca, le 23 juin (p. 105) : « Nous ne sommes pas encore morts.... *Tempo e patienza*, dit le proverbe italien. Il faut de grands coups pour abattre des gros chênes. »

refusé d'aller en Espagne.

tirer, il songea au service d'Espagne : il écrivit à la princesse des Ursins pour se faire demander. On y avoit besoin de tout : il fut demandé; mais sa disgrâce étoit encore trop fraîche pour devoir espérer de l'adoucir. Le Roi trouva mauvais que le duc de Vendôme voulût s'accrocher à l'Espagne : ses menées lui rompirent aux mains[1]; le Roi le refusa tout plat[2], et rompit cette intrigue en Espagne, où nous verrons pourtant[3] qu'elle se renoua bientôt[4]. Personne ne gagna plus à cette chute si profonde que Mme de Maintenon : outre la joie de terrasser si complètement un homme qui, par M. du Maine lui devant presque tout ce qu'il avoit conquis, avoit osé lutter contre elle, et avec un si long avantage, elle en vit son crédit devenir de plus en plus l'effroi de la cour par un si grand exemple de puissance, dont personne ne douta que le coup ne fût parti de sa main. Nous la verrons incessamment en lancer un autre, qui n'épouvanta pas moins[5].

Fortune, caractère et retraite du duc de la Rochefoucauld. [Add. StS. 878]

Elle acheva en même temps d'être délivrée d'un favori qui, pour n'avoir jamais ployé le genou devant elle, et qui l'avoit constamment affecté toute sa vie, lui étoit d'autant plus odieux que la connoissance qu'elle avoit du cœur du Roi pour lui l'empêcha d'oser jamais travailler à l'entamer : je dis qu'elle acheva, parce que la faveur étoit usée, et que l'âge et les yeux le jetèrent dans une retraite qui l'ôta de devant elle. C'est du duc de la Rochefoucauld[6] dont je parle, et dont j'ai fait mention plus d'une fois à propos du procès de préséance de M. de Luxembourg[7] et d'autres occasions[8], particulièrement sur le mariage du duc

1. Locution déjà relevée dans notre tome XV, p. 173.
2. Nous retrouverons fréquemment cette locution, ou *tout à plat*, qu'on peut relever à toutes les époques dans le style familier : *Journaux de P. de l'Estoile*, tome II, p. 66; *Œuvres de Malherbe*, tome III, p. 264; J. de la Fontaine, *l'Ane et le Chien*, etc.
3. *Bi[entost]*, inachevé, corrigé en *pourtant*. — 4. En 1710.
5. Le remplacement de Chamillart par Voysin : ci-après, p. 438.
6. François, VII^e de ce nom. — Tome II, p. 18, etc.
8. Comme bon ami du maréchal de Lorge, nous l'avons vu (tomes VI,

de Noailles avec la nièce de Mme de Maintenon, dont le Roi mouroit d'envie pour le prince de Marcillac, et sur lequel M. de la Rochefoucauld fit opiniâtrément la sourde oreille[1]. Quoi que ce soit en lui ne faisoit souvenir de son père[2], cet homme qui a tant fait de bruit dans le monde par son esprit, sa délicatesse, sa galanterie, ses menées, ses intrigues[3], et la part qu'il a eue dans les troubles de la minorité de Louis XIV[4], dont il demeura ruiné, mais avec un grand bien qu'il remit dans sa maison par le mariage de son fils, que j'ai expliqué à propos de Mme de Vaudémont[5]. Tous les troubles finis, le cardinal Mazarin maître, le Roi marié et ne bougeant de chez la comtesse de Soissons avec l'élite de la cour, de l'esprit, de la galanterie, du bon goût, des intrigues[6], parut le prince de Marcillac[7] avec une figure commune[8] qui ne promettoit rien, et qui ne trompoit pas[9]. Sans charge, sans emploi,

p. 80-83, et X, p. 50-51, 57-61) donner des conseils à notre auteur.

1. Tome V, p. 123-124.

2. L'auteur des *Maximes* et des *Mémoires*, l'ami de Mme de la Fayette : tome XIII, p. 313.

3. Mme de Motteville a dit de celui-là (tome II, p. 304) : « Je ne doute pas qu'il n'allât gaiement au crime de lèse-majesté, et que ce voyage (à Paris, en janvier 1649) ne lui parût la plus belle et la plus glorieuse action de sa vie. » Plus tard, il en manifestait un repentir sincère, selon la Fare.

4. « Si connu par son esprit et par la figure qu'il fit dans la minorité de Louis XIV » (tome XII, p. 319; comparez tome V, p. 85-86).

5. Tomes IV, p. 339, XIII, p. 430, XV, p. 31.

6. Ci-dessus, p. 284.

7. La terre de Marcillac-Lanville, actuellement gros bourg du canton de Rouillac, en Angoumois, était venue des Sainte-Maure et des Craon par un mariage du commencement du quinzième siècle (*Œuvres de la Rochefoucauld*, tome I, p. IX). C'est François II, comte de la Rochefoucauld sous le roi François Ier, qui prit le titre de prince de Marcillac, et depuis lors, l'aîné de chaque génération le conservait jusqu'à la mort de son père : ainsi François VI jusqu'en février 1650, François VII jusqu'en mars 1680.

8. *Commune* surcharge d'autres lettres.

9. En reprenant et développant plus tard, à l'occasion de la mort de François VII (tome X de 1873, p. 118-127), les pages qui vont suivre,

portant encore sur le visage des marques du combat du faubourg Saint-Antoine[1], fils d'un père à qui le Roi n'avoit

notre auteur commencera par ce portrait physique : « Un homme entre deux tailles, maigre avec de gros os, un air niais quoique rude, des manières embarrassées, une chevelure de filasse, et rien qui sortît de là. » Nous avons un dessin lavé du portrait de l'Ordre dans le ms. Clairambault 1134, fol. 43, et la copie d'un portrait de famille au musée de Versailles, n° 4370. Les témoignages des contemporains confirment ce que notre auteur dit de l'air niais et embarrassé de son personnage. Voyez, par exemple, dans l'*Histoire amoureuse des Gaules*, tome I, p. 42-49, le récit de sa liaison avec la galante Olonne, et ce couplet de 1656 cité par le commentateur à propos du père :

> A la cour il est soutenu
> De la mâchoire formidable
> Du gros Marcillac devenu
> Homme important et fort capable.
> Las! quand il tournoit son chapeau,
> On le prenoit pour un nigaud.

L'auteur des *Mémoires de Sourches*, dans son tableau préliminaire de la cour (tome I, p. 20-21), l'a mis en parallèle avec le seul rival qu'il eût alors auprès du Roi, la Feuillade, et il le montre non seulement froid, mais embarrassé, comme honteux, ne s'accommodant que de bien peu de gens.

1. Agé de dix-huit ans, mais préféré par son père entre huit enfants, il le suivit pas à pas dans les deux Frondes, où François VI, blessé le 19 février 1649 en introduisant un convoi dans Paris (*Gazette*, p. 128 et 137; *Œuvres de Retz*, tome II, p. 263), le fut encore, aux côtés de Condé, dans la journée du 2 juillet 1652. Ce jour-là, Marcillac le ramena presque aveugle, mais ne fut pas blessé lui-même comme le dit notre auteur : voyez les *Mémoires de Gourville*, tome I, p. 78-79, le *Journal de Dubuisson-Aubenay*, tome II, p. 245, les *Mémoires de la Rochefoucauld*, tome II, p. 409-410, et ceux *de Mme de Motteville*, tome IV, p. 20. Saint-Simon avait cependant déjà commis cette erreur, un *lapsus* sans doute, dans la notice sur sa propre maison (éd. 1873, tome XXI, p. 80) : « La valeur, y lisons-nous, ne manquoit ni au père ni au fils, et l'un et l'autre en ont donné plusieurs marques, et en ont porté sur leur visage, l'un et l'autre, qui seroient glorieuses, s'ils les avoient reçues en combattant pour le Roi, et non contre leur devoir, au combat de Saint-Antoine. » Dans l'Addition placée ici, il parle de « légère marque. » C'est sans doute tout cela qui a induit en erreur Walckenaer, dans ses *Mémoires sur Mme de Sévigné*, tome III, p. 217. Sur le portrait on ne voit aucune « marque. »

jamais pardonné[1], et qui, sans approcher de la cour[2], faisoit à Paris les délices de l'esprit et de la compagnie la plus choisie, ce fils ne fit peur à personne de ce qui environnoit le Roi. Je ne sais comment cela arriva, et personne ne l'a pu comprendre, à ce que j'ai ouï dire à M. de Lauzun, qui pointoit fort dès lors, et aux vieillards de son temps; mais, en fort peu de jours, il plut tellement au Roi, dont, au milieu d'une cour en hommes et en femmes si brillante, si polie, si spirituelle, le goût n'étoit pas fin ni délicat, qu'il lui donna des préférences qui inquiétèrent Vardes, le comte de Guiche, et les plus avant dans la privance du Roi[3]. Cette affection alla toujours croissant, jusque-là que le père, de concert avec son

1. Le duc de la Rochefoucauld quitta cependant Condé et la Fronde dès octobre 1652 (*Histoire des princes de Condé*, tome VI, p. 580), sous prétexte de soigner sa blessure, ou bien pour pouvoir rentrer à la cour et marier son fils avec l'héritière de la Rocheguyon (*Mémoires de Gourville*, tome I, p. 82-88). Amnistié en 1653, il vécut depuis lors dans ses terres plutôt qu'à la cour, écrivant ses *Mémoires* et rétablissant sa fortune avec l'aide de Gourville et du surintendant Foucquet. Quoiqu'il s'effaçât derrière son fils, le Roi ne lui tint pas une rancune absolue, puisqu'il le désigna en mars 1656 pour accompagner un ambassadeur extraordinaire en Suisse, qu'il lui accorda, en juillet 1659, une pension de huit mille livres, et qu'il le comprit dans la promotion de l'Ordre de décembre 1661. Peut-être même le duc songea-t-il à avoir un titre de ministre d'État.

2. Au cours de la campagne de 1655, Marcillac fut blessé devant la ville de Condé le 16 août, mais n'avança point dans sa carrière militaire, sans doute parce que Mazarin redoutait ce « petit favori » (*Guy Patin*). Sous Louvois, nommé colonel du régiment Royal de cavalerie (1667), il suivit le Roi à la conquête de la Flandre et à celle de la Franche-Comté, comme plus tard dans toute la guerre de Hollande, et, sans devenir officier général, il eut une des croix de Saint-Louis à la première promotion de mai 1693.

3. Selon Mme de la Fayette (*Mémoires*, p. 73, 74, 76, 77 et 80-81), il laissa voir pour Madame une forte passion, qui gêna Vardes, et l'on constate dans les *Mémoires de Mme de Motteville*, tome IV, p. 92-93, et dans ceux *de Mademoiselle*, tome III, p. 66, que, plus anciennement, le comte de Soissons, Guiche et Villequier s'étaient ligués contre lui, mais que la Reine mère le défendit.

fils, se roidit à ne se point démettre de son duché pour en tirer par cette adresse le rang de prince étranger, qu'il ne se consoloit point d'avoir vu arracher aux Bouillons avec cet immense échange[1], et tirer ces grands établissements des mêmes crimes qui lui étoient communs avec eux, parce qu'ils avoient plus effrayé que lui[2]. Cet artifice néanmoins échoua, et ne les mena qu'à l'inutile distinction
[Add. StS. 874] d'être traités de cousin[3]; mais le fils tira de sa faveur la charge de grand maître de la garde-robe que le Roi avoit faite pour Guitry, tué sans alliance au passage du Rhin[4], et celle de grand veneur à la mort de Soyecourt[5], que le Roi lui apprit lui-même par ce billet dont on[6] lui fit tant d'honneur, qu'il se réjouissoit comme son ami de la charge qu'il lui donnoit comme son maître[7]. On dit alors qu'il

1. L'échange de Sedan, en 1641.

2. Notre auteur reviendra en 1712 sur cette princerie.

3. A la paix de Rueil, Marcillac (François VI, dont le père ne mourut que l'année suivante) demanda un tabouret de duchesse pour Andrée de Vivonne, sa femme, et fit appuyer cette prétention par sa bonne amie la duchesse de Longueville et par les Condé et Conti; mais, malgré le concours de Mazarin lui-même, l'opposition de la noblesse, qui a été racontée dans notre tome V, p. 247-251, et la haine de la Régente empêchèrent que le prince et la princesse conservassent autre chose des premières concessions qu'une vaine qualification de cousin du Roi : voyez, dans les mss. Clairambault 721, p. 510-511, et 1195, fol. 120, la note dressée pour Pontchartrain en 1696, sur cette prérogative honorifique, les *Mémoires de Mme de Motteville*, tome III, p. 56 et suivantes, ceux *de Monglat*, p. 220-221, et ceux mêmes de François VI de la Rochefoucauld, au tome I de ses *Œuvres*, p. III-IV et XCIX-C, et au tome II, p. 147-148, avec l'*Apologie*, p. 462-468. Les la Rochefoucauld prétendaient et prouvaient par textes qu'ils en jouissaient depuis trois cents ans, comme apparentés à la maison royale. Nous reportons aux Additions et corrections, p. 618, une note sur ce privilège si envié.

4. Déjà dit dans notre tome III, p. 81-82.

5. Déjà dit au tome V, p. 298. — 6. *Il* corrigé en *on*.

7. C'est dans la première année de la guerre de Hollande, où Marcillac avait été blessé au passage du Rhin (notre tome X, p. 205), que le Roi lui donna la charge de grand maître de la garde-robe, par provisions du 21 octobre 1672 (Arch. nat., O[1] 16, fol. 194 v°), en lui

l'avoit fait son grand veneur pour avoir mis la bête dans les toiles[1] : il étoit confident des aventures passagères du

écrivant ce billet amical : « Je me réjouis avec vous, comme votre ami, du présent que je vous fais comme votre maître. » L'authenticité de ce texte, dont cependant les contemporains parlent comme Saint-Simon, a été contestée, mais sans preuves positives; il parut dans le livre de Marana, en 1690 (ci-après, p. 619), puis dans le *Mercure* de mars 1724, p. 499, et l'on en trouve mention, sur le moment même, dans une lettre de Mme de Coulanges, plus tard dans les *Mémoires de Choisy*. — Sept ans après, le 13 juillet 1679, Marcillac fut également pourvu de la charge de grand veneur. Il y avait plus de vingt candidats du premier rang pour prendre cette succession de Soyecourt; mais tout fut facilité à Marcillac par la grande faveur dont il jouissait alors, et Mme de Montespan fut seule à ne pas le féliciter. De plus, Marcillac avait eu transmission de la dignité ducale de son père, avec une pension nouvelle de dix-huit mille livres, en août 1671, et, en décembre suivant, le Roi l'avait contraint à prendre le gouvernement de Berry, malgré sa généreuse répugnance à accepter cette partie de la dépouille de Lauzun (*Ormesson*, tome II, p. 619; *Sévigné*, tome II, p. 438-439). Il la céda pour cent mille écus en 1681. — Le pamphlet *la France galante*, qui a été réimprimé à la suite de l'*Histoire amoureuse des Gaules*, raconte (tome II, p. 457-464 et 467) dans quelles conditions la Rochefoucauld reçut la charge de grand maître, pour la conserver ou pour la vendre, puis, plus tard, sous les auspices de la nouvelle favorite Fontanges, la charge de grand veneur.

1. Voyez le Chansonnier, ms. Fr. 12 688, p. 117-122, avec un bon commentaire de Clairambault. — Les équipages de chasse du Roi comprenaient un attirail de quatre ou cinq mille aunes de hautes toiles pour entourer de vastes enceintes et y retenir les sangliers offerts aux coups des chasseurs. Cette partie de la vénerie était confiée à un capitaine général des toiles de chasse, tentes et pavillons du Roi (tome XVI, p. 65), dont les attributions et le personnel sont expliqués dans l'article II du huitième chapitre de l'*État de la France* et dans *la Vénerie royale* de Salnove (1655), p. 307-313. De là cette allusion :

> Sur l'océan de la faveur
> Marcillac vogue à pleines voiles;
> Quoiqu'il ne soit pas grand chasseur,
> Pour avoir mis la bête dans les toiles,
> Le Roi l'a fait son grand veneur.

Cent ans auparavant, Brantôme appliquait le même brocard à Tavannes croyant surprendre Condé (*Œuvres*, tome V, p. 115-116), et le secrétaire d'État Brienne s'en est servi en parlant des relations du duc de Lorraine avec Louis XIII (ses *Mémoires*, éd. Michaud et Poujoulat, p. 66).

Roi, et on l'accusa, dans ce temps-là, de lui avoir fourni Mlle de Fontange[1]. Sa mort prompte et soupçonnée de poison n'altéra point la faveur de son ami[2]. Il[3] se lia alors étroitement avec Mme de Montespan, Mme de Thiange et toute sa famille[4]. Cette liaison, qui fit son éloignement de Mme de Maintenon, dura avec eux toute sa vie, et sa faveur aussi, qui lui fit donner avec raison le nom de l'*Ami du Roi*, parce qu'elle fut solide au-dessus de toute autre, et indépendante de tous appuis, comme inébranlable à toute secousse[5]. Il tira du Roi des sommes immenses, qui lui

[Add. StS. 875 et 876]

1 et 2. Voyez la notice aux Additions et corrections, p. 620-622.

3. *Il* surcharge une *M* et une autre lettre, effacées du doigt.

4. Tome XV, p. 356.

5. Il a déjà été dit (tome V, p. 123-124) que lui et Maintenon ne s'aimèrent jamais. — « Mme de Montespan s'aperçut que le Roi lui échappoit lorsque le mal étoit sans remède. Elle chercha à s'appuyer de M. de la Rochefoucauld, regardé comme une espèce de favori.... La principale vue de Mme de Montespan, de M. de la Rochefoucauld et de M. de Louvois fut de perdre Mme de Maintenon et d'en dégoûter le Roi; mais ils s'y prirent trop tard.... » (*Souvenirs de Mme de Caylus*, p. 74-75.) Quelques textes semblent contradictoires. Dans le recueil de *Lettres de Mme de Maintenon* publié en 1806, tome II, p. 124, il en est une à Mme de Saint-Géran, datée du 19 avril 1679, où la veuve de Scarron dit : « Le prince de Marcillac sort de chez moi. C'est une chose inconcevable que l'empressement de cet homme à me rendre service. Je ne sais quel dessein ces artifices couvrent. Je reçois aussi froidement le père que le fils : on leur impute des choses horribles, à l'un des conseils, et à l'autre des démarches. » Mais cette lettre, que ne paraissent avoir acceptée ni Lavallée, ni Geffroy, doit être fausse comme presque toutes celles à Mme de Saint-Géran, d'autant que la Fontanges, en 1679, était au début de sa faveur. Après sa rapide disparition, nous trouvons en 1683 ce passage capital des *Souvenirs de Mme de Caylus*, p. 124 : « La Reine expirée, Mme de Maintenon voulut revenir chez elle; mais M. de la Rochefoucauld la prit par le bras, et la poussa chez le Roi en lui disant : « Ce n'est pas le temps de quitter « le Roi; il a besoin de vous. » Mais l'auteur de ces *Souvenirs* a ajouté : « Ce mouvement ne pouvoit être, pour M. de la Rochefoucauld, qu'un effet de son zèle et de son attachement pour son maître, où l'intérêt de Mme de Maintenon n'avoit assurément point de part. » En somme, il est évident que le duc sut toujours maintenir sa complète indépendance, et que, d'autre part, Mme de Maintenon se prêtait à une appa-

paya trois fois ses dettes, et lui faisoit sans cesse, et sourdement, de gros présents[1]. C'étoit[2] un homme haut, de

rence de bonne entente, puisque nous la voyons, en 1695, suivre le Roi à une collation que M. de la Rochefoucauld leur offrait dans sa maison de la Celle (*Dangeau*, tome V, p. 223-224; *Sévigné*, tome X, p. 288); mais, dans l'Addition, notre auteur dit que co fut le seul homme qu'elle ne put jamais entamer.

1. Les témoignages de ce crédit unique abondent chez Mme de Caylus, chez Bussy, chez Mme de Sévigné, comme dans les gazettes ou dans les journaux; ils sont réunis dans l'Introduction aux *Œuvres* du duc, tome I, p. CXVI-CXVIII. En 1679, il avait reçu la finance de la chancellerie de Tournay, valant cent vingt mille écus; mais le plus gros don fut sans doute le dernier en date, dont nos *Mémoires* parleront en 1713. Quant à la situation toujours obérée du favori, elle ne tenait pas à une mauvaise gestion, mais surtout, nous dit Dangeau (tome XIV, p. 152), ainsi que l'auteur des *Portraits et caractères* de 1706, à la double habitude de vivre « très magnifiquement » et d'assister « fort noblement et fort courageusement » quiconque avait besoin de secours. De plus, son père avait laissé des affaires très embarrassées, dont la liquidation donna beaucoup de peine à Gourville. Notre auteur a déjà dit que le Roi paya les dettes de François VII en 1698, puis augmenta de quarante-deux mille livres les appointements ou les produits de sa charge de grand veneur (tomes V, p, 128-129, et VI, p. 193-194), et enfin, en 1703, lui accorda un brevet de retenue de trois cent mille livres (tome XI, p. 76); plus anciennement, Dangeau (tome IV, p. 223), l'abbé de Choisy (tome I, p. 23), et, d'après ces auteurs, le *Siècle de Louis XIV* (chap. XXVIII), rapportent ce mot du Roi au duc, qui se plaignait de ses créanciers : « Est-ce ma faute? que n'en parlez-vous à vos amis? » Deux heures après, M. de la Rochefoucauld recevait cinquante mille écus. C'était en janvier 1693. En outre, comme il avait la mauvaise habitude de dépasser les crédits de la garde-robe, le Roi lui faisait rembourser l'excédent à la fin de chaque exercice (*Dangeau*, tome I, p. 393); nous voyons même, par une lettre déjà citée (p. 30, note 5) du duc d'Harcourt, que M. de la Rochefoucauld était seul admis à se faire payer du Trésor royal mois par mois. C'est ainsi que, « autre Griselidis parmi les courtisans, après avoir été quinze ans de tous les plaisirs du Roi, et presque son favori, sans avoir de chausses, il passa tout d'un coup de la souveraine indigence à la souveraine opulence par la source intarissable des grâces que le Roi fit couler chez lui dans le temps qu'il s'y attendoit le moins, et qu'il commençoit aussi à désespérer » (*Mémoires de Choisy*, tome I, p. 199).

2. On aura l'occasion de revenir sur ce portrait quand le duc mourra, et d'en rapprocher d'autres textes du temps.

beaucoup de valeur, et d'autant d'honneur qu'en peut avoir un fort honnête homme[1], mais entièrement confit dans la cour; avec cela, noble et magnifique en tout, au-dessus du faste, officieux, serviable, et rompant auprès du Roi les plus dangereuses glaces pour ceux qu'il protégeoit, et souvent pour des inconnus du mérite ou du malheur desquels il étoit touché, et les a très souvent remis en selle[2]. Je ne sais qui l'avoit mis en inimitié avec M. de Louvois, à moins que ce ne fût une suite de ses liaisons avec Mme de Montespan, qui fut toujours aux couteaux[3] avec ce ministre. Il étoit lors au plus haut point de faveur et de puissance par les grands succès de la guerre[4]; mais elle étoit finie, c'étoit en 1679, et il craignoit un favori haut et fougueux qui lui-même n'appréhendoit rien, parloit au Roi avec la dernière liberté, et s'expliquoit au monde sans mesure[5]. Il songea donc à se le réconcilier par le mariage de sa fille avec son fils[6], et de le faire avec tant

1. Anciennement, lors de la mort de Turenne, Mme de Sévigné disait (tome IV, p. 81) qu'on n'eût pu trouver à la cour « un plus honnête homme et moins corrompu. »

2. C'est bien ce que disent les *Portraits et caractères* de 1706. Voyez, dans les *Mémoires de Sourches*, tome III, p. 106, un cas dont notre auteur parlera en 1717.

3. Nous avons eu *aux couteaux tirés* dans notre tome III, p. 287.

4. La guerre de Hollande.

5. Nous avons déjà vu (tome X, p. 183) que le duc ne se gênait nullement pour faire des observations au Roi, et même (tome XV, p. 473) pour manifester sa furieuse désapprobation de certaines inconvenances. Aussi l'auteur des *Portraits de 1703* disait-il (p. 38): « Son maître a plus d'estime que d'inclination pour lui, parce que la sincérité de ce seigneur ne lui permet pas d'aller jusqu'à une flatterie nécessaire à la cour, où il se rend incommode en disant trop souvent des vérités qu'on n'aime pas. S'il n'a pas beaucoup d'adulateurs, il s'en console dans la satisfaction qu'il a de n'avoir rien à se reprocher. »

6. C'est le duc de la Rocheguyon : ci-dessus, p. 149. Sur la fille de Louvois, voyez notre tome II, p. 131. Le fils avait obtenu la survivance des deux charges en novembre 1679, avec son duché personnel, une pension de neuf mille livres en février 1681, le régiment de Navarre en 1683, le justaucorps bleu en mars 1684 (le père l'avait depuis 1661).

de grâces et de richesses qu'il pût désormais autant compter sur lui comme il avoit eu lieu de le craindre; mais, pour cette affaire-là, il falloit être deux, et M. de la Rochefoucauld n'en voulut pas ouïr[1] parler, jusqu'à ce que le Roi, entraîné par son ministre, et importuné des haines de gens qui, à divers titres, l'approchoient de si près, se mit de la partie, et força plutôt par autorité M. de la Rochefoucauld à consentir au mariage et à la réconciliation, qu'il ne le gagna malgré tant de trésors dont ce mariage fut la source[2], et la nouvelle érection de la Rocheguyon faite et vérifiée en faveur de son fils, qui en prit le nom[3]. La réconciliation ne dura guères entre deux hommes si impérieux et si gâtés : jamais M. de la Rochefoucauld n'aima sa belle-fille, ni ne la voulut souffrir à la cour, quoique son mérite et sa vertu l'ait fait généralement considérer, et que son œconomie et son travail ait non seulement rétabli cette maison ruinée, et par M. de la Rochefoucauld lui-même, qui fut toujours un panier percé, mais qui la laissa une des plus puissantes du Royaume. M. de la Rochefoucauld étoit borné d'une part, ignorant de l'autre à surprendre[4], glorieux, dur, rude, farouche, et, ayant passé

1. Par mégarde, *ouï*.

2. Voyez deux pages de l'*Histoire de Louvois*, tome II, p. 560-562, une page des *Mémoires de Gourville* (qui fut le premier négociateur du mariage), tome II, p. 51, les *Lettres de Mme de Sévigné*, éd. Capmas, tome II, p. 64 et 469, le *Mercure* de novembre 1679, p. 306-328, et *les Mariages dans l'ancienne société*, par Ernest Bertin, p. 317-319. Le contrat, signé le 22, est actuellement dans le minutier de Me Blanchet; la dot était de quatre cent mille livres. Coulanges fit une chanson pour la noce : mss. Fr. 12619, p. 569-570, et 12688, p. 133. Mme de Sévigné en a raconté les splendeurs.

3. Les pièces des deux premières érections de la Rocheguyon en duché-pairie pour François de Silly (1621) et pour Charles du Plessis-Liancourt (1645) sont imprimées dans le tome IV de l'*Histoire généalogique*, p. 739-743, et les lettres de la nouvelle érection, de novembre 1679, en duché non-pairie, dans le tome V, p. 705-708. En novembre 1703, la mouvance de cette terre fut transférée du comté de Chaumont-en-Vexin à la grosse tour du Louvre.

4. Il a déjà été dit (tome V, p. 22-23) que le duc François VII, bien

toute sa vie à la cour, embarrassé avec tout ce qui n'étoit pas subalterne ou de son habitude de tous les jours. Il étoit rogue en aîné des la Rochefoucaulds[1], qui le sont tous par nature, et par conséquent très repoussants[2] : j'en ai vu peu de ce nom qui aient échappé à un défaut si choquant, que M. de la Rochefoucauld avoit fort au-dessus d'eux tous. Avec cela, bien plus ami qu'ennemi, quoique ennemi dangereux, et même à incartades[3], mais, excepté un bien petit nombre[4], ami par fantaisie, sans goût et sans choix[5]. Il aimoit moins que médiocrement ses enfants, et, quoiqu'ils lui rendissent de grands devoirs, il leur rendoit

que courtisan et ignorant, avait le bon goût de manifester son respect pour ses grands-parents maternels les Liancourt et pour leur austérité janséniste; que, du reste, il ne manquait pas d'aller passer le temps de la semaine sainte au couvent des Basses-Loges de Fontainebleau (tome XII, p. 36-37).

1. Il fallait « du solide » pour « apprivoiser cette roguerie » (tome IV, p. 56); nous avons vu (tome V, p. 69-70) qu'il le fit sentir à l'Anglais Portland. « Envieux-né de tous et de tout, a dit ailleurs notre auteur, il haïssoit MM. de Chevreuse et de Beauvillier sans savoir pourquoi, » et, seul, par « des souplesses et des respects bien ménagés, » le maréchal d'Harcourt était parvenu à « gagner sa roguerie sauvage » (tome X, p. 28).

2. *Repoussants* est pris au même sens que dans cette phrase de Rousseau citée par Littré : « Les gens chargés de beaucoup d'affaires sont toujours repoussants et sans commisération. »

3. Nous avons vu ses aigres disputes de rang, de place ou de fonctions avec le duc de Chevreuse (tome II, p. 57-58, etc.), avec le cardinal de Coislin (tome III, p. 80-83; comparez les *Mémoires de Sourches*, tome V, p. 248-249), avec le duc de Tresmes (tome XIV, p. 106). Il a fait manquer la Chancellerie au premier président de Harlay, « en juste rétribution de ses iniquités à l'égard des ducs » (tome XIV, p. 367). On verra enfin sa grande querelle de priorité, en 1710, contre Saint-Simon. Comme grand veneur, il eut aussi bien des conflits.

4. Le maréchal de Lorge, beau-père de notre auteur (tomes II, p. 368, V, p. 23, VI, p. 80-83, X, p. 50-51 et 337); Torcy, « le seul ministre qu'il vit sur un pied d'amitié et de familiarité » (tome XII, p. 321); le président de Lamoignon (tome XIV, p. 382), Mme de Thiange et sa famille (ci-dessus, p. 334), et ceux qui seront nommés ci-après, p. 342. Il avait aussi un certain nombre de clients et de protégés de rang inférieur.

5. Ci-après p. 341-342.

la vie fort dure[1], gouverné jusqu'au plus aveugle abandon par ses valets, à qui, presque tous, il fit de grosses fortunes, partie par crédit, partie en se ruinant pour eux[2], jusque-là qu'il fallut que, sur la fin, son fils, le bâton haut[3], y entrât pour tout ce qu'il voulut. Les vieillards se souvenoient d'avoir vu Bachelier son laquais et leur donner à boire à sa table en livrée, et s'étonnoient de le voir premier valet de garde-robe du Roi, dont le fils[4] est aujourd'hui premier valet de chambre de la charge de Blouin, qu'il a achetée[5]. Il faut dire à l'honneur du père qu'il n'y eut jamais homme si modeste, si respectueux, qui se soit moins méconnu, ni qui ait toujours plus exactement vécu à l'égard de M. de la Rochefoucauld, et tout ce qui lui a appartenu, que s'il n'avoit pas changé de condition; un fort honnête homme, très sage, et qui se fit considérer[6]. Il refusa beaucoup de M. de la Rochefoucauld, et a souvent obtenu de lui pour ses enfants ce qu'eux-mêmes, ni d'autres pour eux, n'avoient pu faire[7]. On dit aussi du bien de son fils[8]. Si M. de la Rochefoucauld passa

1. Après ce mot, il a écrit un point, puis une virgule, l'un après l'autre.

2. Comparez nos tomes XI, p. 75 et 384, avec les Additions n[os] 464 et 465, et XIII, p. 430.

3. Locution déjà relevée ci-dessus, p. 66.

4. Ce fils, François-Gabriel Bachelier, dont notre auteur a déjà parlé en même temps que du père, en 1703 (tome XI, p. 75-76), avait été tenu sur les fonts à Versailles, le 3 février 1689, par la duchesse de la Rocheguyon, belle-fille de M. de la Rochefoucauld, et par son petit-fils le tout jeune prince de Marcillac.

5. En 1717.

6. Quand le père a été attaché à la personne du duc de Bourgogne en août 1689, l'annotateur des *Mémoires de Sourches* a dit, tout comme notre auteur (tome III, p. 138) : « S'il avoit fait sa fortune brusquement, il le savoit connoître, et ne manquoit pas de mérite. »

7. Tout cela a été dit, à peu près de même, en 1703.

8. Voyez, par exemple, les *Mémoires du marquis d'Argenson*, tomes I, p. 268-270, 292 et 299, et II, p. 1-3, 67, 347, 354, etc. Quand notre auteur écrivait ceci, d'Argenson affectait de considérer Bachelier, devenu le confident de Louis XV et l'arbitre de la politique intérieure

sa vie dans la faveur la plus déclarée, il faut dire aussi qu'elle lui coûta cher, s'il avoit quelque sentiment de liberté. Jamais valet ne le fut de personne avec tant d'assiduité et de bassesse, il faut lâcher le mot, avec tant d'esclavage, et il n'est pas aisé de comprendre qu'il s'en pût trouver un second à soutenir plus de quarante ans d'une semblable vie[1] : le lever et le coucher, les deux autres changements d'habits tous les jours, les chasses et les promenades du Roi de tous les jours, il n'en[2] manquoit jamais; quelquefois dix ans de suite sans découcher d'où étoit le Roi, et sur le pied de demander congé, non pas pour découcher, car, en plus de quarante ans, il n'a jamais couché vingt fois à Paris[3], mais pour aller dîner hors de la cour et ne pas être à la promenade; jamais malade, et, sur la fin, rarement et courtement, la goutte[4]. Les douze ou quinze dernières années, il prenoit du lait[5] à Liancourt, et un congé de cinq ou six semaines[6]. Quatre ou cinq fois en sa vie, il en[7] a pris autant pour aller chez lui à Verteuil, en Poitou[8], où il se plaisoit

de Versailles, comme un successeur présomptif du cardinal de Fleury, d'ailleurs très honnête homme, ferme, sage, probe et sûr.

1. Il y avait cependant, mais bien au-dessous comme rang personnel, ce Blouin, le plus confident des « valets intérieurs principaux, » qui ne quittait jamais Versailles ou Marly et « étoit sans cesse dans les cabinets à toutes les heures de la journée » (tome XVI, p. 202).

2. *N'en* corrige *ne m.*

3. De peur de manquer le coucher du Roi, comme il a déjà été dit au tome II, p. 71-72.

4. Voyez les *Mémoires de Sourches*, tomes IX, p. 225-235, 360 et 363, et X, p. 424, XI, p. 22, 37, 126 et 267, et le *Journal de Dangeau*, tome I, p. 300, etc.

5. Il a été parlé ci-dessus, p. 120, de ce régime fort à la mode; M. de la Rochefoucauld s'en trouvait parfois fort affaibli (*Sourches*, tome X, p. 361), comme aussi le prince de Conti.

6. *Mémoires de Sourches*, tome IX, p. 255, note.

7. *En* est en interligne.

8. Tome III, p. 154. Ce château patrimonial, que le calviniste J. de Mergey a décrit dans ses *Mémoires* (p. 569), avait été rasé, ou plutôt démantelé, sous Louis XIII, parce que le premier duc était entré « fort

fort[1], et où, la dernière, il ne fut pas huit jours qu'il fallut revenir sur un courrier et un billet du Roi qui lui mandoit qu'il avoit un antraxe[2], et qui, par amitié et confiance, le voulut auprès de lui. Il alloit dîner à Paris trois ou quatre fois l'année, un peu plus souvent à une petite maison près de Versailles[3] où le Roi fut[4] quelquefois[5]; mais il n'y coucha jamais. Son appartement à la cour étoit ouvert depuis le matin jusqu'au soir[6]. Le mélange des valets d'un trop bon maître, les égards qu'il falloit avoir pour eux, les airs et le ton qu'y prenoient les principaux, en bannissoit la bonne compagnie, qui n'y alloit que rarement et des instants, embarrassée avec lui, et lui empêtré avec elle, qui

avant dans toutes les factions d'État; » mais l'auteur des *Maximes* l'a restauré et agrandi, avec l'aide du fidèle Gourville, comme il est raconté dans la Notice mise en tête de ses *Œuvres*, tome I, p. VI, VII, XLIV et LXXXIX. La terre de la Rochefoucauld même et son antique château étaient délaissés pour cette maison de plaisance de Verteuil, dont l'inventaire à la mort de François VIII a été publié en 1886, et dont une description générale, du temps de Louis XV, est reproduite dans la Notice indiquée ci-dessus. Des orangers de Verteuil furent envoyés à Versailles alors que s'achevait la décoration des jardins, en 1687 (*Mémoires de Foucault*, p. 176; *Comptes des bâtiments du Roi*, tome II, p. 1222), et Louis XIV témoigna sa confiance en M. de la Rochefoucauld jusqu'à lui confier la direction des travaux du grand parc (*Dangeau*, tome I, p. 264).

1. Presque toute la province d'Angoumois était à sa dévotion.

2. Ici, *antraxe* est masculin, et non féminin comme dans le premier récit de cette maladie de 1696, où a déjà été raconté ce qui concerne le duc de la Rochefoucauld (tome III, p. 153-155).

3. A la Celle, près Saint-Cloud, où il avait acheté une maison. Ce doit être celle que son valet Bachelier s'était fait adjuger par décret le 4 juillet 1687, située dans la rue du Jeu-de-Longue-Paume, fort grande, avec de beaux parterres, terrasse, étang, etc. Du temps du fils Bachelier, en 1742, le cardinal de Fleury l'habita; en 1748, Mme de Pompadour l'acheta cinquante mille écus, et la garda deux ans. Louis XV s'y retirait souvent avec elle, et on l'appelait alors le Petit-Château.

4. *Fut* corrige un *v*.

5. On a vu p. 335, note, le Roi y mener Mme de Maintenon.

6. Voyez p. 346, note 3, une citation du *Journal de Dangeau*.

y laissoit le champ libre aux désœuvrés et aux ennuyeux de la cour mêlée[1] de subalternes, tous gens qui n'auroient guères eu entrée ailleurs. Ils y établissoient leur domicile et leurs repas, et y essuyoient les humeurs du maître, qui dominoit durement sur eux, et qui se trouvoit toujours déplacé avec mieux qu'eux. Cette[2] raison, et son temps, que son assiduité rendoit fort coupé[3], l'avoit mis sur le pied[4] qu'il ne faisoit presque aucune visite, et, d'amitié, il n'alloit guères que chez le cardinal de Coislin, M. de Bouillon, et M. le maréchal de Lorge[5]. Pour de femme, elles étoient toutes ses bêtes[6]; à peine pouvoit-il souffrir ses parentes, encore quand il les rencontroit, et ce hasard étoit fort rare. Mme la maréchale de Lorge et Mlle de Bouillon[7] étoient les seules qui eussent trouvé grâce devant lui[8]. Mme Sforze, il alloit quelquefois causer chez elle, et elle, par les derrières, chez lui[9] : c'étoit les restes de Mme de Montespan et de Mme de Thiange, sa mère[10]. On auroit cru qu'il devoit être[11] heureux, et jamais homme ne le fut moins : tout le choquoit; il se fâchoit des choses les plus fortuites et les plus indifférentes, et il étoit si accoutumé à réussir, que tout ce qu'il obtenoit pour soi ou pour

1. Ainsi, au féminin singulier. — 2. Avant *Cette*, il a biffé *pouvant*.

3. Emploi de *coupé* au sens de rompu, interrompu, qui ne paraît pas avoir été relevé, et cependant se représentera.

4. Les six derniers mots sont ajoutés en interligne.

5. Ci-dessus, p. 338.

6. Bêtes noires, bêtes d'aversion, comme le comte de Toulouse pour Pontchartrain fils (tome XII, p. 324 et 502). Mme de Sévigné disait : « L'avarice est ma bête. »

7. C'est la seconde de ce nom, Louise-Charlotte de la Tour (1638-1683), qui avait porté d'abord le surnom de Mlle d'Auvergne jusqu'à la mort de sa tante (tome XIV, p. 218, note 3). Cette sœur de Mmes d'Elbeuf et de Bavière était une femme de mérite et de piété; Brisacier et Tiberge tinrent à prononcer son oraison funèbre.

8. Nous avons vu la duchesse de Montbazon Schonberg mourir en 1706 (tome XIII, p. 430), en le choisissant pour exécuteur testamentaire, quoiqu'il n'y eût pas grand commerce entre eux.

9. Tome XV, p. 356. — 10. Tome V, p. 43 et 123.

11. L'initiale d'*estre* surcharge une *l*.

autrui lui sembloit toujours peu de chose. En même temps, jamais homme si envieux : les grâces les moins à la portée de gens en qui il s'intéressât, et les moins proportionnées à lui, le chagrinoient essentiellement. Il étoit né piqué de tout, d'un évêché, d'une abbaye[1]; mais, quand il en tomboit sur des émules de faveur, comme M. de Chevreuse, M. de Beauvillier, Monsieur le Grand, le maréchal de Villeroy, il étoit au désespoir à ne pouvoir le cacher[2]. Il haïssoit les trois premiers de jalousie, l'autre un peu moins, parce qu'il étoit en respect avec lui. Il étoit toujours demeuré une sorte de liaison de Monsieur le Prince et de M. le prince de Conti à lui, de l'ancien chrême[3] des pères[4], mais sans rien d'apparent. Sur les derniers temps, ses bas amis et ses valets[5] abusèrent de lui pour eux et pour les leurs, et lui firent faire au Roi si souvent des demandes âpres, importunes, et si peu convenables, qu'il l'en fatigua et l'accoutuma à le refuser, et lui à le gourmander de plaintes et de reproches, qui[6] mit un malaise entre eux, et lui donna des pensées de retraite qui l'amusèrent et le trompèrent longtemps. Sa vue étoit déjà fort affoiblie, elle ne lui permettoit plus de monter à cheval[7] : il couroit[8] en calèche[9], et, si on manquoit[10], c'étoit à l'ordinaire une furie jusqu'à la chasse suivante qu'on prenoit[11]. A la mort du cerf, il se faisoit descendre et mener au Roi, pour lui

1. Jusqu'à une cure de village (nos tomes X, p. 28, note 4, et XV, p. 388), ou un prieuré de cinq cents livres (suite des *Mémoires*, tome X, p. 125).

2. Voyez nos tomes II, p. 58, III, p. 82, IV, p. 93, V, p. 156, VI, p. 153, X, p. 28, XV, p. 388 et 404.

3. Ci-dessus, p. 256.

4. En souvenir de leur complicité dans la Fronde et la rébellion.

5. *Valets* est en interligne, au-dessus d'un second *amis*, biffé.

6. Ce qui.

7. Nous l'avons vu faire une chute grave en 1702, tome X, p. 205.

8. Il suivait la chasse à courre. — 9. Tomes VIII, p. 335, et XV, p. 5 et 45.

10. Si on manquait à prendre le cerf.

11. *Prendre*, pris absolument, c'est, en termes de vénerie, prendre l'animal de chasse.

présenter le pied[1], qu'il lui fourroit souvent dans les yeux ou dans l'oreille. Cela le[2] peinoit fort, et même le monde, et de le voir presque couché dans sa calèche comme un corps mort[3]. Quelquefois le Roi hasardoit doucement de lui proposer de prendre du repos, et cela perçoit le cœur au favori, qui, ne pouvant plus suivre le Roi, ni le servir, faute de vue, sentoit qu'il lui devenoit pesant de plus en plus[4]. Peu écouté, presque toujours éconduit, quelquefois, à force d'importuner, refusé sèchement, le dépit vint au secours du courage : il se retira, mais pitoyablement. Il flottoit entre sa maison de Paris et Sainte-Geneviève, où la mémoire du cardinal de la Rochefoucauld[5] l'eût rendu

1. Voyez *la Vénerie royale*, par Salnove (1655), p. 155. « Quand le cerf est pris, le piqueur en coupe le pied droit, qu'il donne au lieutenant de la vénerie ; puis, le lieutenant de la vénerie le met entre les mains du grand veneur, s'il y est, et le grand veneur le présente au Roi » (*État de la France*, éd. 1698, tome I, p. 581).

2. Ce pronom est en interligne.

3. Voyez une lettre de Mme de Maintenon dans le recueil Bossange, tome II, p. 20. Son oncle l'abbé *Tayaut*, de même âge, suivait toujours ces chasses (tome XVI, p. 426). Très jaloux de ses privilèges, le grand veneur ne consentait à « donner le bâton » qu'à des souverains ou fils de souverains, mais point aux princes du sang (*Dangeau*, tome IV, p. 238).

4. L'auteur des *Mémoires de Sourches* dit, le 17 août 1705 (tome XI, p. 333) : « La nouvelle qui faisoit le plus de bruit à la cour étoit que le duc de la Rochefoucauld avoit demandé permission au Roi de se retirer à Paris, disant, pour ses raisons, qu'il s'affoiblissoit tous les jours, et qu'il falloit bien mettre un espace entre la vie et la mort ; que le Roi ne lui en avoit accordé ni refusé la permission, et qu'il lui avoit dit qu'il falloit qu'il fît encore le voyage de Fontainebleau. »

5. François de la Rochefoucauld, des comtes de Randan issus d'un fils cadet du comte François II, né à Paris le 8 décembre 1558, fait évêque de Clermont en 1585, embrassa d'abord le parti de la Ligue, se rallia ensuite à Henri IV, qui le fit nommer cardinal en 1607 et lui donna l'évêché de Senlis en 1608. La régence suivante le fit grand aumônier de France en 1618, abbé de Sainte-Geneviève de Paris en 1619. Il fut enfin, pendant un temps (1622-1624), chef du Conseil et premier ministre d'État, et mourut dans son abbaye, réformée par son action vigoureuse, le 14 février 1645. Sa vie fut aussitôt publiée en

maître de tout ce qu'il auroit voulu. En l'un et l'autre lieu il n'eût pas manqué de toute espèce de compagnie et de secours; mais ses valets, qui étoient ses maîtres, ne lui permirent ni l'un ni l'autre. Ils le voulurent à portée de le faire marcher à leur gré chez le Roi, pour en arracher des grâces pour eux, et tirer ce qu'ils pourroient d'un reste de crédit et de bonté du Roi pour lui : ils le confinèrent au Chenil, à Versailles[1], lieu très éloigné de tout, et où bientôt il demeura dans un entier abandon, à l'ennui et à la douleur d'un aveugle déchu de toute occupation, de toute faveur, et de tout commerce. Il en fit encore quelques parties de main[2] pour importuner le Roi, dans

latin par le jésuite P. Rovier et par le chanoine M. de la Morinière. Notre auteur avait dressé sa notice comme grand aumônier et commandeur de l'Ordre : Affaires étrangères, vol. *France* 189, fol. 116. Les Génovéfains lui firent élever un mausolée par le sculpteur Buyster. Nous possédons son portrait d'après nature, gravé par Michel Lasne, dans le ms. Clairambault 1233, fol. 49. Le duc François VII avait été tenu sur les fonts par ce parent le 5 septembre 1644.

1. Derrière la Grande-Écurie, entre les deux avenues de Paris et de Saint-Cloud : tome XII, p. 104. C'est en février 1685 que M. de la Rochefoucauld avait vendu sa maison de Versailles, qui devint l'hôtel de Conti, en vue de s'installer dans le nouveau logis fait pour lui, et dont on évaluait la dépense totale à plus de six cent mille livres (*Dangeau*, tome I, p. 116-117; Arch. nat., O[1] 1846). Il y reçut Monseigneur le 12 mars 1686, et y traita magnifiquement le roi d'Angleterre le 1er juillet 1691 (*Sourches*, tome III, p. 431). Selon les mêmes *Mémoires* (tome XI, p. 22, janvier ou février 1708), ce logement lui semblait beaucoup moins bruyant que l'appartement de grand veneur, placé immédiatement sous celui du Roi. Ces *Mémoires* rapportent encore, en 1686 (tome I, p. 423), la singulière anecdote que voici : « On parloit fort alors, à la cour, de certains esprits qu'on prétendoit avoir paru su les toits du Chenil, en grand nombre et de taille très différente, les uns étant fort grands, et les autres forts petits, lesquels on avoit vus danser les uns avec les autres. La plupart des courtisans traitoient cela de pure imagination; mais M. de la Rochefoucauld assura positivement au Roi que plus de six personnes de la vénerie, auxquelles il se fioit comme à lui-même, les avoient vus très distinctement : ce qui donna curiosité à Mme de Montespan d'aller la nuit sur les lieux pour les voir; mais ce fut inutilement, car ils ne parurent plus depuis. »

2. Selon le *Littré*, une « *partie faite à la main* se dit de quelque

le cabinet duquel il alloit par les derrières, la plupart peu fructueuses, qui achevèrent de l'accabler. Il finit[1] ainsi fort amèrement sa vie, entièrement en proie à ses valets, et avec peu de provisions pour se suffire.

Torcy en Hollande. [*Add. S^tS. 877*]

Le Roi alla le 1^er mai, qui étoit un mercredi, à Marly[2]. Ce fut l'époque de la retraite de M. de la Rochefoucauld, qui n'y vint point, et qui jusque-là, quoique aveugle, n'en avoit point encore manqué de voyage[3]. Ce jour-là même, M. de Torcy alla à Paris, d'où il partit tout de suite pour la Hollande dans le plus grand secret[4]. Je ne sais com-

chose de concerté. » Ne serait-ce pas une locution empruntée à la langue du jeu de paume, pour dire essai, tentative « en attendant partie »? Et est-ce bien celle que nous avons ici?

1. *Finit* est en interligne, au-dessus d'*acheva*, biffé.

2. Pour dix jours : *Dangeau*, p. 400; *Sourches*, p. 327.

3. Il avait été inscrit dès l'origine sur les listes de Marly. Dangeau dit, le 1^er mai 1709 : « M. le duc de la Rochefoucauld n'est point de ce voyage de Marly; on croit même qu'il n'y viendra plus. La vue commence à lui manquer. Il ne veut plus aller à la chasse, et son projet, à ce qu'il paroît, est de se tenir au Chenil à Versailles, de venir rarement au château voir le Roi, de ne guère recevoir de visites, et de mener une vie fort retirée, comme un homme qui ne veut plus s'occuper que de son salut. Il laissera un grand vide à la cour, car son appartement étoit ouvert à tout le monde dès le matin, et y vivoit fort magnifiquement. » Voyez une lettre de Mme de Maintenon et la réponse de Mme des Ursins, dans le recueil Bossange, tomes I, p. 420, et IV, p. 275. Quinze ou dix-huit ans auparavant, Spanheim disait (*Relation de 1690*, p. 286) que MM. de la Rochefoucauld, d'Armagnac et de la Feuillade étaient seuls, dans Versailles, à tenir table ouverte.

4. Dangeau dit, le 2 mai (p. 403) : « Le soir, le bruit commença à se répandre que, hier un peu avant minuit, M. de Torcy étoit parti de Paris en chaise de poste, prenant la route de Flandre, ce qui donne de grandes espérances de paix, du moins avec les Hollandois, qui témoignent la souhaiter de bonne foi malgré les propositions du prince Eugène et de Marlborough. » Torcy lui-même a raconté, dans ses *Mémoires* (p. 583-585), à la suite de quels incidents survenus dans un conseil du 28 avril, et sur l'insistance du parti Beauvillier et Pontchartrain pour reprendre les conférences malgré la mauvaise volonté des alliés, il offrit d'aller en personne à la Haye, avec les mêmes instructions que M. Rouillé avait emportées deux mois auparavant. Voyez la suite du *Dangeau*, p. 405, 406, 409 et 410, les *Mémoires de Sourches*,

ment M. de Lauzun l'écuma; mais je le[1] vis le lendemain matin, dans le salon, accoster le duc de Villeroy et deux ou trois autres, à qui il demanda s'ils n'avoient point vu M. de Torcy, qui lui dirent que non. « Il est pourtant revenu hier au soir fort tard de Paris, leur répondit-il, et je sais qu'il aura[2] des choses singulières aujourd'hui à son dîner, que je ne veux pas vous dire. Je compte bien d'en aller manger ma part; vous devriez bien y venir. » Ils donnèrent dans le panneau. Torcy faisoit une chère fort délicate, et il étoit sur le pied qu'il n'alloit chez lui que la meilleure compagnie, et sans prier. Les dupes y furent tard, parce qu'il dînoit tard à Marly et travailloit jusqu'à ce qu'il fût servi. Ils trouvèrent la porte fermée; ils frappèrent : point de réponse. Enfin ils s'aperçurent qu'il n'y avoit personne, et tous les uns après les autres[3]. Les voilà à pester[4] contre M. de Lauzun, et leur sottise d'avoir donné dans cette bourde[5], et à chercher où dîner; et, le soir, M. de Lauzun à leur demander s'ils avoient fait bonne chère chez Torcy, et à se moquer d'eux. Cette plaisanterie, qui se répandit dans Marly, fit qu'on y sut plus tôt le voyage de Torcy que le Roi n'auroit voulu[6].

La Vallière[7] eut, en ce même temps, cent cinquante mille [livres] de brevet de retenue[8] sur son gouvernement de — 150 000# de brevet de retenue à

p. 328, 331 et 333, ceux *de Noailles*, p. 213-214, la *Gazette d'Amsterdam*, n[os] XLII et XLIII, le *Journal de Torcy*, p. 84-87, les *Œuvres de Louis XIV*, tome VI, p. 201, etc. M. de Beauvillier remplaça le ministre absent pour le maniement des dépêches.

1. Après *le*, Saint-Simon a biffé *lendemain*, qu'il avait écrit sur la marge, et il a ajouté ce mot en interligne entre *le* et *matin*.

2. Avant *aura*, il y a un *y* biffé. — 3. Le point est bien au manuscrit.

4. La fin de ce verbe est corrigée par surcharge.

5. « Mensonge, cassade, défaite; il est du style familier et bas » (*Académie*, 1718).

6. Pour détourner les soupçons, Torcy avait laissé à Marly son secrétaire et un de ses premiers commis (*Sourches*, p. 328). On verra la suite p. 399.

7. Charles-François de la Baume-le-Blanc : tome V, p. 299.

8. *Dangeau*, p. 397, 26 avril.

la Vallière sur son gouvernement de Bourbonnois.

Mariage du prince de Lambesc avec Mlle de Duras; digne et rare procédé de Monsieur le Grand.

Bourbonnois[1], que son père[2] avoit eu pendant[3] la faveur de Mme de la Vallière la carmélite[4]. Il se fit aussi trois mariages. Le prince de Lambesc[5], fils unique du comte de Brionne[6], qui étoit le fils aîné de Monsieur le Grand, épousa[7] la fille aînée[8] du[9] feu duc de Duras[10], frère aîné du maréchal-duc de Duras d'aujourd'hui[11], tous deux fils du feu maréchal-duc de Duras, qui étoit belle comme le jour, très bien faite, et fort riche[12]. Elle n'avoit qu'une sœur, qui épousa depuis le comte d'Egmont[13]. Le procédé qu'eut Monsieur le Grand quelque temps après ce mariage mérite de n'être pas omis. La duchesse de Duras, leur mère[14], étoit en procès avec son beau-frère pour les biens de ses filles; elle prétendoit beaucoup, et poussoit l'affaire avec grand soin. Monsieur le Grand refusa tout net de la solliciter[15], défendit à tous ses enfants de le faire, à sa petite-belle-fille elle-même; dit que, s'il le pouvoit honnêtement, il solliciteroit pour le duc de Duras; qu'il n'avoit

1. Quelques années plus tard, ce gouvernement passait pour rapporter trente-cinq mille livres (*Luynes*, tome XIII, p. 226).

2. Jean-François de la Baume-le-Blanc : tome XV, p. 87.

3. Les mots *eu pend<sup>t</sup>* sont en surcharge sur *acheplé*.

4. En février 1670, à la place du maréchal d'Humières.

5. Louis de Lorraine-Armagnac : tome VIII, p. 130.

6. Henri de Lorraine : tome III, p. 156.

7. Le 21 mai : *Dangeau*, p. 405-406 et 420; *Sourches*, p. 329 et 338; *Mercure* de juin, p. 313-321. Le marié n'avait que dix-sept ans.

8. Jeanne-Henriette-Marguerite de Durfort : tome XIV, p. 203. C'est par erreur que, en cet endroit, on l'a fait mourir en 1748; elle vécut jusqu'au 4 août 1750 (*Gazette*, p. 395).

9. *Du* est en interligne, au-dessus de *que le*, biffé.

10. Nous avons vu ce duc mourir en 1697 (tome IV, p. 255).

11. Jean-Baptiste de Durfort (tome IV, p. 258), qui vient d'être fait maréchal de France en 1741.

12. Elle apportait en dot six cent cinquante mille livres de terres (*Sourches*, p. 329-330).

13. Henriette-Julie de Durfort (tome IV, p. 257) épousera en 1717 Procope Pignatelli, comte d'Egmont (tome XV, p. 275).

14. Louise-Madeleine Eschallart de la Marck : tome XIV, p. 203.

15. De solliciter les juges pour cette affaire.

pas pris sa nièce pour le ruiner et sa maison; que sa belle-petite-fille étoit assez riche pour que trois ou quatre[1] cent mille livres de plus ou de moins ne lui fussent pas moins considérables que d'avoir un oncle paternel, et chef de sa maison, ruiné. L'autre procédé fut pour les partages entre les deux sœurs. Il voulut que l'abbé de Lorraine, son fils[2], mort évêque de Bayeux[3], fût présent à tout, et le chargea de céder et de faire régler en faveur de la cadette tout ce qui pouvoit être litigieux, parce qu'il trouvoit sa petite-fille assez riche, mais qu'il ne lui étoit pas indifférent à lui, après l'avoir fait épouser à son petit-fils, que sa sœur la demeurât assez pour faire une alliance qui leur fût à tous convenable. La vérité [est] que c'est là penser et agir avec grandeur, car tout fut exécuté de la sorte; mais il est vrai aussi que Mme d'Armagnac étoit morte, qui n'auroit pas laissé faire Monsieur le Grand[4].

Mariage du marquis de Gesvres avec

Le duc de Tresmes maria son fils aîné, le marquis de Gesvres[5], à Mlle Mascranni[6], prodigieusement riche[7]. Elle n'avoit ni père, ni mère, ni frère, ni sœurs[8]. Son père

1. Les chiffres *3* et *4* corrigent *4* et *5*. On comptait qu'elle hériterait de deux cent mille écus du chef de sa mère (*Dangeau*, p. 406).

2. François-Armand : tome V, p. 275.

3. Après *Bayeux*, Saint-Simon a biffé *son fils*, répété par mégarde. — L'abbé de Lorraine est mort en 1728, évêque de Bayeux depuis 1718.

4. Voyez ce qu'il a dit d'elle lors de sa mort : tome XV, p. 331.

5. François-Joachim-Bernard Potier (tome XV, p. 155 et 606), titré marquis de Gesvres jusqu'en 1722.

6. Marie-Madeleine-Émilie Mascranny (*sic*), née en 1691, morte le 9 juillet 1717. Il avait été question de lui faire épouser le jeune duc de Saint-Aignan (notre tome XIV, p. 124, note 2).

7. Le contrat fut signé le 31 mai, et le mariage eut lieu le 1er juin, dans la chapelle des Caumartin : *Dangeau*, p. 423 et 427; *Sourches*, p. 345; *Mercure* de juillet, p. 128-134. La fiancée apportait en dot dix-sept cent mille livres de « bien acquis. »

8. Seulement des oncles, dont l'un, François Mascranny, grand vicaire et chancelier de l'église de Rouen, ne mourut que le 23 mai 1716. Un Barthélemy Mascranny avait été maître d'hôtel du Roi et intendant général du duc d'Orléans en 1640, un Alexandre trésorier de France à Lyon vers 1621, et son fils Paul prévôt des marchands de cette ville.

Mlle Mascrani.

avoit été maître des requêtes[1], sa mère[2] étoit sœur de Caumartin[3], ami intime du duc de Gesvres, qui fit ce mariage, lequel, bientôt après, se tourna fort étrangement, et donna au public des farces fort singulières[4].

Mariage de Montendre avec Mlle de Jarnac.

Mlle de Jarnac[5], aussi sans père ni mère[6], aussi fort riche, et du nom de Chabot, épousa[7] un cadet de Montendre[8], de la maison de la Rochefoucauld, qui n'avoit ni

1. Barthélemy Mascranny, sieur de la Verrière, d'abord lieutenant criminel à Lyon, puis premier président du parlement de Dombes de 1675 à 1681, fut reçu conseiller à celui de Paris en 1685, devint maître des requêtes en 1689, et mourut le 11 février 1698, à cinquante-huit ans. C'était une famille originaire des Grisons, dont un membre, suivant leur généalogie imprimée (Bibl. nat., Lm³ 445), se serait établi à Saint-Chamond et aurait été anobli par Louis XII, pour récompense d'avoir importé dans cette ville l'industrie de la soie; ce qui est certain, c'est qu'Alexandre et le premier Barthélemy, ayant fait la banque et le commerce avec les Lumagne, reçurent, en juin 1635 (reg. XIA 8652, fol. 479 v°), des lettres de réhabilitation, et qu'un autre obtint en juin 1685 l'érection de la terre de Paroy en marquisat (X1A 8680, fol. 33). Leurs quartiers de noblesse sont dans le ms. Mazarine 3165; comparez le dossier 43272 des *Pièces originales* (vol. 1880), et le dossier 11 623 des *Dossiers bleus* (vol. 432).

2. Jeanne-Baptiste le Fèvre de Caumartin, mariée le 9 janvier 1690, et morte le 5 février 1693; sœur aînée de Mme d'Argenson.

3. L'intendant Louis-Urbain le Fèvre : tome II, p. 194.

4. Elle intentera à son mari un procès pour cause d'impuissance, qui est devenu légendaire (suite des *Mémoires*, tomes IX de 1873, p. 311-312, et X, p. 337-338), et elle en mourra de chagrin.

5. Henriette-Charlotte Chabot, héritière du comté de Jarnac, baptisée le 4 juin 1690. Devenue veuve en décembre 1714, elle se remariera le 20 juin 1715 à Charles-Annibal de Rohan-Chabot, chevalier de Léon, qui deviendra à son tour comte de Jarnac. Morte le 27 août 1769, à Paris.

6. Elle était fille de Guy-Henri Chabot, comte de Jarnac, né le 27 novembre 1648, lieutenant général de Saintonge et d'Angoumois, et de sa seconde femme Charlotte-Armande de Rohan-Montbazon, mariée en 1688, laquelle ne mourut que le 8 mai 1754, à quatre-vingt-dix-sept ans, étant remariée depuis 1691 au comte de Pons.

7. Le mariage, annoncé en juin, eut lieu au château de Jarnac le mois suivant (*Dangeau*, p. 430; *Mercure* d'août, p. 258-265).

8. Paul-Auguste-Gaston de la Rochefoucauld (tome XI, p. 276), chevalier de Montandre, et non Montendre.

bien[1] ni figure, mais beaucoup d'esprit, et fort orné, d'amis, et d'envie de faire. Ce fut elle qui, ayant l'âge de disposer d'elle, le choisit, et qui voulut demeurer chez elle, dans ce beau château de Jarnac sur la Charente[2], et n'être point obligée d'en sortir, comme, jusqu'alors, elle y étoit toujours demeurée. C'étoit une personne pourtant plutôt bien que mal, avec de l'esprit, et qui vouloit être maîtresse.

Mariage de Donzi avec Mlle Spinola.

Quelque temps assez court après, il s'en fit deux autres[3] : M. de Donzi[4], fils du feu duc de Nevers, qui n'avoit pu obtenir le brevet de son père, et à qui, avec ses grands biens, il fâchoit fort de n'en pouvoir espérer[5]. Il passa ici un marquis Spinola[6], gouverneur d'Ath, lieutenant général des armées d'Espagne, qui avoit acheté la grandesse de Charles II et le titre de prince de l'Empire de l'empereur Léopold, et qui n'avoit que deux filles, dont l'aînée héritoit de la grandesse[7]. Il[8] l'épousa[9], et prit en se mariant le nom de prince de Vergagne, que le public, qui aime à se jouer sur les mots, et qui n'approuvoit pas sa vie, appela le prince de Vergogne[10]. Son beau-père lui fit peu attendre sa dignité[11], et M. le duc d'Orléans, devenu

1. Cependant ses parents l'avantagèrent en faveur de ce mariage, au préjudice de son frère aîné (*Dangeau*, p. 430 ; *Sourches*, p. 349).

2. Baronnie importante, qui était venue aux Chabot dès le quinzième siècle par un mariage avec une Craon. Louis Chabot, mort en 1666, est le premier qui prit le titre de comte de Jarnac. Le *Mercure* de mars 1681 (p. 120-133) raconte une fête qui fut donnée alors dans ce château, et M. Émile Biais a publié en 1889 l'inventaire du mobilier qui s'y trouvait en 1668.

3. Deux autres mariages. — 4. Tantôt *Donzi*, tantôt *Donzy*.

5. Il a déjà dit cela précédemment (tome XV, p. 452) et a annoncé le mariage qui va s'accomplir.

6. Jean-Baptiste Spinola : tome IX, p. 282. Le procès-verbal de présentation, par le baron de Breteuil, est dans le ms. Arsenal 3863, p. 338 et 341.

7. Tout cela, encore, a été dit dans le tome XV. — 8. M. de Donzy.

9. Le 6 mars 1709 (*Dangeau*, p. 327 ; *Sourches*, p. 281 ; *Mercure* de juillet, p. 123-127).

10. C'est encore une redite du tome XV, p. 452.

11. Il la céda à son gendre au commencement de la Régence.

régent, moins encore celle[1] de duc et pair[2], sans avoir jamais rien fait, ni été à la guerre, ni même à la cour.

Mariage de Polignac avec Mlle de Mailly.

La comtesse de Mailly maria sa dernière fille[3] à Polignac[4], dont il auroit été le grand-père[5]. Elle étoit fort belle, et ne tarda pas à montrer que Polignac n'étoit pas heureux en mariage, ni sa mère en éducations[6].

Mort de Saumery; sa fortune, celle de son fils; leur caractère.

Le vieux Saumery[7] mourut chez lui, près de Chambord, à quatre-vingt-six ans[8]. C'étoit un beau et grand vieillard, très bien fait et de la vieille roche, plein d'honneur et de valeur, pour qui le Roi avoit de la bonté, et qui étoit estimé[9]. Henri IV, entre autre bagage, avoit amené deux

1. Avant *celle*, Saint-Simon a biffé *la Pairie*. — 2. En septembre 1720.

3. Françoise de Mailly, que le Roi vient de doter : ci-dessus, p. 31. Il a été question aussitôt qu'elle épousât Nesle, Torigny ou Brancas (*Dangeau*, p. 347; *Sourches*, p. 265-266, 330 et 332).

4. Scipion-Sidoine-Apollinaire-Armand-Gaspard, vicomte de Polignac et marquis de Chalancon, maréchal de camp depuis 1704, veuf d'une Rambures depuis 1706 : tome X, p. 301.

5. Il avait près de cinquante ans. Quelques mois auparavant (*Sourches*, p. 86), on croyait qu'il se remarierait avec la fille de M. de Beauvau le capitaine des gardes de Monsieur. — Les fiançailles eurent lieu le 9 juillet chez la duchesse de Bourgogne, en présence du Roi et de Monseigneur, avec des incidents que Dangeau et les autres racontent (*Dangeau*, p. 461, 464 et 465; *Sourches*, tome XII, p. 4 et 8; *Mercure* de juillet, p. 233-236; *Lettres de Tessé*, p. 315; *Lettres de Mme de Maintenon*, recueil Bossange, tome I, p. 435; *Gazette d'Amsterdam*, n° LX; procès-verbal de Desgranges, ms. Chantilly 427, p. 511-512); *le Pot-pourri de Menin*, publié dans la revue *Souvenirs et Mémoires*, année 1900, p. 319 et 322).

6. Des enfants qui vinrent de cette union disproportionnée, on crut que le mari en pouvait peu revendiquer pour lui-même (Addition n° 688, dans notre tome XIII, p. 512). De son premier mariage il n'avait eu qu'un fils, mort à six ans, en 1693. La dot de la seconde femme et sa pension furent employées à payer les dettes sous la surveillance de commissaires royaux.

7. Tantôt *Saumeri*, ici par exemple, et tantôt *Saumery*.

8. Le 4 mai : *Dangeau*, p. 408-409, avec l'Addition placée dans notre tome VI, p. 364; *Sourches*, p. 322 et 330; *Mercure* de mai, p. 332-335.

9. « Le soir du 6, disent les *Mémoires de Sourches*, le comte de Cheverny apprit au Roi la mort du vieux comte de Saumery, son beau-père, lequel, à l'âge de quatre-vingt-six ans, avoit conservé toute la connoissance et la fermeté qu'il avoit eues pendant toute sa vie, et étoit mort avec de grandes marques de piété. »

valets de Béarn. L'un avoit nom Joanne[1] : c'étoit peut-être son nom de baptême, car force Basques s'appellent Joannès chez leurs maîtres[2]; l'autre[3], Béziade[4]. Ils furent longtemps bas valets[5]. Lorsqu'Henri IV parvint à la couronne et à en jouir, Joanne devint jardinier de Chambord, et, par succession, concierge, mais concierge nettoyeur et balayeur comme sont ceux des particuliers, et non pas comme le sont devenus ceux des maisons royales[6]. Son

1. Ou de Johanne, comme signait Arnaud, seigneur de Saumery et des Landes, trésorier de France et général des finances de l'apanage d'Orléans, surintendant des bâtiments et édifices royaux en 1600, président des comptes du comté de Blois de 1594 à 1617 (*Pièces originales*, vol. 1582, dossier 36334, pièce 2).

2. De « Joannes, c'est-à-dire Jean, nom fort commun aux laquais basques, » il « ôta l'*s*, en fit Joanne pour le nom de sa maison, » redira notre auteur en 1714 (tome X de 1873, p. 296). Voyez ci-après, Additions et corrections, p. 622.

3. Le *t* d'*autre* surcharge un *d*.

4. Ci-après, p. 361.

5. Toute cette version de l'origine des Saumery a déjà été commentée dans notre tome VI, p. 360-362, 467 et 614, et elle reviendra une troisième fois en 1714. Comparez le *Mercure* d'octobre 1706, p. 225-226, de février 1707, p. 187-188, de mai 1709, p. 332-335, et de mai 1726, p. 1068-1073, les *Mémoires de Dufort de Cheverny*, tome I, p. 342, le *Dictionnaire de la Noblesse* par la Chenaye des Bois, art. JOHANNE, et l'*Annuaire de la Noblesse*, par Borel d'Hauterive, année 1854, mais surtout les dossiers JOHANNE du Cabinet des titres, où l'on voit, je l'ai déjà dit, que la légende adoptée par Saint-Simon doit venir de Gaignières, qui la tenait de l'abbé le Laboureur, et qui la raconta aussi à d'Hozier en 1696.

6. Dans la redite, Joanne ou Johanne commencera simple jardinier, pour passer « par degrés » jardinier en chef ne travaillant plus, puis concierge du château. Cela a déjà été réfuté, en thèse générale, dans notre tome VI, p. 361, note 4, et p. 362, note 1. Pour ce qui concerne la charge de jardinier des jardins et clos du château royal de Chambord, elle était distincte de celles de concierge et de gouverneur-capitaine, et MM. de Saumery tenaient si fort à toutes les trois, que, lorsque mourut le Jacques dont il est question ici, son fils aîné, Jacques-François, déjà pourvu des deux dernières, se fit également nommer à celle de jardinier, puis, en 1713, obtint la survivance de toutes trois, avec une pension de deux mille livres, pour son fils aîné

fils, peu à peu, se mit sur ce dernier pied, mais toutefois sentant encore le valet, et s'y enrichit pour son état[1]. Cela lui fit épouser une sœur de Mme Colbert[2], dont le père étoit un bourgeois de Blois qui s'appeloit Charon[3], dont le petit-fils[4], par la fortune de M. Colbert, devint intendant de Paris, eut la terre de Ménars[5], et est mort président à mortier[6], peu éclairé, mais fort bon homme, et fort honnête homme et fort droit[7]. Lors du mariage de Saumery, c'étoit encore la petite bourgeoisie de Blois, et M. Colbert un très petit garçon. Arrivé dans la confiance et les affaires du cardinal Mazarin, dont il fut intendant[8], il y donna accès à Saumery, son beau-frère[9], et lui procura de petits em-

Jean-Baptiste (Arch. nat., O[1] 53, fol. 104, et 57, fol. 32 v°, 34, 35 et 88 v°). Selon un dossier de la fin du dix-huitième siècle, la charge de capitaine, créée par Gaston, rapportait alors seize cents livres de gages (O[1] 1034); en 1700, Saumery père touchait trois mille sept cent cinquante livres. La charge fut donnée à Maurice de Saxe en août 1745, et supprimée en septembre 1777. Le titulaire tirait des produits du parc quatorze ou quinze mille livres selon le duc de Luynes.

1. J'ai fait observer déjà (tome VI, p. 362, note 2) que notre auteur passait ici un degré de filiation et un second capitaine de Chambord qui servit Monsieur Gaston pendant vingt-deux ans, comme premier gentilhomme et capitaine des chasses de son comté de Blois : ci-dessous, note 9.

2. Tome VI, p. 363. Mme de Saumery Charron mourut en août 1706 (*Sourches*, tome X, p. 153).

3. Charron, et non *Charon*. Voyez, sur cette famille, outre les textes indiqués dans notre tome VI, l'*Histoire de Blois*, par Bernier (1682), p. 90-92, le *Mercure* de mai 1705, p. 69-72, etc. Selon d'Hozier, le grand-père Guillaume avait commencé par être tonnelier à Montlivault, puis maître de poste auprès de Blois.

4. Jean-Jacques Charron, fils de Jacques, par conséquent propre frère de Mme Colbert, mais beaucoup plus jeune : tome VI, p. 363.

5. Nous venons de voir, en 1708, notre auteur visiter ce beau château.

6. De 1690 à 1718.

7. Nous avons déjà eu cet éloge dans l'Addition n° 202 (tome IV, p. 361), et il reviendra en 1718.

8. Tome XVI, p. 50.

9. Ce n'est pas sans peine que, en mai 1660, Colbert obtint du cardinal son patron que la capitainerie de Chambord, visée par « toutes

plois dans les troupes, où il montra de la valeur[1]. Devenu personnage, il le protégea tant qu'il put suivant sa portée si nouvelle[2], et le fit enfin gouverneur et capitaine des chasses de Chambord et de Blois[3]. Il laissa deux fils entre autres, et deux filles. Monglat, chevalier de l'Ordre en 1661 et maître de la garde-robe, dont nous avons de si bons *Mémoires*[4], se trouvant ruiné, espéra tout de M. Colbert en mettant son fils dans son alliance : il avoit eu Cheverny[5] de sa femme, petite-fille du chancelier de Cheverny[6], dont ce fils portoit le nom ; il le maria à la fille de Saumery[7]. Chambord et Cheverny ne sont qu'à deux lieues[8]. C'est[9] le même Cheverny qui eut des emplois au dehors, qui fut menin de Monseigneur, et attaché à Mgr le duc de Bourgogne, dont j'ai parlé quelquefois[10]. Des deux fils, l'aîné[11] étoit un grand homme très bien fait et d'une représentation imposante[12], qui avoit été estropié d'un genou en un de ces

les personnes de qualité, » fût conservée à son beau-frère, comme on l'a vu dans notre tome VI, p. 362.

1. Saumery eut plus que des petits emplois, puisqu'il arriva à commander le régiment d'infanterie de Monsieur Gaston de 1651 à 1656, avec un brevet de maréchal de camp (tome VI, p. 362) ; mais il quitta l'armée alors, par conséquent avant le grand crédit de son beau-frère.

2. Voyez les *Lettres de Colbert*, tomes IV, p. 230, 235, 238, et VII, p. 368. Les lettres de Saumery abondent dans la correspondance du ministre.

3. Tome VI, p. 362-365.

4. Tomes VI, p. 358, et XVI, p. 373. Saint-Simon en possédait l'édition donnée par le P. Bougeant en 1727-28. Entrepris à l'instigation de Segrais, ils avaient été revisée et mis en état par le P. de la Rue.

5. Tome XVI, p. 150.

6. Tome VI, p. 359. C'est cette dame de Monglat dont Bussy-Rabutin, qui avait supplanté la Feuillade auprès d'elle, disait tant de mal.

7. Marie de Saumery : tome VI, p. 360. Elle avait failli devenir la seconde femme du duc de Saint-Aignan (*Sévigné*, tome VI, p. 482).

8. Saint-Simon a fait les deux visites en 1708.

9. Avant *C'est*, il a biffé *Des deux fils l'aisné*, reporté trois lignes plus loin.

10. En dernier lieu, dans notre tome XVI, p. 490.

11. Jacques-François, marquis de Saumery : tome VI, p. 360.

12. « On dit d'un homme bien fait, qui a bonne mine : *C'est un homme*

combats de M. de Turenne[1]. Il n'avoit été que subalterne quelques campagnes, et se retira chez lui, où il se recrépit d'une charge de grand maître des eaux et forêts[2]. Il épousa une fille de Besmaus gouverneur de la Bastille[3], dont le crédit, joint à la bonté du Roi pour son père, lui obtint la survivance du gouvernement de Chambord et de la capitainerie de Blois[4]. Avec ces établissements, il comptoit avoir fait une grande fortune, et en jouissoit chez lui[5], lorsque M. de Beauvillier fut gouverneur des enfants de France, et que le Roi lui laissa le choix de tout ce qui devoit composer leur éducation et leur maison, excepté du premier valet de chambre seul, comme je l'ai dit ailleurs[6]. Il dénicha Saumery des bords de la Loire, et le fit sous-gouverneur[7]. D'abord souple[8], respectueux, obséquieux, attaché à son emploi, il tâcha de reconnoître un terrain si nouveau pour lui, après de s'y ancrer; il courtisa les ministres et les personnages. Ce qu'il avoit d'esprit étoit tout tourné à l'intrigue, que la probité ne contraignit pas, ni la reconnoissance. Il se mit à voir des femmes importantes, et à mettre, comme il le fit dire de lui, son pied dans tous les souliers[9]. Jamais homme ne fit tant de che-

*d'une belle représentation* » (*Académie*, 1718). Voyez ci-dessus, p. 16, note 4.

1. Déjà dit au tome VI, p. 364, puis au tome X, p. 180, note 2.

2. La charge créée en février 1689, de grand maître au département de Blois et Berry, pour l'exercice de laquelle il obtint permission de se faire suppléer (Arch. nat., E 1858, arrêt du 21 novembre 1690).

3. Tome VI, p. 366-367.

4. Ci-dessus, p. 354.

5. Bernier, dans son *Histoire de Blois*, p. 85, dit que Jacques, continué dans le gouvernement de Chambord, « y fait sa résidence ordinaire (quoiqu'il puisse très commodément demeurer dans sa terre), y vivant en homme de sa qualité et faisant toutes choses d'une manière si noble, si franche et si obligeante, qu'elle lui attire l'estime et la considération de tous les honnêtes gens. »

6. Tome II, p. 341.

7. Tome VI, p. 365.

8. Le *p* de *souple* corrige un *b*.

9. Cette locution vulgaire, déjà appliquée à Saumery, puis à Longe-

min tous les jours par tout le château de Versailles, et ne montoit tant d'escaliers; jamais homme aussi ne tira si grand parti d'une vieille blessure. A la fin, il se crut un personnage: il fit le grand dos[1] et l'important, et ne s'aperçut jamais qu'il n'étoit qu'un impertinent. Il ne parloit plus qu'à l'oreille, ou sa main devant sa bouche, souvent riochant[2] et s'enfuyant, toujours des riens qu'il ramassoit, toujours mystérieusement[3]. J'ai parlé de sa femme à propos de M. de Duras, qui lui donna de fâcheux ridicules, et devant qui il n'osoit souffler quelque impudent qu'il fût[4] devenu[5]. A force d'adresse et de manèges, et de duperies de M. de Beauvillier, il trouva moyen de tirer du Roi près de quatre-vingt mille livres de rente pour lui ou pour ses enfants, qui eurent pour rien les plus gros régiments[6]; avec cela, toujours plaintif en dehors, et frondeur en dessous. Il avoit pris l'habitude de ne dire *Monsieur* de personne, ni *Madame*[7] non plus, de ceux-là même dont l'habitude ou le respect en avoit rendu le nom plus inséparable; *Mons^r^* étoit son plus grand effort, et il citoit de la sorte les plus considérables personnages, dont il se donnoit pour avoir eu la confiance, et qui lui avoient dit ceci ou appris cela[8]. Je me souviens qu'étant venu à Dampierre[9], où

pierre, dans les deux Additions 126 et 412, n'était pas admise dans les dictionnaires. On attribuait à Victor-Amédée cet aphorisme, qu'un homme habile doit avoir son pied dans deux souliers à la fois.

1. *Le gros dos*, dans la première version.

2. Verbe que nous rencontrerons plus d'une fois, et qui n'était pas non plus dans *l'Académie*. Littré y voyait une déformation de *rioter*, au sens de ricaner.

3. Tout cela a déjà été dit au tome VI, p. 365-366.

4. *Fut*, à l'indicatif, dans le manuscrit.

5. Tome XII, p. 296-297 et p. 499, Addition n° 586.

6. On trouvera une notice sur ces degrés de la généalogie aux Additions et Corrections, p. 624 et 626.

7. Il a écrit, comme à son habitude, *M^r^* et *M^e^*.

8. Déjà dit au tome VI, p. 365-366.

9. Notre auteur n'a pas encore parlé de cette belle résidence, qui avait été jointe en 1555 au duché de Chevreuse, pour les Lorrains, et

j'étois chez M. de Chevreuse, il vit à table un portrait de Mme la princesse de Conti. « Ha! dit-il, voilà un assez joli portrait de la princesse de Conti. » De là se mit à raconter[1] que ce pauvre prince de Conti lui disoit...; et puis un marin nommé Preuilly (et c'étoit le frère du maréchal d'Humières[2]). Il vint après à M. de Turenne, qu'il n'appela jamais que Mons^r Turenne, et dont il rapportoit des propos avec lui, très jeune subalterne et dont sûrement il n'avoit jamais su le nom, qu'il auroit eus à peine avec un officier général de sa confiance; et, par-ci par-là, riochant d'autorité. « Le vieux vicomte, » disoit-il; ou « ce pauvre vieux vicomte; » et on étoit tout étonné que c'étoit M. de Turenne[3]. C'étoit trop de sa fatuité favorite pour qu'elle fût ignorée et pour qu'elle nous fût nouvelle; mais il en entassa tant ce jour-là, que nous nous mîmes à lui en présenter des occasions pour nous en divertir davantage, et nous y réussîmes pleinement : nous mourions de rire, et il ne doutoit pas que ce ne fût des gen-

qui, laissée par la fameuse duchesse de ce nom à la descendance issue de son premier mariage avec le connétable de Luynes, est devenue le chef-lieu du duché quand M. de Chevreuse a vendu au Roi la terre de son nom. Voyez la notice de ce duché dans les *Écrits inédits*, tome VI, p. 57-58.

1. *Di[re]*, inachevé, effacé du doigt, et remplacé par *raconter*.

2. Suivant le *Dictionnaire critique* de Jal et les *Mémoires de Sourches*, ce Preuilly doit être Raymond-Louis de Crevant, frère cadet du maréchal d'Humières et marquis de Preuilly, qui servit dans la cavalerie avant de devenir capitaine des vaisseaux du Roi (1666), chef d'escadre (1673), lieutenant général des armées navales (1676), et mourut à l'Arsenal de Paris le 19 juin 1688, sans avoir pu passer vice-amiral, ni obtenir la dispense nécessaire pour épouser sa nièce, troisième fille du maréchal (notre tome II, p. 177, note 5).

3. Déjà dit, mais un peu moins longuement, dans notre tome VI, p. 365. Aux références citées en cet endroit, on peut ajouter les *Mots à la mode* de Callières, p. 136, les *Caractères de Jean de la Bruyère*, tome I, p. 217, et un passage du *Roman comique*, par Scarron, 2^e partie, ch. XVII, où le provincial dit, par ostentation : « Je perdis mon argent contre Roquelaure, Créquy a tant gagné, Coëtquen court le cerf en Touraine.... »

tillesses[1] qu'il racontoit avec une autorité et une dignité merveilleuse. Le lendemain, Sassenage, Louville, le petit Renau et moi étions le matin, chez Mme de Chevreuse, à parler de l'excès de ces impertinences. Il vint quelqu'un : nous nous mîmes dans une fenêtre, sous le rideau, à continuer; mais nous en disions[2] là de bonnes[3], et tout haut se mit à dire le petit Renau : « Mais nous serions bien étonnés si Mons^r de Saumery nous entendoit, et venoit à lever le rideau! » Il n'eut pas achevé, que la chose arriva. Nous, au lieu d'être embarrassés, à pâmer de rire, et lui, qui peut-être ne nous avoit pas écoutés, à demander à qui nous en avions. Les rires furent si démesurés, et si bien répondus par presque tout le reste de la chambre, qui savoit de quoi il s'agissoit[4], que, tout effronté qu'il étoit, il en demeura confondu. Ce galand homme étoit du naturel des rats qui se hâtent de sortir d'un logis lorsqu'il est prêt de[5] crouler[6]; mais il n'eut pas le nez bon. Il furetoit tant, et en tant de sortes de lieux, qu'il ne lui fut pas difficile de voir le vol que le duc d'Harcourt prenoit[7], et la décadence de M. de Beauvillier, à qui il devoit en totalité être et fortune : le drôle ne balança point de se donner à Harcourt, qui le recueillit comme un transfuge, par lequel il espéroit de savoir beaucoup de choses sur des gens qu'il vouloit culbuter pour s'élever sur leurs ruines, et avec lesquels Saumery demeuroit en commerce sans qu'ils voulussent s'apercevoir

1. Il a écrit ici : *gentilesses*.
2. Le second *i* de *disions* a été ajouté après coup.
3. *L'Académie* donne les seules locutions *la bailler bonne*, au sens de faire pièce à quelqu'un, et *la garder bonne*, au sens de conserver du ressentiment avec dessein de se venger. Furetière n'avait donné que *la garder bonne*.
4. Ce membre de phrase a été ajouté en interligne.
5. Encore ici, *prêt de* pour *près de*.
6. Il a déjà fait allusion, dans le tome XVI, p. 232, à ce dicton populaire, dont l'origine très ancienne est indiquée dans l'*Histoire des rats*, par Sigrais (1737), p. 137-138.
7. Ci-dessus, p. 160 et suivantes.

d'une conduite que chacun voyoit. Il étoit particulièrement attaché à M. le duc de Bourgogne[1], quoique Denonville fût l'ancien des trois sous-gouverneurs[2], et y étoit demeuré ensuite lorsque Cheverny, d'O et Gamaches y furent mis[3]. Cheverny avoit la santé ruinée depuis son ambassade de Danemark[4], et n'étoit pas sur le pied de suivre à la chasse ni à la guerre. Saumery, sous prétexte de son genou, s'exempta de la chasse, et, lorsqu'il fut question de la guerre, il fut malade une fois; les deux autres, il eut besoin des eaux[5]. Il en revint, pendant la campagne de Lille, à Versailles, où, trouvant les rieurs pour M. de Vendôme, il se mit de leur côté, et, pour être à la mode et s'initier parmi la cabale triomphante, en dit pis que pas un[6]. M. de Chevreuse et M. de Beauvillier, dont l'aveugle charité n'avoit voulu rien voir ni écouter sur la désertion de Saumery, et qui le traitoient bien lorsqu'il leur faisoit l'honneur d'aller chez eux, eurent bien de la peine à entendre ce qu'on leur dit de ses propos sur Mgr le duc de Bourgogne. A la fin pourtant, la publicité les convainquit : ils furent un peu plus froids; mais ce fut tout. Saumery y gagna M. du Maine, qui le fit dans la suite

1. Plus particulièrement qu'aux deux autres petits-fils du Roi.

2. Tomes XI, p. 218, XV, p. 225, et XVI, p. 19.

3. En 1699 : tome VI, p. 357 et suivantes.

4. Tome X, p. 180, note 4.

5. Pour la campagne de 1702, où Cheverny, réellement malade, a été remplacé par Gamaches, Saumery est le seul des trois gentilshommes attachés au duc de Bourgogne qui ait pu l'accompagner, et la cour en a été étonnée sachant ses incommodités; il est vrai que le Roi comptait sur lui pour empêcher un rapprochement entre son héritier et Monsieur de Cambray : tome X, p. 181-185. En 1703, il n'a pas été question de lui, non plus que pendant la pénible campagne de 1708 : selon la redite que nous aurons plus tard, il était aux eaux de Bourbonne pour sa vieille blessure.

6. Cependant il n'est pas parlé de lui, même dans la relation vendômiste du chevalier de Bellerive : voyez notre tome XVI, p. 544-545. Rien, jusqu'ici, ne semble confirmer cette accusation de Saint-Simon, qui l'amplifiera cependant en 1714.

nommer par le Roi mourant[1] un des sous-gouverneurs du Roi d'aujourd'hui[2]. Sur la fin, c'étoit un seigneur[3] qui se trouvoit fort maltraité de n'être pas chevalier de l'Ordre; on va voir que, quelque fou que cela fût, il n'avoit pas tout le tort.

Fortune d'Avaray*.

Béziade[4], camarade de Joanne, qui est devenu le nom de famille de Saumery, eut un emploi à la porte de je ne sais quelle ville pour les entrées, qu'Henri IV lui fit don-

1. Après ce *mourant*, l'auteur a biffé un second *nomer*.

2. Codicille du 13 août 1715, reproduit en appendice au tome XVI du *Journal de Dangeau*, p. 285, avec cette singulière lecture : *son mari*, pour *Saumeri*. Comparez le passage correspondant dans la suite de nos *Mémoires*, tome XII, p. 158.

3. Notre auteur voulait que la qualification de *seigneur* fût réservée pour les représentants des plus anciennes races féodales, seuls dignes d'aspirer à l'Ordre et au bâton de maréchal de France (tomes I, p. 117, et XII, p. 71). Il s'est fait reconnaître par le duc de Beauvillier « grand seigneur en biens comme dans le reste » (tome I, p. 292); il ne manque pas de relever l'outrecuidance de simples gentilshommes qui se « seigneurifient » sans avoir l'antiquité voulue, ou se font considérer par le commun comme des « seigneurs » : Dangeau, Beringhen, les Villeroy, Silly, Fromenteau de la Vauguyon, le valet de chambre Moreau, d'Avaux. Une fille ou veuve de seigneur ne doit pas épouser un « gentilhomme particulier. » L' « honnête homme » qui n'appartient pas à cette caste supérieure et restreinte doit « être respectueux avec les seigneurs. » La Bruyère avait dit (*Caractères*, tome II, p. 166) : « Un bon gentilhomme veut passer pour un petit seigneur, et il y parvient; un grand seigneur affecte la principauté, etc. » Voyez nos tomes I, p. 292 et 293, III, p. 186-187 et 191, V, p. 227, VI, p. 136, XI, p. 47, 56, 396 et 421, XII, p. 194, XV, p. 321.

4. Lisez : *Bésiade*. — Notre auteur n'avait rien pour le guider sur ce qu'il va dire de cette famille, ni dans l'*Histoire généalogique*, ni dans le *Moréri;* sans doute il tenait ses notions de Gaignières ou de Clairambault, et ce dernier, ou son neveu et successeur, étaient défavorables aux d'Avaray, comme le prouve un mémoire fait pour Mme de Pompadour (Arch. nat., M 610, n° 4). Il ne manque pas de généalogies du dix-huitième ou du dix-neuvième siècle, depuis la Chenaye des Bois jusqu'au chevalier de Courcelles et à P. Potier de Courcy; mais aucune ne présente les mêmes garanties que la notice donnée en 1889 dans l'*Armorial de Béarn* de MM. Dufau et de Jaurgain : ci-après, p. 626.

* *Avarey*, par un *e*, dans cette manchette.

ner et continuer[1]. Le fils de celui-ci[2] le[3] continua dans ce métier; mais il monta en emploi, et s'enrichit si bien, que son fils n'en voulut point tâter, et préféra un mousquet.

1. C'est un oncle de notre d'Avaray, et non son père, qui commença leur fortune à la cour d'Henri IV comme premier valet de garde-robe et huissier du cabinet secret, et joua même un certain rôle sous la régence de Marie de Médicis. Il s'appelait Jacques de Bésiade et porta en outre le surnom de son pays de Sauveterre avant d'acheter la terre et le château d'Avaray, à vingt-cinq kilomètres de Blois et dans la mouvance de ce château royal. Avaray appartenait alors à un Silly ou Sily[a], qui, disgracié pour des libelles dirigés contre M. de Luynes, fut obligé de le vendre en 1620, au premier valet de garde-robe, protégé au contraire par le Connétable, et Jacques mourut le 16 septembre 1639, en Armagnac, léguant la terre à son neveu Théophile, qui, après avoir porté uniquement le nom de Bésiade, adopta celui d'Avaray à partir de 1653. Théophile avait une sœur, mariée au président de Gassion (notre tome XV, p. 439, note 2). Il est le premier qu'on trouve qualifié du titre de marquis d'Avaray, dans un arrêt du 4 août 1694 postérieur à sa mort (Arch. nat., E 1883). Il fut nommé le 26 avril 1667 grand bailli d'Orléans, obtint en 1668 un arrêt de maintenue de noblesse délivré par l'intendant de cette généralité, et, comme grand bailli, il commanda l'arrière-ban du pays levé en 1674. Il mourut subitement en décembre 1681, et fut inhumé le 30 à Avaray. Il avait pris pour première femme, le 18 mars 1652, Marie des Étangs d'Écrennes, avec qui il passa une donation mutuelle entre-vifs le 11 juillet 1653 (Arch. nat., Y 190, fol. 257) : peut-être la belle femme de Beauce dont Tallemant des Réaux parle au tome VII de ses *Historiettes*, p. 467 ; et c'est d'elle que naquirent le deuxième marquis d'Avaray, qui suit, et la marquise de Sourdis (notre tome X, p. 140, note 6). Théophile s'était remarié le 1er août 1665 avec une fille du lieutenant général Montbas, qui, veuve déjà d'un M. de Neufchèzes-Persac, convola en troisièmes noces avec M. Millet, sous-gouverneur du Dauphin (*Inventaire des archives d'Eure-et-Loir*, tome V, p. 153 ; *Mémoires de Sourches*, tome II, p. 35 ; Arch. nat., Y 248, fol. 147).

2. Nous ne pouvons affirmer que le « camarade de Joanne » n'eut pas un emploi dans l'octroi de « je ne sais quelle ville » avant d'entrer dans la maison d'Henri IV comme le premier Saumery ; mais, en tout cas, il s'agit ici d'un neveu de Jacques, fils de son frère aîné Jean, et on vient de voir quelle fut la carrière de ce neveu, Théophile.

3. Le manuscrit porte : *la*.

[a] Sans doute un successeur de ce seigneur d'Avaray qui figure comme chef protestant dans les histoires de la guerre de 1562 et dans Brantôme.

Il montra de la valeur et de l'aptitude, il eut des emplois à la guerre[1]. Il épousa une sœur de Foucault[2] longtemps après intendant de Caen[3], enfin conseiller d'État, qui étoit une femme pleine d'esprit d'intrigue, et qui eut des[4] amis considérables : en se mariant, il prit le nom de d'Avaray; il est devenu lieutenant général[5]. Il a bien clabaudé[6] de n'être pas maréchal de France et de voir ses cadets[7] y être arrivés, et, à la fin, on l'a fait chevalier de l'Ordre, qu'il n'a fait la grâce d'accepter qu'avec beaucoup de répugnance et de délais[8]. Il avoit été quelque temps

1. Claude-Théophile, deuxième marquis d'Avaray, né le 2 mai 1655, abandonna aux Gassion les terres de Béarn. D'abord page de Monsieur, il entra dans le régiment de cavalerie de Sourdis en 1672, leva un régiment de dragons en 1690, fut créé brigadier en 1694, eut un nouveau régiment en février 1701, fut promu maréchal de camp le 29 janvier 1702, pour aller rejoindre le roi Philippe V à Naples, y devint lieutenant général en février 1704, quitta ce royaume en juin 1705 pour passer en Espagne sur la demande de Philippe V lui-même, et eut l'heureuse fortune, comme nous l'avons vu, de décider du gain de la bataille d'Almanza. Il fera le reste de la guerre en Flandre, sera appelé le 29 décembre 1714 à l'ambassade de Suisse, qu'il conservera jusqu'en 1726, et obtiendra, pendant ce temps (1718), la lieutenance générale de Picardie et les gouvernements de Péronne, Montdidier et Roye, avec une expectative de grand-croix de Saint-Louis. En octobre 1733, il eut encore le commandement des provinces de Flandre et de Hainaut. Il mourut le 6 avril 1745, à quatre-vingt-dix ans. Ses descendants ont un très beau portrait de lui, peint par Rigaud en 1716, pour le prix de trois cents livres, et ce portrait est encore aujourd'hui dans l'hôtel qu'il fit construire en 1718.

2. Catherine-Angélique Foucault, dernière sœur de l'intendant, née le 24 octobre 1662, mariée à Caen le 29 novembre 1691, et morte le 27 avril 1728.

3. Foucault était intendant à Caen depuis deux ans (tome XIII, p. 437-438) lorsque sa sœur se maria.

4. *Qui eut des* est en interligne, au-dessus d'un *d'*, que l'auteur a oublié de biffer.

5. Pinard, *Chronologie militaire*, tome IV, p. 523-525.

6. Nous avons eu *clabauderie* au tome XV, p. 465.

7. Biron, Gramont, Puységur, Asfeld, Noailles, etc.

8. C'est en 1726, au retour de l'ambassade dont il va être parlé, que le Roi déclara son intention de lui donner le cordon bleu; mais il

ambassadeur en Suisse[1], et n'y avoit point mal réussi.

Belle-Isle mestre de camp général des dragons; sa fortune. [*Add. StS. 878*]

Une autre fortune commença cette année, en ce temps-ci[2], à poindre[3], grande, et peu espérable alors, traversée depuis d'une manière terrible, montée au[4] comble avec la rapidité des plus incroyables[5] hasards, mais conduite et soutenue par l'esprit, le travail, la persévérance infatigable[6], l'art et la capacité de deux frères également unis et amalgamés[7] ensemble, qui peuvent passer pour les prodiges de ce siècle[8]. Belle-Isle[9], petit-fils de M. Foucquet si célèbre par sa fortune et sa plus que profonde disgrâce, étoit fils d'un homme[10] qui s'étoit présenté à tout, et dont le Roi n'avoit voulu pour rien à cause de son père, et

ne fut compris que treize ans plus tard dans la promotion du 2 février 1739, et reçu à la Pentecôte suivante. Ses preuves furent faites d'après la maintenue de noblesse de 1668.

1. En remplacement du comte du Luc : Affaires étrangères, vol. *Suisse* 265-295.

2. C'est l'article du *Journal de Dangeau* daté du 8 mai 1709, sur la nomination de Belle-Isle à la charge de mestre de camp général des dragons, qui nous vaut cette digression; mais il a été parlé dans notre dernier volume de sa belle conduite à Lille.

3. Après *poindre*, Saint-Simon a biffé un second *en ce temps cy*.

4. Avant *au*, il y a un *ensuitte*, biffé. — 5. Il a écrit : *incroyoables*.

6. Les mots *persevérance infatigaable* sont en interligne, à la suite d'*adresse*, biffé, et au-dessus de *travail*, également biffé, et Saint-Simon a corrigé *le* en *l'*, puis en *la*.

7. Nous avons déjà eu au tome II, p. 341, ce verbe, qui n'était pas dans le *Dictionnaire de l'Académie*, et qui paraît avoir été rare au figuré, quoique souvent employé ainsi par notre auteur.

8. Voyez les portraits plus détaillés qu'il fera des deux frères Belle-Isle en 1715 et en 1718, et comparez sa lettre de 1741, dans les *Écrits inédits*, tome IV, p. 181-186.

9. Charles-Louis-Auguste Foucquet, comte, puis duc et maréchal de Belle-Isle : tome XV, p. 154.

10. Louis Foucquet, marquis de Belle-Isle, troisième fils du surintendant, baptisé à Avon le 7 juin 1661, fut d'abord chevalier de Malte en 1678 et fit ses caravanes, mais quitta cet ordre en 1686 pour se marier, et mourut à Paris le 25 août 1738. Il est question de sa naissance en 1660 dans l'épître IV de la Fontaine, dédiée à sa mère (*Œuvres*, tome IX, p. 118), et le duc de Luynes parle de sa vie singulière (*Mémoires*, tome II, p. 229).

l'avoit tenu plus de vingt ans en exil[1]. Son mariage avec une sœur du duc de Levis[2] (je dis duc pour faire connoître l'alliance, car il ne le fut de trente ou trente-cinq ans depuis), ce mariage, dis-je, étrange, et encore plus étrangement fait, acheva de le mettre à l'aumône. Sa femme n'avoit rien, et sa famille, bien loin de lui donner, fut plus de vingt ans sans vouloir ouïr parler ni d'elle ni de son mari. Ils furent réduits à vivre chez l'évêque d'Agde[3], frère de M. Foucquet, longues années exilé hors de son diocèse. Revenus enfin à Paris, au pot[4] de Mme Foucquet mère de Belle-Isle[5] jusqu'à la mort de cette espèce de sainte[6], ils se trouvèrent bien à l'étroit. Belle-Isle étoit un

1. A Villefranche-de-Rouergue, où naquit le maréchal, puis à Agde.

2. Catherine-Agnès de Levis (tome V, p. 25), chanoinesse de Remiremont, mariée par contrat du 8 juin 1686, et morte à Paris le 12 juin 1729, dans sa soixante-dixième année, fille de Charles-Antoine de Levis, comte de Charlus, dont le fils Charles-Eugène devint duc de Levis en 1723; tous deux nommés dans notre tome XVI, p. 42.

3. Louis Foucquet : tome X, p. 106.

4. Locution déjà relevée dans notre tome III, p. 114.

5. Marie-Madeleine de Castille, fille d'un président aux requêtes du Palais, épousa, le 5 février 1651, le surintendant Foucquet, veuf de Louise Fourché (contrat du 4, dans le *Dictionnaire* de Jal, p. 593-594). Lors de la disgrâce de son mari, dont elle fut séparée de biens le 23 juillet 1662, on la relégua à Montluçon, puis à Moulins et dans ses terres de Bourbonnais; retirée ensuite chez les Filles du Saint-Sacrement à Paris, elle fut envoyée par une lettre de cachet dans l'abbaye Notre-Dame de Meaux en août 1697, et enfin à l'abbaye du Val-de-Grâce. Elle mourut le 12 décembre 1716, âgée de plus de quatre-vingts ans. Michel Anguier l'avait représentée en Charité, à Saint-Mandé, entourée de deux de ses enfants.

6. Pendant la faveur de son mari, elle était une des partenaires attitrées du Roi (*Lettres de Guy Patin*, 12 novembre 1660). La séparation de biens fit que l'arrêt de confiscation n'atteignit ni ses propres, ni la partie des acquêts qui pouvait lui revenir, dont était le marquisat de Belle-Isle, et elle resta fort riche, mais employa en bonnes œuvres une partie de sa fortune, et l'on connaît plusieurs de ses donations et fondations pieuses (registres Y 203, fol. 2 v°, 265, fol. 469, 266, fol. 143, 284, fol. 146 v°). J'ai déjà parlé (tome X, p. 108, note 4) des charités de sa belle-mère et du livre des *Recettes choisies*.

cadet du surintendant; ses aînés emportoient les débris qu'ils avoient pu sauver, mais qui, à la fin, se sont réunis par la mort de M. de Vaux, sans enfants[1], et du P. Foucquet de l'Oratoire[2]. Le fils aîné de Belle-Isle et de la sœur de M. de Levis prit le nom de comte de Belle-Isle, et son frère celui de chevalier de Belle-Isle[3]. Je m'étends sur eux parce qu'il[4] sera souvent mention d'eux dans la suite, et beaucoup plus dans les Histoires et dans les Mémoires de ces temps-ci, qui dépasseront les miens[5]. Tous[6] deux

1. Louis-Nicolas Foucquet, vicomte de Melun, etc., titré comte de Vaux, fils aîné du surintendant, baptisé le 18 janvier 1654, mourut à Paris le 31 mai 1705 (*Mercure* de juin, p. 238-242). Il avait épousé par contrat du 23 août 1689 (registre Y 255, fol. 312) Jeanne-Marie Guyon, fille de la célèbre amie de Fénelon, et ce mariage « approfondit » sa disgrâce. Par un acte du 13 février 1684 (registre Y 245, fol. 69 v°), sa mère lui fit don des seigneuries de Vaux, Melun et dépendances, rachetées des créanciers, à charge d'en laisser l'usufruit à l'évêque d'Agde, son oncle, sa vie durant. Nous avons à la Bibliothèque nationale, ms. Fr. 32 660, l'inventaire dressé à son décès. Sa veuve se remaria secrètement avec le chevalier de Sully (notre tome XVI, p. 436).

2. Charles-Armand Foucquet, né le 9 août 1657, entra à l'Oratoire en 1680, fut supérieur du séminaire de Saint-Magloire en 1699, assistant du général en 1711, et mourut le 18 septembre 1734. Il avait été très lié avec Nicole et avec le grand Arnauld.

3. Catherine-Agnès de Levis (ci-dessus, p. 365) eut pour fils aîné le comte et maréchal de Belle-Isle, pour cadet Louis-Charles-Armand Foucquet, dit le chevalier de Belle-Isle, qui, né à Agde le 19 septembre 1693 et tonsuré le 11 février 1702, entra aux mousquetaires en 1707, puis dans le régiment de dragons de son aîné en 1708, défendit Lille avec lui, fut pourvu d'un autre régiment de dragons de 1712 à 1713, se fit recevoir chevalier de Malte le 23 juin 1717, fut promu brigadier le 20 février 1734, maréchal de camp en 1738, lieutenant général au gouvernement de Metz en 1739, lieutenant général des armées en février 1742, et périt, le 19 juillet 1747, à l'attaque d'un retranchement piémontais entre Oulx et Exilles.

4. *Ils*, par mégarde, dans le manuscrit.

5. *Les miens* est en interligne, au-dessus de *ces temps cy*, biffé. — Cependant il sera fait d'eux un parallèle intéressant en 1715, un autre en 1718, et notre auteur parlera souvent de l'aîné, ayant été en relations intimes avec lui.

6. *Tous* corrige *l'ai*[*sné*], effacé du doigt.

entrèrent dans le service. L'aîné fut refusé avec aigreur d'un régiment de cavalerie; le Roi dit que ce seroit beaucoup encore s'il lui accordoit, avec le temps, l'agrément d'un régiment de dragons[1]. Il l'obtint enfin[2]. Il se signala dans Lille; il fut fait, comme on l'a dit[3], brigadier en sortant; il y fut dangereusement blessé. Le maréchal de Boufflers le servit si bien, que, Hautefeuille[4] ayant demandé à se défaire de sa charge de mestre de camp général des dragons[5], Belle-Isle en eut la préférence, et pour deux cent quatre-vingt mille livres, qui étoit la même somme qu'Hautefeuille[6] en avoit donnée au duc de Guiche, et que celui-ci l'avoit achetée de Tessé[7], et Belle-Isle eut aussi cent vingt mille [livres] de brevet de retenue dessus, comme Hautefeuille l'avoit obtenu lorsqu'il eut la charge[8]. C'étoit un furieux pas[9], et sous le feu Roi, pour[10] d'où il étoit parti[11]. Quel prodige, et comment le voir aujourd'hui gouverneur absolu d'une grande place et d'une province frontière, chevalier de l'Ordre, les entrées chez le Roi, et

1. *Chronologie militaire*, tome III, p. 333 et suivantes.

2. Il acheta en janvier 1705 le régiment du comte d'Estrades (*Dangeau*, tome X, p. 192 et 228), après avoir été mousquetaire un an et, depuis 1702, capitaine dans Royal-cavalerie.

3. Tome XVI, p. 448-449. — 4. Tomes XI, p. 74, XII, p. 179, 186-188.

5. Tome III, p. 130. — 6. En interligne, au-dessus d'*il*, biffé.

7. Tome XI, p. 74. Là, notre auteur a parlé de 480000 livres.

8. Dangeau (p. 410) donne la nouvelle dès le 8 mai; les *Mémoires de Sourches* n'en parlent que le 22 (p. 341-343). Les provisions et le brevet de retenue ne furent expédiés que le 5 juillet, au départ de Chamillart. Belle-Isle avait fait deux gros emprunts pour payer M. d'Hautefeuille (*Luynes*, tome XVI, p. 297; Arch. nat., E 1946, fol. 441); de plus, il vendit cent vingt mille livres son régiment de dragons au chevalier de Bullion (*Dangeau*, p. 423; *Sourches*, p. 353). Il avait été désigné comme aide de camp de Monseigneur en mars (*Sourches*, p. 287).

9. *Furieux* et *furieusement*, dans le style familier, et par hyperbole, au sens d'excessif, sont très communs dans les auteurs du dix-septième siècle, Chapelain, Molière, Boileau, Dangeau, etc.

10. Le mot *p*r a été ajouté en interligne.

11. Luynes (tome XVI, p. 296) dit que Mme de Maintenon le protégea par amitié pour les Levis et par gratitude pour le surintendant.

tout à coup maréchal de France, duc vérifié, ambassadeur extraordinaire pour l'élection de l'Empereur, général d'armée, et le dictateur de l'Allemagne[1] !

Mort, famille, singularité étonnante et deuil du prince de Carignan. [*Add. S^t S. 879 et 880*]

Le[2] prince de Carignan[3] mourut le 23 avril[4], en sa soixante-dix-neuvième année[5]. Il étoit fils du prince Thomas ou de Carignan, et de la fille et sœur des deux comtes de Soissons, dernière princesse du sang de cette branche cadette de Bourbon[6]. Le prince Thomas étoit fils de l'infante Catherine[7] fille de Philippe II roi d'Espagne, sœur du roi Philippe III grand-père de la Reine épouse de Louis XIV[8], et du célèbre Charles-Emmanuel, duc de Savoie, vaincu par l'industrie, le courage et l'épée de Louis XIII au fameux Pas-de-Suse[9]. Ce prince de Carignan

1. A l'époque où notre auteur écrit, M. de Belle-Isle est gouverneur de Metz et des Trois-Évêchés depuis mars 1733 ; il a été fait ambassadeur extraordinaire à la diète de Francfort en décembre 1740, maréchal de France le 11 février 1741, et duc vérifié le 15 mars 1742 ; il commande une armée en Allemagne, et va s'immortaliser par la prise et la retraite de Prague. On peut comparer avec le présent passage les réflexions que cette même fortune inspirait au marquis d'Argenson (ses *Mémoires*, tomes III, p. 38, et IV, p. 7-8), et une lettre de Saint-Simon déjà citée ci-dessus, p. 364, note 8. Notre auteur s'est extasié de même (tome XI, p. 257) sur la carrière de Maillebois.

2. Avant ce paragraphe, Saint-Simon a biffé les phrases suivantes : « Le P. de Carignan mourut le 23 avril en sa 79e année. Il estoit fils du P. Thomas[a], 5e fils du celebre Duc de Savoye Ch. Emanuel, vaincu par l'industrie, le courage et l'espée de Loüis XIII, dont j'ay rapporté ailleurs l'illustre victoire et ses grandes suittes. La mere du P. Thomas estoit la fille et sœur des deux C. de Soissons et la d^re P^ss du sang de cette branche cadette de Bourbon. » Comparez ci-après, p. 626.

3. Ci-dessus, p. 284.

4. *Dangeau*, p. 422 ; *Sourches*, p. 341 ; *Mercure* de juillet, p. 63-69 ; *Gazette*, p. 237 ; *Gazette d'Amsterdam*, Extr. XXXVIII et XXXIX. Selon Litta, il mourut le 21 avril, et non le 23, à Turin. Son corps a été transporté en 1836 à Saint-Michel-de-la-Cluse.

5. Selon Litta, il était né à Moutiers le 20 août 1628, et non 1630.

6. Ci-dessus, p. 281-284. — 7. Tome IX, p. 225.

8. Le défunt était ainsi issu de germain du Roi (*Dangeau*, p. 422).

9. Tome I, p. 172 et 492-495.

a. Les mots *fils du P. Thomas* avaient été ajoutés en interligne.

de la mort duquel je parle étoit né sourd et muet. Il étoit l'aîné du comte de Soissons mari de la nièce du cardinal Mazarin[1], de laquelle j'ai souvent parlé, et oncle, par conséquent, du comte de Soissons si étrangement marié en France[2], tué parmi les ennemis devant Landau, et du célèbre prince Eugène[3]; et, de cette branche de Soissons-Savoie, il n'en reste plus. Cette cruelle infirmité affligea d'autant plus la maison de Savoie, que ce prince montroit tout l'esprit, le sens et l'intelligence dont son état pouvoit être capable. Après avoir tout tenté, on prit enfin un parti extrême : ce fut de l'abandonner à un homme qui promit de le faire parler et entendre pourvu qu'il en fût tellement le maître, et plusieurs années, qu'on ignoreroit même tout ce qu'il feroit de lui. La vérité est qu'il en usa comme les dresseurs[4] de chiens, et ces gens qui, de temps en temps, font voir pour de l'argent toutes sortes d'animaux dont les tours et l'obéissance étonnent, et qui paroissent entendre et expliquer par signes tout ce que leur maître leur dit : la faim, la bastonnade, la privation de lumière, les récompenses à proportion. Le succès en fut tel, qu'il le rendit entendant tout aidé du mouvement des lèvres et de quelques gestes, comprenant tout, lisant, écrivant, et même parlant, quoique avec assez de difficulté[5]. Lui-même, profitant après des cruelles leçons qu'il avoit reçues, s'appliqua avec tant d'esprit, de volonté[6] et de pénétration, qu'il posséda plusieurs langues, quelques sciences, et parfaite-

1. Ci-dessus, p. 284.
2. Avec Uranie de la Cropte-Beauvais : tome X, p. 261-262.
3. Ci-dessus, p. 284.
4. Le *Dictionnaire de l'Académie* de 1718 ne donnait pas ce mot.
5. Son « dresseur » fut, au dire d'Imhof (*Grands d'Espagne*, p. 223), un Espagnol nommé Manuel Ramirez de Carrion, officier du marquis del Fresno, qui appliquait la méthode d'un P. Ponce. — Voyez la première rédaction de ce passage dans les *Écrits inédits*, tome VII, p. 264-266 ; comparez les *Historiettes de Tallemant des Réaux*, tomes III, p. 226-227, et IX, p. 449, et le *Journal de Verdun*, tome XI, p. 79.
6. Les mots *de volonté* corrigent *d'appli[cation]*, effacé du doigt.

ment l'histoire[1]. Il devint bon politique, jusqu'à être fort consulté sur les affaires d'État, et faire à Turin plus de personnage par sa capacité que par sa naissance[2]. Il y tenoit sa petite cour, et faisoit la sienne avec dignité toute sa longue vie, qui put passer pour un prodige[3]. Il épousa en 1684 une Este-Modène[4], fille du marquis de Scan-

1. « Il avoit réparé ces défauts naturels par la culture qu'il avoit donnée aux talents de son esprit. Il avoit imaginé, par la force de son seul génie, le moyen de se faire entendre de ses officiers, et celui de les entendre lorsqu'ils lui parloient, et tous ses officiers et domestiques étoient accoutumés à un langage muet, qui étoit suivi d'un service aussi prompt que s'il avoit eu le véritable usage de la parole. Ce prince s'étoit fort appliqué aux mathématiques et aux sciences abstraites, ce que l'on connoissoit par les figures qu'il dressoit et les calculs d'algèbre qu'il faisoit avec la même exactitude que s'il eût pu être instruit de ces sciences par d'habiles maîtres. » (*Mercure* de juillet 1709, p. 66-68.)

2. En 1692, Victor-Amédée, croyant mourir d'une petite vérole noire, l'avait désigné pour recueillir sa couronne, et, en 1701, il lui a donné sa procuration pour épouser la reine d'Espagne. En 1706, nous l'avons vu pris par la Feuillade pendant l'investissement de Turin.

3. En 1697, il avait racheté tous les biens des Soissons en France, donnant plus de quatre cent mille livres de rente, et, pour pouvoir en jouir, il avait obtenu la naturalité en mai 1698 (*Dangeau*, tome VI, p. 205 et 460; Affaires étrangères, vol. *France* 305, pièce 15, fol. 6 v°).

4. Angélique-Catherine d'Este-Modène (1er mars 1656-16 juillet 1722), mariée en novembre 1684. La cérémonie eut lieu secrètement, à la campagne, contrairement aux désirs de Louis XIV, qui aurait voulu marier le prince en France, et peut-être à l'insu de Victor-Amédée lui-même; la comtesse de Soissons et la princesse de Bade, grand'mère et tante du prince, coupables d'avoir favorisé cette union, furent exilées (notre tome X, p. 428 et 556-557; *Dangeau*, tome I, p. 44 et 71; Rousset, *Histoire de Louvois*, tome III, p. 282-284; *Gazette de Leyde*, 30 novembre et 7 décembre 1684; *Relation de Spanheim*, p. 110-111). On lit dans la Gazette du P. Léonard (ms. Fr. 10265, fol. 40), à la date du 23 juin 1685 : « Le prince de Carignan est de retour à Turin, avec la princesse son épouse. Quand il a paru devant le duc de Savoie, il se jeta par trois fois à genoux pour lui témoigner le regret qu'il avoit de lui avoir déplu; il prononça fort distinctement le mot de *pardon*. Le duc le releva à toutes les fois. » Selon les *Mémoires de Mlle de Montpensier* (tome I, p. 119-120), on avait songé à le marier avec Mlle d'Angoulême, « une folle avec un muet. »

diano[1], qui envoya un gentilhomme au Roi pour lui donner part de cette mort[2] et lui présenter une lettre de son fils, à laquelle le Roi répondit[3], et prit le noir pour quinze jours[4]. Ce fils[5] prit le nom de prince de Carignan, épousa [Add. S^t-S. 881] par amour, et pour plaire au duc de Savoie depuis premier roi de Sardaigne, la bâtarde qu'il avoit de la comtesse de Verue[6], lesquels[7] brouillés à Turin et venus ici sous un rare *incognito*[8], comme en lieu de conquête assurée pour tout étranger, on les a vus courtiser bassement les gens en place de les servir pendant la jeunesse du Roi[9], prendre partout, faire toutes sortes d'indignes affaires, la femme la complaisante de celle du garde des sceaux Chauvelin[10],

1. Borso d'Este, fils de César, duc de Modène et de Reggio, né en 1606, célèbre par son duel de 1633 contre Wallenstein et par sa participation aux guerres de l'Autriche contre la Suède, fut général de la cavalerie milanaise avec le marquis de Leganès en 1640, puis se rallia au parti de la France en même temps que le duc son frère et que son neveu, y fit les fonctions de lieutenant général, et mourut à Castel-San-Giovanni, le 28 décembre 1657. Il eut deux fils, que le cardinal d'Este fit élever à Paris.

2. *Dangeau*, p. 422 : « Mme la princesse de Carignan a mandé au Roi, par le comte Picon, la mort du prince son mari, et le prince son fils a écrit au Roi sur le même sujet. » Voyez aussi ce que dit l'annotateur des *Mémoires de Sourches*, p. 341.

3. Les lettres de la princesse et de son fils et les réponses du Roi sont au Dépôt des affaires étrangères, vol. *Turin* 115.

4. Le Roi prit le deuil le 28 mai, en habit noir et cravate de mousseline brodée, jusqu'au 12 juin (registre de Desgranges, ms. Mazarine 2745, fol. 132 ; *Dangeau*, p. 424).

5. Victor-Amédée de Savoie : ci-dessus, p. 284. Louis XV le fit lieutenant général en 1723, et il a, comme tel, sa notice dans la *Chronologie militaire* de Pinard, tome V, p. 105-106.

6. Victoire-Françoise, mariée en novembre 1714 : tome VII, p. 228.

7. Les initiales de *lesquels* sont en interligne, au-dessus d'*aux*, biffé.

8. En 1718 : suite des *Mémoires*, tome XIV de 1873, p. 401-402; comparez notre tome VII, p. 229.

9. Mme de Carignan, dont les biens avaient été confisqués en Savoie, obtint cent soixante mille livres de pension par le maréchal de Villeroy (*Mémoires de Luynes*, tomes III, p. 366, et IX, p. 498-499, 510-511).

10. Anne Cahouet de Beauvais, mariée en 1718 : tome VI, p. 321.

et le mari se faire le fermier de l'Opéra et le surintendant de ce spectacle[1], et, avec des millions de rapines, le mari dans l'obscurité et dans la basse débauche[2], la femme dans l'intrigue de toute espèce et l'écorce de la plus haute dévotion[3], caressant tout le monde, ménageant tout, se fourrant partout, se moquer de leurs créanciers, et vivre en bohémiens; le mari mort dans cette crapule à Paris, en 1740[4], la femme se raccrocher aux Rohans par le mariage de sa fille avec M. de Soubise[5], et son fils[6], devenu prince

1. Voyez les *Mémoires de Luynes*, tome III, p. 363-366, ceux *du marquis d'Argenson*, tome II, p. 92-93 et 366-368, le *Journal de l'avocat Barbier*, tome III, p. 269-270, et comparez la suite de nos *Mémoires*, éd. 1873, tomes XVI, p. 206, et XVII, p. 126-127, et la notice CARIGNAN, dans les *Écrits inédits*, tome VII, p. 266-268. Le prince a abandonné l'Opéra peu avant de mourir.

2. Il jouait, disait-on, tous les rôles, sauf celui de prince.

3. Voyez ce que notre auteur avait dit de ses fréquentes communions dans la même notice, p. 267-268, et les *Lettres du commissaire Dubuisson*, p. 402. On la surnommait *la Fausse prude* (*Barbier*, tome III, p. 70). Du reste, notre auteur était en relations avec elle, et il dira tenir directement de sa bouche le récit de la fin tragique du roi Victor-Amédée.

4. Le 4 avril 1741. Sur sa succession et la liquidation de ses dettes, on peut voir le *Journal de Barbier*, tome III, p. 269-270, les *Mémoires de Luynes*, tome IX, p. 498-499 et 510-512, et les dossiers des Archives nationales, cotés V⁷ 119-121. Le catalogue de la vente de ses tableaux, 30 juillet 1742, est dans le ms. Nouv. acq. fr. 4665, fol. 22.

5. Anne-Thérèse de Savoie-Carignan, née le 1er novembre 1717, mourut le 5 avril 1745, ayant épousé, le 5 novembre 1741, Charles de Rohan-Soubise, né le 16 juillet 1715, capitaine-lieutenant des gendarmes de la garde, par la démission de son grand-père, en juillet 1734, brigadier de cavalerie le 1er janvier 1740, maréchal de camp en mai 1743, lieutenant général le 1er janvier 1748, maréchal de France le 19 octobre 1758, ministre d'État en février 1759, mort le 4 juillet 1787. Il était veuf en premières noces (1739) d'Anne-Marie-Louise de la Tour-d'Auvergne. C'est le vaincu de Rosbach (1757), le favori de Louis XV et de Mme de Pompadour; par son mariage il devint le plus proche parent du Roi : ci-dessus, p. 368, note 8.

6. Louis-Victor-Amédée-Joseph, né à Paris le 25 septembre 1721, mais élevé à Turin, y devint chevalier de l'Annonciade en 1733, suivit le roi Charles-Emmanuel dans la guerre de 1741-47, comme lieute-

de Carignan, ôté d'avec eux, longtemps avant la mort du père, par le roi de Sardaigne, élevé[1] à Turin, et marié par lui à la sœur de sa seconde femme, Hesse-Rhinfeltz, et de la seconde femme de Monsieur le Duc[2], les deux sœurs mortes et Monsieur le Duc aussi[3].

Mort, caractère et dépouille du duc de la Trémoïlle.

En même temps mourut le duc de la Trémoïlle dont j'ai parlé plus d'une fois[4], à cinquante-quatre ans[5], que je regrettai extrêmement, et qui, malgré la disproportion de nos âges, étoit demeuré extrêmement de mes amis depuis que notre commun procès de préséance contre M. de Luxembourg avoit formé notre liaison[6]. C'étoit[7] un fort

nant général, et mourut le 7 décembre 1778, quatre mois après sa femme.

1. *Elevé* surcharge *et m.*

2. Le prince de Carignan épousa, le 4 mai 1740, Christine-Henriette de Hesse-Rheinfels, née le 21 novembre 1717 et morte le 31 août 1778, sœur cadette de Polyxène-Christine-Jeannette, reine de Sardaigne, et de Charlotte, duchesse de Bourbon (tome VII, p. 91, note 3).

3. La reine de Sardaigne mourut en janvier 1735, et la duchesse de Bourbon en juin 1741; Monsieur le Duc était mort avant celle-ci, le 27 janvier 1740. Voyez, sur toute cette lignée, les généalogies italiennes de Litta, tome V, maison de Savoie, tab. xxiii.

4. Charles-Belgique-Hollande, dont il a été question, en dernier lieu, ci-dessus, p. 266.

5. Le 1er juin : *Dangeau*, p. 427; *Sourches*, p. 345-347; *Mercure* du mois, p. 259-263. Ses prénoms venaient de ce qu'il avait été tenu sur les fonts du baptême, à Amsterdam, le 18 juillet 1655, par le roi de Suède, par les États-Généraux des Provinces-Unies et par les états particuliers de Hollande. — Le grand froid de l'hiver de 1709 atteignit gravement sa santé; des saignées répétées auxquelles on le soumit achevèrent de l'épuiser, et il en mourut, comme sa femme en 1707 (*Sourches*, tome XI, p. 252 et 346; *Lettres de Mme de Maintenon*, recueil Bossange, tomes I, p. 423, et IV, p. 282; *Correspondance de Madame*, recueil Jaeglé, tome II, p. 94).

6. Tome II, p. 63 et suivantes.

7. Le portrait qui va suivre, au physique et au moral, est confirmé par les contemporains : *Relation de Spanheim*, p. 134 et 424; *Lettres de Mme de Sévigné*, tome IX, p. 331, et Notice, tome I, p. 199; *Caractères et portraits de 1703*, p. 37; Chansonnier, mss. Fr. 12620, p. 275, et 12688, p. 455; Papiers du P. Léonard, Arch. nat., MM 828, fol. 51, etc.

grand homme, le plus noblement et le mieux fait de la cour, et qui, avec un fort vilain visage, sentoit le mieux son grand seigneur. Sans esprit que l'usage du monde, sans dépense avec des affaires fort mal rangées, et une femme fort avare et fort maîtresse, qu'il avoit perdue depuis assez peu[1], sans crédit de faveur et sans grand commerce, il avoit tant d'honneur, de droiture, de politesse et de dignité, que cela lui tint lieu d'esprit, lui fit garder[2] une conduite toujours honnête et digne, et lui acquit partout de la considération, même du Roi et des ministres, à qui il ne se prodigua jamais[3]. Il ne laissa qu'un fils[4], et une fille mariée au duc d'Albret[5]. Il mourut dans la douleur, dont il m'avoit entretenu souvent, de n'avoir pu obtenir la survivance de sa charge de premier gentilhomme de la chambre pour son fils, et de trouver le Roi inflexible sur la règle qu'il s'étoit faite de n'en plus donner[6]. C'étoit celle de mon père[7]; il m'en souhaitoit souvent une d'un camarade avec qui il vivoit fort bien, mais qu'il supportoit avec impatience dans sa même dignité et dans sa même charge[8]. M. de Beauvillier et lui étoient fort amis, et je ne sais comment il étoit arrivé que lui et moi avions assez les mêmes goûts et les mêmes éloigne-

1. Madeleine de Créquy, que nous avons vue mourir en 1707 : tome XV, p. 161-163.

2. *Garder* est en interligne, au-dessus de *tenir*, biffé.

3. « L'estime, la considération et l'amitié que M. de la Trémoïlle s'étoit conciliée à force d'honneur, de probité et de bienséance, » a-t-il dit en 1707 (tome XV, p. 319).

4. Charles-Louis-Bretagne de la Trémoïlle, titré prince de Tarente : tome XVI, p. 461-462.

5. Marie-Armande-Victoire de la Trémoïlle, que nous avons vu marier en 1696 : tome III, p. 24.

6. Tome XV, p. 318.

7. Tome I, p. 144.

8. Les quatre premiers gentilshommes de la chambre étaient en 1709 le duc de Beauvillier, le duc de la Trémoïlle, le duc de Tresmes et le duc d'Aumont, les deux derniers ayant succédé à leurs pères en 1704. Il s'agit probablement du troisième.

ments[1]. Son fils, à sa mort, étoit considérablement malade[2] : la duchesse de Créquy, sa grand mère[3], qui avoit été dame d'honneur de la Reine jusqu'à sa mort, vint le lendemain matin parler au Roi avant son grand lever, et emporta la charge avec quelque difficulté[4]. Hors la jeunesse, que le Roi n'aimoit pas pour les grandes charges, il n'y avoit aucune raison d'en faire[5]. Enfin le nouveau duc de la Trémoïlle l'eut; il ne la garda guères[6]. Son fils, enfant[7], l'eut après lui de M. le duc d'Orléans, au commencement de sa régence[8]; il vient de laisser un seul fils dans la première enfance[9], et sa charge en proie à la toute-

1. Voyez nos tomes II, p. 71, et VI, p. 62, 66 et 80. — En 1689, le duc de la Trémoïlle avait été momentanément éloigné de la cour à la demande de la Dauphine-Bavière, pour laquelle il montrait trop ouvertement l'ardeur de ses sentiments (*Dangeau*, tome II, p. 430; *Sourches*, tome I, p. 232; *Correspondance de Madame*, recueils Rolland, p. 98-101, et Jaeglé, tome I, p. 70). Au carrousel de 1685, il avait pris comme devise : *Sempre ardente, sempre ascoso*, par allusion à ces amours secrètes, que tout le monde chansonnait cependant (*Sourches*, tome I, p. 232). Voyez notre tome XII, p. 274, note 1.

2. Il put néanmoins, le lendemain 2 juin, se lever pour remercier le Roi de la faveur dont il va être question (*Sourches*, p. 348). Dangeau parle plusieurs fois de sa frêle santé (tomes V, p. 317, XII, p. 427, et XIII, p. 8).

3. Armande de Saint-Gelais de Lansac; tomes III, p. 109, et XV, p. 161 et 163.

4. *Dangeau*, p. 429, 2 juin, avec le discours de la grand'mère; *Sourches*, p. 347 et 350. Madame était intervenue aussi. Villars avait demandé cette charge sans pouvoir l'obtenir (*Villars d'après sa correspondance*, par le marquis de Vogüé, tome I, p. 328-329 et 331-332; *Lettres de Mme de Maintenon*, recueil Geffroy, tome II, p. 209).

5. Le nouveau duc s'était distingué à Friedlingue, à Eckeren, à Ramillies, à Audenarde, et dans les combats sur l'Escaut (tome XVI, p. 461-462).

6. Il mourut en octobre 1719.

7. Charles-Armand-René : tome XII, p. 155. Il était né en 1708.

8. Il obtint la survivance de la charge de son père n'ayant que neuf ans, le 22 février 1717 (reg. O[1] 61, fol. 30 v°), et lui succéda deux années plus tard.

9. Il est mort en effet le 23 mai 1741, laissant, d'une fille du

puissance du cardinal Fleury, qui pourtant, à toute peine[1], et bien évidente, l'arracha pour le duc de Fleury petit-fils de sa sœur[2].

Mort, fortune et caractère de la Reynie et de son fils. [*Add. S^t-S. 882*]

Peu de jours après mourut la Reynie[3], un des plus anciens conseillers d'État, des plus capables, des plus intègres, grand magistrat[4], et de l'ancienne roche[5], modeste et désintéressé, qui a formé la place de lieutenant de police dans l'importance où elle est montée[6], et qui ne l'avoit pas mise sur le dangereux pied et honteux où, peu à peu, pour plaire et se faire valoir, ses successeurs[7] l'ont

duc de Bouillon, Jean-Bretagne-Charles-Godefroy de la Trémoïlle, né en 1737 (tome XII, p. 155, note 1).

1. Expression déjà rencontrée dans le tome VI, p. 87.

2. André-Hercule de Rosset, né le 27 septembre 1715, d'abord marquis de Fleury, colonel du régiment d'Angoumois (1731), puis du Royal-Dragons (1734), duc par démission de son père le 25 mai 1736, gouverneur de Nancy et de la Lorraine en 1737, brigadier en 1740, obtint la charge de premier gentilhomme de la chambre le 1^er juin 1741. Maréchal de camp en 1744, lieutenant général en 1748, il reçut le gouvernement d'Aigues-Mortes à la mort de son père (1748), le collier des ordres en 1753, et mourut le 14 avril 1788. Sa grand'mère était Marie de Fleury, mariée le 24 janvier 1680 à Bernardin de Rosset, sieur de Rocozel. Le marquis d'Argenson (tome IV, p. 46), le duc de Luynes (tome III, p. 402-404 et 409-415), l'avocat Barbier (tome III, p. 279-282) racontent comment il fut nommé premier gentilhomme.

3. *Reinie* corrigé en *Reynie*, dans le texte. — Gabriel Nicolas de la Reynie mourut le 14 juin, à quatre-vingt-quatre ans, étant né le 25 mai 1625 (*Dangeau*, p. 444; *Sourches*, p. 355; *Gazette*, p. 297; *Mercure* de juin, p. 279-297; P. Clément, *la Police sous Louis XIV*, p. 324-327). Le *Mercure* de juillet 1709 (p. 175-177) donna des extraits d'un testament mystique qu'il portait toujours sur lui, et qui a été publié par P. Laforest, dans *Limoges au dix-septième siècle*, p. 631-637. Le service funèbre eut lieu à Saint-Eustache, sans tentures ni cérémonies; le défunt n'avait pas voulu être enterré dans l'église, de peur d'infecter les fidèles.

4. En se relisant, l'auteur a ajouté par mégarde le pluriel à *Magistrats*, mais point de virgule après *intègres*.

5. Comme Saumery, ci-dessus, p. 352.

6. Voyez le commentaire de notre tome IV, p. 11-12.

7. Argenson, Machault, Taschereau, Ravot d'Ombreval, Hérault, et enfin Marville, depuis le 3 janvier 1740.

conduite. Il y avoit bien des années que la Reynie ne l'étoit plus[1]. Son nom étoit Nicolas, et homme de fort peu[2], que son mérite et sa vertu élevèrent, et par les mains duquel il a passé bien des choses importantes et secrètes[3]. Son fils unique[4] lui échappa jeune, s'en alla à Rome, d'où jamais il ne put le faire revenir, quoique, exprès, il l'y laissât manquer de tout. Après la mort de son père, il y voulut demeurer, et y est mort longues années après, ne voyant presque personne que des curieux obscurs, et ne se pouvant lasser, sans débauche, de la vie paresseuse et des beautés de Rome, et du *farniente*[5] des Italiens, sans s'être jamais marié[6]. Je le rapporte comme une chose fort singulière.

Le duc de Brissac[7] le suivit de près[8]. Quelques mois au- Mort du duc

1. Il était remplacé depuis 1697 par d'Argenson (tome IV, p. 10-13).

2. Plusieurs membres de cette famille avaient occupé des charges au présidial de Limoges, et l'annotateur des *Mémoires de Sourches* (tome I, p. 80, note 5, et p. 180, note 4) se trompe ou exagère en faisant de lui un Gascon de basse naissance venu à Paris sans chausses. Il avait pris son surnom d'un village de la commune de Vicq, canton de Pierre-Buffière. La fortune lui vint de sa seconde femme plutôt que de ses emplois.

3. Particulièrement dans l'affaire des Poisons : ci-après, p. 626. Une partie de ses papiers de police est revenue à la Bibliothèque : mss. Fr. 7050-7056, Nouv. acq. fr. 42, 44-47 et 5244-5250, et Joly de Fleury 2498-2535.

4. Gabriel-Jean Nicolas, baron de Saint-Sulpice, mort à Rome le 26 janvier 1734. La Reynie eut en outre une fille, Gabrielle Nicolas, « espèce de monstre, qui n'a marché qu'à trente ans et n'a jamais été femme, » dit Mathieu Marais (*Mémoires*, tome III, p. 38-39), et néanmoins, après un mariage manqué avec un Machault, elle épousa, le 16 janvier 1700, Jean-Louis Habert de Montmort, intendant général des armées navales; elle mourut le 22 octobre 1723, à cinquante-cinq ans, sans postérité. Un représentant du nom de la Reynie vivait sous la Révolution, apostat et voleur, dit-on.

5. *L'Académie* n'a admis ce terme italien qu'en 1878.

6. *Mémoires de Mathieu Marais*, tome III, p. 38-39; *Annales de la cour*, tome II, p. 439-441 ; Benjamin Fillon, *Lettres à M. de Montaiglon*, p. 73. Il dédaigna même la succession de son père.

7. Artus-Timoléon-Louis de Cossé : tome I, p. 263.

8. Le 1er juillet : *Dangeau*, p. 459-460; *Sourches*, tome XII, p. 1; *Mercure* de juillet, p. 227-229.

de Brissac.

paravant, étants à Meudon, il s'avisa, au sortir de table de Monseigneur, de me prendre sur la terrasse, et de me demander pardon de son procès et de ce qu'il avoit fait contre moi[1] après tout ce qu'il me devoit et l'avoir fait duc et pair[2]. Il mourut à Paris subitement, chez lui, d'apoplexie, à quarante et un ans, comme il alloit monter en carrosse pour s'en aller à Meudon[3].

Prince des Asturies juré* par les *cortès* ou états généraux d'Espagne. [*Add. S^tS. 883*]

L'extrémité où les affaires se trouvoient réduites par les malheurs de la guerre en tous lieux, et par la disette et la misère où la France fut cette année, firent craindre au roi et à la reine d'Espagne un abandon à leurs propres forces dont il se parloit depuis quelque temps à l'oreille[4]. Le prince des Asturies avoit près de vingt mois[5], et se portoit fort bien : ces soupçons leur firent[6] prendre la résolution de s'assurer[7] et de se lier de plus en plus les Espagnols en renouvelant une ancienne cérémonie qui est ce qu'ils appellent faire jurer le prince[8], c'est-à-dire de le faire reconnoître pour le successeur de la couronne, et de lui faire rendre hommage et prêter serment de fidélité, comme tel et comme roi futur et nécessaire, par tous les

1. Tome XIII, p. 191-208.
2. Tome VI, p. 61 et suivantes.
3. Il avait eu déjà plusieurs attaques (*Sourches*, tome VIII, p. 103). Sa charge honorifique de grand panetier fut donnée à son fils. Nous avons de lui plusieurs lettres à Desmaretz, d'une très piteuse orthographe, dans les Papiers du Contrôle général, G⁷ 543[1].
4. Ci-après, p. 401. On verra les suites dans le prochain volume.
5. Il était né le 25 août 1707 : tome XV, p. 229.
6. Il y a *fit* dans le manuscrit.
7. Saint-Simon, ayant écrit d'abord, en fin de ligne : *de s'asseurer de*, a mis une virgule après *s'asseurer*, pour écrire *et de se lier* au commencement de la ligne suivante, mais a oublié de biffer *de* après *s'asseurer*.
8. Les lettres d'Amelot (tome II, p. 118-119) indiquent quels motifs avaient déterminé la cour d'Espagne; en France, on trouva cette démarche imprudente (*Sourches*, p. 316 et 321). Voyez, au Dépôt des affaires étrangères, les volumes *Espagne* 190 et 195.

* Emploi du participe *juré*, au passif, à relever, et qui, du reste, sera expliqué dans le texte.

membres de la monarchie[1]. *Las cortes*, c'est-à-dire les états généraux[2], furent convoqués pour cela, et s'assemblèrent le 7 avril dans l'église des Jéronimites du palais du Buen-Retiro[3], tout à l'extrémité de Madrid. Le palais et le convent de ces religieux sont très grands et très magnifiques; ils se tiennent à aller à couvert de l'un dans l'autre par plusieurs endroits, et l'église, grande et belle, sert de chapelle au palais. Le roi et la reine sous leur dais du côté de l'évangile[4], les grands tout de suite sur leur banc, les grands officiers, les conseils, les ordres, les députés des villes[5] vis-à-vis et au bas en face de l'autel, et les évêques des deux côtés de l'autel; le cardinal Portocarrero, archevêque de Tolède et diocésain, officiant; le prince, porté[6] par la princesse des Ursins, auprès de la reine. La fonction[7] dura trois heures, et fut fort pompeuse[8]; tous les ordres du royaume y témoignèrent une

1. Sur les droits et le titre du prince des Asturies, on peut voir le *Dictionnaire* de Moréri, éd. 1759, tome IV, 3e partie, p. 202, et deux dissertations qui parurent dans le *Mercure* d'avril 1709, p. 208-218, et de mai 1722, p. 17-48.

2. Tome IX, p. 219.

3. *Ibidem.* Cet ordre, en 1700, comptait cinquante-six couvents en Espagne et quinze cents religieux. En France, ils s'étaient établis au bois de Boulogne en 1584, et, quelques années plus tard, à Vincennes.

4. Le *Moréri* dit (tome IV, 3e partie, p. 209) que, dans cette occasion, au lieu de se placer du côté de l'évangile comme dans les « tenues de chapelle, » le roi se transportait du côté de l'épître, les prélats du côté de l'évangile, et que c'était une manière de rappeler l'ancienne autorité de ceux-ci dans les conciles et assemblées. Les prélats juraient également avant les grands.

5. En 1538, Charles-Quint avait établi que seize villes (*ciudades*) seulement, et deux bourgs (*villas*), Madrid et Valladolid, seraient représentés aux Cortès. Plus tard, la Galice fut ajoutée pour une ville.

6. Avant *porté*, Saint-Simon a biffé *pres de la Reine.*

7. *Foncione*, en espagnol, et *funzione* en italien, au sens de cérémonie publique : tomes VII, p. 5, et IX, p. 205.

8. Nous avons une relation envoyée par la reine à sa sœur de Versailles, dans le *Mercure*, dans les gazettes étrangères, dans le recueil de Lamberty, etc., comme dans les *Mémoires de Breteuil*, ms. Arsenal

grande affection[1]. Après la messe, le petit prince fut confirmé par le patriarche des Indes[2], confirmation étrangement prématurée[3]. En ces occasions il y a toujours dispute à qui, des députés de Tolède et de Valladolid[4], prêtera son serment et sa foi et hommage la première. Valladolid est la première ville de la Vieille-Castille[5]; Tolède, de la Nouvelle, mais décorée de la première métropole, qui se prétend primatie. Toutes deux sont appelées ensemble les premières de toutes les villes, et toutes deux arrivent de leurs places à toute course au pied de l'autel, à qui s'y trouvera la première; mais, quoi qu'il en réus-

3863, p. 387-389, dans le Supplément au *Corps diplomatique*, tome V, p. 344-346, dans le recueil de la Pairie, registre KK 601, p. 1119-1121, dans le ms. Joly de Fleury 2437, fol. 90-96. Voyez aussi notre *Gazette*, p. 197 et 209, la *Gazette d'Amsterdam*, n$^{os}$ XXII, XXIV, XXV, XXXV et XXXVIII, l'*Historia civile de España*, par Belando, tome I, p. 377-382, une lettre d'Amelot au contrôleur général, 8 avril (G⁷ 1093), les lettres fort détaillées de la princesse des Ursins à Mme de Maintenon, dans le recueil Bossange, tome IV, p. 201, 214-215, 235-236, 249-252, le *Journal de Dangeau*, p. 393-394, le *Mercure* de mai, p. 170-212, etc. En espagnol, cette cérémonie s'appelle *las fiestes de jura;* comparez la fête du couronnement du roi actuel d'Espagne, dans *le Correspondant*, 10 mai 1902, p. 458-479.

1. Le cardinal Portocarrero reçut le serment, et le duc de Medina-Celi la foi et hommage des députés. Outre trois archevêques et six évêques pour l'état ecclésiastique, il y avait trente-six grands d'Espagne, vingt-quatre comtes ou marquis représentant l'Aragon, la Castille et le royaume de Valence, et plus de deux cents députés des villes. Le prince fut également « juré » par les grands français (*Dangeau*, tome XIII, p. 15), et c'est à cette occasion que Saint-Simon a écrit l'Addition placée ici, n° 883.

2. Charles de Borgia, de la branche de Gandia (tome IX, p. 209), qui a succédé en 1707, comme patriarche des Indes, au cardinal Portocarrero.

3. Dans l'église latine, la confirmation n'était donnée qu'à l'âge de raison, sept ans au moins; mais il y avait des exemples exceptionnels.

4. Il écrit : *Vailladolid*, conformément à la prononciation. — Cette ville de la Vieille-Castille, avec un évêché suffragant de Tolède, est décrite dans le livre de l'abbé de Vayrac, tome I, p. 474-479.

5. Burgos en était la capitale, avec un siège archiépiscopal, tandis que Valladolid n'avait le titre de cité que depuis 1595.

sisse, Valladolid est admise la première, et toujours sans conséquence[1]. Les villes, comme représentant le peuple, ne sont appelées que les dernières.

Château d'Alicante rendu à Philippe V.

Tôt après, le château d'Alicante se rendit. La ville l'étoit dès l'automne précédent[2]. Le château étoit demeuré bloqué tout l'hiver[3]; une mine qui joua à propos y fit un grand désordre[4], et, à la fin, opéra la reddition, qui fut très importante. Ce succès fut suivi d'un autre fort considérable au commencement de mai. L'armée portugaise, plus forte de quatre ou cinq mille hommes que celle d'Espagne[5] commandée par le marquis de Bay, la vint attaquer, et fut si bien reçue, qu'elle fut entièrement défaite, et son infanterie tout à fait perdue[6]. Le marquis d'Aye-

Bataille gagnée par les Espagnols contre lo[s] Portugais, entièrement défaits.

1. L'abbé de Vayrac ne parle pas de cette rivalité, mais bien de pareille compétition entre Tolède et Burgos pour la première place aux états de Castille, et, actuellement encore, les deux représentants de ces cités marchent sur le même rang. Notre auteur fait erreur.

2. Nous avons vu (tome XVI, p. 403) M. d'Asfeld prendre la ville même; le château se rendit le 18 avril à M. de Gaëtano : *Dangeau*, p. 400; *Sourches*, p. 326; *Gazette*, p. 221-222 et 233; *Mercure* de mai, p. 239-249; *Gazette d'Amsterdam*, n° XXXVIII et Extr. XXXIX; *Mercure historique et politique*, p. 586-589; Mémoires inédits d'Asfeld, ms. Addit. 9962, p. 141-153; recueil de Lamberty, tome V, p. 391; Quincy, *Histoire militaire*, tome VI, p. 256-259; Belando, *Historia civile de España*, tome I, p. 367-372; lettre d'Amelot au contrôleur général, 22 avril; lettres de Mme des Ursins, dans le recueil Bossange, tome IV, p. 233, 234, 244 et 258; Dépôt des affaires étrangères. vol. *Espagne* 190.

3. *Mercure* de février, p. 318, 319, 391, et de mars, p. 361-365; *Gazette*, p. 67, 89, 101, 114, 125, 138, 160, 173 et 216.

4. Le 4 mars : *Dangeau*, p. 311 et 365; *Sourches*, p. 298-299; *Gazette d'Amsterdam*, n°s XXVII et XXXI; vol. Guerre 2177.

5. Au commencement de la campagne, le Portugal devait avoir trente-quatre régiments d'infanterie, huit d'auxiliaires, quatorze de cavalerie, et en outre plusieurs corps de réfugiés français (*Gazette d'Amsterdam*, n° XXII, et Extr. XXIX, XXXIII, XXXIV et XLI). L'armée des alliés comptait cinquante et un bataillons et cinquante-cinq escadrons, contre quarante bataillons et cinquante escadrons espagnols (*Sourches*, p. 337).

6. Le 7 mai, à la Gudiña, près de Badajoz : *Dangeau*, p. 416-417; *Sourches*, p. 337; *Gazette d'Amsterdam*, n°s XLIII, XLIV, XLVI, XLVII, et

tone[1], de la maison de Moncade et grand d'Espagne, y commandoit l'infanterie d'Espagne, et s'y distingua extrêmement de tête et de valeur[2], ainsi que[3] Fiennes[4], aussi lieutenant général des troupes de France, qui commandoit la gauche, et Caylus[5], maréchal de camp dans celles d'Espagne[6]. Toute la cavalerie ennemie prit la fuite, et abandonna trois régiments anglois, qui furent pris entiers, outre huit ou neuf cents Portugais, et quatre ou cinq mille tués[7]. Mylord Gallway[8], qui commandoit les Anglois, rejeta toute la faute sur le comte de Saint-Jean[9], général de leur armée. Les Espagnols perdirent fort peu[10].

Chamarande demandé

Chamarande[11], qui avoit commandé à Toulon la campagne précédente[12], s'y étoit si dignement conduit, que

Extr. XLV et XLVI; *Mercure* de mai, p. 342-392, et de juin, p. 149-175 et 305-308; *Journal de Verdun*, tome XI, p. 5-8; *Historia civile*, tome I, p. 383-389; *Histoire militaire*, p. 275-281; lettres de Mme des Ursins à Mme de Maintenon, dans le recueil Bossange, tome IV, p. 264, 265 et 271; Dépôt de la guerre, vol. 2177; lettre d'Amelot, 10 mai, dans le carton G⁷ 1093.

1. Guillaume-Raymond de Moncade : tome XIII, p. 357. — On avait, par erreur, imprimé *La marquise* dans la dernière édition.

2. Comme en 1706, au siège de Barcelone : *ibidem*.

3. *Ainsy que* est en interligne.

4. Maximilien-François, comte de Fiennes, des comtes de Lumbres, mestre de camp de cavalerie après son père, en mars 1690, servait en Espagne depuis le commencement de la guerre, fut fait brigadier en janvier 1702, maréchal de camp en octobre 1706, lieutenant général en décembre 1706. Il mourut le 26 avril 1716.

5. Claude-Abraham : tomes IV, p. 17, et XII, p. 261.

6. Cet émigré fut fait lieutenant général pour sa belle conduite.

7. Ceci est exactement pris à Dangeau (p. 417), ainsi que ce qui va suivre.

8. Ici, *Galwoy*.

9. Sans doute Jean de Sotomayor, comte de San-Joam, qui avait été fait gouverneur de Gelbes et de la frontière de Badajoz en juillet 1703 (*Gazette*, p. 378). Il était grand et mestre de camp général de la cavalerie.

10. Phrase ajoutée après coup. — 11. Lieutenant général.

12. *Dangeau*, tome XII, p. 159. Nous l'avons vu se distinguer à Friedlingue, perdre son fils devant Turin, et prendre part à la défense de la Provence en 1707.

tous les habitants écrivirent au duc de Berwick, dès qu'ils le surent destiné à commander l'armée de Dauphiné, et à Chamillart, pour obtenir qu'il leur fût donné encore celle-ci. La demande fut accordée, et Chamarande destiné pour Toulon en cas d'entreprise de M. de Savoie en Provence[1].

et accordé à Toulon.

Peu de jours après la déclaration des généraux d'armée[2], le maréchal de Villars, qui devoit commander en Flandres sous Monseigneur, travailla avec lui à Meudon, puis avec lui chez le Roi, et de là s'en alla en Flandres, à la mi-mars, y disposer toutes choses[3]. Il en revint dans les premiers jours de mai[4], rendre compte de son voyage, pour repartir peu après[5]. Les troupes n'étoient payées, et, de magasins, on n'en avoit pu faire nulle part[6].

Villars, et ses fanfaronnades.

1. *Dangeau*, p. 363 et 417. Des travaux furent faits sur toute la côte.

2. Ci-dessus, p. 173.

3. *Dangeau*, p. 349, 352, 354, 356 et 359; *Sourches*, p. 282 et 284. Mme de Maintenon écrivait à la princesse des Ursins : « Le maréchal de Villars est parti plein de courage et de confiance quoiqu'il voie bien la pesanteur du fardeau dont on le charge; mais il me paroit qu'il s'en trouve encore plus honoré que chargé. Il a mandé à l'armée, par avance, qu'il arrivoit, et qu'il portoit de l'argent; et il est vrai que M. Desmaretz lui en a donné, et promis encore dans peu de temps. » Mme des Ursins répondit : « Ce maréchal de Villars parle et agit comme ces héros de romans qui croient porter la victoire partout où ils vont. J'aime assez ces airs-là, présentement, si opposés à ceux qui nous ont jetés si près du précipice. Si M. Desmaretz soutient ce général par de l'argent, vous verrez qu'il remettra nos affaires en bon train. » (Recueil Bossange, tomes I, p. 398, et IV, p. 248-249.) Et à Villars lui-même, Mme de Maintenon écrivait (recueil Geffroy, tome II, p. 202) : « Il n'y a que de vous que l'on tire quelque consolation. Vous nous faites envisager que nous aurons une armée; elle sera conduite par vous, et peut-être est-ce le point où Dieu a voulu nous conduire pour montrer les révolutions qu'il sait faire quand il lui plaît. »

4. *Dangeau*, p. 395, 408 et 411-412; *Sourches*, p. 330-333. Il avait été appelé par une lettre du 1er mai (Guerre, vol. 2150, nos 173, 183, 184 et 187).

5. *Apres* est en interligne.

6. Jusqu'alors, tout en reconnaissant le manque d'approvisionnements, il se faisait fort de tirer parti de troupes excellentes. Arrivé à

Villars toutefois se mit à pouffer[1] à la matamore, et à tenir à son ordinaire des propos insensés[2] : il ne respiroit que batailles, publioit qu'il n'y avoit qu'une bataille qui pût sauver l'État, qu'il en livreroit une dans les plaines de Lens à l'ouverture de la campagne, se mit en défis, et par un tissu de fanfaronnades folles, et faisoit transir tout ce qu'il y avoit de gens sages de voir la dernière ressource de l'État commise en de telles mains. Ce n'étoit pas pourtant qu'il ne sentît le poids du fardeau; mais il pensoit étourdir le monde, les ennemis mêmes, à qui ces propos reviendroient, rassurer le Roi et Mme de Maintenon, et donner de grandes idées de lui[3]. Il travailla avec le Roi[4], et plusieurs fois avec Monseigneur, se donna pour lui rendre un compte exact de toutes choses; et ce prince ne fut pas insensible à l'air de se mêler de quelque chose d'important[5]. Sur cette piste, Chamillart et Desmaretz lui parlèrent aussi d'affaires, l'un sur les pro-

Paris, l'aîné des frères Paris lui prouva, comme il a déjà été dit (p. 190, note 5), que le munitionnaire Moricet de la Cour, au lieu de deux cent quarante mille sacs de grain, n'en avait que sept mille, la consommation d'une semaine; en conséquence, Villars fit comparaître les quatre frères devant Monseigneur, à Meudon, et c'est à la suite de cette conférence que, d'une part, les princes renoncèrent à partir pour les armées, et, d'autre part, la chute de Chamillart et de son fournisseur fut décidée. Ces faits sont racontés dans le mémoire de Paris la Montagne pour ses enfants (Arch. nat., KK 1005 D, fol. 31 v° et 32).

1. Nous avons eu, au tome V, p. 363, *pouffer de rire*, et ci-dessus, p. 68, *s'épouffer de rire*. Ici, dans un sens secondaire, c'est se gonfler d'importance, se donner des airs, comme l'a dit Littré.

2. Voyez nos tomes X, p. 319, note 5, et XVI, p. 342, fin de note, et ci-après, p. 400, 424 et 466.

3. Dans *Villars d'après sa correspondance*, à l'aide des lettres de ce maréchal, dont une adressée à Mme de Maintenon (tome I, p. 314 et suivantes), M. le marquis de Vogüé a fait valoir la sincérité, la prudence, la vraie connaissance de l'état des choses que son héros cachait, pour le public et pour les ennemis, sous des « fanfaronnades, » ne confiant la vérité qu'au Roi, à Mme de Maintenon, aux ministres.

4. *Dangeau*, p. 411-412; *Sourches*, p. 330-333.

5. Ci-dessus, p. 383, et ci-après, p. 424.

jets et la disposition des troupes[1], l'autre sur les fonds[2]. Harcourt, plus sage et plus mesuré, avoit refusé l'armée de Flandres[3]; il avoit modestement allégué qu'il n'étoit plus depuis longtemps dans l'habitude de la guerre, qu'il n'avoit jamais commandé que de petits corps[4], qu'il ne se sentoit pas assez fort pour une armée si nombreuse et pour des événements si importants[5]. Il aima mieux se conserver la faculté de pouvoir de loin blâmer ce qui s'y feroit, commander une armée aussi à l'abri des événements qu'une armée le pouvoit être, et, déjà bien avec Monseigneur, saisir l'occasion de débaucher au duc de Beauvillier son pupille, ou de faire au moins autel contre autel[6]. Il suivit à l'égard du fils la trace que Villars marquoit à celui du père. Il travailla avec Mgr le duc de Bourgogne; mais, en rusé compagnon, il alla plus loin : il proposa au jeune prince que Mme la duchesse de Bourgogne fût pré-

Modeste habileté d'Harcourt.

1. Il rapporte, dans ses *Mémoires*, p. 40-41, sa première conversation avec Chamillart, et les raisons pour lesquelles il repartit convaincu que la cour était épuisée de ressources.

2. Le duc de Chevreuse dépeignait alors Desmaretz comme un homme de bon sens et de jugement juste, vigilant, plus instruit que personne, fermement décidé à réussir, mais moins au fait des choses de la guerre et de la diplomatie que des finances (*Correspondance de Fénelon*, tome I, p. 292-293).

3. Ci-dessus, p. 175 et 359. Dangeau signale (p. 411, 413 et 414) plusieurs entretiens entre ce maréchal et le Roi dans le milieu de mai, et de même les *Mémoires de Sourches*, p. 278, 282 et 333.

4. En Luxembourg (1690), sur la Moselle (1691 et 1692-1695, sous les ordres de Boufflers). Les corps qu'il commanda en 1696 et 1697 n'eurent rien à faire, non plus qu'en 1700, dans la Guyenne (*Chronologie militaire*, tome III, p. 161-166). En 1702, après Crémone, il a refusé l'armée d'Italie (notre tome X, p. 87-88).

5. Cependant, à en croire Louville (notre tome IX, p. 350), il passait pour « exceller » aux choses de la guerre, et le *Mercure* de février 1709, p. 380, le proclame « non moins grand capitaine que grand homme de cabinet. »

6. Outre le présent exemple, Littré en a relevé un dans Bossuet; j'en trouve aussi dans la Fare, Argenson, etc. Cette locution figurée veut dire « qu'on oppose le crédit d'une personne puissante au crédit d'une autre personne dont on craint le pouvoir » (*Académie*, 1718).

sente à leur travail, et les charma tous deux de la sorte. Il avoit réservé les choses principales pour les déployer devant elle; finement, il la consulta, admira tout ce qu'elle dit, le fit valoir à Mgr le duc de Bourgogne, allongea la séance, et y mit tout son esprit à étaler dextrement sa capacité, pour leur en donner grande idée, et à persuader la princesse de son plus entier attachement. Elle[1] en fut flattée : Harcourt la ménageoit de longtemps; il étoit trop à Mme de Maintenon, et elle à lui[2], pour que la princesse ne fût pas déjà bien disposée pour lui, et elle étoit fort sensible à se voir ménagée et recherchée par les personnages. La destination des généraux fut fort approuvée[3]. Je fus en cela du sentiment de tous; mais je ne pouvois goûter que Chamillart eût laissé remettre Harcourt en voie[4], et lui donner de plus les moyens de s'emparer de Mgr le duc de Bourgogne. J'en parlai fortement aux ducs de Chevreuse et de Beauvillier, qui, à leur ordinaire tout en Dieu et froids sur les cabales et les événements, n'en firent pas grand cas, séduits peut-être par la raison que Chamillart m'en avoit lui-même donnée, qu'il aimoit mieux éloigner ce censeur de la cour; mais le pauvre homme ne voyoit pas qu'en l'éloignant en apparence, il le rapprochoit en effet, en lui donnant lieu, par cette armée, d'entrer dans tout, de l'un à l'autre, avec Mgr le duc de Bourgogne, avec Mme la duchesse de Bourgogne, et, de plus belle, avec Mme de Maintenon et avec le Roi, dont les trois premiers ne lui avoient pas pardonné sa conduite de Flandres et son opiniâtre partialité pour le duc de Vendôme contre Mgr le duc de Bourgogne.

1. *La* corrigé en *elle*.
2. Ci-dessus, p. 159-167.
3. Une chanson du temps (ms. Fr. 12 694, p. 369) représente Mme de Maintenon et Chamillart tirant les noms au sort dans un chapeau.
4. « On dit figurément *mettre quelqu'un sur les voies* pour dire donner des lumières propres à en faire découvrir davantage, donner des moyens qui aident à parvenir à l'exécution d'un dessein » (*Académie*, 1718). Cette locution était empruntée au vocabulaire des veneurs.

Chamillart ébranlé, puis apparemment raffermi.

Plus de six semaines avant la déclaration des généraux des armées, il avoit couru de fort mauvais bruits de ce ministre, à la place duquel on avoit publiquement parlé de mettre d'Antin[1]. J'en avois averti sa fille Dreux, la seule de la famille à qui on pût parler avec fruit[2]. La mère, avec très peu d'esprit et de conduite de cour, pleine d'apparente confiance, et de fausses finesses en effet, prenoit mal tous les avis; les frères étoient[3] des imbéciles, le fils un enfant et un innocent, les deux autres filles trop folles[4], et Chamillart se piquoit de mépriser tout, et de compter sur le Roi comme sur un appui qui ne pouvoit lui manquer. J'avois aussi souvent averti Mme Dreux du ressentiment de Mme la duchesse de Bourgogne[5] : elle lui en avoit reparlé; la princesse lui avoit fort froidement dit qu'il n'en étoit rien, et, faute de pouvoir mieux, l'autre s'en étoit contentée. Je l'avois pressée de forcer son père à parler au Roi sur ces bruits de d'Antin : il le fit à la fin, malgré sa sécurité; mais il ne le fit qu'à demi. Il lui dit bien les bruits; mais il fit la faute capitale de ne lui nommer personne. Ce qu'il fit de mieux fut qu'il ajouta que, s'il avoit le malheur que ceux qui arrivoient en ses affaires le dégoûtassent de lui, il le lui dit sans s'en contraindre. Le Roi parut touché, lui donna toutes sortes de marques et d'assurances[6] d'estime et d'amitié, jusqu'à lui faire son éloge, et le renvoya comblé, et en apparence mieux que

1. Dangeau parle seulement (p. 304) d'une brouille entre Chamillart et Desmaretz, et encore est-ce pour la démentir. « Le 10 janvier, il couroit de grands bruits à Paris d'un changement de ministre (*en note :* Chamillart), et l'on proposoit déjà des successeurs (*en note :* le marquis d'Antin, ou Dugué de Bagnols, ci-devant intendant en Flandres et conseiller d'État ordinaire); mais il n'y avoit guère d'apparence » (*Sourches*, p. 250). Voyez notre tome XVI, p. 83, note 2, et notre prochain tome XVIII.

2. Tome XVI, p. 79, 204 et 250; ci-après, p. 443-444.

3. *Estoients*, dans le manuscrit.

4. Tout cela a déjà été dit en 1708 : tome XVI, p. 204.

5. *Ibidem*, p. 250.

6. *Et d'asseurances* est ajouté en interligne.

jamais avec lui. Je ne sais si déjà Chamillart touchoit à sa perte, et si cette conversation le remit; mais, du jour qu'il l'eut eue, les bruits qui s'étoient toujours soutenus sur lui tombèrent tout court, et on le crut tout à fait rétabli. Ces apparences ne purent me rassurer : je ne pouvois douter de l'extrême mauvaise volonté pour lui de Mme de Maintenon et de Mme la duchesse de Bourgogne[1], et il étoit sans cesse coiffé par deux rudes lévriers[2]. Le maréchal de Boufflers ne l'avoit jamais aimé. Il se plaignoit nouvellement et avec amertume de tout ce dont il avoit manqué à Lille; il lui étoit revenu qu'il avoit tu quelques-unes des blessures qu'il y avoit reçues[3], que le Roi avoit apprises d'ailleurs avec surprise[4]. Impuissance peut-être pour l'un, et, pour l'autre, ne vouloir pas alarmer, ce n'étoit pas là des crimes; mais le maréchal, sensible, court, littéral[5], les trouvoit tels. Il m'en avoit fait souvent des plaintes, sans que j'eusse pu lui remettre l'esprit là-dessus. Il étoit persuadé de plus que le poids étoit trop fort pour Chamillart. Encouragé par Mme de Maintenon, qui étoit tout pour lui, et entraîné par Harcourt, il se contraignoit peu sur ce ministre, et il s'en faisoit comme un point d'honneur, et de bon citoyen[6]. Le maréchal d'Har-

Chamillart rudement attaqué.

Sarcasme

1. Le 19 février, on remarqua qu'il eut une conférence de trois quarts d'heure avec cette princesse (*Sourches*, p. 273).

2. Emploi au figuré de cette locution de vénerie : « Les chiens ont coiffé un sanglier, l'ont pris aux oreilles » (*Académie*, 1718). On se servait de lévriers pour les sangliers et loups enfermés dans les toiles, ou pour le lièvre en rase campagne; le 20 février 1686, Monseigneur prit ainsi trente-cinq lièvres dans la plaine Saint-Denis (*Dangeau*, tome I, p. 298), et la duchesse de Bourgogne se donna ce divertissement, dans le grand parc de Versailles, le 30 décembre 1700 (*ibidem*, tome VII, p. 468).

3. Voyez notre tome XVI, p. 345, note 4. Et néanmoins, c'est Chamillart qui avait obtenu avec peine, pour le fils du maréchal, la survivance de son gouvernement : ci-après, p. 471.

4. *Surprises*, au pluriel, corrigé au singulier.

5. Emploi de *littéral* déjà relevé dans notre tome XVI, p. 161.

6. L'ignorance de Chamillart en tout ce qui concernait la guerre était un fait patent pour tous. Nous lisons dans les *Mémoires de Villars*,

court le mettoit savamment en pièces dans tous les particuliers qu'il avoit. Un jour, entre autres, qu'il déclamoit rudement contre lui chez Mme de Maintenon, à qui il ne pouvoit douter que cela ne déplaisoit pas, elle lui demanda qui donc il mettroit en sa place. « M. Fagon, Madame, » lui répondit-il froidement[1]. Elle se mit à rire, et à lui remontrer qu'il n'étoit point question de plaisanter. « Je ne plaisante point aussi, Madame, répliqua-t-il. M. Fagon est bon médecin, et point homme de guerre; M. Chamillart est magistrat, et point homme de guerre non plus. M. Fagon, de plus, est homme de beaucoup d'esprit et de sens; M. Chamillart n'a ni l'un ni l'autre. M. Fagon, d'entrée[2] et faute d'expérience, pourra faire des fautes; il les corrigera bientôt à force d'esprit et de réflexion. M. Chamillart en fait aussi, et ne cesse d'en faire, et qui perdront l'État; et, avec cela, il n'y a en lui aucune ressource. Ainsi je vous répète très sérieusement que M. Fagon y vaudroit beaucoup mieux[3]. » Il n'est pas concevable le mal que ce sarcasme fit à Chamillart, et le ridicule qu'il lui donna[4]. Le fin Normand comptoit bien sur les plaies

d'Harcourt sur Chamillart.

tome III, p. 40-41, que, étant allé conférer tout d'abord avec le ministre, « le maréchal de Boufflers, qui étoit ennemi de Chamillart, dit au maréchal de Villars : « Pourquoi avez-vous passé chez Chamillart? » Le maréchal lui répondit : « Premièrement, c'est mon chemin; mais, de « plus, n'est-ce pas l'usage, et suivi par vous, de passer chez le mi- « nistre de la guerre lorsqu'on revient des frontières? » Mais Boufflers lui-même ne laissait pas d'inquiéter Mme de Maintenon; elle écrivait de lui (recueil Geoffroy, tome II, p. 209) : « Ce maréchal sèche d'affection pour le Roi; mais il veut trop de perfection pour nous conduire, et, à force de demander, il se mettra en état de ne rien obtenir. Je lui conseille un peu plus de ménagements. »

1. *Froidem^t* surcharge un mot illisible.

2. *D'entrée* « se dit adverbialement pour dire d'abord » (*Académie*, 1718). Nous avons eu *d'arrivée* au tome XVI, p. 218.

3. Cette anecdote se retrouve, écrite de la main du duc de Luynes, sur son exemplaire du *Journal de Dangeau* (tome XII, p. 441), et elle est consignée aussi dans un manuscrit du président Hénault, ms. Nouv. acq. fr. 3079, fol. 261.

4. Nous avons déjà vu (tome XIV, p. 247, note 6) que Chamillart

profondes que feroit à Chamillart ce bizarre parallèle, et si cruellement soutenu; il fut au Roi, et de là à bien des gens, qui en jugèrent de même. Mais il se passa en même temps une scène entre d'Antin et le fils de Chamillart, devant beaucoup de monde chez Madame la Duchesse, dont je passe l'inutile détail, qui, plus que tout, dut faire trembler le ministre. D'Antin, si mesuré, si valet de la faveur et des places, d'ailleurs si maître de soi, s'aigrit de commande[1] dans la dispute, et y traita si mal le père et le fils, que la duchesse de la Feuillade[2] sortit en colère. L'éclat de cette aventure embarrassa pourtant d'Antin, qui, de propos délibéré, avoit voulu faire le chien de meute[3], et plaire à ce qui prenoit le dessus. Il en vint[4] à de fort sottes excuses, après avoir[5] tâché d'en sortir en badinant. Il n'y eut personne à la cour, qui eût quelque lumière, qui ne sentît que Chamillart étoit fort ébranlé puisque d'Antin s'échappoit de la sorte, et sans cause d'inimitié. Lui seul se tenoit fort assuré, et dédaignoit de rien craindre, et sa famille l'imitoit en cette sécurité. Ses vrais amis, et ceux-là en bien petit nombre, gémissoient

ne s'en faisait pas accroire. Voici ce qu'il écrivait à Boufflers lui-même, en 1702, dans une lettre reproduite par le général Pelet (*Mémoires militaires*, tome II, p. 624-625) : « Je n'ai pas été élevé dans la charge de secrétaire d'État de la guerre, ni même instruit pour la faire. Tout ce que j'y ai pu donner d'application pour me rendre capable de la faire dans la suite, je l'y ai mis certainement, sans avoir à me reprocher de m'être donné un moment de loisir pour mon plaisir.... Quand je suis entré dans les finances, elles étoient épuisées et dans un grand désordre. Je suis chargé de tout, et j'en ai trop, parce que le Roi l'a voulu. J'y ai fait de mon mieux. »

1. Cette locution « n'a d'usage qu'en certaines façons de parler adverbiales : *ordre de commande, besogne de commande, bureau de commande, cabinet de commande* » (*Académie*, 1718). Ici, il y a un sens d'affectation préméditée. L'exemple a été cité dans le dictionnaire d'Hatzfeld, à côté d'un autre emploi par d'Alembert.

2. Fille de Chamillart.

3. Tome XVI, p. 308.

4. Avant *vint*, il a biffé *fit*.

5. L'*o* d'*avoir* corrige un *u*.

de cet aveuglement. MM. et Mmes de Chevreuse, de[1] Beauvillier et de Mortemart m'en témoignoient souvent leur inquiétude : c'étoit inutilement que nous cherchions des remèdes dont il s'éloignoit toujours[2].

Conseil de guerre devant le Roi fort orageux, et l'unique de sa vie à la cour.

Quelque peu après[3], le Roi fit une chose fort extraordinaire pour lui, et qui fit fort parler le monde. Il entretint dans son cabinet les maréchaux de Boufflers et de Villars ensemble[4], en présence de Chamillart[5]. Ce fut l'après-dînée du vendredi 7 mai, à Marly[6]. Au sortir de là, Villars s'en alla à Paris avec ordre d'être de retour à Marly pour le dimanche suivant au matin[7]. Il revint dès[8] le lendemain samedi, au soir[9]. Si on avoit été surpris de cette manière de petit conseil de guerre de la veille, on le fut bien plus le lendemain après midi[10]. Le Roi tint[11], pour la première fois de sa vie dans sa cour, un vrai conseil de guerre[12]. Il en avertit Mgr le duc de Bourgogne, en lui disant un peu aigrement : « A moins que vous n'aimiez mieux aller à

1. Avant *de*, il a biffé *et*. — 2. Ces cinq mots sont ajoutés après coup.

3. Pendant le court séjour de Villars : ci-dessus, p. 383.

4. *Ensemble* est ajouté en interligne.

5. Quoique réconcilié avec le ministre, Catinat ne prit pas part à ces conseils comme il l'avait fait dans le mois de janvier précédent, temps où l'on crut qu'il aurait un commandement (*Gazette de Leyde*, n° 11, et *Gazette d'Amsterdam*, n° VIII).

6. Le vendredi 10, et non 7. Dangeau dit (p. 411-412) : « Le Roi entretint, l'après-dînée, les maréchaux de Boufflers et de Villars et M. de Chamillart, et, après ce petit conseil, le maréchal de Villars alla à Paris, et le Roi lui commanda de revenir dimanche matin. »

7. C'est le texte même de Dangeau. — 8. *Des* est en interligne.

9. *Dangeau* (p. 412) : « Le maréchal de Villars, qui ne devoit revenir que demain matin, est revenu dès ce soir, et le Roi tiendra demain, après dîner, chez lui, un conseil de guerre, chose que nous n'avions point encore vue. »

10. Le dimanche 12 : *Dangeau*, p. 413; *Sourches*, p. 333.

11. *Tint* est écrit en surcharge sur *p*r.

12. J'ai parlé des conseils de guerre dans notre tome VII, p. 405-407. — « On vit à la cour une chose qu'on n'y avoit point encore vue; ce fut un conseil de guerre, que le Roi tint l'après-dînée, » disent les *Mémoires de Sourches*.

vêpres[1]. » En ce conseil furent Monseigneur et Mgr le duc de Bourgogne, les maréchaux de Boufflers, de Villars et d'Harcourt, MM. Chamillart et Desmaretz, l'un pour les troupes, l'autre pour les fonds[2]. Il[3] dura près de trois heures, et fut orageux. On y traita des opérations de la campagne et de l'état des frontières et des troupes. Les maréchaux, un peu émancipés de la tutelle des ministres, les vexèrent, l'un affoibli, l'autre nouveau et non encore bien ancré[4]. Tous trois tombèrent sur Chamillart, Villars avec plus de réserve que les deux autres[5]. Le Roi ne prit point son parti, et le laissa malmener par Boufflers et Harcourt, qui se renvoyoient[6] la balle[7], jusque-là que Chamillart, doux et modéré, mais qui n'étoit pas accoutumé au poinçon[8], s'aigrit et s'emporta de sorte qu'on l'entendit du petit salon voisin de la chambre du Roi où étoit la scène. Il s'agissoit du dégarnissement des places et du mauvais état des troupes : sur quoi Desmaretz voulut aussi dire son mot; mais le Roi le réprima aussitôt. Les gardes du corps n'étoient pas payés depuis longtemps[9]. Boufflers, capi-

1. *Vespes* corrigé en *vespres*. — Bien entendu, ceci n'est pas dans nos journaux.

2. Déjà dit, en termes semblables, p. 385.

3. Avant *il*, l'auteur a biffé *et*. — 4. *Encré* corrigé en *ancré*.

5. Villars dit seulement, p. 41, que le Roi le réunit deux fois avec Harcourt, Boufflers, les deux ministres et Monseigneur, lequel, voyant le désordre des subsistances à l'armée, demanda à ne point aller en Flandre. On a vu, p. 384, fin de note, comment les frères Paris révélèrent l'état des choses.

6. Ayant écrit, par mégarde : *revoyoient*, il a ajouté en interligne la lettre *n* qui manquait.

7. Cette locution figurée n'était pas dans *l'Académie*. Elle appartient, comme tant d'autres, au vocabulaire du jeu de paume.

8. *Poinçon*, pris au sens de piqûre, aiguillon, n'est pas plus dans le dictionnaire Hatzfeld que dans *l'Académie;* Littré, seul, a cité le présent exemple. L'emploi au figuré dérive peut-être du poinçon en bois ou en métal dont les écuyers se servaient pour piquer la croupe de leurs chevaux sauteurs.

9. On trouvera un état de la solde des gardes du corps, en 1704, dans les Papiers du Contrôle général, G[7] 973, et un placet sur leur

taine des gardes en quartier, en avoit parlé au Roi; il en avoit été mal reçu. Il avoit insisté: le Roi lui dit qu'il étoit mal informé, et qu'ils étoient payés. Boufflers, piqué, s'étoit muni d'un rôle exact et détaillé de ce qui étoit dû à chacun, et l'avoit mis dans sa poche. Le conseil levé, il arrêta la compagnie, tira ce rôle, supplia le Roi d'être persuadé qu'il étoit bien informé quand il lui parloit de quelque chose, et, ouvrant le rôle, fit voir en un coup d'œil, avec la plus grande netteté, la misère des gardes du corps, et qu'il n'avoit rien avancé que d'exact. Le Roi, qui ne s'attendoit à rien moins, se redressa, et, jetant à Desmaretz un regard sévère, lui demanda ce que cela vouloit dire, et s'il ne lui avoit pas bien assuré que ses gardes étoient payés. Desmaretz demeura court, et tous[1] confus, prit le rôle, et barbouilla quelque chose entre ses dents : sur quoi, Boufflers, piqué au jeu, lui parla fort vivement. Desmaretz, en silence, laissa passer l'ondée[2], puis avoua au Roi qu'il avoit cru les gardes payés, et qu'il s'étoit trompé : sur quoi, Boufflers, de nouveau à la charge, lui fit entendre qu'il falloit être sûr de son fait avant d'en répondre si bien, et répéta au Roi qu'il le supplioit de croire qu'il ne lui parloit jamais que bien informé. Les deux autres maréchaux gardoient cependant un profond silence, et Chamillart, qui, jusque-là, s'étoit contenté de rire dans sa barbe[3], ne put s'empêcher de rendre à son tour un lar-

misère, daté du 20 juin 1710, dans le carton 652 : les officiers ne touchent pas un sou et n'ont plus de quoi retenir leurs valets, ni faire ferrer leurs chevaux, ni payer le barbier; les gardes ont pour nourriture un peu de pain, sans vin ni viande. Comparez, dans la *Correspondance des Contrôleurs généraux*, tome III, n° 793, des rapports sur le dénuement de la gendarmerie.

1. Il y a bien *tous;* mais ce n'est peut-être qu'une erreur de plume.

2. *L'Académie* ne donnait pas cet emploi d'*ondée* au figuré.

3. Façon de parler proverbiale, « pour dire qu'on est bien aise de quelque chose, mais qu'on n'en veut pas faire semblant » (*Académie*, 1718). Voyez l'Addition n° 349, dans notre tome VIII, p. 383. — Chamillart est représenté sans aucune barbe sur la belle médaille que fit de lui Henri Roussel, un des graveurs de l'*Histoire métallique*.

don[1] au contrôleur général. Boufflers étant[2] sur la fin de sa romancine[3], Chamillart ajouta qu'il supplioit le Roi[4] de croire qu'il en alloit ainsi de beaucoup de choses, qu'il n'y avoit pas un seul régiment de payé, et que les preuves en seroient bientôt apportées[5] : cela fut dit avec grande émotion. Le Roi, fatigué d'une fin de conseil si aigre et si peu attendue, interrompit Chamillart par un mot assez ferme à Desmaretz, de mieux s'assurer de ce qu'il avançoit et de mieux pourvoir aux choses, et tout de suite les congédia tous. Boufflers et Villars n'avoient pas toujours été d'accord dans leurs avis sur les opérations de la campagne qui s'alloit ouvrir, mais le premier avec retenue, et le second avec un air de respect : en sorte qu'Harcourt s'y comporta le plus[6] paisiblement. Au sortir de ce conseil, Villars prit congé et s'en retourna en Flandres[7].

Petits désordres à Paris; billets fous.

Il y avoit eu divers[8] désordres dans les marchés de Paris[9], ce qui fit retenir plus de compagnies des régiments des gardes françoises et suisses qu'à l'ordinaire[10]. Argen-

1. Brocard, sarcasme : terme qui était commun au seizième siècle, et que nous avons déjà rencontré dans le tome VIII, p. 31 ; ci-après, p. 426. Plus spécialement on appelait ainsi les petites gazettes étrangères, si mordantes.

2. *Estant* est en interligne, comme, à la ligne suivante, *Chamillart* au-dessus de *ce Ministre*, surchargeant *ajousta*, puis biffé.

3. Tomes XI, p. 332, et XIII, p. 331. — 4. *Le Roy* est en interligne.

5. On peut voir, sur cette détresse, une lettre de juillet citée dans les *Mémoires militaires*, tome IX, p. 233, une lettre de M. de Bernières, le nouvel intendant de Flandre, et une du maréchal de Chamilly, dans la *Correspondance des Contrôleurs généraux*, tome III, n[os] 321 et 594, mais surtout les cartons du service de l'extraordinaire des guerres, dans les Papiers du Contrôle général, G[7] 1783-1785.

6. Avant *s'y*, il a biffé *seul*, et, ensuite, a ajouté *le plus* en interligne.

7. *Dangeau*, p. 413-415 ; *Sourches*, p. 332-333 ; *Gazette d'Amsterdam*, n° XLII. On eut soin de lui faire tenir les nouvelles de Hollande quand il n'était encore qu'à Senlis. Voyez ci-après, p. 400.

8. Avant *divers*, il a biffé *à Paris*.

9. Par suite de la disette et de la cherté des grains et du pain : ci-dessus, p. 196-198.

10. *Dangeau*, p. 397, 408 et 412-413 ; *Sourches*, p. 326 et 329. Au

son, lieutenant de police, courut même fortune[1] à Saint-Roch, où il étoit accouru sur une grande émeute de la populace fort grossie et fort insolente, à l'occasion d'un pauvre qui étoit tombé et avoit été foulé aux pieds[2]. M. de la Rochefoucauld, retiré au Chenil, y reçut un billet anonyme atroce contre le Roi, qui marquoit en termes exprès qu'il se trouvoit encore des Ravaillacs[3], et qui, à cette folie, ajoutoit un éloge de Brutus[4]. Là-dessus, le duc accourt à Marly, et, tout engoué, fait dire au Roi, pendant le Conseil, qu'il a quelque chose de pressé à lui dire. Cette apparition si prompte d'un aveugle retiré, et son empressement de parler au Roi, fit raisonner le courtisan. Le Conseil fini, le Roi fit entrer M. de la Rochefoucauld, qui, avec emphase, lui donna le billet et lui en rendit compte. Il fut fort mal reçu. Comme, à la fin, tout se sait dans les cours, on sut ce que M. de la Rochefoucauld étoit venu faire, et que les ducs de Bouillon et de Beauvillier,

Placards insolents.

lieu des six compagnies qui devaient rester auprès du Roi tandis que le régiment irait à l'armée, on en retint quatorze, par mesure de précaution; cela avait déjà été fait en 1705 (*Sourches*, tome IX, p. 413). Six compagnies de gardes suisses renforcèrent ces quatorze de gardes françaises. En temps ordinaire, gardes françaises ou gardes suisses, outre le service du guet auprès du Roi et des princes, assuraient la police et le bon ordre dans Paris, et, quoique logés chez l'habitant dans les faubourgs, la générale suffisait à les rassembler en un instant; une solde particulière leur était payée.

1. « Il a couru fortune d'être noyé » (*Académie*, 1718).

2. Il y a des récits de cette échauffourée dans le *Journal de Dangeau*, au 29 avril, p. 399, avec le texte d'une lettre écrite le jour même par la marquise d'Huxelles, et aussi dans la *Gazette d'Amsterdam*, Extr. XL, et dans les *Lettres de Mme de Maintenon*, recueil Bossange, tome I, p. 414-415, dans les *Dispacci veneziani*, ms. Ital. 1930, p. 11, dans la correspondance de d'Argenson lui-même avec M. Desmaretz, carton G[7] 1654. Il fut encore assailli le 22 mai suivant, aux obsèques de Mme de Caumartin.

3. François Ravaillac, d'Angoulême, qui assassina Henri IV le 14 mai 1610, dans la rue de la Ferronnerie, et fut exécuté le 27.

4. Marcus Junius Brutus, neveu de Caton, qui assassina César, quoique celui-ci passât pour son père, l'an 44 avant Jésus-Christ, et se tua deux ans après, de désespoir d'avoir été vaincu par Antoine et Auguste.

qui avoient reçu les mêmes billets, et les avoient portés au Roi[1], en avoient été mieux reçus parce qu'ils l'avoient fait plus simplement[2]. Le Roi en fut pourtant fort peiné pendant quelques jours; mais, réflexions faites, il comprit que des gens qui menacent et qui avertissent ont moins dessein de se commettre à un crime que d'en donner l'inquiétude. Ce qui piqua le Roi davantage fut l'inondation des placards les plus hardis et les plus sans mesure contre sa personne, sa conduite et son gouvernement, qui, longtemps durant, furent trouvés affichés aux portes de Paris, aux églises, aux places publiques, surtout à ses statues[3], qui furent insultées de nuit en[4] diverses façons, dont les marques se trouvoient les matins, et les inscriptions arrachées. Il y eut aussi une multitude de vers et de chansons, où rien ne fut épargné[5]. On en étoit là lorsqu'on fit, le 16 mai[6], la procession de sainte Geneviève, qui ne se fait que dans les plus pressantes nécessités en vertu des ordres du Roi, des arrêts du Parlement, et des mandements de l'archevêque de Paris et de l'abbé de Sainte-

Procession de sainte Geneviève.

1. Dangeau ne parle pas de M. de Beauvillier.

2. *Dangeau*, 6 mai, à Marly (p. 409) : «Avant-hier, M. de la Rochefoucauld vint ici de Versailles et parla au Roi de quelques affiches fort insolentes qu'on a trouvées à Paris et à Versailles. M. de Bouillon, qui est ici, entra dans le cabinet du Roi, et lui parla de la même chose.» Les *Mémoires de Sourches* disent seulement, le 2 mai (p. 327), que M. de la Rochefoucauld, contre son ordinaire, était resté à Versailles pour soigner ses yeux. Il est parlé des billets insolents et menaçants dans la *Correspondance des Contrôleurs généraux*, tome III, n[os] 324 et 361; Pontchartrain remit l'original de l'un d'eux au Roi.

3. De la place des Victoires et de la place de Vendôme.

4. *En* surcharge *de*.

5. Quelques pièces ont été imprimées dans le *Nouveau siècle*, tome III, p. 315-319 et 324; la plus connue est une parodie sanglante du *Pater noster* (ms. Arsenal 3724, fol. 27 v°). Nous avons déjà vu (tome XIII, p. 333) des pasquils contre la duchesse de Bourgogne affichés dans les jardins de Versailles.

6. *Dangeau*, p. 416; *Sourches*, p. 333-335; *Gazette*, p. 239-240; *Mercure* de mai, p. 322-325, de juin, p. 36-141, et d'août, p. 245-258; ms. Nouv. acq. fr. 4037, fol. 3; *Contrôleurs*, tome III, n° 452.

Geneviève[1]. Les uns en espérèrent du secours, les autres amuser un peuple mourant de faim[2].

Harcourt bien pourvu à Strasbourg.

Harcourt, habile en tout, et dont les sorties sur Chamillart avoient intimidé Desmaretz avec lui[3], ne voulut point partir que très bien assuré de pain, de viande et[4] d'argent pour son armée du Rhin[5]. Il entretint fort Monseigneur à Meudon tête à tête, y prit congé de lui, fut le lendemain fort longtemps seul avec le Roi, et partit les derniers jours de mai[6]. Ce même jour de la dernière audience du maréchal d'Harcourt, le Roi en donna une, fort longue aussi, dans son cabinet, au maréchal de Tessé[7]. Le prétexte des unes fut le prochain départ pour l'armée, car Harcourt en avoit eu plusieurs[8], et[9] Boufflers sans cesse, sans qu'elles parussent à l'abri de ses grandes entrées[10];

Dangereuses audiences pour Chamillart.

1. Voyez les relations de ces processions, en des temps divers, dans les *Mémoires de Mme de Motteville*, tome IV, p. 12-13, dans *la Muse historique*, tome I, p. 253, dans le *Journal d'Ormesson*, tome II, p. 664-666, dans les *Lettres de Mme de Sévigné*, tome III, p. 518-520, dans le *Journal de Dangeau*, tome V, p. 17-18, dans les *Mémoires de Sourches*, tome IV, p. 332-336, dans la *Gazette* de 1694, p. 262, dans le *Mercure* d'août 1706, p. 245-258, et la relation même de cette année 1706, réimprimée à la fin de la *Gazette* de 1709, le procès-verbal de la procession du 16 mai 1707, dans les papiers de Dongois (Arch. nat., K 703, n° 89). Une suite d'estampes figurent dans la collection Hennin, n°s 3646, 3647, 6129, 7045-7047. Sur la neuvaine et la procession de 1709, nous avons le mandement du cardinal-archevêque dans la *Gazette d'Amsterdam*, Extr. XLII, et une pièce satirique du Chansonnier, imprimée au *Nouveau siècle*, tome III, p. 325. De même, à Madrid, on promena les reliques de saint Isidore et de sa femme (recueil Bossange, tome IV, p. 270-271).

2. Il y a, dans le ms. Nouv. acq. fr. 4037, fol. 3, des réflexions sur l'inanité de ce recours à la religion.

3. Ci-dessus, p. 394. — 4. L'abréviation $p^r$ surchargée en *et*.

5. C'est Dangeau qui dit cela le 23 mai, p. 422.

6. *Dangeau*, p. 414 et 421-422; *Sourches*, p. 342.

7. Le 24 mai, Tessé eut son audience le matin, et Harcourt seulement après le dîner.

8. L'ambassadeur vénitien en parle dans ses dépêches de mars (ms. Ital. 1929, fol. 210).

9. *Et*, en fin de ligne, surcharge un autre mot.

10. Celles qui lui ont été données à son retour de Lille.

celle de Tessé, pour rendre compte de ses négociations d'Italie[1] : elles étoient alors plus que prescrites et en fumée[2]. La vérité fut que toutes ces audiences regardèrent Chamillart, comme on le verra bientôt[3], et toutes ameutées et procurées par Mme de Maintenon.

Surville dans Tournay, avec dix-huit bataillons. Manquements de tout en Flandres.

Surville[4] eut permission de saluer le Roi, et fut envoyé aussitôt après commander dans Tournay avec dix-huit bataillons[5]. L'armée de Flandres ne fut pas si heureuse que celle d'Allemagne : aussi n'avoit-elle pas un général si madré[6], et si craint des ministres. Elle manquoit de tout. On fit les derniers efforts pour lui envoyer de l'argent les premiers jours de juin, et y [envoyer[7]] par mer des blés de Bretagne et en voiturer de Picardie[8]. De l'argent et du pain, il n'y en vint que chiquet à chiquet[9]; et cette armée abandonnée souvent à sa propre industrie là-dessus, et souvent pendant de longs intervalles, avec une frontière fort resserrée[10]. Les armées de Dauphiné et de Catalogne étoient beaucoup mieux pour les subsistances, et les troupes en bon état. Il y avoit déjà du temps que le

1. *Dangeau*, p. 422; *Sourches*, p. 342. Ci-dessus, p. 217.

2. *S'en aller en fumée* se dit d'« une chose qui ne produit point l'effet qu'on en attendoit » (*Académie*, 1718). Voyez un exemple dans l'appendice IV de notre tome XV, p. 522.

3. Ci-après, p. 435. — 4. Tome XVI, p. 446.

5. *Dangeau*, p. 414-415; *Sourches*, p. 245 et 335. Le chevalier de Luxembourg avait sollicité ce poste d'honneur le 8 mai; mais Surville y fut appelé par une lettre du 12, au grand dépit aussi du lieutenant de Roi Dolet : Guerre, vol. 2150, n°s 189, 191, 200, 218 et 277.

6. *Madré*, au propre, tacheté, diversifié de couleurs; au figuré, rusé, matois, raffiné (*Académie*, 1718).

7. Ce second *envoyer* a été biffé, mais non remplacé.

8. *Dangeau*, p. 426 et 431; *Sourches*, p. 354; lettres de Villars, dans le volume Guerre 2150, n°s 75 et 173; lettres de Mme de Maintenon, dans le recueil Bossange, tome I, p. 411, 422 et 428, et dans *Villars d'après sa correspondance*, tome I, p. 324-338.

9. *Chiquet* « n'a plus d'usage que dans le discours familier et dans cette façon de parler adverbiale *chiquet à chiquet*, pour dire peu à peu, par petites parcelles » (*Académie*, 1718 et 1878).

10. *Dangeau*, p. 435.

duc de Berwick étoit à la sienne, et qu'il faisoit un camp retranché sous Briançon[1].

Retour d'Hollande de Torcy. [Add. StS. 884]

J'ai déjà averti que je ne dirois rien ici des négociations ni des voyages de Rouillé, de Torcy, du maréchal d'Huxelles et de l'abbé de Polignac ensuite, et j'en ai dit la raison p. 797[2]. Tout cela se trouvera bien au long, et fort en détail et d'original, dans les Pièces[3]. Je me contenterai donc de marquer ici que Torcy arriva[4] de la Haye à Versailles le samedi 1er juin, après un mois juste d'absence[5]. Il ne rapporta rien d'agréable, et fut médiocrement reçu du Roi et de Mme de Maintenon, chez laquelle il alla d'abord rendre compte au Roi[6]. Chamillart et Mme de Maintenon avoient fort blâmé son voyage, parce qu'elle ne l'aimoit pas et que la chose avoit été faite sans elle[7], Cha-

1. *Dangeau*, p. 430, 3 juin; *Mémoires de Berwick*, p. 62-78.

2. Ci dessus, p. 177-178. Il y a quelques détails de plus dans l'Addition n° 884. — L'indication de page, ici, a été ajoutée après coup.

3. Ci-dessus, p. 178. — 4. *Revint* surchargé en *arriva*.

5. *Dangeau*, p. 427; *Sourches*, p. 346. Le détail de ses conférences avait été publié à mesure par les gazettes étrangères; il est exposé dans les *Mémoires de Torcy*, p. 588-628, d'après sa correspondance avec le Roi et avec M. de Beauvillier, qui le suppléait au ministère, depuis le 6 mai jusqu'au 28 (volume *Hollande* 218 du Dépôt des affaires étrangères). Comparez *la Coalition de 1701*, par le marquis de Courcy, tome I, p. 239-255, l'*Histoire militaire* de Quincy, tome VI, p. 136-145, etc.

6. La mauvaise nouvelle avoit été sue dès la veille par un courrier, et l'on remarqua que le Roi emmenait son fils et son petit-fils, tous trois ayant l'air triste, chez Mme de Maintenon. La correspondance de l'ambassadeur vénitien (ms. Ital. 1930, p. 25-27, 45 et 51-58) montre quelles communications le ministre crut devoir faire. Le *Journal de Verdun* rendit compte (p. 21-22) du conseil tenu immédiatement.

7. « Ce qu'il a rapporté, écrivait-elle le 3 juin au duc de Noailles (recueil Geffroy, tome II, p. 207), a donné de l'indignation à tout ce qui a une goutte de sang françois. » Et à Mme des Ursins (p. 213) : « Toute négociation est rompue. Dieu veuille que nous nous en trouvions bien! Un reste de sang françois a irrité le peuple sur cette malheureuse paix; mais cela ne change point l'extrémité où nous nous trouvons sur l'argent et sur le blé. » On trouvera dans l'appendice X l'expression des sentiments du duc du Maine s'adressant à Mme de Maintenon elle-même et au duc d'Harcourt.

millart par jalousie de métier, et dépit du traité dont j'ai parlé, qu'il fut obligé de signer à Torcy[1].

Princes ne vont point aux armées qu'ils devoient commander.

Ce retour fit presser dès le lendemain le départ[2] de tous les officiers généraux[3]. L'électeur de Bavière, que Torcy avoit vu à Mons[4], et le maréchal de Villars, qu'il avoit entretenu à Arras, étoient informés de l'état des affaires[5]. En même temps on déclara qu'aucun des princes destinés aux armées ne sortiroit de la cour[6], et le Roi envoya le bâton de maréchal de France à Bezons[7], qui commandoit l'armée de Catalogne[8] : il fut fait seul, et n'étoit pas des plus anciens lieutenants généraux[9]. M. le duc d'Orléans pressoit fort le Roi pour lui depuis assez longtemps ; mais nous verrons bientôt que son crédit n'étoit pas grand

Bezons maréchal de France.

1. Ci-dessus, p. 185. — 2. *Depard* corrigé en *depart.*

3. *Dangeau*, p. 430, 3 juin : « Le Roi dit hier au soir, au duc de Guiche, qu'il pouvoit partir présentement, et qu'il falloit que tous les officiers principaux redoublassent leur zèle et leur ardeur pour le service, et qu'il étoit bien persuadé qu'il en donneroit l'exemple. » Comparez les *Mémoires de Sourches*, p. 348.

4. Voyez ce que disent de sa vie à Mons les *Mémoires de Villars*, tome III, p. 35.

5. *Dangeau*, p. 427 ; *Sourches*, p. 346. Instruit de tout par M. de Torcy, au passage, Villars le chargea d'une très belle lettre pour le Roi, qui l'apprécia comme elle le méritait (ses *Mémoires*, tome III, p. 44-48).

6. *Dangeau*, p. 429-430 ; *Sourches*, p. 348, 2 juin ; Chansonnier, ms. Fr. 12 694, p. 389 ; ci-après, p. 431. Villars insista cependant sur l'exemple donné par plusieurs princes ennemis.

7. *Dangeau*, p. 430 ; *Sourches*, p. 347, 2 juin ; ci-après, p. 627.

8. C'est dans cette intention que M. de Bezons avait été envoyé en Espagne, à la place de Berwick, en 1708, et on l'avait muni de patentes de capitaine général afin qu'il ne fût pas obligé de rouler avec les autres lieutenants généraux (*Gazette d'Amsterdam*, 1708, nº XXII ; *Dangeau*, tome XII, p. 85 ; *Sourches*, tome XI, p. 32). Il y a été renvoyé au commencement de mai 1709, alors que la décision était prise de ne pas laisser repartir le duc d'Orléans (*Dangeau*, p. 407-408 ; *Sourches*, p. 328), et on lui a délivré un brevet d'assurance le 15 mai.

9. Artagnan et Gassion étaient plus anciens, dit l'annotateur des *Mémoires de Sourches*. Le ministre expliqua au second quelles avaient été les raisons déterminantes (Guerre, vol. 2116, nº 186).

alors[1]. Le Roi lui fit entendre que, Monseigneur et Mgr le duc de Bourgogne demeurant à la cour, il convenoit qu'il y demeurât aussi, d'autant plus qu'il pourroit se trouver peut-être, dans peu, dans la triste nécessité de retirer ses troupes d'Espagne[2].

Duchesse de Gramont. Vaisselles portées à l'orfèvre du Roi et à la Monnoie

Si Mme de Maintenon fut bien fatale dans le plus grand[3], cette vilaine que le duc de Gramont avoit épousée la fut en petit : c'est le sort de toutes ces créatures. Celle-ci[4], revenue de Bayonne par ordre du Roi, où ses pillages et d'adresse et de force avoient trop éclaté, où elle avoit impunément volé les perles de la reine douairière d'Espagne, et manqué de respect en toutes façons[5], étoit au désespoir[6] de se retrouver à Paris exclue du rang et des honneurs de son mariage[7]. En attendant Rouillé, qui, à

1. Dans le volume suivant.

2. Ci-dessus, p. 378. Tout cela était prévu depuis plus d'un mois, puisque le duc d'Orléans avait vendu alors ses équipages, et Bontemps avait parié que Monseigneur ne partirait point.

3. Dans les plus grandes affaires.

4. Tome XII, p. 85-90 : « Vieille gueuse qui avoit été femme de chambre, » etc.

5. En dépit de l'insistance du mari, Mme des Ursins s'était refusée absolument à entrer en commerce avec cette duchesse et à la faire accepter à la cour de Madrid (recueil Bossange, tome III, p. 433-434; recueil Geffroy, p. 345 et 347).

6. Ici encore, *despoir.*

7. Le mari avait, à ce sujet, présenté un mémoire que Chamillart eut ordre de faire examiner par le cardinal de Noailles et le curé de Saint-Sulpice (Guerre, vol. 1898, n° 228, 25 juillet 1705). En novembre 1708, malgré les avis charitables, il est venu à Paris, à la cour même, sans prendre l'agrément du Roi, et a installé sa femme dans le logement qu'il avait au château : ce qui lui a valu une défense, par l'intermédiaire de M. de Torcy, de paraître avec elle en même lieu que le Roi ou que la maison royale, et de mettre sur le carrosse de sa femme les armes des Baillet avec la housse de duchesse, puisque la faveur de conserver les honneurs après s'être démis au profit du duc de Guiche était exclusivement personnelle à M. de Gramont (*Dangeau*, p. 274-275, 30 novembre, avec l'Addition n° 547, placée dans notre tome XII; *Sourches*, p. 230-231). En 1709 (*Sourches*, tome XII, p. 135), elle a été autorisée à venir à Versailles, mais toujours sans paraître

l'arrivée de Torcy, eut ordre de revenir[1], on avoit jugé à propos de ranimer le zèle de tous les ordres du Royaume en leur faisant part des énormes volontés, plutôt que propositions, des ennemis, par une lettre imprimée du Roi aux gouverneurs des provinces pour l'y répandre, et y faire voir jusqu'à quel excès le Roi s'étoit porté pour obtenir la paix, et combien il étoit impossible de la faire[2]. Le suc-

devant les princes et princesses. Il est bien établi que ses impertinences envers la reine douairière d'Espagne, à Bayonne, avaient passé toute mesure (*Dangeau*, p. 309 et 326; *Sourches*, p. 266; Affaires étrangères, vol. *Espagne* 186, fol. 191, etc.; *Lettres de Louis XIV à M. Amelot*, tome II, p. 106-107 et 112; *Lettres de Madame*, recueil Jaeglé, tome II, p. 74); mais nous ne voyons rien de précis sur les « pillages d'adresse et de force, » ni sur le vol des perles de la reine.

1. *Dangeau*, p. 429, 2 juin : « On sut que les propositions des ennemis étoient excessives. Ils demandoient qu'on leur livrât présentement beaucoup de places, et ne nous donner qu'une trêve de deux mois, après lesquels ils recommenceroient à nous faire la guerre, si le roi d'Espagne ne revenoit en France et ne renonçoit à toute la monarchie espagnole. Ces propositions ont paru si injurieuses et si odieuses, qu'on a renvoyé un courrier au président Rouillé, qui lui porte l'ordre de revenir. » Le récit des *Mémoires de Sourches*, p. 347-348, est bien plus complet et exact. Le texte même des quarante articles préliminaires signés à la Haye, le 28 mai, par les quatorze plénipotentiaires des puissances alliées, parut dans la *Gazette d'Amsterdam* du 14 juin (nº XLVIII), en même temps que la nouvelle officielle de Paris que tout avait été rompu par égard pour l'Espagne, sur une très ardente intervention du Dauphin. On peut comparer, sur ce point, un texte de la Haye recueilli par l'ambassadeur vénitien et le compte rendu de sa conversation avec M. de Torcy (ms. Ital. 1930, fol. 51-58 et 63-64), mais surtout les *Mémoires de Torcy*, p. 619-635, les *Mémoires de Noailles*, p. 211-214, le volume supplémentaire et spécial du *Mercure*, les lettres du duc du Maine données ci-après, appendice X, etc.

2. Cette circulaire, du 12 juin, fut imprimée en placard d'après l'exemplaire adressé au gouverneur de Paris, puis reproduite par les gazettes et recueils périodiques. Le texte en est également dans le *Journal de Dangeau*, p. 448-450, et dans les *Mémoires de Sourches*, p. 356-358; néanmoins, nous ne saurions nous dispenser de le reproduire ci-après, p. 605, à la suite des lettres du duc du Maine et avec un très violent Extraordinaire de la *Gazette d'Amsterdam*. A l'appui de la circulaire, le Roi ou les ministres écrivirent aux généraux, et jusque

cès en fut tel qu'on l'avoit espéré : ce ne fut qu'un cri d'indignation et de vengeance, ce ne furent que propos de donner tout son bien pour soutenir la guerre, et d'extrémités semblables pour signaler son zèle[1]. Cette Gramont crut trouver dans cet espèce de déchaînement un moyen d'obtenir ce qui lui étoit interdit, et qu'elle desiroit avec tant de passion. Elle proposa à son mari d'aller offrir au Roi sa vaisselle d'argent dans l'espérance que cet exemple seroit suivi, et qu'elle auroit le gré de l'invention et la récompense d'avoir procuré un secours si prompt, si net et si considérable. Malheureusement pour elle, le duc de Gra-

dans les colonies, des lettres explicatives (Arch. nat., O[1] 53, fol. 75 v°; Bibl. nat., ms. Nouv. acq. fr. 3288, fol. 67-72; *Mémoires militaires*, tome IX, p. 24-26, etc.). Celle que Louis XIV adressa au roi son petit-fils, le 3 juin, a été publiée dans ses *Œuvres* (ci-après, p. 628), suivie de la lettre à Villars. On imprima aussi un *Recueil de diverses pièces touchant les préliminaires de paix.... rejetés par le Roi*. De son côté, Philippe V lança un manifeste, qui fut reproduit dans le *Mercure* d'août, p. 290-321. Diverses impressions en forme de libelles parurent à l'étranger : Bibl. nat., Lb[37] 4344-4347 ; Affaires étrangères, vol. *Espagne* 218, fol. 239-240 et 274-277, et vol. 221, fol. 216-227 et 430-433.

1. Voyez, dans l'appendice X, la lettre du duc du Maine à Mme de Maintenon. L'effet produit en Espagne peut se juger d'après les correspondances de Mme des Ursins et de l'ambassadeur Amelot, lequel, six mois auparavant, avait envoyé pour Mme de Maintenon un grand mémoire sur l'accueil qu'il conviendrait de faire aux exigences probables des alliés. Avant même que la rupture pût se prévoir, Paris sut (*Sourches*, p. 343) que le prince Eugène avait conclu une longue harangue en disant que, « puisqu'on avoit le dessus sur la France, il falloit la réduire si bas que les enfants des enfants n'eussent pas seulement la tentation de s'en vouloir relever. » Parmi les plénipotentiaires des alliés, il y en eut, comme le Hollandais, et comme Marlborough lui-même, qui protestèrent contre l'énorme exagération des propositions, bien autrement « insolentes » que celles que Louis XIV avait délibérément rejetées en 1701 (*Dangeau*, tome VIII, p. 68 et 74); mais Eugène les amena à repousser toutes les observations, et ils eurent même l'audace de demander des passeports pour que leurs courriers pussent porter ces articles préliminaires, par la voie de terre, jusqu'en Portugal, comme étant sûrs de leur acceptation. Notre auteur expliquera dans le prochain volume sur quoi était fondée cette confiance.

[Add. St-S. 885] mont en parla au maréchal de Boufflers, son gendre, comme il alloit exécuter ce conseil : le maréchal trouva cela admirable, s'en engoua, alla sur les pas de son beau-père offrir la sienne, dont il avoit en grande quantité, et admirable, et en fit tant de bruit pour y exhorter tout le monde, qu'il passa pour l'inventeur, et qu'il ne fut pas seulement mention de la vieille[1] Gramont, ni même du duc de Gramont, qui en furent les dupes, et elle enragée. Il en avoit parlé à Chamillart, son ancien ami du billard[2], pour en parler au Roi. Cette offre entra dans la tête du ministre, et par lui dans celle du Roi, à qui Boufflers alla tout droit : lui et son beau-père furent fort remerciés. Aussitôt la nouvelle en vola au Chenil : M. de la Rochefoucauld, à l'instant, se fit mener chez le Roi, qu'il trouva allant passer chez Mme de Maintenon, et l'embarrassa par une vive sortie de plaintes et de reproches, qui n'étonnèrent pas moins le courtisan, car, cette fois, il l'attendit à son passage. La[3] fin de ce torrent et de ces convulsions énergiques, la cause de son mauvais traitement, de son profond malheur, fut que le Roi, voulant bien accepter la vaisselle de tout le monde, ne lui eût pas fait la grâce de lui demander d'abord la sienne. A ces mots, le Roi s'en tint quitte à bon marché, et, pour la première fois, le courtisan, au lieu d'applaudir, s'écoula en silence en levant les épaules. Le Roi répondit qu'il n'avoit encore rien résolu sur cela, que, s'il acceptoit[4] les vaisselles, il seroit averti, et qu'il lui savoit gré de son zèle. Le duc redoubla d'empressements et de cris, en aveugle qu'il étoit, avec lesquels il suivit le Roi tant qu'il put, au lieu des termes qui ne se présentoient pas souvent à lui, et, bien content de soi, s'en retourna dans son Chenil[5]. Ce bruit de la vais-

1. *Vielle*, au manuscrit.

2. Ci-dessus, p. 179. On fit cette épigramme, après bien d'autres :

> Il fut le héros du billard,
> Et le zéro du ministère.

3. *Ce* surchargé en *la*. — 4. L'initiale d'*acceptoit* corrige une *l*.

5. *Sourches*, p. 349-350, 6 juin : « On sut, ce matin-là, que le duc de

selle fit[1] un grand tintamarre[2] à la cour : chacun n'osoit ne pas offrir la sienne; chacun y avoit grand regret. Les uns la gardoient pour une dernière ressource, dont il les fâchoit fort de se priver; d'autres craignoient la malpropreté de l'étain et de la terre[3]; les plus esclaves s'affligeoient d'une imitation ingrate dont tout le gré seroit pour[4] l'inventeur. Le lendemain[5], le Roi en parla au conseil des finances, et témoigna pencher fort à recevoir la vaisselle de tout le monde[6]. Cet expédient avoit déjà été proposé et

Gramont avoit offert de faire porter à la Monnoie sa vaisselle d'argent, qui valoit soixante mille livres, et, dès le soir, le duc de la Rochefoucauld en fit de même, disant au Roi qu'il étoit bien fâché qu'un autre l'eût prévenu. Il versa pour plus de trente mille livres d'argenterie. » Sur la liste officielle qu'on trouvera ci-après, p. 565-568, si le duc de la Rochefoucauld figure effectivement pour trente mille et tant de livres, et le maréchal de Boufflers pour quinze cent trente-neuf marcs, valant plus de cinquante mille livres, les Gramont ne sont point portés; on verra, p. 412, comment peut s'expliquer cette omission des deux époux qui avaient eu le mérite de la première initiative.

1. *Fire[nt]*, inachevé, corrigé en *fit*.

2. « Toute sorte de bruit éclatant accompagné de confusion et de désordre; est du style familier » (*Académie*, 1718). Voyez un exemple dans la *Gazette* de 1672, p. 671.

3. La vaisselle d'étain, quoique devenue, elle aussi, un objet d'art, passait à un rang tout à fait inférieur depuis le développement général de l'orfèvrerie et de l'argenterie. C'est à quoi fait allusion ce passage des *Caractères* (tome I, p. 297) : « L'étain, dans ce temps, brilloit sur les tables et sur les buffets comme le fer et le cuivre dans les foyers; l'argent et l'or étoient dans les coffres. » Toutefois, un passage du *Voyage de deux jeunes Hollandais à Paris en 1657* (éd. 1899, p. 289-290) fait voir que l'art s'exerçait encore aussi bien sur la vaisselle d'étain, ou du moins mélangée d'étain et d'argent d'après un procédé nouveau, qui ne revenait qu'à cent sols la livre; Loret parle aussi de cette fabrication dans *la Muse historique* du 5 janvier 1658. Il sera question un peu plus loin, p. 406 et 411-412, de la vaisselle de terre.

4. *A* corrigé en *p*[r]. — 5. Le samedi 8 juin.

6. Les *Mémoires de Sourches* disent, la veille (p. 350) : « On apprit que le Roi avait envoyé sa vaisselle d'or et celle de Monseigneur à la Monnoie, et, le duc de Bourgogne ayant dit à son coucher que personne n'auroit plus de peine à y envoyer sa vaisselle d'argent, tout le monde y envoya la sienne à l'envi. »

rejeté[1] par Pontchartrain lorsqu'il étoit contrôleur général, qui, devenu chancelier, n'y fut pas plus favorable[2]. On objectoit que l'épuisement étoit, depuis ces temps-là, infiniment augmenté[3], et les moyens également diminués. Ce[4] spécieux ne le toucha point : il opina fortement contre, représenta le peu de profit par rapport à l'objet, si considérable pour chaque particulier, et un profit court et peu utile, qui, tôt perçu, n'apporteroit pas un soulagement qui tînt lieu de quelque chose ; l'embarras et la douleur de chacun, et la peine dans l'exécution de ceux-là même qui le feroient de meilleur cœur ; la honte de la chose en elle-même ; la bigarrure de la cour et de la première volée[5] d'ailleurs en vaisselle de terre, et des particuliers de Paris et des provinces en vaisselle d'argent, si on en laissoit la liberté, et, si on ne la laissoit pas, le désespoir général et la ressource des cachettes ; le décri des affaires, qui, après cette ressource épuisée, et qui la seroit en un moment, et paroîtroit extrême et dernière, sembleroient n'en avoir plus aucune ; enfin, le bruit que cela feroit chez les étrangers, l'audace, le mépris, les espérances que les ennemis en concevroient, le souvenir de leurs railleries lorsque, en

1. *Et rejetté* corrige *par P*, effacé du doigt.

2. C'est cependant après son arrivée aux finances, et en décembre 1689, qu'eut lieu la fonte à laquelle notre auteur va faire allusion ; mais, dans l'appendice sur Desmaretz (notre tome VII, p. 584-586), j'ai cité un mémoire qui prouve que ce dernier, en 1693, relancé dans sa retraite à raison de sa compétence spéciale en matière monétaire, condamna formellement un projet émis alors de faire fondre d'autorité et transformer en espèces toutes les vaisselles d'argent. Sous Chamillart, un autre projet de l'année 1702 a été repoussé sur une protestation des orfèvres (*Gazette d'Amsterdam*, n° XLV). En 1709 encore, les ministres rejetteront, le 7 octobre, une proposition de forcer tous les détenteurs d'objets d'orfèvrerie à les faire transformer en espèces de bas aloi (Papiers du Contrôle général, G[7] 716).

3. *Augmenter* corrigé en *augmenté*.

4. *Cela* corrigé en *ce*.

5. Au figuré, rang, qualité, élévation, force (*Académie*, 1718). Voyez un exemple dans l'*Esprit des cours*, 2e semestre de 1700, p. 593.

la guerre de 1688, tant de précieux meubles d'argent massif, qui faisoient l'ornement de la galerie et des grands et petits appartements de Versailles et l'étonnement des étrangers[1], furent envoyés à la Monnoie[2], jusqu'au trône d'argent[3], du peu qui en revint[4], et de la perte inestimable de ces admirables façons[5] plus chères que la matière[6], et que le luxe avait introduites[7] depuis sur les vaisselles, qui[8] tourneroient nécessairement en pure

1. Voyez l'*Inventaire général du mobilier de la couronne*, de 1663 à 1715, publié par M. J. Guiffrey en 1885. Un état officiel revisé en 1706 (Arch. nat., KK 362-367) comprend la description des objets détruits en décembre 1689 : balustrades, canapés, brancards, caisses à orangers, vases énormes qui se plaçaient de chaque côté des portes, torchères dorées et guéridons supportant les girandoles et les chandeliers, buires et aiguières dessinées par Charles le Brun, corbeilles et autres ouvrages de filigrane, cuvettes, seaux, chenets, figures ou statues toutes d'argent. Il en reste encore des modèles ou des gravures. — L'opération se poursuivit de décembre 1689 à mai 1690 : *Dangeau*, tome III, p. 32 et 38; *Sourches*, tome III, p. 181.

2. Ci-après, p. 409.

3. On distingue ce trône d'argent dans la peinture commémorative de l'audience du doge de Gênes qui est au musée de Versailles, n° 2107. C'est ce que les *Mémoires de Sourches*, tome I, p. 220 et 223, appellent « une chaise d'argent en espèce de trône, laquelle étoit sur un marchepied couvert d'un tapis de Perse. » Suivant les comptes des bâtiments, on travaillait encore à l'ornementation de ce trône en 1686 ou 1687. A l'ordinaire, il était placé dans le salon d'Apollon, tout rempli de meubles d'argent (*Vie de Colbert*, de 1696, p. 50; *Testament politique de Colbert*, p. 227; *Mémoires de Luynes*, tome VI, p. 275).

4. Le Roi avait cru tirer six millions de la destruction des chefs-d'œuvre qui en avaient coûté dix; il n'en eut que deux ou trois, et les meubles des particuliers donnèrent autant (*Contrôleurs généraux*, tome I, n° 826 et p. 590; Forbonnais, *Recherches*, tome II, p. 50).

5. C'est à cette occasion que Gourville crut pouvoir établir qu'il y avait cent millions d'argent inutiles et immobilisés en vaisselle et en meubles de luxe; mais il estimait que, sous peine de ruiner l'industrie et de troubler tout le Royaume, la destruction ne devait porter que sur les meubles d'or et d'argent. Louvois demanda, l'année suivante, que l'orfèvrerie des églises fût également monnayée.

6. *Materiam superabat opus.* — 7. *Introduit*, sans accord.

8. *Que* corrigé en *qui*.

perte pour chacun[1]. Desmaretz, quoique celui qui portoit le poids des finances, et que cela devoit soulager de quelques millions, opina en même sens et avec la même force[2]. Nonobstant de si bonnes raisons, et si évidentes, le Roi persista à vouloir, non pas forcer personne, mais recevoir[3] la bonne volonté de ceux qui présenteroient leur vaisselle; et cela fut déclaré ainsi, et verbalement, et on indiqua deux voies à faire le bon citoyen : Launay, orfèvre du Roi[4], et la Monnoie. Ceux qui donnèrent leur

1. L'énorme et incroyable développement que ce luxe, passant malgré les édits somptuaires de la cour aux particuliers, et jusque dans les armées, où un officier général n'eût osé se produire sans vaisselle d'argent ou de vermeil, pouvait permettre de croire que la fonte de tant de merveilles d'art produirait une grande ressource en espèces monnayées et circulantes; mais le mécompte fut fort pénible. Les *Mémoires de Sourches* en rapportent un curieux témoignage : ci-après, p. 628.

2. En 1709, une lettre de Mme de Maintenon à Villars publiée par le marquis de Vogüé (*Villars d'après sa correspondance*, tome I, p. 321) prouve que l'expédient de la fonte était visé dès le mois d'avril, mais que le nouveau contrôleur général n'avait pas abdiqué son ancienne opinion : « M. Desmaretz ne peut goûter la ressource de la vaisselle d'argent; il est persuadé qu'elle n'iroit pas si loin qu'on pense, qu'elle feroit beaucoup de bruit et de peine, et qu'il faudroit plus de quatre mois pour la réduire en monnoie. L'argenterie des églises ne pourroit être mieux employée qu'à secourir ceux qui protègent l'Église; mais elle est bien moins considérable qu'elle ne le paroît : ce n'est, la plupart du temps, qu'une feuille d'argent sur du bois. »

3. Avant ce verbe, il a biffé *à*.

4. Nicolas de Launay, né en 1647, et qui avait d'abord été orfèvre du Roi, comme son maître et beau-père le fameux Claude Ier Ballin, était devenu directeur de la Monnaie des médailles et jetons du Louvre depuis la création de cet office en 1696-97; il eut aussi le titre de garde des poinçons et carrés du Roi, une place de conseiller amateur à l'Académie des beaux-arts (1703), et mourut subitement, toujours en fonction, le 19 août 1727, à quatre-vingts ans et dix mois. C'est lui qui porta la Monnaie des médailles à son apogée, et, personnellement, il forma dans le logement qu'il y occupait une très belle collection de peintures et d'œuvres d'art. Rigaud peignit de lui, en 1712, pour cinq cents livres, un portrait que Chéreau grava en 1719. C'est à lui et à son beau-père que Louis XIV devait l'exécution des chefs-d'œuvre d'orfèvrerie détruits en 1689. Ses deux filles, fort riches, épousèrent les

vaisselle à pur et à plein[1] l'envoyèrent à Launay, qui tenoit un registre des noms et du nombre de marcs[2] qu'il recevoit. Le Roi voyoit[3] exactement cette liste, au moins les premiers jours[4], et promettoit à ceux-là, verbalement et en général, de leur rendre le poids qu'il recevoit d'eux quand ses affaires le lui permettroient[5], ce que pas un d'eux ne crut ni n'espéra, et de les affranchir du contrôle[6], monopole assez nouvelle[7], pour la vaisselle qu'ils feroient refaire. Ceux qui voulurent le prix de la leur[8] l'envoyèrent à la Monnoie[9]. On l'y pesoit en y arrivant, on

fils de l'architecte de Cotte et du valet de chambre Bachelier. M. J. Guiffrey lui a consacré un article, en 1885, dans la *Revue de numismatique*, p. 82-87.

1. « Entièrement et sans aucune condition, sans aucune réserve » (*Académie*, 1718).

2. Huit onces, une demi-livre. — 3. L'initiale de *voyoit* surcharge un *a*.

4. On trouvera ci-après, p. 564-568, un état général des apports faits jusqu'en septembre ; mais la place manquera pour l'historique qui devait l'accompagner.

5. *Permetteroient*, dans le manuscrit.

6. C'était le droit de marque ou garantie réglementé par Colbert, en 1672, sous la forme d'une ferme particulière, et fixé originairement à trente sols par once d'or, vingt sols par marc d'argent, avec pénalité de mort contre le faux-poinçonnage. Le droit était doublé depuis 1674.

7. Voyez p. 206, note 2.

8. On la payait comme matières de commerce à fondre, avec faculté de verser un sixième de plus en billets de monnaie. Le profit du Roi était, non seulement d'augmenter la circulation monétaire, mais aussi d'écouler la nouvelle monnaie à un taux exagérément élevé et d'amortir le papier-monnaie, comme nous le verrons plus loin. A cette occasion, le prix du marc de vaisselle plate d'argent fut porté à trente-quatre livres.

9. *Correspondance des Contrôleurs généraux*, tome III, n° 443. La Monnaie des médailles avait été installée en 1639, pour Warin, dans les galeries du Louvre, et c'est sa direction en titre d'office qui avait été donnée à Launay en 1696. C'est là que se frappaient la suite des médailles de l'*Histoire métallique* et toutes autres médailles et jetons ; mais la fonte des matières et leur transformation en espèces se firent simultanément aux galeries, à la vieille Monnaie dans la rue qui porte encore ce nom, et dans des bâtiments annexes que les nécessités du travail de 1709 forcèrent à établir plus près du Louvre. Ci-après, p. 545.

écrivoit les noms, les marcs et la date, suivant laquelle on y[1] payoit chacun à mesure qu'il y avoit de l'argent[2]. Plusieurs n'en furent point fâchés pour vendre leur vaisselle sans honte, et s'en[3] aider dans l'extrême rareté de l'argent; mais la perte et le dommage furent inestimables de toutes ces admirables moulures, gravures, ciselures, de ces reliefs, et tant de divers ornements achevés dont le luxe avoit chargé la vaisselle de tous les gens riches et de tous ceux du bel air. De compte fait, il ne se trouva pas cent personnes sur la liste de Launay, et le total du produit en don ou en conversion[4] ne monta pas à trois millions[5]. La cour et Paris, encore les grosses têtes[6] de la ville qui n'osèrent s'en dispenser, et quelque peu d'autres qui crurent se donner du relief, suivirent le torrent[7]; nuls autres dans Paris, ni presque dans les provinces[8]. Parmi ceux même[9] qui cessèrent de se servir de leur vaisselle, qui ne furent pas en grand nombre, la plupart la mirent dans le coffre, pour en faire de l'argent suivant leurs besoins, ou pour la faire reparoître dans un meilleur temps. J'avoue que je fis l'arrière-garde, et que, fort las des monopoles, je ne me soumis point à une volontaire. Quand je me vis presque le seul de ma sorte mangeant dans de l'argent, j'en envoyai pour un millier de pistoles à la Mon-

1. L'*y* a été ajouté après coup entre *on* et *payoit*.
2. On trouvera beaucoup de documents sur les opérations faites alors à la Monnaie dans les cartons des Papiers du Contrôle général cotés G⁷ 1433-1437; les appendices III et VII n'en donneront qu'un aperçu très sommaire.
3. L'élision *s'* surcharge un *a*.
4. En espèces monnayées.
5. Comparez ci-après, p. 565, les nombres et chiffres.
6. Nous avons déjà eu (tome I, p. 222) « gens principaux et premières têtes, » et ci-dessus, p. 199, « meilleures têtes. »
7. Voyez, par exemple, dans la *Correspondance des Contrôleurs généraux*, n° 443, la lettre du premier président du parlement de Paris et quelques autres.
8. Par exception, les habitants de Tours : *ibidem*.
9. *Mesme* est ajouté en interligne.

noie, et je fis[1] serrer le reste. J'en avois peu de vieille de mon père, et sans façons[2], de sorte que je la regrettai moins que l'incommodité et la malpropreté. Pour M. de Lauzun, qui en avoit quantité, et toute admirable[3], son dépit fut extrême, et l'emporta sur le courtisan. Le duc de Villeroy lui demanda s'il l'avoit envoyée; j'étois avec lui, le duc de la Rocheguyon et quelques autres[4] : « Non encore, répondit-il[5] d'un ton bas et tout doux; je ne sais à qui m'adresser pour me faire la grâce de la prendre, et puis que sais-je s'il ne faut pas que tout cela passe sous le cotillon de la duchesse de Gramont? » Nous en pensâmes tous mourir de rire; et lui, de faire la pirouette et nous quitter[6]. Tout ce qu'il y eut de grand et de considérable se mit en huit jours en faïence[7], en épuisèrent les boutiques, et mirent le feu à cette marchandise[8], tandis que tout le médiocre

1. *Ser*[*ray*] surchargé en *fis*.

2. La vaisselle montée se payait dix sols de moins que la plate.

3. Il en livra six cent dix marcs, pour plus de vingt mille livres.

4. Le premier de ces deux ducs livra deux cent quatorze marcs, et le second deux cent cinquante-huit.

5. Le manuscrit porte : *repondit il t'il.*

6. Une lettre de la marquise d'Huxelles finit ainsi : « M. d'Antin et M. de Lauzun sont des plus zélés quant à la vaisselle. »

7. Se réduisit aux services de faïence. Voyez ci-après, p. 628, une lettre de la duchesse de Ventadour. — La collection Dutuit, récemment léguée à la ville de Paris, renferme un grand plat de faïence de Rouen aux armes de Saint-Simon, et ayant fait sans doute partie du service auquel il se résigna jusqu'en 1715, époque où, pour le remercier de sa générosité à leur égard, les Coëtenfao lui envèrront une « belle et bonne vaisselle à ses armes, » valant plus de vingt mille écus. — Sur la faïence, on peut voir l'*Histoire de la faïence de Rouen*, par Pottier, ou celle *des Arts industriels*, par Labarte, et un poème de P. de Frasnay édité en 1870. Mlle de Montpensier nous représente, en 1660, le duc Charles IV de Lorraine mangeant dans des plats de faïence chez la mère de la belle Marianne Pajot (ses *Mémoires*, tome III, p. 497).

8. « On court avec empressement, disait Mme d'Huxelles, aux manufactures de faïence et de terre vernie pour le domestique. » La locution figurée qu'emploie notre auteur était ainsi expliquée par le *Dictionnaire de Trévoux :* « On dit que *le feu est à une marchandise*, pour dire qu'il y a presse pour l'acheter, qu'on y court comme au feu. »

continua à [se] servir de son argenterie. Le Roi agita de se mettre à la faïence; il envoya sa vaisselle d'or à la Monnoie, et M. le duc d'Orléans le peu qu'il en avoit[1]. Le Roi et la famille royale se servirent de vaisselle de vermeil et d'argent; les princes et les princesses du sang, de faïence. Le Roi sut peu après que plusieurs avoient fait des démonstrations frauduleuses, et s'en expliqua avec une aigreur qui lui étoit peu ordinaire, mais qui ne produisit rien. Elle seroit mieux tombée sur le duc de Gramont et sa vilaine épousée, causes misérables d'un éclat si honteux et si peu utile. Ils n'en furent pas les dupes : ils encoffrèrent[2] leur belle et magnifique vaisselle, et la femme elle-même porta leur vieille à la Monnoie, où elle se la fit très bien payer[3]. Pour d'Antin, qui en avoit de la plus achevée, et en grande quantité, on peut juger qu'il fut des premiers sur la liste de Launay[4]; mais, dès qu'il eut le premier vent de la chose, il courut à Paris choisir force porcelaine admirable[5], qu'il eut à grand marché, et enlever deux boutiques de faïence, qu'il fit porter pompeusement à Versailles. Cependant les donneurs de vaisselle n'espérèrent pas longtemps d'avoir plu : au bout de trois mois, le Roi sentit la honte et la foiblesse de cette

Le Roi et la famille royale en vermeil et en argent, les princes et les princesses du sang en faïence.

1. Ci-dessus, p. 405, note 6. Le Roi en livra pour près de trois cent mille livres, le duc d'Orléans pour quarante mille.

2. *Encoffrer*, « enfermer dans un coffre (comme ci-dessus, p. 410), ne se dit que des choses que l'on serre avec avidité, ou même avec quelque sorte d'injustice » (*Académie*, 1718 et 1878).

3. C'est pourquoi leurs noms ne figurèrent pas plus sur la liste que celui de Saint-Simon.

4. Il en versa pour plus de vingt-quatre mille livres.

5. La porcelaine, très à la mode depuis le milieu du siècle précédent et les guerres de Hollande, se vendait chez les faïenciers : voyez le *Journal de Dangeau*, tome VI, p. 399, note, les *Lettres de Mme Dunoyer*, lettre XII, tome I, p. 132 et 133, et le *Livre commode* de 1692, tome II, p. 42-43. Quand le duc d'Orléans recevra à Saint-Cloud l'électeur de Bavière, le « fruit sera tout servi en porcelaine » (*Sourches*, tome XII, p. 120). Dans cette presse de 1709, on renouvela la défense absolue d'importer ni faïences ni porcelaines étrangères.

belle ressource, et avoua qu'il se repentoit d'y avoir consenti. Ainsi alloient alors les choses, et pour la cour et pour l'État[1]. Les inondations de la Loire[2] qui survinrent en même temps, qui renversèrent les levées[3], et qui firent les plus grands désordres[4], ne remirent pas de bonne humeur la cour ni les particuliers, par les dommages qu'ils causèrent et les pertes, qui furent très grandes, qui[5] ruinèrent bien du monde, et qui désolèrent le commerce intérieur.

Inondations de la Loire.

Rouillé[6], à qui Torcy, le lendemain de son arrivée, avoit envoyé ordre de revenir[7], arriva incontinent après[8] : sur

Rouillé de retour d'Hollande ;

1. La spéculation, aussi, en profita, mais fut parfois punie. Les *Mémoires de Sourches* racontent, en novembre 1709 (tome XII, p. 122-123 ; *Gazette d'Amsterdam*, n° c), qu'il s'était formé à Paris une société pour acheter la vaisselle d'argent et l'envoyer à la Monnaie de Reims, avec addition de billets de monnaie acquis à vil prix, et recevoir la valeur du tout en nouvelles espèces, mais qu'un beau jour, la voiture qui revenait de Reims avec une escorte insuffisante fut enlevée, avant d'arriver à Paris, par une troupe de quatorze cavaliers.

2. Il a encore été parlé de ces inondations presque annuelles dans notre tome XVI.

3. La Fontaine a parlé des « turcies et levées » de la Loire (*Œuvres*, tome IX, p. 245-246). Ces travaux de protection sont expliqués par Duclos, dans son *Essai sur la voirie* (*Œuvres*, tome III, p. 554-557, 596-599 et 636-637), par Delamare (*Traité de la Police*, tome IV, p. 536-551), par Vignon (*Voies publiques*, tome II, 1re partie, p. 150-153), etc. On peut voir aussi, pour les premiers temps de Louis XIV, les *Lettres de Colbert*, tomes II et IV, et, pour l'époque où nous sommes, la *Correspondance des Contrôleurs généraux*, tome III, nos 139, 1145 et 1671. Le beau-père de Colbert, lorsque celui-ci se maria (ci-dessus, p. 354), était intendant des turcies et levées, emploi dont les fonctions furent déterminées par un règlement du 4 juin 1668.

4. *Dangeau*, p. 446 ; *Sourches*, p. 356 et 365 ; Papiers du Contrôle général, G7 127, 18 août 1709, et *Correspondance des Contrôleurs généraux*, tome III, n° 454.

5. Le premier *qui* corrige *que ;* avant le second, l'auteur a biffé *et*, et les premières lettres de *ruinerent* en corrigent d'autres illisibles.

6. Ici, changement de plume après un arrêt. — 7. Ci-dessus, p. 402.

8. *Dangeau*, p. 441 et 443 ; *Dispacci*, ms. Ital. 1930, p. 79-80 ; *Gazette d'Amsterdam*, Extr. XLVIII.

les armées assemblées*.

quoi, les armées, de part et d'autre, s'assemblèrent en Flandres, les ennemis commandés à l'ordinaire par le duc de Marlborough et le prince Eugène[1], et le maréchal de Villars dans les plaines de Lens[2].

Cardinal de Bouillon rapproché à trente lieues; superbe du Roi.

Torcy eut aussi ordre d'envoyer au cardinal de Bouillon de pouvoir s'approcher de la cour et de Paris à la distance de trente lieues[3]. On fut surpris que cet adoucissement fût venu du mouvement du Roi sans que personne lui en eût parlé[4]. Avant la disgrâce de M. de Vendôme, il lui avoit parlé en faveur du Grand Prieur[5], en même temps que le P. Tellier l'avoit pressé pour le cardinal de Bouillon; il les avoit refusés[6] tous deux. Il demanda ensuite à Torcy si M. de Bouillon ne lui avoit pas parlé souvent pour son frère; Torcy lui dit qu'il ne lui en avoit point parlé du tout. « Cela est fort extraordinaire, répliqua[7] le Roi d'un

1. Voyez l'état de leurs armées dans la *Gazette d'Amsterdam*, n° LI.

2. *Dangeau*, p. 447. Un correspondant écrivait de Paris, le 10 juin, à la *Gazette d'Amsterdam* (Extr. XLIX) : « On voit ici une lettre d'un secrétaire du maréchal de Villars, datée du camp de Lens du 6 de ce mois, par laquelle il marque que, ce maréchal ayant reçu une lettre du Roi qui lui donnoit part de la résolution que S. M. avoit prise de continuer la guerre, il en avoit fait la lecture à la tête des troupes, après quoi il leur avoit dit : « Mes amis, le Roi me commande de faire « la guerre; ne voulez-vous pas bien le servir? » Et qu'à peine eut-il prononcé ces paroles, les soldats avoient jeté leurs chapeaux en l'air avec des cris de « Vive le Roi! » Comparez ses *Mémoires*, tome III, p. 48.

3. Au lieu de soixante-dix comme en 1708 : tome XVI, p. 124 et 126. La *Gazette d'Amsterdam*, 1709, n° LV, parle de vingt-cinq lieues.

4. *Dangeau*, p. 460, 2 juillet : « M. le cardinal de Bouillon a permission de s'approcher de la cour à trente lieues. M. de Torcy lui a écrit, et lui mande que cet adoucissement à son malheur lui en fait espérer un plus grand, d'autant plus que ceci est venu du propre mouvement du Roi, sans que personne lui en ait parlé. » Le 16 juin, le cardinal avait prié Desmaretz d'offrir au Roi un quart du revenu de ses bénéfices (Papiers du Contrôle, $G^7$ 542; Papiers Bouillon, $R^2$ 65; Affaires étrangères, vol. *France* 1166, fol. 131-133).

5. Voyez notre tome XVI, p. 659-660. — 6. *Refusé*, sans accord.

7. *Dit* corrigé en *repliqua*.

* Cette manchette avait été placée à tort en face du paragraphe suivant, dont la manchette se trouve ainsi rejetée trop bas.

air piqué, qu'un frère ne parle pas pour son frère; M. de Vendôme m'a bien pressé pour le sien! » C'est que le Roi aimoit que toute une famille se sentît affligée d'une disgrâce, et que, lors même qu'il la vouloit le moins adoucir, il étoit blessé du peu d'empressement, et qu'on ne lui fournît pas l'occasion de refuser et d'humilier.

Les armées étoient assemblées, et les frontières en fort mauvais état. Elles étoient toutefois plus tranquilles que l'intérieur de la cour, où la fermentation étoit extrême. Depuis que, à la mort du cardinal Mazarin, le Roi s'étoit mis à gouverner lui-même, c'est-à-dire en quarante-huit ans, on n'avoit vu tomber que deux ministres : Foucquet, surintendant des finances[1], qu'il[2] ne tint pas à Colbert et à le Tellier qu'il ne perdît la vie[3], et qui fut confiné dans le château de Pignerol[4], où, après trois ans de Bastille[5], il passa le reste de ses jours[6], qui durèrent plus de seize ans, jusqu'en mars 1680, qu'il mourut à soixante- [*Add. S^t^S. 886*]

1. Saint-Simon a déjà fait plusieurs allusions à la chute de Foucquet dans nos tomes X, p. 106, XI, p. 260, XVI, p. 50, et ci-dessus, p. 364-365. Il en reparlera plus longuement dans la suite des *Mémoires*, tome XII de 1873, p. 278-280.

2. Avant *il*, Saint-Simon a biffé *à qui*, et il a ajouté l'abréviation de *que*.

3. Dans ses *Mémoires sur Foucquet* et dans *Saint-Simon considéré comme historien de Louis XIV* (p. 415-419), feu M. Chéruel a étudié la question de savoir si Foucquet fut frappé justement, ou s'il fut victime des machinations de Colbert et de le Tellier. On rapporte ce mot de Turenne : « Je crois que M. Colbert a plus d'envie qu'il soit pendu, et que M. le Tellier a plus de peur qu'il ne le soit pas. » Voyez le *Nicolas Foucquet* de M. Jules Lair et le tome II des *Archives de la Bastille*, consacré au procès.

4. Tome I, p. 272.

5. Foucquet, d'abord enfermé au château de Nantes du 5 septembre au 22 novembre 1661, puis transféré à Angers, à Amboise, et enfin amené au château de Vincennes le 31 décembre, fut conduit à la Bastille en juin 1663, mais n'y resta que jusqu'en décembre 1664, qu'il fut conduit à Pignerol.

6. Ici, Saint-Simon a répété par mégarde, en interligne, *dans le chasteau de Pignerol.*

cinq ans[1]. M. de Pomponne est l'autre, que MM. de Louvois et Colbert, d'ailleurs si ennemis, mais réunis pour le perdre[2], firent chasser, par leurs artifices, de sa charge de secrétaire d'État des affaires étrangères, en 1679, assez contre le goût du Roi, qui le rappela douze ans après dans le ministère, à la mort de Louvois[3]. Celui-ci, mort subitement la veille du jour qu'il devoit être arrêté[4], ne peut passer pour le troisième exemple. Chamillart le fut, et le dernier de ce règne, et peut-être le plus difficile de tous à chasser, sans toutefois d'autre[5] appui que la seule affection du Roi, et qui ne céda qu'à regret à toutes les forces qui furent employées à le lui arracher. Sans répéter ce que j'ai déjà dit[6] des causes qui le perdirent, et qui lui déchaînèrent Mme de Maintenon et Mme la duchesse de Bourgogne, il faut parler d'une faute précédente, qu'il aggrava sur la fin, mais d'une nature qui n'a été funeste qu'à lui seul. Jamais il n'avoit ménagé Monseigneur; ce prince, qui étoit timide et mesuré sous le poids d'un père qui, jaloux à l'excès, ne lui laissoit pas prendre le moin-

Fautes de Chamillart à l'égard de Monseigneur.

1. Il mourut d'apoplexie le 23 mars, et cette fin parut suspecte. Gourville (*Mémoires*, tome II, p. 72) prétend qu'il allait être remis en liberté, et Bussy-Rabutin assure qu'il avait obtenu du Roi la permission d'aller aux eaux de Bourbon (*Correspondance*, tome V, p. 93). De faux bruits de grâce avaient déjà couru en 1670 (*Journal d'Olivier d'Ormesson*, tome II, p. 599). Le corps fut ramené à Paris l'année suivante.

2. Le commencement de *perdre* corrige *fa*.

3. Cela a été raconté dans le tome VI, p. 338-350. Aux références indiquées dans le commentaire, on peut ajouter les *Mémoires du jeune Brienne*, tome II, p. 264-272, ceux *de la Fare*, p. 296, ceux *de Pomponne* lui-même, tome II, p. 313-314, les *Lettres de Mme de Sévigné*, recueil Capmas, tome I, p. 131 et 473-474, et l'*Histoire de Louvois*, tome II, p. 212, note. Louis XIV a dit, ou fait dire, dans ses *Mémoires* (*Œuvres*, tome II, p. 458) : « Il a fallu que j'ordonnasse à Pomponne de se retirer, parce que tout ce qui passoit par lui perdoit de la grandeur et de la force qu'on doit avoir en exécutant les ordres d'un roi de France qui n'est point malheureux. »

4. Tome XVI, p. 492.

5. Le mot *autre* surcharge *nu*[*l*].

6. Tome XVI, *passim*, et ci-dessus, p. 159, 179-194, 387 394.

dre crédit[1], n'hasardoit que bien rarement de recommandations aux ministres; encore étoit-ce[2] pour peu de chose, et poussé par quelques bas domestiques de sa confiance. Du Mont étoit celui qu'il en chargeoit, et qui, accoutumé à trouver Pontchartrain, lorsqu'il étoit contrôleur général, prompt à plaire à Monseigneur et à en rechercher les occasions, se trouva bien étonné lorsqu'il eut affaire à Chamillart, successeur de l'autre aux finances. Celui-ci, faussement préoccupé que, avec le Roi et Mme de Maintenon pour lui, tout autre appui lui étoit[3] inutile, et que, sur le pied où étoit Monseigneur avec eux, il se nuiroit en faisant la moindre chose qui, en leur revenant, leur donneroit soupçon qu'il voudroit s'attacher à lui, n'eut aucun égard aux bagatelles que Monseigneur desiroit, en garde même qu'on ne [se] servît de son nom, reçut du Mont si mal, que celui-ci[4], glorieux de la faveur et de la confiance de son maître, et de la considération qu'elle lui attiroit des ministres et de tout ce qui étoit le plus relevé à la cour, se plaignit souvent à Monseigneur, le pria de charger tout autre que lui des commissions pour le contrôleur général, et l'aigrit extrêmement contre lui. Je m'étois bien aperçu, à un voyage de Meudon, que Monseigneur n'étoit pas content de Chamillart; quelques propos de du Mont et quelques bagatelles ramassées m'en avoient mis sur les voies. J'en avertis ses filles à Meudon même, où elles vinrent deux fois ce voyage-là. Elles s'informèrent, et trouvèrent qu'il étoit vrai. Elles en firent parler à Monseigneur, qui en usa comme j'ai dit qu'avoit fait Mme la duchesse de Bourgogne en pareil cas[5]; et cela demeura ainsi jusqu'à la

1. Voyez son portrait dans la suite des *Mémoires*, tome VIII, p. 265.

2. *Ce* est en interligne.

3. Après avoir écrit deux fois *luy estoit*, il a biffé le second *luy* en fin de ligne, mais a oublié de faire de même pour *estoit* au commencement de la ligne suivante.

4. *Cy* est en interligne.

5. Tome XVI, p. 250, et ci-dessus, p. 387.

catastrophe de Turin[1]. La Feuillade, noyé à son retour[2], et dès auparavant courtisan assidu de Mlle Choin, comprit que de la lier à son beau-père leur pouvoit être à tous deux fort[3] utile un jour, et à lui, en attendant, d'un grand usage auprès de Monseigneur : il la tourna si bien, qu'elle y mordit. Elle ne pouvoit rien par Monseigneur, qui étoit en brassière fort étroite ; elle étoit donc réduite à ce que sa[4] confiance lui donnoit de considération pour l'avenir, et elle comprit qu'en attendant, l'amitié et le commerce de Chamillart lui pouvoit servir à beaucoup de choses. La Feuillade, ravi d'avoir pu apprivoiser une créature si importante, que la politique rendoit si farouche, parla à son beau-père, et fut fort surpris de le trouver fort froid. Il le pressa, il déploya son éloquence, et le tout pour néant. Il espéra en venir à bout, et cependant amusa Mlle Choin de compliments, de voyages et de temps mal arrangés. Elle ne laissa pas d'être surprise de voir ces avances languir, elle qui n'étoit occupée que de parades et de refus de commerce avec ce qu'il y avoit de plus important, qui faisoit tout pour y être admis[5]. L'entrevue se différant toujours parce que Chamillart n'y vouloit point entendre, et que son gendre pallioit toujours de prétextes, Mlle Choin en parla à Mlle de Lillebonne, si intimement avec Chamillart[6]. Celle-ci craignit que cette liaison se fît sans elle, et d'être privée du mérite, des deux côtés, d'y avoir travaillé, se hâta d'en parler à Chamillart, qui, d'un ton de confiance, et d'un air de complaisance, pour ne pas dire de mépris, lui apprit que cette connoissance se seroit faite depuis fort longtemps, s'il l'avoit

1. En septembre 1706.

2. Tome XIV, p. 92.

3. *Estre* est répété une seconde fois, par mégarde, après *deux*, et la première lettre de *fort* surcharge *ut*[*ile*].

4. *La* corrigée en *la*.

5. « On cabaloit longtemps pour avoir permission d'aller chez elle, » a-t-il dit en 1707 (tome XIV, p. 399).

6. Tomes XV, p. 483, XVI, p. 12, 247, etc.

voulu, qu'on l'en pressoit toujours, que la Feuillade le vouloit, mais que, pour lui, il ne savoit pas à quoi cela seroit bon à Mlle Choin, ni à lui ; qu'il étoit trop vieux pour des connoissances nouvelles, qu'il ne lui en falloit point au delà de son cabinet, que le Roi et Mme de Maintenon lui suffisoient, et que les intrigues et les cabales de cour ne lui alloient point. Qui fut étonnée, ce fut Mlle de Lillebonne. Elle n'avoit pas le même intérêt que la Feuillade ; elle sentit le fait qu'il n'avoit osé avouer à Mlle Choin, qu'il amusoit ce pendant. Elle connoissoit assez Chamillart pour comprendre que, avec ces belles maximes dont il s'applaudissoit, elle ne lui en feroit pas changer : ainsi, elle ne lui en dit pas davantage, pour ne pas lui déplaire inutilement ; mais ce que fit d'honnête cette bonne et sûre amie, sur laquelle Chamillart comptoit si fort, fut de rendre à Mlle Choin cette conversation toute entière, sans y manquer d'un mot, pour se faire un mérite auprès d'elle d'avoir découvert en un moment à quoi il tenoit qu'elle ne vît Chamillart, et l'empêcher d'être plus longtemps la dupe du beau-père et du gendre. Il est aisé de comprendre quel fut l'effet de ce rapport si fidèle dans une créature devant qui tout rampoit à commencer par Mgr et Mme la duchesse de Bourgogne, que, comme Mme de Maintenon, elle voyoit de son fauteuil sur un tabouret, et n'appeloit, et devant Monseigneur, que *la duchesse de Bourgogne*, à continuer par Madame la Duchesse et par tout ce que la cour disoit[1] de plus grand, de plus distingué, de plus accrédité[2]. La Feuillade sentit bientôt quelque altération dans cet esprit contre son beau-père, et Mlle de Lillebonne, qui connoissoit parfaitement le terrain, conta d'un air de simplicité ce qui s'étoit passé aux filles de Chamillart, comme un office de prudence pour faire passer plus doucement ce qu'une conti-

Énormes procédés* de Mlle de Lillebonne à l'égard de Chamillart.

1. *Avoit* surchargé en *disoit*.
2. Déjà dit au tome XIV, p. 398-399.
* Le signe du pluriel a été ajouté après coup aux deux premiers mots.

nuation de suspens eût bientôt révélé, et avec plus d'aigreur; et le rare est qu'elle les persuada, tant il est vrai qu'il est des personnes à qui nulle énormité ne nuit, et d'autres destinées à un aveuglement perpétuel. La bonne Lorraine, sachant bien à qui elle avoit affaire, mit ce gabion[1] devant elle, de peur de demeurer brouillée avec Chamillart, si sa délation lui revenoit que[2] palliée de cet air de franchise qui n'y entendoit point finesse. Chamillart n'y fit pas plus de réflexion qu'en avoient fait ses filles, et on a vu jusqu'où Mlle de Lillebonne et son cher oncle le conduisirent sur les affaires de Flandres[3]. Longtemps après ce trait, il en arriva encore un autre presque tout pareil[4]. Mlle Choin avoit un frère major dans le régiment de Mortemart[5], qu'elle desiroit passionnément avancer. Il étoit bon sujet, et passoit pour tel dans ce régiment et dans les troupes. Il étoit question d'obtenir un de ces petits régiments d'infanterie de nouvelle création[6], qui vaquoit[7], dont on[8] avoit donné plusieurs à des gens qui ne le valoient pas. Quelque rebutée et dépitée qu'elle fût sur Chamillart, l'extrême desir d'avancer ce frère, et l'impossibilité d'y réussir sans le secrétaire d'État de la guerre, la forcèrent d'en parler à la Feuillade. Celui-ci, ravi d'une occasion si naturelle de l'apaiser sur son beau-père, se chargea avec joie de l'affaire. Il en parla

1. Nous avons eu *gabion*, au propre, dans le tome XVI, p. 350.
2. *Que* « quelquefois s'emploie seul à la place de quelques adverbes et de quelques prépositions avec lesquelles on a accoutumé de le joindre.... » (*Académie*, 1718). Ici, nous pouvons sous-entendre l'adverbe *autrement*, qui a peut-être été oublié en passant d'une ligne à une autre.
3. Tome XVI, p. 203 et 247 et suivantes.
4. Ce qui suit a déjà passé dans le tome XVI, p. 79.
5. Régiment levé en 1676 par le maréchal de Vivonne, et donné en mars 1702 à son petit-fils le jeune duc de Mortemart, gendre du duc de Beauvillier et beau-frère du marquis de Cany.
6. De ceux qui avaient été créés en 1706 et se vendaient douze mille livres (*Dangeau*, tome XI, p. 22, 23 et 64).
7. *Qui vaquoit* est en interligne.
8. *On* surcharge *dej[a]* inachevé et effacé du doigt.

à Chamillart, ne[1] doutant pas d'emporter d'emblée une chose si raisonnable en soi, dans un temps encore où les avancements avoient[2] si peu de règle, et où celui-ci[3] devoit sembler si précieux à Chamillart pour réparer le passé, s'il étoit possible; mais, quelques raisons qu'il pût lui alléguer, quelque crédit qu'il eût auprès de lui, jamais il ne put rien gagner. Il se figura gauchement un mérite auprès du Roi de laisser ce major dans la poussière des emplois subalternes, il s'irrita des plus essentielles raisons de l'en tirer : en deux mots, sa sœur lui devint un obstacle invincible auprès du ministre. La Feuillade, outré, espéra de sa persévérance, et amusa encore une fois[4] Mlle Choin, qui, surprise dès le premier délai, et instruite par l'autre aventure, lâcha encore en celle-ci Mlle de Lillebonne à Chamillart, ou pour réussir par ce surcroît auprès de lui, ou pour en avoir le cœur net. Mlle de Lillebonne en parla à la Feuillade, et tous deux ensemble à Chamillart, pour essayer de le réduire; mais ce fut en vain, jusque-là qu'il s'irrita de nouveau, et qu'il s'échappa un peu sur le crédit que Mlle Choin se figuroit qu'elle pouvoit prétendre. Le régiment fut incontinent donné à un autre, et Mlle Choin instruite[5] de point en point de ce qui s'étoit passé par Mlle de Lillebonne. Ce dernier procédé mit le comble dans le cœur de Mlle Choin, et la rendit la plus ardente ennemie de Chamillart et la plus acharnée. Je sus ces deux anecdotes dans les premiers moments[6], trop tard pour y pouvoir rien faire. Je n'aurois pas même espéré de réussir où la Feuillade et Mlle de Lillebonne avoient échoué; mais j'en augurai mal. D'Antin Vues et menées

1. Au lieu de *ne*, le manuscrit porte : *n'*, abréviation de nous.
2. *Avoient* est en interligne, au-dessus d'*avec*, biffé.
3. *Cy* a été ajouté en interligne.
4. Les trois mots *encore une fois* ont été ajoutés sur la marge à la fin de la ligne.
5. Le commencement d'*instruitte de*, sur la marge, surcharge une préposition *de*.
6. Par Mme Dreux, a-t-il dit en 1708 : tome XVI, p. 79.

de d'Antin contre Chamillart.

étoit trop initié dans les mystères de Meudon[1] pour ignorer ces diverses lourdises[2], le dépit de Mlle Choin, tous les mauvais offices qu'elle rendoit à Chamillart auprès de Monseigneur, d'ailleurs irrité contre lui de plus ancienne date[3], que du Mont n'adoucissoit pas[4]. D'Antin n'ignoroit pas, comme je l'ai[5] dit plus haut[6], la haine que Mme la duchesse de Bourgogne et Mme de Maintenon avoient conçue contre ce ministre, à qui il se flattoit de succéder[7], et, dans cette vue, il mit Mme la duchesse de Bourgogne au fait de tout ce qui vient d'être expliqué; il eut bientôt après le contentement de le voir germer. Mme de Maintenon n'étoit pas à s'apercevoir de toutes les forces dont elle avoit besoin pour arracher au Roi un ministre en qui il avoit mis toute sa complaisance[8]. Vendôme subsistoit encore, et tout cela ne faisoit qu'un, et lui étoit également odieux. Pour la première fois de sa vie, elle crut avoir besoin de Monseigneur : c'est ce qui l'engagea à déterminer le Roi à lui destiner l'armée de Flandres[9], afin de les mettre dans la nécessité, Monseigneur de se mêler de ce qui regardoit cette armée, et le Roi de le trouver bon, pour se servir après, contre Chamillart, du fils auprès du père, qui, sans ce chausse-pied, n'auroit osé parler. De là, profitant de quelque chose que le Roi marqua sur les voyages de Meudon, si continuels pendant l'été, qui emmenoient du monde et laissoient Versailles fort seul, elle le ramassa en ce temps-ci, et, pour le faire court, persuada au Roi que, pour les rendre rares et combler Monseigneur à bon marché, il falloit

Réunion contre Chamillart de Mme de Maintenon avec Monseigneur et Mlle Choin.

1. Tome XV, p. 109.
2. *Ibidem*, p. 203.
3. *Dates* corrigé en *date*.
4. Ci-dessus, p. 417.
5. *Ait*, au manuscrit. — 6. Ci-dessus, p. 387.
7. Tome XVI, p. 256-257, et ci-dessus, p. 387.
8. Elle avait déjà échoué une première fois lors de l'affaire de M. de Bagnols : tome XVI, p. 78-83.
9. Ci-dessus, p. 173.

donner à Mlle Choin une grosse pension, un logement à Versailles, la mener tous les voyages à Marly, et mettre ainsi Monseigneur en liberté de la voir publiquement : ce qui le rendroit plus sédentaire à Versailles, et les Meudons moins fréquents. Jusqu'alors ces deux si singulières personnes s'étoient comme ignorées[1]. Un si grand changement flatta Monseigneur, il combla Mlle Choin; mais il ne séduisit ni l'un ni l'autre : Monseigneur, en acceptant, y auroit perdu la liberté qu'il croyoit trouver à Meudon, et Mlle Choin, qui y primoit, n'auroit été que fort en second vis-à-vis[2] Mme de Maintenon. Elle craignit de plus qu'un tel changement, qui ne seroit plus soutenu de l'imagination du mystère[3], car il n'en restoit alors que cela, n'apportât, avec le temps, du changement à sa fortune, qui n'étoit pas, comme celle de Mme de Maintenon, appuyée de la base du sacrement[4]. Elle se jeta donc dans les respects, la confusion, l'humilité, le néant, Monseigneur sur ce qu'il ne l'avoit pu résoudre; et refusa jusqu'à la pension sur ce que, dans la situation malheureuse des affaires, et à la vie cachée qu'elle menoit et vouloit continuer, elle en avoit assez[5]. Tout cela se conduisit[6] avec une satisfaction tellement réciproque, que d'Antin, par qui une partie de ces choses avoit passé, fut chargé des confidences contre Chamillart, et que le dîner qu'on a vu que le Roi et Mme de Maintenon firent à Meudon sans y coucher[7], et qui causa la dernière catastrophe de M. de

qui refuse pension, Versailles et Marly.

1. Nous avons vu cependant Mlle Choin communiquer avec Mme de Maintenon par les Noailles (tome XV, p. 362), et, plus récemment, s'unir avec elle en faveur du duc de Bourgogne (tome XVI, p. 476).

2. Emploi de *vis-à-vis* déjà relevé dans notre tome VIII, p. 267.

3. On se demandait si elle était mariée, ou non, avec Monseigneur.

4. Tome XIV, p. 400 et note 1.

5. Comparez l'Addition n° 735, dans notre tome XIV, p. 483. Nous ne trouvons nulle part confirmation de cette manœuvre pour gagner la « régnante mie » de Meudon.

6. *Conduisit* est en interligne, au-dessus de *passa*, biffé.

7. Ci-dessus, p. 322.

Vendôme, ne fut, à l'égard du Roi, que pour presser Mlle Choin, par Mme de Maintenon elle-même, qui n'avoit jamais occasion de la voir, d'accepter ce qu'on vient de voir qui lui étoit offert, et qui étoit dès lors refusé, mais en effet pour s'entretenir de toutes les mesures à prendre pour la chute de Chamillart, et y faire agir Monseigneur pour la première fois de sa vie qu'il fût entré avec le Roi en chose importante, si on en excepte le conseil d'État. Ces mesures réciproques firent encore que non seulement Villars, chargé du commandement de l'armée de Flandres sous Monseigneur, travailla plusieurs fois avec lui[1], mais qu'Harcourt y travailla aussi[2], quoiqu'il allât sur le Rhin, et que, après[3] même qu'il fut déclaré qu'aucun des princes ne sortiroit de la cour[4], ces généraux, contre tout usage, continuèrent de travailler avec Monseigneur, parce que Mme de Maintenon voulut qu'Harcourt le pût conduire[5] sur ce qu'il avoit à faire et à dire contre Chamillart, et qu'il lui fit même sa leçon pour jusqu'après son départ. La même raison de pousser Chamillart fit tenir au Roi et l'assemblée et le conseil de guerre desquels j'ai parlé[6], et qui excita tout ce qu'on put à attaquer ce ministre. Toutes ces choses, qui touchèrent Monseigneur par une considération qu'à son âge il n'avoit pas encore éprouvée, le[7] rapprochèrent de Mme de Maintenon. Jusqu'alors ils étoient réciproquement éloignés; il lui fit deux ou trois visites tête à tête. Là[8] se prirent les

1. Ci-dessus, p. 384.

2. Dangeau ne mentionne qu'un travail, le 5 mars, avec le duc de Bourgogne, sous qui M. d'Harcourt devait commander en Allemagne (p. 349); mais il parle du même coup de celui de Villars avec Monseigneur.

3. *Après* surcharge *lors[que]*. — 4. Ci-dessus, p. 400.

5. Avant *pust*, Saint-Simon a ajouté en interligne *le*, et il a biffé *Mgr* après *conduire*.

6. Ci-dessus, p. 391.

7. Avant *le*, Saint-Simon a ajouté en interligne un *et*, comme s'il n'avait pas mis le pronom conjonctif *qui* avant *touchèrent*.

8. Avant *là*, il y a un *et* biffé.

dernières résolutions contre Chamillart, et ce prince[1] le courage et l'appui qui lui étoit nécessaire pour venger son ancien mécontentement et la haine de Mlle Choin, en l'attaquant à découvert auprès du Roi comme un sacrifice indispensable au soutien des affaires. Harcourt, lâché par Mme de Maintenon[2], avoit, jusqu'à son départ, eu de longues et de fréquentes audiences du Roi[3], et y avoit frappé les grands coups. Villars, qui avoit été mal avec lui, mais qui étoit raccommodé, y fut plus sobre ; mais il ne put refuser, ni se hasarder pour autrui de tromper Mme de Maintenon. Boufflers étoit l'enfant perdu[4] par les raisons qu'on a vues[5], et par son dévouement à Mme de Maintenon[6]; il avoit les grandes entrées[7], il étoit en quartier de capitaine des gardes, il jouissoit encore auprès du Roi de toute la verdeur de ses lauriers, il avoit cent occasions par jour de particulier avec le Roi, il en étoit toujours bien reçu, il marchoit en puissante troupe[8] : il rompit glaces et lances[9], et ne donna aucun repos au Roi[10]. Monseigneur fit son personnage avec force; et jus-

1. Sous-entendez *prit*. — 2. Ci-dessus, p. 166.

3. Les 25 février, 9, 14 et 24 mai (*Dangeau*, p. 344, 411, 414 et 422; *Sourches*, p. 342).

4. « On appeloit autrefois *enfants perdus* les soldats détachés qui commençoient l'attaque un jour de combat » (*Académie*, 1718). Nous retrouverons l'emploi au figuré.

5. Ci-dessus, p. 388.

6. Celle-ci, en mai, le consulta pour savoir s'il y avait lieu de conserver Chamillart.

7. Tome XVI, p. 485 et 487, et ci-dessus, p. 397.

8. C'est-à-dire accompagné et puissamment soutenu par Monseigneur, Mme de Maintenon, la duchesse de Bourgogne et tous les ennemis de Chamillart.

9. Locutions déjà relevées aux tomes VI, p. 317, et IX, p. 52.

10. Le 8 juillet suivant, après la disgrâce, Mme de Maintenon écrivait ceci à Madrid (recueil Bossange, tome I, p. 433) : « M. le maréchal de Boufflers ne me passe point de dire que M. Chamillart est un bon homme. Il soutient que cela ne peut être, ayant contribué comme il l'a fait à la ruine de la France; mais je suis persuadée que c'étoit par incapacité : il étoit trop chargé, il a pris de mauvaises

qu'à M. du Maine, que le pauvre Chamillart croyoit son protecteur[1], n'osa refuser à Mme de Maintenon des lardons[2] secrets et assénés. Tout marchoit en ordre et en cadence, et toujours avec connoissance et sagesse, pour ne pas rebuter en poussant toujours, et toujours avec la même ardeur. Le Roi, déjà accoutumé par Mme de Maintenon, par les généraux de ses armées, par d'autres canaux plus obscurs, mais qui n'en réussissoient pas moins, par Mme la duchesse de Bourgogne, par quelques mots de Mgr le duc de Bourgogne que son épouse obtenoit de lui, par d'Antin excité par l'espérance[3], à entendre dire beaucoup de mal de son ministre, et c'étoit déjà beaucoup, étoit ébranlé par raison; mais le cœur tenoit ferme. Il le regardoit comme son choix, comme son ouvrage dans tous ses emplois jusqu'au comble où il l'avoit porté, et, dans ce comble même, comme son disciple[4]. Pas un de tous ses ministres ne lui avoit tenu les rênes si lâches, et, depuis que toute puissance lui eut été confiée, le Roi n'en avoit jamais senti le joug; tout l'hommage lui en étoit reporté. Une habitude longue avant qu'il fût en place[5], une dernière confiance depuis plus de dix ans, sans aucune amertume la plus passagère, le réciproque attentif de cette confiance par une

mesures sur tout, et, comme vous dites, Madame, il laisse la guerre en aussi grand désordre que les finances. » Mme des Ursins reprochait au ministre de n'avoir point la confiance et la solidité d'un Amelot ou d'un Torcy.

1. Tome XVI, p. 12.

2. Ci-dessus, p. 394.

3. Ci-dessus, p. 421-422.

4. Voyez nos tomes XI, p. 310, XII, p. 372, XIV, p. 305, etc. La Fare dit, dans ses *Mémoires*, p. 298 « Le Roi a été gouverné par ceux qu'il vouloit gouverner, sans que les talents du prince aient pu prévaloir par-dessus l'incapacité des ministres. Il s'est même cru obligé de les soutenir en tout et contre tous, et s'est souvent privé, pour l'amour d'eux, du secours de ceux de ses meilleurs sujets qui avoient le mieux mérité de lui. » On verra, p. 629, ce qu'en a dit d'Argenson.

5. Par le billard : ci-dessus, p. 179 et 404.

obéissance[1] douce et un compte exact de tout, avoit joint le favori au ministre. Une admiration vraie et continuelle, une complaisance naturelle avoit poussé le goût jusqu'où il pouvoit aller. C'étoit donc beaucoup que tant de coups concertés et redoublés eussent pu ébranler la raison. Elle l'étoit; mais quel obstacle ne restoit-il point à vaincre par ce qui vient d'être expliqué! Plus il étoit grand, et plus il irritoit, et plus il donnoit d'inquiétude à ceux qui formoient l'attaque et qui commandoient les travailleurs[2]. Mme de Maintenon, qui savoit que Monseigneur avoit fortement parlé, et qu'il avoit été écouté[3], redoubla d'instances auprès de Mlle Choin et de lui pour le faire recharger[4]. Ce prince s'étoit laissé persuader par d'Antin de travailler à lui faire tomber la guerre : l'estime et l'amitié sont rarement d'accord chez les princes[5]; celui-ci desira de tout son cœur de mettre là d'Antin, et s'en flatta beaucoup. Mme de Maintenon, sans[6] s'engager, se montra favorable, pour mieux les exciter. Tant de machines ne pouvoient être en si grand mouvement sans quelque sorte de transpiration[7]. Il s'éleva au milieu de la cour je ne sais quelle voix confuse[8], sans qu'on en pût distinguer les organes[9] immédiats, qui publioit qu'il falloit que l'État ou Chamillart périssent, que déjà son ignorance avoit mis le Royaume à deux doigts de sa perte, que c'étoit miracle que ce n'en fût déjà fait, et folie achevée de le commettre un jour de plus à un péril qui

Bruits fâcheux sur Chamillart; bon mot de Cavoye*.

1. Les mots *une obeissance* surchargent *un reciproque*, répété par mégarde et effacé du doigt.

2. Comme en un siège.

3. Ci-dessus, p. 425-426. — 4. Voyez ci-dessus, p. 325, *recharge*.

5. Voyez l'anecdote rapportée dans le tome XVI, p. 54, lorsqu'il a été question de M. d'Antin pour les bâtiments.

6. Il a écrit : *s'ans*, avec une apostrophe.

7. Nous avons eu un sens tout différent au tome IX, p. 166.

8. Ici, il a biffé *du milieu de la cour*, répété par mégarde.

9. Écrit : *organnes*.

* *Cavois*, dans la manchette, et *Cavoye* dans le texte, puis plusieurs fois *Cavois*.

étoit inévitable tant que ce ministre demeureroit en place. Les uns ne rougissoient pas des injures; les autres louoient ses intentions, et parloient avec modération des défauts que beaucoup de gens lui reprochoient aigrement. Tous convenoient de sa droiture; mais un successeur, tel qu'il fût, ne leur paroissoit pas moins nécessaire[1]. Il y en avoit qui, croyant ou voulant persuader qu'ils portoient l'amitié jusqu'où elle pouvoit aller, protestoient de la conserver toujours, et de n'oublier jamais les plaisirs et les services qu'ils avoient reçus de lui, mais qui avouoient avec délicatesse qu'ils préféroient l'État à leur avantage particulier et à l'appui qu'ils s'affligeoient de perdre, mais que, si Chamillart étoit leur frère[2], ils concluroient[3] également à l'ôter, par l'évidence de la nécessité de le faire. Sur la fin, on ne comprenoit pas ni comment il avoit pu être choisi, ni comment il étoit demeuré en place.

1. On lui reprochait de n'être ni politique, ni guerrier, ni même homme de finance, et cependant de vouloir jouer au premier ministre; d'être inutile pour les grandes affaires, d'avoir dilapidé les charges et honneurs militaires, mal choisi les généraux et multiplié outre mesure les régiments, qu'on ne pouvait maintenir au complet; de manquer de fermeté, de sagacité, de promptitude dans les décisions; de n'avoir même pas ce secret qui avait si souvent réussi à Louvois; en matières de finance, d'avoir ruiné le crédit public, écrasé les peuples outre mesure, ménagé les traitants, même concussionnaires, conclu des marchés désastreux, auxquels le nom de « marchés à la Chamillart » était resté attaché : en un mot, d'être d'une incapacité universelle (Voltaire, *Siècle de Louis XIV*, chapitre xviii; recueil Bossange, tomes II, p. 15-16, et IV, p. 285-286 et 299; *Mémoires de Feuquière*, tome I, p. 124; Bruzen de la Martinière, *Histoire de Louis XIV*, tome V, p. 232-233; *Correspondance de Fénelon*, tome I, p. 281 et 289; Depping, *Correspondance administrative*, tome III, p. 316 et 319; *Mémoires de Sourches*, tome XIII, p. 27). Les chansons du *Nouveau siècle* (tome III, p. 108, 141 et 318-319) le taxent d'ignorance grossière en géographie, et le qualifient de « pauvre bidet » attelé au carrosse de l'État avec un « cheval borgne » (Pontchartrain), une « méchante rosse » (Torcy), un « vrai criquet » (la Vrillière); elles lui reprochent de n'avoir produit, en place de Catinat, qu'un Matignon et un du Bourg, et d'employer son médecin aux négociations de paix (ci-dessus, p. 181).

2. *Ferere*, dans le manuscrit. — 3. *Conclueroient*, avec le premier *e* biffé.

Cavoye, à qui un si long usage de la cour et du grand monde tenoit lieu d'esprit et de lumière[1], et fournissoit quelquefois d'assez bons mots, disoit que le Roi étoit bien puissant et bien absolu, et plus qu'aucun de ses prédécesseurs, mais qu'il ne l'étoit pas assez pour soutenir Chamillart en place contre la multitude. Les choses les plus indifférentes lui étoient tournées à crime ou à ridicule. On eût dit que, indépendamment de toute autre raison, c'étoit une victime que le Roi ne pouvoit plus refuser à l'aversion publique. Force gens s'en expliquoient tout nettement ainsi; et pas un qui pût énoncer une seule accusation particulière[2]. On s'en tenoit à un vague qui se pouvoit appliquer à qui on vouloit, sans que, de tant de personnes qu'il avoit si fort obligées, aucune prît sa défense parmi tant d'autres qui, naguère adorateurs de la fortune, se piquoient de louanges, d'admiration, et d'une adulation servile pour un homme qu'ils voyoient si rudement attaqué[3]; et, si l'excès[4] de ce qui se donnoit en reproches poussoit quelqu'un à répondre, on insistoit à demander des comptes, ou absurdes, ou de choses sur lesquelles un respect supérieur fermoit la bouche. Les troupes dénuées de tout, les places dégarnies, les magasins vuides sautoient aux yeux; mais on ne vouloit plus se souvenir des deux incroyables réparations des armées, l'une après Hochstedt en trois semaines, l'autre, en quinze jours seulement, après Ramillies, qui tenoient du prodige, et qui néanmoins avoient deux fois sauvé l'État, pour ne parler que de deux faits si importants et si publics[5]. Il n'en restoit plus la moindre trace; une fatale éponge

1. Voyez tomes II, p. 81-82, et III, p. 55. — 2. Ci-dessus, p. 428, note 1.

3. Dans un dernier éloge, lorsque Chamillart mourra en 1721 (éd. 1873, tome XVII, p. 135-136), notre auteur se vantera, comme ci-après, p. 463, d'être resté fidèle et assidu jusqu'au dernier jour, dans « un nombre fort étroit d'amis particuliers. » Comparez quelques lignes de la notice Saint-Simon, tome XXI, p. 108-109.

4. Le manuscrit porte : *l'execés*.

5. Tomes XII, p, 201, et XIII, p. 390-392.

avoit passé dessus[1], et, si quelqu'un encore osoit les alléguer, faute de réponse on tournoit le dos. Tels furent les derniers présages de la chute de Chamillart. Je ne lui laissai pas ignorer tant de menaces[2], ni tous les ressorts qui se remuoient contre lui, et je le pressai de parler au Roi comme il avoit déjà fait une autre fois à ma prière, et dont il s'étoit si bien trouvé, que l'orage prêt à fondre sur lui en avoit été dissipé[3]; mais il pensa trop grandement pour un ministre de robe : il me répondit qu'il ne croyoit pas que sa place valût la peine de soutenir un siège, ni devoir ajouter au travail qu'elle demandoit celui de s'y défendre; que, tant que l'amitié du Roi[4] seroit d'elle-même assez forte, il y demeureroit avec agrément, mais que, si cet appui avoit besoin d'art, l'art le dégoûteroit de l'appui, et lui rendroit son état insupportable; que, en un mot, des temps aussi fâcheux demandoient un homme tout entier au timon de la guerre; que se partager entre les affaires de l'État et les siennes particulières ne pouvoit aller qu'à une lutte[5] honteuse à lui, et dommageable au gouvernement par la dissipation où il se laisseroit aller : d'où il résultoit qu'il falloit laisser aller les choses au gré du sort, ou, pour mieux dire, de la Providence, content de céder à un homme plus heureux, ou de continuer son ministère avec honneur et tranquillité. Des sentiments pratiques si relevés me touchèrent d'une admiration qui me fit[6] redoubler d'efforts pour l'engager de parler au Roi. Jamais il ne voulut y entendre, ni s'écarter d'une ligne de son raisonnement, et dès lors je compris sa chute très prochaine et sans remède. Les choses en

Grands sentiments et admirable réponse de Chamillart.

Durs propos

1. « On dit figurément *passer l'éponge sur quelque action*, pour dire en effacer le souvenir, l'oublier, n'en parler point » (*Académie*, 1718).

2. Comparez ci après, p. 629, la première rédaction, dans la notice SAINT-SIMON (éd. 1873, tome XXI, p. 108).

3. Ci-dessus, p. 387, et tome XVI, p. 80-82. — *Esté* est en interligne.

4. Les mots *du Roy* ont été ajoutés en interligne.

5. *Une lutte* est en interligne, au-dessus d'*un lutte*, biffé.

6. Le manuscrit porte : *firent*.

de Monseigneur à Chamillart, qui achève de le perdre.

étoient là lorsque Chamillart fut à Meudon[1], rendre compte à Monseigneur de l'état de la frontière et de l'armée de Flandres, et lui dire, ce qu'il savoit déjà par le Roi[2], qu'il ne la commandoit plus[3]. Monseigneur, en curée[4], qui avoit déjà parlé contre lui au Roi avec une force qui lui avoit été jusque-là inconnue et qu'il ne tenoit que des encouragements de Mlle Choin et de Mme de Maintenon, prit ce temps pour reprocher à Chamillart que tous ces manquements n'arrivoient que par ses fautes, et alla jusqu'à lui dire que son la Cour auroit mieux fait de bien fournir les vivres des armées dont il avoit été chargé, que de lui bâtir de si belles maisons[5]; puis, sortit avec lui de son bâtiment neuf[6], où cette conversation s'étoit faite tête à tête, et, revenus au gros du monde, le lui montra tout entier comme s'il ne s'étoit rien passé[7], et se hâta après d'aller se vanter à Mlle Choin de[8] ce qu'il venoit de dire. Elle applaudit fort à de si durs propos, et s'en avantagea pour exciter Monseigneur à ne pas différer auprès du Roi d'achever un ouvrage si nécessaire et si bien commencé : ce qu'il exécuta aussi, et donna le dernier coup de mort à ce ministre. Un hasard lui en prépara la voie, et combla la mesure de tout ce qui s'étoit brassé contre lui. J'ai parlé, il y a peu[9], d'une longue

1. C'est le 23 mai que Chamillart, étant allé à Meudon, « fut longtemps enfermé avec Monseigneur » (*Dangeau*, p. 422).

2. Les neuf derniers mots ont été ajoutés en interligne, au-dessus d'*à Meudon*, biffé.

3. La déclaration en fut faite le 2 juin : ci-dessus, p. 400.

4. Expression déjà rencontrée dans le tome XV, p. 335.

5. L'hôtel de Travers : ci-dessus, p. 192-193.

6. Des constructions nouvelles avaient été commencées en 1707 (nos tomes XIV, p. 397, note 4, et XVI, p. 43, note 4), et le Roi est allé les visiter le 26 avril 1709 (*Dangeau*, p. 397). On a aux Archives nationales, carton O[1] 1523, les comptes de dépense. C'est seulement en juillet que Monseigneur commencera à loger les courtisans dans ce château neuf (*Dangeau*, p. 461).

7. Les huit derniers mots ont été ajoutés en interligne.

8. *De* est en interligne. — 9. Ci-dessus, p. 397-398.

audience que le maréchal de Tessé eut du Roi pour lui rendre compte de son voyage d'Italie. Cusani[1], Milanois mort cardinal il n'y a pas fort longtemps[2], avoit été accepté ici pour succéder au cardinal Gualterio[3]. Il étoit frère d'un des généraux de l'Empereur[4], et se montra si autrichien pendant tout le cours de sa nonciature, qu'on eut lieu de se repentir de s'y être si lourdement mépris. Ce fut avec lui que se négocia à Paris la ligue d'Italie dont on a parlé[5], et lui qui sollicita la permission des levées et de l'achat des armes pour le Pape en Avignon[6], qui ne fut[7] accordée qu'avec des difficultés et une lenteur inexcusables. Ce nonce en avoit fait des plaintes amères en ce temps-là. Étant le mardi 4[8] juin dans la galerie de Versailles, attendant que le Roi allât à la messe, il avisa le maréchal de Tessé qui causoit avec le maréchal de Boufflers, tous[9] deux seuls et séparés de tout le monde. Le Nonce, qui n'avoit point vu Tessé depuis son retour, alla à lui, et, après les premières civilités, se mirent bientôt sur les affaires qui avoient mené Tessé en Italie. Les plaintes dont je viens de parler trouvèrent promptement leur place dans la conversation, auxquelles Cusani ajouta qu'il ne seroit jamais venu à bout d'obtenir la permission qu'il demandoit, sans un millier de pistoles qu'il s'étoit enfin avisé de faire offrir à la femme de Chamillart, dont le payement avoit opéré avec promptitude[10].

Cusani, nonce du Pape, comble la mesure contre Chamillart.

1. Tome XVI, p. 274 et 675. — 2. Le 28 décembre 1730.

3. En mai 1706 (*Mercure* de juillet, p. 179-180). La lettre de créance (vol. *Rome* 469, fol. 181) est du 29; mais il n'a fait son entrée à Paris que le 30 octobre 1708 (vol. *Rome* 485, fol. 95-108; *Mercure* d'octobre, p. 296-302). Il est poussé par les jésuites et essaie de détruire le crédit de Gualterio, notre plus actif agent à Rome.

4. Jacques-Joseph, marquis Cusani, général de la cavalerie impériale en Hongrie.

5. Tome XVI, p. 268-278 et 405-408, et ci-dessus, p. 217.

6. Tome XVI, p. 270.

7. *Furent* corrigé en *fut*. — 8. Le *4* surcharge un *5*.

9. *Tout*, sans accord.

10. Encore une légende du Palais-Royal. Madame écrivait, le 13 juin,

Il parloit à deux ennemis de Chamillart, et il ne fut guères douteux qu'il ne s'y méprenoit pas. On a[1] vu les causes de l'acharnement du maréchal de Boufflers contre le ministre[2]. Tessé, plus en douceur, ne le haïssoit pas moins : il ne pouvoit lui pardonner ce qu'il avoit exigé de lui en Dauphiné, en Savoie et en Italie, en faveur de la Feuillade, qu'on a vu en son lieu[3], pour le porter rapidement au commandement des armées, ce qui ne put se faire qu'à ses dépens. En flexible Manceau[4], il s'y étoit prêté de bonne grâce dans cette toute-puissance de Chamillart; mais il n'en avoit pas moins senti l'injure d'être obligé de s'anéantir, et de se faire lui-même le pont[5] de la Feuillade, pour lui monter sur les épaules et le chasser pour lui succéder, sans oser n'en être pas lui-même[6] le complice[7]. En arrivant, il trouva le temps de la vengeance

à la duchesse de Hanovre (recueil Jaeglé, tome II, p. 92-93) : « Je ne sais pas la vraie cause de cette disgrâce ; je vais vous mander ce qu'on en dit dans le public.... Le Pape, s'attendant à avoir la guerre avec l'Empereur, a fait demander au Roi des armes par le Nonce : ce que le Roi a refusé tout net, disant qu'il n'avait pas assez d'armes dans ses arsenaux pour ses troupes. Dès que le Nonce fut rentré chez lui à Paris, un inconnu se présenta, demandant à le voir. Il le fit entrer. « Monsieur, dit cet homme, je sais que le Roi vous a refusé des « armes; mais, si vous voulez souscrire à Mme de Chamillart et à ses « filles un billet portant que le Pape leur donnera vingt mille livres, « vous en aurez tant que vous voudrez et qu'il vous en faudra. » Et ainsi fut fait; le Pape eut les armes. Il a raconté lui même la chose au maréchal de Tessé; le Nonce l'a rapportée au maréchal de Boufflers, les deux maréchaux en ont fait part à Mme de Maintenon, pour qu'elle en informe le Roi, ce qu'elle fit, et c'est de là que doit provenir cette disgrâce. » La légende est-elle plus acceptable que tant d'autres venues de cette même et unique source?

1. L'auxiliaire *a* est en interligne. — 2. Ci dessus, p. 388 et 425.

3. Tomes XI, p. 310, et XII, p. 23, 26 et 124-126.

4. Tomes III, p. 129, et XI, p. 46.

5. Expression déjà relevée, avec un sens un peu différent, dans le tome XV, p. 475.

6. *Luy mesme* est en interligne.

7. Il sera encore parlé dans le prochain volume de ce ressentiment ineffaçable.

venu[1], et de l'exercer encore en plaisant à Mme de Maintenon, à Monseigneur, à Mgr et à Mme la duchesse de Bourgogne, à tous gens encore avec qui il tâchoit d'être[2] uni, et qui étoient tous des personnages. Il se jeta donc à eux tout en arrivant. Ce fut le lendemain de cette aventure qu'il devoit avoir audience de Mme de Maintenon, et du Roi ensuite, pour la première fois depuis son retour[3]. Soit d'hasard, soit de[4] concert, Boufflers alla le même lendemain matin chez Mme de Maintenon, où les portes lui étoient toujours ouvertes, et y trouva le maréchal de Tessé. Boufflers lui demanda s'il avoit bien rendu compte de toutes choses, Mme de Maintenon en tiers. « De toutes celles que Madame m'a demandées, répondit Tessé. — Mais cela ne suffit pas, répliqua le maréchal de Boufflers ; il ne lui faut laisser rien ignorer. » Et, par ce petit débat la curiosité de Mme de Maintenon étant excitée, elle voulut en savoir la raison. Il y eut encore quelques circuits[5] adroits : Boufflers demanda à Tessé s'il avoit rendu compte à Madame du discours que le Nonce leur avoit tenu la veille, et publiquement[6]. Tessé ayant répondu que non d'un air à augmenter la curiosité, Mme de Maintenon voulut en être informée. Tessé lui en fit le récit, mais en se récriant que cela ne pouvoit pas être, et se fondant sur la modicité de la somme, et prise d'un étranger. Boufflers, au contraire, exagéra le crime, et tout ce dont étoit capable une femme en cette place qui n'avoit pas

1. *Venu* est en interligne, au-dessus d'*arrivé*, biffé.

2. Les mots *tachoit d'estre* sont en interligne, au-dessus d'*estoit*, corrigé en *d'estre*, puis biffé.

3. Le 24 mai : ci-dessus, p. 397. C'est la veille que Chamillart avait travaillé à Meudon avec Monseigneur (ci-dessus, p. 431) ; mais la dénonciation de Cusani ne serait que du 4 juin (p. 432).

4. Le second *soit* est en interligne, au-dessus d'*ou*, biffé, qui surchargeait *et de*, et le *de* qui suit surcharge un premier *co*[*ncert*].

5. « On dit figurément *circuit de paroles*, et cela se prend pour tout ce qu'on dit avant que de venir au fait » (*Académie*, 1718). Bossuet a employé cette locution : *un long circuit de raisonnements*.

6. Ci-dessus, p. 432-433.

honte de recevoir[1] si peu, et d'un étranger; combien de malversations elle avoit faites, puisqu'elle avoit pu se porter à celle-là; comment le Roi pouvoit être servi, puisqu'une affaire de cette importance[2] s'achetoit, et ne réussissoit que par un présent; qu'enfin une femme tentée et succombant à si peu l'étoit[3] de tout depuis un écu jusqu'à un million. Tessé, peu à peu, se mit doucement de la partie, et, sans mettre en[4] aucun doute la vérité de ce que le Nonce leur avoit dit[5], ils paraphrasèrent le danger de laisser les affaires entre les mains du mari d'une femme si avide, et laissèrent Mme de Maintenon presque persuadée du fait, et ravie de la découverte. Deux heures après, Tessé entra dans le cabinet du Roi pour son audience. Boufflers, qui vit le Roi de loin à l'ouverture de la porte, fit quelques pas en dedans après Tessé, et, le prenant par le bras, lui dit d'un ton élevé, pour que le Roi l'entendît : « Au moins, Monsieur, vous devez la vérité au Roi; dites-lui bien tout, et ne lui laissez rien ignorer. » Il répéta encore une autre fois plus haut, et se retira, laissant au[6] Roi un grand sujet de curiosité, et au maréchal de Tessé la nécessité de lui dire ce qu'il avoit déjà appris à Mme de Maintenon. Les deux maréchaux avoient déjà répandu le discours du Nonce, qui fit un étrange bruit, et ce bruit fut le dernier éclair qui précéda le coup de foudre qu'une dernière conversation que Monseigneur, venu exprès un matin de Meudon[7], eut ensuite

1. La première lettre de *recevoir* surcharge un *p*.
2. *Importance* est en interligne, au-dessus d'un premier *importance* surchargeant *conséquence*.
3. Était tentée.
4. *En* est en interligne.
5. Il s'est « récrié que cela ne pouvoit pas être. »
6. Le manuscrit porte *le*, et non *au*, et il y a bien *un* après *Roy*, au commencement de la page 835 du manuscrit.
7. Les six derniers mots ont été ajoutés en interligne. — C'est le dimanche 9 juin, jour même de la disgrâce de Chamillart, que Monseigneur vint le matin de Meudon à Versailles, pour le conseil d'État (*Dangeau*, p. 435).

avec le Roi, acheva de déterminer[1]. Cependant le Roi ne fit aucun semblant d'avoir su cette histoire, ni Mme de Maintenon; et ce silence de leur part fut une des choses que les ducs de Chevreuse et de Beauvillier[2] regardèrent comme un signal le plus sinistre. Ils ne s'y trompèrent pas. Je ne sais s'il eût encore été temps pour Chamillart : cette audience de Tessé fut le mercredi[3], et[4] Chamillart m'a conté, depuis sa disgrâce, que, près de succomber, il avoit toujours éprouvé le même accueil et le même visage du Roi jusqu'au vendredi surveille de sa chute[5] et surlendemain de l'audience de Tessé; que, ce jour-là, il le remarqua embarrassé avec lui, et que, frappé qu'il fut d'un changement si soudain, il fut sur le point de lui demander s'il n'avoit plus le bonheur de lui plaire, et, en cas de ce malheur, la permission de se retirer plutôt que de le contraindre. S'il l'eût fait, il y a lieu de croire, par tout ce qui parut depuis, que le Roi n'auroit pu y tenir, et qu'il seroit demeuré en place; mais il hésita, et le Roi, qui craignit peut-être qu'il n'en vînt[6] là, et qui, par[7] la foiblesse qu'il se sentoit peut-être, ne lui donna pas le temps, à ce qu'il m'ajouta, de se déterminer en[8] lui-

1. L'ambassadeur vénitien écrivit à son gouvernement (ms. Ital. 1930, p. 67-68) que Monseigneur portait le dernier coup pour donner satisfaction au cri public. On fit des vers sur l'air de *la Faridondaine* (ms. Fr. 12 694, p. 389) :

> Le Dauphin, étant furibond,
> A dit dans sa colère :
> « Le Chamillart n'est qu'un oison;
> Il nous perdra, mon père,
> Aussi bien que votre guerre, » etc.

2. *Beauvilliers* corrigé en *Beauvillier*.

3. Il s'égare dans les dates. Dangeau ne parle pas d'autre audience que celle du vendredi 24 mai, ci-dessus, p. 434, les *Mémoires de Sourches* non plus.

4. Avant *et*, Saint-Simon a biffé *mais*.

5. Le vendredi 7 juin. Dangeau (p. 434) n'indique pas de travail de Chamillart avec le Roi ce jour-là, mais bien le lendemain, samedi 8 juin. Le vendredi était réservé pour le travail avec le confesseur.

6. *Vint*, à l'indicatif. — 7. *Par* est en interligne.

8. La première lettre d'*en* surcharge une *l*.

même[1], et ce fut la dernière faute qu'il fit contre soi-même, et peut-être la plus lourde de toutes; et si, avant ce dernier coup de poignard de l'audience de Tessé et de la conversation de Monseigneur avec le Roi ensuite, Chamillart m'eût voulu encore croire à son retour de Meudon à l'Étang, où il me conta ces propos si durs que Monseigneur lui avoit tenus dans son bâtiment neuf[2], et que, comme je l'en pressai pour la seconde fois vainement de parler au Roi, il l'eût fait[3], il ne paroît pas douteux qu'il ne se fût raffermi.

Dans ces derniers jours, Mme de Maintenon, se comptant sûre enfin de la perte de Chamillart, et de n'avoir plus besoin de Monseigneur, ni de d'Antin, pour jeter par terre un homme qu'elle tenoit pour sûrement abattu, ne crut plus avoir de mesures à garder, et se donna toute entière à profiter de tous les instants pour élever sa créature[4]. Le détail de ce fait si pressé et si court, et qui n'eut point de témoins entre le Roi et elle, m'a échappé; elle ne l'a raconté depuis à personne, ou, si elle[5] l'a fait, l'anecdote n'en est pas venue jusqu'à moi. Tout ce qu'on[6] en a pu conjecturer, c'est qu'elle n'y réussit pas sans peine, par deux faits qui suivirent incontinent, et qui seront remarqués en leur temps[7]. Je n'ai pu découvrir non plus si le Roi en vouloit un autre, ou s'il n'étoit point fixé. Monseigneur l'avoit osé presser pour d'Antin, profitant de la nouvelle liberté qu'à l'appui de Mme de Maintenon il avoit usurpée sans danger de parler au Roi de la situation des affaires et de la nécessité d'en ôter Chamillart et de se voir écouté. D'Antin étoit reçu aussi à parler au Roi de ses troupes, de ses frontières, à

1. La phrase est incomplète. — 2. Ci-dessus, p. 431.
3. *Il l'eust fait* est en interligne.
4. Voysin : ci-après, p. 450.
5. *S'il* corrigé en *si elle*.
6. *On* est en interligne.
7. Voyez, pour commencer, p. 464-465 et 467-468.

lui en[1] montrer des états qu'il s'étoit fait envoyer, à aller même jusqu'à se faire écouter sur des projets d'opérations de campagne[2], appuyé de Monseigneur, ayant M. du Maine favorable et Mme de Maintenon, et[3], à ce qu'il se figuroit de leurs discours obligeants, il espéroit tout dans ces derniers jours de la crise, et fut bientôt après outré de douleur, et Monseigneur fort fâché, de s'y trouver trompés. Le samedi coula à l'ordinaire, et sans rien de marqué[4].

Disgrâce de Chamillart.

Le dimanche 9 juin[5], sur la fin de la matinée, la maréchale de Villars, qui logeoit porte à porte de nous[6], entra chez Mme de Saint-Simon, comme elle faisoit souvent, et d'avance nous demanda à souper pour causer, parce qu'elle croyoit qu'il y auroit matière. Elle nous dit[7] qu'elle s'en alloit dîner en particulier avec Chamillart; qu'un temps étoit que c'eût été grande grâce, mais que, pour le présent, elle croyoit la grâce de son côté. Ce n'étoit pourtant pas qu'elle sût rien, à ce qu'elle nous assura depuis; mais elle parloit ainsi sur les bruits du monde, qui, surtout depuis le mardi et le mercredi que le discours du Nonce s'étoit su, étoient devenus[8] plus forts que jamais. Ce même matin, le Roi, en entrant au conseil d'État, appela le duc de Beauvillier, le prit en particulier, et le chargea d'aller l'après-dînée dire à Chamil-

1. *En* est en interligne.
2. Comparez ce qui a été dit aux tomes XV, p. 113, et XVI, p. 255-256, et ci-dessus, p. 387-390 et 421-422.
3. *Et* est en interligne. — 4. Ces six derniers mots sont ajoutés après coup.
5. Les mots *9 juin* ont été ajoutés en interligne. — Ce même jour, Mme de Maintenon écrivait au duc de Noailles (recueil Geffroy, tome II, p. 209) : « Le déchaînement contre l'homme que vous savez augmente tous les jours, et vient jusqu'au maître; il ne peut se résoudre à le sacrifier, parce qu'il lui fait pitié et qu'il se met en pièces présentement pour le service. »
6. Villars a obtenu en novembre 1707 le logement du comte d'Auvergne (*Dangeau*, tome XII, p. 16).
7. *Elle n^e dit* a été ajouté en interligne.
8. *Devenus* est en interligne.

lart qu'il étoit obligé, pour le bien de ses affaires, de lui demander la démission de sa charge et celle[1] de la survivance qu'en avoit son fils[2]; que néanmoins il vouloit qu'il demeurât assuré de son amitié, de son estime, de la satisfaction qu'il avoit de ses services; que, pour lui en donner des marques, il lui continuoit sa pension de ministre, qui est de[3] vingt mille livres, lui en donnoit une autre, particulière encore à lui, d'autres vingt mille livres, et une à son fils, aussi de vingt mille[4]; qu'il desiroit que son fils achetât la charge de grand maréchal des logis de sa maison[5], à quoi il avoit disposé Cavoye, lequel, sa vie durant, en conserveroit le titre, les fonctions et les appointements[6]; que le futur secrétaire d'État lui payeroit

1. Avant *celle*, Saint-Simon a biffé *de*.

2. *Dangeau*, p. 435, avec l'Addition n° 886; *Sourches*, p. 351; lettres de Mme de Maintenon, dans le recueil Bossange, tome I, p. 424-425, 427-428, 433, 448, et dans le recueil Geffroy, tome II, p. 210-211; *Correspondance de Madame*, recueil Jaeglé, tome II, p. 91-93, et recueil Rolland, p. 290-294; *Villars d'après sa correspondance*, tome I, p. 330 et 334-335; *Mémoires de Berwick*, p. 72-76; *Nouveau siècle de Louis XIV*, tome III, p. 336; *Mémoires de Mathieu Marais*, tome I, p. 110, etc. On trouvera ci-après, p. 569, le récit de Bellerive, puis, p. 580-582, les lettres inédites de la marquise d'Huxelles, tirées du ms. Avignon 1419, et, p. 629, les lettres de Mme de Maintenon.

3. *De* est en interligne, et, ensuite, *luy en donoit* est sur la marge.

4. *Dangeau*, p. 435; *Sourches*, p. 351 et 353. Ensuite, sur la demande de Chamillart (*Dangeau*, p. 446; ci-après, p. 581), le Roi consentit à ce que les soixante mille livres de pension fussent partagées de la sorte : vingt-sept mille livres au ministre, pareille somme à sa femme, et six mille livres à Mme Dreux; les brevets furent expédiés le 11 juin (reg. O[1] 53, fol. 71-73); M. de Cany reçut en outre une pension de douze mille livres. Comparez, dans le recueil de l'abbé Esnault, tome II, p. 275-293, les pièces de 1701 à 1708.

5. Tome II, p. 82.

6. *Sourches*, p. 352 : « On sut que le Roi avoit dit au marquis de « Cavoye, son grand maréchal des logis, qu'il lui feroit plaisir de consentir que le marquis de Cany eût la survivance de sa charge en lui donnant trois cent mille livres, et qu'il avoit obéi au Roi avec plaisir. » Saint-Simon avait dit, dans l'Addition indiquée ci-dessus : « Ce fut le Roi tout seul qui imagina la charge de Cavoye, qui en fit son

les huit cent quatre-vingt mille livres de son brevet de retenue[1], y compris la charge de secrétaire du Roi[2]; qu'il auroit soin de son fils; que, pour lui, il seroit bien aise de le voir, mais que, dans ces premiers temps, cela lui feroit peine : qu'il attendît qu'il le fît avertir[3]; qu'il feroit bien de se retirer ce jour-là même; qu'il pouvoit demeurer à Paris, aller et venir partout où il voudroit; et réitéra tant et plus les assurances de son amitié. M. de Beauvillier, touché au dernier point de la chose et d'une commission si dure, voulut vainement s'en décharger : le Roi lui dit que, étant ami de Chamillart[4], il l'avoit choisi exprès, pour le ménager en toutes choses. Un moment après, il rentra dans le cabinet du Conseil[5], suivi du duc, où le Chancelier, Torcy, Chamillart et Desmaretz se trouvèrent. C'étoit conseil d'État[6], dans lequel il ne se passa rien, même dans l'air et dans le visage du Roi, qui pût faire

affaire, et qui, de son seul mouvement, donna les pensions. » Les lettres de survivance furent expédiées le 23 juin (reg. O¹ 53, fol. 84), et Cany eut, le 30, un brevet d'assurance de trois cent mille livres (fol. 86).

1. Primitivement, en 1701, Chamillart avait payé cent mille livres à la fille aînée de Barbezieux, deux cent mille aux deux filles du second lit, et avait reçu un pareil brevet (O¹ 45, fol. 7). Voyez la suite ci-après, p. 465.

2. Saint-Simon avait d'abord écrit : *800 000*; mais, rencontrant un peu plus loin dans le *Journal* (p. 443) la mention des quatre-vingt mille livres de la charge de secrétaire du Roi, il a corrigé *800* en *880*, et a ajouté les huit derniers mots en interligne. — La possession d'une charge de secrétaire du Roi était obligatoire pour les secrétaires d'État (*Dangeau*, p. 443); le 14 juin, Voysin racheta celle-ci pour quatre-vingt mille livres. L'acte original a passé récemment dans une vente.

3. *Dangeau*, p. 441.

4. Tomes XI, p. 253-255, XV, p 363, et ci-dessus, p. 187-188.

5. Le cabinet du Conseil ou cabinet du Roi, fini en 1684, était éclairé sur la cour de Marbre et tenait d'une part à sa chambre, de l'autre au cabinet des Perruques, auquel il est réuni aujourd'hui (Dussieux, *le Château de Versailles*, tome I, p. 222-229; P. de Nolhac, *la Création de Versailles*, p. 106).

6. *Dangeau*, p. 435.

soupçonner quoi que ce fût. Il s'y parla même d'une affaire sur laquelle le Roi avoit demandé un mémoire à Chamillart, qui, à la fin du conseil, en prit encore son ordre : le Roi lui dit de le lui apporter le soir en venant travailler avec lui chez Mme de Maintenon. Beauvillier, dans une grande angoisse, demeura le dernier des ministres dans le cabinet, où, seul avec le Roi, il lui exposa franchement sa peine, et finit par le prier de trouver bon au moins qu'il s'associât[1] dans sa triste commission le duc de Chevreuse, ami comme lui de Chamillart, pour en[2] partager le poids[3] : à quoi le Roi consentit, et dont M. de Chevreuse fut fort affligé[4]. Sur les quatre heures après midi[5], les deux beaux-frères s'acheminèrent, et furent annoncés à Chamillart, qui travailloit seul dans son cabinet. Ils entrèrent avec un air de consternation qu'il est aisé d'imaginer. A cet abord, le malheureux ministre sentit incontinent qu'il y avoit quelque chose d'extraordinaire, et, sans leur donner le temps de parler : « Qu'y a-t-il donc, Messieurs? leur dit-il d'un visage tranquille et serein[6]. Si ce que vous avez à me dire ne regarde que moi, vous pouvez parler; il y a longtemps que je suis préparé à tout. » Cette fermeté si douce les toucha encore davantage; à peine purent-ils lui dire ce qui les amenoit. Chamillart l'entendit sans changer de visage, et, du même air et du même ton dont il les avoit interrogés d'abord : « Le Roi est le maître, répondit-il; j'ai tâché de le servir de mon mieux, je souhaite qu'un autre le fasse plus à son gré et plus heureusement. C'est beaucoup de pouvoir compter sur ses bontés, et d'en recevoir en ce mo-

Magnanimité de Chamillart.

1. *S'associast* corrige *s'allia* [*st*], inachevé.
2. Avant *en*, il a biffé *luy*.
3. C'est ce que dit également l'annotateur des *Mémoires de Sourches*, p. 351.
4. Est-ce de Chamillart lui-même, ou de M. de Beauvillier, que notre auteur tenait ces détails?
5. Dangeau dit que ce fut au retour de la chasse du Roi.
6. Ici, *serain*, comme plus loin, p. 462.

ment tant de marques[1]. » Puis, leur demanda s'il ne lui étoit pas permis de lui écrire, et s'ils ne vouloient pas bien lui faire l'amitié de se charger de sa lettre; et, sur ce qu'ils l'assurèrent que oui, et que cela ne leur étoit pas défendu, du même sens froid il se mit incontinent à écrire une page et demie de respects et de remerciements, qu'il leur lut[2] tout de suite, comme tout de suite il l'avoit écrite en leur présence. Il venoit d'achever le mémoire que le Roi lui avoit demandé le matin[3]; il le dit aux deux ducs, comme en s'en réjouissant, le leur donna pour le remettre au Roi, puis cacheta sa lettre, y mit le dessus, et la leur donna. Après quelques propos d'amitié, il leur parla admirablement sur son fils, et sur l'honneur qu'il avoit d'être leur neveu par sa femme[4] : après quoi, les deux ducs se retirèrent, et il se prépara à partir. Il écrivit à Mme de Maintenon, la fit souvenir de ses anciennes bontés[5], sans y rien mêler d'autre chose, et prit congé d'elle[6]; écrivit un mot à la Feuillade, à Meudon, où il étoit, pour lui apprendre sa disgrâce[7]; manda verbalement à sa

1. Le marquis d'Argenson (*Essais dans le goût de ceux de Montaigne*, p. 362) parle aussi de la magnanimité du ministre et cite sa réponse aux envoyés du Roi.

2. *Leut*, en interligne, surcharge un second *leur* mis par mégarde.

3. Ci-dessus, p. 441. — 4. Tome XV, p. 363-366.

5. Une lettre du recueil Esnault (tome II, p. 241-242) montre qu'il conserva, même après la mort du Roi, beaucoup de gratitude pour cette protectrice des premiers temps.

6. A ses familiers, comme Villars ou la princesse des Ursins, Mme de Maintenon annonça que le Roi avait été obligé d'obéir à la voix publique, quoique Chamillart l'eût toujours aimé et eût fait ce qu'il pouvait, mais que le fardeau était trop lourd pour ses épaules; que, du reste, l'exil serait accompagné des traitements les plus doux, avec faculté d'aller en tout endroit, sauf à la cour, et que sa situation était, en somme, bien moins pénible que celle du maréchal de Villeroy. Mme des Ursins ne fut pas du même avis, et déclara qu'elle préférait beaucoup le sort de Villeroy à celui de Chamillart; celui-ci lui était suspect depuis qu'il avait cessé de se déclarer pour la continuation de la guerre en Espagne.

7. Ci-après, p. 461-462.

femme, qu'il attendoit de Paris ce jour-là, de le venir trouver à l'Étang, où il alloit, sans lui dire pourquoi; tria ses papiers, puis fit venir l'abbé de la Proustière[1], les lui indiqua, et lui donna ses clefs pour les remettre à son successeur. Tout cela fait sans la moindre émotion, sans qu'il lui fût échappé ni soupir, ni regret, ni reproche, pas une plainte[2], il descendit son degré, monta en carrosse, et s'en alla à l'Étang tête à tête avec son fils, comme s'il ne lui fût rien arrivé, sans que, de longtemps après, on en sût rien à Versailles[3]. Son fils aussi porta ce malheur fort constamment. En arrivant à l'Étang, où sa femme l'avoit devancé de quelques moments, il entra dans sa chambre, où il la manda avec sa belle-fille : où étant tous quatre seuls, il leur confirma ce qu'elles commençoient déjà fort à soupçonner. Il parla principalement à sa belle-fille sur l'honneur de son alliance, la combla de respects et d'amitiés qu'elle méritoit par sa conduite et par la manière dont elle vivoit avec eux. Après avoir été quelque temps témoin de leurs larmes[4], il vit son frère l'évêque de Senlis, et passa chez la duchesse de Lorge, au lit, incommodée, qui avoit sa sœur de la Feuillade auprès d'elle, et Mme de Souvré[5], qui, de hasard, s'y rencontra. On peut juger de l'amertume de cette première entrevue. Mme Dreux, qui étoit à Versailles, et qui avoit appris la disgrâce par l'abbé de la Proustière, que son

1. « Qui gouvernoit tout le domestique de sa maison, » a-t-il dit dans le tome XVI, p. 399.

2. « Quoiqu'il ne s'attendît pas à cette disgrâce, il en apprit la nouvelle avec beaucoup de sang-froid et de fermeté » (*Dangeau*, p. 435).

3. Les *Mémoires de Sourches* (p. 351) disent au contraire que ce fut la nouvelle du jour.

4. « Pour sa femme, pour ses filles, leurs proches entours, c'étoit un désespoir, » est-il dit dans l'Addition indiquée ci-dessus. Voyez le *Nouveau siècle*, éd. G. Brunet, p. 307 et 317.

5. Catherine-Charlotte de Pas de Rebenac, que nous avons vue se marier en 1698 : tomes IV, p. 321, et V, p. 117. Notre auteur ne reparlera de cette fille du diplomate que pour dire que c'était une « mascarade de Tellier. »

père en avoit chargé en partant, eut une force qui mérite de n'être pas oubliée[1]. Elle sentit le néant où elle retomboit, mariée si différemment de ses sœurs[2], et le besoin qu'elle avoit de tout; elle s'en alla chez Madame la Duchesse, qu'elle trouva jouant au papillon[3], qui commençoit, et la pria qu'elle lui pût parler en particulier après sa reprise[4]. Madame la Duchesse lui offrit plusieurs fois de l'interrompre[5] : Mme Dreux ne voulut pas, et ce qui est étonnant, c'est[6] qu'on ne s'aperçut d'abord de rien à son air; dans la suite, on remarqua que les larmes lui rouloient dans les yeux. Ce jeu dura une heure entière, après lequel elle suivit Madame la Duchesse dans son cabinet. Elle lui apprit son infortune, et lui parla comme une personne qui avoit passé avec elle la plupart du temps que son père avoit été en place, et qui s'en vouloit faire une protection. La réponse fut pleine d'amitié : après quoi, Mme Dreux se sauva chez elle, qui étoit tout proche, et de là à l'Étang.

Mme de Maintenon, en rentrant de Saint-Cyr chez elle, avoit reçu la lettre de Chamillart[7]. En même temps Mme la duchesse de Bourgogne[8] y entra : Mme de Maintenon lui demanda si elle ne savoit rien, et lui montra la lettre de Chamillart. Quoique, après tout ce qui avoit précédé, l'adieu qu'il lui disoit fût assez clair, toutes deux n'y comprirent rien, ce qui toutefois est inconcevable, jusque-là que Mme de Maintenon pria Mme la duchesse de Bourgogne de passer dans le cabinet de Mgr le duc de Bourgogne, qui, par les derrières, étoit tout contre[9], savoir s'il

1. Voyez ci-dessus, p. 387, et ci-après, p. 449.
2. Tome VI, p. 306-308.
3. Ci-dessus, p. 324. — 4. Ci-dessus, p. 325.
5. *D'interrompre* corrigé en *de l'interrompre*.
6. *C'est* est en interligne, au-dessus d'*et*, biffé.
7. Ci-dessus, p. 442.
8. Les mots *de B^e^* ont été ajoutés en interligne.
9. Ailleurs (tome XXI, p. 105), il dit que c'est le cabinet « où on a fait depuis le grand escalier. » Voyez notre tome XVI, p. 471.

n'étoit pas plus instruit. Dans ce moment-là même, le Roi entra, et, ce qui n'arrivoit jamais, le duc de Beauvillier à sa suite. Le Roi fit à l'ordinaire sa révérence à Mme de Maintenon, congédia le capitaine des gardes, et prit Beauvillier dans une fenêtre, qui tira des papiers de sa poche : c'étoit la lettre et le mémoire de Chamillart; et tous deux se mirent à parler bas. Mme la duchesse de Bourgogne, voyant cela, dit à Mme de Maintenon qu'apparemment c'étoit pour elle, et qu'elle s'alloit retirer pour les laisser en liberté. En effet, comme elle alloit sortir par le grand cabinet, elle vit le Roi s'avancer vers Mme de Maintenon, et le duc de Beauvillier s'en aller. Ce mouvement ne mit encore rien au jour, et Madame la Duchesse n'avoit rien voulu dire chez elle depuis que Mme Dreux en fut sortie. J'allai chez le Chancelier, comme je faisois fort souvent les soirs[1], que je trouvai avec la Vrillière. Un peu après, son fils y entra, qui lui parla bas et s'en alla aussitôt : c'étoit la nouvelle qu'il venoit lui apprendre, et que, par considération pour moi, ils ne me voulurent pas dire. Revenu chez moi, je me mis à écrire en haut[2] quelque chose sur les milices de Blaye, ce que je cite[3] parce qu'on en verra de grandes suites[4]. Comme j'y travaillois, la maréchale de Villars entra en bas, qui me demanda. J'envoyai mon mémoire à Pontchartrain, et je descendis. Je trouvai la maréchale debout et seule, parce que Mme de Saint-Simon étoit sortie, qui me demanda si je ne savois rien, et qui me dit : « Le Chamillart n'est plus! » A ce mot, il m'échappa un cri comme à la mort d'un malade quoique dès longtemps condamné, et dont pourtant[5] on attend la fin à tous moments. Après quelques lamentations, elle s'en alla au souper du Roi, et moi par les cours,

1. Tome XIV, p. 384-385. — 2. Ci-dessus, p. 155.

3. *Cité* corrigé en *cite*.

4. Il sera longuement question de cette affaire des milices de Blaye en 1711.

5. *Pourtant* est en interligne.

pour n'être point vu, et sans flambeaux[1], chez M. de Beauvillier, que je venois d'apprendre par la maréchale de Villars avoir été chez lui[2] le congédier. M. de Beauvillier, qui étoit d'année[3], étoit allé chez le Roi quoique le duc de Tresmes servît toujours pour lui les soirs. Je trouvai Mme de Beauvillier avec Mme de Chevreuse, Desmaretz et Louville. Je jetai d'abord un regard sur le contrôleur général, dans la curiosité de le pénétrer[4], et je n'eus pas de peine à sentir un homme au large, et qui cachoit sa joie avec effort[5]. J'abordai Mme de Beauvillier, qui avoit les larmes aux yeux, et de qui je ne sus pas grand chose dans cette émotion. J'y fus peu, et me retirai chez moi, où la maréchale de Villars vint souper[6]. Mme de Saint-Simon étoit allée faire sa cour à Mme la duchesse de Bourgogne dans ce grand cabinet de Mme de Maintenon[7], où elle entendit quelque bruit confus, et tout bas, de la nouvelle. Elle demanda à Mme la duchesse de Bourgogne si cela avoit quelque fondement : elle ne savoit rien, parce qu'elle n'avoit pas été rappelée dans la chambre depuis qu'elle en étoit sortie, et n'avoit osé y rentrer, ce soir-là, d'elle-même : apparemment que les grands coups s'y ruoient[8] pour le successeur, dont personne ne parloit encore, et que c'étoit pour cela qu'on la laissoit dehors. Elle dit à Mme de Saint-Simon d'aller au souper du Roi, où elle lui apprendroit ce qu'elle auroit découvert en pas-

1. Tome XVI, p. 482.
2. Chez Chamillart.
3. Comme premier gentilhomme de la chambre.
4. *Peneter* corrigé en *penetrer*.
5. On a vu ci-dessus, p. 187, que l'accord n'existait plus entre lui et Chamillart; mais il se conduisit fort bien pour le ministre déchu et pour sa famille.
6. Ci-dessus, p. 438. On peut voir dans *Villars d'après sa correspondance*, tome I, p. 334-336, ce que le maréchal pensa de cette chute, et ce qui s'en dit entre lui et Mme de Maintenon.
7. Ci-dessus, p. 445.
8. Expression déjà relevée dans le tome IV, p. 102, et encore depuis.

sant dans la chambre. Mme de Saint-Simon y fut, et s'y trouva assise derrière Mme la duchesse de Bourgogne, qui lui dit la disgrâce, les pensions, et la[1] charge de Cavoye. Au sortir du souper, que Mme de Saint-Simon trouva bien long, Mme la duchesse de Bourgogne, prête à entrer dans le cabinet du Roi, vint à elle, et la chargea de faire mille amitiés pour elle aux filles de Chamillart, mais plus particulièrement à l'aînée[2] et à la duchesse de Lorge, qu'elle aimoit, de[3] leur dire combien elle les plaignoit, et de les assurer de sa protection et de tous les adoucissements à[4] leur malheur qui pourroient dépendre d'elle. Le duc de Lorge n'étoit content d'aucun de la famille[5]. Il passa jusque fort tard avec nous, et s'en alla à l'Étang, en résolution de faire merveilles pour eux, et les fit en effet[6] constamment. Je le chargeai d'un mot de tendre amitié pour Chamillart, et, par mon billet, je le priai de me mander verbalement s'il vouloit absolument être seul ce premier jour, ou s'il vouloit bien nous voir. Par tout ce qui a été dit de lui en différentes occasions[7], on a vu quel étoit son caractère, doux, simple, obligeant, vrai, droit[8], grand travailleur, aimant l'État et le Roi comme sa maîtresse[9], attaché à ses amis, mais s'y méprenant beaucoup[10], nullement soupçonneux ni haineux[11], allant son grand chemin

Caractère de Chamillart et de sa famille.

1. *Les* corrigé en *la*. — 2. Mme Dreux.
3. *Et d[e]*, inachevé et corrigé en *de*.
4. Abréviation de *que* surchargée en *à*.
5. Tome X, p. 412.
6. *Effet* surcharge des lettres illisibles.
7. Particulièrement dans notre tome VIII, p. 17, et ci-dessus, p. 134.
8. Sa bonne foi a paru dans l'affaire du duc de Rohan (tome XIV, p. 158) et dans celle de Boisguilbert (*ibidem*, p. 329).
9. Déjà dit, en mêmes termes, dans notre tome XVI, p. 492-493.
10. Tessé, dans ses *Mémoires* (tome I, p. 216), le qualifie de « gobe-mouches, » et, dans une liste de surnoms de théâtre attribués aux principaux personnages de la cour, il est Perrin Dandin des *Plaideurs* (notre tome VI, p. 292, note 4).
11. Il répugnait à la dureté et à la violence (Depping, *Correspondance administrative*, tome III, p. 316 et suivantes).

à ce qu'il croyoit meilleur avec peu de lumière[1], opiniâtre à l'excès[2], et ne croyant jamais se tromper, confiant sur tous chapitres, et surtout infatué que, marchant droit[3] et ayant le Roi pour lui, comme il n'en douta jamais, tout autre ménagement, excepté Mme de Maintenon, étoit inutile; et, avec cette opinion, trop ignorant de la cour au milieu de la cour, il se l'aliéna par le mariage de son fils, il augmenta son aversion par son entraînement en faveur de M. de Vendôme contre Mgr le duc de Bourgogne comme un aveugle qui ne voit que par autrui, enfin il se la déchaîna sciemment par amour de l'État et par sa passion pour la personne du Roi et pour sa gloire, par[4] le projet de le mener reprendre Lille sans elle. Cette cabale si puissante, qui lui fit voir, croire et faire tout ce qu'elle voulut[5], sans aucun ménagement, sur les choses d'Italie, mais surtout sur celles de Flandres[6], ne lui fut après d'aucun usage. M. de Vendôme

1. On trouve dans le *Nouveau siècle de Louis XIV*, tome III, p. 108, ces vers, qui rappellent une anecdote déjà contée par notre auteur :

Il est certain qu'en récompense
Il remplace bien le Louvoi ;
S'il est mal habile en finance,
A la guerre il sert bien le Roi.
Le distributeur du tonnerre
Dont Louis fait trembler la terre
Ne sait où se trouve l'Escaut,
Et croit Namur au bord de l'eau.

2. Ci-dessus, p. 421, et tome XVI, p. 79.

3. Il semble que son honnêteté n'ait jamais été mise en doute : ci-dessus, p. 194; *Nouveau siècle*, tome III, p. 245-246; Chansonnier, ms. Fr. 12 693, p. 427 et 431 ; *Mémoires de Villars*, tome III, p. 4, 6 et 33). Ce maréchal dit de Chamillart et de Desmaretz : « La louange certaine que méritent ces deux ministres est d'avoir apporté dans leurs emplois un désintéressement parfait, et tel que l'administration de près de trois cents millions par an pendant la guerre, non seulement ne les a pas enrichis, mais qu'à peine leur a-t-on trouvé, après leur mort, le bien qu'ils avoient en entrant dans ces grandes places. »

4. *Et* surchargé en *par*.

5. Tome XVI, p. 203, 247, etc.

6. *Sur* est en surcharge sur *de*, et *celles de* a été ajouté en marge.

étoit perdu[1], M. de Vaudémont sur le côté[2], pour avoir trop prétendu ; Mlle de Lillebonne, on a vu comme elle en usa entre Mlle Choin et lui[3], conséquemment sa sœur, qui n'étoit qu'un avec elle ; et M. du Maine avoit trop besoin de Mme de Maintenon pour ne lui pas sacrifier Chamillart, après lui avoir sacrifié sa propre mère[4]. Chamillart eut un autre malheur, qui est extrême pour un ministre : il n'étoit environné que de gens qui n'avoient pas le sens commun, et qui n'avoient pu acquérir à la cour et dans le monde les connoissances les plus communes, et, ce qui n'est pas moins fâcheux que le défaut du solide, qui tous avoient un maintien, des façons et des propos ridicules[5]. Tels étoient ses deux frères[6] ; tels, et très impertinents de plus, étoient le Rebours, son cousin germain[7], et Guyet, beau-père de son frère[8], qu'il avoit faits intendants des finances, ses deux cadettes, les meilleures créatures du monde, et la duchesse de Lorge avec de l'esprit, mais des folles dont l'ivresse de la fortune et des plaisirs a même cessé à peine à sa disgrâce[9]. L'aînée étoit la seule qui, avec de l'esprit, eût du sens et de la conduite[10], et qui se fit aimer, estimer, plaindre et recueillir de tout le monde ; mais, outre qu'elle ne voyoit et ne savoit pas tout, elle n'étoit pas bastante[11] pour arrêter et gouverner les autres, ni être le conseil de son père, qui

1. Ci-dessus, p. 316-328.
2. Expression déjà expliquée ci-dessus, p. 317.
3. Ci-dessus, p. 418-421.
4. Tome XV, p. 90-91.
5. Comparez ci-dessus, p. 387.
6. L'évêque de Senlis, « à qui il ne manquoit qu'un béguin et des manches pendantes » (tome VI, p. 303) ; le comte de Chamillart, « qui joignoit la suprême impertinence à la sublime bêtise, » et « dont la cervelle, de plus, étoit mal timbrée » (*ibidem*, p. 302 et 304).
7. « Véritable original du marquis de Mascarille » (*ibidem*, p. 305).
8. *Ibidem*, p. 304 : « Un sot et un impertinent pommé. »
9. Tome XV, p. 79 et 361, et ci-dessus, p. 387.
10. Déjà dit, en dernier lieu ci-dessus, p. 387 et 443-444.
11. Suffisante : tome II, p. 158.

n'aimoit ni ne croyoit aucun avis[1]. Mme Chamillart[2] passoit ses matinées entre son tapissier et sa couturière, son après-dînée au jeu, ne savoit pas dire deux mots, ignoroit tout, et, comme son mari, ne doutoit de rien, et, voulant être polie, se faisoit moquer d'elle, quoique la meilleure femme du monde; sans avoir en elle de quoi ni tenir ses filles, ni leur donner la moindre éducation, incapable de tout soin de ménage, de dépense, de bien et d'œconomie, qui fut abandonné en total à l'abbé de la Proustière, leur parent, qui y entendoit aussi peu qu'elle, et qui mit leurs affaires en désarroi[3].

Voysin secrétaire d'État; sa femme, leur fortune, leur caractère. [*Add. StS. 887*]

Le lundi matin, on sut que le triomphe de Mme de Maintenon étoit entier, et que, à la place de Chamillart, chassé la veille, Voysin, sa créature, tenoit cette fortune de sa main[4]. Il figurera maintenant jusqu'à la mort du Roi si grandement et si principalement, qu'il faut faire connoître ce personnage, et sa femme, qui lui fit sa fortune.

Voysin[5] avoit parfaitement la plus essentielle qualité sans laquelle nul ne pouvoit entrer et n'est jamais entré dans le Conseil de Louis XIV en tout son règne, qui est[6] la pleine et parfaite roture[7], si on en excepte le seul duc de

1. Ci-dessus, p. 387 et 448. Notre auteur lui en voudra pour la vie de n'avoir pas fait droit à ses avertissements.

2. Comparez le premier portrait (tome VI, p. 301-302), puis notre tome XV, p. 362, et ci-dessus, p. 387.

3. « Grand bavard, et qui savoit fort rarement ce qu'il disoit, et même ce qu'il vouloit dire » (tome VI, p. 306). Ci-dessus, p. 443.

4. *Dangeau*, p. 440-441; *Sourches*, p. 351; *Mercure* de juin, p. 329-335. C'est effectivement Mme de Maintenon qui fit nommer Voysin (recueil Bossange, tome I, p. 425, 428 et 434), mais sans être pleinement convaincue de sa capacité (recueil Geffroy, tome II, p. 213).

5. Ici, *Voisin*, et, plus haut, *Voysin*, qui est la vraie orthographe.

6. *Est* est en interligne.

7. La famille Voysin était originaire de Touraine, où se trouvait leur seigneurie de la Noiraye, sur la paroisse de Saint-Christophe. Voici ce que d'Hozier en dit dans son mémoire de 1706 sur les membres du conseil d'État (ms. Clairambault 664, p. 729): « Le père, maître des requêtes et intendant en Touraine, étoit fils de Daniel Voysin, secrétaire du Roi l'an 1593, puis principal commis du greffier civil du Par-

Beauvillier[1]; car M. de Chevreuse, quoiqu'il en fût, n'y entra et n'y parut jamais, le premier maréchal de Villeroy ne fut point ministre[2], et l'autre ne l'a pas été un an[3]. Voysin étoit petit-fils du premier commis au greffe criminel du Parlement, qui le devint après en chef[4], et qui mourut dans cette charge[5]. On juge bien qu'il ne faut pas monter plus haut. Le frère aîné[6] du père[7] du Voysin dont

lement l'an 1599, et mort greffier criminel l'an 1621; et ce Daniel Voysin étoit d'une très basse famille de la ville de Vendôme, d'autres disent de la ville de Tours. » La filiation, dans l'*Histoire généalogique*, aux CHANCELIERS, tome VI, p. 588-591, ne remonte pas plus haut que le greffier criminel. En 1597, un Philémon Voysin, sieur du Verger, était porte-manteau d'Henri IV.

1. Déjà dit ci-dessus, p. 155. Voyez les *Mémoires de Louis XIV*, tome II, p. 391-392.

2. Nicolas, V^e^ du nom, fut cependant chef du conseil royal des finances de 1661, et ministre d'État depuis le 28 décembre 1648 jusqu'à sa mort, en 1685; mais nous avons vu (tomes V, p. 448, et VI, p. 490-491) qu'il n'était que ministre *in partibus*, sans pouvoir, même sans crédit.

3. D'août 1714 à septembre 1715, comme chef du conseil royal.

4. Voyez ci-après, p. 630, une note sur la charge de greffier.

5. Daniel Voysin, seigneur de Villebourg et de la Noiraye, le premier dont parlent les généalogies (*Dossiers bleus*, vol. 677, dossier 18 011), comme d'Hozier, fut d'abord clerc commis à l'audience du Parlement (24 octobre 1589), puis secrétaire du Roi en 1593, greffier civil et criminel au bailliage de Loudun en 1594, un des quatre notaires et secrétaires au greffe du Parlement (11 septembre 1595), enfin greffier criminel de la même cour (11 décembre 1599), et il mourut le 20 mai 1621, à cinquante-huit ans. Sa veuve, une Verthamon, se remaria avec le fameux financier la Bazinière. L'Estoile le qualifie de « petit larron. »

6. Daniel Voysin, seigneur de la Cerisaye et du Plessis-aux-Bois, conseiller au Grand Conseil en 1640, maître des requêtes en 1646, fut envoyé comme intendant en Auvergne (1656), puis en Champagne jusqu'en 1662, fut commissaire au procès de Foucquet, où il opina pour la mort, devint prévôt des marchands le 16 août 1662 et fut continué trois fois dans cet emploi, obtint une place de conseiller d'honneur au Parlement en 1664, fut conseiller d'État semestre en 1666, passa ordinaire en 1671, fut commissaire de la Chambre de justice instituée pour l'affaire des Poisons en 1679, et mourut sous-doyen du Conseil, le 22 novembre 1693. Mignard peignit son portrait, que Pitau grava en 1668.

7. Ci-après, p. 452.

je parle passa avec grande réputation d'intégrité et de capacité par les intendances, fut prévôt des marchands, et devint conseiller d'État très distingué. C'étoit de ces modestes et sages magistrats de l'ancienne roche, qui étoit fort des amis de mon père, et que j'ai vu souvent chez lui. Il maria sa fille unique[1], très riche héritière[2], à Lamoignon, mort président à mortier[3], fils du premier président[4] et frère aîné du trop célèbre Bâville[5]; et le père de notre Voysin fut maître des requêtes et eut diverses intendances, dans lesquelles il mourut[6]. Son heureux fils fut le seul de trois frères[7] qui parut dans le monde, et une
[Add. StS. 888] seule fille[8], mariée à Vaubourg, mort conseiller d'État après beaucoup d'intendances[9], frère aîné de Desmaretz

1. Marie-Jeanne-Voysin, seule enfant qui survécut de deux mariages du prévôt des marchands, épousa, le 7 janvier 1674, M. de Lamoignon, alors maître des requêtes, et mourut le 1er septembre 1727, à soixante-treize ans. Elle était l'âme des réunions de Bâville, et Coulanges a fait son éloge.

2. « Des richesses immenses, » dit l'annotateur des *Mémoires de Sourches*, tome IV, p. 288. Voyez le *Sévigné*, tome VII, p. 462, 469, 473, et les *Mémoires de Sourches*, tomes II, p. 190, et IV, p. 169, 282, 288.

3. Chrétien-François : tome II, p. 269, et ci-dessus, p. 222. On trouvera sa mort et son portrait dans le prochain volume.

4. Guillaume : tome III, p. 326. — 5. Nicolas de Lamoignon : tome II, p. 223.

6. Jean-Baptiste Voysin, seigneur de la Noiraye, d'abord conseiller au Grand Conseil (août 1645), puis maître des requêtes en juillet 1651, fut successivement intendant en Picardie et en Normandie (1664-65), en Touraine (1665), et mourut à Tours en 1672.

7. Daniel-François, le ministre, était l'aîné. Venaient ensuite Jean-Baptiste, qui fut conseiller clerc au Grand Conseil, mais mourut jeune, et François-Louis, qui entra dans la congrégation des chanoines réguliers de Sainte-Geneviève et mourut en 1684.

8. Marie-Madeleine Voysin, mariée le 8 janvier 1682, mourut le 9 mai 1711, à quarante-cinq ans. C'est Colbert, parent des Desmaretz, qui avait fait le mariage (*Vie de J.-B. Colbert*, 1696, p. 229-230).

9. Jean-Baptiste Desmaretz, seigneur de Vaubourg, débuta comme commis de la marine à Dunkerque (1666), puis entra dans les bureaux de Colbert, devint conseiller au Parlement en 1678, maître des requêtes en 1681, intendant à Pau en 1685, en Auvergne en 1687, en Lorraine en 1691, en Franche-Comté en 1698, à Rouen en 1700, et se retira

contrôleur général[1]. Voysin épousa en 1683 la fille[2] de Trudaine maître des comptes[3], et, cinq ans après, étant maître des requêtes, fut, je ne sais par quel crédit, envoyé intendant en Hainaut[4], d'où il ne sortit que conseiller d'État en 1694[5]. Sa femme avoit un visage fort agréable sans rien d'emprunté[6] ni de paré; l'air en étoit doux, simple, modeste, retenu et mesuré, et d'être toute occupée de son domestique et de bonnes œuvres; au fonds, de l'esprit, du sens, du manège, de l'adresse, de la conduite, surtout une insinuation naturelle, et l'art d'amener les choses sans qu'il y parût. Personne ne s'entendoit mieux qu'elle à tenir une maison, et à la magnificence, quand cela convenoit sans offenser par la profusion, à être libérale avec

des intendances en juin 1701, afin de prendre la direction des affaires commerciales au Contrôle général, pour laquelle on lui donna un brevet de conseiller semestre en juin 1709 (reg. O¹ 53, fol. 79 v°), à la mort de la Reynie, et une place en surnombre au conseil de commerce en 1715. Il passa ordinaire en 1719, et ne mourut que le 26 avril 1740, à quatre-vingt-quatorze ans. Il était baron de Cramailles et, en janvier 1699, il fit changer le nom de cette terre en Vaubourg.

1. Il avait en effet deux ans de plus que le contrôleur général, qui n'était pas l'aîné comme l'a dit l'Addition n° 333, tome VII, p. 395.

2. Charlotte Trudaine : tomes VI, p. 264, et XIV, p. 380.

3. Charles Trudaine, maître des comptes à la Chambre de Paris en juillet 1655, mourut le 25 mai 1666, à quarante ans environ, ayant eu de la fille d'un payeur des rentes un fils, qui devint prévôt des marchands de Paris en 1716, et Mme Voysin. On les disait descendus d'un marchand d'Amiens ayant pour enseigne la Truie qui daine ou dine, mais leurs armes étaient trois daims.

4. Il écrit : *Haynault*. Le chef-lieu de l'intendance était Maubeuge.

5. Voysin, conseiller au Parlement en 1674, à dix-neuf ans, maître des requêtes en 1683, fut nommé intendant en 1688, et promu conseiller d'État semestre le 12 septembre 1694, mais resta en Hainaut jusqu'à ce qu'il demandât son rappel, en 1698. Sa correspondance d'intendant avec Pontchartrain est dans les Papiers du Contrôle général, cartons G⁷ 269-270, et une partie en a été donnée ou analysée dans le tome I des *Contrôleurs généraux*. Il n'avait été promu conseiller ordinaire qu'en mars 1708, lorsque Desmaretz lui fut préféré pour le Contrôle général.

6. Il a écrit : *empruté*.

choix et avec grâce, et à porter l'attention à tout ce qui lui pouvoit concilier le monde[1]. L'opulence de sa maison, et plus encore ses manières polies et attrayantes, mais avec justesse à l'égard des différences des personnes, l'avoient extrêmement fait aimer, surtout des officiers, pour le soulagement desquels elle fit merveilles pendant les sièges et après les actions qui se passèrent en Flandres[2], et de soins et d'argent, et de toutes façons. Elle avoit fait beaucoup de liaison avec M. de Luxembourg, qui y commandoit tous les ans les armées, et avec la fleur la plus distinguée des généraux qui y servirent, surtout avec M. d'Harcourt, qui y eut toujours des corps séparés[3]. M. de Luxembourg l'avertit de bonne heure de ce qu'il falloit faire pour plaire à Mme de Maintenon venant sur la frontière, et elle en sut profiter parfaitement[4]. Elle la reçut chez elle à Dinant[5], où elle fut pendant que le Roi assiégeoit Namur[6], la salua à son arrivée, pourvut avec le dernier soin à la commodité et à l'arrangement de son logement, courtisa jusqu'à ses moindres domestiques, se renferma après dans sa chambre sans se montrer à elle, ni[7] aux autres dames de la cour, que précisément pour le devoir, donnant ordre à tout, de cette retraite, de manière à contenter tout le monde, mais[8] comme si elle n'eût pas habité sa maison. Une réception si fort dans le goût de Mme de Maintenon la prévint favorablement pour son hôtesse. Ses gens, charmés d'elle,

1. « Créature liante, flatteuse, pleine d'esprit et de sens, dévote, magnifique, avisée, » a-t-il dit à la fin de la grande Addition sur Chamillart, n° 886.

2. Dans les premières années de la guerre de 1688.

3. Ci-dessus, p. 385.

4. Voyez le commentaire du passage du tome VI, p. 265, où notre auteur a déjà parlé de cette liaison.

5. Ville de la province de Namur, sur la Meuse (notre tome I, p. 36 et 352).

6. En 1692 : tome I, p. 34-35, et tome VI, p. 264-265.

7. *Et* corrigé en *ny*, et, plus loin, *que* est en interligne.

8. *Mais* est aussi en interligne.

s'empressèrent à lui raconter tout ce qu'elle avoit fait après Neerwinde pour les officiers et les soldats blessés, la libéralité, le bon ordre de sa maison, et à lui vanter sa piété et ses bonnes œuvres[1]. Une bagatelle heureuse, et heureusement prévue, toucha tout à fait Mme de Maintenon : en un instant le temps passa d'une chaleur excessive à un froid humide, et qui dura longtemps; aussitôt une belle robe de chambre[2], mais modeste et bien ouatée[3], parut dans un coin de sa chambre. Ce présent, d'autant plus agréable que Mme de Maintenon n'en avoit point apporté de chaude, ne lui en parut que plus galant par la surprise, et par la simplicité de s'offrir tout seul. La retenue de Mme Voysin acheva de la charmer : souvent deux jours de suite sans la voir, non pas même à son passage; elle n'alloit chez elle que lorsqu'elle l'envoyoit chercher; à peine s'y vouloit-elle asseoir, toujours occupée de la crainte d'importuner, et de l'attention à saisir le moment de s'en aller. Une telle circonspection à quoi Mme de Maintenon n'étoit pas accoutumée tint lieu du plus grand mérite. La rareté devint la source du desir, qui attira[4] à l'habile[5] hôtesse les agréables reproches qu'elle étoit la seule personne qu'elle n'eût pu apprivoiser. Elle prit un véritable goût à sa conversation et à ses manières. Mme Voysin ne s'ingéra jamais de rien même après qu'elle fut initiée, et finalement plut si fort à Mme de Maintenon, dans ce long séjour qu'elle fit chez elle, qu'elle s'offrit véritablement à elle, et lui ordonna de la voir toutes les fois qu'elle iroit à Paris : il parut toujours plus d'obéis-

1. Ce souvenir est rappelé dans l'article du *Mercure* de juin 1709, p. 335.

2. Tome IX, p. 296. Voyez une lettre de Mme de Maintenon, dans la *Correspondance générale*, tome I, p. 150-151, et une autre dans les *Lettres historiques et édifiantes*, tome II, p. 55.

3. Ici, *oüëttée*. « On écrit et on prononce *de la oüate*, dit *l'Académie* de 1718; quelques-uns pourtant disent et écrivent *de l'oüate*. »

4. *Attirerent* corrigé en *attira*.

5. La première lettre de ce mot surcharge une autre lettre.

sance, dans l'exécution, que d'empressement, et [elle] réussit de plus en plus par ses manières si respectueuses et si réservées. Le voyage de Flandres de 1693[1] donna un nouveau degré à cette amitié, qui valut, l'année suivante, une place de conseiller d'État à Voysin[2]. Fixés de la sorte à Paris, sa femme se tint dans sa même réserve, ne voyoit Mme de Maintenon que rarement, presque toujours mandée, et, devenue plus familière, venoit quelquefois d'elle-même par reconnoissance, par attachement, toujours de loin à loin[3], toujours obscurément[4] : en sorte que ce commerce demeura fort longtemps inconnu, à l'abri de l'envie, des réflexions et des mauvais offices. Avec le même art, mais diversifié suivant les convenances, elle sut cultiver tous les gens principaux qu'elle avoit le plus vus en Flandres, et jusqu'à Monseigneur, qui y avoit commandé en 1694, et à qui M. de Luxembourg, général de l'armée sous lui, en avoit dit mille biens, et d'autres gens encore depuis. Le mari, de son côté, assidu à ses fonctions, ne parut songer à rien, jusqu'à ce que Chamillart, trop chargé d'affaires, remit celles de Saint-Cyr, que Mme de Maintenon donna à Voysin[5]. La relation par ce moyen devint entre eux continuelle, et la femme de plus en plus rapprochée[6], et tous deux d'autant plus goûtés, qu'ils se tinrent[7] toujours sagement dans leurs mêmes[8] bornes de retenue qui les avoit si bien servis. Alors néanmoins, les yeux

1. Tome I, p. 228, et tome XVI, p. 492.

2. Quoique nommé le 12 septembre 1694, à la place de Daguesseau (reg. O[1] 38, fol. 240), il fut dispensé de venir prendre aussitôt son rang (arrêt du 10 octobre, dans le registre E 1884), et ne quitta le Hainaut qu'en 1698.

3. Locution déjà rencontrée aux tomes VII, p. 396, et XII, p. 296.

4. *Obsuremt*, dans le manuscrit.

5. En janvier 1701 (tome XIV, p. 380). En décembre 1699, il avait été envoyé à Lille comme commissaire pour le règlement des limites avec l'Espagne. Voyez ci-après, p. 630.

6. *Lettres de Mme de Maintenon*, recueil Geffroy, tome II, p. 254.

7. Ce verbe surcharge peut-être *tirerent*.

8. *Mesme*, au singulier, dans le manuscrit.

s'ouvrirent sur eux, et Voysin devint comme le candidat banal[1] de toutes les grandes places[2]. Lassé de n'en espérer aucune par la stabilité où il voyoit toutes celles du ministère, il desira ardemment, et Mme de Maintenon pour lui, celle de premier président : il fut heureux que Chamillart tînt ferme pour Peletier pour plaire au duc de Beauvillier, et pour soi-même, qui, par la cascade, fit avocat général un fils de son ancien ami Lamoignon, qui, tôt après, le paya d'une étrange ingratitude[3]. Comme on juge par les événements, on regarda comme une faute grossière à[4] Chamillart de ne s'être pas défait de ce rival à toutes places, en lui faisant tomber celle de premier président; mais, comme je l'ai remarqué en son temps[5], rien n'eut tant de part à la promotion de Peletier que le crédit que son père, qui ne mourut de plus de quatre ans après[6], conserva toute sa vie auprès du Roi, qui se piqua toujours de l'aimer, et qui lui fit plus de grâces pour sa famille, depuis sa retraite, qu'il n'en avoit obtenu pendant son ministère.

Voysin eut grand besoin de la femme dont la Providence le pourvut. Devenu maître des requêtes sans avoir eu le temps d'apprendre dans les tribunaux, et de là passé promptement à l'intendance, il demeura parfaitement ignorant[7]; d'ailleurs, sec, dur, sans politesse ni savoir-vivre,

1. « On appelle figurément *témoin banal* celui qui est toujours prêt de servir de témoin à tout le monde » (*Académie*, 1718). Nous trouvons un exemple dans *Tallemant des Réaux*, tome III, p. 388. Saint-Simon écrit : *bannal*.

2. Depuis longtemps on jetait les yeux sur lui « pour toutes les grandes places de sa portée » (tome XIV, p. 380).

3. *Ibidem*, p. 379-384.

4. *En* surchargé en *à*. — 5. *Ibidem*, p. 383.

6. Le 20 août 1711.

7. Comparez le portrait qui va suivre avec les traits divers qui se rencontrent dans la suite des *Mémoires*, tomes VIII de 1873, p. 414, IX, p. 7, X, p. 21, et XI, p. 287; voyez aussi les *Mémoires de Berwick*, tome II, p. 76, et les *Essais dans le goût de ceux de Montaigne*, par le marquis d'Argenson, p. 189-190 et 199.

et pleinement gâté comme le sont presque tous les intendants, surtout de ces grandes intendances. Il n'en eut pas même le savoir-vivre, mais tout l'orgueil, la hauteur et l'insolence; jamais homme ne fut si intendant que celui-là, et ne le demeura si parfaitement toute sa vie depuis les pieds jusqu'à la tête, avec l'autorité toute crue pour tout faire, et pour répondre à tout[1]. C'étoit sa loi et ses prophètes[2], c'étoit son code, sa coutume[3], son droit : en un mot, c'étoit son principe, et tout pour lui. Aussi excella-t-il dans toutes les parties d'un intendant, et grand, facile et appliqué travailleur, d'un grand détail, et voyant et faisant tout par lui-même. D'ailleurs, farouche et sans aucune société[4], non pas même devenu conseiller d'État[5], et après ministre, incapable jusque de faire les honneurs de chez lui. Le courtisan, le seigneur, l'officier général et particulier, accoutumés à l'accès facile et à l'affabilité de Chamillart, à sa patience à écouter, à ses manières douces, mesurées, honnêtes, proportionnées, de répondre, même à des importuns et à des demandes et[6] à des plaintes sans fondement, et au style semblable de ses lettres[7], se trouvèrent bien étonnés de trouver en Voysin tout le contre-pied : un homme à peine visible, et fâché d'être vu,

1. Sur la toute-puissance pernicieuse des intendants et sur leur despotisme, voyez nos tomes XI, p. 84, et XIV, p. 332, le *Parallèle des trois premiers rois Bourbons*, p. 285-287 et 349, les *Écrits inédits*, tome IV, p. 36-38, et, parmi les ouvrages modernes, ceux de M. Albert Babeau sur *la Province* et sur le gouvernement de Villars en Provence.

2. Dicton courant emprunté à l'évangile selon saint Mathieu, chap. VII, verset 12.

3. Code du droit coutumier particulier à une province.

4. Sans aucun goût pour le commerce habituel avec des amis : voyez ce mot, 11°, dans le *Dictionnaire de Littré*.

5. Les mots *d'Estat* ont été ajoutés en interligne.

6. La conjonction *et* surcharge un *a*.

7. Mme de Maintenon le trouvait trop tendre et trop sensible pour un ministre (recueil Bossange, tome I, p. 66). Comparez les *Mémoires du chevalier de Quincy*, tome II, p. 236-238 et 286-289.

refrogné[1], éconduiseur[2], qui coupoit la parole, qui répondoit sec et ferme en deux mots, qui tournoit le dos à la réplique ou fermoit la bouche aux gens par quelque chose de sec, de décisif et d'impérieux, et dont les lettres, dépourvues de toute politesse, n'étoient que la réponse laconique, pleine d'autorité, ou l'énoncé court de ce qu'il ordonnoit en maître[3]; et toujours à tout : « Le Roi le veut ainsi. » Malheur à qui eut avec lui des affaires de discussion dépendantes d'autres règles que de[4] celles des intendants[5] ! Elles le sortoient de sa sphère, il sentoit son foible : il coupoit court, et brusquoit pour finir. D'ailleurs, il n'étoit ni injuste pour l'être, ni mauvais par nature; mais il ne connut jamais que l'autorité, le Roi et Mme de Maintenon, dont la volonté fut, sans réplique, sa souveraine loi et raison[6].

Quelque apparent qu'il fût, vers les derniers temps de Chamillart, que Voysin lui succéderoit[7], l'incertitude en dura jusqu'à sa déclaration. Le choix ne fut déterminé que le soir même de la retraite de Chamillart, entre le Roi et Mme de Maintenon[8]. Au sortir du souper, Blouin eut

1. Voyez notre tome XI, p. 40. Ici, *refroigné*.

2. Terme non admis par le *Dictionnaire de l'Académie*, qui donnait seulement *esconduire*. Il ne semble pas qu'on l'ait relevé ici.

3. « Il n'a dans la bouche que des paroles de fer et d'acier, » disait le chevalier de Bellerive; mais il connaissait bien les vieux officiers (ms. Fr. 14 173, fol. 268 v° et 269; ci-après, p. 569-570).

4. Il a écrit : *ce*. — 5. Il a écrit, par mégarde : *Itendants*.

6. Berwick, aussi, le reconnaît homme de sens et capable de grands détails, mais peu politique, très juste, mais dur dans ses réponses, appliqué à sa besogne sans autre passion, et il dit que plusieurs personnes de la cour pensaient qu'on eût fait de lui un excellent contrôleur général (*Mémoires*, tome II, p. 76).

7. En mars 1708, le Roi l'avait fait entrer dans le conseil de guerre avec Chamlay et les maréchaux Catinat, d'Huxelles et d'Harcourt (*Gazette d'Amsterdam*, n° XXIII), et en effet sa protectrice le portait déjà, mais faiblement (notre tome XV, p. 374). Nous avons vu ci-dessus, p. 175, note 7, qu'il avait été désigné pour aller négocier en Hollande avant que l'on songeât à Rouillé, mais qu'il avait dédaigneusement refusé.

8. Ci-dessus, p. 450.

ordre de mander à Voysin, à Paris, de se trouver le lendemain, de bon matin, chez ce premier valet de chambre, et sans paroître, qui le mena par les derrières dans les cabinets du Roi, qui, là, lui parla seul un moment après son lever, et qui lui fit un accueil médiocre. Il le déclara ensuite[1]. Voysin avoit auparavant été remercier et recevoir les ordres et les instructions de sa bienfaitrice[2]. De chez le Roi il alla dans le cabinet de son prédécesseur, prit possession des papiers et des clefs que lui donna et montra l'abbé de la Proustière[3], manda les commis[4], et de ce[5] jour habita l'appartement avec les meubles de Chamil-

1. *Dangeau*, p. 440-441; *Sourches*, p. 351; *Gazette d'Amsterdam*, n° L; *Mémoires de Berwick*, p. 407; *Villars d'après sa correspondance*, tome I, p. 336-337; Chansonnier, ms. Fr. 12694, p. 391. Les provisions de secrétaire d'État ne furent expédiées que le 17 juin, et le serment prêté le 18 (reg. O¹ 53, fol 82 v° et 83 v°). Pendant l'intérim, les commis de la guerre, sur l'ordre du Roi, firent signer les expéditions urgentes par un des autres secrétaires d'État à leur choix (*Mémoires de Luynes*, tome II, p. 22). Le règlement de la vente de la charge ne fut achevé qu'en 1714 (Esnault, *Michel Chamillart*, tome II, p. 302). Un brevet du 17 juin accorda à Voysin les mêmes quarante mille livres d'augmentation d'appointements qu'avait eues Chamillart, et il reçut, le 29, un brevet de retenue de huit cent mille livres sur sa charge (reg. O¹ 53, fol. 87 et 88).

2. Ici, *bienfaictrice*. — Dangeau dit qu'en sortant de chez le Roi, Voysin passa chez Mme de Maintenon. Elle annonça le jour même, au duc de Noailles (recueil Geffroy, tome II, p. 210-211), la disgrâce et le départ de Chamillart, et l'arrivée de Voysin. « Je le plains plus, disait-elle, que son prédécesseur. C'est Monseigneur qui a achevé de déterminer le Roi. » Le premier soin du nouveau ministre fut de rendre toutes ses commissions et bureaux du Conseil.

3. Ci-dessus, p. 443.

4. Le jour même, il adressa aux généraux qui commandaient les différentes armées une lettre circulaire pour leur faire part de sa nomination. M. de Luçay (*les Secrétaires d'État*, p. 110-111) en a donné le texte d'après la minute du Dépôt de la guerre, vol. 2116, p. 205. La lettre à Villars comporta un post-scriptum spécial pour lui demander plus particulièrement ses conseils, avec promesse formelle de les suivre. La lettre au maréchal de Bezons se trouve dans le ms. Nouv. acq. fr. 3288, fol. 77.

5. *Ce* est en interligne.

lart[1], en sorte qu'il n'y parut de changement qu'un autre visage, jusqu'au mercredi suivant[2], qu'on alla à Marly, pendant lequel les meubles se changèrent. Le soir, Mme Voysin arriva à petit bruit droit chez Mme de Caylus, son amie d'ancien temps et avant qu'elle fût rappelée à la cour[3]. Celle-ci aussitôt la conduisit chez sa tante, où les transports de la protectrice et le néant où se jeta la protégée furent égaux. Peu après, le Roi entra, qui l'embrassa jusqu'à deux fois différentes pour plaire à sa dame, l'entretint de l'ancienne connoissance de Flandres, et la pensa faire rentrer sous terre. De là, se dérobant à toute la cour, elle regagna son carrosse et Paris pour y donner ordre à tout, et se mettre en état de ne plus quitter son mari, à qui, plus que jamais, elle étoit nécessaire auprès de Mme de Maintenon, et à porter l'abord du monde et le poids délicat de la cour, qui s'empressa autour d'eux avec sa bassesse ordinaire, et jusqu'à Monseigneur se piqua de dire qu'il étoit des amis de Mme Voysin depuis leur connoissance de Flandres : il oublia ainsi de s'être mépris pour d'Antin[4], et d'Antin lui-même se fit un de leurs plus grands[5] courtisans. Vaudémont et ses nièces, si intimes de Chamillart, s'oublièrent auprès d'eux moins que personne, et avec les plus grands empressements[6].

Spectacle de l'Étang; procédé infâme

La Feuillade, ce gendre si chéri, avoit gardé le secret, à Meudon, de l'avis qu'il avoit reçu par le billet de son

1. Chamillart avait eu en octobre 1699 tout le grand appartement de M. le Peletier, partagé jusque-là entre Tessé, Villacerf, la princesse d'Espinoy, Puységur et Montviel, et l'on n'en avait réservé qu'un petit logement pour M. de Souzy.

2. Le 11 juin. Ce jour-là, le nouveau ministre travailla avec le Roi, quoique n'ayant pas prêté serment. — *Mercredy* surcharge un *x* ajouté par mégarde à *au*.

3. Tome XV, p. 276-279.

4. Ci-dessus, p. 427.

5. *Grd*, au singulier, dans le manuscrit.

6. Au bout de moins de deux mois, on vit le Roi lui-même montrer les eaux de Marly à Mme Voysin (*Sourches*, tome XII, p. 25), et elle fut invitée plusieurs fois au souper.

de la Feuillade. beau-père[1]. Dès le lundi matin, l'air libre et dégagé, il vint prier le Roi, qui alloit à la messe, de se souvenir qu'il avoit donné sa vaisselle[2], et de lui conserver le logement que Chamillart lui avoit donné[3]. Le Roi ne répondit que par un froid et méprisant signe de tête[4]. Son maintien ne réussit pas mieux dans le public, et, tout à la fin de la matinée, il se résolut enfin d'aller à l'Étang. J'y allai au sortir de table, avec Mme de Saint-Simon et la duchesse de Lauzun. Quel spectacle! une foule de gens oisifs et curieux, et prompts aux compliments, un domestique[5] éperdu, une famille désolée, des femmes en pleurs, dont les sanglots étoient les paroles; nulle contrainte en une si amère douleur[6]. A cet aspect, qui n'eût cherché la chambre de parade et le goupillon[7] pour rendre ce devoir au mort? On avoit besoin d'effort pour se souvenir qu'il n'y en avoit point, et pour ne trouver pas à redire qu'il n'y eût point de tenture et d'appareil funèbre, et on étoit effrayé de voir ce mort, sur qui on venoit pleurer, marcher et parler d'un air doux, tranquille, le front serein, sans rien de contraint ni d'affecté, attentif à chacun, point ou très peu différent

1. Ci-dessus, p. 442. — 2. Ci-dessus, p. 408-409.

3. Ci-après, p. 580. Voici ce que dit Dangeau à propos de ces logements (p. 441-442) : « Le Roi a disposé des appartements que M. de Chamillart donnoit dans la Surintendance à M. et Mme de la Feuillade, à M. et Mme de Lorge, à M. et Mme de Cany; il y loge M. Peletier et M. des Forts, » etc.

4. En 1740, on voit Saint-Simon rappeler au cardinal de Fleury que le Roi avait donné un logement à la Feuillade (tome XXI et supplémentaire de l'édition de 1873, p. 402).

5. Ci-dessus, p. 140.

6. Ci-après, p. 581. On trouve ces vers dans le *Nouveau siècle*, tome III, p. 336 :

A l'Étang on voit Chamillart
Danser un triste branle.
Ses parents l'ont mis à l'écart;
On fait un petit pot à part
Pour son cerveau qui branle.
Le noble sang des Mortemart
Ne rit pas de ce branle.

7. Ci-dessus, p. 145.

de ce qu'il avoit coutume d'être. Nous nous embrassâmes tendrement. Il me remercia, pénétré des termes de mon billet de la veille[1]. Je l'assurai que je n'oublierois point les services et les plaisirs que j'en avois reçus, et je puis dire que je lui ai tenu plus que parole, et à sa famille après lui. Son fils parut tout consolé, moins sensible à une chute qui le mettoit en poudre[2], qu'à la délivrance d'un travail dont il n'avoit ni le goût ni l'aptitude[3]; des frères stupides[4], qui parfois s'émerveilloient comment le Roi s'étoit pu séparer de leur frère. La Feuillade voltigeoit et philosophoit sur l'instabilité des fortunes avec une liberté d'esprit qui ne scandalisa pas moins qu'il avoit indigné le matin à Versailles[5]. Tout est mode et curiosité à la cour : des uns aux autres il n'y eut personne qui n'allât à l'Étang, et, à y voir Chamillart y répondre à tout le monde, on eût dit que, encore en place, il y donnoit audience à toute la cour, tant il paroissoit tranquille et naturel[6]. Une

1. Ci-dessus, p. 447.

2. Corneille avait dit dans *Horace*, acte IV, sc. 5 :

> Puissé-je de mes yeux y voir tomber ce foudre,
> Voir ses maisons en cendre et tes lauriers en poudre!

et Racine, dans *Esther*, acte II, sc. 7 :

> J'ai cru vous voir tout prêt à me réduire en poudre.

Littré a cité plusieurs autres exemples.

3. Nous l'avons vu remplacer son père pendant les divers voyages de 1708.

4. Ci-dessus, p. 449.

5. Après la démission de février 1708, on lui avait entendu dire qu'il venait de perdre une moitié de son beau-père, mais perdrait bientôt l'autre (recueil Bossange, tome I, p. 253). D'ailleurs, nous l'avons déjà vu (tome IV, p. 254) afficher bien peu de considération pour son premier beau-père Châteauneuf.

6. En s'en allant, il se décerna à lui-même ce témoignage de satisfaction (*Philippe V*, par le P. Baudrillart, tome I, p. 331) : « C'est un grand miracle que j'aie pu fournir les moyens de soutenir sept années et demie de guerre et les dépenses de huit années et demie! Si j'ai sacrifié à cette tâche mon repos et ma liberté pour vivre tant d'années dans ce purgatoire, c'est pour ne point abandonner dans l'embarras le maître à qui je devois tout. »

ignorance de magistrat de beaucoup de choses de la cour et du monde, qu'aucun des siens ne suppléoit, et un air excessif de naïveté, avec une démarche dandinante[1], lui avoient fait grand tort, et nier trop entièrement l'esprit. Le mardi se passa dans le même abord, ou plutôt dans la même foule. Nous[2] y passâmes encore ce jour-là et le lendemain; mais il leur vint le mardi tant d'avis de l'aigreur avec laquelle Mme de Maintenon s'en expliquoit[3], de son dépit de ce qu'elle prit pour une marque de considération, du blâme amer de ce que Chamillart avoit laissé forcer, puis ouvert sa porte, que, de peur de pis, quoique le Roi ne l'eût pas trouvé mauvais, Chamillart accepta l'offre de sa maison[4] des Bruyères, près le Ménilmontant[5], où il s'en alla le mercredi, où nous fûmes toujours avec lui, et où M. de Lorge n'épargna rien pour qu'il s'y trouvât au mieux qu'il fut possible[6]. Le mercredi matin, que le Roi devoit aller coucher à Marly, Cany alla pour lui faire la révérence[7]: il attendit à la porte du cabinet, avec tout le monde, qu'il rentrât de la messe. Le Roi s'arrêta à lui, le regarda d'un air d'affection et de complaisance, l'assura qu'il auroit soin de lui et qu'il lui vouloit faire du bien; et, se sentant attendrir, il se hâta d'entrer. On fut bien surpris que, quelques moments après, le Roi rouvrit la porte du cabinet, les yeux rouges, qu'il venoit d'essuyer, rappela Cany, lui répéta encore les mêmes choses, et plus fortement. On vit par là quel fut l'effort que le Roi se fit pour se laisser arracher son ministre, combien il fallut de puissants et d'habiles ressorts, et qu'il ne put encore leur céder que lorsque, par le retour de Torcy, il vit la paix

Accueil du Roi à Cany.

1. Déjà dit tome VI, p. 292. — 2. *N*[s] surcharge *No*.
3. Ci-après, p. 472. — 4. La maison de M. de Lorge, son gendre.
5. C'est là que, l'année précédente, nous avons vu se consommer le mariage clandestin du prince de Léon avec Mlle de Roquelaure (tome XVI, p. 98).
6. Ci-dessus, p. 447, et ci-après, p. 580-581.
7. Ni Dangeau, ni les *Mémoires de Sourches* ne parlent de la scène que Saint-Simon va raconter.

tout à fait désespérée[1]. Le froid accueil fait, contre sa coutume, à un ministre au moment de son choix, qu'on a vu que Voysin avoit essuyé[2], ce que nous verrons bientôt[3] qui lui arriva encore dans une nouveauté toujours si brillante, et cette réception faite à Cany montra bien que, si son père m'eût voulu croire une seconde fois et parler au Roi[4], ce monarque ne se seroit jamais pu défendre de lui, et qu'il seroit demeuré en place. La famille de la femme de son fils, bien empêchée de lui à son âge, le détermina, et la sienne, à entrer dans le service quelque dégoût qu'il y eût pour lui, qui en avoit été comme le petit roi, de dépendre du successeur de son père et de lui-même, d'avoir affaire à ses propres commis, et de devenir camarade, et beaucoup moins, de cette foule de jeunes gens qui lui faisoient leur cour[5]. Le Guerchoys, qui avoit la Vieille-Marine[6], et qui venoit d'être fait maréchal de camp[7], et que Chamillart, à ma prière[8], avoit fort servi, n'eut pas plus tôt appris ce dessein par le public, qu'il lui[9] envoya d'où il étoit sa démission, sans stipulation quelconque, et tous les autres régiments vendus[10] : Chamillart en fut fort touché, et lui en donna le prix sans que le Guerchoys s'en voulût mêler en façon quelconque[11].

Beau procédé de Guerchoys.

1. Ci-dessus, p. 399. — 2. Ci-dessus, p. 460.
3. Ci-après, p. 467.
4. Ci-dessus, p. 430.
5. Voyez les *Mémoires du chevalier de Quincy*, tome III, p. 238-239.
6. Tome XIII, p. 95.
7. Dans la promotion du 20 mars (*Dangeau*, p. 361; *Sourches*, p. 288). Il était par conséquent obligé de se démettre de son régiment, ce qui diminue la beauté de son action, puisqu'il avait raison de préférer dans Cany un excellent acquéreur.
8. On a vu, tome XIII, p. 210, que c'était un protégé de Saint-Simon; du moins, celui-ci le dit et le répète.
9. La première lettre de *luy* surcharge un *e*.
10. Le régiment Dauphin était aussi à vendre (*Dangeau*, p. 443).
11. Cany paya ce régiment cent mille livres (*Sourches*, p. 355; *Dangeau*, p. 443; *Mercure* de juin, p. 341-342; recueil Esnault, tome II, p. 221-222 et 308).

Le jeune homme, qui, par un prodige unique, ne s'étoit point gâté dans la place qu'il avoit occupée[1], s'y fit aimer, et de tous les militaires, s'y fit estimer, et y servit le peu qu'il vécut avec une valeur, une distinction et une application qui, dans un autre genre, lui auroit réconcilié la fortune[2]; et le Roi, qui prit toujours plaisir à en ouïr dire du bien, ne cessa point de le traiter avec une amitié tout à fait marquée[3].

Voysin ministre.

Voysin alla à Meudon le mardi matin, lendemain de sa déclaration, et y fut longtemps seul avec Monseigneur[4], qui n'avoit pas dédaigné de recevoir les compliments qu'on osa lui faire de la part qu'il avoit eue à la disgrâce de Chamillart. Le lendemain mercredi, le Roi le manda au conseil d'État, et le fit ainsi ministre[5]. Cette promptitude n'avoit point eu d'exemple[6], et son prédécesseur eut plus d'un an les finances avant de l'être[7], et le fut beaucoup plus tôt qu'aucun. Le Roi lui dit que ce n'étoit pas la peine de lui faire attendre[8] cette grâce, que Mme de Maintenon lui valut encore, à quoi personne ne se méprit, et à laquelle elle ne fut pas insensible, quelque accoutumée qu'elle fût à régner[9]. Un si rapide éclat ne laissa pas, incontinent après, d'être mêlé d'amertume[10]. Le maréchal de Villars envoya cinq différents projets pour recevoir les

1. Comparez l'Addition n° 886 (ci-après, p. 519-520), sur la disgrâce de son père, et notre tome XIV, p. 248-249.

2. Comparez un pareil témoignage dans les *Mémoires de Berwick*, tome II, p. 75.

3. Il y eut, le 17, une réunion du conseil de famille pour nommer le chevalier de la Proustière, Jérôme Gourreau, oncle maternel du jeune homme, tuteur à la liquidation de la charge de secrétaire d'État : notre tome XVI, p. 399, note 4.

4. *Dangeau*, p. 441. — 5. *Ibidem*, p. 445.

6. C'est Dangeau qui fait cette observation.

7. Tomes V, p. 447-448, et VII, p. 358. — 8. *Attendre* est en interligne.

9. Mme des Ursins lui en adressa ses félicitations le 5 juillet (recueil Geffroy, p. 368-369). Voyez les vers donnés dans le *Nouveau siècle*, tome III, p. 334.

10. De qui notre auteur a-t-il tenu le récit de l'incident qui va suivre?

ordres du Roi[1]. La face des affaires, sur laquelle on s'étoit réglé, avoit un peu changé en Flandres, et c'étoit sur quoi il s'agissoit de prendre un nouveau plan. Voysin reçut ces projets à Marly. Il avoit toujours ouï dire, et su depuis par les officiers principaux, depuis qu'il fut en Flandres, peut-être même par M. de Luxembourg, qui, avec grande raison, s'en plaignoit souvent, que Louvois, Barbezieux, et depuis Chamillart, les décidoient, et[2] faisoient les réponses toutes prêtes, qu'ils montroient seulement au Roi. Sur ces exemples, il en voulut user de même; mais le coup d'essai se trouva trop fort pour lui, et il ne put. Il sentit que déterminer un plan de campagne et les partis à prendre sur ses diverses opérations étoit besogne qui passoit un intendant de frontière et un conseiller d'État, qu'il n'y connoissoit rien, et que la chose dépassoit tout à fait ses lumières : il porta donc au Roi tous les projets, et lui dit qu'il étoit si nouveau dans sa place, qu'il croyoit pouvoir[3] lui avouer sans honte que le choix de ces projets le passoit, et qu'en attendant qu'il en sût davantage, il le supplioit de vouloir bien le décider lui-même. Ce n'étoit pas là le langage du pauvre Chamillart, ni celui de Louvois même. C'étoit lui qui avoit réduit les généraux à ce point après qu'il fut délivré de Monsieur le Prince et de M. de Turenne; mais il savoit combien le Roi étoit jaloux, et à quel point il se piquoit d'entendre la guerre. Il fit donc là-dessus comme depuis Mansart sur les projets de son métier[4] : il fit tout, mais avec l'art de faire accroire au Roi que c'étoit lui-même qui faisoit, dont il exécutoit et expédioit seulement les ordres. Son fils en usa de même; mais Chamillart, tout de bon, laissoit tout

Voysin rudement réprimandé par le Roi.

1. *Sourches*, p. 350, 354 et 362; *Mémoires militaires*, tome IX, p. 9-11; *Villars d'après sa correspondance*, tome I, p. 322. Ces projets doivent se retrouver dans le volume 2451 du Dépôt de la guerre.

2. *Et* est en interligne.

3. *Pouvoit* corrigé en *pouvoir*, et *croyoit* ajouté en interligne.

4. Tome XVI, p. 40.

au Roi[1]. Il fut donc également surpris et irrité d'un langage si nouveau : il se fâcha de voir un homme de robe vouloir à l'avenir décider sur la guerre, et le prétendre comme un apanage de sa place, tandis qu'il la donnoit principalement à la robe pour en savoir plus qu'eux et pouvoir compter tout faire. Il se redressa d'un pied, et, prenant un ton de maître, lui dit qu'il voyoit bien qu'il étoit neuf de prétendre décider de quelque chose, qu'il vouloit donc qu'il apprît, et de plus qu'il retînt bien pour ne l'oublier jamais, que sa fonction étoit de prendre ses ordres et les expédier, et la sienne, à lui, d'ordonner de toutes choses, et de décider des plus grandes et des plus petites. Il prit ensuite les projets, les examina, prescrivit la réponse que bon lui sembla, et renvoya sèchement Voysin, qui ne savoit plus où il en étoit, et qui eut grand besoin de sa femme pour lui remettre la tête, et de Mme de Maintenon pour le raccommoder, et pour l'endoctriner mieux qu'elle n'avoit encore eu loisir de faire.

Boufflers évangéliste de Voysin.

Cette romancine fut suivie d'un autre chagrin, aussi nouveau dans cette place que contraire au goût, à l'esprit, aux maximes et à l'usage du Roi. Il défendit à Voysin de rien expédier sans le maréchal de Boufflers, et ordonna à celui-ci de tout examiner[2] : tellement qu'on vit aller

1. Il serait intéressant de vérifier, sur les minutes du Dépôt de la guerre, si ce que dit notre auteur est exact. Nous avons remarqué, pour la campagne de 1708, que certaines lettres du Roi à son petit-fils ou à M. de Vendôme sont représentées, dans la série des minutes originales, par des brouillons entièrement écrits de la main du ministre, qui, en outre, faisait souvent, pour son propre compte, des lettres personnelles, dont il ne reste pas de minutes.

2. Avant même le changement de ministre, en janvier 1709, Boufflers faisait déjà une grosse partie de la besogne, puisque Mme de Maintenon écrivait à la princesse des Ursins (recueil Geffroy, tome II, p. 196) : « Il travaille autant, lui tout seul, que tous nos ministres

* Même emploi que dans notre tome IV, p. 136. On appelait ainsi les assesseurs du greffier aux états généraux, et l'Académie française élisait aussi au sort un évangéliste pour aller annoncer au Roi la première désignation d'un candidat.

continuellement le maréchal et le nouveau ministre l'un chez l'autre, et plus souvent le dernier portant le portefeuille chez le maréchal, et les deux commis des lettres les porter tous les jours, une et souvent plusieurs fois, chez lui, avec le projet des réponses, auxquelles le maréchal effaçoit, ajoutoit et corrigeoit ce qu'il jugeoit à propos[1]. L'humiliation étoit grande pour[2] un ministre d'avoir sans cesse à présenter son thème à la correction d'un seigneur qui n'entroit point dans le Conseil et qui n'alloit point commander d'armée. Une fonction si haute et si singulière mit[3] le maréchal dans une grande privance d'affaires avec le Roi et dans une considération éclatante, ajoutée encore à celle où Lille l'avoit mis, et à[4] la part publique qu'il avoit eue à la disgrâce de Chamillart. Voysin fut souple, et, sûr de Mme de Maintenon, et, par elle, du maréchal même, attendit du bénéfice du temps le moment de sortir de tutelle, sans témoigner de s'en lasser, et, moins qu'à personne, au tuteur qui lui avoit été donné.

Chamillart, ayant passé quelque temps aux Bruyères, vint à Paris, dont il avoit toute liberté, et où un si grand changement de fortune demandoit sa présence pour le nouvel arrangement de ses affaires. Pendant qu'il y

Chamillart poursuivi par Boufflers.

ensemble; il tâche de démêler l'horrible désordre où nos généraux ont laissé l'armée. Nos rois seroient bien heureux, s'ils avoient beaucoup de sujets de ce caractère-là.... » On voit seulement, dans un passage des *Mémoires de Sourches*, tome XII, p. 25, le maréchal appelé à travailler avec Voysin, mais en compagnie du maréchal de camp Ravignan : ce qui donne un air de conseil de guerre.

1. Le règlement du 29 mars 1708 cité ci-dessus, p. 189, notes 1 et 2, disait : « Toutes les lettres, de quelque espèce qu'elles soient, quelles que soient les matières qu'elles traitent, passeront par le bureau du sieur Pinsonneau (bureau de M. Darbon de Bellou), où se feront les réponses que j'ordonnerai ; celles qui parleront de matières qui doivent être expédiées dans les autres bureaux y seront renvoyées avec mes décisions.... »

2. *A* corrigé en *pr*.

3. Le *t* de *mit* corrige une *l*.

4. Cette préposition est ajoutée en interligne.

étoit, Bergeyck vint faire un tour à la cour, et y travailla deux heures avec le Roi et Torcy[1]. Il trouva le ministère changé et son ami hors de place, qu'il voulut embrasser avant de s'en retourner. C'étoit les premiers jours de juillet. J'étois aussi à Paris, où je fus surpris de voir entrer chez moi le maréchal de Boufflers, tout en colère, et qui, à peine assis, me dit que tout à l'heure il avoit pensé arriver une belle affaire ; qu'étant chez le duc d'Albe, Chamillart y étoit venu avec Bergeyck ; qu'heureusement Chamillart avoit été sage, qu'ayant vu son carrosse dans la cour, il n'avoit pas voulu entrer[2], et avoit descendu Bergeyck à la porte ; qu'il avoit bien fait, parce que, s'il eût monté[3] et se fût avisé de dire quelque chose, il lui auroit fait la sortie qu'il méritoit, et qu'il continuoit de mériter, puisque, hors du ministère, et non content de demeurer à Paris, il conservoit commerce avec les ministres étrangers, visitoit les ambassadeurs, et se vouloit encore mêler d'affaires. Le maréchal s'échauffa de plus en plus, se lâcha contre ce mort comme il faisoit de son vivant, et finit par me dire que je ferois bien de l'avertir de prendre garde à sa conduite, pour ne s'attirer pas pis, et de lui conseiller encore de sortir de Paris, où il étoit hardi de demeurer. Je

1. *Dangeau*, p. 463, et *Sourches*, tome XII, p. 6-7, à la date du 7 juillet. « Le baron de Bergeyck salua hier le Roi, présenté par M. de Torcy, et aujourd'hui ils ont travaillé tous deux avec le Roi avant qu'il allât à la chasse » (*Dangeau*). Cela « donna des soupçons de quelque nouvelle négociation pour la paix » (*Sourches*). Bergeyck était déjà venu en février (ci-dessus, p. 176), sans qu'on pût en savoir le sujet. Le mois suivant, dans les négociations de la Haye, le roi Philippe V l'avait chargé secrètement d'offrir aux Hollandais toutes sortes d'avantages pour le commerce des Indes, s'ils voulaient renoncer à soutenir l'Archiduc. Sa politique, dans la seconde partie de l'année, parut fort suspecte : il voulait délivrer l'Espagne de l'influence française, et de Mme des Ursins elle-même.

2. Avant *entrer*, il a biffé *monter*.

3. Emploi de *monter*, sans régime direct, avec le verbe auxiliaire *avoir*, au lieu d'*être*, que les grammairiens, et même le *Dictionnaire de l'Académie*, admettaient ou toléraient.

tâchai de l'adoucir, de peur de pis en effet pour le malheureux ex-ministre[1], et j'y réussis assez bien en ne le contredisant pas sur des choses inutiles. Je fus ensuite chez Chamillart, que je voyois fort assidûment, qui me conta que, Bergeyck l'étant allé voir, et lui ayant affaire dans le quartier du duc d'Albe[2], chez qui Bergeyck vouloit aller au sortir de chez lui, il l'y avoit mené sans aucun dessein d'y descendre, et seulement pour être plus longtemps avec Bergeyck. Ce qu'il y eut de rare, c'est que le Roi demanda à ce dernier s'il n'avoit pas été surpris de ne plus trouver son ami Chamillart en place, et, comme Bergeyck répondit mollement et tâtant le pavé[3], le Roi le rassura en lui en disant du bien, mais comme en passant, et comme quelque chose qui lui échappoit avec plaisir. J'avois fait en sorte de faire parler Chamillart sur cette prétendue visite au duc d'Albe, sans lui dire pourquoi; mais le vacarme qu'en fit Boufflers ailleurs encore que chez moi fit du bruit, qui revint à Chamillart, et qui fit qu'il me demanda si le maréchal ne m'en avoit point parlé : je le lui avouai, mais sans entrer dans un fâcheux détail. Là-dessus, Chamillart, le cœur gros de l'aventure, m'apprit que, sans lui, Boufflers n'eût pas eu la survivance de ses gouvernements de Flandres et de Lille pour son fils, qu'il fut même obligé d'en presser le Roi à plus d'une reprise, et qu'il lui arracha cette grâce pour le défenseur de Lille, plutôt qu'il ne l'obtint[4]. C'est ainsi que les bien-

Louable, mais grande faute de Chamillart.

1. *L'Académie* n'admit qu'en 1762 la particule adverbiale *ex*. Notre auteur a écrit sans séparation, avec une initiale majuscule : *Exministre*.

2. Cet ambassadeur habitait, à la croisée des rues du Bac et de Grenelle, la maison qui devait devenir l'hôtel de Galliffet, puis, en 1795, le ministère des Relations extérieures (*Mercure* de juillet 1709, p. 309).

3. Locution figurée déjà relevée dans notre tome VIII, p. 14.

4. Tome XVI, p. 485. Boufflers n'ignorait pas ce qu'il devait à Chamillart, puisqu'il l'avait remercié, par une lettre très chaleureuse, dès le 25 décembre (Guerre, vol. 2084, n° 297). Nous avons la copie de ses provisions, du 18 de ce mois, et du brevet de survivance, du 26, dans les *Dossiers bleus* du Cabinet des titres, vol. 117, dossier 2935, fol. 74-99.

faits qui semblent le plus naturellement couler de source ne sont souvent que le fruit d'offices redoublés, et une des choses en quoi Chamillart se manqua le plus principalement à soi-même fut de ne se faire valoir d'aucun, pour en laisser au Roi tout le gré et l'honneur, dont sa disgrâce fut le salaire. J'ai touché déjà[1] les raisons pour lesquelles le maréchal ne l'aimoit pas, entre lesquelles son revêtement[2] de Mme de Maintenon, pour ainsi parler de son dévouement pour elle, et la partialité du ministre pour Vendôme et son abandon à cette étrange cabale l'avoient tellement aigri, qu'il se déchaîna à découvert, et que le brillant de son retour de Lille, joint à l'opinion de sa droiture, de sa vérité, de sa probité, qui en effet étoient parfaites, firent peut-être plus de mal à Chamillart que Mme de Maintenon même, et que tout ce qu'elle avoit su ameuter et organiser contre lui; mais, si le maréchal eût su qu'il lui devoit la survivance de Flandres pour son fils, jamais il ne se fût porté à le perdre, et il étoit homme si généreux et si reconnoissant, que, tout politique[3] qu'il étoit, je l'ai connu assez intimement pour avoir lieu de douter que Mme de Maintenon, toute telle qu'elle fût pour lui, l'eût pu empêcher de le servir. De tous ses ennemis, il n'y eut presque que le maréchal qui ne le visita point et qui ne lui fit[4] rien dire, et il eut raison après s'être si ouvertement déclaré. Le Chancelier même, et Pontchartrain son fils, l'un lui écrivit, l'autre le visita, et tous ceux qui lui avoient été le plus opposés se piquèrent de procédés honnêtes[5]. Mais la poursuite menaçante de Mme de Maintenon, qui craignoit même son ombre, le contraignit de retourner aux Bruyères, et bientôt après à Mont-l'Évê-

Chamillart chassé de Paris

1. Ci-dessus, p. 388.

2. Les dictionnaires ne citent que cet exemple de *revêtement* au figuré, que l'auteur va expliquer.

3. Par mégarde, il a écrit : *polique*.

4. *Fist* est écrit au subjonctif, et *visita* à l'indicatif.

5. On trouve une lettre que le duc du Maine lui écrivit, lors de sa sortie du Contrôle, dans le recueil Esnault, tome II, p. 180.

que, maison de campagne de l'évêché de Senlis[1], parce qu'elle le trouvoit trop près de Paris. J'y fus des Bruyères avec lui, et j'y demeurai plusieurs jours. Le grand écuyer y vint dîner avec lui de Royaumont[2]. La proximité des Bruyères de Paris lui avoit procuré quantité de visites; l'éloignement de Mont-l'Évêque ne l'en priva pas. Mme de Maintenon fut piquée à l'excès que sa disgrâce ne fît pas son abandon général : elle s'en expliqua avec tant de dépit, et lui fit revenir tant de menaces sourdes, s'il ne s'éloignoit entièrement, qu'il jugea devoir céder à une si dangereuse persécution[3]. Il n'avoit point de terres, il en cherchoit pour placer une partie du prix de sa charge, il ne savoit où se retirer au loin : il prit le parti forcé d'aller visiter lui-même les terres qu'on lui proposoit, pour s'éloigner sous ce[4] prétexte[5], en attendant qu'il pût être fixé

par Mme de Maintenon.

1. Fief de Chantilly, sur la Nonette, à une demi-lieue E. S. E. de Senlis, avec une belle maison de plaisance, auprès de l'abbaye de la Victoire. Les évêques le possédaient depuis le douzième siècle.

2. Tome XI, p. 21. Cette splendide abbaye, magnifiquement décorée par Monsieur le Grand et les Lorrains, qui en faisaient leur résidence de plaisance et y avaient leur sépulture, est distante de cinq ou six lieues de Mont-l'Évêque, en passant par Senlis. Elle possédait un beau bois de chasse de sept cent cinquante arpents.

3. Elle écrivit au duc de Noailles, le 28 juillet (recueil Geffroy, tome II, p. 218) : « Je suis persuadée que M. Voysin servira très utilement. M. Chamillart a tout perdu par son opiniâtreté. Il vouloit absolument compter sur la paix, et n'avoit fait aucune préparation pour la guerre : c'est ce qui nous met dans la dangereuse situation où nous sommes. Ce pauvre homme ne conduit pas mieux sa disgrâce que sa fortune : il veut voir le Roi, il se pare de la bonté qu'il lui a marquée, et on lui donne l'air d'un retour, qui n'est pas près, mais qui ne laisse pas de faire tort à ceux qui sont en place. C'est, je crois, ce qui donne lieu à ces changements continuels de ministres qu'on fait à Paris, et où il n'y a aucun fondement. » Avec le maréchal de Villars, qui évita de se prononcer, et qui ne pouvait qu'être fâché, elle affecta de plaindre sa nouvelle créature, tout en espérant que Voysin ne s'abattrait pas si facilement (*ibidem*, p. 211).

4. *Se* corrigé en *ce*.

5. Il trouva trop chère une location à Paris, même chez son gendre Lorge : ci-après, p. 582.

quelque part au loin[1]. La Feuillade avoit fait l'effort de coucher une nuit aux Bruyères et deux à Mont-l'Évêque; le surprenant est qu'il avoit tellement ensorcelé son beau-père, qu'il lui fut obligé de ce procédé, tandis qu'il n'y eut personne, jusqu'à ses ennemis mêmes, qui[2] n'en fût indigné.

1. Parti le 29 juillet, il pensa d'abord à aller acheter Meillant, en Berry, résidence sauvage au milieu des bois (*Correspondance des Contrôleurs généraux*, tome III, nos 512 et 519).

2. *Que* corrigé en *qui*.

# APPENDICE

PREMIÈRE PARTIE

## ADDITIONS DE SAINT-SIMON

### AU *JOURNAL DE DANGEAU*

839. *La maréchale de la Motte-Houdancourt.*

(Page 15.)

1er avril 1684. — L'archevêque d'Auch étoit frère du feu maréchal de la Motte, grand aumônier de la Reine mère, qu'il assista à la mort en 1666, et commandeur de l'ordre du Saint-Esprit. La maréchale de la Motte étoit Prye et sœur cadette de Mme de Bullion belle-fille du surintendant. La maréchale de la Motte étoit veuve et retirée dans ses terres à vingt-cinq lieues de Paris, lorsque Mme de Montausier, dame d'honneur de la Reine et gouvernante de ses enfants, les quitta, ne pouvant suffire aux deux charges, envoya chercher la maréchale, qui ne s'attendoit à rien moins, et qui fut choisie comme une femme de belle représentation, vertueuse, de bonne maison par elle-même, bien sotte, et qui ne seroit qu'une bonne mie, incapable de se mêler de rien à la cour que d'obéir dans ses fonctions à la lettre, comme elle fit aussi; elle a été gouvernante des trois générations. Elle étoit mère des duchesses d'Aumont, la seconde femme de Ventadour, et de la Ferté.

840. *Le prince de Danemark chez le Roi.*

(Page 24.)

27 janvier 1693. — Le prince royal de Danemark vient une autre fois en courtisan au lever du Roi, mais après la chemise.

841. *La folie de M. de la Chastre.*

(Page 31.)

17 janvier 1709. — La Chastre étoit un homme de qualité, fort brave et fort bien fait, fort galant, fort glorieux, de peu ou point d'esprit,

honnête homme, mais sans aucun talent pour quoi que ce fût. On l'appeloit le *Beau berger*, et l'on se moquoit volontiers de lui. Ses manières étoient naturellement impétueuses, et il eut des accès de folie qui ne se manifestèrent que tard. Une des premières qui lui prit pensa faire mourir de peur M. le prince de Conti, et le mit en grand danger. Il avoit la goutte aux deux pieds et étoit sur un canapé le long de son feu, à Paris; la compagnie s'en alla, et la Chastre resta seul. Fort peu après, ses yeux s'égarent, son discours se confond; il se lève, tire son épée, attaque les meubles et la tapisserie, voit des bataillons et des escadrons, montre au prince de Conti les ennemis qui sont ici et qui sont là, écume, court, et toujours s'escrime. M. le prince de Conti, cloué sur son canapé, éloigné du cordon de sa sonnette, personne dans les pièces autour d'eux, mouroit de peur d'être pris pour un ennemi comme les meubles, ne contestoit rien, se tapissoit, et ramadouoit son homme tant qu'il pouvoit. Cela dura plus de demi-quart d'heure, qu'il arriva un valet de chambre. Cela troubla la Chastre et le remit assez pour que M. le prince de Conti lui pût faire entendre qu'il avoit quelque besoin, et la Chastre sortit. Jamais ce prince ne s'étoit trouvé à telle fête. Il en fit confidence à ce valet, qui aussi bien avoit été fort étonné de trouver la Chastre en cet état, lui défendit d'en parler à personne, et encore plus de le laisser jamais seul avec lui, puis envoya prier le duc d'Humières de le venir voir. Il lui conta le fait pour en avertir Mme de la Chastre, et lui faire prendre des mesures pour essayer à faire traiter son mari, et prendre garde à lui. La maréchale d'Humières étoit sœur de son père. Cette aventure demeura près de deux ans ensevelie, sans que la Chastre eût fait parler de lui, jusqu'à cette aventure de la comédie à Versailles, où il vit encore des bataillons et des escadrons, et voulut charger les comédiens. Il lui en arriva plusieurs autres, qui, à la fin, le rendirent incapable de servir, et le firent fuir de tout le monde. Il se retira en sa terre de Malicorne, au pays du Maine. Il y perdit sa femme, fille de Lavardin autrefois ambassadeur à Rome, femme d'un grand mérite. Son fils et sa belle-fille, qui étoit fille de Nicolay premier président de la Chambre des comptes, lui persuadèrent de se retirer dans un bâtiment fort joli dans le jardin des Picpus, où l'on en avoit grand soin, où il ne voyoit que sa famille, et d'où il ne sortit plus.

### 842. *Le Père de la Chaise.*

(Page 40-41.)

20 janvier 1709. — Le P. de la Chaise étoit d'autour de Lyon; d'un esprit médiocre, mais bon, juste et très sensé; de l'honneur, de la probité, de l'humanité, de la bonté; beaucoup ennemi de la violence et favorable au pardon. Son frère avoit été écuyer de l'archevêque de Lyon parce qu'il se connoissoit fort en chasse et en chevaux, et qu'il les montoit bien. S'il étoit gentilhomme, c'étoit bien tout au plus; mais,

heureusement pour les gens de qualité, le P. de la Chaise s'étoit persuadé qu'il étoit de condition, et par là se piquoit de favoriser ceux qui en étoient. C'étoit un homme doux et poli, fort rompu au monde, et qui connoissoit sa Société, à qui il étoit fidèle sans en être esclave, ni vouloir servir à tyrannie. Il ne voulut jamais pousser à bout Port-Royal, vécut bien avec le cardinal de Noailles, et ce qui se brassa contre lui de son temps, comme le *Cas de conscience* et d'autres choses, fut sans sa participation. Il ne voulut point entrer non plus trop avant dans leurs affaires de la Chine; mais il favorisa l'archevêque de Cambray tant qu'il put et le cardinal de Bouillon. Lui et son frère conservèrent toujours de la reconnoissance, même de la dépendance, pour les Villeroy. Le Roi l'aimoit, et il eut tout crédit dans les dernières années de M. d'Harlay, archevêque de Paris, qu'il conserva jusqu'à la grande faveur de Godet, évêque de Chartres, sur Mme de Maintenon, par laquelle ce prélat fut introduit auprès du Roi pour balancer l'autorité du P. de la Chaise sur les bénéfices, qui en faisoit la distribution seul avec le Roi, dans une entière indépendance d'elle. C'est ce qui le lui avoit rendu odieux presque autant que son opposition à la déclaration de son mariage, sans toutefois oser lui montrer les cornes; mais, une fois venue à bout de partager avec lui le crédit de conscience par Monsieur de Chartres, celui-ci alla toujours gagnant, et c'est à lui que les inconnus, les gens de rien et les séminaires sont redevables de tant d'ignorants et de barbes sales qui ont envahi l'épiscopat, pour lequel on en étoit venu à la nécessité presque de faire preuve d'obscurité en tout genre, d'où on a vu naître tant de suites qui ont dévasté l'Église de France, jusque-là si savante, si ferme dans ses principes, si brillante en tout, et causé tant de maux aux écoles, aux grands corps, et porté de si rudes coups à l'État. Quoique le P. de la Chaise n'eût plus le même crédit, il posséda toujours le cœur du Roi, qui fit de lui ce bel éloge, à sa mort, qu'il lui avoit souvent reproché qu'il étoit trop bon, et que ce Père lui répondoit toujours que lui-même étoit trop méchant et ne revenoit jamais. En effet, le Roi ne revenoit point, et le P. de la Chaise, qui détestoit les délations et les lettres anonymes, qui les supprimoit tant qu'il pouvoit, qui avoit bien paré des coups sans s'en vanter, et qui vouloit réparer le mal qu'il avoit fait quand il voyoit après que ç'avoit été à tort, ne put jamais venir à bout du Roi sur l'abbé de Caudelet en pareil cas, quoiqu'il ne s'en rebutât point de plusieurs années. Il avoit toujours sur sa table le *Nouveau Testament* du P. Quesnel, dont la condamnation fit, après ce Père, un si long et horrible fracas, et, quand on s'en étonnoit à cause de l'auteur, il répondoit qu'il aimoit le bon partout où il le trouvoit, qu'il ne connoissoit point de plus excellent livre, ni d'une plus abondante instruction, qu'il y trouvoit tout, et que, comme il avoit peu de temps par jour à donner à des lectures de piété, il préféroit celle-là à toute autre. Il pressa souvent le Roi, à la fin de sa vie, de le laisser en repos et de choisir un autre confesseur : il fut refusé constamment, et, vers les derniers temps, amusé tant et si bien, qu'il mourut dans cette terrible place, dont M. de Duras disoit au Roi qu'il comprenoit bien son confesseur qui alloit à tous les diables fort à son aise, dominant, régnant et distribuant, mais qu'il ne concevoit pas que celui-là en pût trouver un autre qui se damnoit si tristement pour l'amour de lui, et qui n'en retiroit pas la plus petite distinction, ni la plus petite douceur. Ce P. de la Chaise fut universellement regretté. Il ne fit jamais mal à personne que très rarement et à son corps défendant, et du bien tant qu'il put, et avec choix à tout le monde. On comprit toujours que ce seroit une vraie perte; mais on n'imagina jamais qu'elle seroit une plaie comme elle la devint en effet, et cruelle et profonde. C'étoit un homme honnêtement et très noblement né, et tout à fait pour une telle place.

843. *Le Père le Tellier choisi comme confesseur par le Roi.*

(Page 52-53.)

21 février 1709. — Le P. de la Chaise pressoit le Roi, depuis quelques années, de prendre un confesseur. Il redoubla ses instances dans les derniers temps de sa vie, et lui donna par écrit les noms de cinq ou six jésuites qu'il croyoit les plus propres à lui succéder. Il lui dit alors que, quelque attachement qu'il eût à sa Compagnie, c'étoit[1] moins pour elle que par attachement à S. M. qu'il la pressoit de ne lui pas ôter sa confiance pour la confession; que sa Compagnie étoit incapable d'aucun mauvais projet et d'aucun esprit de vengeance, mais qu'elle étoit si nombreuse et composée de tant de différentes sortes d'esprits, qu'il ne pouvoit répondre de tous, ni de l'effet du désespoir que pourroit produire sur eux l'affront de transférer son confessionnal à d'autres; qu'un malheureux coup étoit bientôt fait; qu'il en croyoit ses confrères tout à fait incapables, mais que de tels coups n'étoient pas sans exemples, et qu'il se croyoit obligé de lui donner le conseil le plus prudent. Le Roi le prit, en effet, ce conseil salutaire : il y étoit déjà assez porté; mais ce qui est étonnant, c'est qu'il le conta à ses domestiques de confiance, et qu'on l'a su par Mareschal, son premier chirurgien, homme droit, sans cabale, et incapable de mensonge. Il fut donc question de choisir un nouveau confesseur parmi ces bons Pères. Mme de Maintenon, qui ne les aimoit point, auroit bien voulu leur substituer un Sulpicien, ou faire charger Saint-Sulpice de choisir un jésuite; mais, ne pouvant ni l'un ni l'autre de front, elle en fit donner la commission aux ducs de Chevreuse et de Beauvillier, quoique, depuis les affaires de Mme Guyon, elle ne les aimât guères, mais dans la confiance qu'eux-mêmes s'adresseroient à Saint-Sulpice pour ce choix. Elle n'y fut pas trompée, et ce fut où ils allèrent tout droit. Saint-Sulpice montra en cette occasion si importante le même discernement que pour les évêques qu'il a donnés. Entre les candidats, le

1. Un nouveau *que* a été biffé avant ce verbe.

P. le Tellier fut préféré, et le Roi le prit sans connoissance quelconque, sur la parole des deux ducs qu'il en avoit chargés, comme ceux-ci, à l'aveugle, le présentèrent sur la foi de leurs amis de Saint-Sulpice. Le P. Tellier avoit passé par les étamines et les premiers grades de sa compagnie : recteur, provincial, théologien, écrivain. C'étoit lui qui s'étoit chargé de soutenir le culte de Confucius et des cérémonies chinoises; il en avoit épousé la querelle, et avoit fait un livre là-dessus, qui avoit été mis à l'*Index*. Il n'étoit pas moins fort sur le molinisme. C'étoit un homme qui eût fait peur au coin d'un bois, tant ses yeux de travers et sa physionomie étoit fausse et terrible; elle n'affichoit pas à faux, et l'on ne tarda pas à s'en apercevoir. Sa vie étoit dure comme son esprit, et cet esprit n'avoit qu'un objet modique[1], qui étoit l'intérêt de la Société et son triomphe à la Chine et en Europe. Il avoit passé sa vie dans ces disputes, qu'il s'étoit naturalisées. Il étoit initié dans les plus horribles mystères de la politique des jésuites, il s'y étoit consacré corps et âme. Il n'avoit d'amis ni de liaisons, même parmi eux, qu'en ce genre, et, suivant ce genre, il ne connoissoit point d'autre Dieu. Du reste, ignorant, grossier, insolent, impudent, impétueux, ne connoissant ni monde, ni mesure, ni ménagement, ni qui que ce fût; et, depuis qu'il fut confesseur et qu'il eut eu des années à se reconnoître dans cette place, il lui échappoit des questions sur le monde, les affaires, les personnages principaux, dont la profonde ignorance jetoit dans l'étonnement. Sa duplicité, sa fausseté, sa noirceur, sa profondeur étoient extrêmes, et, en même temps, une simplicité de bas convers de couvent, qui venoit d'une extrême audace et d'une grossièreté qui donnoit de l'admiration. La première fois qu'il vint dans le cabinet du Roi, Fagon, premier médecin dont il a été parlé[2], étoit rasé dans un coin, replié sur son bâton, seul auprès de Blouin. Il vit arriver le Père, et son abord auprès du Roi, qui, après quelques propos, lui demanda, sur son nom, s'il étoit parent de l'archevêque de Reims. A ce nom, le Père fit le plongeon, et répondit qu'il étoit bien éloigné d'un tel honneur, et qu'il n'étoit que le fils d'un paysan et d'un pauvre fermier de basse Normandie. Fagon, à ce mot, qui, de dessous son épaisse perruque, l'examinoit fixement, tourna lentement sa tête de l'autre côté, et, l'élevant vers Blouin : « Monsieur, lui dit-il en lui faisant signe des yeux et s'écriant tout bas, quel sacre[3]! » L'apophthegme fut juste et correct, et l'expérience fit voir que ce jugement étoit exact et n'eut rien de trop.

### 844. *La marquise d'Heudicourt.*

(Page 64.)

24 janvier 1709. — On a parlé plus d'une fois de Mme d'Heudicourt,

1. Mauvaise lecture, sans doute, pour *unique*.
2. Ces cinq mots ont été biffés par un correcteur.
3. Le correcteur a remplacé ce mot par *sacré b*......

mère de Mme de Montgon, qui la suivit de près en l'autre monde, et de leurs liaisons avec Mme de Montespan et Mme de Maintenon. De parfaitement belle elle étoit devenue vieille et hideuse. On ne pouvoit ni plus d'esprit ni plus agréable, ni savoir plus de choses, ni être plus plaisante, plus amusante, plus divertissante sans vouloir l'être. On ne pouvoit aussi être plus gratuitement, plus continuellement, plus désespérément méchante, par conséquent plus dangereuse dans une privance telle qu'étoit la sienne avec le Roi et Mme de Maintenon. Tout aussi, faveur, grandeur, place, ministère, fléchissoit le genou devant cette terrible fée, qui ne savoit que faire du mal, et dont la mort fut pour la cour une[1] espèce de délivrance. Avec tout son esprit, elle craignoit les esprits, et l'avouoit en se moquant d'elle-même, mais une peur qui lui faisoit payer ce qu'elle appeloit des *occupées* : c'étoient trois ou quatre femmes qui la suivoient partout et qui la veilloient toute la nuit. Du reste, elles n'avoient rien à faire. Cette frayeur fut poussée jusqu'à ne savoir que devenir à la mort d'un gros perroquet aussi méchant qu'elle, et qu'elle portoit partout. Elle en redoubla ses *occupées*, et fut longtemps troublée de la peur de voir revenir l'âme du perroquet. Son mari, qui étoit Sublet et grand louvetier, plus grand débauché, vieux et horrible comme elle, n'étoit souffert que par son appui. Ils[2] ne laissoient pas de se donner du mal l'un à l'autre. Il étoit gros joueur et toujours furieux; c'étoit un plaisir de lui voir faire des reculades de son tabouret sur les réjouissances, en coupant au lansquenet, qu'il renversoit quelquefois, ou leur blessoit les jambes, et d'autres fois crachoit derrière lui horizontalement et attrapoit qui pouvoit, hommes ou femmes, dans le salon de Marly. Son fils étoit une espèce de chèvre-pied plein d'esprit, qui ne valoit pas mieux que sa mère, qui craignoit encore plus les esprits qu'elle, qui s'enivroit d'un verre de vin, et dont il y a mille contes d'esprits et d'ivrognerie plus plaisants les uns que les autres; d'ailleurs, point poltron, et commode aux dames à merveilles, ce qui le mettoit dans toutes les histoires de la cour. L'amitié de Mme de Maintenon pour sa mère le soutint, et fit entrer le Roi à lui donner et à empêcher que son père lui retranchât rien. Mme d'Heudicourt n'avoit dit, de sa vie, bien de personne qu'avec quelques *mais* accablants, et rien n'étoit plus dangereux que d'être nommé devant elle dans les particuliers de Mme de Maintenon, et encore pis du Roi. Sans haine et sans intérêt, elle mettoit les gens en pièces, ou en sérieux, ou en ridicules, au contraire de Mme de Dangeau, qui étoit aussi de tous ces particuliers, et qui trouvoit toujours le moyen d'excuser ou de louer : aussi les appeloit-on toutes deux les deux anges de Mme de Maintenon, l'un le bon, l'autre le mauvais.

1. *Un* corrigé en *une*.
2. *Et* corrigé en *ils*.

845. *Le duc d'Elbeuf et ses trois femmes.*

(Page 69.)

4 mai 1692. — M. d'Elbeuf étoit un étrange homme en toutes sortes, et fort débauché. Sa mère étoit sœur de César duc de Vendôme, du même amour d'Henri IV, et il étoit frère du prince d'Harcourt grand-père du comte de Guise, du comte de Lillebonne et de Mlle d'Elbeuf, dame du palais de la Reine, morte à cinquante ans, en 1679, étranglée d'un os qu'elle avala dans une cuillerée de potage. M. d'Elbeuf épousa en premières noces la fille unique du comte de Lannoy, chevalier de l'Ordre, gouverneur de Montreuil, que M. d'Elbeuf, son père, qui posséda longtemps Monsieur Gaston et qui en fut traité après avec tant de mépris et d'injures, jusqu'à lui faire sauter les degrés du Luxembourg d'un coup de pied, que ce M. d'Elbeuf voulut avoir pour son fils, et qu'il obtint enfin par Gaston et par Monsieur le Prince, réunis alors. Cette Lannoy étoit veuve du comte de la Rocheguyon, fils unique des célèbres M. et Mme de Liancourt, dont elle avoit une fille, qu'épousa le prince de Marcillac, depuis grand maître de la garde-robe et grand veneur, et, après son père, duc de la Rochefoucauld. Mme d'Elbeuf ne fut mariée que six ans, et mourut à vingt-huit, tellement maltraitée, que, son mari l'ayant un jour empoignée pour la jeter par les fenêtres quoique grosse, l'enfant dont elle accoucha naquit et vécut tremblant, incapable de toutes choses : tellement que son père le fit renoncer à duché, à biens, et en fit un chevalier de Malte, qui est mort ainsi tremblant, au Mans, en 1690, où il avoit passé sa vie, et avoit quarante ans. Il eut une sœur du même lit, qui épousa M. de Vaudémont, bâtard de Charles IV duc de Lorraine, et qui, à force de changement de livrée, n'a pas laissé de figuroter.

M. d'Elbeuf épousa en secondes noces la sœur des duc et cardinal de Bouillon et du comte d'Auvergne, à qui il rendit en cette occasion ce qu'ils s'efforçoient de prêter en d'autres; car il ne voulut jamais souffrir que sa future, ni pas un d'eux prissent avec lui la qualité de prince. Il en eut le duc et le prince d'Elbeuf d'aujourd'hui, et des filles religieuses, et un abbé qui ne vécut pas vieux. M. d'Elbeuf, veuf en 1680, se remaria quatre ans après à la fille aînée du maréchal-duc de Navailles[1]. Il étoit déjà fort apoplectique, et cette Mme d'Elbeuf, qui, avec un esprit médiocre, avoit des choses plaisantes et naïves, ravissoit à entendre conter comment elle avoit la honte d'avoir eu des enfants moyennant des valets de chambre qui remuoient et soutenoient M. d'Elbeuf d'une façon qu'elle disoit tout franchement, et qu'on n'oseroit pourtant rendre. Elle pénétra à la cour longtemps après, et se retrouvera dans ces Mémoires. Elle eut deux filles de la sorte, l'aînée, qui épousa le dernier duc de Mantoue et qui se retrouvera aussi en ces Mémoires, et une cadette que, faute de mieux, on fit

1. *Noailles*, par erreur, dans le manuscrit.

religieuse, puis abbesse de Saint-Saëns, en Normandie, où elle est folle au delà de toute extravagance[1].

### 846. *Le chevalier d'Elbeuf le Trembleur.*

(Page 69.)

27 janvier 1709. — Ce chevalier d'Elbeuf étoit bien plus connu sous le nom de *M. d'Elbeuf le Trembleur*. Il étoit fils aîné du feu duc d'Elbeuf, et lui et Mme de Vaudémont seuls de ce premier lit. Son père s'emporta si étrangement contre sa première femme, qu'il la prit pour la jeter par la fenêtre, ce que toutefois il n'exécuta pas. Elle étoit grosse de ce fils : le tremblement dont elle fut saisie se communiqua tellement à son enfant, qu'il le rendoit incapable de toutes choses; on prit donc le parti de le cacher, de lui faire faire des vœux de Malte, et de lui faire céder tous ses droits, biens et prétentions à son frère du second lit. Il choisit, on ne sait pourquoi, le Mans pour sa demeure, où il voyoit la meilleure compagnie du pays. Il n'étoit pas ignorant, et avoit de l'esprit, de la dignité et de la politesse.

### 847. *Le comte de Benavente.*

(Page 72-73.)

2 février 1709. — Le comte de Benevente étoit Pimentel, d'une des premières maisons d'Espagne, de peu d'esprit, mais qui avoit pris le roi en grande affection à son arrivée. Il lui rotoit au nez en lui mettant sa cravate, sans s'en embarrasser, et se plaignoit de ses vents : par derrière, cela ne se pardonne point; mais, pour la bouche, c'est comme éternuer. Depuis que Philippe V est en Espagne, ils s'en sont corrigés à Madrid et à la cour[2]....

### 848. *La princesse de Soubise.*

(Page 73.)

3 février 1709. — Mme de Soubise étoit fille de M. Chabot qui, en épousant la fille unique de ce célèbre duc de Rohan et de la fille de Maximilien de Béthune, premier duc de Sully, eut une érection nouvelle de Rohan en sa faveur, qui fut enregistrée, et lui reçu duc-pair, en 1652, malgré la cour et parmi les troubles de l'autorité de Monsieur Gaston et de Monsieur le Prince, qu'il avoit eu grand part à réunir. Elle avoit le plus beau teint du monde, un beau visage, mais les yeux petits, et elle étoit rousse. Son mari, cadet, et sans rang ni honneurs quelconques, étoit parvenu, par les grades des officiers des gendarmes de la garde, à succéder à cette compagnie, à la mort du père de la Salle, maître de la garde-robe du Roi en 1673. Il y avoit alors treize ans qu'il étoit veuf d'une personne sans naissance, qui lui

1. Elle ne mourut qu'en 1748.

2. La fin de cette Addition a trouvé place dans notre tome VIII, p. 394.

avoit donné son bien, et qui n'avoit point eu d'enfants, ni de lui, ni de François le Comte, sieur de Nonant. Elle s'appeloit Catherine Lionne, et n'avoit jamais été ni prétendu être assise. M. de Soubise se remaria en 1663 à celle-ci. Le Roi l'avoit souvent vue à des bals, il en étoit touché : il lui donna le tabouret. Il lui fit parler; elle résista, elle dit qu'elle craignoit son mari. Le mari ne craignoit que l'éclat, et s'accommodoit fort de tout le reste. Le marché fut fait sur ce pied-là, et la maréchale de Rochefort eut le secret et la conduite de l'affaire. Les biens, les charges, les rangs, les distinctions, les bénéfices, les chapeaux, tout plut dans la maison. Les distinctions y tombèrent en foule, et s'y soutinrent jusqu'au bout. On a vu, tome III, page 255[1], la manière de vie de M. et de Mme de Soubise, et sa singulière adresse de se dévouer Mme de Maintenon. Cela dura jusqu'à sa mort, avec une considération infinie. C'étoit une femme qui, avec un esprit médiocre, l'avoit tout tourné au solide, et à qui il n'échappoit jamais ni un mot ni une démarche au hasard, occupée sans cesse de ses vues, et qui, ayant toutes les voies ouvertes pour les faire cheminer, ne cessa jamais de les avancer. Les ministres, qui connoissoient son crédit, rampoient devant elle. Les gens des cérémonies lui faisoient leur cour par leurs registres, Châteauneuf aussi, par ceux de l'Ordre, dont il étoit greffier, et elle les ménageoit tous avec un grand soin. Elle n'avoit ni amusements ni plaisirs, et n'étoit tournée qu'aux affaires. Comme la sienne avec le Roi avoit été voilée, il n'y avoit eu ni dégoût ni rupture, et son crédit, par son adresse, subsista toujours. On voit ici qu'il[2] y eut des choses où elle ne put pourtant atteindre. Elle fit, à la vérité, corrompre les registres de l'Ordre par Châteauneuf, en 1688, en faveur de son mari et du comte d'Auvergne, comme on l'a vu alors[3]; mais elle ne put jamais ni entamer les ducs sur aucune compétence, ni les secrétaires d'État sur le *Monseigneur*, ni la maison de Lorraine sur la conduite des ambassadeurs. Du reste, elle eut lieu d'être plus que contente : le rang de prince, les avantages de la Sorbonne à son fils, les charges de son mari et de ses enfants, les gouvernements de province, des biens immenses, des bénéfices sans nombre, Strasbourg et le chapeau pour un de ses fils, et la ruine dernière du cardinal de Bouillon, son compétiteur, les plus grands mariages dans sa famille. Elle avoit été dame du palais de la Reine sans préférence quelconque parmi les autres dames du palais assises. Le soin qu'elle eut de sa beauté, source et soutien après de sa grande fortune, fut enfin la cause de sa mort : elle ne vivoit que de poulets, de fruits et de salades, ne buvoit que de l'eau, et portoit son attention jusqu'à trousser sa robe fort bas et d'une manière unique et ridicule, de peur de s'échauffer les reins par trop de plis et de

1. Tome III, p. 255, de l'édition du *Journal de Dangeau*. C'est l'Addition placée dans notre tome XV, p. 479, n° 740.

2. Les quatre premiers mots ont été biffés.

3. Addition n° 6, dans notre tome I, p. 320.

pesanteur, et, par là, de se rougir le nez. Cette constante nourriture lui donna les écrouelles, qu'elle porta plusieurs années et sans qu'on le sût, et dont à la fin elle mourut. Elles donnèrent lieu à quelques chansons plaisantes, sur ce que l'attachement du Roi n'avoit pu l'en guérir. Son fils, le prince de Rohan, qu'elle fit duc et pair avant de mourir[1], parce qu'elle disoit franchement qu'elle ne connoissoit que cela de solide, se pavanoit quelquefois de leur fortune, et s'en louoit d'autant plus que c'étoit, disoit-il en le répétant de son père, sans ministres et sans maîtresses. Ils ont en Espagne une injure qui ne se pardonne jamais, même entre le plus bas peuple, quand quelqu'un l'a dite à un autre : c'est de l'appeler *cocu volontaire*, ce qui s'exprime par un seul mot. M. de Prye, longtemps depuis, en a trouvé l'exemple bon. M. de Soubise, qui avoit tiré parti de sa femme fort au delà de ses espérances, et qui, par les infirmités qui la tenoient pour toujours hors d'état de sortir de sa maison, ne s'en promettoit plus un grand usage, n'en fut pas assez touché pour être hors d'état de tirer parti même de sa mort, tant il étoit accoutumé à en tirer de tout. Il avoit acheté le superbe hôtel de Guise; il l'avoit magnifiquement réparé, et sa porte étoit vis-à-vis celle de l'église de la Merci. On ne porte point les corps des princes du sang à leurs paroisses, par je ne sais quel usage, ni comment venu. M. de Soubise crut s'acquérir un nouveau titre de prince en faisant porter sa femme droit à la Merci, et l'eut plus tôt fait, qu'on ne sut à l'Archevêché qu'il le prétendoit faire. Les moines furent tancés; mais la chose étoit faite. Pour la maison de Lorraine, qui n'avoit pas besoin d'étayer sa principauté, elle ne songea point à cette ruse à la mort récente de Mme d'Armagnac, ni de M. de Marsan; mais le bonhomme Soubise crut avoir gagné une victoire : il ne la porta pas bien loin; à sa mort, on n'en fut pas la dupe une seconde fois, et son corps essuya l'humiliation de la paroisse.

### 849. *L'abbesse de Maubuisson.*

(Page 88-89.)

11 février 1709. — La splendeur d'une haute naissance et la singularité d'un rare savoir furent des qualités, dans Madame de Maubuisson, qui ne servirent que de lustre à d'autres bien plus excellentes et qui paroissent les moins compatibles avec celles-ci. Elle étoit fille de cet électeur palatin, Frédéric V, que l'ambition de la couronne de Bohême précipita dans la perte de sa dignité et de ses États, et d'une fille de Jacques Ier, roi de la Grande-Bretagne. Entre autres frères, elle en eut deux : Charles-Louis[2], que la paix de Münster rétablit en 1648 dans ses États, un peu écornés, et au dernier rang des Électeurs, au lieu du premier qu'avoit tenu son père et qui avoit passé au duc de

1. Erreur : ce duché ne fut érigé qu'en octobre 1714.
2. Le correcteur a ajouté avant ces noms *l'aisné fut.*

Bavière. Ce prince fut père de Madame seconde femme de Philippe frère de Louis XIV, et de Charles second, mort sans enfants en 1685, et dont l'électorat et les États passèrent à la branche de Neubourg. L'autre frère, parmi plusieurs autres, fut Édouard, prince Palatin, mort catholique à Paris en 1663, qui, d'Anne Gonzague, sœur de la reine de Pologne, laissa la princesse de Salm, Madame la Princesse dernière et la duchesse d'Hanovre, mère de la duchesse de Modène et de l'impératrice Amélie veuve de l'empereur Joseph. Ainsi Madame de Maubuisson étoit propre tante maternelle de Madame, de Madame la Princesse et de leurs sœurs. Elle fut élevée à Port-Royal, d'où un détachement de religieuses alla réformer Maubuisson près Pontoise; elle s'y fit religieuse, et en devint abbesse. Elle y vécut comme la plus simple religieuse, sans distinction en quoi que ce fût, sinon en régularité, en charité, en humilité, et fut le modèle des religieuses et des abbesses, la première à tout, et la plus ardente à servir toutes les religieuses, avec un esprit supérieur pour le gouvernement et une douceur insinuante qui la faisoit adorer. Mme de Chaulnes, abbesse de Poissy, qui étoit folle d'orgueil comme sont la plupart des abbesses, fut priée d'être assistante à une bénédiction d'abbesse qui se devoit faire à Maubuisson, et ne s'y voulut pas engager qu'elle ne fût sûre que Madame de Maubuisson lui donneroit la main. Il fallut donc, pour lui mettre l'esprit en repos, en parler à cette abbesse; elle se mit à sourire. « Dites à Madame de Poissy, répondit-elle, qu'elle n'ait point d'inquiétude, parce que, depuis que Dieu m'a fait la grâce de me faire religieuse, il m'a fait aussi celle d'avoir oublié parfaitement la différence de ma main droite et de ma main gauche, si ce n'est pour faire le signe de la croix. » Elle bannissoit, autant qu'il lui étoit possible, toutes sortes de commerces, n'étoit contente qu'au milieu de sa communauté, dont elle étoit adorée, ne sortit jamais, et n'étoit pas autre au parloir qu'avec ses religieuses, sans aucun souvenir de grandeur. Madame et Madame la Princesse lui étoient fort attachées, et sa considération partout ne pouvoit être plus grande, même à la cour, quoiqu'elle n'y fût pas à la mode.

### 850. *Jean-Antoine de Mesmes, comte d'Avaux.*

(Page 98-99.)

10 février 1709. — M. d'Avaux étoit un fort bel homme, qui avoit de l'honneur et des amis. Ce nom lui avoit fait accroire qu'il étoit aussi propre aux négociations que son oncle, et contribua fort à l'y faire employer, et il faut avouer que ce ne fut point sans mérite et sans capacité, quoique fort au-dessous de l'autre. Il réussit assez bien à Venise, beaucoup mieux en Hollande, où il s'acquit une amitié et une considération personnelle qui soutint longtemps les affaires, et qui les auroit fait réussir sans l'antipathie extrême du Roi et du prince

d'Orange, dont on a marqué la cause ailleurs[1]. Ce fut d'Avaux qui donna les premiers avis du projet de ce prince d'envahir l'Angleterre; on se moqua de lui, et on aima mieux en croire Barrillon, ambassadeur en Angleterre, et le croire jusqu'au bout. On en fut d'abord la dupe; mais d'Avaux opiniâtra, et détailla si bien ses avis, qu'on ne pouvoit bien raisonnablement se refuser au moins à d'assez fort soupçons, si l'on eût bien voulu y mettre ordre et rompre toutes les mesures par le siège de Maëstricht; mais Louvois, qui vouloit la guerre, se garda bien de l'arrêter tout court : il fit en sorte qu'on se moquât de d'Avaux, et qu'on s'attachât à Philipsbourg, et qu'il ne fût plus temps de barrer l'expédition d'Angleterre quand on ne put plus se refuser à l'évidence de l'entreprise. D'Avaux fut, dans la suite, employé en Irlande auprès du roi d'Angleterre. Il n'avoit garde d'y réussir, ce prince et lui ne furent jamais d'accord, et les événements firent bien voir que d'Avaux avoit eu raison; mais une lourde méprise le perdit pour un temps. Il écrivoit à MM. de Louvois et de Croissy, à l'un sur ce qui regardoit les choses de la guerre, et à l'autre sur ce qui regardoit les négociations et le cabinet par rapport à l'intérieur de l'Irlande, aux intelligences d'Angleterre et à la conduite du roi d'Angleterre à cet égard. Nimègue, où il avoit été plénipotentiaire avec Croissy, les avoit liés ensemble; l'ambassade d'Hollande qu'il avoit eue l'avoit encore depuis rattaché à ce ministre, qui étoit, par sa charge, devenu le sien. Croissy était ennemi et malmené par Louvois, et d'Avaux lui écrivoit conformément à sa passion contre lui. Malheureusement, le secrétaire se méprit aux enveloppes : Louvois reçut la lettre qui étoit pour Croissy, et Croissy la lettre écrite à Louvois. Celui-ci entra en une furieuse colère, dont Croissy lui-même fut embarrassé, et d'Avaux perdu, qui n'eut d'autre parti à prendre qu'à demander son rappel, qui lui fut promptement accordé. Heureusement pour lui, Louvois ne fit que déchoir auprès du Roi, et mourut au retour du siège de Mons. Cela remit d'Avaux à flot, et on l'envoya en Suède. Ce fut son dernier emploi : sa santé ne l'empêcha pas d'en desirer encore; mais elle ne lui permit pas d'y pouvoir être employé. C'étoit un homme doux, galant, aimable; dans le commencement, grand courtisan, qui vouloit toujours se mêler et paroître compter. Il conserva des amis et de la considération jusqu'à la fin; mais il se donna toute sa vie un étrange ridicule. Il avoit été maître des requêtes, et il étoit conseiller d'État de robe; ses fréquentes ambassades l'avoient accoutumé à l'épée et à se faire appeler le comte d'Avaux en pays étranger : dans ses divers retours en France, il ne put se résoudre à se défaire de cette qualité de comte, ni à reprendre l'habit de son état; il étoit donc, à son regret, vêtu de noir, avec un petit canif à son côté, et l'Ordre, qu'il portoit par-dessus en écharpe, comme en étant prévôt et maître des cérémonies, lui contentoit l'imagination en le faisant passer, à ceux qui ne le connoissoient pas, pour

1. Ces sept mots ont été biffés par le correcteur.

un chevalier de l'Ordre en deuil. Il n'alloit à aucun des bureaux du Conseil; mais, au Conseil, il falloit bien en porter la robe, et l'Ordre au col, à son grand déplaisir. Cela faisoit un contraste avec Courtin et Amelot, dans le même cas que lui à l'Ordre près, qui, de retour, reprenoient leur habit à l'instant et toutes leurs fonctions du Conseil. On en rioit assez souvent, et le Roi le laissoit faire. Il ne se maria point, et laissa peu de bien.

851. *L'ambassadeur Barrillon trompé sur la révolution d'Angleterre.*

(Page 101.)

10 janvier 1689. — Barrillon, trompé par le roi d'Angleterre et par ses ministres, qui trompoient leur roi, répondit toujours qu'il n'y avoit rien à craindre en Angleterre, tandis que d'Avaux mandoit d'Hollande, de point en point, tout ce qui arriva. Si, à la fin de 1688, on eût fait le siége de Maëstricht au lieu de celui de Philipsbourg, comme on y balança, l'affaire d'Angleterre étoit avortée avant d'être entreprise, comme on le sut bien après; mais M. de Louvois vouloit absolument la guerre, et une guerre générale et longue, qui lui donnât toute supériorité.

852. *Madame de Vivonne, son mari et sa famille.*

(Page 112.)

10 mars 1709. — Ces MM. de Mortemart se ruinoient régulièrement de père en fils, sans attendre davantage, et se remplumoient aussi par de riches mariages. Mme de Vivonne fut une de ces riches héritières, fille unique de M. de Mesmes, président à mortier, fils de celui qui[1] avoit été lieutenant civil et député du tiers état aux derniers états généraux tenus à Paris en 1614, et qui[2] mourut en 1650. La mère de Mme de Vivonne étoit veuve de M. de Saint-Gelais, dont elle avoit eu une fille unique, qui fut la duchesse de Créquy, dame d'honneur de la reine Marie-Thérèse. M. de Mesmes avoit deux frères cadets, savoir[3] : M. d'Avaux, si célèbre par ses ambassades et qui fut surintendant des finances, qui mourut aussi en 1650 et ne s'étoit point marié; et M. d'Irval, puis de Mesmes, aussi président à mortier, père d'autre président de Mesmes et du dernier M. d'Avaux, et grand-père de M. de Mesmes mort premier président entre MM. Peletier et de Novion. L'esprit et la singularité de Mme de Vivonne étoit digne de l'alliance des Mortemart. On a pu voir, sur la mort de son fils[4], comment elle étoit avec M. de

1. Une main étrangère a écrit ces quatre mots en interligne, au-dessus d'*après*, biffé, et, ensuite, *avoir* a été corrigé en *avoit*.

2. Ces deux mots ont été écrits en interligne au-dessus d'*il estoit*, biffé, et *mourut* corrige *mort*.

3. Ce mot a été ajouté en interligne.

4. L'Addition suivante.

Vivonne; c'étoient des farces quand ils étoient ensemble; mais cela ne leur arrivoit pas souvent. Ses belles-sœurs la considéroient sans l'aimer, et c'étoit entre elles des coups de bec très divertissants. M. de Vivonne et elle se ruinèrent à qui mieux mieux. Jamais tant d'esprit dans un ménage, jamais tant de désordre dans tous les deux; jusques à leurs querelles étoient plaisantes. Elle demeura fort mal à son aise dans sa viduité, et réduite à loger chez un intendant qui s'étoit enrichi avec eux. Elle devint fort dévote à la fin de sa vie, et même pénitente, et il sortoit de cette dévotion des traits charmants. On se seroit brouillé avec elle de l'appeler *maréchale;* avec ce titre, elle ne le signoit jamais.

### 853. *M. de Vivonne et son fils Mortemart.*

(Page 113.)

26 mars 1688. — M. de Mortemart étoit l'homme de son temps de la plus grande espérance, et, pour son âge, de la plus grande réputation. Son père, qui n'étoit pas tel, mais qui payoit de beaucoup d'esprit et de privance avec le Roi, étoit brouillé avec lui et les Colberts, dont son fils avoit épousé une fille, et les menoit haut à la main pour des intérêts pécuniaires, où il étoit fort injuste et grand panier percé. Il n'aimoit point M. de Mortemart : on l'accusoit de jalousie; mais il ne le croyoit pas son fils. Dans cette triste entrevue, il se retira le dos à une table vis-à-vis le pied du lit, qui étoit ouvert; d'où considérant M. de Mortemart, on l'entendit qui se disoit à lui-même : « Il n'en reviendra jamais; j'ai vu son pauvre père mourir tout comme cela. » C'étoit son écuyer dont il vouloit parler. Lui, sa femme, ses trois sœurs et ses filles auroient fourni l'Europe d'esprit et d'un tour inimitable; des choses plaisantes et singulières, toujours neuves et toujours auxquelles personne, ni eux-mêmes ne s'attendoient. Il avoit été premier gentilhomme de la chambre, puis général des galères. Il y a de lui des histoires sans fin, que le feu Roi se plaisoit à rendre, et il contoit parfaitement bien. Tout courtisan qu'étoit M. de Vivonne, sa sœur Mme de Montespan ne laissoit pas de le craindre. Il mourut lui-même peu de mois après, parfaitement ruiné.

### 854. *L'écuyer Boysseulh.*

(Page 115.)

12 mars 1709. — Boisseuil étoit un très brave gentilhomme et plein d'honneur, bien fait et pauvre, que les dames avoient soutenu en jeunesse. Sa connoissance et son adresse pour tout ce qui regardoit les chevaux le plaça à la grande écurie, où il eut toute la confiance de Mme d'Armagnac, qui la gouvernoit, et toute l'autorité de Monsieur le Grand. Tout cela ensemble, et le talent de plaire aux valets, le mit à merveille avec le Roi, qui fit pour lui ce qu'il eût été difficile d'en espérer pour un seigneur distingué. La cour étoit à Nancy; Boisseuil

étoit gros joueur, de compte exact et sûr, mais vilain joueur de sa nature, et qui, par la suite, s'augmenta aux derniers excès, et en tout fort mal endurant. On jouoit gros jeu au lansquenet. Un de ces gens sans nom que les gros jeux attirent coupoit, et gagnoit beaucoup ; Boisseuil, chagrin de perdre, l'examina de près, vit au net sa friponnerie, l'épie, le prend sur le fait ayant la main, s'élance sur la sienne, la lui serre et les cartes dedans, et lui dit qu'il est un fripon. L'autre s'écrie, se secoue, et Boisseuil à serrer plus fort, qui lui dit que la compagnie en va être juge, et que, s'il s'est trompé, il est prêt à lui en faire raison. L'autre, ne se pouvant tirer de ses serres, fut réduit à laisser voir sa turpitude au net, et s'en fut de honte et de rage; mais ce ne fut pas tout. C'étoit un fripon, mais un brave fripon, qui attendoit Boisseuil à la sortie, l'emmena à l'écart, se battit très bien avec lui, et lui donna deux coups d'épée dans le corps, dont Boisseuil pensa mourir. On n'a pas ouï parler de ce galand depuis, et le Roi ne voulut jamais faire semblant de rien savoir, ni de s'apercevoir de l'absence de Boisseuil. Il étoit devenu si insolent de sa familiarité avec le Roi, de celle que le jeu lui avoit acquise, et où il se maintenoit avec tout le monde, et de son autorité à la grande écurie, qu'il y maîtrisoit Mme d'Armagnac, brutalisoit Monsieur le Grand, et avoit anéanti le comte de Brionne, survivancier de son père, au point qu'il n'osoit se mêler de quoi que ce fût. Il n'y avoit que le chevalier de Lorraine qu'il ménageât; tous les autres frères et enfants de Monsieur le Grand, il les traitoit à faire honte, et tout ce qui jouoit, hommes et femmes, avec très peu de ménagement. Il faisoit peur à voir, avec des yeux furieux d'habitude et qui lui sortoient de la tête; et pourtant assez bon homme d'ailleurs. Enfin il s'étoit fait un personnage à qui personne, quel qu'il fût, ne vouloit déplaire.

### 855. *Retraite du marquis de Janson.*

(Page 118-119.)

8 mars 1709. — Ce Janson-là étoit un homme fort bien fait, estimé et riche, neveu du cardinal de Janson. Il étoit dans la dévotion depuis du temps, qui croissoit en lui sans cesse. Il se retira en Provence, où il bâtit un fort beau château; appliqué du reste à toutes sortes de bonnes œuvres. Ce château fini, il s'y trouva trop bien, et, d'ailleurs trop détourné des visites, il se retira à un demi-quart de lieue, chez des Minimes fondés par les seigneurs de cette terre. Il y vécut près de vingt ans comme eux, toujours au chœur jour et nuit, et au réfectoire comme eux, peu au jardin, toujours à lire ou à prier dans sa chambre, et ne voulant voir qui que ce soit, que de pauvres gens qu'il alloit quelquefois assister. Il s'étoit réservé assez peu, qu'il donnoit presque tout en aumônes, et souffroit avec une admirable patience l'ingratitude et la grossièreté de ces Minimes, qui en usoient mal avec lui. Il en sortit quelques temps courts, à deux ou trois reprises, par

des nécessités domestiques, toujours gai, mais aussi modeste et aussi retiré à Aix et à Arles, dont il vit son frère archevêque, que dans son couvent, où il mourut saintement après de longues épreuves.

856. *Le prince de Conti.*

(Page 120.)

22 février 1709. — On a plus d'une fois parlé de M. le prince de Conti dans ces Mémoires; on ne laissera pas de hasarder quelque répétition pour mettre un tout ensemble. Sa figure avoit été charmante, et jusqu'aux défauts de son corps et de son esprit avoient une grâce infinie; ses épaules trop hautes, une tête un peu penchée de côté, un rire qui eût tenu du braire à un autre, une distraction étrange; non seulement galant avec toutes les femmes et amoureux de plusieurs, mais coquet avec tous les hommes, et prenant à tâche de plaire au cordonnier, au laquais, au porteur de chaise comme au ministre et au général d'armée, et cela si naturellement, que le succès en étoit certain. Il étoit aussi les délices de la cour, du monde et des armées, l'idole des soldats, la divinité du peuple, le héros des officiers. Il étoit encore l'espérance de ce qu'il y avoit de plus distingué à la cour, le favori du Parlement, l'admiration de la Sorbonne et des Académies, l'ami avec discernement des savants de tout genre et des évêques les plus illustres. Monsieur de Meaux, qui l'avoit vu élever auprès de Monseigneur, et le duc de Montausier l'avoient toujours aimé avec la dernière tendresse, et lui eux, avec confiance. Il étoit intime des ducs de Chevreuse et de Beauvillier, des cardinaux d'Estrées et de Janson, de Fénelon archevêque de Cambray; il ne l'étoit pas moins des premiers généraux d'armée. Monsieur le Prince le héros ne se cacha jamais d'une prédilection pour lui au-dessus de tous ses enfants; il fut toujours le cœur et le confident de M. de Luxembourg, et, chez lui, le futile, l'agréable, l'utile, le savant, tout étoit distinct et en place. Il avoit des amis, les savoit choisir et cultiver, se mettre à leur niveau, les visiter, vivre avec eux sans hauteur et sans bassesse; il avoit aussi des amies indépendamment d'amour. Il en fut accusé de plus d'une sorte, et c'étoit un de ses prétendus rapports avec César. Il étoit doux, mesuré, extrêmement poli, mais d'une politesse distinguée selon le rang, l'âge, le mérite, ne déroboit rien à personne, et rendoit tout ce que les princes du sang et doivent et ne rendent plus, et savoit, outre beaucoup de sciences, l'histoire avec justesse, et plaçoit avec un art caché ce qu'il pouvoit de plus obligeant. L'esprit brillant, gai, vif, des reparties plaisantes, et jamais blessantes, et, avec toute la futilité du monde, de la cour et des femmes, l'esprit solide, et infiniment sensé, la valeur des héros, leur maintien à la guerre, leur simplicité. Les marques de leurs talents pouvoient passer pour les derniers coups de pinceau de son portrait. Mais il avoit, comme tous les hommes, une contre-partie. Il étoit bas courtisan, quoiqu'en se respectant. Il ména-

geoit tout, et montroit trop qu'il sentoit ses besoins, en tous genres, de choses et d'hommes. Il étoit avide de bien et avare, même injuste et ardent. Le contraste de ses voyages de Pologne et de Neuchâtel ne lui fit pas honneur; ses procès avec Mme de Nemours et sa manière de les suivre ne lui en fit pas davantage, et encore moins sa basse complaisance pour la personne et le rang des bâtards, qu'il ne pouvoit souffrir, et pour tous ceux dont il pouvoit avoir besoin, toutefois avec plus de réserve, sans comparaison, que Monsieur le Prince. Le Roi étoit visiblement peiné de la considération qu'il ne pouvoit lui refuser, et qu'il étoit exact à n'outrepasser pas d'une ligne. Il ne lui avoit jamais pu pardonner son voyage d'Hongrie; les lettres interceptées qui lui avoient été écrites, et qui avoient perdu les écrivains quoique fils de ses favoris, avoient allumé une haine dans Mme de Maintenon, et une indignation dans le Roi, que rien n'avoit pu effacer. Les vertus, les agréments, la réputation, l'amour général pour ce prince lui étoient devenus des crimes; le contraste de M. du Maine excitoit un dépit journalier dans sa gouvernante et dans son tendre père, qui leur échappoit malgré eux; enfin la pureté de son sang, le seul qui ne fût point mêlé avec la bâtardise, étoit un autre démérite qui se faisoit sentir à tous moments. Jusqu'aux amis du prince de Conti étoient odieux et le sentoient, et, malgré la crainte servile de la cour, on aimoit à s'approcher de ce prince, et on y étoit flatté d'y avoir un accès familier. Le monde le plus choisi le couroit jusque dans le salon de Marly, où il tenoit des conversations charmantes de toutes sortes de choses et de matières, à mesure qu'elles se présentoient, où jeunes et vieux trouvoient leur instruction et leur plaisir par l'agrément et la netteté de sa mémoire, et en oublioient quelquefois leur repas. Le Roi en étoit piqué : on le savoit, et toutefois on ne pouvoit s'en déprendre. Jamais homme n'eut tant d'art caché sous une simplicité si naïve; tout en lui couloit de source, rien ne lui coûtoit. On n'ignoroit pas qu'il n'aimoit rien; on le lui pardonnoit, et on l'aimoit. Monseigneur, auprès duquel il avoit été élevé, conservoit pour lui autant de distinction qu'il en étoit capable; mais il n'en avoit pas moins pour M. de Vendôme. L'intérieur de sa cour étoit partagé entre eux : le Roi portoit en tout M. de Vendôme; la rivalité étoit grande entre M. le prince de Conti et lui; on en a vu quelques éclats de l'insolence du Grand Prieur. L'aîné fut plus sage, et travailloit mieux en dessous; son élévation rapide à l'aide de M. du Maine, et surtout le commandement des armées, mit le comble entre eux, sans toutefois rompre les bienséances. Mgr le duc de Bourgogne étoit élevé de mains favorables au prince de Conti, qui étoit fort mesuré avec lui au dehors; mais la liaison d'estime et d'amitié intérieure étoit solidement établie et entretenue. Ils avoient mêmes ennemis, mêmes jaloux, et l'union étoit intime sous un extérieur uni. M. le duc d'Orléans et lui n'avoient jamais pu compatir ensemble : l'extrême supériorité de rang avoit blessé les princes du sang; M. le prince de Conti s'étoit laissé entraîner aux autres; lui et Monsieur le Duc l'avoient un peu traité en petit garçon à sa première campagne, et l'autre ne l'avoit pu oublier. La jalousie d'esprit, de valeur, de savoir les écarta encore davantage, et M. le duc d'Orléans, qui ne savoit pas se rassembler le monde, ne pouvoit se défaire du dépit de le voir bourdonner autour du prince de Conti. Un amour domestique acheva de l'outrer. Conti charma qui, sans être cruelle, ne fut jamais prise que pour lui; c'est ce qui ternit sur la Pologne. Ce même amour n'a fini qu'avec lui; il dura longtemps après lui dans l'objet qui l'avoit fait naître, et peut-être y duret-il encore au fond d'un cœur qui n'a pas laissé de s'abandonner ailleurs. Monsieur le Prince ne pouvoit s'empêcher d'aimer son gendre, qui lui rendoit de grands devoirs, et, malgré de grandes raisons domestiques, son goût et son penchant l'entraînoient vers lui; ce n'étoit pas sans nuages. L'estime venoit au secours du goût, et triomphoit presque toujours du dépit. Ce gendre étoit toute la consolation de Madame la Princesse et son cœur; il vivoit avec une considération infinie pour sa femme, et même avec amitié, non sans en être souvent importuné de ses humeurs, de ses caprices, de ses jalousies. Il glissoit sur tout cela, et n'étoit pas beaucoup avec elle. Pour son fils, tout jeune qu'il étoit, il ne le pouvoit souffrir, et le marquoit trop dans son domestique : son discernement le lui présentoit par avance tel qu'il devoit paroître un jour, et il eût mieux aimé n'en avoir point. Sa fille, morte duchesse de Bourbon, étoit toute sa tendresse. Pour Monsieur le Duc et lui, ils étoient le fléau l'un de l'autre: on a pu deviner que cela n'étoit pas surprenant, et d'autant plus fléau réciproque, que l'âge et la parité du rang, la proximité redoublée, tout avoit beaucoup contribué à les faire vivre ensemble à l'armée, à la cour, presque toujours dans les mêmes lieux, et quelquefois même dans Paris. Outre les raisons intimes, jamais deux hommes ne furent plus opposés; la jalousie de Monsieur le Duc étoit une sorte de rage, qu'il ne pouvoit cacher, des applaudissements, de l'amour, de la réputation qui environnoient son beau-frère, et qui le piquoient d'autant plus vivement que le prince de Conti couloit tout avec lui, et l'accabloit de devoirs et de prévenances. Pour M. du Maine, il n'y avoit que la plus nécessaire bienséance, ni avec Mme du Maine, et avec peu de contrainte d'ailleurs; le prince de Conti en savoit et en sentoit trop pour ne pas s'accorder quelque liberté là-dessus, qui lui étoit d'autant plus douce qu'elle étoit applaudie, et, quelque courtisan qu'il fût, il lui étoit difficile de se refuser toujours de toucher par un endroit sensible ce qu'on n'osoit relever. Le Roi qu'il n'avoit jamais pu se réconcilier[1] quelques soins, quelques humiliations, quelque art, quelque persévérance qu'il y eût employée, et c'est de cette haine qu'il mourut, désespéré de ne pouvoir atteindre à quoi que ce fût, et moins encore

1. Cette phrase n'étant pas correcte, on va le voir, elle a été modifiée postérieurement par l'arrangeur des Additions.

au commandement des armées. Il chercha à noyer son amertume dans les plaisirs : son corps, qui n'étoit pas fait pour eux, et que ceux de la jeunesse avoient déjà altéré, ne put soutenir ce qu'il lui présentoit; la goutte l'accabla. Privé des plaisirs et livré aux douleurs de l'esprit, assujetti au régime, il se mina, et il ne vit de retour que pour l'accabler davantage. La triste campagne de Lille vainquit enfin le Roi durant son cours, après que Chamillart eut vaincu la répugnance de Mme de Maintenon par le tableau de l'état présent des affaires. Il fut résolu de mettre le prince de Conti à la tête de l'armée de Flandres, comme une dernière et nécessaire ressource; Chamillart lui en porta la nouvelle. Le prince tressaillit de joie; mais il savoit en même temps combien peu il avoit à compter sur sa santé : elle ne tarda pas à lui en faire sentir les funestes marques, et il périt lentement dans les regrets d'avoir été conduit à la mort par la disgrâce, et de ne pouvoir être ressuscité par le retour du Roi et par l'ouverture d'une si brillante carrière. Le P. de la Tour, général de l'Oratoire, fut celui qu'il choisit pour lui aider à bien mourir; il tenoit tant à la vie et venoit d'y être si fortement rattaché, qu'il eut besoin du plus grand courage. Trois mois durant, la foule remplit toute sa maison, et le peuple la grande place qui y mène; les églises retentissoient des vœux de tous, et des plus obscurs comme des plus connus. Il reçut plus d'une fois les sacrements avec une grande piété, et il mourut parlant au milieu de quelques gens de bien qu'il ne vouloit pas qui l'abandonnassent, et comptant dans son fauteuil les moments qu'il avoit encore à vivre. Les regrets furent universels, et sa mémoire est encore chère. Le Roi s'en sentit fort soulagé, et Monsieur le Duc bien davantage. Paris, ni même la cour, ne pardonnèrent point à Monseigneur d'être venu à l'Opéra un jour qu'on porta le saint sacrement au prince. Il fut presque en tout fort semblable à Germanicus. Il eût peut-être été moins grand par l'effet, qu'il ne le demeura par l'espérance : avec une grande valeur de cœur, il n'avoit pas toute la fermeté d'esprit; il eût peut-être été timide à la tête d'un conseil et d'une grande armée.

### 857. *La distraction du prince de Conti.*

(Page 122.)

23 mars 1685. — M. le prince de la Roche-sur-Yon, depuis prince de Conti, étoit fort distrait. Le jour qu'il partit, il dîna chez Mme la princesse de Conti fille du Roi, sa belle-sœur, puis alla dans son appartement, où il fut quelque temps seul, et partit de là. Un bas valet resté dans l'appartement entendit longtemps quelque chose, qui, le soir fort tard, l'obligea d'ouvrir toutes les portes jusqu'au cabinet, où il fut bien étonné de trouver sur la table la cassette de M. le prince de Conti ouverte, et tous ses papiers, partie dedans, partie dehors, et d'entendre les cris d'une chienne enfermée dans une armoire dont la clef ne se

trouva point, et que M. le prince de Conti avoit emportée, croyant y avoir remis sa cassette et ses papiers.

858. *Les deuils du Roi.*

(Page 140.)

Mars 1687. — Le Roi ne prenoit le deuil que de la parenté ou proche, ou, si elle étoit éloignée, jointe à une souveraineté considérable.

859. *Respect du prince de Conti pour sa mère.*

(Page 141.)

6 mars 1709. — M. le prince de Conti avoit conservé une extrême vénération pour Madame sa mère, dont la vertu et la piété ont toujours été au plus haut point, et en même temps très aimable, et il voulut être enterré auprès d'elle. Ses enfants étant tout petits chez elle, à Paris, déjà veuve, elle appela en pleine nuit, elle et sa maison déjà couchée, et ordonna qu'on lui apportât ses enfants. Cela surprit fort ses gens, qui lui représentèrent ce qui se pouvoit sur un ordre si bizarre, qu'ils dormoient, qu'on les enrhumeroit, et qu'il n'y avoit point de cause ni de raison, etc. Elle persista, et, comme on tardoit, elle rappela encore et réitéra son ordre si fermement, qu'elle fut obéie. A peine ses enfants étoient-ils dans sa chambre, que celle où ils couchoient tous deux, et d'où on les avoit apportés, fondit tout entière, sans que personne se fût aperçu qu'elle menaçât en rien. M. le prince de Conti se souvenoit toujours de cela avec admiration pour Madame sa mère, qui ne voulut jamais dire qui l'avoit obligée à envoyer querir ainsi ses enfants.

860. *Les ducs réclament et obtiennent des fauteuils aux obsèques du prince de Conti.*

(Page 151.)

21 juin 1709. — Ce service, qui se fit avec grand pompe, ne se passa pas sans entreprises. Les évêques se plaignirent de n'avoir point de fauteuils : ils n'en ont jamais ni eu ni prétendu devant les princes du sang; mais ils se fondoient sur ce qu'ils étoient comme en fonction de corps de clergé dans l'église, et soutenoient qu'en pareilles occasions ils en avoient eu; mais, pour cette fois, il falloit qu'ils s'en passassent. Les princes du sang et les légitimés en avoient, et nul autre qu'eux. M. de Luxembourg, en arrivant, s'en aperçut et le fit remarquer à M. de la Rocheguyon, puis à d'autres; il s'en éleva un murmure. M. de Luxembourg s'avança à Monsieur le Duc, pour s'en plaindre, qui battit la campagne assez légèrement. M. de Luxembourg revint aux ducs, puis retourna à Monsieur le Duc, à qui il dit qu'ils s'alloient tous retirer; alors Monsieur le Duc se mit en excuses, et rejeta la faute sur les tapissiers. M. de Luxembourg insista, et, comme il faisoit la révé-

rence pour se retirer et être suivi par les autres, Monsieur le Duc le retint par son habit et appela par derrière lui. On vit alors le jeu et la ruse : il se trouva des fauteuils tous prêts, dont on n'eût dit mot, si les ducs eussent passé, mais qui étoient là en cas de besoin. Ce fut après un embarras pour les placer à travers ce qui étoit derrière ces premières places, et Monsieur le Duc essaya de se retrancher là-dessus; mais MM. de Luxembourg et de la Rocheguyon tinrent ferme, de sorte qu'on ôta les sièges des ducs tant qu'on put, pour y placer des fauteuils, et ce mouvement fit encore pis pour l'usurpation méditée que si l'on avoit mis des fauteuils comme on devoit.

### 861. *Cérémonial des obsèques princières.*

(Page 162.)

22 décembre 1686. — La queue de M. de Chaulnes, portée par un gentilhomme, celle de Matignon point portée. — Monsieur le Prince fit faire un grand service à la paroisse de Fontainebleau, et s'y trouva en cérémonie avec les ducs de la Trémoïlle, de Ventadour et de Coislin; ils étoient tous quatre sur un drap de pied noir, quatre fauteuils égaux, parfaitement de front et se joignant. Pour les carreaux, celui de Monsieur le Prince étoit seul, en avant, de quatre doigts plus que les autres, et point de prie-Dieu. Cette avance du carreau et ce retranchement de prie-Dieu fut une nouveauté. Environ deux ans auparavant, le Roi se tourna à l'évangile de sa messe, et fit un signe à la duchesse de Chevreuse, qui étoit auprès de la princesse de Conti, qu'elle ne comprit point; il le lui expliqua, et lui fit retirer son carreau, qui joignoit celui de la princesse de Conti un tant soit peu en arrière, pour qu'il ne fût pas parfaitement sur la même ligne, comme cela s'étoit constamment pratiqué. Ce fut pour cette raison que Monsieur le Prince avança un peu le sien à cette cérémonie, et qu'il n'y eut point de prie-Dieu, où la place de Monsieur le Prince ne pouvoit avoir la même avance qu'il donna à son carreau. C'est la première nouveauté de toutes celles que l'alliance des bâtards, et leur élévation ensuite, ont procurées aux princes du sang. Pour les fauteuils, ils furent parfaitement de front et joignant l'un l'autre, et égaux en tout.

### 862. *Le Roi prend le deuil du petit prince de Bavière.*

(Page 167.)

13 mars 1709. — Voilà où le conduisit le deuil d'un maillot de M. du Maine : une cour qui n'avoit jamais porté le deuil des enfants de la Reine au-dessous de sept ans, et qui le prend d'un autre dont, dans sa propre cour, on ne le porte pas.

### 863. *Négociations particulières de Chamillart.*

(Page 180.)

14 mars 1709. — C'étoit pitié que le besoin pressant et le desir extrême de la paix. Chamillart s'en étoit mêlé tant qu'il avoit pu à l'insu, puis en cachette de Torcy, de concert avec le Roi, jusqu'à y avoir employé le médecin Helvétius, qu'il envoya en Hollande sous prétexte d'aller voir son père. Cet homme avoit de bons remèdes, mais nulle aptitude à négocier, et ces manières de traiter ne servoient qu'à montrer la foiblesse, à faire roidir les alliés, et à leur faire demander en riant si Torcy et Chamillart, qui, souvent sans le savoir, se barroient l'un l'autre, servoient des maîtres différents. Chamillart, à qui rien n'avoit réussi, et qui commençoit fort à déchoir, ne put soutenir ces négociations indirectes, et le Roi, lassé de leurs inconvénients, voulut enfin qu'il ne s'en mêlât plus.

### 864. *Le duc d'Enghien vient prendre séance au Parlement.*

(Page 221.)

19 mars 1709. — Les princes du sang prennent ordinairement l'occasion de la réception d'un pair au Parlement pour y prendre pour la première fois leur place. Ils sont toujours conviés tous à ces réceptions par le pair qui doit être reçu, et ils s'y trouvent toujours, ou en font faire leurs excuses; mais presque jamais aucun n'y manque, et jamais ils n'y manquent tous à la fois. M. d'Enghien n'en pouvoit choisir une plus brillante; ce fut un véritable triomphe en tout genre, duquel la modestie du maréchal de Boufflers triompha encore plus.

### 865. *Monsieur le Prince Henri-Jules.*

(Page 230.)

1er avril 1709. — Monsieur le Prince étoit un composé des plus rares qui se soit jamais vu. On a parlé de lui en plusieurs occasions; mais le sujet mérite qu'on s'y étende. Jamais tant d'esprit, et de toute sorte d'esprit, tant de savoir, et de toutes les sortes et à fonds, tant de valeur, tant d'agrément et tant de grâces quand il lui plaisoit d'en avoir, tant de politesse, tant de gentillesse, tant de noblesse, tant de tour et tant d'art, tant de magnificence, tant de goût universel, et toujours exquis, ni tant de génie surprenant pour toutes espèces de fêtes; jamais tant et si peu de suite dans l'esprit et dans la plupart des choses, jamais tant de talents inutiles, jamais tant d'épines et de danger dans le commerce, tant d'avarice sordide, de ménages honteux, de violences, d'injustices, de rapines; jamais encore tant de hauteur, de prétentions adroites, de subtilité d'usage, d'entreprises nouvelles et inouïes, et de conquêtes à force ouverte; jamais une si vile bassesse, et sans mesure, aux moindres besoins ou possibilité d'en avoir. De là cette cour rampante aux gens de robe, aux commis, aux valets principaux, cette attention servile aux ministres, et ce raffinement abject de courtisan auprès du Roi; de là ces hauts et bas continuels avec tout le reste. Détestable fils, cruel père, terrible mari, maître fâcheux, pernicieux voisin, sans amitié, sans amis, incapable d'en avoir, jaloux, soupçonneux, plein d'artifices et de manèges à scruter tout et à découvrir, à quoi il étoit occupé sans cesse; d'une vivacité en tout surprenante, d'une pénétration pareille; colère et emporté à se porter à tout, et faisant trembler sans cesse toute sa maison; avec cela, peu d'accord avec lui-même. A tout prendre, la fougue et l'avarice étoient ses maîtres. C'étoit, avec cela, un homme dont on avoit peine à se défendre quand il avoit entrepris d'obtenir par les grâces, les délicates flatteries, l'éloquence naturelle qu'il employoit, mais parfaitement ingrat des plus grands services, à moins que la reconnoissance ne lui fût utile à mieux. Quelques traits particuliers le feront encore mieux connoître. A propos de Rose, secrétaire du cabinet, on a vu ce qu'il savoit faire à ses voisins dont il vouloit les terres, et l'histoire des renards dont il l'incommoda. L'étendue qu'il sut donner à Chantilly et à ses autres terres par de semblables voies, sur des gens qui n'avoient ni l'audace ni la familiarité avec le Roi qu'avoit Rose, est incroyable, et la tyrannie qu'il exerçoit chez lui et chez les autres faisoit trembler. Il déroba pour rien la capitainerie de Chantilly, de Senlis et d'Halatte au vieux marquis de Saint-Simon à force de caresses et de souplesses, et de lui faire accroire que le Roi alloit supprimer ces capitaineries, qui ne le seroient pas entre ses mains à lui, puis ne cessa de l'étendre et de réduire en véritable servitude le pays immense qu'il y comprit. A propos encore du même Rose, on a vu le bon mot qu'il lui dit sur les ministres à qui il faisoit sa cour. Il dormoit tous les soirs dans un coin du salon de Versailles ou de la chambre du Roi, à Marly, en attendant le coucher du Roi, tandis que, à titre de bâtardise, son fils, comme mari de la fille du Roi, et sa fille, comme femme de M. du Maine, étoient dans le cabinet en conversation avec le Roi et la famille royale et les autres légitimés. Mme du Maine le tenoit en respect, et il faisoit sa cour à M. du Maine. Madame la Duchesse le mettoit au désespoir entre le courtisan et le père; mais le courtisan l'emportoit presque toujours. Ses filles non mariées regrettoient la condition des esclaves : Mlle de Condé en mourut, de l'esprit, de la vertu et du mérite de laquelle on disoit merveilles; Mlle d'Enghien, faute de mieux, lorgna le mariage de M. de Vendôme, aux risques de sa santé et de bien d'autres choses, que M. et Mme du Maine avancèrent tellement, que Monsieur le Prince, qui regardoit cette affaire avec indignation au point où les princes du sang s'étoient montés, et qui n'osoit aussi ni le montrer à cet égard, ni encore moins résister au Roi, surtout en fait de bâtardise, prit le parti de la fuite, et fit le malade près de dix-huit mois avant de l'être en effet, et ne remit jamais depuis le pied à la cour, faisant semblant d'y vouloir aller pour se faire attendre, et cependant n'être pas pressé. Le prince de Conti, qui lui rendoit plus de devoirs que Monsieur le Duc, et dont l'esprit étoit si aimable, réussissoit mieux auprès de lui que nul autre de la famille; mais ce n'étoit pas toujours. Pour Monsieur le Duc, ce n'étoit que bienséance : l'un craignoit son père, l'autre le gendre du Roi; mais souvent le pied glissoit au père, et les sorties étoient furieuses. Madame la Princesse étoit sa victime; elle étoit également laide et vertueuse, avec beaucoup de piété. Il en avoit été jaloux à l'excès et avec fureur; sa douceur, son attention infatigable, sa soumission de novice ne la garantissoient ni des injures, ni des coups de pied et de poing, et, jusque dans les derniers temps de leur vie, elle n'étoit pas maîtresse de la moindre chose. Elle n'osoit ni demander ni proposer; il la faisoit partir à l'instant que la fantaisie lui prenoit, pour aller d'un lieu à l'autre, et souvent, montée en carrosse, il la faisoit descendre ou revenir du bout de la rue, puis recommençoit l'après-dînée ou le lendemain, et cela dura une fois de la sorte quinze jours durant, pour un voyage de Fontainebleau. D'autres fois, il l'envoyoit chercher à l'église, lui faisoit quitter la grand messe, et quelquefois, à sa messe, il la demandoit au moment de communier, et il falloit revenir à l'instant et remettre sa communion à une autre fois. Ce n'étoit pas qu'elle osât faire aucune démarche, ni celles-là même, sans sa permission à mesure; mais c'étoient des fantaisies continuelles à essuyer. Lui-même avoit tous les jours un morceau léger, tout prêt pour dîner, à Chantilly, à Écouen, à Paris, et au lieu où la cour étoit, et, avec cette dépense, il se faisoit fort bien servir un potage et la moitié d'une poularde, qu'on rôtissoit avec la croûte de pain, pour manger de même l'autre moitié le lendemain. Il travailloit tout le jour à ses affaires, et couroit Paris pour la plus petite qu'il eût. Il accumula un bien immense, qui n'étoit pas toujours le sien, mais qui le devenoit : en quoi toutefois, par les conjonctures des temps, il ne fut qu'un gueux et un malhabile homme en comparaison de ceux qui lui succédèrent. Sa maxime étoit de prêter et d'emprunter toujours tant qu'il pouvoit à Messieurs du Parlement, pour les intéresser par eux-mêmes dans ses affaires, et avoir occasion de se les dévouer par ses procédés avec eux; il étoit aussi fort rare qu'il ne réussît pas en toutes celles qu'il entreprenoit, auxquelles il n'oublioit rien. Il étoit très peu visible, toujours enfermé chez lui, à la cour comme ailleurs, hors les heures de voir le Roi ou les ministres, s'il avoit à leur parler, qu'alors il désespéroit de ses visites redoublées. Il ne donnoit presque jamais à manger, et ne recevoit personne à Chantilly, où son domestique et quelques jésuites savants lui tenoient compagnie; il y en alloit donc très rarement d'autres. Quand il en prioit, il étoit charmant, et personne au monde n'a jamais si bien fait les honneurs de chez lui; jusqu'au moindre particulier ne pouvoit y être si attentif : aussi cette contrainte, qui pourtant ne paroissoit point, faisoit qu'il ne vouloit personne. Chantilly étoit ses délices; il s'y promenoit toujours suivi de plusieurs secrétaires, avec de l'encre et du papier pour écrire à mesure ce qui lui passoit par l'esprit pour changer, raccommoder ou embellir, et il y dépensa des sommes prodigieuses, mais qui furent des riens en comparaison de son petit-fils. Il s'amusoit fort aussi à des ouvrages d'esprit, à la lecture, et quelquefois aux sciences, et même aux mécaniques. Il avoit été autrefois fort amoureux de plusieurs dames de la cour : alors rien ne lui coûtoit, et c'étoit Jupiter transformé en pluie d'or; tantôt il se travestissoit en laquais, puis en revendeuse à la toilette, une autre fois d'autre façon. C'étoit l'homme du monde le plus ingénieux. Il perça tout un côté d'une rue auprès de Saint-Sulpice, par le dedans des maisons, qu'il avoit toutes louées et meublées, pour cacher ses rendez-vous, et il donna une autre fois une fête superbe au Roi, qu'il cabala pour se faire demander, uniquement pour retarder un voyage fort lointain d'une grande dame avec qui il étoit bien, et dont il engagea le mari à faire les vers. Jaloux aussi cruellement de ses maîtresses, il en eut une, entre autres, qui ne vaut pas la peine de taire une belle action qu'il fit là-dessus : c'étoit la marquise de Richelieu, qui a tant couru le monde et qui a fait tant de bruit. Monsieur le Prince en étoit éperdument amoureux. Il dépensoit des millions pour elle, il dépensoit gros aussi pour être instruit de ses déportements. Il sut que le comte de Roucy étoit trop bien avec elle : il le lui reprocha; elle se défendit, et cela dura ainsi quelque temps. A la fin Monsieur le Prince, outré d'amour et de dépit, redoubla les reproches : elle se vit prise, et, craignant de perdre enfin un si riche amant, si elle ne lui mettoit l'esprit tout à fait en repos, elle lui proposa de donner, quand il voudroit, un rendez-vous au comte, et que lui le fît assassiner en y arrivant. L'horreur saisit Monsieur le Prince; il la quitta, fit chercher le comte de Roucy tout aussitôt, à qui il conta la proposition de leur maîtresse, et ne la revit jamais depuis. Il est étonnant qu'avec tant d'esprit, de pénétration, de valeur, et d'envie d'être et de faire, un aussi grand maître à la guerre qu'étoit Monsieur son père n'ait jamais pu lui donner les premiers éléments de ce grand art. Il en fit son application principale; le fils y répondit par la sienne, sans que jamais il ait pu acquérir la moindre aptitude à aucune des parties de la guerre, sur laquelle Monsieur le Prince ne lui cachoit rien, et lui expliquoit tout à la tête des armées. Il l'y eut toujours avec lui; il voulut essayer de le mettre en chef, demeurant cependant pour son conseil, tantôt dans l'armée, et tantôt dans les places à portée : il l'obtint du Roi sous prétexte de ses infirmités. Cette voie de l'instruire ne lui réussit pas mieux que les autres; il désespéra d'un fils doué de si grands talents, et cessa d'y travailler davantage, avec toute la douleur qui se peut imaginer. Il le connoissoit et le connut de plus en plus; mais la sagesse contint le père, et le fils étoit en respect devant cet éclat de gloire qui environnoit le grand Condé. Achevons celui dont nous parlons. Dès ses douze ou quinze années furent soupçonnées de quelque chose de plus que de feu, de vivacité, d'emportement; on crut voir quelques égarements. Il entra, un matin, chez Mme la maréchale de Noailles, dans l'appartement de quartier, comme on achevoit son lit, et qu'il n'y avoit plus que la courtepointe à mettre. Il s'arrête à la porte : « Le beau lit, le beau lit! qu'il est appétissant! » Et, répétant cela avec impétuosité, prend sa course et saute dessus, et s'y roule sept ou huit tours en tous les sens, puis descend, fait excuse à la maréchale, et dit que son lit étoit si propre et si bien fait, qu'il n'y avoit pas moyen de s'en empêcher. Ses valets demeurèrent stupéfaits. Elle la fut bien autant qu'eux; mais elle en sortit par un éclat de rire, et se mit à plaisanter. On disoit tout bas que tantôt il se croyoit chien, et tantôt quelque autre bête, dont alors il imitoit les façons, et gens très dignes de foi l'ont vu une fois, au coucher, pendant le prié-Dieu, et lui près du fauteuil du Roi, jeter la tête en l'air subitement plusieurs fois, et ouvrir la bouche grande comme un chien qui aboie, mais sans faire de bruit. Il est certain qu'on étoit des temps considérables sans le voir, même ses plus familiers domestiques, hors un seul vieux valet de chambre qui avoit pris empire sur lui, et qui ne s'en contraignoit pas. Dans les derniers temps de sa vie, on l'accusa de s'être cru mort quelque temps; Finot, son médecin, qui le voyoit avec d'autres, et qui en fit alors confidence à quelqu'un[1], le voyant résolu à ne prendre aucune nourriture parce que les morts ne mangent point, s'avisa de lui disputer le fait, et de lui produire des morts qui mangeoient. A cette condition, Monsieur le Prince voulut bien manger : on lui amena donc des gens secrets et discrets, bien sifflés et bien appris, qu'il ne connoissoit point, qui se disoient morts, qui mangèrent avec lui assez longtemps, et qui, en suivant ses idées, faisoient avec lui des conversations dont Finot mouroit de rire; et à la fin cela passa. La dernière année de sa vie, il n'entra, ne sortit rien de son corps, qu'il ne le pesât lui-même et qu'il n'en écrivît les supputations et les comparaisons; cela et ce qu'il en résultoit de dissertations désoloit ses médecins plus que toute autre chose. Cependant, quand il se sentit mal à un certain point, il manda en secret le P. de la Tour, général de l'Oratoire qui assista aussi M. le prince de Conti, car ce fut dès avant sa mort, et faisoit entrer ce Père par des derrières et de longs détours de l'hôtel de Condé, sans que qui que ce soit qu'un seul valet en eût connoissance, ni que le cocher sût que le père descendît en lieu qui communiquât à l'hôtel de Condé. Ces conférences furent fréquentes et durèrent trois ou quatre mois de la sorte, jusqu'à ce que, Monsieur le Prince se trouvant beaucoup plus mal, Madame la Princesse se hasarda de lui demander s'il ne voudroit point voir quelqu'un pour sa conscience. Il se divertit quelque temps à ne lui répondre rien de satisfaisant, et à la fin il lui fit la confidence; alors, plus hardie, elle le pressa de n'en plus faire mystère pour la commodité et pour l'édification. Il eut grand peine à s'y rendre : le P. de la Tour étoit fort suspect à la cour; on y avoit

1. Saint-Simon lui-même.

été fâché qu'il eût assisté M. le prince de Conti; cela se regardoit comme un levain de jansénisme transmis par le père et la mère de ce prince, et un obstacle fort difficile à lever. Enfin on en vint à bout. La question, à la fin, fut de recevoir les sacrements. On ne put jamais le vaincre pour les recevoir en plein jour : il dit qu'il craignoit l'apparat et la cérémonie; il les reçut donc la nuit, mais en présence de sa plus étroite famille, après quelque peu de recueillement. Il appela Monsieur le Duc, lui dit où étoit son testament et une somme qu'il destinoit pour Chantilly. De là, il ne lui parla que des beautés à y faire, des desseins qu'il avoit, de ce qu'ils coûteroient, de ce qu'il lui conseilloit là-dessus. Ce furent les derniers soins parmi lesquels il perdit connoissance, et mourut quelques heures après, regretté de qui que ce soit, excepté de Madame la Princesse, qui ne fut pas même sans honte de ses pleurs. Finissons par un mot bien sensé de Vervillon, un ancien écuyer de son[1] père et de lui ensuite, qu'il traitoit mieux que les autres, et qu'il pressoit un jour d'acheter une jolie terre dans le voisinage de Chantilly : « Tant que je conserverai l'honneur de vos bonnes grâces, lui répondit Vervillon, je ne saurois être trop près de vous; ainsi, je préfère ma chambre ici à un petit château au voisinage, et, si j'avois jamais le malheur de la perdre, je ne pourrois être trop loin de vous, et la terre d'ici près me seroit fort inutile. » Le testament de Monsieur le Prince mit un feu, dans sa famille, qui eut de grandes suites qu'on verra en leur temps[2]. Monsieur son grand-père n'avoit que douze mille livres de rente lorsqu'il épousa la fille du connétable de Montmorency : il en acquit de plus d'une sorte, et sa postérité a bien continué[3]....

### 866. *Les visites pour la mort de Monsieur le Prince.*

(Page 257-258.)

1er avril 1709. — .... Il vaut autant achever tout d'un trait ce qui regarde cette mort. On a vu au précédent volume[4] la prétention nouvelle des princes du sang de s'égaler aux fils et petits-fils de France pour recevoir chez eux les visites de grand deuil en manteau long et en mante; les fils et petits-[fils] de France ou ne s'en soucièrent pas, ou ne voulurent pas choquer les bâtards, que cet honneur regardoit indirectement comme égalés en tout aux princes du sang, et les ducs et les princes étrangers se craignirent les uns et les autres : de façon que les enfants de Mme d'Armagnac en firent la première planche, comme il a été dit à la mort de Madame leur mère, par le commande-

1. *Son*, en interligne, au-dessus de *mon*, biffé.
2. Ces six mots ont été biffés.
3. La suite de cette Addition se trouve ci-après, sous les numéros 866 et 867.
4. Cette première rédaction, reliant ce qui suit au fragment précédent, a été remplacée par l'arrangeur par *Quant à*. De même, plus loin, les verbes au prétérit ont été mis au prétérit passé.

ment du Roi, en allant rendre les visites qu'ils avoient reçues des princes du sang. Ceux-ci interprétèrent cet ordre pour tous les grands deuils actifs et passifs, et prétendirent ne recevoir aucune visite sur la mort de M. le prince de Conti, qu'on ne fût en grand manteau. Personne n'y voulut aller de la sorte, et le Roi, qui sentoit la nouveauté, mais qui ne vouloit pas fâcher les princes du sang, les lassa sans ordonner : ce qui leur fit prendre le parti que M. le prince de Conti ne verroit personne sous prétexte de la fatigue, de son âge et de sa santé, Madame sa mère sous prétexte de son affliction, et Mesdemoiselles ses filles sous prétexte d'être toujours auprès d'elle. Vint, six semaines après, la mort de Monsieur le Prince : on ne put tergiverser davantage. Monsieur le Duc vint à Versailles, trois jours après la mort de Monsieur son père, et eut beau se déclarer sur les manteaux et vouloir ouvrir sa porte dès le lendemain : il n'eut personne. Le Roi essaya d'y envoyer M. le comte de Toulouse en manteau, pour marquer sa volonté sans la dire; cet exemple, qui favorisoit M. le comte de Toulouse lui-même, par son égalité aux princes du sang, ne toucha personne. Enfin, au bout de deux jours, le Roi s'expliqua qu'il le vouloit : personne n'osa rien remontrer, et on obéit; mais ce fut d'une manière si indécente, qu'elle tournoit à l'insulte. On affecta généralement des cravates, des dentelles, des bas de couleur et des perruques nouées et poudrées blanc; et les dames, de la dentelle, des gants blancs et bordés de couleur, et des rubans de couleur dans leur tête, quoique le simple deuil si récent dût, même sans manteaux ni mantes, bannir la dentelle, la couleur et cette bigarrure de bas, encore plus l'appareil le plus lugubre qui ne souffre que le gros linge uni, le gros crêpe et le noir partout, et des perruques longues et sans poudre. Ce fut une véritable mascarade. La manière d'entrer et de sortir de chez eux fut tout aussi familière : on entroit; à peine faisoit-on la révérence, on se regardoit en riant les uns les autres, et tout aussitôt, sans arrêter, on s'en alloit, et les ducs [et] princes se laissoient conduire par les princes du sang à la galerie, sans leur dire un mot, et les dames titrées de même, par les princesses jusqu'à leur antichambre. Les princes et les princesses du sang le sentirent vivement; mais ils n'osèrent en faire aucun semblant, contents de leur victoire, et eurent tant de peur qu'on s'excusât faute de manteau, qu'il y en avoit des piles à leur porte dans la galerie, qu'on vous mettoit sur le corps en entrant, et qu'on reprenoit en sortant, avec force compliments, et sans en demander rien. Et, comme M. le prince de Conti étoit petit-fils de Monsieur le Prince, il reçut les mêmes visites tout de suite et de la même façon. Telle est l'époque de cette nouveauté, que les princes du sang durent au partage des bâtards avec eux, et dont M. du Maine, gendre de Monsieur le Prince, jouit au même instant avec eux. Pour l'eau bénite, les princes du sang prétendirent quelques nouveautés avec les ducs qui les accompagnoient, tant à l'aller donner qu'à revenir, le prince du sang qui l'alloit donner de la part du Roi[1]. C'est ce qui engagea Monsieur le Duc à chercher à profiter de la désunion des ducs et des princes étrangers, et d'essayer de ces derniers, qu'il espéroit plus traitables par la satisfaction d'être mis pour la première fois en ces cérémonies au lieu des ducs, et de leur associer des gens de qualité distinguée, ce qui ne s'étoit point encore fait, pour accoutumer au mélange et rendre doucement tout égal. Les choses demeurèrent assez peu marquées pour cette fois. Les princes du sang y contribuèrent pour aller par degrés, et ne pas rebuter tout d'un coup les princes étrangers qu'ils avoient choisis : les autres s'en contentèrent pour ne pas exciter noise en leur introduction, M. de Ventadour étoit trop proche pour l'oublier, dès que les conviés l'étoient à titre aussi de parenté, et trop enseveli dans le néant pour songer à rien dans la cérémonie. Ces prétentions, qui ne firent que poindre alors, éclatèrent fortement dans la suite, et ce sera alors qu'il y aura lieu de les expliquer[2]....

867. *Les domestiques des princes du sang dans le carrosse du Roi.*

(Page 262-263.)

1er avril 1709. — .... Ce[3] fut encore une nouveauté très étrange de voir les gouverneurs de M. le duc d'Enghien et de M. le prince de Conti dans le carrosse du Roi, avec eux, dans ces cérémonies, tandis que tout domestique des princes du sang de l'un et de l'autre sexe, et qui, par eux-mêmes, pourroient entrer dans les carrosses du Roi à l'ordinaire, comme on en a vu quelquefois, de nom à y être admis, en ont constamment été exclus par cette unique qualité de domestique, excepté en ces deux occasions, tant que le Roi a vécu, et jusqu'à la minorité du Roi d'aujourd'hui, que les princes du sang, se trouvant les maîtres, les y ont fait entrer et manger à sa table, et fait tout ce que bon leur a semblé.

868. *Privilèges des bâtards.*

(Page 263.)

8 mai 1684. — M. du Maine a valu beaucoup d'augmentations d'honneurs et de rang aux princes du sang, ainsi qu'à Mesdames ses sœurs; celle-ci est une des premières[4], et, sans avoir aucun rang, ni aucune grâce écrite là-dessus, le Roi lui avoit fait prendre peu à peu tout l'extérieur des princes du sang, qui n'osoient s'en plaindre, et que le Roi en consoloit par ces augmentations, qui étoient autant et plus pour ses bâtards que pour eux.

1. Cette phrase est peut-être inachevée.
2. La fin sera l'Addition suivante.
3. Le commencement forme les deux Additions nos 865 et 866.
4. Dangeau vient de dire que, pendant le séjour du Roi à Condé, il y a eu des gardes à la porte du duc du Maine et de ses sœurs.

869. *Préséance des princes du sang sur les cardinaux.*

(Page 269-270.)

29 août 1709. — Peu à peu les princes du sang reprirent leur rang sur les cardinaux, qui ne leur donnoient pas la main chez eux du temps des cardinaux premiers ministres, témoin la célèbre aventure du grand Condé avec le cardinal de Lyon.

870. *Origine des noms singuliers.*

(Page 278.)

16 décembre 1680. — L'origine de ces noms singuliers de *Monsieur le Prince*, *Monsieur le Duc*, *Monsieur le Comte*, n'est pas ancienne, et n'est qu'un langage continué. Le prince de Condé, frère du roi de Navarre père de Henri IV, étoit le seul prince du sang parmi les huguenots, et leur chef, qui s'accoutumèrent à ne parler de lui qu'en le nommant tout court Monsieur le Prince, et cette façon de parler s'introduisit dans le parti catholique, à la cour et partout. Ce prince fut tué à la bataille de Jarnac, 13 mars 1569, à près de quarante ans. Son fils, qui, à cette mort, avoit seize ans, et qui soutint le même parti, porta aussi le même nom, et fut de même appelé Monsieur le Prince : c'est celui qui mourut à Saint-Jean-d'Angely, 5 mars 1588, à trente-cinq ans, et on le crut empoisonné. Le fils qui lui naquit après sa mort, de Charlotte de la Trémoïlle, porta de même le nom de prince de Condé. Henri IV le fit venir à huit ans à Saint-Germain-en-Laye, pour y être élevé, et il continua d'y être appelé Monsieur le Prince. Il fut père de celui de la mort duquel il est ici question[1], et dont les actions militaires relevèrent encore la naissance, même du vivant de son père. Il avoit vingt-cinq ans quand il le perdit, portoit le nom de duc d'Enghien, et ne tarda pas à être insensiblement appelé Monsieur le Duc tout court, à l'exemple du nom singulier de son père. Ils étoient les premiers, et presque les seuls princes du sang de cette sorte. Ces noms se sont perpétués de père en fils. Comme tout est exemple en France, M. le comte de Soissons, fils du deuxième lit de Monsieur le Prince tué à Jarnac, et qui n'eut qu'un fils, tué à la bataille de Sedan sans avoir été marié, se fit appeler Monsieur le Comte, aussi tout court, et son fils après lui, dont les sœurs ayant[2] épousé l'une M. de Longueville, dont elle n'eut que la dernière duchesse de Nemours, l'autre le prince de Carignan, qui en eut le muet et sourd père du prince de Carignan d'aujourd'hui et le comte de Soissons mari d'une des Mancini nièces du cardinal Mazarin, laquelle fut surintendante de la Reine, avoit toujours le Roi chez elle, et fit longtemps la pluie et le beau temps à la cour jusqu'à ce qu'elle en fut chassée, et obligée à sortir du Royaume[3]. L'habitude étoit si grande de dire Monsieur le Comte et

1. Le grand Condé. — 2. Sans doute, *avoient*.
3. Phrase inachevée.

Madame la Comtesse tout court pour le comte et la comtesse de Soissons, que beaucoup de gens le continuèrent à ceux-ci, quoiqu'ils ne fussent plus princes du sang. Leur fils, qui épousa la Beauvais, et qui sortit après longtemps de France et de son service pour être tué devant Landau dans celui de l'Empereur, en eut encore quelques restes, tant est puissante quelque habitude que ce soit, quand elle a pris pied, et tant aussi ce pied est aisé à prendre.

C'est ce qui est tout nouvellement arrivé pour la façon de parler aux princes du sang. Monseigneur le Dauphin, fils de Louis XIV, n'a jamais été traité que de *Monsieur* dans sa jeunesse; peu à peu le *Monseigneur* prévalut, et le *Monseigneur* tout court en parlant de lui, au lieu de dire Monsieur le Dauphin. M. de Montausier, qui avoit été son gouverneur, demandoit plaisamment si on le prenoit pour un évêque, et tant lui que les anciens courtisans ne disoient jamais que *Monsieur le Dauphin*, et, en parlant à lui, toujours *Monsieur*, et jamais *Monseigneur*. Le *Monsieur*, en lui parlant, s'abolit peu à peu à la mort de M. de Montausier, et le *Monsieur le Dauphin* aussi, en parlant de ce prince : tant que, plaisanterie d'abord et habitude après, le Roi même s'y conforma en l'une et en l'autre façon, mais jamais Monsieur ni Madame, qui demeurèrent les seuls. Les trois fils de Monseigneur furent, même par leurs bas domestiques, toujours appelés Monsieur, parlant à eux; mais, peu à peu, lorsqu'ils furent grands, le *Monseigneur* prévalut. Sur la fin de la guerre de 1688, les jeunes gens, fort libres avec Monsieur le Duc et M. le prince de Conti, commencèrent, à l'armée, à leur dire Monseigneur comme par familiarité. L'exemple gagna et vint jusqu'à la cour, où cela demeura tellement dans ces termes, que personne de vieux, ou qui ne fût pas familier avec eux, ne leur dit jamais que Monseigneur, et Monsieur le Prince est mort dans cet usage de n'être appelé Monseigneur par personne. Après sa mort, l'usage du *Monseigneur* pour les autres princes du sang s'étendit, et ceux qui les appeloient ainsi n'osoient faire différence de M. du Maine et de M. le comte de Toulouse. M. de Vendôme, qui prit bientôt après un vol prodigieux, non seulement reçut volontiers le *Monseigneur* à l'armée, mais il ne prenoit pas plaisir au *Monsieur;* mais, à la cour, où il ne revint guères qu'à son retour d'Italie pour servir en Flandres, et où il n'eut pas le loisir de séjourner beaucoup, et dont il fut peu après éconduit, il ne put étendre ce *Monseigneur* au delà du subalterne. A la mort de Monseignour, Mgr le duc de Bourgogne déclara qu'il vouloit qu'on dît de lui M. le Dauphin, et Monsieur parlant à lui; mais il ne vécut qu'un an et moins, pour le malheur de la France. Le *Monseigneur* boiteux donné par la plupart, et non par bien d'autres, recommença à gagner, et prévalut tellement, que, peu après la Régence, il devint exigé, et l'est demeuré depuis, sans néanmoins qu'il y ait eu d'ordre, ni que les princes du sang se soient portés pour offensés quand on y a manqué.

### 871. *L'appellation d'*Altesse.

(Page 303.)

4 janvier 1704. — Ces Additions ne comportent pas de longues dissertations. L'*Altesse* en seroit une, encore plus la *Sérénissime*. Il suffit de dire que l'*Altesse Royale* a été à peine connue de Gaston. L'*Éminence* des cardinaux y donna lieu, dont le cardinal de Richelieu étoit raffolé et sut un tel gré au prince d'Orange de la lui avoir donnée le premier, qu'il lui rendit l'*Altesse*, qu'il n'avoit jamais prétendue, n'étant pas souverain. Ce pas fait valut l'*Altesse* à de petits souverains effectifs, et l'*Altesse Royale* à Gaston, pour le relever au-dessus d'eux, et qui s'étoit choqué de leur *Altesse*. Son régiment n'étoit connu que sous le nom de l'*Altesse*; on disoit : capitaine dans l'*Altesse*, l'*Altesse* est à tel siège; enfin on ne le nommoit pas autrement, et, comme on y étoit accoutumé, il demeura *Altesse* même après que Gaston y eut joint la *Royale*. Les princes du sang, voyant cette distinction à Gaston, se firent donner l'*Altesse* sans la prétendre que des cardinaux, parce qu'ils leur donnèrent aussi l'*Éminence*, comme ils l'avoient eue de ceux des souverains à qui ils la donnoient. En Espagne, il n'y a d'*Altesse* que le fils du roi, et, comme, depuis que toutes les Espagnes ont été réunies sur la tête de Charles V, il n'y a jamais eu de fils d'aucun fils de roi, on ne sait ainsi quel traitement ils avoient, encore moins ceux que nous appelons princes du sang en France, dans un pays où la loi salique n'a point lieu. C'est pour cette raison de l'*Altesse* simple des fils des rois que les grands d'Espagne, qui ne cèdent point aux souverains, leur refusent l'*Altesse*, et parce, encore, que leur traitement est de tout temps l'*Excellence* depuis que ce titre est en usage. Depuis que le roi a égalé en tout ses enfants naturels aux princes du sang, il a voulu dédommager les uns et en avantager les autres, et il commanda aux ducs de leur donner à tous l'*Altesse Sérénissime* en leur écrivant. Ils l'évitent tous en n'écrivant point, ou au moins ils s'en abstenoient alors, et, comme ces princes voulurent établir la même chose pour les grands d'Espagne, sous prétexte qu'ils avoient le rang des ducs en France, ils saisirent l'occasion de ce contrat de mariage[1] pour prétendre que le duc de Saint-Pierre, en le leur portant, leur donneroit, en leur parlant, de l'*Altesse Sérénissime*, quoique, même aujourd'hui, ils ne l'exigent point, et qu'il n'y a que leurs domestiques qui leur parlent ainsi. Ce fut donc la raison qui empêcha le duc de Saint-Pierre de leur faire signer son contrat; mais, dès qu'il fut marié, sa femme, fâchée d'être exclue de chez les princesses qui tenoient la cour et ses amusements, et Torcy, son frère, encore plus de ce que la difficulté venoit à l'occasion de sa sœur, dont le mauvais gré et les propos pouvoient lui être désagréables, tournèrent si bien le duc de Saint-Pierre, qu'il céda. Il avoit acheté Sabionette des millions du roi d'Espagne : il

1. Le mariage du duc de Saint-Pierre avec Mme de Renel, sœur de Torcy.

étoit avare, et, sans l'être, il étoit naturel de vouloir jouir d'un aussi grand et si cher établissement; c'étoit, avec l'amour, ce qui lui avoit fait épouser la sœur du ministre des affaires étrangères, et cette raison d'intérêt l'emporta sur la raison de la dignité pour le *Sérénissime*. Il est venu de ce que les princes non souverains ont peu à peu pris l'*Altesse*. MM. de Guise et M. de Mayenne, dans leurs années les plus brillantes, n'y ont jamais pensé; les Histoires et les Mémoires de leur temps le montrent, et jusqu'aux lettres que leurs agents et que leurs secrétaires domestiques leur écrivoient, et qui y sont rapportées en entier, ne les en traitent point, et on en a vu de domestiques, ou des personnes fort du commun, à des princes et à des princesses des maisons de Savoie,[1] de Lorraine, de Longueville, et hors d'état et de volonté de leur rien disputer, et cela jusqu'aux temps des guerres de Paris de la minorité de Louis XIV, et depuis, où il n'est pas la moindre mention d'*Altesse*. Il est vrai que cette nouveauté, de nos jours, ne passe pas leurs domestiques; mais elle a fait inventer le *Sérénissime* à ceux qui avoient pris l'*Altesse* auparavant; mais ceux-là qui ne l'ont fait que pour se distinguer de ceux-ci n'y ont rien gagné, puisque ceux même qui l'ont, ou ont prétendu le rang de prince étranger, ont aussi ajouté le *Sérénissime* à leur *Altesse* comme les princes du sang et les souverains. Ces derniers, par leurs alliances, ont, tant qu'ils ont pu, fait passer l'*Altesse Royale* de leurs femmes à eux, comme M. de Savoie et, depuis vingt ans seulement, les ducs d'Holstein et de Lorraine, et le grand-duc de Toscane. Aussi Monsieur n'en a jamais voulu, parce que les filles de Gaston, pour qui le rang de petites-filles de France fut inventé, l'avoient pris, et, depuis, les fils de France n'ont plus voulu que le *vous*, et ont abandonné l'*Altesse Royale*. Cela suffit pour une matière qui n'en mérite pas davantage.

### 872. *Disgrâce du duc de Vendôme et du comte d'Évreux.*

(Page 309.)

10 avril 1709. — Les *Mémoires* se contentent de dire que M. de Vendôme, ayant été à Meudon, ne demanda point pour Marly, et passent sur la plus grande affaire de la cour comme chat sur braise. Cette Addition les imitera ici par une explication très décharnée d'une anecdote si curieuse et si intéressante, mais qui n'a pas encore assez vieilli pour sa délicatesse, et qu'il n'est pas encore possible de raconter. On se souviendra de la réserve dont on a usé sur la dernière campagne de Flandres, que cette réserve a été annoncée en son lieu, et de ce qui a été rapporté, et obscurément à dessein, de la conversation du duc de Beauvillier avec un de ses plus intimes amis, dans les jardins de Marly, sur le point de l'ouverture de cette fatale campagne. Tout ceci est une suite de ce qui fut prévu, et de ce qui arriva, et l'obscurité qui se trouvera ici, ou, si l'on veut, le laconisme, une suite de celles dont on a usé à cet égard au volume précédent. On y

a vu dans les *Mémoires* que Mgr le duc de Bourgogne eut, à son retour, de longues conversations avec le Roi; on y a vu encore le froid accueil fait à M. de Vendôme à son retour. On lui fit dire à l'oreille de ne demander plus pour Marly. Monseigneur, qui n'avoit pas tant entretenu son fils[1] que le Roi, continua de mener M. de Vendôme à Meudon. Il avoit eu défense de se présenter chez Mgr le duc de Bourgogne et chez Mme la duchesse de Bourgogne. Ils furent dîner à Meudon; Monseigneur, avec sa cour, vint au-devant d'eux, et à sa suite M. de Vendôme, qui ne mesura pas sa contenance, et qui crut que la présence et la maison de Monseigneur le mettoit en liberté. Le Roi le sut dès le soir même: il fit défendre à M. de Vendôme non seulement Meudon comme Marly, mais Versailles même. Il n'a jamais remis le pied depuis dans ces deux premières maisons, et n'a été qu'un quart d'heure dans la dernière lorsqu'il partit pour l'Espagne, dont il n'est point revenu. Il fut si outré en recevant cet ordre, qu'au lieu d'aller à Anet, il s'alla cacher à la Ferté-Alais, qui n'étoit ni commode, ni en état de recevoir personne, et y fit venir ses chiens d'Anet pour y rester en solitude sous prétexte de chasse, et passer ainsi les premiers jours de sa disgrâce si déclarée. Il n'y étoit pas accoutumé : un triomphe de toutes les sortes, et de toutes les sortes peu mérité, l'avoit porté dans les nues, d'où il tenta de précipiter les dieux; il eut le sort des Titans. Sa rage fut extrême, et s'augmenta par le délaissement où il se trouva toujours depuis. Un éclat de la même foudre tomba en même temps sur le comte d'Évreux : il étoit avec M. de Vendôme en privance de cousin germain, il se trouvoit gendre de Crozat, qui étoit chargé des affaires fort en désordre de M. de Vendôme et s'étoit fort attaché à lui; c'étoit un lien de plus entre son gendre et lui en ces commencements de mariage. Le comte d'Évreux lui écrivit une lettre où[2] les détails avantageux à M. de Vendôme, avec un art peu ménagé sur tout ce qui n'étoit pas lui, convia[3] Crozat à la répandre dans des moments de curiosité et de crise. Tout fut bon jusqu'au retour de Flandres; mais, à ce retour, les dieux et les hommes furent jugés, chacun reprit sa forme, et Crozat se sauva dans son néant.

### 873. *Caractère et retraite du duc de la Rochefoucauld.*

(Page 328.)

1er mai 1709. — M. de la Rochefoucauld n'avoit rien qui fît qu'on pût seulement douter qu'il fût le fils de ce duc de la Rochefoucauld dont l'esprit, la galanterie, les intrigues, les vues, les parties avoient fait tant de bruit dans le monde, et à qui le Roi ne les avoit jamais bien pu pardonner. Il avoit aussi suivi son père dans tous ces troubles, et il portoit au visage une légère marque du combat du faubourg

1. Le correcteur a cru devoir ajouter : *le duc de Bourgogne*.
2. Il manque ici un verbe. — 3. Ainsi au manuscrit.

Saint-Antoine. Leurs affaires étoient demeurées délabrées. Le père, cousin germain du duc de Liancourt célèbre, et sa femme encore plus, par leur esprit, leur considération, leur piété et leur admirable retraite, maria son fils à la fille unique de leur fils unique, qui avoit été tué, et remit ainsi de grands biens dans sa maison. Ce mariage ne fut pas stérile; mais il dura peu, et les deux familles, logées ensemble, demeurèrent toujours dans une liaison intime. M. de la Rochefoucauld le père, mal à la cour, demeuroit à Paris, où il faisoit les délices de la bonne compagnie; son fils, qui avoit de la valeur et de l'honneur autant qu'un courtisan en peut avoir, mais nul autre talent, se produisit à la cour, où, malgré la disgrâce de son père, il parvint très promptement à plaire au Roi, qui le traita de manière à donner de la jalousie à ses pareils, et à surprendre une cour spirituelle, brillante et polie. Le comment cela arriva n'a jamais été compris. Le goût du Roi n'étoit pas délicat, et il en eut tant pour lui, qu'il fut une sorte de favori toute sa vie. Le Roi avoit formé la charge de grand maître de la garde-robe pour Guitry qui fut tué au passage du Rhin : il la donna à M. de la Rochefoucauld, puis celle de grand veneur à la mort de Soyecourt. On crut que cette dernière fut la récompense d'avoir produit Mme de Fontange; sa mort prompte et soupçonnée ne fit rien à la faveur de M. de la Rochefoucauld, qui se lia étroitement avec Mme de Montespan, et qui le demeura toute sa vie avec sa famille. Il fut le seul homme considérable de la cour qui ne fléchit point le genouil devant Mme de Maintenon, et le seul qu'elle haït qu'elle ne put jamais entamer. Elle auroit volontiers entendu au mariage de sa nièce avec son petit-fils, et le Roi le desiroit pour les rapprocher et s'ôter du malaise; mais le duc écarta, ou fut sourd aux insinuations, ce qui fit tourner tout court aux Noailles, qui travailloient de leur mieux à ce grand mariage, et qui le devint peut-être encore plus par pique contre M. de la Rochefoucauld. Il ne se pouvoit pardonner de s'être laissé aller pour son fils aîné à celui de la fille aînée de Louvois, avec qui il étoit mal, et que le Roi se mit en tête de faire pour les raccommoder. Louvois le desiroit avec passion, pour se réconcilier avec un homme dangereux par sa hauteur, par sa privance avec le Roi, et par sa liberté d'en user sans retenue contre ceux qu'il haïssoit, et avec plus d'acharnement et de force quand ils étoient puissants. La Rochefoucauld, qui se fit tenir à quatre, en eut des millions et l'érection du duché héréditaire de la Rocheguyon pour son fils; mais, le mariage fait, Louvois, peu accoutumé à être mené haut à la main, lui qui y menoit tout le monde, ne put demeurer longtemps bien avec M. de la Rochefoucauld, qui se rebrouilla avec lui jusqu'à sa mort, et n'en aima jamais ni la famille, ni sa propre belle-fille, qu'il ne voulut jamais souffrir à la cour, et qui, par ses soins domestiques, par sa vertu et son mérite, par son attachement extrême pour son mari et pour sa maison, qu'elle rétablit, méritoit d'être mieux traitée de son beau-père. C'étoit un homme très borné, haut, dur, rude, rogue et farouche, tout gouverné par ses valets, qui n'aimoit qu'eux, moins que médiocrement ses enfants, et ses amis par fantaisie. Jamais valet ne l'a été de personne avec tant d'assiduité, de bassesse, il faut dire d'esclavage, qu'il le fut du Roi toute sa vie, et il n'est pas aisé de comprendre qu'il s'en pût trouver un second. Le lever, le coucher, les deux changements d'habits dans la journée, les chasses et les promenades du Roi de tous les jours, il n'en manquoit jamais; quelquefois dix ans et plus de suite sans découcher du lieu où étoit le Roi, excepté les dix ou douze dernières années, qu'il prenoit du lait un mois à Liancourt, et deux ou trois courts voyages à Verteuil. Son appartement étoit ouvert matin et soir, mais le mélange des valets d'un trop bon maître, les égards qu'il falloit avoir pour eux et les airs que prenoient les principaux en bannissoient la bonne compagnie, qui n'y alloit que des instants et peu souvent, et laissoit le champ libre aux ennuyeux et aux désœuvrés de la cour, qui y trouvoient bonne chère, y établissoient leur domicile, et y essuyoient largement les humeurs du maître, qui dominoit sur eux avec un empire dur, et qui se trouvoit déplacé et embarrassé avec mieux qu'eux. Cette raison, et un temps que son assiduité rendoit fort coupé, l'avoit mis sur le pied de ne faire presque aucune visite, et cette assiduité étoit devenue si forcée, qu'il demandoit congé au Roi quand, très rarement, il alloit dîner à Paris ou à une petite maison près de Marly, sans y coucher. Avec cela, il étoit officieux et parloit aisément au Roi et avec force pour les uns et pour les autres; mais il choisissoit souvent mal ceux pour qui il s'intéressoit. Il étoit magnifique, et toujours ses affaires en désordre : le Roi lui paya plusieurs fois ses dettes, outre des présents fréquents et considérables, dont la plupart alloient à ses valets, devant qui ses enfants étoient en respect et en besoin; à la fin, il fatigua le Roi de ses demandes, qui s'accoutuma à le refuser, et l'autre à le gourmander. Cela mit, sur la fin, un malaise entre le Roi et lui, qui lui donna des pensées de retraite dont il fut longtemps la dupe. Ses yeux s'affoiblirent et ne lui permirent plus de monter à cheval; il couroit en calèche, et, à la mort du cerf, se faisoit descendre et mener à celle du Roi pour lui présenter le pied, qu'il lui fourroit souvent dans les yeux ou dans l'oreille. Cela faisoit peine au Roi et à tout le monde, et encore de le voir tout couché dans sa calèche comme un corps mort. Le Roi lui proposoit quelquefois doucement de se tenir en repos; cela perçoit le cœur au duc, qui se voyoit déchoir et devenir pesant auprès de lui, de plus en plus. Il ne pouvoit plus rien faire, par faute de vue, de ce qu'il avoit toujours fait. Il étoit peu écouté, presque toujours éconduit, quelquefois refusé sèchement. Le dépit vint au secours du courage; il se retira, mais le plus pitoyablement du monde. Son projet flottoit entre sa maison de Paris ou un appartement à Sainte-Geneviève, où la mémoire du cardinal de la Rochefoucauld lui faisoit trouver tout ce qu'il auroit pu desirer : ses valets, qui étoient ses maîtres, ne voulurent ni l'un ni l'autre; ils espéroient toujours de tirer de son reste de crédit, et ils l'entraînèrent au Chenil à Versailles, pour, de là, le pouvoir faire aller demander au Roi quand ils en auroient besoin. Ce fut donc là qu'il établit sa demeure, où bientôt il fut abandonné à la douleur et à l'ennui. Il en fit encore quelques parties de main dans le cabinet du Roi, par les derrières, peu fructueuses, qui achevèrent de l'accabler, et ce fut ainsi qu'il acheva sa vie. Jamais homme si comblé ne fut si envieux, et il l'étoit de tout, des choses mêmes qu'il ne pouvoit desirer pour lui, ni pour personne, enfin jusqu'à des cures; il se plaignoit toujours et trouvoit les autres heureux. Aussi jamais homme ne le fut-il moins que celui-là, par une humeur qui le dévoroit, et par une servitude dont ses valets lui firent boire jusqu'à la lie.

874. *Le traitement de cousin.*

(Page 332.)

7 mai 1688. — Peu de gens sans titre ont ce traitement de cousin[1]. Il se borne uniquement à cela.

875 et 876. *La duchesse de Fontanges.*

(Page 334.)

13 août 1684. — Mme de Fontange étoit fille de Madame et maîtresse du Roi, qui la fit duchesse. M. de la Rochefoucauld la produisit quoique ami de Mme de Montespan, et plus encore de Mme de Thiange; mais cet amour foiblissoit, et l'on ne craignoit rien de celle-ci, fort belle, mais fort bête. Elle dura peu, et sa mort ne parut pas naturelle.

7 avril 1688. — La duchesse de Fontange étoit une fille de Madame fort belle et fort sotte, mais fort généreuse à donner et à procurer. Le Roi en devint amoureux, et s'en lassa bientôt. Elle mourut en fausse couche, et cette mort fut soupçonnée. Elle n'eut pas le temps de faire grand chose pour les siens. Elle fit donner cette abbaye[2] à sa sœur sur la démission de Mme de Brissac, qui la reprit après, et qui étoit sœur du père de la maréchale de Villeroy douairière et du duc de Brissac gendre du duc de Saint-Simon. Mme de Fontange maria son autre sœur à Molac, grand ivrogne, Breton, à qui elle fit donner de l'argent et le gouvernement de Nantes avec une lieutenance générale de Bretagne. M. de la Rochefoucauld, quoique lié devant et après avec Mme de Montespan, et encore plus avec Mme de Thiange, avoit été l'entremetteur de cet amour, dont, à la mort de Soyecourt, en 1679, il eut la charge de grand veneur : sur quoi on fit une chanson qui disoit que, pour avoir mis la bête dans les toiles, le Roi l'avoit fait son grand veneur. Il y avoit déjà sept ans qu'il étoit grand maître de la garde-robe.

1. Accordé au prince de Belmont Lanti.
2. L'abbaye de Chelles, dont parle Dangeau.

877. *M. de Torcy va en Hollande.*

(Page 346.)

2 mai 1709. — Les affaires tendoient à la dernière extrémité par les malheurs de la guerre et par ceux de la misère et de la famine; nulle insinuation, nulle proposition ne réussissoit, et les nouvelles du président Rouillé, qui négocioit à la Haye, ne pouvoient être plus mauvaises. Le Roi étoit au désespoir de se voir sans ressource au gré de ses ennemis, et, au conseil d'État du mercredi 1er mai, il s'en expliqua à ses ministres en versant des larmes. Torcy, pénétré de l'état où il vit le Roi, lui proposa de lui permettre d'aller lui-même à la Haye; qu'instruit à fond des affaires et des intentions du Roi, il pouvoit y ménager des moments précieux en prenant au mot le Pensionnaire, Marlborough, le prince Eugène, s'il y avoit lieu d'espérer d'eux une paix supportable, ou de l'un d'eux, pour les diviser; sinon, qu'il recueilleroit au moins ce fruit de son voyage de marquer à toute l'Europe le desir sincère du Roi pour la paix, par une démarche si peu ordinaire, et de pénétrer au vrai qu'ils n'en vouloient aucune, auquel cas on ne seroit plus amusé avec indécence, et que tout le Royaume, en étant persuadé, se porteroit plus volontiers aux derniers efforts pour soutenir la guerre et parvenir à mieux qu'on ne pouvoit peut-être l'espérer. Le Roi goûta cette proposition jusqu'à remercier Torcy, qui partit le lendemain matin de Marly, après avoir vu le Roi encore, trompant jusqu'à ses gens, à qui il dit qu'il alloit à Paris, d'où il partit tout de suite, assez hasardeusement, sur un passeport en blanc qu'il avoit des ennemis pour un ouvrier. M. de Lauzun, qui écumoit toujours tout, et qui étoit ravi de faire voir qu'il savoit tout, et peut-être tout autant de se moquer des gens, s'en fut dans le salon, sur la fin de la matinée, et, avec son air indifférent, demanda aux uns et aux autres où ils alloient dîner; pour lui, il leur dit qu'il alloit chez Torcy, et qu'il savoit qu'il y avoit excellente chère ce jour-là, dont il conta merveilles à peu de monde. Il persuada de la sorte à cinq ou six personnes distinguées d'y aller, et, entre autres, au duc de Villeroy, qui y fut en effet, et qui trouva porte close et visage de bois. Le voilà bien étonné, et qui s'informe au voisinage. Le soir, M. de Lauzun se moqua de lui et des autres qui y avoient été pris, et avoit dîné chez lui en bonne compagnie, bien à son aise, ravi d'avoir été si bien informé et d'en avoir fait un si bon usage.

878. *Le comte de Belle-Isle.*

(Page 364.)

13 décembre 1712. — C'est ce même Belle-Isle dont le mérite et la diverse fortune ont fait depuis tant de bruit; petit-fils du surintendant Foucquet.

879 et 880. *Le prince de Carignan sourd et muet.*

(Page 368.)

8 juin 1692. — La princesse de Carignan, dernière de sa branche, fille et sœur du comte de Soissons prince du sang, avoit épousé le prince Thomas, frère du grand-père du premier roi de Sardaigne, beau-frère de Louis XIII. Ce prince Thomas fit la guerre à sa belle-sœur, soutenue de la France, et lui de la maison d'Autriche, pour la régence. Après la paix, il vint en France, et, pendant que Monsieur le Prince le héros fut avec les ennemis, il eut sa charge de grand maître de France que M. le prince de Conti eut ensuite, et enfin Monsieur le Prince le dernier mort. Le fils aîné de ce prince Thomas, né sourd et muet, et prodige d'esprit et de connoissance, se maria fort tard, et eut le prince de Carignan mari de la bâtarde du roi de Sardaigne et de Mme de Verue[1]....

27 mai 1709. — Ce prince de Carignan, fils aîné du prince Thomas et de la dernière de la branche de Bourbon-Soissons, fut la merveille de son siècle. Né sourd et muet, il fut livré assez tard à un maître habile, qui, à force de coups et de famine, lui apprit à suppléer à ce que la nature lui avoit refusé, et, comme il avoit beaucoup d'esprit, il devint capable de tout entendre et de tout faire entendre, en sorte qu'il s'appliqua aux affaires et qu'il passa pour une bonne tête dans le Conseil de M. de Savoie, dans la cour duquel, outre ce qu'il tiroit de sa naissance, il s'étoit acquis une grande considération. Il laissa un fils, qui ne lui a pas ressemblé, qui a épousé la bâtarde de M. de Savoie et de Mme de Verue, qu'il a amenée ici pendant la Régence, et qui y est restée depuis avec lui, où elle ne perd rien moins que son temps et ses affaires.

881. *Les Carignan retirés en France.*

(Page 371.)

3 juillet 1720. — Il étoit difficile que le roi de Sardaigne, qui, toute sa vie, avoit fait tant de mal à la France, pût lui faire un plus funeste présent que celui de lui envoyer sa bâtarde rejoindre M. de Carignan, son mari. Son règne, ou plutôt celui de la femme, car le mari s'est toujours contenté de la vie obscure d'un bandit, s'est vu et senti par un chacun depuis un temps fort court après son arrivée, et ce poids ne paroît pas prêt à s'alléger. Pour les quatre cent mille livres de rente saisies par le roi de Sardaigne, le pauvre Dangeau l'écrit sur parole[2]; le prince ne pouvoit saisir que ce qui étoit dans ses États, et jamais puîné de Savoie n'a eu deux cent mille livres d'apanage, sur lequel

1. La fin de cette Addition a été placée dans notre tome XVI, p. 513, n° 836.

2. Dangeau a dit que le roi Victor-Amédée venait de confisquer tous les biens de son gendre montant à cette somme.

encore, supposé que le prince Thomas les eût eues, il a fallu partager deux fils et une fille, qui tous ont eu postérité, et dont M. de Carignan ne représentoit que l'aîné.

### 882. *M. de la Reynie et son fils.*

(Page 376.)

14 juin 1709. — La Reynie étoit un magistrat qui avoit la droiture, l'austérité de mœurs, la gravité des magistrats du temps passé, beaucoup de capacité, et un talent si particulier d'ordre et de police, que ce fut lui qui rétablit l'une et l'autre dans Paris au point de perfection où on les a vus depuis lui. Il fut longtemps lieutenant de police, où il fit toujours grand peur, et jamais de mal. Il eut la confiance du Roi pour mille choses secrètes et importantes, dont il s'acquitta toujours en homme de bien et habile. Il n'eut qu'un fils, qui ne voulut jamais rien faire, pas même revenir recueillir sa succession; longtemps avant la mort de son père, il étoit allé s'enterrer dans les curiosités de Rome, où il a passé sa vie dans le mépris du bien, mais dans l'obscurité et sans s'être marié. La singularité et ce choix de vie le fait remarquer ici.

### 883. *Le prince des Asturies juré par les cortès.*

(Page 378.)

19 août 1709. — Cette cérémonie *des cortès*, ou des états assemblés à Madrid pour reconnoître le prince héritier et lui prêter serment, est particulière à l'Espagne sur tous les autres royaumes héréditaires. C'est une espèce d'inauguration anticipée, dont l'origine mèneroit à une dissertation trop étendue. On remarquera seulement que, depuis l'union des Espagnes sur la tête de Charles V, aucun de ses rois n'a été couronné et n'a d'habits de cérémonie, ni par conséquent les grands d'Espagne, ni aucune grande charge ou dignité. Il y a eu, depuis ces cortès-ci, d'autres cortès pour reconnoître le feu roi Louis Ier lors de l'abdication du roi son père, et la mort de ce jeune roi en a occasionné d'autres au retour au trône de Philippe V, et pour jurer le nouveau prince des Asturies. En pas une de ces occasions on n'a demandé aucun serment aux grands d'Espagne françois ou établis en France.

### 884. *Voyage de Torcy en Hollande.*

(Page 399.)

1er juin 1709. — M. de Torcy fut un mois juste à son voyage, aller et venir. Rouillé, chez qui il descendit, fut également aise et surpris de le voir aux termes où en étoient les affaires. Le Pensionnaire en perdit un moment la parole d'étonnement, puis lui fit entendre qu'avec son passeport en blanc, il y avoit lieu de l'arrêter, si on vouloit, et lui fit valoir de ce qu'on ne le feroit pas. Il le trouva froid, poli, ferme, et tellement ami avec Marlborough et le prince Eugène, et tellement le maître de sa république, qu'il ne fut pas longtemps à désespérer d'aucun succès; mais, porté sur les lieux, il n'y voulut rien omettre, et voir au moins, aussi clairement qu'il le pourroit, sur quoi on devoit désormais compter pour ne se prostituer plus en des négociations qui ne servoient qu'à les affermir en manifestant notre desir et notre foiblesse. Marlborough, fort envié chez lui, avoit un intérêt capital à continuer la guerre, où il gagnoit des trésors dont il étoit idolâtre jusqu'à la dernière messéance, où il devenoit de jour en jour plus considérable et plus grand, et pendant laquelle il demeuroit invulnérable à sa cour, qu'il gouvernoit plus encore par sa femme que par lui, et à ses envieux au parlement. Le prince Eugène, intimement lié avec lui, avoit les mêmes raisons de grandeur, et une haine de plus contre le Roi personnellement, qui lui faisoit trouver des charmes dans sa vengeance[1].... Le but unique du prince Eugène étoit d'entrer en France, d'obliger le Roi de passer la Loire, et de prolonger la guerre jusqu'à un partage du Royaume, comme il s'en est expliqué depuis[2].... Parmi tout cela, ils prodiguèrent les respects en parlant du Roi à Torcy, ne l'appeloient jamais que *le Roi* tout court, et à Torcy toutes les politesses possibles. Ils se firent attendre l'un après l'autre, et, après plusieurs conférences, Torcy ne rapporta que ce qu'on voit par la lettre du Roi aux généraux[3] de provinces, qui se trouve dans ce volume de Mémoires[4], et qui est une espèce de manifeste pour se disculper de ne pas terminer la guerre et exciter les François aux derniers efforts, desquels seuls on pouvoit espérer une paix tolérable.

### 885. *La vaisselle envoyée à la Monnaie.*

(Page 404.)

6 juin 1709. — Boufflers fut l'auteur de l'envoi de la vaisselle à la Monnoie : il s'engoua de cette marque d'affection, il la proposa au Roi, qui, dans la presse où il se trouvoit réduit, l'accepta. Boufflers en avoit une grande quantité, qu'il donna toute sans en vouloir recevoir quoi que ce soit. Tout est imitation en France, et surtout de cour[5] et de zèle : en huit jours, il n'y eut personne qui osât montrer de la vaisselle chez soi, depuis les princes du sang jusqu'aux bourgeois. Beaucoup de gens qui eurent l'air de la donner s'en firent payer depuis. Le gros des princes fut plus sage, et enferma la sienne pour la mieux retrouver après. Le bruit fut plus grand de beaucoup que le

1. Ici se trouve une anecdote qui a été rapprochée de la page 200 de notre tome XIV, Addition n° 825.
2. La phrase qui suit dans l'Addition a été placée au tome XV, p. 435, Addition n° 801.
3. Lisez : *gouverneurs*. — 4. Le *Journal de Dangeau*.
5. On a, à tort, essayé de corriger en *cœur*.

secours qu'on en tira, et l'éclat qui en retentit dans les pays étrangers fit plus de mal que de bien. Il en étoit arrivé de même quand, à l'autre guerre, le Roi fit fondre sa précieuse argenterie, dont la galerie et les grands appartements de Versailles étoient remplis et meublés; mais, en France, on ne se souvient pas de si loin.

### 886. *Disgrâce de Chamillart.*

(Page 415.)

9 juin 1709. — Un tel événement ne s'étoit point vu de ce long règne depuis la disgrâce de Foucquet, puisque la mort de Louvois prévint si à point nommé la sienne. Chamillart étoit l'honneur, la probité, la bonté même, l'incapacité même aussi, à ce qu'il parut; mais peut-être que le plus habile ministre n'auroit pas mieux soutenu le poids des finances, et de la guerre à la fin, et dans des temps de calamités continuelles, puisque, dans les heureux, Louvois et Colbert en avoient leur charge complète, chacun de la moitié. Chamillart le sentit si bien, qu'il pressa le Roi souvent et instamment de le décharger des finances, et il lui en est resté des billets, par lesquels il exposoit le danger des affaires et son incapacité d'y suffire, avec cette apostille de la main du Roi à côté : « Hé bien! nous périrons ensemble. » Sa santé y succomba, et ce ne fut que cette raison qui le fit soulager des finances. Il étoit au goût du Roi et de Mme de Maintenon plus que nul autre avant lui, par sa dépendance entière de cette dame, et parce que le Roi comptoit le former et faire tout lui-même en le faisant par lui. Il avoit des amis qui étoient les leurs plus que les siens, et pour lesquels il avoit un aveuglement dont lui seul étoit capable, et ces amis commencèrent sa perte par ne voir que par eux : c'est ce qui lui arriva en son dernier voyage de Flandres, et la chute de M. de Vendôme fut l'éclair de la foudre qui l'écrasa. Ce point, qui appartient aux obscurités précédentes, ne peut pas être plus éclairci; mais, quelque gangrène qu'il portât dans sa fortune, ce ne fut pas cela qui le perdit. On a remis ici à parler de ces mouvements de Flandre, où le maréchal de Boufflers fut renvoyé presque aussitôt après son retour de Lille et avoir été reçu pair au Parlement. Chamillart, accoutumé à se roidir contre les revers de la guerre, imagina de reprendre Lille dans l'hiver, d'y mener le Roi pour encourager les troupes, en fit tout le plan avec Boufflers, qu'il destinoit à cette expédition, et en garda le secret à Mme de Maintenon, qu'il ne vouloit point y mener, ni aucune dame, pour épargner le temps, et plus encore la dépense. Quand tout fut arrangé, Chamlay, qui étoit du secret, lui représenta qu'il s'alloit perdre, et que M. de Louvois ne s'étoit jamais pu relever d'une pareille offense faite à Mme de Maintenon, qui faisoit son capital de ne pas perdre le Roi de vue. Chamillart le fit convenir qu'avec Mme de Maintenon, et par conséquent les dames, la dépense et les contretemps les feroient échouer. Il ne fut donc plus question entre eux que d'abandonner le

projet, ou de risquer sa fortune en l'exécutant sans Mme de Maintenon, ou, comme il arriva, de perdre l'un et l'autre, si le Roi avoit la foiblesse de n'en pas garder le secret à Mme de Maintenon jusqu'au bout. Chamillart ne balança pas; il jugeoit avec raison le recouvrement de Lille si capital pour l'État, et si glorieux pour le Roi, qu'il ne put être touché d'aucune autre considération, et préféra un si pressant devoir à toutes choses : il porta son projet au Roi, à qui il le fit bien comprendre dans toute son importance et dans toute sa possibilité, et toutes les plus raisonnables apparences de succès, et parvint encore à le persuader de la nécessité de n'y mener point Mme de Maintenon et les dames, et celle encore de lui en faire le secret entier pour éviter tous inconvénients. L'expédition fut résolue. Boufflers en fit toutes les dispositions sourdes en Flandres; les régiments des gardes françoises et suisses eurent leurs ordres, et beaucoup des troupes de la frontière furent secrètement mises en état avec tout ce qui étoit nécessaire. Cependant Mme de Maintenon, curieuse, puis alarmée de sentir qu'elle ne savoit pas tout sur le fond de ces apprêts, fit tant, qu'elle tira du Roi le fatal secret, et de ce moment la perte du ministre fut en elle-même résolue. D'abord elle se garda bien de désapprouver rien; mais elle alla peu à peu à la sape, et vint à bout de tout faire échouer. Alors elle changea de ton et de conduite avec le ministre, et se mit à la tête de ceux qui le vouloient perdre. Mme la duchesse de Bourgogne, qui le remarqua des premières, fut des premières aussi à en profiter. Harcourt, dont toutes les voiles étoient sans cesse bandées vers l'entrée au conseil d'État, espéra d'en remplir la place, qui est toute séparée de celle de secrétaire d'État, et comptoit d'affoiblir d'autant le duc de Beauvillier, qu'il avoit pris en émule, dont il vouloit la place de chef du Conseil qu'il pensa avoir depuis, et qui étoit intimement lié à Chamillart pour d'autres choses trop longues à rapporter. Tessé, qui ne lui pardonnoit point d'avoir été le jouet et le chausse-pied de la Feuillade en Dauphiné et en Savoie, ne demandoit pas mieux qu'à servir sa haine en faisant une si utile cour à Mme de Maintenon. Tout ce qui tenoit aux Villeroy agissoit sous main pour ôter au maréchal un obstacle si certain à se raccommoder avec le Roi, et Boufflers, trop souvent mécontent de Chamillart pour des préférences au commandement des armées et pour des détails de ses emplois, accoutumé de plus au joug de Mme de Maintenon, de tout temps sa bienfactrice, crut servir l'État, qui s'en alloit par pièces, en contribuant à la ruine d'un ministre sous qui les malheurs ne finissoient pas. Chamillart combla la mesure par une sottise qui, en toute autre circonstance, n'eût été rien. Mlle Choin avoit un frère dans les troupes qui servoit avec réputation, et qui étoit ancien; elle desira l'avancer, et ne douta pas du succès de cette bagatelle de médiocres emplois dont Chamillart étoit le maître. La Feuillade, qui, malgré ce qu'il coûtoit à l'État, étoit toujours son héros et son cœur, lui en parla, et Mlle de Lillebonne aussi, son amie intime et son conseil; il les refusa l'un et l'autre. Les vapeurs qui l'accabloient lorsqu'il quitta les finances et les malheurs continuels lui avoient donné quelque humeur; il s'en trouva ce jour-là. Ils insistèrent : il étoit naturellement opiniâtre, avec fort peu d'esprit, et s'obstina comme un enfant. Cela demeura plus de six semaines suspendu de la sorte, lui persévérant au refus sans nulle raison, et eux n'osant rendre réponse et amusant Mlle Choin, espérant le gagner. A la fin, ils firent un dernier effort, et lui remontrèrent avec force ce que c'étoit que Mlle Choin, qu'il avoit toujours trouvée favorable auprès de Monseigneur, et ce que ce seroit de s'en faire une ennemie pour une bagatelle. Il fut inflexible, et répondit de colère qu'avec le Roi pour lui, et continuant à le bien servir et à ne rien faire contre l'ordre et le bien du service comme ce qu'ils lui demandoient, il ne se soucioit ni de Mlle Choin ni de personne. Mlle de Lillebonne, piquée à son tour pour sa vade, sortit sur-le-champ en colère, et la Feuillade resta inutilement à l'exorciser. Mlle de Lillebonne ne put passer plus loin la chose : elle rendit réponse à Mlle Choin, et la rendit en personne offensée. Mme d'Espinoy, sa sœur, le sut bientôt. Mlle Choin, outrée, le conta à Monseigneur, sans l'aveu duquel elle n'entreprenoit pas les plus petites choses, et Monseigneur le trouva très mauvais. On a vu dans ces Mémoires que Mme de Maintenon et Mlle Choin, sans se voir presque jamais, étoient fort en mesure ensemble[1]. Chamillart tenoit si fort au Roi, que Mme de Maintenon crut avoir besoin de tout, et qu'elle eut recours à Mlle Choin pour parler à Monseigneur sur l'extrémité des affaires, qui ne se pouvoient sauver qu'en perdant Chamillart. C'est ainsi que se préparent les ressorts de la Providence. Harcourt vit aussi Monseigneur, avec qui il étoit fort bien, et Boufflers, de même, et depuis plus longtemps encore, l'entretint. Mme de Maintenon parla elle-même à Monseigneur, qui alloit rarement, mais quelquefois, la voir; tout s'unit, tout se concerta. Mme de Maintenon donna le tour à la force, sans laquelle ni pas un des maréchaux, ni Monseigneur même n'auroient osé dire un mot. Le Roi fut attaqué de toutes parts, et il le fut si vivement, si fortement, si coup sur coup et à toutes heures, et chez lui, et chez Mme de Maintenon, qu'il ne savoit plus que devenir. M. du Maine n'osa se refuser à sa régnante mie, et si régnante pour lui : en sorte que le Roi n'avoit plus de repos. L'affection de son cœur se défendit tant qu'elle put, et assez pour que Harcourt partît sans avoir vu frapper le coup; mais plus il tardoit, plus Mme de Maintenon s'irritoit en elle-même de la résistance, et plus elle poussoit Monseigneur, qui, à la fin, l'emporta dans une dernière conversation qu'il eut avec le Roi dans son cabinet sur l'état déploré des affaires, s'il ne les remettoit en de meilleures mains. Le jour de l'exécution, et les ordres donnés aux ducs de Chevreuse et de Beauvillier, comme amis intimes de Chamillart et oncles de sa belle-fille, pour le ménager en lui portant le coup, le Roi le traita au conseil d'État à l'ordinaire, et

1. Cette phrase a été biffée sur le manuscrit.

lui dit de n'oublier pas quelque chose dont il lui parla en venant l'après-dîner travailler avec lui. Il savoit bien pourtant qu'il n'y travailleroit de sa vie. Ce fut aussi la cause de la surprise de Chamillart quand, au sortir de table, les deux ducs lui portèrent l'ordre de se retirer, avec tout ce qui, de la part du Roi, étoit capable de l'adoucir. Il ne témoigna ni émotion ni regrets, il ne fit aucune plainte : il répondit que le Roi étoit le maître; qu'il l'avoit servi personnellement pour lui, de tout son cœur et de tout son mieux; qu'il souhaitoit qu'il trouvât plus de bonheur et de capacité dans un autre, mais qu'il n'y pourroit trouver plus de zèle; que le Roi le traitoit encore trop bien, et qu'il ne cesseroit jamais de lui être tendrement attaché. Il glissa sur Mme de Maintenon, qui ne lui fit pas dire la moindre chose, donna quelques papiers aux ducs pour le Roi, envoya querir quelques commis, traya ce qui lui étoit personnel parmi ses papiers, fit atteler sa voiture, et s'en alla sur-le-champs à l'Étang. Un de ses amis, très différent d'âge et d'étoffe[1], avoit vu l'orage et l'en avoit averti; il l'avoit déjà persuadé une fois d'en conjurer un autre, et, s'en expliquant avec le Roi, il y avoit réussi. Cet ami fit tout ce qu'il put pour lui faire tenter le même remède. « Monsieur, lui répondit-il, c'est trop cher acheter la conservation d'une place si pénible qu'être à tous moments à la parade. Je n'ai jamais connu les cabales ni les souterrains; si mon zèle et mon travail, et la connoissance que le Roi en a, ne me soutiennent pas, j'en serai fâché; mais, travailler comme je fais, et avoir encore à lutter, je n'y pourrois suffire. Il en arrivera ce qu'il plaira à Dieu. » Sa famille le suivit aussi à l'Étang, et quelques amis très particuliers. Dès le lendemain, on y alla par amitié, par curiosité, par mode; trois jours durant, l'Étang fut plus plein que Versailles. Jamais une tranquillité pareille, une simplicité si naturelle. Pour sa femme, ses filles, leurs proches entours, c'étoit un désespoir. La Feuillade leur vint tard et peu, au scandale de la cour, excepté de son beau-père, qui trouvoit tout admirable de lui; il ne fut occupé qu'à sauver un logement à Versailles. Mme de Maintenon rugissoit de ce grand abord à l'Étang et de ce qui en revenoit de louanges, tant qu'enfin elle lui fit dire, de sa part à elle, à découvert, qu'il étoit trop près de la cour pour un homme en disgrâce, et le fit aller à Paris. Le même abord y continua; elle s'en plaignit, et fut piquée qu'il n'en fût autre chose, et l'en fit sortir. Faute de lieu où aller, il se réfugia chez le duc de Lorge, son gendre, aux Bruyères; puis, trouvé trop près, il fut chez son frère à la maison de campagne de l'évêché de Senlis, d'où il alla chercher des terres, en acheta une à la hâte, qui fut Courcelles, où il s'établit avec sa famille, qui s'étoit relaissée quelque temps avec lui chez le duc de Saint-Simon, à la Ferté. Pour le Roi, il ignoroit cette persécution de Mme de Maintenon. Il voulut bien que le fils de Chamillart lui vînt faire la révérence, et vint sur la porte de son cabinet, où le jeune homme lui parla

1. Saint-Simon lui-même.

très bien. Le Roi l'écouta, le regarda, et poussa la porte; fort peu après, il la rouvrit, et lui dit mille choses pleines de bonté pour lui et pour son père, d'une voix attendrie et entrecoupée. Il s'étoit hâté de fermer la porte parce que les larmes le gagnoient, et tout ce qui se trouva là s'en aperçut aisément. Il n'a pas manqué depuis une seule occasion de distinguer le fils et de traiter au mieux son père et lui, quoi que Mme de Maintenon, qui craignoit sans cesse son retour, pût faire. Le fils acheta la Vieille-Marine; c'est l'unique fils de ministre, et de ministre tout puissant, qui ne se soit pas gâté, et dans une place si affolante pour un si jeune homme. Son tour des places étoit propre à le perdre : reçu partout avec tous les honneurs militaires et en arbitre de la fortune, il se fit aimer partout où il passa, et ne s'est jamais méconnu. Aussi recueillit-il dans les troupes le fruit de ce qu'il avoit semé, et, avec le talent et le courage qu'il montra, il eût été loin, s'il n'étoit mort trop promptement. Ce fut le Roi tout seul qui imagina la charge de Cavoye, qui en fit son affaire, et qui, de son seul mouvement, donna les pensions. Telle fut l'amitié tendre et constante du Roi pour ce ministre, tel fut le pouvoir de Mme de Maintenon sur le Roi. Ce fut encore à elle à qui son successeur dut sa fortune. Il étoit intendant de Maubeuge pendant les sièges de Mons et de Namur, où le Roi mena Mme de Maintenon et les dames. Mme Voysin, sœur de Trudaine, étoit une créature liante, flatteuse, pleine d'esprit et de sens, dévote, magnifique, avisée, qui se mit bien avec Mme de Maintenon et avec ses favorites et ses domestiques, et qui eut grand soin de s'y entretenir avec mesure, mais à qui les présents et les soins ne coûtoient rien. Elle fit en sorte que son mari fût chargé du temporel de Saint-Cyr quand les grandes occupations de Chamillart, qui en avoit le soin, fut obligé de s'en défaire[1], et l'approcha ainsi de Mme de Maintenon, et elle-même par les rapports continuels que cela leur procuroit avec elle. Mme Voysin devint enfin une favorite que, faute d'occasion, l'on ne voyoit pas à moitié, et ce goût pour elle fut la cause du choix de son mari. Ils surent en profiter tous deux; au moment que Voysin se vit secrétaire d'État, il insinua que, dans un si grand dérangement d'affaires, il avoit besoin d'être tout d'un coup au fil de tout et d'être accrédité autant qu'il pourroit l'être, et, ce qui jusqu'à lui fut sans exemple, se fit bombarder ministre d'État tout en entrant.

### 887. *M. Voysin de la Noiraye.*

(Page 450.)

22 février 1688. — Ce la Noiraye, maître des requêtes[2], a été longtemps depuis le chancelier Voysin.

1. Phrase incorrecte.
2. Dangeau annonce sa nomination à l'intendance de Hainaut.

### 888. *Desmaretz de Vaubourg et ses frères.*

(Page 452.)

3 avril 1701. — Ce M. de Vaubourg[1] étoit frère de Desmaretz chassé des finances, puis revenu sur l'eau, enfin contrôleur général des finances et ministre d'État, et ce frère capitaine aux gardes, dont il est ici parlé, devint évêque de Saint-Malo; un autre est mort archevêque d'Auch.

### 889. *Le chevalier de Saumery à Rome.*

(Page 624.)

29 avril 1702. — Le chevalier de Saumery passa à Rome sans y coucher, vit le pape Clément XI un moment, alla à Saint-Pierre, et, de la porte : « N'est-ce que cela ! » dit-il; et il s'en alla. Le bon pape n'a jamais pu digérer cette action, et en a parlé cent fois; elle est unique aussi en son espèce.

1. Dangeau annonce qu'il s'est démis de l'intendance de Rouen.

# APPENDICE

## SECONDE PARTIE

### I

### LE MARQUIS D'HEUDICOURT[1].

Notice inédite de Saint-Simon[2].)

1666. « M. D'HEUDICOURT, du nom de Sublet, le même que celui de M. des Noyers, secrétaire d'État en 1636, disgracié et renvoyé cinq semaines avant la mort de Louis XIII.

« Le bisaïeul de M. d'Heudicourt étoit de Blois[3], intendant des finances et de l'ordre du Saint-Esprit; il eut un brevet de conseiller d'État qui n'étoit rien, et se donnoit à chacun, et fut aussi contrôleur général des finances, qui étoit aussi peu sous les surintendants. Il eut plusieurs enfants : il en eut un trésorier de l'ordinaire des guerres, mort 1654, qui eut pourtant un fils chevalier de Malte; une fille, qui épousa un Roncherolles seigneur de Menneville, et un aîné, qui fut conseiller au parlement de Paris. Son fils unique servit; il étoit maréchal de camp en 1641, à la bataille de Sedan, lieutenant général et gouverneur de Landrecies en 1647, et il se tua d'un coup de pistolet en 1665. C'est le père du grand louvetier. Sa mère étoit fille de Philippe Bourlon, trésorier de la vénerie.

« On verra ci-après, aux *Maisons directement alliées à celle de France*[4], titre D'ALBRET, la fortune du maréchal d'Albret, sa parenté proche avec M. de Montespan, sa liaison avec Mme de Montespan et avec Mme Scarron, depuis Mme de Maintenon si célèbre, son affection pour Mlle de Pons, sœur de sa belle-sœur, qui étoit fort belle et n'avoit rien vaillant; et que, par Mme de Montespan, il la[5] fit épouser à Heudicourt, qui étoit riche, et qui en eut la charge de grand louvetier.

« C'étoit un débauché de grisettes à l'excès, gros joueur, et le plus méchant joueur du monde, qui querelloit et rompoit en visière à tout

1. Ci-dessus, p. 66, note 3.

2. Extrait des GRANDS LOUVETIERS, vol. 45 des Papiers de Saint-Simon (*France* 200), fol. 182 v°. Cette notice est faite à l'aide de l'*Histoire généalogique*, tome VIII, p. 823-824.

3. *Bois*, au manuscrit. — 4. Vol. 44 (*France* 199), fol. 111 et 112.

5. *La* a été ajouté en interligne.

le monde, crioit, juroit, tempêtoit en plein salon de Marly avec Monseigneur et Mme la duchesse de Bourgogne, qui brutalisoit tout ce qui étoit autour de lui, et faisoit exprès des reculades, avec son tabouret, à leur casser les jambes, et leur crachoit à tous moments à travers. De tout cela, on n'en faisoit que rire, tant on y étoit accoutumé. Il étoit bien avec Monseigneur, qui aimoit à courre le loup, et protégé du Roi à cause de sa femme.

« La « rose qui devient gratte-cul » est un proverbe qui étoit fait pour elle. C'étoit une très grande et vieille créature, maigre, hagarde, horrible, avec toutes les horreurs de la vieillesse, qui se crevoit de gourmandise, et qui foiroit partout; de l'esprit comme les démons, et aussi méchante qu'eux, et plus gratuitement encore, mais plaisante, amusante, et d'excellente compagnie, intimement avec Mme de Maintenon, qui lui passoit tout, très bien avec le Roi, qu'elle divertissoit, et presque toujours de ses particuliers. C'étoit un coupe-gorge que cette femme avec le Roi ou avec Mme de Maintenon, et malheur à qui passoit sous ses yeux, ou étoit mis dans la conversation, qui que ce pût être : ou noirceur ou ridicule, on n'en échappoit point. Il n'y avoit personne sans exception, enfants du Roi, ministres, valets principaux, et c'est tout dire, qui ne la ménageât et qui ne la redoutât. Elle n'alloit point que chez Mme de Maintenon ou chez Mme la duchesse de Bourgogne. Si, par hasard, elle alloit ailleurs, c'étoit une faveur insigne. Elle recevoit aussi fort peu de gens chez elle. Elle avoit été plus que galante, ainsi que Mme de Maintenon, sa bonne et ancienne amie, et, comme elle, elle avoit conservé toute la galanterie de l'esprit et le tour du roman. Elle aimoit le jeu à la fureur et jouoit tant qu'elle pouvoit, et, quand elle pouvoit, payoit aussi; mais ce n'étoit pas argent sûr, et si il ne l'étoit pas d'en parler. Ce fut cette fée malfaisante qui gâta Mme la duchesse de Bourgogne sur ces deux points. Longtemps après son arrivée elle fut tenue de fort court, et ne voyoit que très peu de femmes en particulier. Mme d'Heudicourt, d'abord admise, s'y ennuya, et proposa le jeu, puis des lectures galantes. Tout étoit bon d'elle et approuvé; à tout autre, c'eût été des crimes irrémissibles. Elle avoit une plaisante manie avec tout son esprit : elle mouroit de peur des esprits, et avoit des femmes, autres que ses femmes de chambre, payées pour dormir le jour et ne rien faire que la veiller la nuit et jouer de peur de dormir; elles étoient connues de toute la cour sous le nom des *occupées* de Mme d'Heudicourt. Le rare est qu'elle eut peur très sérieusement et très longtemps d'un perroquet qu'elle avoit eu longtemps, et qui mourut. Elle mourut elle-même à Versailles, car elle ne quittoit jamais la cour, 24 janvier 1709, à soixante-cinq ans; il y avoit longtemps qu'elle en paroissoit plus de quatre-vingts. Il n'y eut personne à la cour qui ne regardât cette mort comme une délivrance : aussi le duc de Saint-Simon disoit que Mme de Dangeau et elle, qui ne quittoient point Mme de Maintenon, étoient son bon et son mauvais Ange. Heudicourt vécut depuis fort à la campagne, avec ses gueuses et le vin du cru, et y mourut en 1720.

« Ils eurent[1] un fils et une fille[2], qui épousa Montgon, que cette alliance soutint dans le service jusqu'à être lieutenant général. Au mariage de Mme la duchesse de Bourgogne, on la fit dame du palais, et ce fut un cri universel. Elle avoit été compagne de M. du Maine et de Madame la Duchesse dans leur première obscurité sous Mme Scarron. Elle étoit aussi assez souvent des particuliers du Roi; plaisante, amusante, méchante, avec beaucoup d'esprit et de grâce dans tout ce qu'elle disoit; bien faite et fort laide. Elle s'avisa d'aller faire un voyage en Auvergne chez son mari, et elle y mourut en 1707, à Clermont, revenant à la cour. L'abbé de Montgon, dont nous parlions tout à l'heure[3], est fils unique de ce mariage.

« Heudicourt, fils du précédent[4], avoit autant d'esprit et de méchanceté que sa mère, et, avec de la valeur, car il a servi jusqu'à être lieutenant général, autant de peur des esprits. Avec une figure de hideux satyre, il s'étoit rendu nécessaire à[5] beaucoup de dames de la cour, et des plus élevées, par la commodité dont il leur étoit pour leurs[6] galanteries, et on ne sauroit croire combien cela lui donnoit d'entrées et d'une sorte de considération. Fécond en chansons cruelles, mais les plus jolies du monde, il en fit une sur le grand prévôt et sur toute sa famille, la plus spirituelle, la plus naturelle, la plus plaisante, je crois, qui ait jamais été, mais qui ne se peut rendre et entendre qu'à qui a connu les personnages, dont ce n'est pas la peine de faire l'histoire, et à qui a connu le Roi et le maréchal de Boufflers, qui, avec son sérieux, en éclata de rire derrière le Roi à la messe, où personne n'osoit presque remuer. Le Roi se tourna de surprise, sans que le maréchal pût cesser le reste de la messe. Au retour, le Roi lui demanda dans son cabinet à qui il en avoit eu : la chanson lui fut dite; et voilà le Roi aux grands éclats, et qui fut longtemps sans pouvoir s'empêcher de rire toutes les fois qu'il apercevoit quelqu'un de la famille du grand prévôt, ou Heudicourt, pendant longtemps. Le vin vengea les maris et les médisances; il abrutit Heudicourt, qu'on trouvoit sur les degrés, dans les rues et dans les cours, ivre-mort, et qui y passoit souvent les nuits. Il vit encore et n'est point vieux, mais hébété et ivre-noyé[7] d'un verre de vin. Il fut grand louvetier[8] par démission de son père, et n'a jamais couru un loup. Il a épousé une sœur du marquis d'Hautefort, dont il a une fille, qu'il a mariée en 1735, avec sa charge de grand louvetier, au fils de Castelmoron, neveu et un des héritiers de feu M. de Lauzun, et frère de l'évêque de Marseille. »

1. Ce verbe corrige une *l*. — 2. Notre tome III, p. 213 et 220-223.
3. Tout à la fin de la notice *Saint-Hérem* donnée déjà dans notre tome IX, p. 378.
4. Ci-dessus, p. 67.
5. En interligne, au-dessus d'un *de* biffé. — 6. *Leur*, sans accord.
7. Unique lecture qui soit possible.
8. En interligne, au-dessus du même mot corrigé du doigt, puis biffé en partie.

## II

### LA DISGRACE DES PRINCES DE CONTI EN 1685[1].

Saint-Simon parle très fréquemment du voyage en Hongrie et de la disgrâce qu'il valut aux deux neveux de Condé, mais sans faire connaître suffisamment les véritables motifs du ressentiment que le Roi en conserva contre le second de ces princes[2] : aussi ne sera-t-il pas inutile de donner ici un historique sommaire de cette escapade de jeunes gens et de montrer comment, en somme, Louis XIV était fondé à sévir contre une insubordination qui faisait échec à son pouvoir absolu comme roi et comme chef de famille, à punir des faits flagrants d'immoralité aggravés par l'impénitence du principal coupable, et même à tenir rigueur aussi longtemps que ce charmant prince vécut.

Les deux frères Conti furent élevés ensemble, au loin d'abord, dans le château de l'Isle-Jourdain[3], et sous la direction de leur vertueuse mère, Anne-Marie Martinozzi. On s'est étonné à juste titre que Saint-Simon n'ait pas parlé de leur premier maître, le bon Claude Lancelot, qui s'appliqua pendant trois années à leur enseigner les méthodes de Port-Royal[4] : « Il dut pourtant laisser des traces lumineuses dans une nature aussi vive et aussi spirituelle que celle du prince de la Roche-sur-Yon, et contribua à ce premier fonds de culture qu'aucune corruption ne put abolir[5]. »

L'abbé Fleury[6] ne fut appelé à prendre la succession de Lancelot qu'après la mort de la princesse mère, en 1672[7], et cela par ordre du

1. Ci-dessus, p. 127, note 3.
2. Voyez une allusion antérieure, p. 124.
3. En Armagnac; c'est là que Daniel de Cosnac fut exilé pendant quatorze ans.
4. Floquet, *Bossuet précepteur du Dauphin*, p. 35, 97, 129-132. On a le plan d'études de Lancelot dans le ms. Nouv. acq. fr. 4123, fol. 34, et dans le *Supplément au Nécrologe de Port-Royal*, édition 1735, 1re partie, p. 161-167. Il avait fait l'éducation du duc de Chevreuse depuis la suppression des Petites-Écoles, et avait édité alors ses diverses *Méthodes pour apprendre*. Les Conti avaient pour gouverneur un autre homme de bien, M. de Montfaucon-Lapejan, frère du célèbre bénédictin. C'est pour eux aussi que Nicole publia en 1670 son *Éducation d'un prince*.
5. Sainte-Beuve, *Port-Royal*, tome III, p. 562-563.
6. Ci-dessus, p. 138.
7. *Journal d'Olivier d'Ormesson*, 23 février 1672, tome II, p. 628-629. Lancelot se serait refusé à mener ses élèves à la comédie. Du même coup, l'abbé Renaudot fut éloigné, mais sur des soupçons injustes (*Sourches*, tome I, p. 193, note 2).

Roi, qui redoutait toute « odeur » de jansénisme. Pour cette même raison, Mme de Longueville ayant été écartée de la tutelle que lui avait léguée sa belle-sœur, ce fut le grand Condé qui s'en dut charger[1]. Il faut reconnaître que ces deux éducateurs, Lancelot et le Héros, ne surent point combattre, soit de fâcheuses influences venues du dehors, soit des penchants naturels, qui entraînèrent l'un et l'autre prince à bien des excès, et qui firent particulièrement du cadet, M. de la Roche-sur-Yon, notre Conti, un « délicieux débauché[2]. »

1. *Histoire des princes de Condé*, tome VII, p. 741. Mme de Sévigné, qui avait commencé par ce cri : « Le diable va les reprendre! » se rassura en sachant la tutelle aux mains du Héros. Celui-ci leur donna pour gouverneur un parent des Chabot et des Condé, Alexandre de Piédefer, marquis de Saint-Mard, son premier gentilhomme, dont parlent Tallemant des Réaux et Gourville; les jésuites du Cerceau et de la Tour furent chargés de l'instruction religieuse. C'est à partir de cette époque que l'abbé Fleury a consacré à son ancien élève la précieuse notice que le baron Kervyn de Lettenhove a publiée en 1879 dans *les Collections d'autographes du baron de Stassart* (extrait du tome XXX des *Mémoires de l'Académie royale de Belgique*, p. 85-92). Je regrette de ne pouvoir reproduire intégralement ce morceau. Voyez ci-dessus, p. 121 et 123, notes.

2. Fleury s'en est disculpé (p. 86) : « Il réussissoit parfaitement dans ses études; mais le cours en fut interrompu trop tôt à l'occasion du mariage du prince de Conti, célébré au mois de janvier 1680. Le prince de la Roche-sur-Yon ne voulut plus s'assujettir aux leçons dont son frère étoit délivré. J'en parlai à Monsieur le Prince, qui n'appuya pas le dessein que j'avois de le faire continuer, et je me tins en repos. Le jeune prince n'eut plus d'occupation réglée que les exercices du cheval et des armes, et demeura sous la conduite d'un gouverneur peu capable de prendre autorité sur lui. Ainsi, avant l'âge de seize ans, il se trouva livré à ses passions et aux tentations les plus dangereuses de la cour dont il étoit les délices. » Et, plus loin, il dit (p. 88-89) que la curiosité studieuse persista néanmoins : « Il n'étoit jamais sans livres, et disoit que les voyages de Marly et de Meudon lui étoient d'une grande commodité pour lire, soit dans sa chambre, soit dans les jardins en se promenant. A Versailles ou à Paris, comme il ne pouvoit se dispenser de recevoir ceux qui venoient lui faire la cour à son lever, il demeuroit au lit tout le temps qu'il vouloit donner le matin à la lecture. Ses lectures étoient suivies : il ne quittoit point un auteur qu'il ne l'eût achevé, et relisoit ce qui lui faisoit plaisir. Après avoir lu les neuf premiers volumes de mon *Histoire ecclésiastique* à mesure que je les lui avois donnés, il les relut tout de suite, et me dit qu'il l'avoit fait en trois mois. » — Le prince savait parfaitement l'italien et entendait l'espagnol, même l'allemand. Dès l'âge de douze ans, il écrivait de bons thèmes et lisait avec plaisir les odes d'Horace ou les homélies des Pères, sans laisser, pour cela, de s'intéresser aux livres d'histoire, de controverse religieuse, de jurisprudence, ni de lire Cicéron ou Froissart. Nous avons dans l'*Isographie des hommes célèbres* le fac-similé d'une lettre du 3 juillet 1676 où Fleury donne la liste des auteurs à étudier lorsqu'il aura besoin de se faire suppléer par son confrère l'abbé Jacques Cassagnes.

A peine entré à la cour, François-Louis s'enrôla dans une coterie de jeunes gens dont les débauches « ultramontaines » étaient bien faites pour exciter l'horreur et provoquer la sévérité de Louis XIV, celle aussi du grand Condé, puisque nous trouvons, au début des *Mémoires du marquis de Sourches*[1], en 1681, ce court « caractère » du jeune prince : « M. de la Roche-sur-Yon étoit très bien fait et avoit l'esprit aussi agréable que le corps ; il donnoit dans tous les plaisirs des gens de son âge, et même passoit quelquefois au delà des bornes. » A quoi l'annotateur a ajouté : « Cela lui avoit attiré des réprimandes de la bouche du Roi et avoit obligé Monsieur le Prince, son oncle et son tuteur, à mettre auprès de lui des gens pour éclairer ses actions, précaution peu utile pour remédier aux désordres d'un jeune prince quand on lui a une fois laissé prendre l'essor. » A cette époque, le frère aîné, marié depuis vingt mois avec l'exquise bâtarde du Roi, « faisoit voir des inclinations très nobles et très relevées. »

L'extraordinaire indulgence qu'un charmant caractère valait partout au cadet, à la cour comme à la ville, à Chantilly comme à Versailles, le dispensa de se corriger, et, dès 1682, un honteux éclat prouva que la surveillance n'avait point eu d'efficacité. Au commencement du mois de juin, sur les dénonciations du bâtard Vermandois, autre élève de Fleury[2], qu'une bande nombreuse de jeunes gens des plus qualifiés appartenant à l'entourage de l'héritier du trône, Turenne, Créquy, Sainte-Maure, Mailly, Ruvigny-Caillemotte, les Tilladet, les Roye-Roucy, Brionne, Marsan, etc., avait voulu enrôler dans leurs débauches, tous furent relégués au plus loin dans leurs terres patrimoniales[3]. M. de la Roche-sur-Yon, qui venait d'avoir de grands succès aux courses de bague et de têtes, et avait engagé aussi, à cette occasion, de vifs démêlés avec l'odieux chevalier de Lorraine[4], se trouva compromis comme les autres : il eut ordre de se retirer à Chantilly[5], et Monsieur le Prince l'y reçut fort mal. Pendant cette absence forcée, son frère prit fait et cause pour lui contre le chevalier de Lorraine : partie fut liée pour se battre, le chevalier contre M. de Conti, et son second, M. de Marsan, contre le comte de Soissons ; mais, au dire des mauvaises langues, les Lorrains avaient eu soin de prévenir qui de droit, et le prince, au lieu d'aller sur le pré, fut appelé devant son beau-père : « Le Roi lui représenta qu'il avoit eu grand tort d'entreprendre une chose directement contraire à ses ordonnances et de se rabaisser comme il avoit fait au-dessous de son rang. Il lui dit qu'il devoit se souvenir mieux de quel sang il étoit sorti, et lui fit une réprimande pleine de

1. Tome I, p. 13-14.
2. Il est à remarquer que Louis XIV ne tint pas rigueur à Fleury puisqu'il lui confia ses petits-fils à partir de 1689.
3. *Sourches*, tome I, p. 110-113 ; Gazette du P. Léonard, ms. Fr. 10265, fol. 25-29.
4. *Sourches*, p. 105-107.
5. Duc d'Aumale, *Histoire des princes de Condé*, tome VII, p. 742.

sévérité, mais à travers de laquelle il paroissoit certaine joie de ce que son gendre avoit témoigné tant de courage[1]. » Toute la cour aussi fut pour M. de Conti, et Monsieur le Prince obtint le retour en grâce du cadet[2]; mais c'est probablement alors que fut renforcé autour des deux frères l'espionnage dont Saint-Simon nous a raconté un incident à propos de Termes[3].

Avant que quatorze mois se fussent écoulés, un esclandre bien plus grave se produisit, prélude, comme on le verra, du voyage de Hongrie.

Toute cette bouillante jeunesse était sans emploi depuis la paix, et, en dépit de la politique traditionnelle, elle n'aspirait qu'à aller prêter son épée aux armées allemandes, vénitiennes ou polonaises qui soutenaient une lutte ininterrompue contre les Turcs nos alliés en Hongrie, en Dalmatie, sur le Danube. Au mois d'août 1683[4], ce fut l'aîné des deux frères qui, seul, quittant à l'improviste et sans permission aucune la cour et sa maison conjugale, se dirigea vers le théâtre de la guerre. Il avait déjà franchi la frontière allemande, et était arrivé à Francfort, lorsque Xaintrailles interrompit cette équipée au nom de l'oncle Condé et du Roi[5]. Quel dut être le dépit de M. de Conti, et sans doute aussi celui de son cadet, lorsqu'ils virent, quelques semaines plus tard, le jeune prince de Commercy, plus habile, ou moins bien surveillé, gagner les rangs de cette armée impériale où s'écoula depuis lors et s'acheva, mais en transfuge, sa brillante et si courte existence !

Tout en se plaignant fort haut de l'insubordination de son gendre, Louis XIV ne laissait pas de se sentir touché d'une si noble ardeur; non seulement il eut vite fait de pardonner, mais il promit aux deux frères qu'ils feraient la campagne qui allait s'ouvrir, celle de 1684. Elle fut trop brève, point suffisamment longue au gré de ces princes, quoique leur ayant fourni une occasion de se distinguer pour la plus grande joie de leur oncle[6] : aussi tramèrent-ils de concert, pour 1685, une nouvelle escapade, qui réussit cette fois; n'y aurait-il pas eu quelque connivence de la part du Héros?

Sans que personne en eût vent, quoique les Carignan et les Bouillon y eussent très probablement poussé, les deux frères firent tout d'abord sonder le terrain par un de leurs camarades, le jeune prince de Turenne, et, comme celui-ci était fort mal en cour ainsi que toute sa famille, on lui donna bien volontiers la permission d'aller, non pas en

1. *Sourches*, p. 127-130.
2. *Ibidem*, p. 140. — 3. Tome XII, p. 22-23.
4. C'est dans le cours de cette même année que l'obligeant gazetier Renaudot proposa de négocier pour M. de la Roche-sur-Yon, qui avait été un peu son élève, un mariage avec l'infante de Portugal.
5. *Gazette de Leyde*, 5 et 12 août 1683; lettre de Louvois, dans son *Histoire*, par Rousset, tome III, p. 393, note; *Dispacci del ambasciatore veneziano*, dans le ms. ital. 1894, p. 362-364, 378 et 394; *Lettres de Boursault à l'évêque de Langres*, p. 179-180.
6. *Princes de Condé*, tome VII, p. 742-744; *Gazette*, p. 299 et 359.

Hongrie et dans l'armée impériale, mais chez les Polonais[1]. Aussitôt ce précédent acquis, l'aîné de nos deux frères ne perdit plus un instant. Voici comment le Roi lui-même fit raconter les choses à tous ses représentants ou résidents en Allemagne[2] :

« Ayant accordé au vicomte[3] de Turenne, par des raisons particulières, la permission qu'il m'avoit demandée d'aller servir en Pologne contre les Turcs, le prince de Conti m'est venu faire la même prière, tant pour lui que pour le prince de la Roche-sur-Yon, son frère, sans avoir seulement pressenti auparavant si je l'aurois agréable : en sorte que, pour me défaire de ses pressantes sollicitations, je lui ai permis sur-le-champ de faire ce qu'il lui plairoit ; mais, mon cousin le prince de Condé m'ayant prié ensuite de vouloir bien user de mon autorité pour les empêcher de faire ce voyage, j'étois effectivement sur le point de révoquer la permission que je leur en avois donnée, lorsque j'appris que ces princes, en ayant eu quelque soupçon et ayant amusé et retardé mon cousin le duc d'Enghien par des subtilités et belles paroles, étoient partis en poste sans avoir satisfait au principal de leurs devoirs, qui étoit de prendre congé de moi. Mais, quoique je ne condamne point le desir qu'ils ont d'acquérir de la gloire, j'ai été bien aise de vous informer, et tous les ministres que j'ai dans les pays étrangers, de quelle manière ils ont obtenu cette permission, afin qu'il ne soit rien ajouté à ce qui est au delà de la vérité ; et, s'ils vont à Vienne, je vous défends d'avoir aucun commerce avec eux[4]. »

C'est le 20 mars que Louis XIV s'était laissé jouer aussi irrespectueusement : sa colère fut très grande, jusqu'à jeter au feu une lettre que Mme de Conti, sa fille, était chargée de lui remettre ; il refusa toute autorisation à certains courtisans, tels que Brionne et Alincourt, qui vinrent lui demander la même faveur pour rejoindre les princes[5], et il donna l'ordre de prévenir ceux-ci que, s'ils allaient en Hongrie, et non en Pologne, la France leur serait fermée à jamais[6]. Condé lui-même eût préféré que ses neveux rejoignissent de préférence, en Dalmatie, l'armée de nos amis les Vénitiens[7]. On put donc croire, tout d'abord[8], que les fugitifs céderaient aux objurgations de quelques

1. Déjà le Roi venait de consentir au départ de Souvré, fils de Louvois.

2. Lettre du 30 mars, à M. de Cheverny, envoyé extraordinaire à Vienne : Affaires étrangères, vol. *Vienne* 58, fol. 386-387. Comparez *Dangeau*, tome I, p. 138-139, *Sourches*, tome I, p. 196-199, et l'*Histoire des Princes de Condé*, tome VII, p. 744 et suivantes.

3. Louis XIV ne reconnaissait pas le titre de prince.

4. Fleury, dans sa Notice (p. 86), prétend que M. de la Roche-sur-Yon ignorait les projets de son frère, qu'il le désapprouva tout d'abord, prévoyant que le Roi ne pardonnerait pas d'aller en Hongrie au lieu de la Pologne, et qu'il ne le suivit que par pure complaisance.

5. *Dispacci*, ms. Ital. 1897, p. 30, 31 et 61. — 6. *Sourches*, p. 196-197 et 205.

7. *Dispacci*, ms. Ital. 1897, p. 106 et 117 ; *Histoire des princes de Condé*, p. 745-746.

8. *Sourches*, p. 205 et 212-213.

amis trouvés en chemin[1], ou aux démonstrations de la colère du Roi[2] et de l'opposition de leur oncle; mais, comme ils se promenaient par les villes d'Allemagne en attendant la réponse royale à leurs soumissions respectueuses[3], le malheur — ce n'en fut pas un pour leur gloire — voulut qu'ils se rencontrassent à Augsbourg avec Eugène de Savoie, venu exprès de Vienne, et avec l'électeur de Bavière. Ces deux racoleurs, ravis sans doute de faire pièce à Louis XIV, n'eurent pas de peine à les entraîner au siège de Neuhausel, et même à y emmener leurs officiers et leurs amis, comme Lassay, gendre du duc d'Enghien, et comme le chevalier de Lauzun[4] : « M. l'électeur de Bavière leur offrit tel emploi qu'ils souhaiteroient dans le corps d'armée séparé qu'il devoit commander; on disoit même que l'Empereur leur avoit fait offrir les mêmes honneurs à sa cour qu'il y donne aux Électeurs, mais qu'ils l'avoient refusé[5]. » Le 12 juin[6], la nouvelle vint qu'ils étaient rapidement passés par Vienne, sans voir Léopold[7], et, le 1er juillet[8],

1. C'est alors que Tessé, rencontrant les princes aux environs de Château-Thierry et devinant la gravité de cette escapade, eut l'esprit, et l'habileté pour ses propres intérêts, de leur donner un valet qui les suivit en espion, tandis qu'il en envoyait un autre prévenir Louvois. Il a été dit un mot de cela dans notre tome XI, p. 47, note 2; mais les *Mémoires de Sourches* (p. 197) corrigent sur ce point ceux de l'abbé de Choisy, et l'on voit quelle suite Louvois donna à l'affaire dans le livre de Camille Rousset, tome III, p. 393-395.

2. Il défendit que la princesse de Conti leur envoyât aucun subside.

3. Fleury dit (p. 86) que, passant *incognito* par la Hollande, le prince cadet eut un des plus grands plaisirs de sa vie à se rencontrer dans les « maisons de café avec des gens qui parloient en pleine liberté, et, feignant de ne le pas connoître, s'entretenoient familièrement entre eux et avec lui, assis et couverts, sur toutes les affaires d'Europe, et disoient des vérités qu'il n'avoit pas coutume d'entendre. »

4. Il a été parlé de ce dernier dans notre tome XV, p. 327. Quant à Lassay, mari de la bâtarde Guénani, et non moins aventureux, il les joignit à Augsbourg le 6 mai et ne les quitta plus. Plus tard, il a inséré dans son fameux *Recueil* un récit portant ce titre singulier : « Mémoires pour servir à l'oraison funèbre de M. le prince de Conti... dans le temps qu'il étoit en Hongrie, » avec les lettres de 1685 où il avait raconté l'expédition à son ami Bellefonds (éd. in-4, 1re partie, p. 21-31; comparez 2e partie, p. 1-57). C'est là aussi (p. 67-69) qu'on trouve un portrait si libre et sincère du second Conti. — La Fare, dans son récit (p. 292), confond l'escapade de 1683 avec l'expédition de 1685.

5. *Sourches*, p. 225. Sous le coup de cette nouvelle, et craignant que les officiers des deux régiments de Conti et de la Roche-sur-Yon n'allassent rejoindre leurs colonels, le Roi cassa le premier de ces corps et donna le second au duc de Bourgogne (*ibidem*, p. 227, et *Dangeau*, p. 183-184).

6. *Dangeau*, p. 190; *Sourches*, p. 253.

7. Un avis que Cheverny donna au gentilhomme Saint-André, venu à lui de la part de M. de la Roche-sur-Yon, les décida sans doute à renoncer à cette visite (Affaires étrangères, vol. *Vienne* 58, fol. 459).

8. *Dangeau*, p. 198-199.

qu'ils étaient en simples volontaires au siège de Neuhausel, dirigé par Charles de Lorraine[1].

Pendant cette période de 1685, les gazettes firent connaître à toute l'Europe la participation des Conti aux opérations les plus périlleuses, et l'écho en dut parvenir jusqu'à Louis XIV[2], en même temps que les dépêches des Français qui faisaient aussi la campagne; mais, tandis que Monsieur le Prince, dans sa retraite, suivait avec fierté les exploits de ses neveux, et surtout de son favori la Roche-sur-Yon, le Roi ne désarmait point : il le prouva bientôt. Dans les premiers jours de juillet, peu après que furent encore venues de très bonnes nouvelles de Neuhausel[3], un premier coup de foudre frappa les amis des princes restés à la cour pour les fêtes du mariage de M. le duc de Bourbon avec la bâtarde du Roi.

La Fare prétend que ce fut Condé lui-même qui dénonça le commerce épistolaire des jeunes courtisans avec ses neveux, comme pouvant détourner ceux-ci de leurs devoirs; quoi qu'il en soit, Louvois fut chargé de faire arrêter à la frontière les paquets remportés par le

1. Voyez nos tomes VI, p. 382, et IX, p. 254-255.

2. *Gazette* de 1685, p. 420, 431, 455-457, 480, 514, 524, 528; *Gazette de Bruxelles*, p. 33, 34, 56, 96, 104, etc.; *Mercure*, septembre 1685, p. 276-292; *Dangeau*, p. 198-199.

3. « On eut nouvelle que, le duc de Lorraine ayant fait attaquer le faubourg de Novigrade, les Turcs y avoient fait une grande résistance; que l'action y avoit été fort chaude, et que MM. les princes de Conti et de la Roche-sur-Yon s'y étoient extraordinairement exposés; que Boislandry, capitaine dans le régiment de la Chastre, qui étoit parent de M. le maréchal d'Humières et qui avoit quitté sa compagnie pour suivre M. le prince de Conti, y avoit été blessé d'un coup de mousquet, aussi bien que le petit chevalier de Pontchevron, qui avoit été nourri page de ce prince; que le chevalier du Blaizel, qui étoit aussi de ses domestiques, et le chevalier d'Angoulême, qui étoit à M. le prince de la Roche-sur-Yon, y avoient eu des contusions, et que M. le duc de Lorraine, ayant su de quelle manière ces princes s'étoient exposés en cette occasion, leur avoit dit qu'il avoit ordre de l'Empereur de les faire mettre dans le château de Comorn, s'ils continuoient à s'exposer inutilement » (*Sourches*, p. 268; comparez *Dangeau*, p. 199). Le 30 juillet (*Sourches*, p. 283), par un courrier du prince de Conti, on sut que, dans une première sortie des Turcs, le prince de la Roche-sur-Yon s'était blessé en tombant de cheval, que M. de Commercy et le prince de Würtemberg avaient été blessés également, ce dernier à mort. Voyez aussi, aux Affaires étrangères, le vol. *Vienne* 60, fol. 73 et suivants, notamment (fol. 77) une lettre du chevalier d'Angoulême, et le *Recueil* de Lassay, 1re partie, p. 23-25, et 2e partie, p. 12-19. — Moréri rapporte que c'est au camp de Neuhausel que M. de Conti fit prendre sur le manuscrit original, appartenant au duc de Lorraine, une copie des mémoires du grand Montecuccoli, d'après laquelle Jacques Adam, secrétaire des commandements du prince, et qui fut de l'Académie française, fit la traduction livrée plus tard au public. Notre auteur avait une copie de ces mémoires; mais elle ne paraît pas s'être retrouvée lorsque ses papiers arrivèrent aux Affaires étrangères.

courrier de MM. de Conti qui s'en retournait au camp impérial, et les lettres saisies, au nombre de quatre cents, dit l'ambassadeur vénitien[1], se trouvèrent plus propres encore qu'on ne l'avait craint à exciter l'indignation du Roi[2]. Il n'y avait pas seulement « de grandes abominations de débauche, » de cette débauche immonde déjà révélée en 1682, mais même « des critiques sanglantes contre le gouvernement et contre tous ceux qui pouvoient y avoir part[3]. » Le Roi y était qualifié de « gentilhomme campagnard affainéanti auprès de sa vieille maîtresse, » avec les termes les plus méprisants[4] : crime encore plus irrémissible que le fait d'être allé porter secours à l'ennemi héréditaire contre nos alliés musulmans[5].

Le châtiment fut immédiat. Comme en 1682, les coupables étaient tous de la première qualité, fils de favoris ou de familiers, lesquels, d'ailleurs, ne cherchèrent pas à les défendre : la Rocheguyon, Liancourt, Alincourt-Villeroy, s'en allèrent en relégation lointaine, à cent lieues de la cour. On en soupçonnait d'autres, peut-être injustement, certaines lettres ne portant ni nom, ni signature, ni le moindre indice révélateur : l'arrestation d'un second courrier à Strasbourg et le transfert du premier à Paris ne firent point la lumière qu'on espérait[6]; mais la princesse de Conti, compromise par ses propres lettres, fut fortement tancée, et les courtisans la virent sortir tout en larmes du cabinet du Roi son père[7]. Détail très grave, les lettres incriminées étaient

1. *Dispacci*, ms. Ital. 1897, p. 246 et 254-256.

2. *Dangeau*, année 1685, p. 202; *Sourches*, p. 283-284, 30 juillet; note du duc de Luynes sur son exemplaire du *Journal de Dangeau*, tome IV, p. 480; Addition de Saint-Simon placée dans notre tome II, p. 407; Chansonnier, ms. Fr. 12620, p. 401; et tous les mémoires du temps.

3. *Sourches*, p. 285, note 3 : « On disoit que c'étoit une chose horrible que les infamies de débauche ultramontaine qui étoient dans ces lettres, et que les insolences que l'on y disoit contre la propre personne du Roi et contre celle de Monseigneur, sans compter ce qu'on y disoit contre Mme de Maintenon. On accusoit quelques femmes de la cour de la première qualité d'avoir aussi écrit des lettres pleines d'une liberté bien éloignée de la vertu de leur sexe, dans lesquelles il y avoit aussi plusieurs choses contre la maison royale. » — « Chacun y mandoit à sa fantaisie plusieurs choses fort impertinentes, et qu'on peut appeler criminelles.... Il y a une si grande quantité de lettres, qu'elles n'ont pu encore être lues, et il y en a dont on ne connoît point le caractère. S. M. a dit qu'elle avoit beaucoup de mépris pour les choses qui la regardoient dans ces lettres, mais que, pour ce qui regardoit les intérêts de Dieu et leur impiété, qu'il en feroit assurément faire justice. » (Gazette du P. Léonard, ms. Fr. 10265, fol. 53 v° et 54.)

4. *Mémoires de la Fare*, p. 292.

5. *Sourches*, p. 284, note. Mme de Maintenon, dans une lettre du 5 août (*Correspondance générale*, tome II, p. 409), ne parle que de vice abominable, de très grandes impiétés, de sentiments « bien contraires à ce que tout le monde doit au Roi. »

6. *Sourches*, p. 291-292.

7. *Ibidem*, p. 284. On trouva dans ses lettres qu'elle s'ennuyait mortelle-

exclusivement adressées au frère cadet, ou du moins Louis XIV affecta de ne point admettre que son gendre eût eu connaissance des mauvais commerces de M. de la Roche-sur-Yon[1], et il réserva la plus grosse part de sa vindicte pour celui-ci[2].

Pendant que cet orage éclatait à Versailles, les deux frères se couvraient de gloire, quoique simples volontaires, à la bataille de Gran[3], puis revenaient en toute hâte au camp devant Neuhausel, mais y arrivaient deux heures trop tard, M. de Lorraine ayant fait réserver l'honneur de l'assaut suprême, pendant qu'ils étaient absents, à leur camarade Commercy, son neveu favori[4].

Ils reprirent alors le chemin de la France, et durent être prévenus en route, ou tout au moins à la frontière, par une dépêche de Monsieur le Prince; en tout cas, ils attendirent à une dernière étape que Mme de Conti eût préparé le terrain[5]. C'est seulement à Chartres, dans le cours du voyage de Chambord, le 4 septembre, qu'ils furent admis devant le Roi : « Ils se jetèrent à ses pieds, lui demandèrent pardon de lui avoir déplu, et S. M. leur répondit qu'il étoit bien aise de leur retour, et que des princes du sang étoient mieux auprès de lui que partout ailleurs[6]. » Les courtisans, très heureux de ce retour, crurent constater que l'accueil avait été « assez doux; » mais, indice d'un ressentiment ineffaçable, le Roi déclara que M. de Conti, quoique son gendre, n'aurait plus les grandes entrées[7], et il frappa avec une extrême rigueur leur principal compagnon le prince de Turenne, en

ment aux fêtes de la cour, ce qui était déjà désobligeant pour le Roi son père, et surtout qu'elle refusait de prendre pour fille d'honneur une des demoiselles élevées à Saint-Cyr sous la direction de Mme de Maintenon. Or, « le Roi ne vouloit pas qu'on mît Mme de Maintenon en jeu en quelque occasion que ce pût être » (*Sourches*, p. 289). La marquise elle-même affecta de ne pas prendre au sérieux les plaisanteries de Mme de Conti, qui se plaignait d'être réduite à vivre entre elle, le Roi et la princesse d'Harcourt : « Elles ont fait voir au Roi quelque petite ingratitude pour lui et beaucoup de crainte de moi; cela ne m'empêchera pas d'aller toujours mon train ordinaire. » (*Correspondance générale*, tome II, p. 409-410.) Lavallée cite en note les explications des dames de Saint-Cyr et de Mme de Caylus.

1. *Mémoires de la Fare*, p. 292.

2. Il se pourrait bien aussi que la disgrâce de MM. de Bouillon, survenue quelques jours plus tard, fût due également aux lettres adressée par eux à M. de Turenne et saisies avec le reste.

3. Relation du *Mercure*, volume de septembre 1685, p. 276-292; comparez les *Mémoires de Sourches*, p. 297-299, le *Journal de Dangeau*, p. 213, et le *Recueil* de Lassay, 1re partie, p. 26-30, et 2e partie, p. 29-45.

4. *Ibidem.*

5. *Sourches*, p. 302; *Dangeau*, p. 215, 1er septembre. Selon Fleury, c'est par complaisance pour son aîné que M. de la Roche-sur-Yon avait consenti à faire en six jours un si long et si pénible trajet; jamais il ne se consola de penser que ce put être une des causes de la mort de M. de Conti.

6. *Dangeau*, p. 217; *Dispacci*, p. 307-308.

7. *Dangeau*, p. 216; *Sourches*, p. 304.

le renvoyant au delà de la frontière[1]. Quant à M. de la Roche-sur-Yon, bien plus compromis que son aîné[2], il ne pouvait, comme celui-ci, compter sur l'appui de la fille chérie du Roi; en réalité, tout le poids de la disgrâce porta sur lui et sur les officiers ou amis particulièrement attachés à sa personne.

Après quelques jours passés à Chantilly, où Monsieur le Prince et son fils Henri-Jules ne purent lui donner que de bons conseils et des encouragements, il tenta de reparaître à la messe de Fontainebleau et de faire présenter par Blouin une lettre toute soumise : la lettre ne fut pas ouverte, ni même reçue, et le jeune prince prit le parti de se retirer auprès de son frère, à l'Isle-Adam, en repassant toutefois par Chantilly pour rendre compte de ce qu'il avait fait ou essayé de faire[3].

« Cette retraite devoit apparemment faire de bons effets et pour lui et pour M. le prince de Conti, car les exemples et la société du cadet empêchoient l'aîné de rentrer dans le bon chemin, et l'on assuroit même que M. le prince de Conti, depuis quelques jours, avoit fait dire au Roi secrètement qu'il vouloit se corriger de tout ce qui avoit pu lui déplaire, que, pour en venir plus facilement à bout, il alloit éloigner de lui tous les mauvais conseils, et qu'il vouloit commencer par le chevalier de Sillery, son premier écuyer; mais à peine avoit-il formé ces résolutions, qu'il fut attaqué de la petite vérole[4]. » A cette nouvelle[5], M. de la Roche-sur-Yon revint en toute hâte s'enfermer avec le malade et avec sa belle-sœur, à Fontainebleau.

M. de Conti se trouvait épuisé par des fatigues et des émotions au-dessus de ses forces très médiocres : en cinq jours, la petite vérole l'emporta (9 novembre) : « Il n'y eut personne qui ne sentit vivement cette perte, car les petits emportements de jeunesse de ce prince n'avoient pas effacé la bonne opinion que ses premières vertus avoient fait concevoir de lui à tout le monde, et, comme, depuis son retour de Hongrie, il paroissoit du changement dans sa conduite, ses serviteurs espéroient avec raison qu'il alloit se rendre à lui-même et reprendre avec plus de soin que jamais les traces de cette vertu qui l'avoit rendu, dès son enfance, l'amour de toute l'Europe[6]. »

Le Roi avait manifesté une sollicitude presque tendre pour son

1. Ce n'était, après tout, que lui appliquer le même traitement qu'au reste de sa famille, père, mère et oncle (*Sourches*, p. 302-303; *Dangeau*, p. 215-216).

2. On lui prêtait ce lardon sur Louis XIV lui-même : « Roi de théâtre pour représenter, roi d'échecs quand il faut se battre. »

3. *Dangeau*, p. 236, 238, 239, 243. On fut très mécontent à Chantilly de ces allées et venues, qui, sans doute, semblaient manquer de dignité, ou ne pas indiquer une soumission parfaite, ni un repentir profond.

4. *Sourches*, p. 324.

5. Le prince était revenu de Fontainebleau à Paris le 1er novembre, le 3 à Chantilly, et il repartit le 5 pour Fontainebleau.

6. *Sourches*, p. 326-327.

gendre, alors que toutes les humbles démonstrations du frère cadet échouaient devant son silence, sa froideur, presque du mépris[1]. Monsieur le Prince, qui se chargea d'obtenir pour M. de la Roche-sur-Yon la permission de relever le titre de son frère, eût voulu qu'il persistât à rester à la cour[2]; mais le nouveau Conti, ne pouvant supporter tant d'amertumes, préféra une retraite définitive, et celle-ci dura treize mois, partagés entre Chantilly et l'Isle-Adam[3].

Le Roi s'empressa de lui enlever son logement de Versailles et continua de s'exprimer très durement sur son compte alors même qu'on le disait revenu à la religion avec son oncle et son cousin[4]. Force fut cependant de lui conférer le cordon bleu dans la promotion de la Pentecôte de 1686, avec les autres princes du sang, Condé y ayant fortement insisté[5]; mais il ne fit que paraître le 29 mai dans le cabinet et au coucher du Dauphin, puis figura au chapitre du 2 juin, entre les ducs de Chaulnes et de Saint-Simon père, sans que le Roi eût l'air de le voir. Suivant l'auteur des *Mémoires de Sourches*, « les courtisans furent fort affligés quand ils apprirent qu'au sortir de vêpres, M. le prince de Conti s'en étoit retourné à Chantilly, où, selon les apparences, il devoit encore rester assez de temps[6]. » Et l'annotateur, comme d'ailleurs l'abbé Fleury, donne cette explication d'un ressentiment qui ne s'effaça jamais chez le Roi : « On disoit qu'il ne vouloit point lui pardonner qu'il ne lui eût nommé ceux qui lui avoient écrit certaines lettres en Hongrie, desquelles on n'avoit pu reconnoître l'écriture; mais il ne pouvoit pas trahir ses amis sans se déshonorer. Il y avoit des gens qui s'imaginoient que, si, lorsqu'il se vit à genoux devant le Roi pour prêter le serment de chevalier de l'Ordre, il avoit pris le temps de lui demander pardon et de lui protester qu'il ne se lèveroit point qu'il ne le lui eût accordé, le Roi n'auroit pas pu se dis-

1. On remarqua que le Roi ne demandait même pas des nouvelles d'une blessure qu'un cerf venait de lui faire à la chasse (*Dangeau*, p. 236; *Sourches*, p. 314 et 324).

2. *Dangeau*, p. 249 et 253-255; Gazette du P. Léonard, Fr. 10265, fol. 85 v°.

3. C'est à l'occasion de ce séjour à l'Isle-Adam et de la mort du frère aîné que la Fontaine dédia au cadet son épître XXI de 1685 (*Œuvres*, tomes VIII, p. 450, IX, p. 196; comparez tome IX, p. 427-441, 452-460, et Walckenaer, *Histoire de J. de la Fontaine*, tome II, p. 99-101). « Si Jupiter recueilloit les voix, lui disait-il, votre esprit et votre valeur auroient une ample matière de s'exercer. »

4. *Dangeau*, p. 295; *Sourches*, p. 375.

5. « Il couroit un bruit fort fâcheux pour ce prince, qui étoit que le Roi avoit dit qu'il donnoit cette dignité à son rang, et non pas à sa personne, et qu'ils n'en seroient pas meilleurs amis pour cela. Monsieur le Prince vint alors à la cour et eut une longue conversation avec le Roi. On croyoit que c'étoit sur ce sujet, et que même il avoit dessein de marier Mlle de Bourbon, sa fille, à M. le prince de Conti, ce qu'il ne vouloit pas faire tant qu'il seroit mal avec le Roi. » (*Sourches*, p. 381.)

6. *Sourches*, p. 397-398; *Dangeau*, p. 342.

penser de lui pardonner. » Monsieur le Prince, quoique malade, avait tenu à être présent, à parler pour son neveu bien-aimé; mais tout fut inutile : Conti s'en retourna le soir même à Chantilly. Six mois plus tard, les convenances exigeant qu'il fît encore une apparition à l'occasion de la grande opération du Roi, Monsieur le Duc sollicita pour lui, et eut cette réponse que son cousin, n'étant point chassé, — ce qui était parfaitement exact, — pouvait venir, s'il le voulait. M. de Conti arriva dès le jour suivant : « Le Roi même, en le voyant, lui dit : « On croit mon mal plus grand quand on est loin; mais, dès que l'on « me voit, l'on juge aisément que je ne souffre guère. » M. le prince de Conti lui a témoigné en peu de paroles très respectueuses la joie qu'il avoit de le trouver en si bon état; il repartira demain, après avoir encore vu le Roi à son bouillon. M. le prince de Conti s'en est retourné à Chantilly, et s'est conduit très sagement pendant le peu de séjour qu'il a fait ici. » En effet, il n'avait point voulu recevoir les courtisans, et néanmoins certains d'entre eux trouvèrent peu honorable et politique cette façon de paraître et disparaître[1].

La retraite, surtout le séjour à Chantilly auprès de cet oncle qui était plus qu'un père[2], lui furent « fort avantageux pour le rendre le plus honnête homme du monde, » au dire de Mademoiselle[3].

Fleury en porte aussi ce témoignage[4] : « Il passa le temps de cette disgrâce partie chez lui à l'Isle-Adam, partie à Chantilly, près du prince de Condé, son oncle, et il ne le quitta guère pendant l'année 1686, qui fut la dernière de sa vie. Ce prince, voyant dans le nouveau prince de Conti la plupart des grandes qualités qu'il avoit lui-même, sentoit pour lui une tendresse de père, et prenoit plaisir à l'instruire de l'art de la guerre, qu'il possédoit si parfaitement : il lui racontoit le détail de ses campagnes, ses desseins, les raisons de l'exécution, ses jugements sur le succès, sur sa conduite et celle des autres généraux, leurs fautes et les siennes : le jeune prince l'écoutoit avec attention et avidité, et, quoiqu'il eût la mémoire excellente, il ne s'y fioit pas, et écrivoit ce qui lui paroissoit le plus considérable de ces importantes conversations. C'est lui-même qui me l'a dit[5]. » — Et Mme de Sévigné dira plus tard[6] : « Il faisoit un usage admirable de tout l'esprit et de toute la capacité de Monsieur le Prince, puisant à la source de

1. *Dangeau*, p. 418-420; *Sourches*, p. 459.
2. *Patruus patruissimus*, disait la Fontaine.
3. *Mémoires de Mlle de Montpensier*, tome IV, p. 526. Comparez l'*Histoire de Condé*, par Désormeaux, tome IV, p. 470, 483, etc., et l'*Histoire des princes de Condé*, par Mgr le duc d'Aumale, tome VII, p. 751-752.
4. Dans la notice nécrologique, p. 87.
5. L'abbé rapporte ensuite que son élève lui racontait les opérations de guerre où il se distingua plus tard : la fameuse marche du pont d'Espierres (notre tome II, p. 160-161), la bataille de Steinkerque, le siège de Philipsbourg.
6. *Lettres*, tome VII, p. 529.

tout ce qu'il y avoit de bon à apprendre sous un si grand maître, dont il étoit chèrement aimé.... »

Au mois de novembre 1686, Monsieur le Prince était très affaibli, bougeant à peine d'un fauteuil, et cependant il voulut se transporter de Chantilly à Fontainebleau sur la nouvelle que Madame la Duchesse, sa petite-belle-fille, était atteinte de la petite vérole[1] : suprême effort du plus tendre cœur; la maladie épargna cette princesse et ses filles d'honneur, mais eut vite raison du Héros[2]. Il avait défendu que ses enfants, ni son neveu, vinssent s'exposer à la contagion; mais son dernier acte fut pour M. de Conti : le 10 décembre, se sentant épuisé, il dicta à son confesseur cette lettre si touchante dont tout le monde connaît le texte, mais que je me reprocherais de ne pas placer ici, au moins pour ce qui concerne M. de Conti[3].

Après avoir rappelé en deux lignes que lui-même a su se faire pardonner le « milieu de sa vie[4], » Condé aborde le sujet qui lui tient le plus au cœur en ce moment suprême : « Oserai-je encore demander à Votre Majesté une grâce, laquelle, dans l'état où je me vois réduit, me seroit d'une consolation très sensible? C'est en faveur de M. le prince de Conti. Il y a un an que je le conduis, et j'ai cette satisfaction de l'avoir mis dans des sentiments tels que Votre Majesté le peut souhaiter[5]. Ce prince a assurément du mérite, et, si je ne lui avois

1. C'était pendant l'opération du Roi dont il a été parlé ci-dessus.

2. C'est alors que le « gros abbé de la Victoire » serait venu raconter au duc Claude de Saint-Simon sa vision de la « Dame blanche » de Chantilly : ci-dessus, p. 254, note 4.

3. Elle est datée du 10 décembre, à quatre heures du soir. Publiée dès 1689 par le P. Bergier lui-même, qui l'avait écrite sous la dictée de son pénitent, et reproduite ensuite par Désormeaux (*Histoire de Louis de Bourbon*, tome IV, p. 493-499), puis par le dernier Condé dans son *Essai sur la vie* du Héros (1806), p. 229-230 et 302-304, enfin par Mgr le duc d'Aumale (tome VII, p. 764-767), elle fait maintenant partie des recueils classiques de lettres du XVIIe siècle. Il y a deux ans, M. Albert Hyrvoix (*Revue des Questions historiques*, 1er janvier 1901, p. 203) en a fait connaître une version envoyée en Suisse par Gourville, sur le moment même, et qui présente des variantes intéressantes dont nous n'avons trace ni dans le texte classique, ni dans le ms. Clairambault 641, fol. 46, où la lettre est suivie d'une imitation en vers libres (fol. 48-49) et d'un récit de la mort (fol. 98-99); mais ces variantes se retrouvent, sans être tout à fait concordantes, dans une pareille relation envoyée à Bussy-Rabutin et intercalée par Ludovic Lalanne au tome VI de la *Correspondance de Bussy*, p. 9-13. Celle-ci viendrait-elle de M. de Roquette, évêque d'Autun, de qui Mme de Sévigné écrivait à son cousin : « Il vous en dira bien des particularités »?

4. « Oh! quelle distance de ce voyage à la porte Saint-Antoine, et sans manquer au devoir à Rocroy! » (*Écrits inédits de Saint-Simon*, tome V, p. 162).

5. Ici, le texte de Gourville et celui de Bussy ajoutent : « Le P. de la Chaise en sait la vérité; il la pourra témoigner à Votre Majesté, quand il lui plaira. » On retrouve ce paragraphe dans la copie des Affaires étrangères, vol. *France* 978, fol. 285.

point reconnu toute la soumission imaginable pour Votre Majesté et une envie très sincère de n'avoir point d'autre règle de sa conduite que la volonté de Votre Majesté, je ne lui en parlerois pas, et je ne la prierois pas, comme je fais très humblement, de vouloir bien lui rendre ce qu'il estime plus que toutes choses au monde, l'honneur de ses bonnes grâces. Il y a plus d'un an qu'il soupire et qu'il se regarde, dans l'état où il est, comme s'il étoit en purgatoire : je conjure Votre Majesté de l'en vouloir sortir et de lui accorder un pardon général.... »

La lettre n'était encore ni partie, ni close, quand Henri-Jules, qui allait, dans quelques heures, devenir à son tour Monsieur le Prince, accourut avec la bonne nouvelle : son intervention avait enfin eu gain de cause à Versailles. Le mourant voulut donc, et immédiatement, qu'on ajoutât ces dernières lignes[1] : « Je suis bien heureux qu'il me reste assez de vie pour faire mes très humbles remerciements à Votre Majesté. Je meurs content, si elle veut bien me faire la justice de croire que personne n'a eu pour elle des sentiments si remplis de respect, de dévouement, et, si j'ose le dire, de tendresse[2]. » M. de Conti, tenu jusque-là loin du malade, arriva peu après, et, ainsi entouré, le Héros rendit le dernier soupir le lendemain, 11 décembre, sur les sept heures du soir[3].

Louis XIV s'était rendu à ses supplications, payant ainsi près d'un demi-siècle de services glorieux; mais jamais, dirons-nous avec Saint-Simon, il n'oublia le passé, et ses premiers ressentiments se doublèrent même d'une profonde jalousie des mérites que le populaire ne trouva jamais chez ses bâtards tant aimés[4]. Tout ce qu'il put supporter est que le jeune prince reprit place à la cour[5]. Son refus, en 1688, de lui accorder la main de Mlle de Blois fut considéré, et non sans raison, comme une suite de la disgrâce; l'étiquette seule put contraindre le Roi à « donner la chemise » au marié lorsqu'il épousa ensuite sa cousine Mlle de Bourbon[6]. Nous venons même de le voir[7], publiquement et aigrement, réprimander M. de Conti de s'être permis de raisonner sur les affaires de Flandre chez sa belle-sœur; le prince avait pris alors franchement position pour le duc de Bourgogne[7]. C'est bien tard seu-

1. Ce post-scriptum donne raison au récit de Dangeau contre celui de l'auteur des *Mémoires de Sourches*. Il est absolument différent, comme rédaction, dans le texte envoyé à Bussy et dans celui de Gourville.

2. Toute la scène a été retracée dans l'oraison funèbre.

3. Son neveu fit exécuter par Coysevox, en 1688, un buste du Héros en marbre, qui est maintenant au musée du Louvre.

4. « Il n'avoit jamais pu lui pardonner sincèrement son voyage de Hongrie, et peut-être encore moins son mérite et sa réputation » (nos tomes XIII, p. 391, et XV, p. 137). Comparez tomes IV, p. 137, XII, p. 467, XIII, p. 291 et 391, ci-dessus, p. 141, etc., et la suite des *Mémoires*, éd. 1873, tomes XII, p. 149, XIV, p. 405, et XIX, p. 21; surtout l'Addition n° 856, ci-dessus, p. 508-509.

5. Son logement lui fut aussitôt rendu (*Dangeau*, tome I, p. 429).

6. *Sourches*, tome II, p. 143 et 181.

7. Notre tome XVI, p. 336 et 490.

lement que sa pension a été portée de soixante-mille livres à quatre-vingt-dix mille[1]. A part cette concession, et alors que tous les autres princes étaient « gorgés, » il resta « à sec, » sans charge, sans gouvernement, n'ayant que « sa naissance, son mérite, sa réputation, l'amour, l'estime et la plainte de tout le monde[2]. » Seul, car le duc d'Orléans et M. de Vendôme le jalousaient aussi, seul Monseigneur, son camarade d'enfance, fut toujours parfaitement bien avec lui[3], et, dit Mme de Caylus[4], « il y a beaucoup d'apparence que, s'il avoit été le maître, ce prince aurait eu part au gouvernement. »

Un si séduisant personnage mériteroit mieux qu'une brève esquisse; finissons par le bel éloge que fit de lui Fléchier[5] : « Son grand mérite lui a été longtemps à charge, et je ne sais ce qu'on doit plaindre davantage, ou que ses jours soient si tôt finis, ou qu'ils aient été si peu employés. Ses années auroient été peut-être plus longues, si elles avoient été plus heureuses; mais enfin Dieu a voulu le sauver par les adversités et les infirmités de ce monde, et sa patience, sa résignation, et les autres vertus chrétiennes qu'il a pratiquées en mourant, lui valent mieux pour son salut que les grandes actions qu'il auroit pu faire pour sa gloire pendant sa vie[6]. »

1. Notre tome VII, p. 187. Il est vrai que, en 1704, son fils, tout enfant, a obtenu quarante mille livres (tome XII, p. 306).

2. Suite des *Mémoires*, tome XIV, p. 405; notre tome II, p. 288.

3. Nos tomes XIV, p. 397, et XV, p. 17.

4. *Souvenirs*, p. 164.

5. Lettre non datée, dans ses *Œuvres*, tome X, p. 302-303.

6. Faut-il considérer comme un hommage officiel et un pardon suprême cet article que la *Gazette* lui voulut bien consacrer (p. 78 *pour* 96), après le *curriculum vitæ* obligatoire : « Il avoit fait avec le prince son frère la campagne de Hongrie en 1683 (*sic*), et il s'étoit fort distingué à la bataille de Gran, comme il avoit fait ensuite en celles de Steinkerque et de Nerwinde, et en plusieurs autres occasions où il avoit donné des preuves de sa valeur et de son grand génie pour la guerre. Son esprit, aussi solide que cultivé par toute sorte de belles connoissances, sa bonté, son affabilité et plusieurs autres grandes qualités le font généralement regretter. » Les faiseurs de vers mirent ceux-ci en circulation (*Nouveau siècle*, tome III, p. 320) :

Pleurons, pleurons, mes chers amis,
Pleurons la mort du grand Conti.
C'étoit le héros de la France;
Il est mort, et pour jamais.
En qui sera notre espérance,
Si l'on vient à rompre la paix?

## III

### LA REFONTE DES MONNAIES EN 1709[1]

Quatre réformes générales, où les louis d'or et les louis ou écus d'argent fabriqués sur le même type depuis l'année 1640 furent seulement refrappés, changés d'empreinte, sans qu'il y ût refonte ou création de nouvelles espèces, s'étaient déjà succédé à des intervalles irréguliers, en décembre 1689 et en septembre 1693, sous M. de Pontchartrain le père, en septembre 1701 et en mai 1704, sous M. Chamillart; on en peut voir l'économie et les conséquences dans le livre de feu M. Adolphe Vuitry[2], et je ne dispose pas ici de la place nécessaire pour revenir sur les unes et les autres, même comme entrée en matière[3]. On me permettra donc de résumer l'opération sans autre explication ni préambule.

Quoique Desmaretz, au temps de la réforme de 1689 et lors de la suivante, fût encore sous le coup de son ancienne disgrâce, nous avons vu qu'on le consulta, et même qu'il approuva l'opération de 1693[4]. Sans doute il en fut de même en 1699, lorsque Chamillart, arrivé au Contrôle, projeta une opération semblable, non suivie d'exécution[5]; mais surtout Desmaretz prit une part active aux diminutions et relèvements alternatifs qui se produisirent dans ce ministère à partir de l'époque où on l'y fit rentrer comme directeur[6]. Rien donc d'étonnant qu'il ait cru devoir suivre la même voie quand, devenu ministre à son tour, il se trouva en face de la nécessité complexe de liquider une masse écrasante d'assignations sur le Trésor ou sur les traités, d'écouler les billets de monnaie de plus en plus discrédités, de remédier à la pénurie croissante d'espèce monnayées. Il débuta (1er mars 1708, 20 novembre 1708, 16 mars 1709) par trois rabais successifs de cinq sols sur l'or, et à proportion sur l'argent. « Ces diminutions ordinaires, dit Forbonnais, le soin de rapprocher les anciennes et les nouvelles espèces,

1. Ci-dessus, p. 212.

2. *Le Désordre des finances à la fin du règne de Louis XIV*, publié en 1885 d'après les Papiers du Contrôle général et sur des notes communiquées par l'éditeur de la *Correspondance des Contrôleurs généraux*. Cf. Pierre Clément, *Questions monétaires avant 1789* (1870).

3. J'ai d'ailleurs eu l'occasion de parler de ces réformes antérieures dans les appendices consacrés à Desmaretz et aux billets de monnaie.

4. Notre tome VII, p. 577-583. Comparez la *Correspondance des Contrôleurs généraux*, tome I, n° 788, etc.

5. Notre tome VI, p. 300, note.

6. Notre tome XIV, p. 603-604.

indiquoient clairement au public qu'on l'avoit trompé. Comme, d'ailleurs, chaque réforme avoit été précédée d'une diminution afin d'en accroître le prétendu bénéfice, le public s'y étoit tellement accoutumé, que l'argent n'en étoit que plus resserré : personne ne vouloit prêter, de peur qu'on ne lui rendit de la monnoie foible, et peu de gens s'empressèrent, ou même avoient le moyen de rembourser en monnoie forte ce qu'ils avoient reçu en monnoie foible. L'on attendoit les événements, et l'argent, pendant cet intervalle, ne faisoit aucune fonction dans le commerce. Par la même raison, les denrées qui se pouvoient conserver ne s'apportoient point dans le commerce. De toutes manières, les communications étoient interceptées entre les hommes [1]. »

En septembre 1708, on a vu [2] que Desmaretz avait considéré comme une manne providentielle l'arrivée de la flotte espagnole convoyée par Ducasse, et qu'il s'était ingénié à en retenir pour nos propres Monnaies le chargement de matières métalliques. Le 29 mars 1709, on annonça également [3] que Chabert venait de faire entrer à Brest sept vaisseaux venant de la mer du Sud et apportant à leurs armateurs bretons, Descasaux du Hallay, Danycan, Éon, Blampignon, une trentaine de millions de matières, et le ministre se hâta d'obtenir, moyennant un « surachat, » et encore que le voyage eût été désavantageux comme profits, que ces matières lui fussent livrées contre payement d'une moitié en espèces comptant et moitié en assignations à termes éloignés sur les recettes générales. Tout aussitôt un édit scellé le 21 avril [4] annonça qu'elles allaient être employées à la fabrication de louis d'or d'un nouveau type, au cours de seize livres et demie, au lieu de douze livres et demie, et d'écus d'argent, au cours de quatre livres huit sols au lieu de trois livres sept sols, qui était le cours du 26 mars précédent [5]. Ce surhaussement de l'espèce monétaire souleva des protestations fort raisonnables [6]; mais ce n'était que le prélude, et comme la devanture de l'opération tout autrement importante à laquelle, prétendit-on, le ministre se laissa pousser par Samuel Bernard et ses amis les banquiers et billonneurs genevois. Un nouvel édit, qui était déjà prêt, mais dont la publication fut retardée de trois semaines, parut enfin le 14 mai, en dépit des observations que la Cour des monnaies avait fait entendre par

1. *Recherches et considérations sur les finances*, tome II, p. 190-191.
2. Tome XVI, p. 340 et 680.
3. Papiers du Contrôle général, G⁷ 1433, lettres des 29 et 30 mars, 1er, 4, 9 et 13 avril; Dépôt de la Guerre, vol. 2132, n° 224; *Correspondance des Contrôleurs généraux*, tome III, n° 357.
4. *Dangeau*, p. 396; *Sourches*, p. 321.
5. Nous avons la minute originale de l'édit que Desmaretz envoya à l'enregistrement le 18 avril.
6. Carton G⁷ 1433, 22 et 28 avril et 9 mai. D'autres donneurs d'avis insinuaient qu'une refonte générale pouvait seule éviter qu'on eût une monnaie faible à côté d'une monnaie forte comme au temps de Philippe le Bel, ce roi dont les opérations monétaires viennent d'être savamment étudiées par le colonel Borrelli de Serres.

avance[1] : si l'on avait eu à obtenir l'enregistrement par le Parlement, celui-ci, quoique bâillonné depuis près d'un demi-siècle, aurait trouvé quelque moyen de se faire mieux entendre[2].

L'opération avait double but : augmenter nominalement le cours officiel des monnaies circulantes, et débarrasser le marché des billets de monnaie qui l'encombraient et s'opposaient à toute reprise du crédit.

Nous avions cru, disait en substance le Roi[3], que les diverses réformes de nos espèces d'or et d'argent, et la fabrication d'espèces à plus bas titre, seraient le moyen le moins à charge à nos sujets pour obtenir une partie des secours extraordinaires dont nous avions besoin pour soutenir la guerre. « Mais, la multiplicité de ces réformes et de ces fabrications ayant produit dans le public un grand nombre d'espèces à des titres différents, qui n'ont plus même entre elles le même volume, ni la même rotondité, et sont si mal marquées, qu'on a peine à en reconnoitre le caractère, le millésime et la légende, ce qui a servi à couvrir les abus de plusieurs réformations en fraude et donné lieu aux faux-monnoyeurs d'imiter plus facilement toutes ces différentes espèces et d'en répandre de fausses avec impunité, il nous étoit d'une extrême importance d'y apporter un prompt remède, que nous estimons ne pouvoir être plus sûr qu'en refondant incessamment tous les louis d'or et écus d'argent, même les pièces de vingt et dix sols..., et en les convertissant toutes en espèces nouvelles au même titre de celles dont nous venons d'ordonner la fabrication par notre édit du mois d'avril dernier. Par ce moyen, elles auront toutes la même bonté et le même aloi, et n'auront plus qu'une seule et même empreinte, que nous nous sommes particulièrement appliqué à faire perfectionner afin que la beauté et la justesse du travail, aussi bien que cette unité, les mettent à l'abri de toute altération. »

Les louis d'or nouveaux, de la taille de trente-deux au marc, devaient porter pour effigie le buste du Roi, avec, au revers, huit LL couronnées rayonnant autour d'un soleil, et les écus d'argent, de la taille de huit pièces au marc, porteraient trois couronnes au revers[4].

1. Carton G[7] 1433, 3 mai.

2. *Gazette d'Amsterdam*, n[os] XLI et XLIII, et *Journal de Verdun*, p. 377-379, où est le texte intégral de l'édit. Comparez l'inexacte information enregistrée le 10 par l'auteur des *Mémoires de Sourches*, p. 331-332. On peut voir dans un dossier de la Cour des monnaies, Z[1B] 727, le tarif de réception des matières : l'or, à vingt-quatre carats, était porté de 414[tt] 6 s. à 531[tt] 16 s. 4 d. le marc, et l'argent, à douze deniers, de 32[tt] 11 s. 8 d. à 35[tt] 9 s. 1 d.

3. Épreuve corrigée de l'impression faite chez Fr. Léonard : G[7] 1433.

4. Ces deux types sont figurés à la fin de l'édition originale de l'édit d'avril, et M. Émile Bourgeois a reproduit celui des écus dans son *Grand siècle*, p. 271. L'exécution fut confiée au graveur Norbert Roëttiers, et nous avons, dans le carton G[7] 1434, à la date du 1er juin 1709, le procès-verbal d'épreuve d'un poinçon inventé par le graveur Limosin pour frapper tout à

Le cours des louis, ainsi « augmentés de poids, » était surélevé à vingt livres la pièce au lieu de seize et demie, celui des doubles et demi-louis à proportion [1], et celui des écus à cinq livres la pièce, les demi-écus, quarts, dixièmes et vingtièmes à proportion. L'édit expliquait la raison d'être de cette augmentation énorme, — un tiers de plus que la valeur intrinsèque, — et son but principal : « Comme cette nouvelle fabrication peut nous donner moyen de supprimer les soixante-douze millions de billets de monnoie ayant cours dans le public, et qui apportent un préjudice notable au commerce par les usures immenses qu'on y exerce journellement dans l'échange qui s'en fait pour de l'argent comptant, ce qui ruine ledit commerce et empêche la circulation de l'argent dans tout notre royaume malgré tout le bon ordre que nous avons tâché jusqu'à présent d'y apporter par plusieurs déclarations, nous avons résolu de les retirer du public et de nos caisses pour les supprimer..., ce que nous ne pouvons faire, dans la conjoncture présente, qu'en faisant valoir les espèces un prix plus haut que celui fixé par notre édit du mois d'avril dernier et en employant tout le profit qui en reviendra à la suppression desdits billets : à quoi nous nous sommes d'autant plus déterminé, que la plupart de nos sujets paroissent souhaiter depuis longtemps l'augmentation de cette évaluation.... »

Les porteurs d'espèces anciennes étaient invités à les apporter aux hôtels des Monnaies, qui les recevraient jusqu'au dernier jour d'août sur le pied de douze livres et demie pour les louis d'or, de trois livres sept sols pour les écus ou louis d'argent, etc., et en rembourseraient immédiatement la valeur en espèces nouvelles; ceux qui y joindraient un sixième de billets de monnaie, pour être biffés et supprimés, en recevraient également le montant. Si cette proportion d'un sixième n'était pas atteinte, il y serait suppléé par les caisses royales, qui étaient autorisées à recevoir lesdits billets à raison d'un quart contre trois quarts d'espèces, réserve faite de l'intérêt dû sur ces billets.

Sur une circulation de cinq cents millions environ [2], en portant le marc d'or monnayé à six cents livres, le marc d'argent à quarante livres, ce qui donnait au louis une valeur intrinsèque de seize livres quatre deniers, et à l'écu une valeur de quatre livres un sol, on comptait que le Roi ferait un bénéfice suffisant pour rembourser et éteindre les billets de monnaie présentés concurremment avec les vieilles espèces à refondre. Afin d'assurer la rentrée de celles-ci, on dut les augmenter de

la fois les trois couronnes, les fleurs de lis, les lettres et le grénetis. Comparez la *Gazette d'Amsterdam*, n° LXIV.

1. On considérait cependant la fabrication des doubles louis comme propre à en favoriser l'exportation frauduleuse, ainsi que cela se produisait pour les quadruples espagnoles.

2. Et encore espérait-on que l'appât d'un débouché pour les billets attirerait de l'étranger espèces, vaisselles et matières.

cours à deux reprises, puis reculer de mois en mois le délai primitivement indiqué pour le décri et la mise hors commerce[1].

Les Finances eussent voulu hâter le travail, étant donnée l'énorme affluence des porteurs qui, dès le premier jour, se précipitèrent vers les guichets avec l'espoir d'échanger leurs vieilles espèces, leurs matières et leurs billets de monnaie, tout ensemble, contre des espèces nouvelles[2], et il était urgent de mener rapidement le travail de monnayage[3]; mais un accident survenu au grand moulin de la Monnaie du Louvre[4], et surtout l'insuffisance des ateliers, déjà reconnue lors de la réforme de 1701, forcèrent de prendre tardivement le parti de construire une annexe, avec fonderie, moulin, etc., devant l'église Saint-Germain-l'Auxerrois, entre le Garde-Meuble et l'ancien hôtel de Longueil[5] : c'est ce qu'on appela, d'après une enseigne qui se trouvait là, les ateliers de l'Image Saint-Pierre, et le travail de refonte s'y fit en même temps qu'au Louvre[6]. Pourtant la production d'espèces nouvelles ne suffit point, malgré un travail de nuit comme de jour dans les vingt-trois hôtels monétaires de la province, car ce qui se fabriquait d'espèces nouvelles était immédiatement envoyé aux armées ou distribué aux protégés des ministres : au lieu de rembourser comptant les versements, il fallut délivrer des récépissés, autre espèce de billets de monnaie qu'on n'avait aucune assurance d'acquitter avant longtemps[7]. Les simples porteurs se morfondaient indéfiniment aux portes du Change[8]. D'autre part, les détenteurs de vieilles espèces atten-

1. Abot de Bazinghen, *Traité des monnoies*, tome II, p. 204. On avait fait de même en 1693-94 et en 1701.

2. Lettres de M. Hosdier, 25 et 27 mai. Une lettre de Desmaretz au procureur général de la Cour des monnaies, publiée dans la *Correspondance des Contrôleurs*, n° 494, expose quels avantages et quelles facilités on offrit pour la coupure des billets de monnaie trop gros.

3. Voyez les minutes de lettres de Desmaretz dans le carton G⁷ 14.

4. Au Louvre, on ne faisait que la fonte et l'affinage.

5. Cartons G⁷ 1433, 12, 13, 16 et 31 mai, et 1434, 14 et 26 juin, 11 juillet. M. d'Antin fut chargé des travaux et fit exécuter les pièces nécessaires aux forges de la machine de Marly.

6. Lettres de M. Hosdier, 2 et 4 novembre. Il ne faut pas oublier qu'en même temps la Monnaie fondait les vaisselles (ci-après, appendice VII), et employait les matières d'Amérique. Un vaisseau venant de la mer du Sud en juillet avait encore apporté trois millions et demi de matières.

7. Nous avons un certain nombre de ces récépissés dans le carton 1434.

8. Un correspondant écrivait, le 30 juin (G⁷ 1434), en faveur des porteurs de billets de mille livres : « Les pauvres gens qui ont couché cinq ou six fois à la porte de la Monnoie, les veilles des mercredis et samedis, sans avoir pu parvenir à changer leurs billets, se jettent à corps perdu dans une espèce de colidor qui est à la porte du Change, où, depuis quatre heures du matin jusques à sept heures du soir, ils restent sans qu'on leur ouvre la porte.... Il y auroit de la charité à dire à tous ceux qui languissent à la porte que l'on n'en payera que les deux, trois, quatre ou cinq premiers, et les autres s'en iroient, ou que l'on n'en payera point du tout;

daient oit un cours plus avantageux, soit une occasion de les faire passer à la fausse réforme par delà les frontières[1]. Forbonnais a longuement exposé[2] toute l'économie de l'opération de 1709, son caractère purement spécieux, les variations incohérentes auxquelles on recourut pendant tout le reste de l'année, les gros profits qu'en retira le billonnage étranger (de dix-sept à trente-cinq pour cent)[3]. Selon lui, en somme, sur six ou sept cents millions d'espèces françaises, nos Monnaies n'en auraient reçu que moins de trois cents du 14 mai 1709 à la fin de janvier 1711 ; en dehors du retrait de quarante millions de billets, tout au plus, elles n'auraient bénéficié que de 9,386,000[lt] : Desmaretz n'avait donc pas le droit de dire dans son Compte rendu que l'augmentation des espèces était avantageuse et ne pouvait « produire aucun mauvais effet. » J'ajouterai seulement que les dossiers du Contrôle général indiqués ci-dessus permettraient d'étudier plus à fond la refonte de 1709, et qu'un demi-volume des Papiers de Saint-Simon conservés au Dépôt des affaires étrangères (vol. *France* 224) est rempli de mémoires, propositions, calculs, etc., de cette année 1709 que notre auteur eut sans doute à examiner quand les mêmes questions vinrent se reproduire devant lui au conseil de régence. Ce n'est donc pas tout à fait en ignorant, sans connaissances spéciales, qu'il répétera, sous l'année 1710[4], que la refonte des monnaies « fit un grand profit[5] au Roi, et un extrême tort aux particuliers et au commerce, » et qu'il ajoutera : « On a, dans tous les temps, regardé comme un très grand malheur, et comme quelque chose de plus, de toucher aux blés et aux monnoies ; Desmaretz a accoutumé au manège de la monnoie, Monsieur le Duc et le cardinal Fleury à celui des blés et de la famine factice. »

Mais Desmaretz lui-même, à ce qu'il semble, n'avait pas la conviction qu'on pourrait s'imaginer à la lecture de son Compte rendu, et il ne se défendait que piteusement contre les critiques, les reproches

mais laisser cinquante ou soixante personnes une journée à l'injure du temps, sans boire ni manger que ce qu'ils ont dans leurs poches, cela n'est pas selon Dieu.... Il n'y a point de jour qu'il n'y arrive quelque accident.... »

1. Selon un rapport du président, en date du 13 juin, le billonnage avait commencé dès le premier jour.

2. *Recherches et considérations sur les finances*, tome II, p. 203-212 et 220-221.

3. Les faux-monnayeurs, rendus très experts par quatre réformations successives, étaient en mesure de travailler autant que les Monnaies royales, avec l'appât de recevoir un écu et demi nouveau par vieil écu. Lyonnais et Genevois se mirent aussi, comme dans les opérations précédentes, à fabriquer faussement des louis du nouveau type, quoique mal faits et faciles à reconnaître. Le président Hosdier détaille toute cette manœuvre dans une lettre du 13 juin, et Voltaire y a fait allusion dans son *Siècle de Louis XIV*.

4. Ed. 1873, tome VIII, p. 158.

5. Profit médiocre, comme on vient de le voir.

qui lui venaient de toutes parts[1]. Une note autographe de lui sur les diminutions des vieilles espèces[2] ne donne point une idée favorable de la solidité de ses principes[3].

Selon des états qui ne sont pas absolument concordants[4], quand l'année 1709 finit, les Monnaies avaient reçu tout au plus cent soixante-dix millions d'espèces et de matières, avec trente et un millions de billets de monnaie, et avaient délivré cent quatre-vingt-dix millions d'espèces nouvelles, dont cent trente-sept mille fabriqués par les hôtels de province. Au total, selon Forbonnais, de six cents millions d'espèces françaises, et peut-être sept cents, quatre cent quatre-vingt-cinq ne furent pas présentés aux Monnaies; en supposant même que les billonneurs n'en refondirent faussement que trois cents, le profit put être pour eux de cinquante-deux millions et demi, alors que le Roi n'eut pour tout bénéfice que 11,370,773[lt], tout au plus. Il est vrai que le retrait des billets de monnaie finit par s'élever à quarante-trois millions[5].

C'est seulement à partir de la paix, en 1714, que les louis et les écus de 1709 commenceront à être rabaissés par étapes successives, et, lorsque Louis XIV mourra, les premiers se trouveront au cours de quatorze livres, les seconds au cours de trois livres et demie. Une des premières opérations de la Régence sera de remplacer ces espèces par de nouveaux louis de trente et un quart au marc, ayant cours pour vingt livres, et par des écus de huit au marc, ayant cours pour cinq livres. Enfin, en novembre 1716, on commencera la fabrication de louis d'or de trente livres, ceux qui reçurent le surnom de *Noailles*.

1. Par exemple, ceux du premier président et du procureur général de la Cour des monnaies, dans le carton 1434, 5 juillet.
2. Dans le même carton, mois d'octobre.
3. Comparez les critiques de Forbonnais, p. 210-212, et la polémique de Dutot contre Melon, sur les effets de l'augmentation ou surhaussement de 1709 (tome I de la collection des *Principaux économistes français*, publiée par Daire, p. 797-800).
4. Carton G[7] 1437.
5. *Recherches*, tome II, p. 220-221, 225, etc. Les Papiers du Contrôle nous donnent des chiffres différents de ceux de Forbonnais.

# IV

## LA BANQUEROUTE DE SAMUEL BERNARD[1].

Nous avons déjà vu quels services Samuel Bernard rendait à Chamillart depuis son entrée aux finances, quelle confiance et quelle gratitude ce ministre lui témoignait, comment même, en des circonstances très difficiles, le Roi s'associa personnellement aux démonstrations reconnaissantes de son contrôleur général, et Saint-Simon a expliqué la nécessité de ménager le puissant banquier, de le traiter « avec des égards et des distinctions fort grandes[2]. » Bernard ne laissait pas de tirer des profits solides de cette situation, aussi bien qu'une augmentation de crédit, et d'imposer ses conditions, tantôt avec une certaine raideur[3], tantôt en faisant appel au sentiment et à la compassion. Rien de plus émouvant que certaines de ses lettres; ainsi, en 1704, il écrit[4] : « Je n'ai aucun secours pour payer mes lettres de change, qui se montent à des sommes immenses. Si, en périssant, je soutenois les affaires de l'État, cela diminueroit mon désespoir; mais il est facile de prévoir que, dès le moment que je manquerai à payer, mon malheur en accablera une infinité d'autres et causera, immédiatement après, plus de quarante banqueroutes dans le Royaume, qui achèveront d'absorber sans ressource le peu de crédit qui restoit à l'État et à quelques particuliers. Cette pensée me fait trembler à chaque moment. Il n'y a que vous, Monseigneur, qui puissiez y apporter un prompt remède : je n'en sais point d'autre que celui de donner cours aux billets de la Monnoie d'une manière ou de l'autre[5]. » Trop heureux le ministre quand il pouvait (au prix de quels sacrifices!) obtenir son concours pour une campagne prochaine ou pour un quartier d'hiver en pays étranger[6].

Les spéculations auxquelles Bernard se livrait en dehors des opéra-

1. Ci-dessus, p. 213.
2. Notre tome XVI, p. 34-37 et 660.
3. On l'accusait, comme le dit Voltaire, d'exagérer le taux de ses remises et celui de ses changes; mais Chamillart était, le plus souvent, obligé de tout accepter. Ainsi, nous voyons M. le Rebours écrire ceci, le 27 juillet 1706, à un M. de Ligny (Affaires étrangères, vol. *France* 1145, fol. 168) : « M. Chamillart trouvera bon que vous expédiiez les ordonnances pour les changes étrangers conformément au mémoire de M. Bernard, sur le pied qu'il le demandera, parce qu'il a confiance en lui, et qu'il a promis de les diminuer aussitôt qu'il le pourra faire à moins. »
4. Lettres du 6 et du 22 août 1704, dans le carton du Contrôle $G^7$ 1120.
5. Voyez notre tome XIV, p. 604-605.
6. Voyez, par exemple, ses conditions, avec les annotations de Chamillart, en septembre 1704.

tions de banque ou de commerce, particulièrement sur les billets de monnaie et sur les matières métalliques, l'avaient déjà mis plus d'une fois en mauvaise situation : ainsi, en 1704, il avait été tout près de la banqueroute, en compagnie du banquier de Meuves, et, au commencement de 1705, il avait dû solliciter une prorogation pour le payement des lettres de change tirées par lui sur la place de Lyon, son principal centre d'affaires[1]. A la même époque, la banqueroute et la fuite de son correspondant Jean Huguetan, dont nous aurons occasion de parler, l'avaient encore plus sérieusement menacé. Les Saladin, banquiers de Lyon et de Genève, écrivaient, le 2 juillet : « Le salut de l'État dépend de la manière que se soutiendra le crédit des sieurs Bernard et de Meuves, qui donne de l'influence aux gens d'affaires et à tous les autres négociants du Royaume. Ce crédit procure un terme de six mois pour tous les payements que l'on fait pour le service du Roi. » Ils demandaient donc qu'on le soutînt à tout prix.

En 1708, très gêné pour le payement de ses lettres en Espagne, de ses assignations sur le clergé et de quatorze millions d'échéances sur la place de Lyon au 1er mars, puis atteint directement par la disparition du banquier Lullin, il obtint une prorogation nouvelle du payement de Pâques jusqu'à la mi-juillet, au lieu du 1er juin[2]. On comprend quel trouble cet expédient suprême, très rarement accordé, apportait dans le monde de la finance, particulièrement sur une place internationale comme Lyon[3]; mais seul il pouvait sauver Bernard et son associé Nicolas des conséquences de la spéculation effrénée à laquelle ils s'étaient livrés sur la place de Lyon[4] en accaparant les billets de monnaie à tout prix et de toutes mains, à seule fin de les échanger contre des billets de la Banque royale dont ils poursuivaient la création[5]. « La Banque seule est utile, disait-on; elle est nécessaire, et ces diminutions d'espèces sur lesquelles vous comptez n'auront jamais qu'un effet néfaste : tous les étrangers disent déjà que c'est le prélude d'une réforme générale, d'un surhaussement, gardent leurs louis et leurs écus, et ne veulent plus entendre parler d'aucune affaire[6]. »

1. *Contrôleurs généraux*, tome II, n° 723; Papiers du Contrôle, G⁷ 1119 et 1120.
2. *Contrôleurs généraux*, tome III, n° 16.
3. Voyez un article du *Journal de Verdun*, tome X (1709), p. 97-102, et l'étude de M. J. Vaesen (1879) : *la Conservation des privilèges royaux des foires de Lyon*. Ce tribunal spécial avait juridiction sur tous les engagements pris hors foires aussi bien qu'en foires, et un règlement des payements avait été édicté en 1667.
4. Carton G⁷ 1121, état des affaires de Bernard et Nicolas sur la place de Lyon en 1709.
5. Il en a été parlé dans nos tomes XIV, p. 605-608, et XVI, p. 664. Comparez la *Correspondance des Contrôleurs*, tome III, n° 277.
6. Ci-dessus, p. 541 et suivantes.
7. Carton G⁷ 1120, lettre du 7 juillet.

Au vu et su de tout le monde, l'établissement de la Banque eût été le triomphe de Bernard, donnant à ses billets de monnaie presque la valeur de l'argent comptant[1]; du jour où la jalousie des uns, la méfiance des autres eurent fait remettre cette combinaison à d'autres temps, et où Desmaretz renvoya l'auteur au ministre de la guerre pour régler ses comptes de fournitures et d'avances[2], il fut évident que la position n'était plus tenable et que le banquier ne serait pas en mesure de faire son règlement du jour des Rois, la grande date du marché de Lyon en correspondance avec celui de Genève, qui était le comptoir neutre de toute l'Europe. Le 4 février, le Conseil du Roi rejeta définitivement le projet de Banque, alors qu'un établissement similaire donnait de si beaux résultats en Angleterre et procurait d'un seul coup soixante-quinze millions aux ministres de la reine Anne[3] : triomphe pour les concurrents, qui préparèrent de nouveaux projets; consternation terrible à Lyon, dont le prévôt des marchands protesta aussitôt, et très énergiquement[4]. Le Roi et le contrôleur général autorisèrent ce magistrat à renvoyer au 3 avril le payement des Rois qui eût dû se faire au début de mars[5].

La lettre suivante, qu'un premier commis du Contrôle écrivait le 27 février à son ministre[6], explique très nettement la situation du grand financier : « .... La Banque proposée par M. Bernard a suspendu et suspend encore les négociations. Il n'a cessé que depuis quatre jours de faire remplir ses billets de banque, et, à Lyon, on craint encore qu'elle n'ait lieu. M. Bernard doit à Lyon dix-huit millions dans les deux ou trois premiers payements. Ses correspondants se sont rendus à Paris la plupart, et craignent fort que M. Bernard ne puisse payer de si grosses sommes. On m'a assuré qu'une grande partie des lettres qu'il a tirées sur Lyon, ç'a été à l'occasion de sa Banque, pour rassembler de l'argent et des billets de monnoie avec un profit considérable, et que la plupart des porteurs des lettres de M. Bernard seroient disposés à les lui remettre aux mêmes conditions qu'ils les ont reçues. Il pourroit faire faire cette ouverture par des banquiers de sa confiance, pour voir l'effet que cela produira. Si les porteurs de ses lettres sur Lyon reprennent leurs effets, cela diminuera le fardeau qui pèse sur M. Bernard, qui pourra recouvrer son crédit. (*En marge :* On m'a dit que les lettres de M. Bernard ont perdu trente pour cent à

1. *Dangeau*, p. 297.
2. Lettres de la fin de janvier 1709 et du commencement de février.
3. *Mercure historique et politique*, tome XLVI, p. 281-287, 298-299, 306, 313, 437-438 ; Papiers du Contrôle, G[7] 1119 et 1433.
4. *Contrôleurs généraux*, tome III, n° 304.
5. Ordonnance du 1er mars, dans la *Gazette d'Amsterdam*, Extr. XXII; *Mercure historique et politique*, tome XLV, p. 403-406; *Contrôleurs généraux*, n° 277, note. L'intendant de Lyon, M. Trudaine, comme, à Paris, M. de Caumartin, étaient très défavorables à cette mesure d'exception.
6. Papiers du Contrôle, G[7] 1784.

Lyon.) Le sieur Rolland prétend qu'il n'y a qu'une diminution sur les espèces qui puisse donner des mouvements à l'argent, et qu'il est nécessaire d'en annoncer une plus forte pour le 15 mars prochain, et la faire en effet : moyennant quoi les usuriers se lasseront de perdre, et cela fera cesser le bruit qui s'est répandu dans le public d'une augmentation considérable qu'on doit faire sur les espèces par une réformation, pour retenir des billets de monnoie, qu'il croit nécessaire au commerce dans l'état présent des affaires. »

Je ne veux pas entrer dans d'autres explications sur cette opération de finance, puisqu'un écrivain compétent s'en est chargé déjà, et a utilisé à cet effet, sommairement il est vrai, les mêmes Papiers du Contrôle dont je pourrais me servir[1]. Il suffira de faire remarquer que ce n'était pas là une banqueroute, comme le raconte notre auteur[2], comme le disaient d'ailleurs bien des contemporains[3], mais un délai de faveur qui pouvait prévenir la banqueroute en même temps que l'on chercherait à venir en aide à Bernard du côté des armées[4].

Il en rendit grâces très chaleureusement à M. Desmaretz[5] : « Si j'avois osé, j'aurois été à la Marche pour vous témoigner la vive reconnoissance que j'ai des bontés que vous avez pour moi ; j'y suis si sensible, que ma vie ne me coûteroit rien pour faire quelque chose qui pût vous rendre service. Je souhaite ardemment en trouver l'occasion. » Mais deux ou trois semaines ne s'étaient pas écoulées, que le banquier Lullin, si souvent acharné contre lui, osa l'assigner devant les juges-consuls de Paris, et il fallut, en toute hâte, obtenir un répit de trois mois. Son crédit personnel n'était pas seul en jeu, mais celui de tout le haut négoce et de l'État même : aussi le maréchal de Villeroy[6], l'intendant Trudaine, le prévôt des marchands Ravat le soutinrent vigoureusement, et les Lyonnais finirent par consentir à un second répit[7],

1. M. Victor de Swarte : *Un banquier du Trésor royal au XVIII<sup>e</sup> siècle ; Samuel Bernard, sa vie, sa correspondance* (1893), p. 46-53.

2. Ci-dessus, p. 212-213.

3. *Les Correspondants de la marquise de Balleroy*, tome I, p. 38-39.

4. Arrêt du 13 mars nommant MM. Voysin et de Nointel pour examiner les avances faites par Bernard pour le service et la subsistance des troupes : Arch. nat., E 1946, fol. 306.

5. Lettres des 23 mars, 3, 11 et 16 avril, dans le carton du Contrôle général $G^7$ 1121.

6. Le président Hénault prétend (ses *Mémoires*, p. 24) que ce maréchal soutenait Bernard parce qu'il faisait la cour à sa fille Mme de Sagonne ; quoi qu'il en soit, il écrivait ceci à Desmaretz (*Contrôleurs*, n° 383) : « Vous le sortirez d'affaire ; mais il faut que vous essayiez de lui donner des effets plus commerçables, et que vous ne suspendiez pas d'un moment les secours que vous pourrez lui accorder. Le départ de l'intendant a fait baisser les billets de monnoie ; les négociants commencent à écrire et à faire des conventions remettant la moitié de ce qui leur est dû au payement de Pâques. »

7. *Dangeau*, p. 396-397, 25 avril. On écrivait alors à la marquise de

au moment où un arrêt complet se produisait, sans doute par le double effet de la disette et de la misère générale, dans le travail industriel de Lyon et de Saint-Étienne[1]. « M. Trudaine, intendant de Lyon, qui étoit venu ici pour les affaires de Samuel Bernard avec la ville de Lyon, y est retourné et a emporté pour quatorze millions de bonnes assignations que M. Desmaretz a fait donner pour Bernard. Outre cela, Bernard fait voir pour vingt millions de billets de monnoie, qu'il offre encore de donner en payement. Il doit à la ville de Lyon près de trente millions : en voilà trente-quatre, et, sur les vingt millions de billets de monnoie, on n'en perdra pas quatre; ainsi il y aura de quoi payer tout ce qu'il devoit à Lyon[2]. » Mais les commerçants ne voulurent, pour la plupart, accepter ni papiers ni répit pour trente ou trente-six millions. Les Lullin, les Clapeyron, les Castan, les Sartines, les Hubert, etc., appuyés par la magistrature[3], formèrent une coalition si redoutable, que Bernard et son caissier ou associé Nicolas en appelèrent encore à la toute-puissance de Desmaretz : celui-ci consentit à leur faire obtenir une surséance de trois ans pour convertir billets et assignations en espèces, sauf à payer l'intérêt aux porteurs qui déposeraient leurs titres de créance. Pour des sommes bien moins considérables, quelque trois millions de lettres de change négociés sur la place de Lyon par Joseph Planchut, les trésoriers des États de Languedoc, Pennautier et Sartre, venaient d'obtenir un sauf-conduit de six mois[4], et de même beaucoup de financiers intéressés aux affaires du Roi, mais non payés de leurs fournitures ou de leurs avances[5]; pour Bernard, la mesure exceptionnelle prenait une telle gravité, que, si l'arrêt fut expédié sur ses instances réitérées[6], il resta secret dans l'espoir d'arriver à un arrangement moins compromettant pour l'autorité royale. Sur ces entrefaites, Lullin, le plus irréductible des créanciers de Bernard, vint à mourir au moment de signer cet arrangement, et la situation se serait éclaircie considérablement de ce fait, si, bien peu après, la ban-

Balleroy (ses *Correspondants*, tome I, p. 38-39, 24 avril) : « Samuel Bernard a fait banqueroute (*sic*), et le Roi a donné un arrêt par lequel ses créanciers sont obligés de se contenter de billets de monnoie et de rentes sur la Ville au denier douze et demi. Cela ruine les marchands de Genève et de Lyon, qui lui ont beaucoup prêté. » Était-ce un arrêt du Conseil? Je ne l'ai point trouvé.

1. *Contrôleurs*, n[os] 422 et 448.

2. *Dangeau*, p. 415, au 15 mai. C'est le texte emprunté par Saint-Simon ci-dessus, p. 213.

3. Carton G[7] 1121, juillet et août 1709.

4. Arrêt du Conseil du 6 août : E 1950, fol. 291 et 302; *Contrôleurs généraux*, n[os] 663 et 914.

5. *Ibidem*, n° 714.

6. Il revint à la charge le 3 et le 23 septembre; mais je n'ai point retrouvé non plus la minute de l'arrêt, qui, selon un document, dut être signé le 22 (*Contrôleurs*, n° 550).

queroute de Castan, dont nous aurons à parler à propos du mariage Tessé, n'était venue à nouveau compromettre Bernard[1]. Et pourtant Saint-Simon dit : « On a prétendu depuis que Bernard avoit trouvé moyen de gagner beaucoup à cette banqueroute. » Certainement, il n'y perdit point.

1. Il n'était pas heureux en correspondants ou en associés, puisque Nicolas, le caissier si fidèle en 1709, finit aussi mal que Castan (*Dangeau*, tome XIII, p. 353, février 1711).

# V

## RÉCEPTION DU MARÉCHAL-DUC DE BOUFFLERS AU PARLEMENT[1].

### *Information de vie et mœurs*[2].

« Information d'office, à la requête du procureur général du Roi, faite par nous, Jean Lenain, conseiller du Roi en la grand chambre de sa cour de Parlement, des vie, mœurs, religion catholique, apostolique et romaine, valeur, expérience au fait des armes et fidélité au service du Roi de Messire François, duc de Boufflers, maréchal de France, chevalier des ordres du Roi et de la Toison d'or, capitaine des gardes du corps de S. M., poursuivant sa réception en la qualité et dignité de pair de France.

« Du (*blanc*) mars 1709.

« Messire Gilles le Sourt, prêtre, licencié en théologie de la faculté de Paris, curé de Saint-Paul, âgé de soixante ans, après avoir mis la main *ad pectus;*

« A dit que M. le maréchal-duc de Boufflers, paroissien de ladite église, joint aux grandes et éminentes qualités qui lui ont fait mériter les titres honorables et la gloire dont il est revêtu, tant de probité et tant de zèle pour la religion catholique, apostolique et romaine dont il fait profession, qu'on peut dire, sans flatterie, qu'il n'est pas moins estimable par cet endroit-là que par tout le reste; qu'il sait qu'il fréquente les sacrements de l'Église avec piété et édification, et nommément qu'il s'est acquitté de son devoir pascal à la fête de Pâques dernier. Et a signé :

« Le Sourt. »

« Messire Louis, duc de Saint-Simon, pair de France, gouverneur des ville, citadelle et comté de Blaye, bailli et gouverneur de Senlis et de Pont-Sainte-Maxence, âgé de trente-quatre ans, après serment de dire vérité;

« A dit que M. le duc de Boufflers, dont la très ancienne maison est alliée aux plus grandes du Royaume, paroît encore plus illustre par sa vertu que par le trophée de dignité[3], de charges les plus considérables qu'elle a amassées sur sa tête, sans qu'il en ait jamais recherché aucunes, et, pour ainsi dire, malgré son rare désintéressement et sa modestie singulière. C'est ce qu'a toujours montré sa conduite si uni-

1. Ci-dessus, p. 219, note 4, p. 220, note 1, p. 221, note 6, et p. 223-224.
2. Original aux Archives nationales, K 616, n° 11.
3. Ainsi, au singulier; au pluriel, dans les *Mémoires*.

forme dans les divers et continuels commandements des provinces et des armées qu'il a si dignement exercés, et dans lesquels[1] il est si exactement vrai de dire qu'il a bien mérité du Roi, de l'État, de chaque particulier, ainsi que dans les emplois de la cour les plus distingués par leur élévation et leur confiance. Il s'est aussi rendu considérable dans les négociations les plus importantes, et partout il a fait également paroître une probité, un attachement au Roi et un amour pour l'État qui l'ont continuellement emporté chez lui sur les considérations les plus chères aux hommes ; mais son dernier exploit est tel dans toutes ses circonstances, que, s'il a mérité l'admiration effective de toute l'Europe, l'étonnement, les éloges et des honneurs inouïs des ennemis mêmes, le cœur de tout ce qui a été le plus particulièrement témoin de toute sa gloire et de tous ses travaux, il est bien juste que, puisqu'il se peut et qu'il se doit dire qu'il fait honneur à sa nation, il reçoive de l'équité du Roi le comble des honneurs de cette même nation, et que ceux qui en sont revêtus le reçoivent parmi eux avec joie et reconnoissance ; que c'est donc avec une grande vérité et un plaisir sensible qu'il estime et reconnoît que ledit sieur duc est parfaitement digne de la pairie dont il a plu à S. M. de l'honorer. Et a signé[2] :

« Louis, duc de Saint-Simon. »

« Messire Louis d'Aumont de Rochebaron, duc d'Aumont, premier gentilhomme de la chambre du Roi, gouverneur des ville et château de Boulogne et pays Boulonnois, âgé de quarante-deux ans, après serment de dire vérité ;

« A dit que les actions de la vie de M. le maréchal-duc de Boufflers sont si grandes, si éclatantes et si connues de tout le monde, que personne n'ignore les longs et importants services qu'il a rendus à l'État, sa fidélité et son attachement à la personne du Roi, et qu'il mérite, par sa naissance et par tous les titres qui peuvent rendre un homme illustre, la dignité de pair de France que le Roi lui a accordée en considération de la défense étonnante qu'il a faite de la ville et de la citadelle de Lille. Et a signé :

« Le duc d'Aumont. »

« Messire Claude de Choiseul, maréchal de France, gouverneur des villes et citadelle de Saint-Omer et de Langres, chevalier des ordres du Roi, âgé de soixante et seize ans ou environ, après serment de dire vérité ;

« A dit qu'il connoît depuis longtemps M. le maréchal-duc de Bouf-

1. *Exercices* et *lesquelles*, au féminin ; au masculin, dans le texte des *Mémoires*.

2. Cette déposition est tellement longue, que le greffier a dû en resserrer les dernières lignes, faute de place dans l'espace qui avait été réservé.

flers; qu'il l'a vu entrer dans le service dès l'année 1663; que depuis il a toujours servi sans discontinuation dans des emplois d'une grande distinction, dont il s'est acquitté avec toute la valeur et la bonne conduite qu'on peut desirer dans un très brave officier et dans un excellent capitaine; que les services importants qu'il a rendus à l'État sont trop connus pour avoir besoin d'être rapportés; qu'ils lui ont mérité justement la dignité de maréchal de France et celle de duc, et que S. M. ne pouvoit trop, selon les vœux de ses sujets, récompenser la belle et glorieuse défense que mondit sieur le maréchal de Boufflers vient de faire de la ville et de la citadelle de Lille. Et a signé :

« Le maréchal de Choiseul. »

« Messire Jacques de Beringhen, premier écuyer du Roi, chevalier de ses ordres, gouverneur des ville et citadelle de Marseille, âgé de cinquante-sept ans ou environ, après serment de dire vérité;

« Dépose qu'il n'y a personne qui ne voie avec plaisir les récompenses que le Roi donne aux grands et importants services que lui a rendus M. le maréchal-duc de Boufflers; que sa valeur dans les combats, sa bonne conduite dans le commandement et son attachement pour la personne du Roi sont en lui des vertus qui ne sont pas moins connues que son exacte probité; que toutes ces grandes qualités le font honorer et respecter même de nos ennemis, et le rendent très digne, aussi bien que sa naissance, de l'honneur que S. M. lui fait de l'élever à la dignité de pair de France. Et a signé :

« Beringhen. »

« Fait par nous, conseiller et commissaire susdit, les jour et an que dessus :

« Lenain. »

A cette information sont jointes les pièces qui suivent :

1° Copie des lettres d'érection de la terre de Cagny en duché, sous le nom de Boufflers (septembre 1695);

2° Copie des lettres d'érection du duché de Boufflers en duché-pairie (décembre 1708);

3° Requête originale du maréchal sollicitant l'enregistrement des lettres d'érection et sa réception en la Cour, avec l'ordonnance de renvoi au procureur général, M. Lenain étant rapporteur (5 mars 1709);

4° et 5° Conclusions du procureur général Daguesseau pour l'enregistrement et pour la réception (19 mars 1709);

6° Requête du maréchal pour solliciter sa réception après l'enregistrement, avec l'ordonnance de renvoi au procureur général et les conclusions de celui-ci, demandant l'information de vie et mœurs;

7° Liste des témoins que le procureur général désire être entendus dans ladite information.

### *Procès-verbal de réception*[1].

« Du lundi dix-huitième mars mil sept cent neuf.

« Ce jour, M. le Premier Président a dit à la Cour qu'il avoit appris que M. le duc de Bourbon devoit assister à l'enregistrement des lettres de pairie de France et à la réception de M. le maréchal de Boufflers, et que M. le duc d'Enghien, son fils, y devoit venir avec lui; que, paroissant par les registres de la Cour qu'elle avoit coutume de témoigner à Messieurs les princes du sang royal, en ces occasions, qu'elle le tenoit à honneur, il croyoit que la Compagnie voudroit bien le charger de s'acquitter de ce devoir en son nom envers M. le duc d'Enghien la première fois qu'il viendroit prendre sa place en la Cour : ce que M. le Premier Président a été prié par la Compagnie de prendre la peine de faire. »

« Du mardi dix-neuvième mars mil sept cent neuf.

« Messire Louis le Peletier, chevalier, *Premier;* MM. Jean-Antoine de Mesmes, Nicolas-Louis de Bailleul, André Potier, Jean-Jacques Charron, Chrétien-François de Lamoignon, *honoraire*, Claude de Longueil, Étienne d'Aligre, Chrétien de Lamoignon, Antoine Portail, Mathieu Molé, *présidents;* MM. Boucherat, Benoize, le Rebours, le Mairat, *conseillers d'honneur;* MM. Lefèvre-Caumartin, Dey de Séraucourt, Barrillon-Morangis, Goujon de Thuizy, *maîtres des requêtes;* le duc de Bourbon, le duc d'Enghien, *princes du sang;* le duc du Maine, duc d'Aumale et comte d'Eu; le comte de Toulouse, duc d'Anville et de Penthièvre; l'évêque-duc de Laon, le duc d'Uzès, le duc de Sully, le duc de Luynes, le duc de Brissac, le duc de Richelieu, le duc de Saint-Simon, le duc de Gramont, le duc de la Meilleraye, le duc de Villeroy, le duc de Randan, le duc de Tresmes, gouverneur de Paris, le duc de Coislin, le duc d'Aumont, le duc de Charost, *pairs de France.*

### *Conseillers de la grand chambre.*

« MM. Lenain, Thibeuf, le Meusnier, Gaudart, Portail, Dreux, Robert, du Monceau, Mandat, Brisart, Cadeau, Pucelle, Huguet de Sémonville, Huguet, Coisnard, de Verthamon, de Vienne, de la Grange.

### *Présidents des enquêtes et requêtes.*

« MM. Leclerc de Lesseville, de Thumery, Ferrand, Feydeau, de Maupeou, Gilbert, Lambert, Cochet, la Garde, Poncet, Rolland, etc.

1. Original dans les minutes du Parlement, $X^{1B}$ 8892.

*Conseillers.*

« MM. Fraguier, Faure, Brayer, Testu, de la Porte, de Creil, Molé, Dodun, Anjorrant, Ferrand, Aubry, de la Grange, Brossoré, Gilbert, Pinon, Feydeau [de Calendre], Feydeau [du Plessis], Gilbert, Poitevin, Leclerc de Lesseville, le Maye, de la Forest, le Picard, Joisel, Dumas, etc.

« Ce jour, entre huit et neuf heures du matin, sont venus successivement en la Cour MM. les ducs du Maine et comte de Toulouse, et MM. les ducs et pairs ci-dessus nommés, qui ont pris leurs places, savoir : M. du Maine, M. le comte de Toulouse, M. l'évêque-duc de Laon, MM. les ducs d'Uzès, de Sully, de Luynes et de Richelieu sur le banc à droite dans le parquet, sur lequel banc M. le Meusnier, conseiller, est demeuré le dernier; sur le banc du milieu, vis-à-vis MM. les présidents, MM. les ducs de Saint-Simon, de Gramont, de la Meilleraye, de Villeroy, de Randan, de Tresmes, de Coislin, d'Aumont et Charost. M. Robert, conseiller, n'a point quitté sa place, étant le dernier sur le même banc.

« Les conseillers d'honneur, maîtres des requêtes et conseillers de la grand chambre se sont placés sur le banc d'en haut, derrière MM. les présidents, autant qu'il y en a pu tenir jusqu'à l'élévation de la place de MM. les présidents à la grande audience.

« Sur les neuf heures sont venus M. le duc de Bourbon et M. le duc d'Enghien, son fils, princes du sang, et, passant à travers le parquet, MM. les présidents se sont levés, et MM. les princes ont pris leurs places, les premiers sur le banc de la droite, au-dessus de M. du Maine, ce qui a obligé les deux derniers de MM. les ducs et pairs, savoir : MM. les ducs d'Aumont et de Charost, de passer à l'autre banc de retour, du côté de la lanterne du greffe, dans le parquet, en commençant par en bas, et MM. Lenain, Thibeuf, Gaudart et Huguet, qui étoient sur ce banc, y sont demeurés, M. Lenain le premier en haut au bureau.

« Lorsque M. le duc de Bourbon et M. le duc d'Enghien ont été assis, M. le Premier Président s'est découvert, leur a fait une assez grande inclination, et, s'étant couvert, adressant la parole à M. le duc de Bourbon, lui a dit :

« Monsieur, la Cour m'a chargé de vous témoigner l'extrême satis-
« faction qu'elle ressent de voir aujourd'hui M. le duc d'Enghien
« prendre pour la première fois la place qui lui appartient dans ce
« premier tribunal de la justice souveraine du Roi.

« Ce nous est une grande consolation de pouvoir réparer par sa
« présence la perte que nous venons de faire par la mort prématurée
« de M. le prince de Conti, prince qui étoit aussi respectable par ses
« rares qualités que par l'éminence de son rang et de sa naissance.

« Nous souhaitons, Monsieur, que vous puissiez avoir la joie de voir

« longtemps perpétuer dans M. le duc d'Enghien les vertus éclatantes « de ces fameux princes de Condé, et qu'il puisse profiter pendant « longues années des parfaits exemples qu'il trouvera toujours dans « votre grandeur d'âme, votre valeur intrépide et toutes vos autres « excellentes qualités.

« La Cour me charge encore de vous assurer qu'elle embrassera « toujours avec empressement toutes les occasions qui pourront se « présenter de vous rendre à l'un et à l'autre l'honneur et le service « qu'elle doit à votre naissance et à vos personnes. »

« M. le duc de Bourbon a répondu à peu près « que M. son fils « et lui étoient très sensibles à l'honneur que la Compagnie leur fai- « soit; que leur maison en avoit toujours reçu toutes sortes de marques « d'amitié; qu'ils la prioient de la leur continuer; que, de leur part, « ils en auroient une parfaite reconnoissance, et assuroient la Compa- « gnie qu'ils lui étoient très obligés en général, et en particulier à « M. le Premier Président. »

« Ce fait, toutes les chambres ont été assemblées; MM. les présidents servants à la Tournelle ont pris leurs places à l'ordinaire avec MM. les présidents servants à la grand chambre, les présidents des enquêtes et requêtes, et les conseillers à les leurs ordinaires en l'assemblée des chambres.

« M. Lenain, qui étoit au bureau, à la tête du banc de la main gauche du côté du greffe, a fait lecture des lettres d'érection en pairie du duché de Boufflers, de la requête de Mre Louis-François de Boufflers, maréchal de France, à fin d'enregistrement, et des conclusions du procureur général du Roi.

« M. le Premier Président lui a demandé son avis, que M. Lenain a accompagné d'un petit éloge de M. le maréchal de Boufflers. Puis, M. le Premier Président a continué de demander l'avis à MM. Thibeuf, Gaudart et Huguet, qui étoient ensuite de M. Lenain; il l'a demandé à MM. le Meusnier et Robert, qui étoient demeurés sur les premier et second bancs les derniers, puis à MM. les conseillers d'honneur, maîtres des requêtes et conseillers de la grand chambre, qui étoient sur le banc derrière MM. les présidents de la Cour, à MM. les présidents des enquêtes et requêtes, et aux conseillers des enquêtes et requêtes.

« Puis, il a demandé les avis à MM. les ducs de Charost, d'Aumont, et, en remontant aux autres bancs, à MM. les ducs de Coislin, de Tresmes, de Randan, de Villeroy, de la Meilleraye, de Gramont, de Saint-Simon, de Brissac, de Richelieu, de Luynes, de Sully, d'Uzès et évêque-duc de Laon, sans ôter son bonnet et les nommant par les titres de leurs pairies; et, se découvrant, à M. le duc du Maine, duc d'Aumale et comte d'Eu, à M. le comte de Toulouse, duc d'Anville et de Penthièvre, leur faisant une inclination et les nommant par les titres de leurs pairies; à MM. les princes du sang, découvert et leur faisant une inclination plus basse, et sans les nommer; et enfin à

MM. les présidents, en s'inclinant et sans les nommer, en la manière accoutumée.

« L'enregistrement des lettres ordonné suivant l'arrêt particulier qui a été dressé, Messieurs des enquêtes et requêtes sont retournés en leurs chambres.

« M. Lenain, rapporteur, a passé au greffe, et, peu de temps après, est rentré avec l'information des vie et mœurs et les conclusions du procureur général du Roi pour la réception de M. le maréchal de Boufflers.

« M. le Premier Président a pris les avis au même ordre et en la même manière que ci-dessus pour l'enregistrement des lettres, si ce n'est que Messieurs des enquêtes s'étoient retirés.

« La réception ayant été ordonnée, M. de Boufflers, qui étoit au parquet des huissiers, a été mandé. En entrant dans la grand chambre, il a laissé son épée au premier huissier, est venu au barreau où se prêtent les serments, et, étant debout et découvert, M. le Premier Président, sans ôter son bonnet, lui a prononcé « que la Cour avoit « ordonné qu'il seroit reçu en la qualité et dignité de duc de Boufflers, « pair de France, en prêtant le serment de bien et fidèlement assister « et conseiller le Roi en ses très hautes et très importantes affaires, et, « prenant séance en la Cour, d'en tenir les délibérations secrètes, « y rendre la justice aux pauvres comme aux riches, garder les ordon- « nances, et en tout se comporter comme un bon, sage, vertueux et « magnanime duc et pair de France doit faire. » Ce qu'il a fait. M. le Premier Président, sans se découvrir, lui a dit de prendre sa place; son épée lui a été remise au côté par le premier huissier; puis, sortant du barreau, il est entré dans le parquet et pris place sur le banc du côté du greffe, après M. le duc de Charost en remontant.

« Lorsqu'il a été assis, M. le Premier Président lui a dit :

« Monsieur, la Cour m'a chargé de vous marquer la joie sensible « qu'elle a de voir récompenser en votre personne, par la qualité « éminente de duc et pair de France, les services que vous avez rendus « depuis si longtemps au Roi et à l'État, et notamment le signalé que « vous venez de rendre par la longue, brave et vigoureuse résistance « que vous avez faite dans la ville et dans la citadelle de Lille, où vous « avez fait paroître, par votre prudence, votre activité inconcevable « et votre intrépidité, tout ce que l'on pouvoit attendre d'un général « aussi consommé, d'un sujet aussi reconnoissant et aussi zélé, et d'un « citoyen aussi affectionné que vous l'êtes. »

« M. le duc de Boufflers, se découvrant, puis remettant son chapeau, a dit :

« Monsieur, je n'ai point de termes assez forts pour exprimer la vive « et sincère reconnoissance que j'ai de l'honneur que la Cour me fait.

« Je voudrois, Monsieur, être digne des grâces que le Roi vient de « répandre sur moi, des éloges que vous me donnez, et des marques « de bonté que je reçois de la Cour en cette occasion.

« Si quelque chose peut me les faire mériter, ce ne peut être que « mon extrême zèle et dévouement pour le service de S. M. et de « l'État, et la parfaite vénération que j'ai pour cette auguste Compa- « gnie, et en particulier, Monsieur, pour votre personne. »

« MM. les présidents et MM. les conseillers de la grand chambre sont allés à la buvette, et MM. les princes et MM. les ducs et pairs sont demeurés, et, peu de temps après, MM. les présidents de la grand chambre et les conseillers étant revenus, ils sont montés aux hauts sièges par la lanterne du greffe, MM. les princes et ducs et pairs par celle du côté de la cheminée, et ont la plupart assisté à l'audience. Après laquelle, MM. les ducs de Bourbon et d'Enghien, descendant seuls par le petit degré qui est à côté du banc du greffier, ont été reconduits par deux des huissiers de la Cour, battant de leurs verges, jusqu'à la Sainte-Chapelle, et MM. du Maine et comte de Toulouse par un seul huissier, de la même manière.

« Vu : Le Peletier. »

---

## VI

### LETTRES DE SAINT-SIMON.

#### I

*Lettre au comte de Pontchartrain*[1].

« De la Ferté, ce 19 avril 1709.

« Je reçois, Monsieur, avec une très sensible reconnoissance les plus que très obligeantes marques de votre souvenir et amitié sur mon silence, mon voyage et mon absence présente. Pour le voyage, j'en gémis, en soupirant après. Ainsi le goût et la raison sont mal d'accord, et je vous assure que vous avez trop de part à mes regrets pour que nous n'en ayez pas beaucoup en mes dépêches de ces pays lointains, lesquelles[2] y feront ma principale consolation dans une terre si étrangère. Pour mon silence d'ici, les mêmes raisons qui vous engagent à être bien aise de mon absence m'obligent à me taire plus clausément que de coutume, puisque rien n'est si semblable à la fable du *Loup et de l'Agneau* que ce qu'il vous plaît d'appeler tracasseries[3]. En me fermant la bouche, je tâche à me fermer le cœur et à faire en sorte que le diable n'y gaigne rien, ni ses amis non plus, à mon retour, que je vous avoue que je crains, et que j'éloigne le plus qu'il m'est possible, pour trouver au moins tout vieilli et tombé, et n'avoir affaire qu'à moi-même : en quoi il m'en restera encore assez. Vous voyez que je ne cherche pas à me cacher à vous, et que, malgré ma bile et mon silence, je m'adoucis avec vous. Aussi, Monsieur, seroit-il difficile de vous aimer plus véritablement et plus tendrement que je fais[4].

« LE DUC DE SAINT-SIMON. »

#### II

*Lettre à une dame*[5].

(Mai 1709.)

« La personne dont on est en peine[6] s'est présentée ici il y a envi-

1. Original : ms. Clairambault 1218, fol. 51. Cette lettre a été publiée dans le tome XIX de l'édition de 1873, p. 253-254.
2. Saint-Simon ayant d'abord écrit : *lesquel*, a ensuite ajouté le pluriel final *les*.
3. Il s'agit de l'affaire des ducs au service funèbre de Monsieur le Prince : ci-dessus, p. 270, note 3.
4. Au crayon, de la main de Pontchartrain : « Parle en Normand sur son retour. »
5. Bibliothèque de l'Arsenal, dossier BASTILLE 10 577 ; lettre autographe.
6. C'est l'aventurier qui s'appelait tantôt l'abbé du Bucquoy, tantôt l'abbé

« ron quatre ans, et D. J.[1] se souvient fort bien de l'y avoir vue sous « le nom de du Buquoy; mais, depuis le 3 mai, qui est le jour de son « évasion à ce que marque le mémoire, il n'a pas paru ici. Si, par « hasard, il lui prenoit envie d'y venir, je tâcherois à l'engager à res- « ter avec nous jusqu'à ce que j'aie su vos intentions sur lui; je ne « manquerai donc pas de vous donner avis de son arrivée d'abord qu'il « aura mis pied dans notre monastère. »

« Voilà, Madame, mot pour mot, la réponse que je reçois du Père Prieur sur ce que vous desiriez apprendre; j'aurois été surpris qu'un drôle de cette sorte eût tenu parole, et laissé par écrit une adresse où le reprendre et le ramener où il avoit eu peine de sortir, et où sa fuite montroit qu'il n'avoit pas envie de demeurer. Je ne crois pas davantage qu'il retourne dans la suite à la Trappe. Je ne manquerai pas néanmoins de demander à dom Prieur d'en avertir directement M. de Brenaville, si cela arrivoit, pour éviter la longueur de passer par moi, qui pourrois me trouver absent. Quelquefois ces sortes de gens se vont brûler à la chandelle.

« Quoi qu'il en soit, Madame, cela me donne une petite occasion de vous réitérer les très sincères assurances de l'attachement avec lequel je vous honore plus que personne du monde.

« Le duc de Saint-Simon.

« Ce jeudi matin[2]. »

de Manicamp, et dont l'affaire est exposée dans les documents du tome XI des *Archives de la Bastille*, p. 325-352. La lettre que nous donnons ici y a été intercalée.

1. C'est dom Jacques de la Cour, abbé de 1698 à 1713 (tome V, p. 403).

2. Par les pièces qui accompagnent l'original, on voit que du Buquoy et deux autres prisonniers s'étaient évadés de la Bastille dans la nuit du 4 au 5 mai 1709. La dame à qui fut adressée cette lettre de notre auteur l'a renvoyée, avec adresse de sa main et cachet de cire noire armorié, à « M. de Bernaville, gouverneur de la Bastille. » Le dossier ne permet pas de dire qui elle était.

# VII

## LA FONTE DES VAISSELLES[1]

Depuis les prohibitions de 1689[2], le luxe d'orfèvrerie s'était reporté des meubles sur les vaisselles : aussi les financiers ou les donneurs d'avis, y compris Samuel Bernard, avaient-ils bien des fois proposé de chercher de ce côté-là un supplément de matières métalliques afin d'augmenter quelque peu la circulation monétaire, surtout si l'on ne payait les vaisselles qui seraient apportées à la fonte qu'en billets à terme, autre espèce encore de billets de monnaie[3]. En février 1709, de nouveaux avis vinrent de demander, sous cette forme, un secours proportionné aux facultés de chacun des grands seigneurs, ou même des « bons ménagers, » qui remettraient ainsi en circulation leur capital dormant; mais Desmaretz faisait toujours opposition : il fallut les nouvelles du 1er juin, à la fois accablantes et surexcitantes[4], pour que le Roi se décidât à donner l'exemple du sacrifice en envoyant à la fonte sa vaisselle d'or et celle de Monseigneur, et M. le duc de Bourgogne sa vaisselle d'argent. Le 6 juin, le duc de Gramont, qui s'occupait beaucoup de questions monétaires avec le contrôleur général, envoya, ou du moins offrit sa vaisselle, d'une valeur de soixante mille livres; puis, le duc de la Rochefoucauld accourut pour se plaindre d'avoir été devancé. La marquise d'Huxelles et la *Gazette d'Amsterdam* affirment que M. de Gramont non seulement fut le premier à offrir ce sacrifice, mais fit honneur de l'idée première à sa femme. Suivirent de près, au dire de nos journaux, Boufflers d'abord, puis Chamillart, les deux bâtards, Cavoye, Mme de Maintenon elle-même, les ducs de Beauvillier et de la Feuillade, les cardinaux de Noailles et de Janson, la maréchale de Noailles, les Villeroy, d'Antin, Lauzun, et, au milieu des « meilleures têtes » de la cour, un certain nombre de gens de rang inférieur, comme Girardon, Gabriel, de Nyert, Fagon, Fonton de Vaugelas, la Cour des Chiens, Quentin de la Vienne, Mareschal, etc., trop heureux de s'assimiler aux vrais « seigneurs. »

Pour répondre aux plaintes et aux cris du duc de la Rochefoucauld, on fit rendre, le 8 juin[5], un arrêt du Conseil annonçant que les versements à la Monnaie des médailles seraient remboursés soit en rentes, soit en

1. Ci-dessus, p. 401-412 et Addition n° 885.
2. Déclaration du 14 décembre 1689, dans le livre de feu M. Adolphe Vuitry : *le Désordre des finances*, p. 140.
3. Voyez notre tome XIV, appendice XIV.
4. Ci-dessus, p. 409. — 5. Ci-dessus, p. 405, note 6.

billets payables après la paix, qu'il était permis d'y joindre un sixième en billets de monnaie, que le droit de marque ne serait pas réclamé plus tard sur la fabrication de nouvelles vaisselles, et que le prix du marc d'argent était porté à trente-quatre livres[1].

Cependant le premier élan ne dura pas et ne produisit guère; jusque devant Mme de Maintenon, des gens ne se gênaient point pour s'étonner que le Roi, au lieu de priver ses courtisans d'une jouissance qui leur était nécessaire, ne retranchât pas sur lui-même bien d'autres dépenses de pur luxe. Cela aurait-il augmenté la circulation monétaire?

En fait, les dons « à pur et à plein » furent l'exception, et ce n'était pas la peine de provoquer un élan de générosité qui ne produisit qu'un million et demi, et fit plus de mal que de bien. Voici la liste officielle (*ci-contre*) prise sur l'original[2] qui, selon toute vraisemblance, servit à l'impression dans le *Mercure*[3], mais dans lequel on trouve, ce qui est le plus intéressant, les chiffres de poids et de valeur omis par ce journal. L'ordre des versements n'y est certainement pas observé.

On voit que nous n'avons pas même cent noms, ainsi que le dit très dédaigneusement Saint-Simon, mais seulement soixante-quinze, et, comme valeur, un total infime, ridicule. On ne trouve pas sur notre liste certains noms qui auraient dû y figurer, par exemple celui du duc de Gramont : c'est, évidemment, que sa vaisselle de soixante-dix mille livres (?) fut portée à la Monnaie, et non chez Launay. Malgré les avantages offerts par cet établissement, il reçut à peine un autre million et demi de vaisselle, cruel désappointement pour Louis XIV! Notre auteur a expliqué ce très médiocre entrain à faire preuve de patriotisme; mieux encore, il avoue avoir été lui-même un des derniers à s'exécuter et à verser contre un bon récépissé, comme les Gramont, quelque dix mille livres de matières à fondre; il eut même soin de ne sacrifier que sa vaisselle la plus vieille, la plus plate et sans façon, parce qu'elle se payait plus cher que la vaisselle montée. Y joignit-il aussi un sixième de billets de monnaie? Son ami le duc de Beauvillier, la princesse d'Espinoy, la princesse de Conti et son fils n'en eurent aucun scrupule, même en se présentant chez Launay. On verra plus loin, p. 574, ce que fit le duc de Vendôme.

La maréchale de Duras obtint, grâce à Desmaretz, que le directeur de la Monnaie lui remboursât immédiatement en espèces la valeur de sa vaisselle d'argent, augmentée d'un sixième de billets, comme, précédemment, il avait payé dix-huit mille livres d'espèces nouvelles contre pareille somme de vieilles espèces, avec un sixième de billets.

1. *Journal de Verdun*, tome XI, p. 22-23 et 115-116.
2. Papiers du Contrôle général, G[7] 1435, fin du mois d'août.
3. Volume de juillet, p. 280-287.

*État des vaisselles et matières d'or et d'argent apportées à la Monnoie des médailles pour être employées en nouvelle espèce à la Monnoie de Paris*[1].

Savoir :

| NOMS | OR | ARGENT | PRIX | SOMMES PARTICULIÈRES | SOMMES TOTALES |
|---|---|---|---|---|---|
| | m | m o | tt | tt | tt s |
| Monsieur le Premier. | ........ | 694. 3 | 34 | ............ | 23608.15 |
| M. d'Antin......... | ........ | 716. 1 | 34 | ............ | 24348. 5 |
| Mme la princesse de Conti. | ........ | 920. 4 | 34 | ............ | 31297. 0 |
| Mme de Maintenon.. | ........ | 418. 3 | 34 | ............ | 14224.15 |
| Mme la duchesse d'Orléans. | ........ | 498. 0 | 34 | ............ | 16932. 0 |
| M. Fonton.......... | ........ | 58. 5 | 34 | ............ | 1974. 2 |
| M. du Metz ......... | ........ | 258. 3. 7 | 34 | ............ | 8788. 8 |
| M. de Boufflers..... | ........ | 1539. 3 | 34 | ............ | 52338.15 |
| S. A. R. Monsieur... | 86.1 | ............ | ...... | Suivant les titres | 40263.17.7 |
| M. le comte de Toulouse. | ........ | 2194. 7 | 34<br>Billets | 74625.15<br>14800 | 89425.15 |
| Mme la d*** de Créquy. | ........ | 106. 0 | 34 | ............ | 3604. 0 |
| M. le marquis d'O... | ........ | 157. 4 | 34 | ............ | 5355. 0 |
| Le Roi............ | 554.1 1½ | 1649 | Suivant les titres | 243 021. 2. 7<br>53 932.13.11 | 296953.16.6 |
| M. le duc de Vendôme. | ........<br>........ | 630. 5<br>6. 6 | 34<br>32. 1 | 21 441. 5. 0<br>216. 6. 9 | 21657.11.9 |
| M. le duc de Beauvillier. | ........ | 1171. 3 | 34<br>Billets | 39826.15<br>8000 | 47826.15 |
| M. Girardon........ | ........ | 46. 7. 4 | 34 | ............ | 1595.17 |
| Mme la princesse d'Espinoy. | ........ | 319. 7 | 34<br>Billets | 10875.15<br>1700 | 12575.15 |
| Mme la princesse de Lillebonne. | ........ | 107. 6 | 34 | ............ | 3663.10 |
| M. le duc du Maine. | ........ | 1371. 3. 6 | 34 | ............ | 46629.18 |
| M. l'abbé de Lignerac. | ........ | 180. 1. 4 | 34 | ............ | 6126. 7 |
| M. le maréchal de Choiseul. | ........ | 53. 5 | 34 | ............ | 1823. 5 |
| M. le duc de la Trémoille. | ........ | 121. 5 | 34 | ............ | 4135. 5 |
| M. le duc de Bourgogne. | ........ | 73. 2 | 34 | ............ | 2490.10 |
| M. le duc de la Feuillade. | ........ | 292. 7 | 34 | ............ | 9957.15 |
| M. Du Mont......... | ........ | 222. 4 | 34 | ............ | 7565. 0 |
| M. l'abbé Bossuet... | ........ | 170. 7 | 34 | ............ | 5809.15 |
| M. le duc de la Rochefoucauld. | ........ | 889. 1 | 34 | ............ | 30230. 5 |

1. Papiers du Contrôle général, G[7] 1435, fin du mois d'août 1709.

| NOMS | OR | ARGENT | PRIX | SOMMES PARTICULIÈRES | SOMMES TOTALES |
|---|---|---|---|---|---|
| | m | m o | tt | tt | tt s |
| M. l'abbé de Vertouil. | ........ | 119. 4 | 34 | ............ | 4063. 0 |
| M. le marquis Dangeau. | ........ | 671.33 | 34 | 22828. 6 | 23348. 6 |
| | ........ | 20. 0 | 26 | 520. 0 | |
| M. Peletier de Souzy. | ........ | 559. 5 | 34 | 19027. 5 | 20027. 5 |
| | ........ | ............ | Billets | 1000. 0 | |
| M. le baron de Beauvais. | ........ | 128. 6 | 34 | ............ | 4577.10 |
| M. de Bonrepaus.... | ........ | 210. 7 | 34 | ............ | 7169.15 |
| Mme la duchesse de la Ferté. | ........ | 239. 0 | 34 | 8126 | 9726. 0 |
| | ........ | ............ | Billets | 1600 | |
| M. de la Cour....... | ........ | 283. 1 | 34 | ............ | 9626. 5 |
| M. Poulletier....... | ........ | 632. 2 | 34 | ............ | 22176.10 |
| M. le Contrôleur général. | ........ | 1004. 7 | 34 | ............ | 34105.15 |
| M. le Chancelier.... | ........ | 1222. 1. 4 | 34 | ............ | 41554. 7 |
| M. de Pontchartrain. | ........ | 89. 1 | 34 | ............ | 3030. 5 |
| M. le premier président. | ........ | 235. 3 | 34 | ............ | 8002.15 |
| M. le président de Mesmes. | ........ | 260 | 34 | ............ | 8840. 0 |
| S. A. S. Monsieur le Duc. | ........ | 817. 2 | 34 | ............ | 27786.10 |
| M. le cardinal de Janson. | ........ | 115. 6 | 34 | 3935. 10 | 14071. 6. 3 |
| | ........ | 316. 2 | 32. 1 | 10135.16. 3 | |
| M. d'Armenonville.. | ........ | 264. 4 | 34 | ............ | 8993. 0 |
| M. le maréchal de Villeroy. | ........ | 886. 6 | 34 | ............ | 30149.10 |
| M. le duc de Villeroy. | ........ | 214. 3 | 34 | ............ | 7288.15 |
| M. Gabriel ......... | ........ | 101. 0 | 34 | ............ | 3434. 0 |
| M. le maréchal de Matignon. | ........ | 351 | 34 | ............ | 11934. 0 |
| Mme la comtesse d'Aubigné. | ........ | 136. 4 | 34 | 4641. 0 | 4738.10 |
| | ........ | 3. 6 | 26 | 97.10 | |
| Mme la marquise de Langeron. | ........ | 82 | 34 | ............ | 2788. 0 |
| M. de la Vrillière.... | ........ | 386. 2 | 34 | ............ | 13132.10 |
| M. le duc de Lauzun. | ........ | 610. 7 | 34 | ............ | 20769.15 |
| Mme de Louvois..... | ........ | 1170. 1 | 34 | ............ | 39784. 5 |
| M. le cardinal d'Estrées. | ........ | 772. 3 | 34 | 26260.14 | 35652.15 |
| | ........ | 110. 0 | 32. 4 | 3542. 0 | |
| | | | Billets | 5850. 0 | |
| M. le duc de Tresmes. | ........ | 659. 1 | 34 | ............ | 22410. 5 |
| M. de Maupertuis... | ........ | 185. 6. 6 | 34 | ............ | 6315.10 |
| M. de la Vienne..... | ........ | 273. 5 | 34 | ............ | 9305. 5 |
| M. le duc de Luxembourg. | ........ | 452. 5. 5 | 34 | ............ | 15389. 5 |
| M. d'Armagnac..... | ........ | 1000. 6 | 34 | ............ | 34025.10 |
| M. le maréchal d'Estrées. | ........ | 229. 4 | 34 | ............ | 7803. 0 |

| NOMS | OR | ARGENT | PRIX | SOMMES PARTICULIÈRES | SOMMES TOTALES |
|---|---|---|---|---|---|
| | m | m d | ₶ | ₶ | ₶ s |
| M. le duc de la Rocheguyon. | ........ | 238. 4 | 34 | ............ | 8789. 0 |
| Mme la duchesse de Ventadour. | ........ | 303. 6 | 34 | ............ | 10327.10 |
| M. le maréchal de Catinat. | ........<br>........ | 274. 4<br>147. 5 | 34<br>32.10 | 9333. 0. 0<br>4797.16. 3 | 14130.16. 3 |
| M. d'Ecquevilly..... | ........ | 339. 6 | 34<br>Billets | 11331.10<br>2500. 0 | 13831.10 |
| M. le comte de Cheverny. | ........ | 201. 6 | 34 | ............ | 6859.10 |
| M. l'archevêque de Bourges. | ........ | 245. 0 | 34 | ............ | 8330. 0 |
| M. de Nyert........ | ........<br>........ | 452. 7<br>23.04 | 34<br>26 | 15397.15<br>611. 0 | 16008.15 |
| M. Fagon........... | ........ | 200 | 34 | ............ | 6800. 0 |
| M. Mareschal....... | ........ | 101. 4 | 34 | ............ | 3451. 0 |
| Mme la duchesse du Lude. | ........ | 274. 4 | 34 | ............ | 9333. 0 |
| M. de Chamlay..... | ........ | 242. 4 | 34 | ............ | 8242. 0 |
| Mme la princesse de Conti. | ........ | 367. 6 | 34<br>Billets | 12503.10<br>2500. 0 | 15003.10 |
| M. le prince de Conti. | ........<br>........<br>........ | 353. 2<br>20 | 34<br>26<br>Billets | 12010.10<br>520. 0<br>2500. 0 | 15030. 0 |
| M. le marquis de Torcy. | ........ | 425. 2 | 34 | ............ | 14458.10 |
| M. le marquis de Vins. | ........ | 150. 4 | 34 | ............ | 5117. 0 |
| M. Voysin.......... | ........ | 113. 0 | 34 | ............ | 3842 |
| M. de Sourches[1].... | ........ | 196. 6 | 34 | ............ | 6689.10 |
| *Total général.* | 640. 2. ½ | 34398. 1. 3 | | | 1489343. 3. 4 |

1. Ces deux derniers noms ne parurent que dans le *Mercure* d'août, p. 421. Selon une note additionnelle, M. de Dangeau avait versé vingt marcs de vaisselle d'Allemagne, qui ne se payait que 26 ₶ le marc; Mme d'Aubigné, trois marcs et six onces; M. de Nyert, vingt-trois marcs quatre onces, et le prince de Conti vingt marcs. Le cardinal de Janson avait versé trois cent seize marcs deux onces de vaisselle d'Italie, à 32 ₶ 1 s. le marc, et le duc de Vendôme six marcs six onces; le cardinal d'Estrées, cent dix marcs de vaisselle étrangère, à 32 ₶ 4 s., et le maréchal de Catinat cent quarante-sept marcs cinq onces de vaisselle fabriquée à Grenoble, valant 32 ₶ 10 s. le marc. De plus, M. le Peletier de Souzy ajouta, le 5 septembre, après clôture du compte, deux autres billets de monnaie de 1000 ₶ : ce qui porta le total à 1,491,243 ₶ 3 s. 3 d.

## VIII

### LE DUC DE VENDÔME PENDANT L'ANNÉE 1709[1].

« ....Le ministre favori[2] ne s'étoit soutenu jusqu'alors que par ses fines souplesses et son aveugle soumission aux volontés de cette dame qui l'avoit fait charger des finances et du département de la guerre. Ces deux pesants fardeaux l'accablèrent de telle sorte, qu'il succomba enfin sous le faix. La charge de contrôleur général des finances fut donnée à Desmaretz, homme très capable d'en remplir avec honneur les différentes fonctions. Lorsqu'il envoyoit le sieur Boutillier[3] dans les provinces du Royaume pour les affaires du Roi, Desmaretz avoit la sage maxime de dire à cet homme de confiance de prendre bien garde de ne point confondre les intérêts du Roi avec ceux de ses sujets, qui devoient être inviolables. Il lui ordonnoit expressément d'empêcher que les receveurs de tailles et autres officiers ne fissent point d'inutiles frais au peuple, et de leur déclarer de sa part qu'il les puniroit comme ils le mériteroient sur le premier avis que ledit Boutillier lui en donneroit. On peut dire, sans blesser la vérité, que, depuis le sieur Desmaretz, il n'y a eu dans les finances que confusion et que brigandage. Il en eut soin dans le temps que Chamillart avoit tout perdu et qu'il n'y avoit pas un écu dans les coffres du Roi. Il resta peu de temps dans le ministère de la guerre; il lui fallut plier bagage au commencement de la campagne suivante, et sortir de la cour en deux heures, comme l'avoit ordonné le Souverain invisible qui arrange la destinée de tous les mortels, et qui la renferme dans ses propres mains.

« Voysin, intendant de Saint-Cyr, remplit la place de ministre de la guerre, où le crédit de la dame favorite l'éleva jusqu'aux premiers rangs[4]. Il connoissoit mieux les vieux officiers que Chamillart, ayant été intendant à Maubeuge. On eut d'abord une grande opinion de lui, les François aimant la nouveauté; mais les suites leur firent bien connoître que Voysin n'étoit pas un ministre de grande ressource pour l'État, n'ayant ni audace, ni vues, ni élévation dans l'esprit, et qu'une connoissance imparfaite du dedans et du dehors du Royaume.

« Chamillart avoit un accès plus facile, beaucoup plus de politesse et d'humanité pour tout le monde, et Voysin n'avoit dans la bouche

1. Suite du ms. Bellerive, Fr. 14173, fol. 267 v° à 309 et dernier. Voyez notre tome XVI, appendice VI.
2. Chamillart : ci-dessus, p. 415 et suivantes.
3. Commis des aides.
4. Ci-dessus, p. 450 et suivantes.

que des paroles de fer et d'acier[1]. Cependant celui-ci monta, par le crédit de la favorite, à la charge de chancelier et de garde des sceaux de France : elle fit donner tant de dégoûts au comte de Pontchartrain, qu'il fut forcé de faire sa démission de la première dignité de la justice pour récompense des longs et importants services qu'il avoit rendus au roi et à l'État, tant en qualité de premier président de son parlement de Bretagne, que dans celles de contrôleur général des finances, de ministre de la marine, de chancelier et garde des sceaux de France, que ce grand homme d'État remplit avec tant de distinction et de relief, toujours supérieur aux événements par l'élévation de l'âme aussi bien que par l'art de se faire aimer et considérer des peuples, dont rien ne put lui ravir la gloire.

« Je n'ai pu m'empêcher de faire cette digression, qui n'est pas étrangère à l'histoire du duc de Vendôme : le public me l'auroit reproché après avoir remarqué les liaisons de confiance qu'il y avoit eu entre ce prince et le comte de Pontchartrain pendant son ministère des finances et de la marine. Ces deux génies éminents firent d'abord le bien le plus cher du monarque qui les employoit tous deux, se rendirent réciproquement leurs mutuels sentiments d'admiration, et s'unirent par les liens d'une amitié sincère.

« Le duc de Vendôme se retira tranquille dans son château d'Anet, ne se souciant guère d'être avec ceux qui étoient bien aises d'être sans lui[2]. Il n'est rien de si violent que la patience ne surmonte, et ce qu'on fait, ou qu'on reçoit, cesse d'être violent. Son sort, il est vrai, ne fut pas le même que celui des Miltiade, des Thémistocle, des Coriolan, des Annibal et des trois Scipions, ces généreux défenseurs de la patrie qui furent presque tous condamnés honteusement à l'exil ou au bannissement.

« La retraite du duc de Vendôme étoit comme volontaire ; mais ne sent-on pas que les services signalés qu'il avoit rendus à la nation dans les conjonctures les plus épineuses exigeoient d'autres marques de reconnoissance de la part de Louis XIV? Il gratifioit cependant l'oisiveté de ses courtisans plutôt que les glorieux travaux de ce grand capitaine. Néanmoins, le duc de Vendôme étoit plus content de souffrir pour une cause si honorable, que de ses victoires et de ses triomphes, ce prince toujours égal, quoiqu'en différents points de vue, dans la bonne et la mauvaise fortune, et dans le triste événement d'une humiliante disgrâce, à la tête d'une armée et dans le loisir d'une vie privée.

« Le duc de Vendôme ne se démentant point au milieu de sa solitude, ne craignant pas de dire, avec Scipion, que jamais il n'étoit moins seul que lorsqu'il se trouvoit sans compagnie à l'abri du faste et des embarras d'une cour tumultueuse, quelles ressources et quelles consolations n'avoit-il pas dans ses judicieuses réflexions sur le passé,

1. Ci-dessus, p. 459.
2. Ci-dessus, p. 28-29 et 317 et suivantes.

dans ses vastes connoissances, qui s'étendoient sur les beaux-arts! La lecture et la chasse faisoient ses innocents plaisirs. Mais ces rares génies que la sagesse a coutume de mettre au-dessus des orages et des flots écumants d'une mer en furie sont autant de soleils que les brouillards et la mer ne sauroient obscurcir. Tel fut le duc de Vendôme, ce foudre de guerre, lorsque, après avoir donné de si frappants spectacles à l'univers et s'être rendu en chef l'arbitre du sort des combats, des villes et des marches, il se renferma dans sa chère et charmante solitude, content de lui-même, hors des prises de l'envie, et éloigné de la compagnie des méchants.

« Il repassoit tous les jours les cinquante-cinq années de sa vie, sans en trouver aucune qui lui déplût, ni dont le souvenir lui fût odieux envers le Roi ni ses sujets, ses mains étant nettes à leur égard comme envers tous les pays où il avoit fait triompher les armes de sa patrie, et où il avoit laissé son bien sans avoir rapporté une obole du leur. Aussi ne reprochera-t-on jamais à ce prince ni augmentation de bâtiments, ni acquisition, ni commerce avec gens de finance. Il n'apporta à Anet, pour fruit des places éminentes qu'il avoit occupées, que des actions héroïques et beaucoup de dettes, préférant le plaisir qu'il y a de vivre deux fois et de jouir du souvenir de sa vie passée à la honte éternelle qui rejaillit sur ces âmes criminelles qui s'enrichissent des dépouilles des peuples tristes victimes de leur barbare et insatiable cupidité.

« Mais quittons cet abri délicieux pour reprendre les suites des affaires de Flandre, et voyons quel fut le sort de la capitale de Pays-Bas espagnols, que le duc de Vendôme sut enlever à Marlborough sans effusion de sang[1].

« Le général anglois fit ouvrir la tranchée le 24 décembre devant Gand. Le comte de la Motte-Houdancourt, lieutenant général des armées de France, commandoit dans cette place vingt-quatre bataillons et vingt escadrons. Quoique les fortifications extérieures et intérieures de la ville ne fussent pas encore entamées, [il] capitula le [30] janvier[2].

« Le brigadier marquis d'Arpajon, colonel du régiment d'infanterie de Chartres, commandant l'infanterie sous les ordres de la Motte, résolu de s'ensevelir sous les ruines de cette ville, s'opposa à la capitulation. Pour en effacer la pensée et soutenir la gloire des deux couronnes, il proposa de défendre le chemin couvert, de faire des coupures, de retrancher tous les endroits de l'Escaut, et de soutenir l'assaut jusqu'à la dernière goutte de son sang, disant à la Motte-Houdancourt que la signature d'aucun de sa maison n'avoit point paru dans aucune capitulation. Quelques lieutenants-colonels, capitaines de grenadiers et commandants de bataillons soutinrent cette ferme résolution et, à l'exemple du marquis d'Arpajon, refusèrent de signer la

1. Ci-dessus, p. 2-5. — 2. Lisez *décembre*.

capitulation, à laquelle la Motte et le baron de Capres Bournonville se déterminèrent, et la garnison sortit de Gand le [2] janvier pour être conduite à Tournay. Le marquis d'Arpajon, voulant éviter la honte qu'il auroit essuyée de traverser l'armée des alliés à la tête de la garnison, obtint de Marlborough, quand il fut envoyé vers lui pour l'échange de la capitulation, un passeport, avec un trompette, pour se rendre par un autre chemin à Mons. La garnison fut conduite à Tournay. Bruges, l'île de Cadsand, le fort de Leffingue, Plassendal et le fort Rouge furent abandonnés dans le même temps par les François.

« Le comte de la Motte eut ordre de la cour de rester à Tournay. Peu de jours après, il en reçut un second qui l'exila dans la terre du Fayet, en Picardie, et, passant par Douay pour s'y rendre, le maréchal de Boufflers l'accabla des plus sanglants reproches sur la reddition de Gand, lui reprochant que, si lui et le baron de Capres avoient eu la fermeté de tenir trois jours de plus, les alliés abandonnoient l'entreprise de Gand, n'étant pas possible de pousser les tranchées par le grand froid qui survint, dont l'Escaut fut pris, et la terre se trouvant plus dure que le fer. On donna à la rigueur de ce froid le nom de GRAND HIVER. L'électeur de Bavière, informé par d'Arpajon de la manière dont Gand s'étoit rendu, dépêcha un courrier à la cour pour en instruire Louis XIV. La conduite que d'Arpajon y avoit tenue lui procura, à la première promotion, le grade de maréchal de camp.

« On reconnut après coup de quelle importance étoient les vues immenses du duc de Vendôme, qui avoit prédit les malheurs où l'on allait replonger la France. En effet, il avoit représenté qu'il n'y avoit qu'à ne pas séparer l'armée pour mettre les alliés hors d'état de rien entreprendre. En effet, si on l'eût laissé en Flandre comme il l'avoit proposé par sa lettre au Roi du 29 novembre, pour y commander en chef, on auroit sauvé les places dont on vient de parler, et l'on prévenoit tous les malheurs de la campagne suivante, la perte de Tournay, la bataille de Malplaquet et la reddition de Mons, capitale du Hainaut : ce qui devoit, ce semble, ébranler tous les trônes de l'Europe.

« La cabale conjurée contre le duc de Vendôme, ou pour mieux dire contre l'État, voulut ici prêter quelque excuse à sa faction criminelle, et on osa répandre le bruit que Louis XIV avoit dessein de faire reconnoître pour Reine la dame favorite, et que, pour l'empêcher, on avoit laissé faire aux ennemis tout ce qui s'étoit passé en Flandres; mais ce bruit ne fit aucune impression que dans l'esprit mince de leurs petits partisans. Quelle apparence y avoit-il que le chef de la race royale et souveraine des Capétiens eût voulu déshonorer sa nation et souiller sa couronne en la mettant sur la tête d'une vieille maîtresse veuve de Scarron cul-de-jatte, auparavant camarade de Marie la Noire, moresque qui avoit gardé les dindons avec elle chez. . . . . négociant du Canada[1] ! Les bons François reprochèrent aux marquis d'O, de

1. Cette dernière phrase manque dans la mise au net intercalée, à côté du premier brouillon, en cet endroit du manuscrit.

Gamaches, au maréchal de Berwick, et à tous les autres qui formoient le conciliabule de la campagne de Lille, la conduite qu'ils avoient osé tenir en Flandres au prix de la gloire du Roi, de celle de la nation, et de la réputation du duc de Bourgogne. Ces honnêtes gens répondirent qu'ils tenoient à la cour par des bienfaits considérables, qu'on leur auroit sans doute ôtés, s'ils ne se fussent opposés en tout aux projets du duc de Vendôme[1]. Voilà, au juste, quelle fut la justification de ces âmes lâches, serviles, et nées rampantes.

« Revenons auprès du duc de Vendôme[2], et voyons de quelle manière il fit accueillir Chemerault, lieutenant général. Cet officier, qui lui devoit sa fortune et tous les honneurs dont il étoit revêtu, ne soupçonnant pas que le duc de Vendôme eût découvert la perfidie qui le faisoit, par l'ingratitude la plus noire, abuser des confidences de ce prince pour en faire sa cour auprès du duc de Bourgogne en supposant même des choses auxquelles le duc de Vendôme n'avait jamais pensé, eut l'assurance de se faire annoncer en homme qui n'avoit rien à se reprocher, et qui avoit rempli les devoirs de la reconnoissance. Le capitaine des gardes du duc de Vendôme, épousant avec chaleur, en cette occasion, les intérêts de son maître, vint, avec des yeux étincelants et un ton de voix menaçant, lui dire qu'il n'avançât pas, s'il ne vouloit être jeté par les fenêtres. Comme Chemerault eut l'assurance de repartir qu'il sauroit bien se justifier : « Cela ne se peut, Monsieur ; « comment démentirez-vous votre écriture ? » répondit le capitaine des gardes en lui montrant ses propres lettres. « Retirez-vous ; vous ne « devez vous montrer ici ni ailleurs, et je ne sais où vous pourrez « aller cacher ou ensevelir votre honte. » Il eut la confusion et la douleur de s'éloigner pour jamais de ce délicieux séjour où les bontés du duc de Vendôme lui avoient si longtemps permis de vivre avec autant de liberté que chez lui. Rien n'est plus dangereux que d'élever un ingrat et de le compter au nombre de ses amis : la passion qu'il a de monter plus haut le portera à faire des bassesses contre son bienfaiteur pourvu qu'il croie qu'elles puissent servir à ses intérêts artificieux et perfides.

« Je ne saurois me dispenser de rapporter la lettre du marquis de Conflans, seigneur de Franche-Comté, maréchal des camps et armées de France, écrite au duc de Vendôme sur la reddition de Gand et sur le sentiment où étoient les alliés, si les derniers projets du prince avoient été suivis :

« A Mons, ce [9] janvier 1709[3].

« Monseigneur,

« Le fidèle attachement et la respectueuse vénération que j'ai pour

1. Dans la mise au net : « et qu'ils auroient perdu, eux et leurs femmes, la faveur de la duchesse de Bourgogne et de la dame Maintenon, qui l'avoient ainsi desiré. »

2. Ci-dessus, p. 109 et suivantes.

3. Ci-dessus, p. 4, note 3. Cette lettre est datée du 9 dans ms. 14178, fol. 38v°.

« Votre Altesse m'oblige à vous marquer la joie sensible que j'ai « d'entendre tout ce qui se dit à votre gloire. Les ennemis publient « que, si la séparation de l'armée ne se fût pas faite, je le sais, c'étoit « votre héroïque sentiment, ils n'auroient jamais pensé à faire le siège « de la ville de Gand, qu'on vient de donner, qui les rend maîtres des « mers et des rivières, et qui les mettent par là en état d'établir des « quartiers d'hiver dans ces pays-là, d'y faire rester toutes leurs « troupes, de porter à Menin et à Lille, par le secours des rivières, « toutes les choses nécessaires dont ils ont besoin pour assembler leur « armée au milieu des places du Roi et de sa frontière. Ils disent « encore, que, si le projet que Votre Altesse avoit formé de passer de « l'autre côté de la Lys pour combattre Marlborough pendant que « M. le duc de Bourgogne auroit marché au prince Eugène, se fût « exécuté, on sauvoit Lille, et que, si, pendant le siège de la citadelle, « on eût aussi marché au prince Eugène comme vous l'aviez proposé « à la cour, ils étoient perdus, et la ville reprise. Le baron de Capres, « qui étoit dans Gand, est arrivé ici. Il a été très mal reçu de l'élec« teur de Bavière, à qui il avoit osé mander que c'étoit les François « qui avoient opiné de capituler, dans le temps que tout le monde « sait que c'est lui qui a été le premier de ce sentiment[1]. Faites-moi « la grâce et la justice, Monseigneur, d'être persuadé de l'attachement « inviolable et respectueux avec lequel j'ai l'honneur d'être, et serai « toute ma vie, de Votre Altesse le très humble et très obéissant servi« teur[2].

« Le marquis de Conflans. »

« Les pressants besoins où se trouvoit Louis XIV pour soutenir dans l'année où nous allons entrer les efforts des nations conjurées contre la France obligèrent tous les princes et seigneurs de la cour d'envoyer volontairement leur vaisselle d'argent à la Monnoie de Paris[3], dont ils furent, dans la suite, bien payés, cette Monnoie ayant ordre de donner des récépissés par lesquels on déclaroit la quantité des marcs qu'on y apportoit. A peine le duc de Vendôme eut-il appris cette nouvelle à Anet, qu'il fit charger la sienne sur des fourgons et l'envoya par un de ses gens à la Monnoie, ordonnant expressément à celui qui étoit chargé de cette commission de ne point retirer aucun récépissé. « Je « veux bien, disoit-il, qu'on sache que je la donne, dût-elle servir à « payer les pensions aux conseillers de la campagne de Lille. » Il répondit à quelques personnes de confiance qui paroissoient étonnées de cet excès de générosité, et qui lui représentoient qu'il en faisoit plus que ses dettes contractées dans la guerre d'Italie pour la gloire et de la patrie ne lui permettoient : « Il faudra trouver dans mes

1. Ici, Bellerive a biffé : « Le marquis d'Arpajon a refusé de signer la capitulation; je crois que cela sera fort de votre goût. »

2. Cette lettre n'a que onze lignes, en tout, dans le ms. 14178.

3. Ci-dessus, p. 401-412 et appendice VII.

« épargnes de quoi satisfaire mes créanciers, et, si cela ne suffit pas, « il faudra vendre. »

« Le duc de Vendôme étant venu à la cour pour assister à la procession des chevaliers de l'Ordre le jour de la Chandeleur[1], le lendemain le hasard lui fit rencontrer le duc de Bourgogne qui montoit un escalier que lui descendoit[2]. Le duc de Bourgogne lui adressa ces paroles : « Ah ! M. de Vendôme, je vous trouverai toujours sur mon « chemin ! » « Monseigneur, lui répondit-il, vous êtes jeune, et je suis « vieux. Je voudrois, ajouta-t-il encore en levant son bras gauche, « qu'il me l'eût coûté, qu'on vous eût trouvé dans celui de la plaine « de Lille. » Ensuite de quoi, le duc de Vendôme continua à descendre l'escalier.

« Tout l'hiver fut employé à négocier la paix[3]. Louis XIV, qui s'étoit montré jusqu'au traité de Ryswyk, à toute l'Europe, par les grands exploits de ses généraux, comme l'arbitre de la paix et de la guerre, se vit, par la campagne de Lille, campagne d'autant plus funeste qu'elle ne fut rendue telle que par l'entêtement, l'opiniâtreté invincible, la lâche complaisance et la malice artificieuse des courtisans mauvais François, Louis XIV, dis-je, se vit réduit à faire les avances les plus humiliantes. Les propositions de paix qu'il fit faire aux alliés étoient si avantageuses pour eux, qu'on vit bien qu'il la souhaitoit ardemment et de bonne foi. Des généreux vainqueurs qui savent user modestement de la victoire ne les eussent jamais rejetées : mais le prince Eugène, Marlborough et le pensionnaire Heinsius, soit qu'ils voulussent insulter aux vaincus, soit qu'ils n'envisageassent que leurs intérêts particuliers, qui se trouvoient dans la continuation de la guerre, sans s'embarrasser de l'effusion du sang chrétien qui alloit se répandre pour satisfaire leur ambition, se montrant semblables à ces médecins intéressés et barbares qui cherchent leur félicité dans les calamités publiques et voient avec plaisir les maladies populaires qu'il leur seroit fort aisé d'arrêter ou de guérir, ces deux généraux et le Pensionnaire entreprirent de lui imposer des lois si odieuses, si outrageuses, que les alliés même dégagés de tout préjugé et de toute prévention en étoient révoltés : ils osèrent demander à Louis XIV un passage sur ses terres et exiger qu'il joignît ses troupes à quarante mille hommes de celles des alliés pour aller détrôner Philippe V, son petit-fils, et assurer la monarchie d'Espagne à l'Archiduc, qui n'étoit appelé par les loi fondamentales et par les testaments des rois à la succession de cette couronne qu'après l'extinction totale de la branche aînée, mâles et femelles, de l'empereur Charles V.

« La majesté de l'histoire ne permet pas de passer sous silence que Louis XIV étoit déterminé à faire la paix et à n'avoir pour frontières

1. Ci-dessus, p. 28-29.
2. Ci-dessus, p. 321.
3. Ci-dessus, p. 176, 347 et 399-400.

que les anciennes provinces de France, si les alliés avoient voulu accéder à la cession des Deux-Siciles, comme il les demandoit, pour qu'il restât au roi son petit-fils quelque portion de sa vaste monarchie, tant on désespéroit et l'on souhaitoit à Saint-Cyr que Philippe V pût rester possesseur de l'ancien et du nouveau monde.

« Le prince Eugène, Marlborough et le pensionnaire Heinsius montrèrent aux plénipotentiaires de France les moulins à vent de Gertruydenberg, leur disant : « Les voyez-vous, Messieurs? On n'en donneroit « pas un au duc d'Anjou pour sa portion de la monarchie d'Espagne. » Ces téméraires propositions de paix furent communiquées par Louis XIV au roi d'Espagne, pour voir si on pourroit l'ébranler; mais Philippe V, sensible à l'outrage qu'on faisoit à son aïeul et à un pays qui lui avoit donné le berceau, ouvert ses trésors, répandu tant de sang pour le maintenir sur son trône, rejeta ces propositions avec la hauteur et la fierté d'un prince qui ne se laisse pas abattre par les revers. Il écrivit au Roi très chrétien, de sa main, de monarque à monarque, et lui marqua qu'il étoit le maître de céder l'héritage de ses aïeux et ses propres conquêtes, et de faire la paix comme il le jugeroit à propos; que de pareilles propositions n'étoient supportables qu'à des gens lâches et sans cœur; mais, quant à lui et à ses fidèles Espagnols, la nécessité les avoit réduits à ne rien attendre que de leur courage, et, puisqu'il leur restoit cette ressource, il étoit résolu à périr mille fois les armes à la main, à la tête de ses escadrons et de ses bataillons, plutôt que d'abandonner de bon gré un pouce de terre d'une couronne à laquelle Dieu et les droits les plus légitimes du sang l'avoient appelé; qu'il sauroit bien se maintenir sur le trône, non par l'injustice et la lâcheté, mais par la valeur et le bon droit; qu'il ne désespéroit pas de chasser l'Archiduc des endroits où il s'étoit rencogné à la faveur des traîtres et des rebelles; que sa cause étoit si juste, que le ciel béniroit ses armes et ses conseils, et qu'il lui feroit naître quelque occasion pour venger l'injure qu'on lui avoit faite au congrès, où quelques particuliers dévorés par l'ambition de commander avoient eu la témérité et l'insolence de vouloir disposer à leur gré de sa monarchie, et qui, pour perpétuer leur commandement, ne connoissoient d'autre moyen que celui de perpétuer la guerre.

« Louis XIV, admirant la grandeur d'âme de son petit-fils, en soutint les sentiments héroïques, en sorte qu'il rappela ses plénipotentiaires du congrès, et toutes conférences pour la paix furent rompues.

« Le Roi très chrétien adressa des lettres circulaires à tous les archevêques, évêques, gouverneurs et intendants de ses provinces, leur marquant la résolution du roi son petit-fils à ne rien céder et à n'attendre la décision de sa querelle que de ses propres armes. Ces lettres firent un essor merveilleux dans l'esprit des François et les animèrent à de nouveaux efforts pour soutenir le poids de la guerre. Les troupes de France qui servoient en Espagne furent rappelées, et la possession de ce trône devoit être, dans les suites, le fruit des sages prévoyances et de la fermeté de Philippe V.

« Le théâtre de la guerre fut donc encore en Flandres, où le duc de Vendôme avoit laissé dans tous les cœurs des monuments immortels de son désintéressement et de sa générosité, qui regardoit le délai du moindre bienfait comme un refus indigne d'un grand homme. Les troupes et les citoyens étoient déjà pleinement convaincus que ses travaux militaires n'avoient pour objet que la gloire de son prince, de sa nation, de ses alliés, et nullement sa grandeur ou ses intérêts particuliers, et que partout il faisoit la guerre en héros, et non en mercenaire. Cette province souhaitoit le duc de Vendôme pour général en chef parce que, outre sa grande capacité et sa pénétration naturelle, il avoit encore une connoissance parfaite du pays. Le souvenir des forces inférieures qu'il avoit eues en 1707 contre Marlborough ne pouvoit nullement s'effacer de sa mémoire : ayant su l'amuser par des marches feintes, pénétrer ses projets par ses vives lumières, et les faire avorter par sa noble audace, il envoya sous ses yeux un gros détachement pour mettre le maréchal de Villars en état de passer le Rhin, et, malgré cette diminution de forces, il osa même offrir le combat à l'ennemi dans les plaines de Fleurus, de Rœux, de Saint-Denis et de Cambron. Tous ses soldats regardoient ses sages et hardis campements comme un asile où ils dormoient en repos à l'abri de ses soins, et, s'il n'y remporta pas quelque sanglante victoire, il sut l'ôter à celui qui le disputoit à tout autre en ruses et en finesses de guerre, sans qu'on puisse reprocher au duc de Vendôme de s'être retranché dans ces plaines de Flandres devant Marlborough : il l'attendit partout avec une contenance si fière, qu'il n'osa l'attaquer, car, dans les conjonctures périlleuses où la science de la guerre et la prudence ordinaire font recourir aux ménagements et aux précautions, la magnanimité, qui est tout autrement éclairée, inspire aux grands courages d'agir avec hauteur, sans laquelle tout périroit infailliblement. Ainsi la grandeur d'âme aperçoit et ose ce qui échappe aux esprits communs ; l'homme, ce semble, n'est véritablement homme qu'autant qu'il est magnanime et tel qu'un torrent dont l'impétuosité s'accroît à proportion des barrières qui s'opposent à son passage.

« Les nobles qualités qui contribuent davantage à l'heureux succès des armes qui sont confiées à un habile général sont la prudence, la valeur et la réputation : la première lui sert à pénétrer les desseins qu'il doit déconcerter, la seconde le fait exécuter de grandes entreprises, et la troisième fait mouvoir les troupes avec un courage si extraordinaire, qu'il est facile de reconnoître si elles sont commandées par un capitaine en qui elles aient confiance. Il lui est donc assez inutile d'avoir du courage, s'il manque de jugement pour inspirer le respect, la crainte et la réputation de la conduite.

« Quoique le duc de Vendôme eût reçu du ciel et de la nature des rares talents pour commander avec gloire les plus nombreuses armées, il est certain qu'une expérience consommée avoit déjà couronné une infinité d'actions mémorables qui avoient fait éclater la vertu de ce grand homme dans les conjonctures les plus épineuses, ou, pour mieux dire, dans les circonstances quasi désespérées où il avoit eu l'art de changer les jours de deuil en des jours de joie et d'allégresse; mais ce prince avoit des ennemis trop puissants dans le cabinet pour exercer ses rares talents et faire usage de cette entière et aveugle confiance que les troupes avoient en lui. Chacun le regardoit comme le prompt et l'unique remède à tous les maux présents, dans lesquels on avoit plus de besoin de sa tête que des bras du soldat.

« Néanmoins, on pensoit à Versailles tout autrement qu'à l'armée. La chère favorite ne vouloit que des courtisans bas, souples, esclaves de la fortune, et qui marquassent par leurs discours une entière soumission de cœur et d'esprit. Elle ne pardonnoit rien moins qu'une grandeur d'âme qui osoit se montrer. Le duc de Vendôme, ce guerrier magnanime, plus accoutumé à se faire obéir et couler du sang qu'à ramper, n'avoit point sucé aucune servitude, et par conséquent la lâcheté, avec le lait. Il étoit né avec une qualité naturelle qui rendoit toutes ses actions héroïques et dignes de lui. La dame en faveur ne l'avoit fait enlever du milieu de ses palmes et de ses lauriers d'Italie que pour abandonner au duc de Savoie les conquêtes qu'il y avoit faites et laisser en proie aux Impériaux l'héritage de Philippe V, et tâcher de perdre le duc de Vendôme en Flandres, où la lâche politique de cette artificieuse créature essaya d'abord, par ses secrètes menées, de lui soulever le duc de Bavière, mais sans effet. Elle crut de le perdre immanquablement l'année précédente, quand son amour naturel pour la famille royale lui fit demander à Louis XIV les enfants de France pour les présenter à la victoire sur la Senne, la Dendre, l'Escaut, la Deûle et la Lys. Les conseillers qu'elle avoit fait donner au duc de Bourgogne la servirent avec un succès tel qu'elle le pouvoit desirer pour opprimer le duc de Vendôme et parvenir à la fin qu'elle s'étoit proposée de le forcer à demander à se retirer et le faire renvoyer dans son château d'Anet, pour l'y laisser dans un entier oubli.

« Voilà quelles furent les batteries qu'elle dressa pour frustrer tous les bons François de l'espérance qu'ils avoient d voir le duc de Vendôme seul à la tête de l'armée de Flandres; mais cette puissante confidente préféroit les pertes les plus signalées de tout autre général aux triomphes du duc de Vendôme. Il faut avouer que le conseil de cette sorte de femmes est une des malédictions dont le ciel afflige quelquefois les peuples, et que sa justice les fait souvent servir à punir les péchés des princes.

« Il sembloit que la campagne du Dauphiné, qui, l'année précédente, n'avoit pas chargé de lauriers le maréchal de Villars, dût l'exclure d'un commandement de plus haute importance, s'étant laissé dérober des marches par Victor-Amédée, duc de Savoie, enlever la Pérouse, entamer le Dauphiné par la prise d'Exilles et de Fenestrelle, qui en sont les clefs, avec les garnisons prisonnières de guerre; cependant Louis XIV donna à ce maréchal le commandement en chef de son armée de Flandres, la dame en question l'ayant fait proposer par Chamillart, qui finit par là son ministère, ayant été peu de temps après remercié, comme nous l'avons rapporté plus haut. Le monarque ne put, avec raison, se résoudre à confier au maréchal de Berwick d'autre commandement que l'armée de Dauphiné, où il ne put faire, pendant le reste de la guerre, d'autres exploits que celui de laisser au duc de Savoie le moyen de pénétrer jusqu'aux portes de Lyon pour y établir des contributions, des vols et des brigandages.

« Chamillart, voulant se disculper auprès du duc de Vendôme sur le commandement de l'armée de Flandre, lui écrivit à ce sujet la lettre qu'on va lire, et à laquelle ce prince ne daigna pas de faire réponse, lui qui ne vouloit rien de masqué, et qui avoit l'art d'éclairer tout ce qu'il approchoit[1] :

« Paris, 8e juin 1709.

« Monseigneur,

« Je comptois que vous me feriez l'honneur de me rendre visite à « Paris, où M. le maréchal de Matignon m'a dit qu'il avoit eu celui de « vous y voir et que vous vous plaigniez hautement de moi sur ce « que le Roi a nommé M. le maréchal de Villars pour commander en « Flandre. J'ose vous protester, Monseigneur, qu'il ne doit cet impor- « tant commandement qu'à Mme de Maintenon. S'il n'avoit tenu qu'à « Mgr le duc de Bourgogne, M. le maréchal de Berwick l'auroit em- « porté; mais S. M. a jugé à propos de l'envoyer commander en Dau- « phiné, comme vous le savez. M. l'électeur de Bavière ne sert pas, « M. de Villars ayant redit au Roi qu'il ne valoit rien en second. Je « souhaite qu'il essuia (*sic*) l'année dernière en Dauphiné. Je suis bien « persuadé que l'armée de Flandre vous regrettera plus d'une fois « dans cette campagne, et que le prince Eugène et Marlborough vont « jouer une belle partie d'échecs. Faites-moi la grâce et la justice « d'être persuadé qu'en quelque endroit que vous soyez, mon attache- « ment et mon profond respect seront toujours les mêmes pour Votre « Altesse, dont j'ai l'honneur d'être le très humble et très obéissant « serviteur.

« CHAMILLART. »

1. On ne trouve ni une première copie de ce texte dans le ms. 14178, ni la minute au Dépôt de la guerre.

# IX

## LA DISGRACE DE CHAMILLART[1].

« 12 juin 1709.

« La conjuration a été générale contre M. de Chamillart. Ce fut M. le duc de Beauvillier qui lui annonça sa disgrâce à huit heures du soir, dimanche, et qui lui dit, de la part du Roi, qu'il pouvoit aller partout, hors de la cour et de lui venir dire adieu, parce que cela lui feroit trop de peine, l'assurant de l'aimer toujours. Il partit à l'instant pour l'Étang. Il a couché cette nuit aux Bruyères, sous le Ménilmontant, chez M. le duc de Lorge, et il va aujourd'hui ou demain à Senlis. Tout le monde l'a été voir à l'Étang. Le Roi lui donne vingt mille écus de pension, douze mille francs à Monsieur son fils, assuré de la charge de M. de Cavoye, fixée à cent mille écus, c'est-à-dire après sa mort, car il en fera les fonctions et jouira des appointements jusque-là, mais il instruira et formera M. de Cany. Je ne sais si l'on paye la charge dès à présent. M. Voysin exerce déjà celle de secrétaire d'État de la guerre, et coucha dans la chambre de M. de Chamillart, à Versailles, dès le lendemain. Il a huit cent mille francs à payer de brevet de retenue. C'est M. d'Argenson qui a la place de conseiller d'État, sans quitter la police.

«.... On m'apprend que la charge de M. de Cavoye se payera de l'argent que doit donner M. Voysin. Il reste à M. de Chamillart un autre brevet de retenue de deux cent cinquante mille livres ou cent mille écus, qu'il paya après la mort de M. de Saint-Pouenge pour la charge de chancelier ou trésorier de l'Ordre, dont il demeure revêtu, étant ferme et ne témoignant de peine qu'à quitter le Roi. »

« 13 juin.

« M. le duc de Lorge en a fort bien usé à l'égard de M. de Chamillart, lui ayant offert [son hôtel] pour le loger toujours, et sa maison des Bruyères, lui disant qu'il ne falloit plus parler du passé, ayant dit à Madame sa femme les mêmes choses, jusqu'à entrer dans la connoissance de ses dettes. M. le duc de la Feuillade s'est gouverné autrement; car, étant averti à Meudon, au souper de Monseigneur, après lui avoir appris de quoi il étoit question, il commença par Versailles, pour demander au Roi la continuation de son logement, et il alla

1. Ci-dessus, p. 439, note 4. — Nous extrayons du volume de lettres de la marquise d'Huxelles conservé à la bibliothèque d'Avignon, ms. 1419, celles que les éditeurs du *Journal de Dangeau* n'ont pas reproduites.

ensuite à l'Étang. M. de Beauvillier présenta M. de Cany au Roi lundi, après dîner, pour le remercier de la survivance de la charge. Le Roi lui dit qu'il avoit été bien aise de lui faire ce plaisir dans le malheur qui lui arrivoit, dont il étoit très fâché aussi.

« Mme de Chamillart a paru fort triste à ceux qui l'ont vue à l'Étang, et Madame sa belle-fille pleurant à chaudes larmes. La porte est fermée aux Bruyères, et M. de Chamillart fait entendre à ses amis qu'il ne lui convient pas de demeurer à Paris, ni à la cour même, quand il le pourroit, mais que son dessein est d'acheter une terre ici auprès, pour s'y retirer. On ne sait s'il vendra ou conservera sa charge de l'Ordre, qui lui vaut dix-neuf mille livres de rente, et sur laquelle le brevet qu'il a est de quatre cent mille livres.

« Le Roi veut encore que son fils jouisse de la pension des survivanciers, qui va à quinze ou seize mille livres, à cause qu'il l'étoit, au lieu de douze dont il a parlé d'abord. Comme le voilà courtisan, le Roi lui a accordé un logement au Grand-Commun, en attendant un meilleur, et elle répondit à M. de la Feuillade qu'elle verroit pour le sien. »

« 15 juin.

« On prétend que M. de Chamillart a fait supplier le Roi de trouver bon qu'il fût spécifié, dans le brevet de sa pension de vingt mille écus, vingt-cinq mille francs pour lui, autant pour Madame sa femme, et six mille livres à Mme de Dreux, c'est-à-dire après sa mort. Il part aujourd'hui des Bruyères pour le Mont-l'Évêque, auprès de Senlis. Les notaires travaillèrent hier chez M. Voysin pour régler leurs affaires, et il ne restera au nouveau ministre qu'à trouver quatre cent mille francs; car M. de Cavoye le prend pour cent mille écus. Mme de Louvois le prend de même pour les cent mille livres que M. de Chamillart lui devoit de la charge de secrétaire d'État qu'avoit M. de Barbezieux. »

« 21 juin.

« M. de Chamillart s'accommode avec M. le duc de Lorge pour loger ensemble dans cet hôtel. On dit que S. M. ajoute une pension de quarante mille francs en faveur de M. Voysin, dont M. de Chamillart a toujours joui pendant qu'il étoit secrétaire d'État. »

*Copie de la lettre que M. de Chamillart a écrite à M. Desmaretz.*

« Je ne saurois assez vous remercier, Monsieur, de la visite que vous me rendîtes avant-hier, de celle que vous vouliez encore faire à Mme de Chamillart, et des sentiments que vous m'avez témoignés. Je vous en demande la continuation, et je souhaite, par l'intérêt que je prends à tout ce qui vous regarde, que mon successeur pense comme moi sur tout ce qui a rapport à vous. Je n'envie point son bonheur, et, puisque la guerre continue, comme on me l'assura hier, il sera plus à plaindre que moi, qui vais chercher, dans une vie particulière, à imiter les bons exemples que vous m'avez donnés. Je suis, etc. »

« 29 juin (lettre du 26).

« Le bruit qui a couru que M. de Chamillart verroit le Roi à Versailles se détruit. Il a été ce matin chez M. Desmaretz, et est allé ce soir à l'Étang. On dit qu'il veut rendre des comptes de ces millions dont on prétend qu'il n'y a point d'emploi. »

« 16 juillet.

« M. de Chamillart fait des visites, et n'a point voulu louer la moitié de l'hôtel de Lorge, parce qu'il l'a trouvée trop chère. On lui propose la maison du feu président Perrault, comme des terres à la campagne, qu'on dit aussi qu'il va voir pour acheter. »

# X

## LETTRES ET MÉMOIRES DU DUC DU MAINE[1]

### I

*A Mme de Maintenon.*

« A Versailles, le 2 avril 1709.

« Je vous fis hier, Madame, bien des remerciements de la prompte réponse dont vous m'aviez honoré. A la vérité, elle n'étoit pas trop bonne; mais on ne peut faire parler les autres différemment de ce qu'ils parlent, et, comme vous n'y aviez rien ajouté de vos dispositions particulières, je ne puis soupçonner qu'elles soient changées, ni sur les œuvres que la véritable charité exige, ni sur la bonté avec laquelle vous vous êtes toujours portée à faire valoir les choses raisonnables qui me tenoient au cœur. Réfléchissez présentement, je vous prie, sur la manière bizarre dont se forment les premières idées, et combien les démonstrations qu'on s'en donne ont peu de suite. Pour vous le remettre dans tout son jour, trouvez bon que je reprenne ce que vous me dites, dans votre lettre, sauter d'abord aux yeux de l'état actuel de Mlle d'Enghien[2].

« Cette princesse, dites-vous donc, paroît à tout le monde fort heu- « reuse : le repos, la liberté, une mère très riche et qui l'aime, qua- « rante mille livres de rente, et apparemment nourrie auprès de Ma- « dame la Princesse, voilà ce qui frappe dans ce premier moment. »

« Ce sont là, madame, vos propres termes. Voilà donc ce que dit le monde; écoutez présentement la vérité, et voyez et jugez. Quelque contrainte que fût Mlle d'Enghien par feu Monsieur le Prince, elle n'a jamais été d'humeur à faire valoir assez sa liberté pour se faire un délice de l'avoir achetée par la mort d'un père qui lui fait en mourant un mal de plus longue durée que tous ceux qu'il auroit pu lui faire pendant sa vie. Elle a du repos, à la vérité; mais est-ce un repos et une liberté à envier que la vie de veuve où il faudra que Mlle d'Enghien soit réduite dès l'âge de trente ans, en ne quittant jamais Madame la Princesse, et comment, si elle s'en sépare, peut-on compter pour quelque chose ses nourritures? Mlle d'Enghien a, dit-on, quarante mille livres de rente; je ne lui en vois que vingt. Sa mère l'aime : c'est un grand éloge pour la fille. Madame la Princesse a de grands biens :

1. Extraits du second des registres communiqués par Monsieur le Comte de Paris.

2. Ci-dessus, p. 236, note 7.

cela doit être; mais, outre que, depuis quinze jours, on n'a point travaillé pour ses intérêts, quelle perspective de félicité donne-t-on à Mlle d'Enghien? Elle me fait dresser les cheveux à la tête, quoiqu'assez digne du commencement de son prétendu bonheur. C'est la mort de sa mère qui la mettra au comble de la prospérité? Ce sera la perte de cette vénérable mère, de cette mère chérie, et de cette tendre mère, qui est le point où l'on veut qu'aspire avec satisfaction une fille remplie de ses devoirs, sage, raisonnable et chrétienne, dont on ne trouve présentement la condition douce que par l'amitié réciproque qui est entre cette mère et elle! Voyez à présent, Madame, si les raisonnements du monde ne se contrarient point; personne n'en peut mieux juger que vous, ni faire un meilleur usage de ces réflexions. Le Roi accorde tous les jours trop de nouvelles pensions pour vouloir qu'il en multiplie toujours le nombre, et qu'il n'hérite jamais d'aucune; mais, quand il donneroit à Mlle d'Enghien cinquante mille livres, il en gagneroit encore cent à la mort de Monsieur le Prince. Je vous dis aussi hier un mot touchant l'appartement de Monsieur le Prince afin que Mlle d'Enghien puisse être logée auprès de Madame la Princesse, et ne pas loger à la ville comme les écuyers. Toutes ces causes sont bonnes, Madame; elles ont pourtant besoin d'aide : je vous les remets entre les mains, et vous les recommande du meilleur de mon cœur. Oui, Madame, vous vous en chargerez avec bonté, et me pardonnerez de vous avoir répété la plus grande partie de ce que j'eus l'honneur de dire hier au Roi devant vous. Votre mémoire ne s'offense point d'être secourue, et vous trouverez peut-être cette lettre assez nette et assez convaincante pour ne point employer d'autres paroles. Enfin, Madame, vous ferez certainement pour le mieux, et me saurez gré de vous fournir une occasion de travailler pour le bien et pour la vertu. »

## II

### *A Mme de Maintenon.*

« A Versailles, le 1er juin 1709.

« Je fus glacé hier au soir, Madame, du chagrin que je trouvai, chez le Roi, peint sur les visages des principales personnes; vous jugerez aisément que de telles mines à la suite d'un courrier de M. de Torcy m'ont fait passer une mauvaise nuit[1]. En sortant de mon lit, je voulois aller débonder avec vous mes peines et mes inquiétudes; mais vous étiez déjà partie pour Saint-Cyr : ainsi je suis obligé de recourir à l'écriture pour vous dire ce qui me tourmente, craignant bien moins de montrer que j'ignore ce que je ne puis savoir, que de taire les horreurs que j'envisage, s'il y a le moindre fondement à ce que j'entends dire.

1. Ci-dessus, p. 402, note 1.

« On dit donc que l'on demande au Roi de livrer aux Hollandois Perpignan et Bayonne pour garantie de la parole qu'il veut donner de n'assister en rien le roi d'Espagne. Cela me paroît si terrible, que je ne le puis croire, ou, pour le moins, appréhender que S. M. y consente jamais. En voici les raisons qu'il faut que vous me permettiez d'exposer.

« Premièrement, avec une telle condition, vous ne pourriez compter sur la paix, ces deux places entre les mains de nos ennemis devant naturellement faire remuer les religionnaires de Guyenne et de Languedoc, qui ne sauroient envisager une conjoncture plus favorable dans toutes ses circonstances. D'ailleurs, combien de chicanes pourra-t-on nous faire, si, le roi d'Espagne ne voulant ou ne pouvant se soumettre à ce qu'on lui proposera, il se trouve dans ses troupes un seul François, ce qui arrivera indubitablement et qu'il n'est pas au pouvoir du Roi d'empêcher, ni s'attendre n'être point relevé par les ennemis, qui, étant piqués contre nous, et s'étant souvent plaints de notre manque de probité, ne croiront pas y être fort étroitement engagés à notre égard!

« Secondement, Madame, songez à la honte qu'il y a de livrer son petit-fils. Quel exemple nouveau c'est pour l'histoire, qui en fournit plusieurs d'enfants dénaturés, mais presque point de pères qui aient sacrifié leurs enfants! Et songez encore aux affreuses conséquences. En voilà suffisamment sur une chose qui est peut-être vaine; je souhaite de tout mon cœur que le monstre que je combats ici soit chimérique. Enfin, Madame, pardonnez-moi cette lettre : c'est le cœur, et non l'esprit, qui me l'a dictée. Je desire ardemment la paix, je sais qu'il est presque impossible de faire la guerre; mais ce n'est point avoir la paix que l'avoir infâme et à de certaines conditions. Je remercie Dieu tous les jours que le Roi ne m'ait pas fait l'honneur de m'en dire un seul mot depuis tout le temps qu'on la traite. »

## III

*Ce qui s'est observé touchant des points de cérémonial à la mort de Monsieur le Prince*[1].

« Henri-Jules de Bourbon, prince de Condé, mourut en son hôtel à Paris, à une heure et demie du matin du lundi de Pâques, 1er avril de l'année 1709. Je pourrois dire plusieurs choses curieuses du cours de sa maladie; mais, mon dessein principal étant de marquer ce qui s'est fait depuis sa mort par rapport au cérémonial (dont peu de gens paroissent instruits dans les occasions), je n'y ajouterai que ce qui est absolument nécessaire pour me faire souvenir de la conduite que j'y ai observée.

1. Ci-dessus, p. 260 et suivantes.

« Lorsque Monsieur le Prince mourut, toute sa famille étoit à Paris excepté M. le comte de Charolois, son petit-fils, qui, à cause de son bas âge, étoit demeuré à Versailles, aussi bien que mes enfants. Madame la Princesse, Monsieur le Duc, Mme la princesse de Conti, Mme la duchesse du Maine, Mlle d'Enghien et moi étions dans les pièces prochaines de la chambre où il est mort. Sa mort fut annoncée à Madame la Princesse (qui étoit au lit) par le P. de la Tour, supérieur de l'Oratoire, qui avoit assisté Monsieur le Prince pendant toute sa maladie. Nous entrâmes tous, à la suite du P. de la Tour, dans la chambre de Madame la Princesse, qui se leva une petite demi-heure après, et qu'on emmena au Petit-Luxembourg. Nous l'y suivîmes tous, et y demeurâmes jusqu'à près de trois heures après minuit, que chacun se retira chez soi. Monsieur le Duc et Madame la Duchesse se retirèrent les premiers, et les autres, tous ensemble, un gros quart d'heure après. J'embrassai Monsieur le Duc en arrivant au Petit-Luxembourg, pour lui marquer la part que je prenois, par rapport à lui, à la perte qu'il venoit de faire.

« Le lundi, M. le duc d'Enghien annonça au Roi, à son réveil à Versailles, la mort de Monsieur le Prince. Ce même jour, après vêpres, je retournai auprès de Madame la Princesse, aussi bien que ses autres enfants ; nous y fûmes longtemps tous ensemble, tenant des propos convenables, et, le soir, je retournai à Versailles, sachant que le Roi avoit encore ressenti des douleurs de colique. En effet, en arrivant, je le trouvai au lit. Mme la duchesse du Maine resta à Paris.

« Le mardi, je demeurai à Versailles et ne voulus voir personne, parce que Madame la Duchesse m'avoit dit, quelques jours auparavant, qu'il falloit, à ce qu'elle croyoit, ne point recevoir de visites, ou les recevoir en manteau. Ainsi, dans la crainte de faire quelque faute qui pût tirer à conséquence, ou de me différencier de Monsieur le Duc, je pris le parti de ne voir personne que quand il seroit arrivé à Versailles, pour en user en tout comme il en useroit, lui ne m'en ayant donné à l'avance aucune notion.

« Le mercredi, je retournai dîner à Paris, avec Mme la duchesse du Maine, à l'Arsenal ; elle y reçut les compliments du Roi par M. le duc de Tresmes, ceux de Mme la duchesse de Bourgogne par M. de Villacerf, ceux de M. le duc de Bourgogne par M. le marquis d'O, ceux de M. le duc de Berry par M. de Rasilly, ceux de Madame par M. de Mortagne. Je les reçus aussi.

« Mme la duchesse du Maine fut encore visitée par la reine d'Angleterre, M. le duc d'Orléans, Mme la duchesse d'Orléans et Mme la princesse de Conti la douairière. Mme la duchesse du Maine alla le soir voir Madame la Princesse, qui s'est fort louée de la conduite et des discours qu'elle a tenus dans cette triste conjoncture. J'allai aussi voir Madame la Princesse, qui, à son ordinaire, me marqua beaucoup d'amitié et de considération. Comme j'étois encore au Petit-Luxembourg, Monsieur le Duc y vint, et, voyant qu'il ne se communiquoit point avec moi, ni des compliments qu'il falloit faire, ni de ceux qu'il falloit recevoir, je lui demandai, en sortant pour m'en retourner à Versailles, quand il y viendroit, et il me répondit qu'il iroit le lendemain au soir. Je lui demandai ensuite, avec beaucoup de mesure, quand il comptoit de faire au Roi la visite de cérémonie ; il m répondit qu'il avoit envie que ce fût vendredi matin. Après cette réponse, je sortis pour regagner Versailles, et laissai à Paris Mme la duchesse du Maine, assez considérablement incommodée et se forçant pour rendre ses devoirs à Madame la Princesse. Ce même soir, Madame la Duchesse s'en revint aussi à Versailles, et eut l'honneur de voir le Roi le soir, à l'ordinaire, après souper.

« Le jeudi, j'allai le matin voir Madame la Duchesse, et fus une heure en conversation très sérieuse avec elle avant qu'elle sortit de son lit. De tout ce jour, il ne fut point encore question de compliments ; le soir, Monsieur le Duc arriva, et je fus aussitôt chez lui, lui demander ses ordres pour le lendemain. Il avoit amené M. le prince de Conti, M. le duc d'Enghien étant revenu la veille avec Madame la Duchesse. Monsieur le Duc me dit qu'il comptoit que nous irions le lendemain, tous ensemble, voir le Roi en manteau, et qu'il falloit se trouver dans son cabinet quand il reviendroit de la messe ; et, comme M. le prince de Conti étoit novice à la cour et logé dans la même aile que moi, je me chargeai de le faire avertir quand il faudroit monter, et de le faire passer par le degré de derrière. Je rentrai ensuite chez Madame la Duchesse avec Monsieur le Duc, et j'y restai quelque temps. Ce même soir, Monsieur le Duc monta dans le cabinet du Roi après son souper, à l'ordinaire, et, après une première honnêteté qu'il reçut de S. M. sur la perte qu'il venoit de faire, il le suivit dans son petit cabinet et lui demanda très vivement et avec impatience et empressement la survivance de sa charge et de son gouvernement pour M. le duc d'Enghien. Le Roi, étant surpris de la diligence et de la manière dont se faisoit la demande, y répondit fort honnêtement, mais point positivement : de quoi Monsieur le Duc parut très contristé, quoiqu'il eût pu connoitre aisément qu'il ne devoit point être en peine des dispositions de S. M. à l'égard de la grâce qu'il sollicitoit. Tout ce que je dis sur ce dernier point, je le sais d'original, et de lieu qui ne peut être suspect.

« Le vendredi, nous nous assemblâmes en manteau dans le cabinet du Roi pendant qu'il étoit à la messe, et, quand il rentra, nous lui fîmes la révérence devant la porte qui entre du cabinet du Conseil dans celui par où S. M. rentre en venant de la messe. M. de Lassay fit avec nous tous les compliments, et nos gens qui nous suivoient avoient l'honneur d'être dans le cabinet du Roi derrière nous lorsque nous fîmes notre révérence. Monsieur le Duc avoit à sa suite les sieurs d'Épinac, Sanguin, Xaintrailles et Turin ; M. le duc d'Enghien avoit à sa suite les sieurs de la Noue et Reinval ; M. le prince de Conti avoit à sa suite les sieurs de Zons et d'Origny ; et moi, j'avois à ma suite les sieurs de Chambonas, de Bessac, des Masi, de Vernouillet, de Dampierre et de Sailly. En sortant de chez le Roi (Monseigneur le Dauphin étant à Meudon), nous fûmes chez M. le duc de Bourgogne, qui sortit de son cabinet pour nous voir. De là, nous allâmes chez M. le duc de Berry : il alloit à la chasse, et nous reçut en habit de chasse dans son cabinet. M. le duc de Beauvillier y étoit, et nous vint reconduire jusqu'à la salle des gardes. Pendant qu'il nous reconduisoit, sachant que Monsieur le Duc étoit incertain s'il devoit être en manteau pour recevoir ses compliments, je lui proposai de s'en informer à M. le duc de Beauvillier, qui lui dit que nous devions recevoir les compliments en manteau, et qu'il se souvenoit positivement que M. le duc de Bourgogne les avoit reçus de même à la mort de Mme la Dauphine. De chez M. le duc de Berry, dans le cabinet duquel notre suite entra aussi, nous fûmes chez M. le duc de Bretagne, où étoit Mme la duchesse de Ventadour, qui voulut en faire les honneurs ; mais Monsieur le Duc la pria de ne point sortir de la chambre. Ensuite nous allâmes chez Madame : comme elle ne faisoit que de s'éveiller, elle nous fit attendre un quart d'heure dans son antichambre ; puis elle nous fit entrer tout seuls, et il n'y eut que M. de Lassay qui entra avec nous. Madame étoit en robe de nuit et se lavoit les mains ; nous n'y fûmes qu'un moment. Ensuite nous allâmes chez M. le duc d'Orléans, que nous ne vîmes point parce qu'il étoit à Paris. Ensuite, nous fûmes chez Mme la duchesse d'Orléans, que nous ne vîmes point parce qu'elle n'étoit pas encore éveillée. Ensuite nous allâmes chez Mme la duchesse de Bourgogne, où nous entrâmes avec notre suite, quoiqu'elle fût encore dans son lit ; il n'y avoit dans sa chambre que ses femmes de chambre et la Faculté. Nous nous séparâmes dans la salle des gardes ; je m'en revins droit chez moi, non sans grand besoin de repos, et M. le prince de Conti, un moment après, rentra dans son appartement, qui étoit celui de Madame sa mère. Malgré ma lassitude, croyant avoir à observer mes démarches avec Monsieur le Duc plus exactement qu'il ne semble qu'on ne devroit le faire entre frères, beaux-frères, neveux, et gens de rang égal, j'allai en manteau, sur les onze heures et demie, chez Monsieur le Duc, où M. le duc d'Enghien recevoit aussi ses visites. Je les surpris ainsi : ils étoient sans manteau ; mais ils m'en firent des excuses, et, après un petit moment d'honnêtetés, ils me menèrent chez Madame la Duchesse, qui étoit à sa toilette, et qui me plaisanta sur ma régularité. J'y trouvai M. le prince de Conti, à qui je dis que je l'irois voir en cérémonie. Il voulut m'en exempter ; mais je le refusai. Ensuite j'allai dîner, étant convenus que nous nous tiendrions chez nous le reste de la journée en manteau, pour recevoir les visites de ceux qui y viendroient en même équipage[1]. Je ne laissai pas que de monter un moment chez le Roi après son dîner. M. d'O y étant monté aussi pour savoir ce que mon frère auroit à faire,

1. Ci-dessus, p. 258 et suivantes.

S. M. ordonna qu'il nous visitât en manteau. En sortant de chez le Roi, j'allai en manteau, suivi de mes gens en manteau, chez M. le prince de Conti, qui me reçut de même ; il vint au-devant de moi dans son antichambre, et me conduisit jusque sur le pas de sa porte. Ensuite je revins chez moi attendre les visites ; nous étions convenus de n'avoir chez nous que des sièges pliants. Nous eûmes ce jour-là très-peu de visites, soit par la disette de manteaux qui étoient à Versailles, soit parce que tout le monde n'étoit pas averti que nous en recevrions ; il ne vint que huit ou dix personnes chez chacun. M. le cadinal de Janson commença, et commença par moi, vraisemblablement à cause du voisinage : il vint en habit court sans y avoir fait de réflexion ; mais, voyant comme j'étois, et m'ayant demandé comme il falloit faire, il remonta chez lui et redescendit un instant après en habit long ; et tous les propos les plus honnêtes du monde. Nous nous assîmes peu de temps ; puis je le reconduisis, suivant l'usage, jusqu'à la dernière porte de mon appartement. M. le prince de Conti me vint voir en manteau, et je le reçus comme il m'avoit reçu. Mon frère me vint voir en manteau, et, le soir, je lui rendis la visite de même. Monsieur le Duc et M. le duc d'Enghien, aussi bien que M. le prince de Conti, lui rendirent aussi la visite de même. Monsieur le Duc et M. le duc d'Enghien me rendirent aussi la visite tout de même ; ils allèrent aussi voir en manteau Mme la princesse de Conti douairière. Sur les neuf heures du soir, M. le duc de Bourgogne et M. le duc de Berry nous firent l'honneur de nous venir voir sans manteaux. Madame la Duchesse, ce jour-là, ne vit personne que ses familiers. M. le chevalier d'Estampes, gouverneur de mes enfants, alla en manteau faire des compliments de leur part. Le premier jour, les premiers présidents de la Chambre des comptes et du Grand Conseil vinrent me voir. Le soir, Monsieur le Duc me dit, chez le Roi, que les ducs avoient tenu conseil ensemble et étoient convenus de ne pas venir chez nous en manteau, disant qu'ils ne l'avoient jamais fait, et que, nommément, ils n'avoient pas visité de la sorte M. le duc d'Orléans à la mort de feu Monsieur. Monsieur le Duc m'ajouta qu'il croyoit MM. de Chevreuse et de la Rochefoucauld auteurs de la difficulté ; il me parut trouver le procédé des ducs très extraordinaire, et m'assura qu'il s'en plaindroit au Roi le lendemain matin.

« Le samedi, Monsieur le Duc parla assez fortement au Roi, après son lever, de la difficulté que faisoient les ducs ; le Roi le reçut avec bonté, et parut trouver extraordinaires et les discours et le procédé de ces Messieurs. En sortant de chez le Roi, nous fûmes tous en cérémonie, comme la veille, voir à Saint-Germain LL. MM. Britanniques ; nous avions en tout quatre carrosses, et nous étions dans le même, Monsieur le Duc, M. le duc d'Enghien, M. le prince de Conti et moi. Quand nous fûmes arrivés à Saint-Germain, nous allâmes prendre nos manteaux chez M. le duc de Barwick, et ensuite nous montâmes chez le roi d'Angleterre, qui nous reçut dans son cabinet, où notre suite entra. De là, nous fûmes chez la princesse d'Angleterre, la reine étant encore à Chaillot. Nous ne la vîmes point. Ensuite nous revînmes à Versailles et résolûmes de donner le reste de la journée à la réception des compliments. Nous arrivâmes à midi et demi, et, comme le Roi, ce jour-là, faisoit à deux heures la revue, dans la cour du château, de ses régiments des gardes françoises et suisses, j'eus très peu de temps pour dîner, pour prendre l'habit uniforme et pour monter à cheval et me mettre en état de comparoître. Mon cheval étoit harnaché de noir. La revue finie, on me dit que Mgr le Dauphin (qui étoit venu de Meudon exprès pour la revue) ne vouloit point que nous allassions lui rendre nos respects en cérémonie; il fit cependant l'honneur à Monsieur le Duc et à Madame la Duchesse, seulement, de les aller voir. Après la revue, je regagnai mon appartement et pris le manteau pour recevoir les visites; il en vint beaucoup davantage que la veille, et les ducs marchèrent, le Roi ayant parlé le matin à M. de Beauvillier: on m'a assuré que S. M. avoit parlé bien ferme, et avoit même évité de rien ordonner aux ducs, pour les mettre hors d'état de citer aucune autorité dans cette démarche, qui lui sembloit toute naturelle. MM. les ducs de Chevreuse, de Beauvillier, de Mortemart et de Saint-Aignan furent les premiers qui vinrent chez moi; ils étoient en manteau, et tous les quatre de compagnie: je les reçus debout, et d'ailleurs avec tout le cérémonial ordinaire. Ils firent bonne mine, mais se laissèrent reconduire sans me dire un seul mot, hors quand je sortis la porte de ma chambre, que M. de Chevreuse me dit qu'il voudroit bien me sauver cette peine-là. Il vint ensuite plusieurs gens de condition. Sur les six heures du soir, MM. les ducs de la Force, de Guiche, de Noailles, de Villeroy, de Lorge et de Boufflers vinrent chez moi, comme les autres. Je les reçus de même. La conversation se passa bien; je les reconduisis passant devant eux jusqu'auprès de ma dernière porte, où je m'arrêtai voyant qu'ils ne me faisoient pas la moindre honnêteté. Peu de temps après, je fus encore visité par MM. les ducs de la Rochefoucauld, la Rocheguyon et d'Harcourt, qui ne voulurent pas se laisser reconduire. Les ministres et secrétaires d'Etat nous vinrent aussi voir. Mme la duchesse du Maine arriva de Paris, à sept heures et demie du soir, très incommodée; je la fus recevoir avec mon cortège, et ensuite visiter chez elle en cérémonie. Son mal était un dévoiement où il y avait un peu de sang et des douleurs d'entrailles. Le Roi dit le soir qu'il vouloit nous aller voir tous le lendemain.

« Le dimanche, nous nous disposâmes tous à recevoir le Roi[1]. M. Fagon, premier médecin, vint le matin, en grand manteau, voir Mme la duchesse du Maine. Le Roi commença ses visites, à deux heures, par Monsieur le Duc et Madame la Duchesse, chez qui il y avoit, outre les deux princesses ses filles, qui recevoient avec elle leurs compliments, Mlle d'Armagnac, Mlle de Bouillon et Mme la comtesse de

1. Ci-dessus, p. 262.

Roucy. Le Roi me fit ensuite l'honneur de venir chez moi, et, de peur qu'on ne crût que ce n'étoit qu'en passant qu'il traversât mon appartement, il me dit à deux reprises qu'il vouloit retourner sur ses pas pour me faire sa visite, croyant qu'il devoit visiter Mme la duchesse du Maine la première. Je lui répondis toutes les deux fois avec le respect qui lui est dû et avec la liberté que me donnoit la familiarité dont il m'honore, et ajoutai que, comme je croyois qu'il vouloit aussi aller chez M. le prince de Conti, cela lui feroit prendre trop de peine, s'il revenoit dans ma chambre. Mme la duchesse du Maine avoit chez elle, pour recevoir les visites, Mmes les princesse et comtesse d'Harcourt, Mme de Montbazon et Mme la comtesse de Roucy, qui trouva aussi moyen d'y fournir : ces dames en mante, et convoquées comme parentes. J'attendis le Roi à la porte de la chambre de Mme la duchesse du Maine. Comme il y étoit seul, il fit asseoir toutes les dames qui s'y trouvèrent, au nombre desquelles étoient Mme la comtesse de Chambonas, dame d'honneur de Mme la duchesse du Maine, et Mlle de Choiseul, sa fille d'honneur. Je remenai le Roi jusqu'à la porte de la galerie, étant une règle que, dans les maisons royales, on ne passe point la dernière porte de son appartement. Quand je fus rentré dans ma chambre, je reçus les visites de M. le comte de Brionne, de M. de Bouillon, de M. le prince de Rohan, de M. de Montbazon et de M. le comte d'Harcourt, tous en manteau; ils ne voulurent point être reconduits. Ce jour-là, M. de Vendôme alla en manteau voir Monsieur le Duc, et aussitôt retourna à Meudon. M. le duc de Bourgogne visita Mme la duchesse du Maine. Mme la duchesse de Bourgogne lui fit le même honneur; mais elle ne fit pas comme le Roi, et ne regarda mon appartement que comme un passage, ne me faisant pas la moindre honnêteté. Elle remonta dans sa chaise dans mon antichambre. Grand nombre de dames de toutes espèces, et toutes en mantes, vinrent chez Mme la duchesse du Maine. M. le duc de Berry n'y vint point; je ne sais pourquoi. M. le prince de Conti vint faire sa visite en manteau. M. le Chancelier vint chez moi, et je le reçus en cérémonie, le conduisant jusqu'à ma dernière porte, prenant sur lui le pas et la droite. Monsieur le Duc, sur les quatre heures, partit pour Paris, et le public auroit eu tort de lui en savoir mauvais gré; car, outre qu'il avoit donné deux jours et demi aux visites, il avoit pour lors dans la tête plus d'une affaire intéressante dont il étoit fort occupé. La dernière visite de ce jour que nous reçûmes (Mme la duchesse du Maine et moi séparément) fut celle de M. le premier président, qui (comme exécuteur testamentaire de Monsieur le Prince) doubla son compliment, et nous fit à tous les deux le même. Le soir, le Roi dit chez lui que, sans moi, il auroit oublié à visiter M. le prince de Conti. Ce jour passé, nous ne reçûmes plus de visites.

« Le lundi, M. le duc de Barwick vint chez moi en manteau; mais je n'y étois pas. L'après-midi, M. de Vendôme vint voir Mme la duchesse du Maine en manteau, et moi aussi, je le retournai voir de même; mais il étoit déjà reparti pour Meudon. M. le prince de Conti, ayant été au lever du Roi, retourna à Paris pour la cérémonie du lendemain, où il devoit donner l'eau bénite pour S. M. Madame la Duchesse, accompagnée des deux princesses ses filles et de Mme de Laigle et de Mlle de Laigle, alla chez le Roi en mante; elle le vit après sa promenade, lorsqu'il passoit de chez lui chez Mme de Maintenon. Mme la duchesse du Maine ne put l'accompagner, à cause de son indisposition.

« Le mardi, quoique Monsieur le Duc ne m'eût rien fait dire sur la cérémonie de l'eau bénite du député du Roi[1], je crus pourtant devoir m'y trouver, et suppléer de ma part au peu d'onction qu'il y avoit pour moi de la part de Monsieur le Duc : j'allai donc à Paris, et arrivai au Pavillon, où logeoit pour lors Monsieur le Duc, sur les deux heures et demie, l'eau bénite devant être à trois heures. Je fus aussi bien reçu que si j'étois venu à un rendez-vous, et Monsieur le Duc me dit qu'il avoit convié comme parents, pour aider à faire les honneurs de la maison, M. le prince de Rohan, M. le prince [de] Tarente, et MM. de Roucy et de Blanzac. Monsieur le Duc avoit convié M. le duc d'Albret de s'y trouver; mais M. de Bouillon ne voulut pas le permettre, à moins qu'il n'y eût un prince de la maison de Lorraine. Les propos furent divers en attendant trois heures et demie, et je dis à Monsieur le Duc, entre autres propos, que M. Desgranges, maître des cérémonies, m'avoit dit la veille que les enfants étoient dispensés de donner de l'eau bénite : à quoi Monsieur le Duc ne fit pas grande attention, ne comptant pas beaucoup sur les notions dudit sieur Desgranges. A trois heures et demie, nous primes nos manteaux et nos colliers de l'Ordre, et allâmes attendre M. le prince de Conti dans la chambre qui lui étoit préparée pour prendre son manteau. Cette pièce étoit toute tendue de noir, à gauche en entrant. Du pied du degré du milieu de la première cour, toute la cour et le degré étoient aussi tendus de noir. Le corps étoit en haut, dans l'enfoncement d'un grand salon en long. La décoration en étoit magnifique, et il y avoit autour du corps, outre les hérauts d'armes et les aumôniers de la maison, un chœur des prêtres de la paroisse de Saint-Sulpice et un de cordeliers. Peu de temps après que nous fûmes arrivés à la salle d'en bas où nous devions attendre, les hérauts d'armes qui devoient mener le cortège descendirent au nombre de quatre, et se mirent deux de chaque côté de la porte de la salle, en dehors : il en étoit apparemment resté un auprès du corps, car un de ceux qui étoient descendus me dit qu'ils étoient cinq, et qu'ils avoient été six à Mademoiselle fille de Monsieur Gaston. Lorsqu'on nous avertit de l'arrivée du carrosse du Roi, nous allâmes jusqu'à la portière du carrosse recevoir M. le prince de Conti, qui représentoit le Roi et qui étoit venu des Tuileries dans le même cortège qu'auroit eu S. M., c'est-à-dire avec un détachement des gardes

1. Ci-dessus, p. 262-266.

du corps et des cent-suisses à pied autour de son carrosse, et deux officiers des gardes du corps à cheval à côté de chaque portière. Il y avoit dans le carrosse M. le duc de Tresmes, premier gentilhomme de la chambre, qui étoit dans le fond à côté du prince; sur le devant, le sieur de Pompadour, nommé pour porter la queue, et le sieur Desgranges, je ne sais pourquoi; et, à la portière, le sieur de Zons, gouverneur du jeune prince, que nous allâmes recevoir comme j'ai dit ci-dessus à la portière du carrosse. Nous le menâmes à la salle qui étoit préparée pour lui, et marchions devant lui comme on marche devant le Roi. Il s'assit un moment dans un fauteuil auprès de la cheminée, tous nous autres restant debout, et ensuite il se revêtit d'une espèce de robe où l'on passe les bras qui ne se boutonne point par devant, et qui se termine en manteau dont la queue est longue de cinq aunes; il y a aussi un cocluchon (*sic*) qui pend sur les épaules et qui est attaché par une pièce de drap noir qui croise sur le rabat; quand on est dans cet habit, au lieu d'un chapeau, on a un bonnet carré[1]. Quand M. le prince de Conti fut ainsi équipé, il se mit en marche pour monter en haut. Les hérauts marchoient à la tête, puis les gentilshommes de la maison, puis le sieur Desgranges, aussi en capuchon et bonnet carré, puis Messieurs les parents, et nous précisément devant l'homme du Roi. Monsieur le Duc me conseilla, à cause de mon incommodité, de ne pas monter en haut. Je lui avois déjà proposé; mais, n'ayant pas pris le bon moment, sa réponse m'avoit déterminé à faire comme les autres. Cependant, le revoyant changé d'avis, j'y acquiesçai avec joie, étant la seule marque d'amitié que j'aie reçue de lui pendant toute la pompe, et je demeurai en bas après avoir été jusqu'au pied du degré. Quand on fut en haut, on y trouva M. l'évêque de Fréjus, en habits pontificaux, qui entonna le *De profundis*, que les deux chœurs achevèrent en se répondant l'un à l'autre. Il y avoit aussi un aumônier du Roi à côté du prie-Dieu du prince : cet aumônier étoit l'abbé de Maulévrier. Après le *Requiem æternam*, un des hérauts présenta le goupillon à l'aumônier, et l'aumônier au prince. Un autre héraut voulut arracher le goupillon à l'aumônier pour le présenter au prince; mais, l'aumônier ayant bien tenu, il eut l'honneur de le présenter, et il fut décidé que c'étoit à lui[2]. Il n'y avoit à genoux que le prince, et tout le reste étoit debout aux côtés de son prie-Dieu. Les oraisons dites, on redescendit dans le même ordre qu'on étoit monté, et je me trouvai au bas du degré pour me mettre en rang. Quand M. le prince de Conti fut déshabillé, nous le remenâmes à son carrosse, et demeurâmes dans la cour jusqu'à ce qu'il fût parti. Il est à remarquer ici que le manteau de celui qui représente le Roi appartient aux hérauts. Ensuite, nous remenâmes Monsieur le Duc jusqu'au Pavillon. Avant que de le quitter, je lui demandai quel jour il vouloit que nous donnassions de l'eau bénite; il me dit que, si mon frère étoit à Paris, nous pourrions, pour expé-

1. Ci-dessus, p. 142-143. — 2. Ci-dessus, p. 144.

dier, y retourner dans une demi-heure, mais, que, comme peut-être il n'y étoit pas, et que peut-être il seroit bien aise de faire la cérémonie avec nous, il falloit la remettre à demain; qu'il étoit fâché de la peine que cela me donneroit. Je lui répondis que je ne la comptois pour rien, et que je le priois seulement de vouloir bien me dire l'heure afin que mon frère ni moi n'y manquassions. « A deux heures et demie ou « à trois heures, me répondit-il; voyez ce qui vous sera le plus com« mode. » Comme je n'ai jamais été difficultueux, je fis une profonde révérence; je lui dis que nous serions le lendemain au rendez-vous, et le remerciai de son honnêteté, puis pris congé de lui. Il voulut me reconduire; je m'en sauvai en ricanant, et, de ce pas, j'allai chez Madame la Princesse, à qui je me gardai bien de dire le sujet qui m'avoit amené à Paris.

« Le mercredi, je retournai à Paris, et mon frère se rendit aussi chez Monsieur le Duc, au Pavillon, à deux heures et demie. Monsieur le Duc, n'y étant pas, fut cependant averti de notre arrivée; mais il ne s'en contraignit point : bien qu'il eût donné lui-même la veille le rendez-vous, il nous fit attendre plus d'une grosse heure et demie. Cela étoit assez ennuyant; mais, dans toute cette catastrophe, ma tête étoit montée de façon que rien ne m'impatientoit, ou du moins ne me faisoit échapper. Après que nous eûmes attendu le temps marqué ci-dessus, Monsieur le Duc arrive tout empressé, sans pourtant être assez maître de son jeu pour se donner pour surpris de nous trouver. Il nous dit que Desgranges avoit dit la veille, au soir, que les enfants ne donnoient point d'eau bénite à leurs pères, et que je visse ce que j'étois d'avis qu'on fît. Je répondis là-dessus, sans trop rêver, que je ne croyois pas cette cérémonie assez essentiellement nécessaire au défunt, ni assez agréable pour les vivants, pour se fort empresser de la faire quand elle étoit de surérogation, et qu'ainsi j'opinois de tout mon cœur qu'on s'en exemptât. Mon frère fut donc tout seul donner de l'eau bénite. Il fut reçu par tous les principaux domestiques de la maison. Je ne sais même s'il n'auroit pas dû l'être par quelqu'un des maîtres; mais, outre que sur-le-champ nous n'y songeâmes pas un, Monsieur le Duc n'étoit pas des plus forts sur le cérémonial, et d'ailleurs étoit si touché de la prompte mort de Monsieur le Prince et du nombre de sœurs qu'il lui laissoit, qu'on pouvoit lui pardonner quelque inadvertance dans les petites choses. Mon frère fut donc mené dans le salon où étoit le corps, se mit sur le prie-Dieu, et, après le *De profundis*, reçut le goupillon de la main d'un héraut, l'aumônier de la maison prétendant que c'étoit à lui à le présenter. Ainsi, à en juger par ce qui s'est passé à cette eau bénite entre les hérauts et les aumôniers, je ne puis dire rien sinon qu'ils se disputent et ne sont point du tout d'accord de leurs faits. Après que mon frère eut donné son eau bénite, les hérauts lui firent les grandes révérences et le conduisirent jusqu'à la porte, marchant devant lui. M. le duc d'Orléans n'alla point donner d'eau bénite (non plus qu'à M. le prince de Conti), parce qu'il prétend devoir y aller sans manteau, avec ses gardes, son aumônier et un carreau point de deuil. On pourroit, je crois, lui disputer cela; mais il m'a paru qu'on trouvoit que cela n'en valoit pas la peine.

« Le matin, M. le nonce extraordinaire, Salviati, et M. l'ambassadeur de Venise, Mocenigo, avoient été donner de l'eau bénite en cérémonie, et voici comment cela se passa[1]. Ils furent reçus, en descendant de carrosse, par tous les premiers domestiques de la maison et le sieur Desgranges, maître des cérémonies; ils furent conduits dans la salle au bas du degré, où ils prirent, c'est-à-dire l'ambassadeur de Venise, un manteau noir, et montèrent ensuite, dans la même forme qu'à une audience ordinaire, dans l'endroit où étoit le corps. Deux hérauts les vinrent recevoir à la première pièce, les autres étant restés auprès du corps, et l'aide des cérémonies devoit se trouver à l'entrée de la pièce où étoit le corps; mais ledit aide des cérémonies n'y étoit pas, parce qu'il étoit malade. On leur donna des carreaux sans prie-Dieu, on chanta le *De profundis*, et, après l'oraison, un héraut présenta le goupillon à l'aumônier, et l'aumônier aux ambassadeurs, qui, après avoir donné l'eau bénite, sortirent dans le même ordre qu'ils étoient entrés, et remontèrent en carrosse pour entrer dans la seconde cour de la maison et aller visiter Monsieur le Duc, qui avoit avec lui M. le duc d'Enghien. Ces deux princes étoient en grands manteaux, avec leurs colliers de l'Ordre; ils ne sortirent point de l'appartement (à cause du deuil, qui est, dans ce cas, une excuse valable), ni pour aller au-devant des ambassadeurs, ni pour les reconduire; mais les sieurs de Roucy, de Blanzac et de Lassay les reçurent à leur carrosse et les y reconduisirent. Le nonce ordinaire n'y étoit pas, parce qu'il étoit véritablement malade, ni l'ambassadeur d'Espagne, parce qu'il n'avoit point fait encore son entrée. Si l'on avoit besoin, sur tout cet article, de plus amples éclaircissements, on les trouvera dans les mémoires de M. de Villeras. J'ajouterai seulement ici que les ambassadeurs faisoient d'abord difficulté d'aller à cette eau bénite, disant qu'ils n'y avoient été ni à la Reine, ni à Mme la Dauphine, ni à Monsieur; mais on leur a fermé la bouche en leur montrant qu'ils y avoient été à Monsieur le Prince Henri de Bourbon, grand-père de celui-ci. Ce même jour, le Parlement a donné aussi de l'eau bénite, et a été reçu par MM. de Roucy, de Blanzac et de Lassay.

« Le vendredi au soir, Mme la duchesse du Maine me fit savoir qu'il lui étoit revenu qu'il convenoit que je fusse le lendemain avec Monsieur le Duc quand on porteroit aux Jésuites de la rue Saint-Antoine le cœur de Monsieur le Prince[2].

« Le samedi, après avoir passé par Sceaux, où étoit Mme la duchesse du Maine, je me rendis sur les cinq heures et demie à Paris, au Pavillon. Comme j'appris que Madame la Duchesse y étoit, je

1. Ci-dessus, p. 265-266.
2. Ci-dessus, p. 266-268.

montai chez elle : elle fut surprise de me voir, et me demanda ce qui m'amenoit à Paris. Je lui répondis qu'un peu de réflexion sur ce qu'on devoit faire dans la journée lui découvriroit bientôt le sujet de mon voyage, et je ne fus pas moins étonné de sa surprise et de sa question qu'elle m'avoit paru l'être de mon arrivée. Elle s'informa par qui j'avois été mandé : ce qui prouve au moins que ce n'avoit pas été par elle. J'y répondis le mieux que je pus; cependant, quoique je susse qu'on n'auroit pas été trop fâché, dans la maison, de me voir faire quelque sottise, je suis de si bonne foi, que Madame la Duchesse m'avoit quasi convaincu que j'avois pris une peine inutile, et que j'étois près de retourner sur mes pas et de donner dans le panneau, si (dans cette conjoncture, plus observateur des longues et des brèves que je n'ai été de ma vie) je ne fusse descendu chez Monsieur le Duc pour lui rendre mes devoirs. Il me soupçonna peut-être d'avoir un esprit familier qui m'avertissoit de tout ce que j'avois à faire; mais, ayant pu s'en douter dès mes premières démarches, dont il savoit bien qu'il n'étoit nullement complice, il me parut encore aussi constamment préparé à me faire un bon accueil qu'il l'étoit à ne rien concerter avec moi. Je fus donc reçu en perfection, et je suis certain que tous les témoins y furent attrapés et nous crurent rassemblés sans miracle. Je demeurai dans le jardin avec Monsieur le Duc, Lassay et Xaintrailles. Madame la Duchesse y vint aussi pour demander à Monsieur le Duc s'il ne vouloit pas aller voir avec elle Madame la Princesse : Monsieur le Duc s'en excusa, disant qu'il ne pouvoit me laisser tout seul, et que d'ailleurs, si j'allois avec lui faire cette visite, la douleur de Madame la Princesse se renouvelleroit, nous voyant rassemblés, et ne pouvant prendre le change sur ce qui m'avoit si brusquement fait revenir à Paris. Tout cela se passa assez familièrement tant qu'il ne parut que Mme la duchesse d'Humières à la suite de Madame la Duchesse; mais, sitôt qu'on y eut fait remarquer Mlle de Choin, la politique et la prévoyance se firent connoître sous le masque de la politesse, et les dames furent menées jusqu'à leur carrosse. Je pourrois me vanter aussi que Mlle de Choin s'étoit empressée, un moment devant, pour me voir comme je sortois de chez Mme la Duchesse; mais je ne tire aucune vanité de cette curiosité, car, outre qu'elle est propre à la nation françoise quand il y a longtemps qu'on a perdu de vue une personne qu'on a fort connue, je sais que l'on peut, sans beaucoup de réflexion, avoir envie de me voir comme une espèce d'animal rare. Quand les dames eurent pris leur parti, Monsieur le Duc me revint joindre : je l'attendois avec Lassay sans impatience et à demi politiquant. M. le duc d'Enghien vint ensuite. On s'entretint un moment des difficultés qu'avoient faites les ducs, on tira l'analyse et de leurs personnes et de leurs chicanes, on trouva des bons mots piquants qu'on auroit pu leur lâcher, on s'applaudit de ne l'avoir pas fait en les remettant pourtant à la première chicane bizarre qui reviendroit de leur part, et l'on finit par dire qu'ils étoient enfin venus le matin donner de l'eau bénite après avoir différé tout le plus qu'ils avoient pu. D'autres dans la maison ont apparemment écrit ceux des ducs qui avoient daigné rendre ces derniers devoirs; pour moi, on ne me parla que de M. le duc de Chevreuse, qui, par l'absence de M. le duc de Saint-Simon, avoit été en apparence le seul chef du parti[1]. Ensuite, on prit du tabac et l'on tira les montres, et, quoiqu'elles ne s'accordassent pas toutes, on convint que sept heures (qui étoit le temps du rendez-vous que Monsieur le Duc avoit donné, chez les Jésuites, aux seigneurs parents) étoient passées : nous prîmes donc nos manteaux et montâmes en carrosse, Monsieur le Duc, M. le duc d'Enghien, moi et Lassay, pour aller joindre ces autres Messieurs, qui étoient M. le prince Charles, fils de M. d'Armagnac, grand écuyer de France, M. le prince de Rohan, M. le prince de Tarente, M. de Montbazon, M. le comte de Roucy et M. de Blanzac. Nous les trouvâmes à la maison des Pères jésuites, où quasi tous les Pères vinrent sans cérémonie au-devant de nous. On nous mena, pour attendre l'arrivée du cœur, à l'appartement du confesseur du Roi, qui est l'appartement le plus beau. Le père le Tellier, nouveau confesseur et encore provincial, nous y reçut; les Pères Martineau, confesseur de M. le duc de Bourgogne, du Trévou, confesseur de M. le duc d'Orléans, et Tournemine furent chargés de demeurer avec nous et de nous conduire à la tribune qui nous étoit destinée, et préparée avec des tapis et des carreaux noirs, car ce n'étoit quasi que par bienséance que nous étions dans l'église, n'y ayant de représentants que M. le prince de Conti et M. le duc de Ventadour, qui conduisoient le cœur. La marche du convoi fut lente et magnifique. Il y avoit trois carrosses à huit chevaux tous bardés, et quelques autres à six, sans housses; dans le premier étoient le cœur porté par M. l'évêque de Fréjus, le prince, M. de Ventadour et le gouverneur du prince; dans un autre étoient des prêtres, et dans l'autre des domestiques. Tous les jésuites, avec la croix, et le père le Tellier, comme provincial, à la tête de la communauté, attendoient à l'entrée de l'église en dedans. Monsieur de Fréjus fit un petit discours en présentant le cœur. Le Père, après l'avoir reçu, fit aussi un compliment[2], puis remit le cœur entre les mains de l'évêque pour achever la cérémonie, qui est courte. Cependant nous ne sortîmes des Jésuites qu'à neuf heures trois quarts, et je n'arrivai à Marly que sur le minuit.

« Je ne puis étendre plus loin ma relation, n'ayant point été appelé à la translation du corps quoique j'eusse demandé s'il ne falloit pas que j'y fusse. Le corps de Monsieur le Prince gît, ainsi que ceux de ses ancêtres, à Vallery, et il y a été conduit par Monsieur de Fréjus. Monsieur le Duc et Monsieur son fils et Lassay furent à Vallery pour

1. Ci-dessus, p. 270, note 8.

2. Ces discours sont dans la relation de Desgranges que le manque de place a forcé de retirer de l'Appendice.

assister au service. On défraya en ce lieu, trois jours durant, tous les pauvres qui s'y trouvèrent.

« J'ai satisfait, que je crois, à ce que je m'étois proposé dans cet ouvrage; il me paroit que j'ai suffisamment détaillé le cérémonial et la conduite que j'ai observée. Avant que de finir, il ne me reste donc à dire qu'une seule chose, dont on ne se douteroit jamais par l'espèce d'anecdote que je viens de faire : c'est que Madame la Duchesse est ma sœur, et que Monsieur le Duc est frère de Mme la duchesse du Maine.

« Le surlendemain du jour que le Roi fut revenu de Marly, Mme la duchesse du Maine fut faire ses visites en mante, suivie par Mme de Chambonas, sa dame d'honneur, et par Mlle de Choiseul, sa fille d'honneur. Elle attendoit dans la chambre du Roi le passage de S. M. pour lui faire la révérence; mais le Roi, la voyant de loin, la fit entrer dans son cabinet, et la reçut avec beaucoup de bonté. Mme la duchesse du Maine visita aussi en cérémonie Madame la Duchesse, qui étoit au lit parce qu'elle avoit senti quelques douleurs pour accoucher, quiqu'elle ne fût pas encore à terme. Mme la duchesse du Maine, s'étant souvenue, avant que de se déshabiller, que j'avois été la voir en manteau, vint aussi en mante pour me voir; mais, par bonheur, je n'étois pas chez moi. »

## IV

### *A Mme de Maintenon.*

« A Versailles, le 3 juin 1709, à dix heures du matin.

« La guerre est certainement, Madame, un des grands fléaux de Dieu, et surtout lorsqu'on est obligé de la continuer dans l'état auquel nous nous trouvons réduits; elle est devenue cependant, par l'insolence des ennemis, absolument nécessaire, puisque, sous ombre de parler de paix, ils n'ont songé qu'à mieux asséner le coup mortel qu'ils nous préparent depuis longtemps. Ne songeons donc plus qu'à soutenir cette guerre, dont la fin est tellement enveloppée dans les secrets de la Providence, qu'il est certainement impossible à l'esprit humain d'en faire de justes conjectures; car savons-nous seulement que desirer pendant cette campagne? Ce que l'on pourroit d'abord regarder comme un bien (qui est que les ennemis ne fassent point de nouveaux progrès cette année) n'en a qu'une frivole apparence, nos propres forces nous consumant, et une fièvre lente étant plus à craindre pour nous que les risques d'une mort violente. D'un autre côté, tentera-t-on le sort des armes par une bataille? Tout le monde sera sans doute de cet avis, l'opinion que, dans les grands maux, il faut les grands remèdes, étant universellement reçue et fondée sur la raison; mais, quoique nous ayons beaucoup de bras, et même que nous ayons encore quelques têtes, cela ne suffit pas pour se battre : il faut être deux, suivant le dicton de soldat, c'est-à-dire qu'il faut que les ennemis soient aussi de même avis que nous, et c'est de quoi je ne crois pas qu'on doive se flatter ayant affaire à des gens qui pensent, pour le moins, aussi bien que nous, et qui ont de plus considérables ressources. D'ailleurs, rien au monde ne pouvant rendre possibles les conditions de paix que les ennemis veulent nous imposer, où en serions-nous après une bataille malheureuse, livrés à des barbares qui n'ont à notre égard aucune idée du droit des gens, et qui nous croient capables de mépriser aveuglément tous sentiments d'humanité? Il ne faut donc pas s'exposer légèrement à une action qui ne nous avanceroit de guère, à moins qu'elle ne fût plus complète en notre faveur que nous n'en avons vu jusqu'à présent. Le prince Eugène craint la fougue françoise : il évitera de s'y commettre dans les premiers moments; mais il sait que les François ne valent pas tant vers les fins de campagne, et ce sera le temps qu'il ne voudra pas perdre, d'où je conclus qu'il ne faudra nous y mettre que lorsque nous verrons les ennemis s'assembler près de nous, tant pour mettre à profit l'ardeur de notre nation, que pour ne pas absorber inutilement nos magasins, qui ne sont pas fort abondants. Les moyens de faire durer la guerre (tant qu'il plaise à Dieu de nous envoyer cette paix que les hommes ne peuvent donner) sont les seuls objets qui doivent à présent nous occuper. C'est le cœur des François pour leur maître qu'il faut que le Roi fasse revenir. Ce cœur et ces entrailles du peuple le mèneront plus loin qu'on n'ose l'espérer. Il les a possédés tant qu'il a été connu par lui-même, et il a été le plus grand roi du monde, ses conquêtes n'ayant eu pour bornes que sa propre volonté; depuis qu'il semble être méconnu, et que les cœurs de ses sujets paroissent resserrés pour lui, vous voyez, Madame, où nous en sommes, quoiqu'il n'ait réellement rien perdu de toutes ses éminentes qualités, qui l'ont rendu l'admiration de l'univers. Le point capital consiste donc à cette réconciliation des cœurs, et ce n'est point par des violences, ni par des coups d'autorité, qu'on y peut parvenir : il faut un peu plus de manières et de méthode raffinées qu'on n'en emploie depuis quelque temps. Les empereurs romains, qui passoient pour maîtres du monde, ne croyoient point au-dessous d'eux d'y avoir souvent recours : ainsi ne trouvez pas étrange, je vous supplie, qu'avec ma naïveté ordinaire, je propose ce qui se présente d'abord à mon imagination, établissant pour un principe inébranlable qu'un prince est perdu dès qu'il a perdu la confiance de ses sujets, et que ses premiers soins ne doivent rouler que sur tout ce qui la peut rétablir. Or, comme tout ce peuple a cru être sacrifié au desir immodéré qu'avoit son roi d'étendre ses frontières, comme ces François semblent avoir mis en oubli les exemples d'amour pour eux, et de modération dans les prospérités, que leur souverain leur a donnés par le passé, comme ils paroissent avoir épousé les discours de nos ennemis, qui publient, pour rendre notre aimable maître odieux aux nations, qu'il aspire à la monarchie universelle, il faut commencer nécessairement par saper cette fausse et détestable idée, et voici par où j'essaierois d'y parvenir.

« Je voudrois que les propositions de paix que les ennemis ont eu le front de nous faire fussent rendues publiques, aussi bien que les nôtres, s'il ne s'y trouve rien dont nous eussions à rougir. Souvent, pour des conjonctures ou des déclarations moins importantes, les Rois ont été eux-mêmes à leurs Parlements, les ont mandés, ou y ont envoyé de leur part les premiers de l'État. L'apparat d'une telle cérémonie, presque oubliée par sa rareté, ne manqueroit pas de beaucoup imposer, la lecture que feroit le Chancelier des propositions des ennemis animeroit la France d'une juste indignation, et les propositions du Roi inspireroient de la tendresse pour un si bon père; et, après cette lecture, peu de mots de S. M. lui feroient entraîner avec lui les cœurs, les prières, les volontés et les richesses du public. Quand on est au-dessus des autres, il n'y a point de bassesse à se communiquer; l'on en perd au contraire tout l'avantage en ne s'exposant pas quelquefois aux yeux du monde. Le Roi n'auroit qu'à dire la plus petite partie de ce qu'il ressent, et qu'il est résolu à périr, lui et toute son auguste maison, pour soutenir l'honneur de la couronne. J'avoue, Madame, que d'avoir contremandé hier l'équipage des Princes (en déclarant qu'on acceptoit la guerre) n'est pas fort assortissant à ce discours, ni propre à donner de la confiance à nos troupes, ni quelque crainte aux ennemis; mais enfin (quoiqu'il eût été plus naturel de commander à ce moment des équipages dans la vue de ne s'en point servir, que je trouve excellente, que de renvoyer publiquement le peu qu'on en avoit), personne n'ignore qu'un prince porte avec lui ce qui le rend meilleur qu'un autre, et que l'attirail qui l'accompagne d'ordinaire n'est que l'humiliant de sa grandeur et un embarras furieux pour les subsistances. Au nom de Dieu! Madame, affichons nos propositions, que les quatre coins du Royaume soient au fait de tout ceci; témoignons qu'on prendra en bonne part les moyens qu'on proposera pour faire subsister les troupes; que les ministres s'occupent de soulager le Roi, de le servir comme il mérite d'être servi, de le faire parler comme il parleroit, de montrer qu'il est le véritable père de son peuple, et armons-nous tous de persévérance et de constance dans les adversités. Qui sait ce que Dieu nous prépare? Travaillons de notre mieux, et laissons-lui le soin du reste, prêts à le recevoir toujours avec la soumission que la créature doit à son Créateur. Le Roi, que j'ai eu l'honneur de voir avant que cette pièce d'écriture fût finie, m'a paru une fermeté qui m'a ravi. Je lui ai dit que je couchois quelque chose par écrit: il assure que ma folie est de faire des mémoires. Il est vrai, Madame, que je les estime assez parce qu'ils ne se perdent pas dans les airs comme les paroles, et qu'ils ne sont pas sujets à être différents d'eux-mêmes; cependant je vous proteste que, si je parlois davantage, j'écrirois bien moins : je suis trop bon François pour ne pas pétiller dans de certains événements; j'en crèverois, si je me taisois. Je ne suis pas assez insensé pour politiquer avec tout le monde, ni apparemment assez sensé pour le faire en lieu convenable; ainsi je me persuade que je ne fais point mal de barbouiller du papier, et de vous confier mes pensées[1]. »

V

*Au maréchal d'Harcourt.*

« A Marly, le 25 juin 1709.

« La saleté du papier sur lequel je vous écris vous fera voir de reste, Monsieur, combien nous ménageons toutes nos pièces, et vous fera suffisamment connoître que nous sommes réduits à la faïence[2]. Si je ne vous ai rien dit de tous nos mouvements de cour, vous savez trop qu'on n'a point de mérite à taire ce qu'on ne sait pas, pour que je veuille attribuer à la discrétion la faute que mon seul manque de loisir m'a fait commettre ; vous n'ignorez point l'ouverture de cœur que j'ai pour vous, et vous en aurez pu juger encore par mes précédentes lettres. Je vois, par celle que vous m'avez fait l'honneur de m'écrire, que votre armée est réduite au petit pied. Je vous avouerai même que, loin d'en être fâché, je crois que, dans la conjoncture présente, votre présence seroit meilleure ici qu'en Alsace, étant persuadé que nous avons présentement, pour le moins, autant besoin de bonnes têtes que de bons bras. Il me semble que je dirois des merveilles; mais je n'aime pas, comme vous savez, à perdre mes paroles, et je tâtonne fort (quoique je n'abonde point dans mon sens) à les débiter. Ce n'est pas la bataille que je crains en Flandres : je crois les ennemis trop habiles pour s'y exposer, et j'ai assez bonne opinion du maréchal de Villars pour être persuadé qu'il s'en tireroit bien; mais j'ai beaucoup d'inquiétude, je vous l'avoue, de ce que je me démontre qu'il est facile aux ennemis, quand ils seront de concert avec leur flotte, d'entrer dans le Royaume, et que, vraisemblablement, dans le même temps, le maréchal de Villars, pour courre au plus pressé, sera obligé de se retirer devant une armée préposée pour l'observer. Après tout, vous jugerez aisément

1. Six mois auparavant, Mme de Maintenon, à qui son élève écrit cette lettre, s'exprimait en ces termes avec la princesse des Ursins (recueil Bossange, tome I, p. 367) : « Vous avez raison de dire qu'il faut regarder tout ce qui nous arrive comme venant de Dieu. Notre roi étoit trop glorieux : il veut l'humilier pour le sauver. La France s'étoit trop étendue, et peut-être injustement : il veut la resserrer dans des bornes plus étroites, et qui en seront peut-être plus solides. Notre nation étoit insolente et déréglée : Dieu veut la punir et l'abaisser.... »

2. Ci-dessus, p. 411-412.

que, si l'on pense différemment sur la manière dont les malheurs peuvent arriver, tous les sentiments se rassemblent sur la juste appréhension de l'état où nous devons, moralement parlant, nous trouver avant qu'il soit peu.

« Vous avez été instruit sans doute des ridicules propositions dont M. de Torcy avoit été chargé de la part des ennemis[1] ; vous aurez su peut-être qu'elles étoient de nature tellement impossible, et si révoltantes, qu'on avoit eu envie de les rendre publiques? On vous aura peut-être mandé aussi qu'on en est demeuré dans le silence, ce qui en effet valoit mieux que d'en faire un mauvais manifeste qui auroit encore donné occasion aux ennemis de dire des sottises; mais vous pouvez fort bien ignorer qu'il s'est imprimé ces jours-ci une gazette en Hollande, qui est infiniment meilleure pour nous que tout ce que nous aurions pu écrire pour irriter les François et leur faire sentir les véritables desseins des ennemis sur notre anéantissement total. Mon sentiment seroit d'imprimer très correctement ces articles historiques, pour les rendre communs dans le Royaume et les répandre dans toutes les provinces : ils produiroient, sans difficulté, un bon effet. Je n'ai pas le loisir, à présent, de vous en envoyer une copie; je me contenterai, pour vous en donner quelque connoissance, de vous dire que vous les trouverez dans une feuille marquée XLIX et intitulée SUITE DES NOUVELLES D'AMSTERDAM DU 18 JUIN 1709. C'est le feuillet carré simple, et non double, qui accompagne la *Gazette d'Amsterdam.* »

---

Je crois devoir reproduire ici l'Extraordinaire auquel M. le duc du Maine vient de faire allusion, et cela non seulement pour répondre au souhait du prince et profiter de l'exemplaire, peut-être unique, que possède la bibliothèque des Archives nationales, mais aussi pour qu'on puisse constater dans cet article une absolue concordance avec le langage que tenait, il y a trente-deux ans, un autre ennemi héréditaire de la France.

Ensuite viendra le texte du manifeste de Louis XIV.

*Suite des Nouvelles de Paris du 10 juin.*

« On fait ici sonner fort haut les conditions proposées par les alliés, que l'on taxe d'être « outrées, dures et arrogantes, » sans qu'on sache encore dans le public quelles sont les offres qui leur ont été faites de la part de la cour. Il est vrai qu'on dit qu'elle fait travailler à un manifeste pour instruire des raisons qui l'ont portée à rompre les négociations et à préférer la continuation de la guerre; mais, quelque soin qu'on prenne d'animer les peuples sous ce prétexte, l'état présent

1. Ci-dessus, p. 402, note 1.

des affaires ne leur fait pas moins souhaiter la paix, qu'ils regardent comme l'unique remède aux calamités publiques. On parle sourdement de la disgrâce de M. de Chamillart, ministre et secrétaire d'État, sans qu'on en dise le motif, ni qui doit être son successeur. On voit ici une lettre d'un secrétaire du maréchal de Villars, datée du camp de Lens du 6 de ce mois, par laquelle il marque que, ce maréchal ayant reçu une lettre du Roi qui lui donnoit part de la résolution que S. M. avoit prise de continuer la guerre, il en avoit fait la lecture devant les officiers, à la tête des troupes ; après quoi, il leur avoit dit : « Mes « amis, le Roi me commande de faire la guerre ; ne voulez-vous pas « bien le servir ? » et qu'à peine eut-il prononcé ces paroles, les soldats avoient jeté leurs chapeaux en l'air, avec des cris de « Vive le Roi ! » Cette lettre ajoute que le maréchal de Villars avoit détaché le marquis de Puiguion, avec trente escadrons et vingt bataillons, pour aller à Merville, sur la Lys, au-dessus de Saint-Venant, et M. de Gassion, avec vingt escadrons, vers le Pont-de-Veudin, sur la chaussée de Douay à Lille, avec ordre de fourrager en avant vers cette dernière place, en défendant aux troupes, sur peine de la vie, de fourrager les grains ailleurs. Le bruit se répandit que celui qu'on nomme ici roi de la Grande-Bretagne doit partir aujourd'hui pour aller faire la campagne en Flandres.

« Les lettres du Pays-Bas portent que l'imprimé suivant y paroît depuis [peu], intitulé :

### Considérations sur les préliminaires pour la paix.

« I. Il est bien certain que les François, désespérant, dans l'extrémité où ils sont, de parvenir à une paix honorable, mettront tout en usage pour en faire une qu'ils puissent renverser à la première occasion.

« II. Il ne faut pas douter qu'ils n'en nourrissent des prétextes dès à présent : la reconnoissance du prince des Asturies, par exemple, leur sera un titre perpétuel, et comme un droit acquis sur l'Espagne, qu'ils conserveront *in petto* jusqu'à ce qu'ils soient assez forts pour le faire revivre.

« III. Tandis que le Prétendant sera en vie, les François auront de quoi donner de l'inquiétude à l'Angleterre.

« IV. La France n'aura point d'égard à ce qu'elle accorde aujourd'hui à la Hollande pour le commerce et pour la barrière : elle dira qu'elle y a été forcée, et ne fera aucun scrupule, lorsqu'elle le pourra, de remettre ces deux articles sur le pied de sa bienséance.

« V. L'unique moyen d'obliger la France à observer longtemps le traité de paix dont l'on conviendra, c'est de la mettre, par la paix même, hors d'état d'y contrevenir. Or, que l'on se fatigue l'esprit tant que l'on voudra, on n'en trouvera point d'autre que de faire deux choses : l'une, de mettre la France hors d'état de nuire et d'attaquer ; l'autre, de la mettre en état de pouvoir être attaquée.

« VI. Il faut, pour cela, lui faire rendre, par la paix, ou par la force, tout ce qu'elle occupe dans le Pays-Bas, sans exception; autrement, la moindre place qu'on lui laissera lui sera un moyen d'y revenir quelque jour.

« VII. On se trompe donc, à mon avis, lorsqu'on croit pouvoir se contenter de la paix des Pyrénées pour les Pays-Bas, en laissant à la France ce qui a été cédé ou échangé par cette paix.

« VIII. La barrière composée du reste ne seroit point assez forte pour mettre à couvert, surtout le Brabant, qui est la province la plus découverte et la plus exposée; car la France, en vertu de cette paix, retenant les places de Landrecies, Quesnoy, Avesnes, Marienbourg et Philippeville, pourra toujours pénétrer dans le Brabant quand elle voudra.

« IX. Il n'y a que Maubeuge et Charleroy qui s'y opposeroient, places, au jugement des connoisseurs, mauvaises et de peu de résistance, et qui sont aisées à prendre à quiconque est en possession de Landrecies, parce que, la rivière de la Sambre commençant à y être navigable, on peut s'en servir pour y conduire de quoi assiéger Maubeuge. De là on va à Charleroy avec une égale facilité, comme étant sur la même rivière; on pénètre ensuite partout dans le Brabant, etc.

« X. Les autres places qu'on laisseroit à la France dans l'Artois, la Flandre et le Luxembourg, en vertu de cette paix des Pyrénées, ne lui donneroient pas moins de facilité de reprendre ce qui se retrouveroit dans leur voisinage.

« XI. Mais ce n'est pas assez, comme on a dit, de mettre la France hors d'état de nuire et d'attaquer; il faut aussi la mettre en état de pouvoir être attaquée, non de gaieté de cœur et pour faire des usurpations, comme elle en a donné l'exemple, mais pour empêcher qu'elle ne donne atteinte au traité de paix que l'on négocie.

« XII. Veut-elle donc rentrer en Espagne pour y ramener Philippe ou le prince des Asturies? Il faut être en état de la menacer en même temps d'entrer dans son royaume. Arme-t-elle une flotte pour mener le Prétendant en Angleterre? Il faut pouvoir avoir recours à la même menace, et l'employer de même pour réprimer les chicanes qu'elle voudroit faire à la Hollande sur son commerce.

« XIII. En un mot, les Pays-Bas ne doivent pas seulement servir de barrière pour couvrir la Hollande et ses voisins; mais on doit aussi les regarder comme une citadelle nécessaire pour contenir, comme on dit, la France dans le respect, et l'empêcher de remuer, de troubler la tranquillité de l'Europe, d'empiéter sur les voisins et de violer les traités.

« XIV. Cette espèce de citadelle, pour faire l'effet qu'on demande, doit comprendre généralement tout le Pays-Pas; les villes et les forteresses, qui y sont en grand nombre, sont ses demi-lunes, ses bastions, ses remparts, etc. Laisser donc à la France une seule de ces demi-lunes ou de ces forteresses, c'est affoiblir cette citadelle, c'est lui abandonner du terrain, et lui en faciliter la prise peu à peu.

« XV. D'ailleurs, il faut avoir une barrière qui ne soit point à charge, et qui fournisse de quoi entretenir les garnisons qu'il sera nécessaire d'y mettre. Or, si on abandonne à la France l'Artois et le Cambrésis, par exemple, on se prive de deux provinces qui, outre les garnisons d'Arras et de Cambray, peuvent fournir de quoi entretenir d'autres garnisons de plusieurs places qui n'ont presque point de terrain, ni de revenu. Donc, il ne faut rien laisser à la France dans le Pays-Bas, tout étant nécessaire soit pour la barrière, soit pour les garnisons.

« XVI. C'est bien assez que la Bourgogne, que l'on auroit le droit de répéter, demeure à la France, laquelle, dans l'extrémité où elle se trouve, ne pourroit pas la refuser.

« XVII. Il est vrai aussi que l'on pourra démolir plusieurs places qui deviendront inutiles lorsqu'on sera maîtres de tout, et conserver les nécessaires seulement.

« XVIII. Mais n'est-ce pas trop abaisser la France que de lui faire une si terrible circoncision dans le seul Pays-Bas? Non ; mais c'est lui ôter ce qu'elle avoit usurpé, c'est la réduire sur le pied de ses anciennes possessions, c'est désarmer son esprit inquiet, d'où dépend le salut et la tranquillité de l'Europe[1]. »

*Lettre du Roi aux gouverneurs des provinces.*

« A Versailles, le 12e juin 1709.

« Mon cousin[2], l'espérance d'une paix prochaine étoit si généralement répandue dans mon royaume, que je crois devoir à la fidélité que mes peuples m'ont témoignée pendant le cours de mon règne la consolation de les informer des raisons qui empêchent encore qu'ils ne jouissent du repos que j'avois dessein de leur procurer. J'aurois accepté, pour le rétablir, des conditions bien opposées à la sûreté de mes provinces frontières; mais plus j'ai témoigné de facilité et d'envie de faciliter les ombrages que mes ennemis affectent de conserver de ma puissance et de mes desseins, plus ils ont multiplié leurs prétentions : en sorte qu'ajoutant par degrés de nouvelles demandes aux premières, et se servant ou du nom du duc de Savoie, ou du prétexte de l'intérêt des

1. Une fois les négociations rompues, la même gazette publia (Extr. LII) un appel à la religion, à l'humanité, à la Providence, et un article ému sur les sentiments de la reine d'Angleterre. Des prières et un jeûne solennel furent ordonnés en Hollande. Voyez aussi le *Journal de Verdun*, tome XI, p. 54-60 et 89-107.

2. Cette lettre fut imprimée en placard; nous la reproduisons d'après le texte destiné au gouverneur de Paris et transcrit dans le registre de la maison du Roi O[1] 53, fol. 75 v°. Dangeau l'a insérée intégralement, p. 448-450.

princes de l'Empire, ils m'ont également fait voir que leur intention étoit seulement d'accroître aux dépens de ma couronne les États voisins de la France, et de s'ouvrir des voies faciles pour pénétrer dans l'intérieur de mon royaume toutes les fois qu'il conviendroit à leurs intérêts de commencer une nouvelle guerre. Celle que je soutiens, et que je voulois finir, ne seroit pas même cessée quand j'aurois consenti aux propositions qu'ils m'ont faites; car ils fixoient à deux mois le temps où je devois, de ma part, exécuter le traité, et, pendant cet intervalle, ils prétendoient m'obliger à leur délivrer les places qu'ils me demandoient dans les Pays-Bas et l'Alsace, et à raser celles dont ils exigeoient la démolition. Ils refusoient de prendre, de leur côté, d'autre engagement que celui de suspendre tous actes d'hostilité jusqu'au 1er du mois d'août, se réservant la liberté d'agir alors par la voie des armes, si le roi d'Espagne mon petit-fils persistoit dans la résolution de défendre la couronne que Dieu lui a donnée, et de périr plutôt que d'abandonner des peuples fidèles qui, depuis neuf ans, le reconnoissent pour leur roi légitime. Une telle suspension, plus dangereuse que la guerre même, éloignoit la paix plutôt que d'en avancer la conclusion; car il étoit non seulement nécessaire de continuer les mêmes dépenses pour l'entretien de mes armées, mais, le terme de la cessation d'armes expirant, mes ennemis m'auroient attaqué avec les nouveaux avantages qu'ils auroient tirés des places où je les aurois moi-même introduits en même temps que j'aurois démoli celles qui servent de rempart à quelques-unes de mes provinces frontières. Je passe sous silence les insinuations qu'ils m'ont faites de joindre mes forces à celles de la ligue, et de contraindre le roi mon petit-fils à descendre du trône, s'il ne consentoit pas volontairement à vivre désormais sans États et à se réduire à la condition d'un simple particulier. Il est contre l'humanité de croire qu'ils aient seulement eu la pensée de m'engager à former avec eux une pareille alliance; mais, quoique ma tendresse pour mes peuples ne soit pas moins vive que celle que j'ai pour mes propres enfants, quoique je partage tous les maux que la guerre fait souffrir à des sujets aussi fidèles, et que j'aie fait voir à toute l'Europe que je desirois sincèrement de les faire jouir de la paix, je suis persuadé qu'ils s'opposeroient eux-mêmes à la recevoir à des conditions également contraires à la justice et à l'honneur du nom françois. Mon intention est donc que tous ceux qui, depuis tant d'années, me donnent des marques de leur zèle en contribuant de leurs peines, de leurs biens et de leur sang à soutenir une guerre aussi pesante, connoissent que le seul prix que mes ennemis prétendoient mettre aux offres que j'ai bien voulu leur faire étoit celui d'une suspension d'armes, dont le temps, borné à l'espace de deux mois, leur procuroit des avantages infiniment plus considérables qu'ils ne peuvent en espérer de la confiance qu'ils ont en leurs troupes. Comme je mets la mienne en la protection de Dieu, et que j'espère que la pureté de mes intentions attirera les bénédictions divines sur mes armes, j'écris aux archevêques et aux évêques de mon royaume d'exciter encore la ferveur des prières dans leurs diocèses, et je veux, en même temps, que mes peuples, dans l'étendue de votre gouvernement, sachent de vous qu'ils jouiroient de la paix, s'il eût dépendu seulement de ma volonté de leur procurer un bien qu'ils desirent avec raison, mais qu'il faut acquérir par de nouveaux efforts, puisque les conditions immenses que j'avois accordées sont inutiles pour le rétablissement de la tranquillité publique. Je laisse donc à votre prudence de faire savoir mes intentions de la manière que vous le jugerez le plus à propos. Sur ce, je prie Dieu, etc.[1]. »

A côté de ces pièces si importantes pour l'histoire de l'année 1709, je ne crois pas devoir omettre l'indication d'un volume qui parut alors, et qu'on attribua à Donneau de Visé, le rédacteur du *Mercure de France* (Bibl. nat., L²c 33). Il a pour titre : *Recueil de diverses pièces touchant les Préliminaires de paix proposés par les alliés et rejetés par le Roi.* On y trouve d'abord le récit des incidents qui suivirent le retour de Torcy et la publication du manifeste royal, puis une lettre datée du 5 juin, longue de plus de soixante-dix pages, et destinée à présenter la situation sous ses côtés avantageux et à relever le courage de la nation, une autre lettre, du 30 juin, commentant les Préliminaires et le manifeste (l'auteur dit qu'il fallut en faire une seconde édition à la hâte, pendant la nuit), le texte même du manifeste, enfin une suite de lettres venues de Hollande et d'Angleterre.

1. On peut rapprocher de cette pièce le projet de harangue, sans date, qui a été publié par Grimoard dans les *Œuvres de Louis XIV*, tome II, p. 469-471.

# ADDITIONS ET CORRECTIONS

Page 24, note 1. On trouve dans les *Mémoires du duc de Luynes*, tome VIII, p. 40-41, un singulier souvenir du passage du prince danois à Montpellier et de ses liaisons galantes.

Page 31, note 4. La seule lettre de Mme de Mailly qui puisse se rapporter à cette affaire de finance est adressée à Desmaretz le 27 juin 1709 (Arch. nat., G[7] 540); je la reproduis avec son orthographe :

« Trouuex bon monsieur que je uous enuoye une lettre que le sieur porte me crit dens la quelle il me marque tous les embarras où il se trouue depeuis la mort du sieur de la brosse pour lexecution du tretay qu'il a fait. je uous suplie monsieur peuisque uous n'aués pas jugé a propos daccepter la nouuelle proposition quil uous a fait de luy a corder larrest de prefferance quil uous demande il na que ce seul moyen pour pouuoir executer les conditions de son tretay le quel il croit fait san pene sans la mort de la brosse mes dans le quel sepandant il nest en tray que pour me fere plesir et dens la consideration que je ne uoules point estre a charge au roy dens ce quil uouloit bien auoir la bonte de me donner pour maider a establir ma fille comme je suis sur le point de conclure un mariage pour elle je uous seray sansiblemant oblige monsieur si uous uoulay bien auoir la bonte de mesder dans sette aucasion et destre persuade que jan noray toute ma uiee une parfaite reconnoissance auecque la quelle je suis monsieur uotre tres henble et tres obeissante seruante. DE St HERMINE DE MAILLY. »

Page 35, note 3. Le Mémorial des audiences diplomatiques (Dépôt des affaires étrangères, vol. *France* 307, fol. 313) note, au 5 février 1709, que le Nonce a représenté au Roi que, vu l'état violent où S. S. se trouvait réduite, elle priait S. M. d'y compatir et de juger qu'elle ne prendrait que par force les partis violents qu'on lui proposait ; il a demandé que le Roi, connaissant les intentions du souverain pontife, ne lui sût point mauvais gré de ce qu'il serait contraint de faire. Le nonce extraordinaire fit une démarche analogue le 19 (fol. 314).

Page 47, note 10. Il existe dans les Papiers Bouillon, aux Archives nationales, carton R[2] 73, un projet de lettre du P. de la Chaise au Roi, qui doit être du commencement de janvier 1709, et qui porte des ratures et des additions de la main du cardinal. Fut-elle envoyée à son destinataire, et est-ce à elle que le cardinal dut l'adoucissement que le Roi lui accorda quelques mois plus tard (p. 415)? En voici la teneur :

« Me trouvant en un état où je dois donner à V. M. apparemment la dernière marque de ma reconnoissance pour les infinies bontés dont elle a daigné m'honorer, aussi bien que de mon zèle pour sa véritable gloire devant les hommes et de la fidélité que mon ministère exige de moi indispensablement par rapport à ses obligations devant Dieu, au tribunal duquel je suis pour rendre bientôt compte, je ne puis, en conscience, me dispenser de supplier V. M. de réfléchir sur les motifs qui font ressentir à M. le cardinal de B. le traitement qu'il souffre depuis si longtemps, mais principalement depuis que, par une obéissance si louable, dans toutes les circonstances, aux ordres de V. M., il se tient dans les lieux où V. M. l'a relégué, il a si évidemment démenti cet esprit de révolte aux commandements de V. M. dont ses ennemis l'avoient si soigneusement noirci auprès de V. M. Ce cardinal, Sire, doyen du sacré collège, traité en criminel par l'arrêt de votre Conseil, dépouillé de la première charge [*ajouté :* de la maison] de V. M. sur des faits, à lui imputés, dont il s'est toujours inutilement offert de démontrer évidemment la fausseté, et flétri par là à la vue de toute l'Europe, ne demande pour toute grâce à [*biffé :* la générosité de] V. M. [*biffé :* qui l'a par ci-devant comblé de tant de biens et d'honneurs, et honoré même du soin de ses affaires, qui demande, dis-je, pour toute grâce] que d'être reçu à justifier toute sa conduite : grâce que V. M. [*biffé :* n'a jamais] ne peut refuse[r] aux plus petits et aux plus méprisables de ses sujets. Pour moi, Sire, par ce même dévouement avec lequel j'ai vécu et je veux mourir uniquement attaché aux véritables intérêts de V. M., qui sont ses intérêts éternels, je suis persuadé, par la connoissance parfaite que j'ai pris soin d'avoir de l'innocence d'un tel suppliant, je croirois d'offenser Dieu mortellement, si je ne lui disois pas, en qualité de son confesseur, pour lequel [*ajouté :* emploi] elle m'a bien voulu choisir de son propre mouvement et n'a pas dédaigné de me souffrir durant tant d'années, que ce que ce cardinal appelle une grâce est une justice qu'il n'est pas libre à V. M. de ne pas lui rendre, à moins que [*biffé :* contre sa constante coutume] elle ne veuille pas soumettre sa toute-puissance à la loi de Dieu, qui exige d'elle, en cette rencontre, d'écouter le [*biffé :* dit] cardinal et de faire cesser par là le scandale que toute l'Église reçoit du traitement que l'on lui fait. »

Page 51, note 4. Le P. Dupuy, jésuite, annonça en ces termes, au P. Daugières, recteur du grand collège de Lyon, la mort du P. de la Chaise (*Journal de Verdun*, tome X, p. 355-358) :

« 21 janvier 1709. — Mon Révérend Père, la santé du R. P. de la Chaise a été si longtemps foible et languissante, que V. R. ne l'a pu ignorer. Hier, il a plu à Dieu de finir ses peines et de couronner ses mérites en l'appelant à lui vers les cinq heures et demie du matin.

« Des abcès dans une jambe ont été le commencement de son mal. Ce qui devoit servir d'aliment à tout le corps découloit par cet abcès. Ce nouveau cours de la pourriture a causé une maigreur extrême et un dessèchement de toutes les autres parties du corps. Il restoit cependant assez de force dans le R. P. confesseur pour soutenir les fatigues ordinaires et continuer de travailler avec S. M.; mais un rhume survenu depuis six jours a causé une oppression de poitrine; la fièvre, avec des redoublements, a produit l'inflammation, et a achevé de consommer la victime que nous présentâmes hier à Dieu.

« Ce n'est pas à moi de faire l'éloge d'un si grand homme ; quelque meilleure plume informera le public de ses vertus héroïques. Je dois me contenter de dire à V. R. qu'il n'est personne qui ne regarde la mort du R. P. de la Chaise comme une grande perte que le Roi, que l'État, que la religion, que notre Compagnie a faite. Le Roi avoit en lui une parfaite confiance, et il a eu la bonté de lui marquer sans discontinuation, pendant trente-quatre ans qu'il l'a eu auprès de sa personne, une amitié tendre, telle qu'on ne voit pas dans les autres souverains à l'égard des confesseurs qui sont leurs sujets. C'est pour cela que, quelque instance que son confesseur lui ait faite depuis cinq ans, et qu'il a continuée depuis son dernier voyage à Versailles, qu'il fit il y a douze jours, de lui permettre de se retirer de la cour et des affaires, jamais S. M. n'a voulu y consentir, parce que les foiblesses du corps n'avoient donné aucune atteinte à son esprit, ni à la mémoire de son confesseur : il étoit le même dans les affaires et dans les conseils.

« Vendredi dernier, se sentant affoibli, et prévoyant qu'il n'étoit pas éloigné de sa fin, il écrivit au Roi l'état de sa santé, et, le jour même, il reçut une réponse de sa main, la plus tendre et la plus affectueuse. Ceux qui ont connu la droiture d'âme du R. P. de la Chaise et la justesse de son esprit pour ne donner que des bons conseils, son attachement au bien de l'État et de la religion, son zèle pour l'un et l'autre, sa prudence pour donner à ce zèle les bornes qui lui convenoient afin de ne le pas rendre inutile en voulant le pousser trop loin, ne sont pas surpris de cet attachement de S. M. envers son confesseur. Il le méritoit par toutes les qualités qui pouvoient l'en rendre digne, mais surtout par cette simplicité et cette humilité religieuse qu'il ne perdit jamais au milieu des grandeurs qui l'environnoient, et qui ne lui ont jamais permis d'employer du crédit que pour faire du bien. Ces mêmes vertus font pleurer la mort d'un si grand homme comme une des plus grandes pertes que la religion pût faire. Il en a toujours été le soutien sans en rechercher la gloire, se contentant d'agir sans qu'il parût agir. Pour la Compagnie, elle a perdu non seulement un illustre dans cette mort, mais elle a encore perdu un des plus saints religieux qu'elle ait eus, si exact dans les observances régulières de l'heure et de la méditation, de la messe, des prières publiques, que, quelque occupé qu'il fût d'ailleurs, quelque veille qu'il eût essuyée pendant le repos de la communauté, jamais il ne manquoit de faire les quatre exercices au temps de la communauté, depuis trente-quatre ans qu'il étoit à Paris. Nulle incommodité, nulle singularité, nulle délicatesse dans le boire et le manger; sur tout ce qu'on lui servoit, jamais il ne se plaignoit. Il arrivoit cependant assez souvent qu'il ne pouvoit manger ce qu'on lui présentoit.

« Comme je ne fais pas ici l'histoire, ni l'éloge d'un si grand homme, je n'entrerai pas dans un plus grand détail; je me contenterai d'ajouter qu'il étoit si rempli de Dieu, qu'il en parloit souvent, mais d'une manière qui nous faisoit bien connoître combien il en étoit pénétré.

« On lui donna le saint viatique vendredi, à deux heures après midi. Il nous parla avec tant d'édification et d'un air si pathétique, qu'il nous arracha des larmes à tous. Dieu lui a conservé la connoissance presque jusqu'au dernier soupir, et, s'il a eu quelque éclipse de raison, elle n'a pas été de durée. Il expira avec des sentiments d'une parfaite confiance en la miséricorde de Dieu. La province lui doit deux messes, comme à un des enfants, et une troisième pour y avoir été provincial; il y a peu de collèges qui ne lui en doive une comme à son bienfaiteur. »

Page 57, fin de note, ligne 3. Au lieu de *Veillard*, lisez : *Vuillard*.

Page 62, note 2. La marquise d'Huxelles écrivait, le 28 février : « Le P. le Tellier a dit au Roi, en propres termes, qu'il le supplioit de lui permettre de ne point accepter l'honneur qu'il lui faisoit, à cause de son incapacité, et qu'il n'avoit nulle connoissance du monde; que sa robe l'en dispensoit, comme d'avoir de la naissance, déclarant à S. M. qu'il étoit fils d'un paysan, mais que, dans le ministère où elle l'appeloit, il n'étoit pas permis d'avoir tant d'ignorance et de ne point du tout connoître les gens qui composent la cour. Je ne sais pas la réponse; mais on m'apprend que c'est un homme de beaucoup d'esprit. Il a de l'obligation à M. le cardinal d'Estrées, qui l'a servi à Rome pour empêcher que quelques-uns de ses ouvrages d'alors ne fussent mis à l'index. M. le premier président de Harlay en a reçu un remerciement de l'avoir été chercher, par le fameux frère du P. de la Chaise, et il lui a encore mandé qu'il ne manqueroit point de lui rendre visite à son retour de Versailles. »

Page 94, note 1. Voici les lettres patentes de pension que le Roi accorda à Louise-Hollandine de Bavière lors de son entrée à Maubuisson (reg. O[1] 10, fol. 185) :

« Louis, etc. A notre amé et féal le sieur comte de Brienne, etc., Salut. L'affection particulière que nous conservons pour notre très chère et bien amée cousine la princesse Louise Palatine, sœur de notre très cher et bien amé frère le comte Palatin du Rhin, prince-électeur du Saint-Empire, a toujours été telle que, depuis son arrivée en ce royaume, nous voulûmes lui en faire ressentir les effets en lui accordant, par nos lettres patentes du 1er d'avril 1659, la somme de six mille livres de pension par chacun an, à prendre sur les deniers ordinaires et extraordinaires de notre Épargne, pour subvenir à son entretien dans le monastère des religieuses de Sainte-Marie de Chaillot-lès-Paris, où elle s'étoit retirée pour se faire instruire de plus en plus dans les vérités de la religion catholique, apostolique et romaine, qu'elle avoit peu auparavant embrassée. Et comme, pendant qu'elle a été en ce convent, Dieu a fait naître en son cœur un si ardent desir de s'y vouer et consacrer entièrement à son service dans la profession religieuse, que, pour l'exécuter, elle seroit entrée au monastère de Maubuisson, où elle auroit pris l'habit et fait son noviciat selon les constitutions de l'ordre des Cîteaux de l'étroite règle qui s'observe audit monastère de Maubuisson, et qu'elle nous a fait connoître qu'elle seroit même dans la volonté d'achever promptement ce bon dessein par la profession solennelle qu'elle desire y faire, si, pour n'être pas à charge dans ce convent, nous avions agréable, comme elle nous a fait prier, de commuer et convertir ladite pension de six mille livres en dot et en assurer le payement annuel sa vie durant de telle sorte qu'elle demeure attachée à sa personne, et la puisse même porter aux autres maisons où elle entrera. Nous, ayant pour elle des sentiments d'affection très particuliers, et faisant une estime singulière de sa piété et de sa vertu, avons volontiers consenti à sa demande, et, afin de donner en notre nom toutes les sûretés qu'elle ou la maison où elle est, ou telle autre où elle pourra entrer ci-après, auroient à desirer, et en passer tous les actes nécessaires..., à ces causes, nous vous avons commis et député, commettons et députons... pour, en notre nom, constituer à notredite cousine la susdite dot de six mille livres, payable par chacun an sa vie durant.... Et, pour ce que notredite cousine la princesse Louise Palatine se trouve de présent audit monastère de Maubuisson, comme il est ci-dessus énoncé, prête et en volonté, si Dieu la lui continue et lui en donne la grâce et la force, d'y faire sa profession solennelle, il est juste que le monastère qui l'a élevée à la piété profite d'une partie de la dot, nous voulons et nous plaît que, tant et si longuement que ladite princesse y fera sa résidence, il sera pris sur ladite somme de six mille livres celle de trois mille livres, pour être délivrée par chacun an aux monastère et abbesse de ladite abbaye, pour employer tant à la nourriture qu'au vêtement de ladite princesse Louise, laquelle, des trois autres mille livres, en disposera à sa volonté; que si, par la nôtre ou celle des supérieurs dudit ordre des Cîteaux, notredite cousine étoit transférée en un autre monastère, celui de Maubuisson ne pourra plus prétendre dès lors jouir de ladite somme de trois mille livres, mais elle reviendra de nouveau à notredite cousine pour, avec l'autre partie, lui tenir lieu de dot en tel lieu et monastère où elle aille demeurer, laquelle, dès à présent, nous autorisons par ces présentes pour pouvoir convenir avec les abbesse, prieure et religieuses de celui où elle sera transférée, de laquelle somme elles auront à jouir pendant qu'elle y fera sa demeure, pour fournir à son entretien et à sa nourriture; comme aussi, si elle étoit par nous pourvue d'une abbaye, régler avec les religieuses qui lui devront être sujettes de la pension qu'elle portera à leur communauté, lui réservant dès à présent le surplus pour être par elle employé en ce qu'elle voudra ordonner.... Donné à Paris le 16me jour de septembre, l'an de grâce 1660. »

Page 122, note 12. Fleury a dit, dans son éloge du prince (p. 89-90), comme notre auteur lui-même : « Cette étendue de connoissances lui donnoit la facilité de s'entretenir avec toutes sortes de personnes et d'accommoder la conversation à la portée de chacun. Gens de guerre, gens de robe, ecclésiastiques, savants, ignorants, tous lui convenoient, et il convenoit à tous. Il raisonnoit avec ceux qui en étoient capables, il mettoit les autres sur les faits de leur connoissance. On se trouvoit à son aise avec lui, et on sortoit satisfait. Sa conversation étoit délicieuse pour ceux qui savoient la goûter : au fond, les pensées justes et solides, le jugement droit, les sentiments élevés; au dehors, l'expression facile et noble, les tours ingénieux et délicats, souvent des traits vifs et des railleries fines, quelquefois un peu mordantes, un agrément singulier répandu sur son visage et toute sa personne. »

Page 126, note 5. D'après la Fare (*Mémoires*, p. 293), il montra peu d'élévation de sentiments dans l'affaire de l'élection de Pologne, et ne témoigna aucune reconnaissance à l'abbé de Polignac, qui l'avait, pour ainsi dire, placé sur le trône. « Il passa aussi pour trop attaché à ses intérêts dans les affaires qu'il eut avec Mme de Nemours. » Notre auteur dit exactement la même chose.

Page 128, note 2. Le portrait du prince par Lassay, déjà indiqué dans notre tome IV, p. 138 et 529, est des plus importants.

Page 137, note 6. Monsieur le Prince était revenu à Paris, le 10 novembre, si malade, qu'il n'avait pu recevoir, au 1er janvier, les compliments de la Ville. C'est couché dans son lit, avec les rideaux presque fermés, qu'il entendit les condoléances apportées de la part du Roi et des princes à l'occasion de la mort du prince de Conti, et reçut la visite de la reine d'Angleterre. Il était soigné, sous la direction de Fagon, par son médecin Pépin, qui ne le quittait pas.

Page 148, note 3. M. G. Macon, dans *les Arts dans la maison de Condé*, p. 39-41, a donné des documents sur la pompe funèbre du grand Condé.

Page 170, note 11. Pierre Gorge d'Entraigues était un Nantais qui avait commencé à s'enrichir sous Foucquet, dans la ferme du tabac; il fut receveur général des aides de Paris durant le bail Legendre (1668-1674) et eut ensuite une part dans le bail Dufresnoy. Voici le passage du chapitre des Biens de la fortune de la Bruyère (tome I, p. 251) qui s'applique à lui : « Sylvain, de ses deniers, a acquis de la naissance et un autre nom; il est seigneur de la paroisse où ses aïeuls payoient la taille; il n'auroit pu autrefois entrer page chez Cléobule, et il est son gendre. » Ce Cléobule est donc Dominique d'Estampes, marquis de Valençay et de Fiennes, ci-dessus, p. 171, note 2.

Page 187, note 4. Le duc de Montmorency écrivait, à propos de la naissance du grand Condé, le 8 septembre 1621 : « C'est un étanson à la couronne de France » (Duc d'Aumale, *Histoire des princes de Condé*, tome III, p. 155).

Page 191, note 5. Par arrêt du Conseil du 11 mars 1710, une commission composée des conseillers d'État de Nointel, des Forts, Rouillé du Coudray, d'Argenson et de Vaubourg, et des maîtres des requêtes d'Ernothon, Fagon, de Bagnols et de Nointel, fut nommée pour liquider la situation de la Cour des Chiens. Sur un total d'effets s'élevant à 17,851,488 ᵗᵗ, en déduisant les dettes, soit 11,860,079ᵗᵗ, il restait à la succession 5,991,409 ᵗᵗ; mais la plus grande partie de cet actif consistait dans l'arriéré dû par le Roi sur les traités des vivres. En 1711, afin de rembourser les droits du Roi sur les traités d'offices, on vendit la grande maison de la porte Gaillon, pour 300,000 ᵗᵗ, la moitié d'une maison rue Richelieu pour 80,000ᵗᵗ, le terrain joignant pour 40,000 ᵗᵗ, l'hôtel de l'Hospital pour 120,000 ᵗᵗ, et la maison de Versailles pour 21,000 ᵗᵗ. Le 4 janvier 1710, il avait cédé à Pierre Moreau sa charge de trésorier général des Invalides (Papiers du Contrôle général, carton G⁷ 1825). Enfin son neveu Antoine-Arthus des Chiens de Lusy, trésorier de France à Paris, fut substitué à tous ses traités en cours le 22 avril 1710.

Page 193, note 3. La marquise d'Huxelles écrivait, le 21 octobre, à propos de la Cour des Chiens (*Journal de Dangeau*, tome XIII, p. 51) : « Il y a bien du bruit parmi tous les munitionnaires; on dit qu'il s'est présenté une compagnie nouvelle, et qu'on attaque M. de la Cour, auquel on a envoyé garnison chez lui. On dit aussi qu'il loue à Mme la duchesse de Mantoue cette grande maison appelée l'hôtel de Travers, bâtie pour M. de Chamillart, qui a coûté furieusement, en ayant encore une plus belle au bout de la rue Richelieu. »

Page 213, note 1. On appelait *assignations* les promesses de payement délivrées par le Trésor aux titulaires de pensions ou d'appointements que l'état des caisses ne permettait pas d'acquitter comptant, et dont le payement ne se trouvait guère plus assuré par l' « assignation » sur un fonds ou un produit déterminé. Ainsi, dans l'année 1709 où cette opération de trésorerie fut réglée par un arrêt du 19 février, Madame écrivait (recueil Jaeglé, tome II, p. 101) : « Personne ne reçoit d'argent; on ne nous paye qu'en assignations. Ce n'est que du papier, et encore faut-il courir après, car, par exemple, ce qu'on devroit toucher aujourd'hui, l'assignation en ajourne le payement à trois, quatre, et même cinq mois, et alors encore on a bien de la peine à se faire payer. » C'est ce que racontent, en d'autres termes, Boileau à son ami Chapelle, dans une lettre du 10 juillet 1704, et Racine, dans sa correspondance avec Boileau, lorsque tous deux cherchaient à faire porter leurs ordonnances sur l' « état de distribution. » Voyez aussi un placet de Saint-Simon (*Mémoires*, éd. 1873, tome XIX, p. 256). Le service des assignations était un des bureaux importants du Contrôle général, et il est représenté dans le fonds des Papiers de la série G⁷ par les cartons 920-923; on trouvera aussi des documents sur les assignations et réassignations de 1709 dans le carton G⁷ 1014, ou des renseignements dans les *Recherches et considérations* de Forbonnais, tome II, p. 192-193, et dans la *Correspondance des Contrôleurs généraux*, tome III, p. 616-617.

Page 215, note 5. Les trois lettres de Tessé au Pape, 15 décembre 1708, 2 janvier et 13 février 1709, sont en copie dans les volumes des Affaires étrangères cotés *Rome* 494, fol. 91-92, et 499, fol. 8 et 57.

C'est de la première qu'il disait à Mme des Ursins, le 29 décembre : « Je me garderois bien de vous envoyer la copie d'une lettre que j'avois cru, dans les conjectures (*sic*) présentes, devoir écrire au Pape; mais, comme il l'a fait traduire en italien, et qu'il l'a envoyée à tous les cardinaux, il n'a pas été possible que ce que je croyois qui étoit pour le Pape seul ne devînt public, et il a fallu qu'en lui parlant très respectueusement, je ne laissasse pas de lui dire son petit fait. Ainsi, je vous l'envoie. » (Recueil Rambuteau, p. 302-303.) Grimoard, après avoir donné les deux premières lettres, mais non la troisième, dans les *Mémoires de Tessé*, tome II, p. 205-302, a reproduit, en guise de commentaire, le jugement de Saint-Simon et un passage encore plus sévère des *Mémoires du marquis de Saint-Philippe* (tome II, p. 289), lequel se refusa à citer textuellement les deux lettres, « pour ne pas laisser à la postérité l'exemple condamnable de parler avec tant d'irrévérence et de liberté au vicaire de Jésus-Christ. » Et Saint-Philippe ajoutait : « Ces lettres ne furent approuvées que des hérétiques et de quelques personnes peu religieuses. La piété de Louis et de Philippe en fut offensée. »

Page 230, note 6. Comparez les *Mémoires de Mlle de Montpensier*, tome III, p. 550.

Page 231, note 3. « L'homme du monde qui avoit le plus de talent pour imaginer tout ce qui pouvoit rendre une fête galante et magnifique, » a dit la Fare (*Mémoires*, p. 293). C'est encore, presque textuellement, la phrase de Saint-Simon dans notre tome VII, p. 57-58.

Page 233, note 4. La capitainerie d'Halatte s'étendait, en dehors de la forêt de ce nom, sur les domaines avoisinants de Chantilly, Ermenonville, Chaalis, la garenne de Cornon, les haute et basse Pommeraye, la Queue d'Orry, etc., et, au delà de l'Oise, sur les bois des Ageux, lorsque François Ier la confia, en 1520, avec celle de Carnelles, à Anne de Montmorency (*Catalogue des actes de François Ier*, tome I, n° 1242). D'après la *Statistique du canton de Pont-Sainte-Maxence*, par Graves, Henri de Montmorency la posséda à son tour, et Charles de Saint-Simon l'eut depuis le 28 septembre 1630 jusqu'au jour où il s'en démit, 21 avril 1674, pour qu'elle passât aux mains du grand Condé (30 novembre). Si son nom manque sur l'état des officiers envoyé à la Cour des aides en 1664, c'est du fait d'un ministre hostile, à ce que dit un mémoire très instructif fourni par Monsieur le Duc sur la qualité de capitainerie royale conservée à Halatte par l'édit d'octobre 1699[1].

Page 234, note 3. Dès le mois de février 1686, comme il a été dit au tome I, p. 141, note 1, la capitainerie du pays de Beaumont, c'est-à-dire de Carnelles, fut supprimée à la mort de son titulaire le premier président Nicolay, mais pour favoriser la maréchale de la Motte, qui avait l'engagement du domaine, et non pas pour la faire passer aux Condé (*Dangeau*, tome I, p. 299).

Page 241, note 5. Mme de Caylus a dit d'Henri-Jules, dans ses *Sou-*

1. Ci-dessus, p. 234, note 4.

*venirs* (p. 67-68) : « L'esprit, la galanterie, la magnificence, quand il étoit amoureux, réparoient en lui une figure qui tenoit plus du gnome que de l'homme. » Mademoiselle (*Mémoires*, tome III, p. 486-487) l'avait caractérisé ainsi dès son jeune âge : « Ce n'est qu'un petit garçon ni bien, ni mal fait, point beau ; rien du prince du sang. »

Page 243, note 4. Cette anecdote sur la marquise de Richelieu n'a rien qui puisse étonner, si on la rapproche de certaine lettre que son mari écrivit au lieutenant général de police le 9 juin 1703. « Faites souvenir S. M., y est-il dit, que, lui ayant représenté, il y a deux ans, qu'en honneur je ne pouvois reprendre Mme la marquise de Richelieu à cause de la vie déréglée qu'elle avoit menée, et que la mienne n'étoit pas en sûreté avec elle, ayant dit plusieurs fois qu'elle donneroit tout son bien à qui pourroit la défaire de son mari, S. M. trouva mes raisons si bonnes, qu'elle approuva la résolution que j'avois prise de ne la jamais voir, et la fit mettre dans un couvent par lettre de cachet.... » (*Notes de René d'Argenson*, p. 102.)

Page 244, note 3. Le grand Condé disait de son fils : « Je voudrois qu'il pût apprendre son métier (de général), montrer ce qu'il vaut, et voir quelques belles occasions » (article de feu M. Froment, dans *le Correspondant*, 25 novembre 1896, p. 634). Il songeait à l'envoyer sur mer lorsque survint l'affaire de la succession de Pologne. — A Seneffe, le jeune prince reçut une balle à la jambe auprès de son père, et néanmoins il aida celui-ci à remonter sur un autre cheval (*Histoire généalogique de la maison de France*, tome I, p. 340).

Page 250, note 5. C'est au collège de Clermont que Monsieur le Prince avait mis son fils. Cet établissement (notre tome XIV, p. 388), reconnu de fondation royale en 1681, reçut, le 10 octobre de l'année suivante, le nom de collège de Louis-le-Grand. Sur sa vogue extraordinaire, on peut voir les *Mémoires de l'abbé le Gendre*, p. 179-180.

Page 255, fin de note. Un bref récit, par Clairambault lui-même, de la mort du grand Condé (ms. Clairambault 641, fol. 99 v°) se termine ainsi : « On a remarqué depuis deux mois, sur le balcon [du cabinet] des armes de Chantilly, un fantôme enveloppé d'un drap blanc, et qui, en le regardant, devenoit plus petit, et ainsi disparoissoit. On en fit le rapport à feu Monseigneur le Prince, qui, en riant, répondit : « C'est « peut-être la vieille connétable qui vient voir sa maison. » — Le fils Brienne raconte (ses *Mémoires*, tome I, p. 261) que Louis XIII, étant allé à Écouen après la mort du duc Henri de Montmorency, vit paraître un soir l'ombre de celui-ci, et ne voulut plus y revenir.

Page 256, note 1. Mlle de Montpensier avait, en 1683, un premier aumônier nommé François Péan.

Page 259, note 3. On peut citer encore « dettes actives et passives » dans un inventaire, « voix actives et passives » dans une élection.

Page 263, note 1. La date de la mort de la Noue est établie par une lettre de Villars au duc d'Antin, du 10 septembre 1710 (Soulavie, *Pièces inédites sur les règnes de Louis XIV et de Louis XV*, tome I,

p. 323-324) : « Ce pauvre la Noue mourut avant-hier. C'étoit assurément un très honnête garçon ; mais il perdoit son crédit. M. de Xaintrailles est plus propre que personne à cet emploi-là, et ce sera un malheur pour Monsieur le Duc, si sa mauvaise santé l'empêche de lui rendre des services utiles. »

Page 267, note 6. Lors des obsèques du père du grand Condé, en 1646, le Roi fut représenté par le duc d'Albret, petit-fils du mort ; à la suite des carrosses de la maison de Condé venaient ceux des ducs de Ventadour, de Saint-Simon, de la Rochefoucauld, et d'autres, au nombre de vingt (Arch. nat., KK 1446, fol. 110-127).

Page 268, note 2. Il y a, dans un registre de la régie des biens du grand Condé coté KK 581, fol. 183 v°, une ordonnance pour le parfait payement des travaux exécutés à Vallery par Gilles Guérin suivant marché du 3 janvier 1648 ; il restait encore dû près de huit mille livres.

Page 269, note 3. Les *Mémoires de Sourches* racontent (tome II, p. 28-29) que le prince Henri-Jules, au service de son père à Notre-Dame en mars 1687, avait fait mettre sur la représentation un drap fleurdelisé d'or, et que le Roi le fit ôter au dernier moment ; il en conçut un violent dépit.

Page 308, ligne 16. Les *Mémoires de l'abbé Arnauld*, p. 543, parlent de la prétention des Rohans et du duc de Candalle à se faire donner l'*Altesse* par leurs valets et familiers. Sur l'épitaphe du célèbre monument funéraire d'Henri Chabot, aux Célestins, sa veuve se qualifia : *Serenissima Margarita Rohannensium dynastarum.*

Page 317, note 3. On sut alors que M. de Vendôme avait donné ordre de vendre ses équipages de campagne, ne comptant plus aller à l'armée (*Dangeau*, 6 février, p. 327 ; *Sourches*, p. 268). L'annotateur de ces derniers *Mémoires*, qui étoit un de ses familiers, a ajouté : « Tout le monde disoit qu'il avoit bien fait de ne vouloir pas servir après tous les dégoûts qu'on lui avoit donnés pendant la dernière campagne, étant de son honneur de faire voir que ce n'étoit pas par sa faute que tant de malheurs étoient arrivés à la France. » L'entourage de M. de Vendôme répondit en accusant la jeune princesse de trahir la France (Chansonnier, ms. Fr. 12694, p. 357) :

Sous ombre d'aimer votre époux,
Vous servez trop bien votre père.

Page 332, note 3. D'abord réservé aux maisons qui pouvaient se réclamer réellement d'une alliance directe avec la race royale, comme les Beauvau, le titre de « cousin du Roi » commença vers 1540, dit-on, à être concédé aussi aux ducs et pairs et aux maréchaux de France, puis le fut aux cardinaux et aux archevêques, à l'exclusion des évêques, et enfin aux princes étrangers. A la cour de Louis XIV, surtout dans la seconde moitié du règne, les arbitres du cérémonial s'efforcèrent d'en restreindre l'octroi, comme le prouvent les mémoires tout spéciaux de d'Hozier, de Clairambault, de Desgranges, conservés actuellement dans les Papiers de la Pairie, aux Archives nationales, registres KK 600, p. 722, 601, p. 1011-1032, 620, p. 721, et à la Bibliothèque nationale, ms. Clairambault 719, p. 99-100. Clairambault écrivait à d'Hozier, le 8 mai 1700 (KK 600, p. 722) : « Le surplus se fait souvent par ignorance.... Tel homme voit son voisin traité de *cousin*, qui demande le même traitement, croyant le mieux mériter, et l'obtient souvent suivant le temps, son crédit au bureau des brevets, ou le besoin qu'on a de lui.... J'ai toujours conclu de réduire les *cousins* aux parents d'un certain degré et aux dignités de duc et pair, maréchaux de France, qui ne l'ont pas tous eu dans ce siècle, et autres officiers de la couronne. » Dans les maisons ducales de France, le chef seul était traité de *cousin*, tandis que, dans les maisons qui jouissaient par elles-mêmes de ce traitement honorifique, le privilège s'étendait à la femme et aux fils et filles aînés du chef : selon Desgranges, c'étaient les maisons de Lorraine, de Savoie, de la Tour-d'Auvergne, de Rohan, de Chabot-Rohan, de la Trémoïlle, de Luxembourg, de la Rochefoucauld, d'Albret, de Laval-Montmorency, de Mailly, et, comme princes étrangers de Flandre, les Egmont, Espinoy, Isenghien, Montmorency-Robecque et Croÿ-Solre. Encore, disaient Desgranges et Clairambault, la plupart de ces maisons auraient-elles eu de la peine à justifier de leurs droits. Il est probable, étant donnée la date admise généralement de 1540, que l'usage avait été emprunté, lors de nos relations avec Charles-Quint, à la cour espagnole, où Saint-Simon a dit déjà (nos tomes VII, p. 373, et IX, p. 125 et 220) que les rois qualifiaient les grands de *primo*, cousin germain, et leurs fils aînés de *pariente*. Aussi, quand Louis XIV a assimilé les grands d'Espagne à nos ducs, il leur a concédé la qualification de *cousin*. Dans les *Projets de rétablissement* de 1712 (*Écrits inédits*, tome IV, p. 202), notre auteur a exprimé le vœu que le traitement de *cousin* fût exclusivement réservé aux trois premières classes de l'aristocratie réorganisée à son gré : princes du sang royal; ducs, comtes et pairs; officiers de la couronne. — En dehors des documents indiqués plus haut, on trouvera soit des pièces, soit des détails intéressants, dans le Supplément au *Corps diplomatique*, tome IV, p. 465, dans le ms. Gaignières coté aujourd'hui Fr. 22293, fol. 1-75, et dans le *Traité de la noblesse* de G.-A. de la Roque (éd. 1734), p. 265-268, mais surtout dans un mémoire original présenté par les intéressés au roi Louis XV, à propos d'une lettre du vicomte de Chabot au maréchal de Senneterre (Arch. nat., $O^1$ 281, 1er dossier). Au temps où fut présenté ce mémoire, il y avait, comme noms nouveaux, sur la liste : Rieux, Beauvau du Rivau, Fitz-James. Les Bauffremont y furent ajoutés en 1759 et 1762. C'était un des privilèges des « cousins » de ne donner le *Monseigneur* qu'aux princes du sang. Autre particularité à signaler : les cousins étaient les seuls avec qui le Roi se servit de cette formule complète : « Je prie Dieu qu'il vous ait en sa sainte *et digne* garde. » (*Luynes*, tome XIII, p. 313).

Page 333, fin de note. Voici le texte donné par Marana, dans ses

*Événements les plus considérables du règne de Louis le Grand* (1690), p. 107-108 : « *N.* vous expliquera que je me réjouis avec vous, comme votre ami, de la charge de grand maître de ma garde-robe que je vous donne comme votre roi. »

Page 334, note 1. La famille de Scorraille[1], d'où sortait la duchesse de Fontanges, appartenait à l'Auvergne et était assez ancienne selon les preuves que Jean du Bouchet dressa pour cette favorite en 1681. Nous avons aux Archives nationales, sous la cote M 397, le dossier formé alors par cet historien savant, mais assez suspect, et la mise au net faite par le P. Ange en 1717. Le « Tableau généalogique, » imprimé en 1681, est assez rare. L'analyse des actes, remontant jusqu'au douzième siècle, et allant jusqu'à la régence du duc d'Orléans, se retrouve au Cabinet des titres[2]. Le surnom de Fontanges venait du mariage de l'héritière de cette famille avec Louis de Scorraille, baron de Roussilles, mort en 1639, grand-père de la belle duchesse. Celle-ci s'appelait Marie-Angélique, et étoit née en 1661, fille de Jean-Rigal ou Rigaud de Scorraille, comte de Roussilles en Limousin, seigneur de Cropières, baron de Puech-Morier, etc., et lieutenant de Roi d'Auvergne. Amenée à la cour par les Arpajon et les Peyre, reçue fille d'honneur de Madame le 17 octobre 1678[3], en place de Mlle de Maisnières, qui épousait Villars-Brancas[4], elle se fit tout de suite remarquer pour ses charmes de rousse « belle comme un ange de la tête aux pieds[5], » quoiqu'ils ne fussent rehaussés ni par l'esprit, ni par une humeur agréable[6].

C'est en avril 1679 que cette faveur commença à être visible. Pierre Clément en a retracé sommairement[7] l'histoire, et une épître en vers de J. de La Fontaine en marque l'apogée en janvier 1680[8]. Une « petite personne » mourut alors en naissant[9], mais sans que cela ébranlât la tendresse de Louis XIV. Au mois d'avril de l'année suivante (1681), la belle fut créée, ou plutôt commença à être qualifiée duchesse de Fontanges, quoiqu'une branche de la famille de ce nom subsistât encore en Limousin. Au grand dépit de Mme de Montespan, elle prit son tabouret le

1. Plutôt que d'Escorraille.
2. Série des *Dossiers bleus*, vol. 608, dossier 15977, fol. 6 v° et 46.
3. Notre tome X, p. 548, note 8.
4. Tome XI, p. 102, note 2.
5. *Correspondance de Bussy*, tome IV, p. 428, 453, 461-462, 469, et tome V, p. 38 et 150; *Histoire amoureuse des Gaules*, tomes II, p. 459-469, III, p. 3-58, IV, p. 264-276; Geffroy, *Mme de Maintenon*, tome I, p. 103-104; Spanheim, *Relation de 1690*, p. 81-82; *Lettres galantes de Mme Dunoyer*, lettre XXXI.
6. « Belle comme un ange, avec un cœur excellent, mais sotte petite bête, » dit Madame; « belle comme un ange, sotte comme un panier, » dit Choisy. Mme Scarron fut souvent utile pour calmer des brouilles entre les amants.
7. *Madame de Montespan*, p. 111-123 et 400-405.
8. *Œuvres*, tome IX, p. 164-170.
9. *Lettres de Mme de Sévigné*, tome VI, p. 176-177 et 205.

7 avril, ainsi que le raconte Mme de Sévigné; il n'y eut d'ailleurs ni constitution régulière de duché, ni même aucun brevet[1], rien qu'une pension de quatre-vingt mille livres (brevet du 2 juillet 1680), et, disait-on, cent mille écus par mois. Le duc de Noailles se chargea d'administrer les affaires, toujours mal en point[2], de cette nouvelle duchesse. Dans son plein crédit, elle espéra un autre enfant[3]; mais vint une suite d'accidents qui forcèrent la favorite en surnombre à se retirer dans l'abbaye de Maubuisson et à se soumettre à un traitement empirique du prieur de Cabrières. La « fortune souffla. » Après une amélioration passagère et une réapparition à la cour, il fallut se résigner à une nouvelle retraite, qui fut cette fois définitive, et qu'aggrava un refroidissement sensible de la part du Roi. Après être allée à Chelles, et encore à Maubuisson, c'est à Port-Royal que la duchesse mourut le 28 juin 1681, assistée par le P. Bourdaloue et par le duc de Noailles. *Sic transit gloria mundi*[4]. Sa faveur n'avait pas duré deux ans; le Roi écrivit aussitôt au duc de Noailles une lettre émue, qui a été publiée en 1852. Comme on était en pleine affaire des Poisons, cette mort prématurée fut un des crimes imputés à Mme de Montespan par-devant M. de la Reynie, et il semble que beaucoup de contemporains, Bussy, Mme de Maintenon, sa nièce Caylus, Madame aussi, aient cru au bien-fondé de cette accusation, absurde comme les autres[5].

Le corps fut inhumé dans l'église du monastère, en présence du duc de Noailles et de M. de Roussilles, frère de la défunte[6]. On prit des mesures très précises pour faire rentrer au garde-meuble royal tout ce que la défunte avait à Saint-Germain ou à Port-Royal. Par un acte du 15 juin 1682 (Arch. nat., $O^1$ 26, fol. 178, et K 1244, liasse 4), le Roi fonda en cet endroit, moyennant six mille livres, un service annuel. Quinze ans après, il parut un petit livre intitulé : *l'Esprit familier de Trianon, ou l'Apparition de la duchesse de Fontanges, contenant le secret de ses amours, les particularités de son empoisonnement et de sa mort, et plusieurs autres aventures très remarquables.* Une série de portraits du temps est décrite dans le catalogue de la collection Hen-

1. Arch. nat., Papiers de la Pairie, KK 601, fol. 1107; *Mémoires de Luynes*, tome V, p. 174.

2. Mme de Sévigné parle à plusieurs reprises des prodigalités fastueuses de la duchesse et des libéralités du Roi; ses lettres constituent tout un historique de cette faveur éphémère.

3. *Sévigné*, tome VI, p. 348. — 4. *Sévigné*, tome VII, p. 162.

5. François Ravaisson, dans ses *Archives de la Bastille*, tome VI, p. 198, 242-243, 321, 365-366, 425-436, 442, 443, 484-488, a publié tous les documents sur le prétendu empoisonnement par des étoffes et des gants, et sur la mort, ainsi que le procès-verbal d'autopsie révélant une pourriture totale des lobes droits, laquelle provenait d'une « altération et intempérie chaude et sèche du foie, qui, ayant fait une grande quantité de sang bilieux et âcre, avait causé les pertes qui ont précédé. » Après Ravaisson, M. Fr. Funck-Brentano a résumé les mêmes faits dans *le Drame des Poisons*, p. 186-197.

6. L'épitaphe est dans toutes les *Descriptions de Paris*.

nin, n°s 5204-5210. M. Victor Advielle a donné en 1900 une étude sur la toile attribuée à Mignard, qui est passée au musée de Madrid, et sur les faux portraits[1]. Le graveur la Haye[2] avait exécuté une médaille dont l'estampe parut dans le *Mercure* de septembre 1681, p. 311.

Page 334, note 2. « Il étoit confident des aventures passagères du Roi, et on l'accusa, dans ce temps-là, de lui avoir fourni Mlle de Fontanges; sa mort prompte, et soupçonnée de poison, n'altéra point la faveur de son ami, » dit notre auteur. Spanheim est bien plus affirmatif dans sa notice de cette favorite[3] : « Mlle de Fontanges, dit-il..., vint à la cour, dans l'année 1679, avec le dessein formé et les espérances, fomentées même par ceux de sa famille, de faire du Roi son amant. Sa jeunesse, sa beauté fort au-dessus de tout ce qu'on avoit vu depuis longtemps à Versailles, accompagnée d'une taille, d'un port et d'un air capables de surprendre et de charmer une cour aussi galante, quoique d'ailleurs avec un esprit médiocre, et qui tenoit encore d'une véritable provinciale, produisit bientôt tout l'effet qu'elle s'étoit promis. Le duc de la Rochefoucauld, un des courtisans des plus accrédités dans les bonnes grâces du Roi, fut l'entremetteur de sa passion, et n'eut pas de la peine à y faire répondre agréablement la dame.... » Bussy-Rabutin et bien des contemporains s'expriment de même sur le rôle officieux de ce duc. En reconnaissance, le Roi jeta les faveurs à pleines mains à ce complaisant ami, son « grand confident, » au point que les fées n'eussent plus su que lui souhaiter, selon l'expression de Mme de Sévigné (recueil Capmas, tome II, p. 64). Il eut soin de profiter de la circonstance pour assurer les survivances de grand maître et de grand veneur à son fils aîné, âgé de seize ans, avec la main de la fille aînée de Louvois, celui-ci partageant ses sentiments contre Mme de Montespan, et, comme, l'année suivante, Marcillac se trouva, non sans quelque répugnance, hériter du titre de duc de la Rochefoucauld, il fit renouveler l'érection du duché de la Rocheguyon au profit du fils que nous connaissons sous ce nom. C'est le temps où Boileau disait des vers de Racine, dans sa VII<sup>e</sup> épître :

> Pourvu qu'ils puissent plaire au plus puissant des rois,
> . . . . . . . . . que Colbert et Vivonne,
> Que la Rochefoucauld, Marcillac et Pomponne,
> Et mille autres qu'ici je ne puis faire entrer,
> A leurs traits délicats se laissent pénétrer....

Page 353, note 2. La Curne de Sainte-Palaye, dans son *Dictionnaire*, au mot PÉDANT, cite ce passage de l'*Apologie d'Hérodote* par Henri Estienne : « Quand on dit que c'est un Johannes, cela vaut autant que ce que maintenant on appelle un pédant. »

Page 357, note 5. Il y avait « trop de Saumery, » comme le disait l'un

1. *Réunion des Sociétés des beaux-arts*, année 1900, p. 117-126.
2. *Dictionnaire critique* de Jal, p. 730.
3. *Relation de 1690*, p. 81-82.

d'eux en 1703[1], et nous rencontrerons trop souvent les uns ou les autres pour que nous hésitions à restituer une filiation qui est incomplète dans les recueils généalogiques, et ne sera peut-être pas plus parfaite ici.

Le premier marquis, Jacques, celui qui meurt en 1709, avait eu de Mlle Charron (notre tome VI, p. 362, note 2, p. 363, note 1, et p. 364, note 7) trois fils : Jacques-François, Jean-Baptiste, Jacques ; trois filles : Marie, mariée à René Barjot, marquis de Moussy ; Marie-Thérèse, qui fut Mme de Cheverny ; Marie-Catherine, qui se fit religieuse.

Le troisième fils doit être ce chevalier de Saumery qui fut garde-marine le 1er janvier 1691, enseigne le 1er janvier 1692, lieutenant de vaisseau le 1er janvier 1696, capitaine le 1er janvier 1703, et, se trouvant sur l'escadre du comte de Toulouse au combat de Malaga, reçut une grave blessure, dont il mourut en revenant à Toulon, le 29 mars de l'année suivante, 1705 (*Sourches*, tome IX, p. 77 et 210 ; *Mémoires de Villette*, p. 351 et 353 ; *Mercure* de mai 1705, p. 270-274).

Le fils aîné, Jacques-François, qui mourut en 1730, eut de Mlle de Besmaus cinq fils, pour le moins :

A. Jean-Baptiste, marquis de Saumery, né le 11 janvier 1678 et baptisé le 12. Il servit d'abord, comme mousquetaire, à Namur, Steinkerque, Nerwinde et Charleroy, eut une compagnie au régiment de cavalerie du duc de Bourgogne en 1693, entra aux chevau-légers de la garde en 1697, y reçut un brevet de mestre de camp en 1701, la troisième cornette en 1702 et la seconde en 1704, fut blessé à Ramillies, obtint le grade de brigadier le 29 janvier 1709, celui de maréchal de camp le 1er mars 1719, passa premier cornette le 1er septembre suivant, mais, entre temps, étant allé en Bavière, avec le titre d'envoyé extraordinaire, de novembre 1714 à mars 1718, fut, en conséquence, créé conseiller d'État d'épée le 9 mai 1718[2], eut le 21 juin 1720 la survivance de son père comme sous-gouverneur du Roi, y remplaça le comte de Ruffey le 24 décembre 1722, et mourut le 5 mai 1726, à quarante-huit ans. Il avait eu la survivance du gouvernement de Chambord en mars 1713 (*Dangeau*, tome XIV, p. 361). Son instruction diplomatique est dans le recueil des *Instructions pour les envoyés en Bavière*, p. 149-158, et Saint-Simon fera son éloge en 1720 (tome XVII, p. 85). Sa femme, fille unique de M. de Lussé, receveur général des finances à Bordeaux, et veuve du président Chamillart de Vilatte, avait eu de ce premier mariage deux filles, vivantes en 1726[3]. On lui attribue pour fils Louis-Georges, ci-après, qui n'était que son neveu ; mais il eut une fille qui épousa le comte de Coëtlogon tué lieutenant général à Dettingen.

B. Alexandre, né vers 1680, qui fut docteur en théologie, abbé de

1. Lettre du comte de Saumery au contrôleur général, lui proposant de racheter le château et la terre de Lorge : Arch. nat., G[7] 526, 3 février 1703.

2. Il ne figure cependant pas à l'*Almanach royal*.

3. C'est à tort qu'on attribue ces deux filles au second mariage. La première épousa le lieutenant général Guitaut, et la seconde le comte de Brienne, père du fameux archevêque.

Celles-Notre-Dame, au diocèse de Poitiers, en 1703, et prévôt du chapitre de Rieux, fut nommé évêque de ce diocèse le 24 décembre 1718, et y mourut en octobre 1747, dans sa soixante-septième année.

C. Jean-Baptiste-François, ou François-Jean-Baptiste, né vers 1681, qui porta le titre de baron ou comte de Chamerolles. Mousquetaire en 1695, capitaine au régiment de cavalerie de Bourgogne en 1697, puis à Dauphin-étranger en 1701, il acheta, le 24 décembre 1702, le régiment de Vaillac, qui prit son nom, servit en Flandre, sur la Moselle et sur le Rhin, devint mestre de camp de Royal-Roussillon en 1706, le commanda sur le Rhin, en Souabe et à Audenarde, passa brigadier le 29 janvier 1709, et figura encore en Flandre, à Malplaquet, à Denain, à Landau, à Fribourg. En mars 1718, le Régent le choisit pour aller remplacer son frère aîné en Bavière; au retour, il fut fait maréchal de camp, le 1^er^ mars 1719. Il eut les charges de bailli-gouverneur de Blois et de concierge de Chambord et posséda le gouvernement des îles Sainte-Marguerite, ou de Lérins, du 4 février 1724 jusqu'à sa mort, 19 mars 1732, à cinquante et un ans. (*Chronologie militaire*, tome VII, p. 45-46; *Sourches*, tomes VII, p. 438, et X, p. 182; *Dangeau*, tomes XVII, p. 273, et XVIII, p. 5 et 304.)

D. Jacques, né vers 1683, reçu chevalier de Malte le 22 mai 1688, servit aux mousquetaires, puis fut mestre de camp de dragons en 1707. C'est lui qui était avec Louville lorsque ce dernier accompagna Philippe V en Italie, et il vint en mission à la cour de France en avril 1702. On racontait que, ayant suivi son chef à Rome, il ne daigna pas entrer dans Saint-Pierre (*Dangeau*, tome VIII, p. 401, avec l'Addition placée ci-dessus, n° 889; *Mémoires de Louville*, tome I, p. 255; *Pièces intéressantes et peu connues*, tome II, p. 111). Il succéda au frère qui précède, comme gouverneur de Chambord, eut même un dédommagement pécuniaire pendant le temps que le maréchal de Saxe jouit du château et du parc (*Luynes*, tomes IX, p. 33, et XI, p. 35), et mourut le 15 avril 1767, à quatre-vingt-quatre ans.

E. M. de Piffonds, ou Puyfonds, comme l'appellera notre auteur, qui se nommait Louis-Georges et fut mestre de camp de cavalerie, chevalier de Saint-Louis. Celui-là se maria trop tardivement, le 17 mai 1730, avec la fille d'un procureur nommé de la Loëre, de qui il avait eu dès le 25 décembre 1723 un fils, nommé aussi Louis-Georges[1]. Ce Piffonds doit être le Georges qui, né le 24 novembre 1687, avait été baptisé le 19 mai 1689, ayant pour parrain Lauzun, pour marraine Mme de la Poupelinière, plus tard maréchale de Tourville. Selon le duc de Luynes, M. de Piffonds mourut en novembre 1749. Saint-Simon racontera de lui un trait d'ingratitude envers les Beauvillier. En 1756, son fils, autre Louis-Georges, étant lieutenant-colonel du régiment de cavalerie Royal-

1. *Carrés d'Hozier*, au Cabinet des titres. Assistèrent au mariage de 1730 ses oncles le gouverneur de Chambord et le gouverneur de Salins, et sa tante la marquise de Moussy.

Piémont, gouverneur en survivance du château de Chambord et grand bailli de Blaisois (*Luynes*, tomes X, p. 33, et XI, p. 35), épousa Françoise-Henriette de Menou, fille de M. de Menou-Cuissy, baron de Pontchâteau, et en eut un fils, né le 24 décembre 1757, selon le *Moréri*, dont la descendance masculine est éteinte, et une fille, représentée aujourd'hui par les Castellane-Norante[1]. C'est à ce second Piffonds, redevenu Saumery, qu'on rendit la jouissance de Chambord en 1755, quand mourut l'héritier de Maurice de Saxe. Un manuscrit de M. de Piffonds le père, à ses armes et daté de 1728, appartient actuellement à la bibliothèque de l'Arsenal, n° 3567.

F. On pourrait placer ici un Saumery qui, selon Laffilard, fut nommé garde-marine le 1er avril 1704 et mourut le 8 septembre 1705.

Jean-Baptiste, comte de Saumery, deuxième fils de Mlle Charron, né à Chambord le 29 mars 1665, eut, pour débuter, la charge de premier guidon des gendarmes de la garde, et parvint au grade de maréchal de camp avec le gouvernement de Salins, posséda en outre la charge de lieutenant de Roi en Blaisois (Arch. nat., X1A 8687, fol. 109 v°, 2 juin 1692), puis celle de lieutenant général en Orléanais (O1 53, fol. 65, et O1 55, fol. 74 v° et 85 v°, 18 juin 1711), mais se démit de celle-ci, au profit de M. Dodun, en septembre 1724. En décembre 1710, il acheta la charge de premier maître d'hôtel de la duchesse de Berry. Il avait épousé, en janvier 1683, Marie-Madeleine de Lissavide, fille d'un commissaire des guerres, qui mourut le 9 septembre 1723, à cinquante-cinq ans, ayant eu vingt-deux ou vingt-trois enfants, et, à cette occasion, il obtint une pension de trois mille livres (registre O1 68, p. 22). Il mourut à Paris, à soixante-treize ans, le 27 août 1738, étant encore gouverneur de Salins (*Mercure* d'octobre, p. 2085-2086). De ses enfants, nous ne connaissons, outre deux filles non mariées et quatre religieuses, que :

A. Alexandre-François, comte de Saumery, baptisé le 4 mars 1688, qui entra dans la marine, comme garde, le 1er février 1703, prit alors le nom de comte de Lorge parce que son père possédait cette terre[2], passa enseigne le 1er novembre 1705, lieutenant le 25 novembre 1712, eut la croix de Saint-Louis le 28 juin 1718, celle de Saint-Lazare en 1725, et se retira du service le 20 octobre 1728, avec une pension de mille livres. Il était au combat de Malaga à côté du chevalier son oncle (ci-dessus, p. 623), et la bombe dont un éclat blessa à mort ce dernier, le fit « sauter et brûler » au visage et aux mains (*Sourches*, tome IX, p. 77; *Mémoires de M. de Villette*, p. 353).

B. Louis, baptisé le 4 mars 1689, qui fut chanoine de Notre-Dame

1. *Mercure* de novembre 1756, p. 216; *Annuaire de la Noblesse*, par Borel d'Hauterive, année 1854, p. 244-247. Cf. *le Calendrier des princes*, année 1765.

2. Selon la lettre indiquée ci-dessus, le comte de Saumery se proposait alors, en février 1703, de mettre son fils aux pages de la petite écurie.

de Paris en 1705 et mourut le 2 février 1707, n'ayant que dix-huit ans.

C. Autre Alexandre, dit le chevalier de Saumery de Lorge, qui fut d'abord garde-marine de 1705 à 1711, puis revint à terre dans le régiment Royal-Roussillon, commandé par son cousin, eut un bâton d'exempt aux gardes du corps en 1717, le grade de mestre de camp en 1719, le gouvernement de Mézières en 1738 et le grade de brigadier en 1740, arriva en 1744 à une lieutenance de sa compagnie des gardes du corps, avec grade de maréchal de camp, et périt de blessures reçues à la bataille de Fontenoy le 11 mai 1745. Cinq mille livres de pension sur le gouvernement de Mézières furent données alors à son frère aîné.

D. Jean-Baptiste, né vers 1691, qui fut pourvu, en décembre 1708, de l'abbaye Notre-Dame de Celles, en avril 1711 de celle de la Madeleine de Châteaudun, en décembre 1718 d'une charge d'aumônier du Roi, et mourut à Châteaudun le 7 janvier 1728, dans sa trente-septième année.

E. Jean-Nicolas, dit le marquis de Johanne, né vers 1704, mort en juin 1757, dans sa terre de Brasles, près Château-Thierry, à cinquante-trois ans environ, selon la *Gazette*. Cet âge prouverait que le *Dictionnaire de la Noblesse* a eu tort de le considérer comme l'aîné. Il avait épousé en 1750 Mlle de Moussy du Ronsay.

Page 361, note 4. La notice de l'*Armorial de Béarn*, tome II, p. 80-97 et 529-534, établie sur les documents locaux ou sur les dossiers du Cabinet des titres (*Pièces originales*, vol. 322, dossier 7008; *Dossiers bleus*, vol. 94, dossier 2239), remet toutes choses au point à partir de l'époque où les la Boyrie ou la Voyrie, dits de Bésiade, commencèrent à s'élever de degré en degré jusqu'à la plus haute classe. On peut la compléter à l'aide du dépouillement des registres paroissiaux d'Avaray donné depuis lors dans l'*Inventaire sommaire des archives du département de Loir-et-Cher*, série G, p. 315-320.

Page 368, note 2. Notre auteur a dit du prince de Carignan sourd-muet, dans la notice de son père comme grand-maître de France (vol. *France* 200, fol. 146) : « L'aîné est ce fameux muet qui comprenoit tout, qui savoit tout, qui s'expliquoit sur tout, et dont la sagesse, l'esprit et la capacité mérita une place dans le conseil de Savoie, et ce qui est horrible, c'est qu'il dut tout cela à un maître à qui il fut livré jeune plusieurs années, et qui, à force de jeûnes et de coups, le dressa comme on fait un chien. » Comparez une rédaction subséquente dans les *Écrits inédits*, tome VII, p. 264-265.

Page 377, note 3. M. Franz Funck-Brentano, dans *le Drame des Poisons*, p. 247, a reproduit les dernières lignes d'un arrêt du Conseil rendu après la mort de la Reynie et relatif à des papiers secrets de la Chambre de l'Arsenal. En voici le texte complet d'après la minute originale (E 1948, fol. 35) : « A Versailles, le 13e juillet 1709. Le Roi ayant été informé par une lettre écrite à S. M. par le sieur de la Reynie, conseiller ordinaire en son conseil d'État, ancien lieutenant général de police, et à elle rendue par M. le Chancelier le lendemain du jour du décès dudit sieur de la Reynie, que, en exécution des ordres de S. M. et d'un arrêt de son Conseil du 15 juin 1690, signé : Le Tellier, il avoit apposé le scellé sur un coffre dont le feu sieur Sagot avoit été chargé par ordre exprès de S. M. en qualité de greffier de la Chambre souveraine établie par S. M. dans son château de l'Arsenal par lettres patentes du 7e avril 1679, et que ledit sieur de la Reynie avoit laissé ce coffre ainsi scellé en dépôt au sieur Nicolas Gaudion, secrétaire du Roi et greffier des commissions extraordinaires du Conseil, conformément audit arrêt, S. M. auroit remis à M. le Chancelier la clef dudit coffre, que ledit sieur de la Reynie avoit jointe à sa lettre, pour faire représenter ledit coffre par ledit Gaudion, lequel, sur les ordres de M. le Chancelier, l'auroit apporté à son hôtel à Paris, où M. le Chancelier en ayant fait l'ouverture après avoir reconnu que les scellés étoient en bon état, il s'y est trouvé une cassette de cuir noir que M. le Chancelier a ouverte avec la clef qui y étoit attachée, dans laquelle cassette étoient plusieurs minutes d'actes faits pendant les années 1679-1680 et autres années jusqu'à la séparation de ladite Chambre de l'Arsenal, et réservées par ordre exprès de S. M. : lesquels papiers M. le Chancelier a remis dans ladite cassette pour les représenter à S. M. et recevoir ses ordres sur l'usage qu'elle souhaiteroit en faire. Et, comme il est nécessaire de décharger de ce dépôt le sieur Gaudion, qui avoit été chargé dudit coffre par deux procès-verbaux dudit feu sieur de la Reynie des 8 juillet et 10 octobre 1690, S. M., étant en son Conseil, après avoir vu et examiné lesdites minutes et actes qui lui ont été remis par M. le Chancelier, et les avoir fait brûler en sa présence, a ordonné et ordonne que ledit sieur Gaudion, ses enfants, successeurs et ayants-cause demeureront bien et valablement déchargés dudit coffre et des papiers qui y étoient contenus, sans que, à l'avenir, ledit Gaudion et ses ayants-cause en puissent être recherchés ni inquiétés en quelque manière que ce soit. Phélypeaux. »

Page 400, note 9. L'ambassadeur Amelot écrivit, de Madrid, le 29 mai 1709, au nouveau maréchal de Bezons, cette lettre, dont l'original fait partie des collections de M. le duc de la Trémoïlle :

« Vous m'avez fait un extrême plaisir, Monsieur, de m'apprendre votre promotion à la dignité de maréchal de France. Je vous avois prédit, sans être sorcier, que vous ne reviendriez point en Espagne sans être honoré de ce titre. Je m'en réjouis de tout mon cœur, et vous en fais mille et mille compliments. Outre que cette récompense étoit bien due à vos services, il est certain qu'il convenoit au bien des affaires que le général d'une armée aussi considérable que celle que vous venez commander, et dans un pays étranger, eût un grade supérieur à celui de lieutenant général. Il faut que vous n'eussiez point encore rendu cette nouvelle publique à Saragosse, car M. Méliand et M. de Joffreville ne m'en disent rien dans leurs lettres que votre courrier m'a rendues. LL. MM. Cath. ont été fort aises lorsque j'ai eu l'honneur de les en informer, et elles me chargent de vous en assurer de leur part. Le courrier que j'ai dépêché à la cour dès le 30 avril n'est point encore de retour. Il n'est pas difficile de juger qu'on attendoit M. de Torcy, et que, selon toutes les apparences, ce courrier nous apportera la paix ou la continuation de la guerre. Il faut se préparer à tout événement. Les choses sont ici au même état que je vous ai dépeint : le roi d'Espagne plus ferme que jamais à se maintenir en Espagne avec ses seules forces, si le cas y échet, jusqu'à la dernière extrémité, et la reine pensant comme lui.... — P. S. Mes lettres de la cour et de Paris, que je viens de recevoir, datées du 20, m'apprennent que M. de Torcy n'étoit pas encore de retour. Le public ne doutoit plus de la paix. »

Page 402, note 1. Villars critiqua vivement les propositions des ennemis, que Torcy lui avait expliquées, et il approuva la reprise de la guerre (vol. Guerre 2151, n[os] 1, 16, 19, 32 et 38).

Page 403, fin de note. A son petit-fils Louis XIV écrivit, le 3 juin (ses *Œuvres*, tome VI, p. 201) : « Quoique ma tendresse pour mes peuples ne soit pas moins vive que celle que j'ai pour mes propres enfants, quoique je partage tous les maux que la guerre fait souffrir à des sujets aussi fidèles, et que j'aie fait voir à toute l'Europe que je desirois sincèrement de les faire jouir de la paix, je suis persuadé qu'ils s'opposeroient eux-mêmes à la recevoir à des conditions également contraires à la justice et à l'honneur du nom françois. »

Page 408, note 1. Voici le texte des *Mémoires de Sourches*, tome III, p. 181 : « On fut alors bien étonné quand le Roi déclara qu'il alloit envoyer toute son argenterie à la Monnoie pour la fondre (*l'annotateur a ajouté* : Il y eut des gens qui crurent qu'on ne fondroit pas les plus belles pièces, mais qu'on en feroit semblant pour obliger tout le monde à porter son argenterie à la Monnoie ; les autres assuroient que la chose étoit de bonne foi), et l'on eut un extrême regret de voir un si grand nombre d'ouvrages admirables qui alloient être détruits en un moment, outre que c'étoit une perte infinie, parce que la façon en avoit coûté des sommes immenses ; mais le Roi n'eut point d'égard à toutes ces raisons, et, croyant qu'il étoit nécessaire pour le bien de son État de faire fondre tous ces magnifiques ornements de son château de Versailles, il en prit la résolution avec une fermeté sans égale. On dit qu'après qu'il l'eut fortement résolu, il envoya querir du Metz, qui avoit soin de son garde-meuble, et que, l'ayant fait entrer seul dans son cabinet, il lui dit : « Je vais vous dire une « chose qui vous surprendra beaucoup, c'est que je vais envoyer toute « mon argenterie à la Monnoie pour la faire fondre. » Du Metz, surpris de ce discours, s'écria : « Ah ! Sire, où est M. Colbert ? S'il étoit en « vie, il n'auroit jamais souffert que Votre Majesté eût fait fondre tous « ces beaux ouvrages. » — « Et qu'auroit-il pu faire ? » lui repartit le Roi. — « Il auroit, répliqua du Metz, trouvé mille moyens pour épar« gner ce chagrin à Votre Majesté. » Le Roi haussa les épaules et répondit : « Cela peut être ; mais on n'en trouve point présentement. » Le Roi, ayant commencé à donner l'exemple lui-même, donna bientôt après une déclaration par laquelle il enjoignit à tout le monde de porter à la Monnoie tous les ouvrages d'or et d'argent qui ne servoient que pour l'ornement, et non pour la nécessité. »

Page 411, note 7. La duchesse de Ventadour écrivit à Desmaretz (Papiers du Contrôle général, G[7] 543[2]) cette lettre autographe, le 12 septembre 1712 : « Nostre Dauphin nous a donné des alarmes mais elles sont passée. Monsieur le Premier président vint hier luy rendre ses devoirs et en fust très content. Il vint disner avec moy et ne le fut pas Monsieur de me trouver en fayence me disant que c'estoit ma faute et que sy iavois eu lhonneur de vous en parler l'ayant fait redonner à M[r] le Grand et à bien dautres que dans la place que ioccupe que vous ne mauriez pas refusée. Ie luy dis que ie ne vous en avois pas parlé encore enfin il m'en gronda et ma determiné à vous suplier de me faire les mesmes graces qu'au autres, ce que iespère avec d'autres, de la bonté que vous me faictes lhonneur de me tesmoigner et de vostre iustice ce que ie regarderay tousiour avec bien de la reconnoissance estant plus que personne du monde Monsieur vostre tres obeissante servente. LA DUCHESSE DE VENTADOUR. Mon obiet n'est pas bien considérable, insy iespere que vous y songerez. »

Page 426, note 4. Le marquis d'Argenson a dit, dans ses *Loisirs d'un ministre* (éd. Janet, tome I, p. 3-4) : « On a peine à expliquer ce choix de Chamillart, si ce n'est en supposant que, dans l'esprit du Roi, la qualité d'honnête homme suppléoit à tout, et que Louis XIV s'imaginoit en savoir assez pour remédier lui-même à l'ignorance et à l'incapacité de son ministre. »

Page 430, note 2. Notre auteur avait fait ce premier récit de la disgrâce de Chamillart dans la notice sur la maison de SAINT-SIMON (*Mémoires*, éd. 1873, tome XXI, p. 108-109) : « L'année suivante, 1709, le 9 juin, Chamillart, poussé par les affaires et par une formidable cabale, à la tête de laquelle étoient Mme de Maintenon, Monseigneur et sa belle-fille Mme la duchesse de Bourgogne, fut chassé, et ne l'auroit peut-être pas été encore, tant il tenoit personnellement au Roi, s'il avoit cru Saint-Simon, qui le pressoit de se servir du même remède dont il s'étoit si bien trouvé l'année précédente ; mais il ne le voulut jamais, et répondit qu'il ne pouvoit suffire à son travail et à se défendre, qu'il devoit trop au Roi pour perdre un moment de travail et d'application tant qu'il le laisseroit en place, et pour ne la pas quitter très librement quand il ne lui plairoit plus de l'y conserver ; et il l'exécuta avec la même générosité et tranquillité. Saint-Simon ne l'abandonna point dans sa disgrâce, et, quoique ce fût offenser directement Mme de Maintenon qu'aller pour cet ex-ministre au delà de la simple bienséance, il ne le quitta point les deux jours qu'il demeura à l'Étang, puis aux deux campagnes près Paris où il se retira, le reçut ensuite avec ses filles à la Ferté, avec plus d'éclat que s'il eût été en place, et mena sa belle-sœur de la

Ferté à Courcelles, quand il l'eut acheté ce même automne, et y demeura près d'un mois. »

Page 439, note 2. Mme de Maintenon écrivit, le 10 juin 1709, à Mme des Ursins (recueil Bossange, tome I, p. 424-425) : « Voici un grand événement à notre cour. M. de Chamillart est exilé, mais avec les accompagnements les plus doux : il ira où il voudra, pourvu qu'il ne soit pas à la cour; lui, sa femme et son fils ont de grosses pensions. Ce fils aura la survivance de M. de Cavoye.... Le Roi a ôté ce ministre parce que le fardeau est trop grand pour lui, et il le traite bien parce que c'est un bon homme qui aimoit le Roi et qui donnoit tout ce qu'il avoit. M. Voysin avoit la voix publique pour être son successeur. Il est fort de mes amis et a une femme de mérite. Dieu veuille bénir ce choix, et que je ne voie pas encore tourner cette tête-là comme j'en ai vu tourner d'autres! » Elle écrivait à Villars, le 14 : « Vous aurez été fâché de la retraite de M. de Chamillart; mais le Roi a été obligé de se rendre à la voix publique.... J'espère que M. Voysin s'abattra moins et servira plus vivement. » Le maréchal répondit, le 17, par une lettre ambiguë et gênée.

Page 451, note 4. Les greffiers étaient des officiers publics chargés de recevoir, d'enregistrer et d'expédier les jugements d'une juridiction. Ce fut saint Louis qui créa en titre d'office la charge de greffier du Parlement, les fonctions étant remplies auparavant par des clercs ou des notaires. A l'origine, il n'y eut qu'un seul greffier, à la fois pour le civil et pour le criminel, ayant sous lui des commis. Au commencement du quinzième siècle, on créa une charge spéciale de greffier criminel; mais le greffier civil eut toujours la préséance comme greffier en chef du Parlement.

Page 456, note 5. En 1714, Mme de Maintenon écrivait à Mme des Ursins (recueil Bossange, tome III, p. 97) : « Ma connoissance avec M. Voysin a précédé de bien des années les services qu'il a rendus à Saint-Cyr; l'amitié qui est entre lui et moi commença en 1691, que nous étions à Mons, où il étoit intendant. Je vous réponds que c'est un très honnête homme, droit, solide, de grand travail, tout appliqué aux affaires, qu'il fait facilement, sans humeur, sans intrigue, et qui prendra toujours les partis les plus justes. »

Page 475. Le n° 840 n'est pas une Addition proprement dite, mais une note inscrite par Saint-Simon au bas de l'article du *Journal de Dangeau*.

Page 481, ligne 24. Même erreur de date de mort que dans le texte ci-dessus, p. 69, note 6.

Page 513, Addition 881. Ligne 4, *son*, en interligne, corrige *leur;* lignes 5 et 6, le membre de phrase « s'est vu et senti par un chacun » a été ajouté en interligne, corrigeant : *dépasse trop ces Mémoires pour en rien dire. On n'apprendroit rien à personne que ce que chacun voit et sent;* ligne 6, *ce*, en interligne, corrige *dont le*.

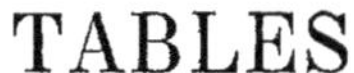

# TABLES

I

# TABLE DES SOMMAIRES

QUI SONT EN MARGE DU MANUSCRIT AUTOGRAPHE.

| | Pages |
|---|---|
| La Motte rend Gand, et est exilé. . . . . . . . . . . . . . | 2 |
| La Boulaye, gouverneur d'Exiles, à la Bastille pour l'avoir rendu. . . . . . . . . . . . . . . . . . . . . . . | 6 |
| La Junquière dégradé et prisonnier pour avoir rendu le Port-Mahon. . . . . . . . . . . . . . . . . . . . . . . | 7 |
| Mort de Mme de Villetaneuse; mort des deux neveux du maréchal de Boufflers. . . . . . . . . . . . . . . . . . | 8-9 |
| Mort du président Molé. . . . . . . . . . . . . . . . . . | 10 |
| Mort, fortune et caractère de la maréchale de la Motte et de son mari. . . . . . . . . . . . . . . . . . . . . . . | 10-11 |
| Mort de la duchesse d'Holstein; sa postérité et ses prétentions. | 17-18 |
| Mort du prince George de Danemark . . . . . . . . . . . | 20 |
| Voyage oublié du prince royal de Danemark en France, qui pensa perdre Broglio, qui lors commandoit en Languedoc et est mort maréchal de France. . . . . . . . . . . . . | 22-23 |
| Projet de la reprise de Lille avorté. . . . . . . . . . . . | 25-26 |
| Froid extrême et ruineux. . . . . . . . . . . . . . . . . | 26 |
| Vendôme exclus de servir. . . . . . . . . . . . . . . . . | 28 |
| 200 000 [lt] de brevet de retenue au duc d'Harcourt sur sa charge de Normandie. . . . . . . . . . . . . . . . . | 30 |
| Pensions de la duchesse de Ventadour . . . . . . . . . . | » |
| Grâces pécuniaires à Mlle de Mailly . . . . . . . . . . . | 31 |
| Accidents de la Chastre; son caractère . . . . . . . . . . | » |
| Prié plénipotentiaire, puis ambassadeur de l'Empereur à Rome; sa fortune, son caractère. . . . . . . . . . . . . . . | 35-36 |

Embarras et conduite de Tessé à Rome. . . . . . . . . . 38
Mort de Quiros ; sa fortune, sa défection . . . . . . . . . 39
Mort et caractère du P. de la Chaise. . . . . . . . . . . 40-41
Surprenant aveu du Roi . . . . . . . . . . . . . . . . . 51-52
Énorme avis donné au Roi par le P. de la Chaise. . . . . . 52-53
P. Tellier confesseur. Manière dont ce choix fut fait . . . . 55
Caractère du P. Tellier. . . . . . . . . . . . . . . . 57
Pronostic de Fagon sur le P. Tellier . . . . . . . . . . . 61
Avances du P. Tellier vers moi . . . . . . . . . . . . . 63
Mort de Mme d'Heudicourt; son caractère, et de son mari et de son fils. . . . . . . . . . . . . . . . . . . . . 64
Mort du chevalier d'Elbeuf; d'où dit *le Trembleur* . . . . . 69
M. d'Elbœuf ne passe point la qualité de prince aux Bouillons en son contrat de mariage avec Mlle de Bouillon en 1656. 71
Mort du comte de Benevente ; sa charge de sommelier du corps donnée au duc d'Albe . . . . . . . . . . . . . 72-73
Fin et mort de Mme de Soubise . . . . . . . . . . . . . 73
Entreprise de M. de Soubise rendue vaine . . . . . . . . 79
Étrange histoire du duc de Mortemart avec moi . . . . . . 81
Mort, maison, famille et caractère de Madame de Maubuisson. 88-89
Mort, emplois et caractère d'Avaux. . . . . . . . . . . . 98-99
Étrange et singulier motif de Louvois qui causa la guerre de 1688 . . . . . . . . . . . . . . . . . . . . . . 102
Mort et caractère de Mme de Vivonne . . . . . . . . . . 112
Mort et caractère de Boisseuil. . . . . . . . . . . . . 115
Retraite sainte de Janson. . . . . . . . . . . . . . . . . 118-119
Mort et caractère de M. le prince de Conti . . . . . . . . 120
Pensions à la princesse et au prince de Conti ; deuil du Roi, et ses visites . . . . . . . . . . . . . . . . . . . . 140
Eau bénite du prince de Conti. . . . . . . . . . . . . . 141
Friponnerie débitée sur moi bien démentie . . . . . . . . 146
Adresse trop orgueilleuse de Monsieur le Duc découverte et vaine . . . . . . . . . . . . . . . . . . . . . . . »

Entreprises inutiles de Monsieur le Duc; forcé d'avouer et de donner des fauteuils aux ducs pareils au sien, au service du prince de Conti, où les évêques n'en purent obtenir. . 148-149

Rencontre en même pensée fort singulière entre le duc de Chevreuse et moi. Origine des conseils, mal imités, établis à la mort de Louis XIV. . . . . . . . . . . . . . . . 154

Péril secret du duc de Beauvillier. Harcourt manque à coup près d'entrer au Conseil . . . . . . . . . . . . . . . 158

Mort et deuil d'un enfant de l'électeur de Bavière . . . . . 167

Mariage du marquis de Nesle avec la fille du duc Mazarin. . 168

Mariage du marquis d'Ancenis avec la fille de Gorge d'Entraigue. . . . . . . . . . . . . . . . . . . . . . . . 170

Retour de Flandres du maréchal de Boufflers hors d'état de servir. Villars, sous Monseigneur, général en Flandres; Harcourt, sous Mgr le duc de Bourgogne, général sur le Rhin; Berwick en Dauphiné; le duc de Noailles en Roussillon; M. le duc d'Orléans en Espagne. Les princes ne sortirent point de la cour. Comte d'Évreux ne sert plus, que Mme la duchesse de Bourgogne empêche de se rapprocher de Mgr le duc de Bourgogne . . . . . . . . . . . . . . 172-174

Roucy admis, la Feuillade refusé de suivre Monseigneur volontaires. . . . . . . . . . . . . . . . . . . . . . . 174

Rouillé en Hollande. Voir aux Pièces toute la négociation de Rouillé à Bodegrave, de Torcy et de lui à la Haye, et du maréchal d'Huxelles et de l'abbé de Polignac à Gertruydemberg, et sur la paix d'Utrecht . . . . . . . . . . . 175-177

Caractère de Rouillé. . . . . . . . . . . . . . . . . . . 178

Conduite de Chamillart à l'égard des autres ministres dont il embloit le ministère; il s'en désiste à l'égard de Torcy et en signe un écrit . . . . . . . . . . . . . . . . . . 179

Affaire fort poussée entre Chamillart et Desmaretz, dont le dernier eut l'avantage . . . . . . . . . . . . . . . . 186

Hiver terrible; effroyable misère. . . . . . . . . . . . . 195

Cruel manège sur les blés . . . . . . . . . . . . . . . 196

Courage de Mareschal à parler au Roi inutile . . . . . . . 199

Grande mortification au parlement de Paris sur les blés, et pareillement au parlement de Bourgogne . . . . . . . . »

Étranges inventions perpétuées . . . . . . . . . . . . . 207

Manège des blés imité plus d'une fois depuis . . . . . . . 209-210

Refonte et rehaussement de la monnoie. . . . . . . . . . 212

Banqueroute de Samuel Bernard. . . . . . . . . . . . . »

Ma liaison intime avec le maréchal de Boufflers; sa réception au Parlement. . . . . . . . . . . . . . . . . . . 217

Belsunce évêque de Marseille . . . . . . . . . . . . . 226

Mort de Monsieur le Prince; son caractère . . . . . . . . 230

Mlle de Tours chassée de chez Mme la princesse de Conti fille de Monsieur le Prince, par ordre du Roi obtenu par le P. Tellier . . . . . . . . . . . . . . . . . . . . 250

Ducs et princes, et leurs femmes, font leurs visites sur la mort de Monsieur le Prince en manteaux et en mantes, par ordre du Roi, et l'exécutent d'une manière ridicule. . . . 257-258

Eau bénite de Monsieur le Prince. Époque de l'entrée des domestiques des princes du sang dans le carrosse du Roi. 262-263

Suites de cette usurpation; autre entreprise. . . . . . . . 264

Autre nouveauté. . . . . . . . . . . . . . . . . . . . 265

Grand dégoût au duc de Bouillon . . . . . . . . . . . . »

Le corps de Monsieur le Prince conduit à Valery par Monsieur de Fréjus, depuis cardinal de Fleury, et reçu par l'archevêque de Sens en présence de Monsieur le Duc et de ses seuls domestiques . . . . . . . . . . . . . . . . 267-269

Service à Notre-Dame, en présence des cours supérieures. Ducs parents invités. Cardinal de Noailles, officiant, se retire à la sacristie après l'Évangile, parce que la parole fut adressée à Monsieur le Duc à l'oraison funèbre. . . . . . 269-270

Méchanceté atroce de Monsieur le Duc sur moi absent. . . . 270

Le Roi ni les fils de France ne visitent Mme la princesse de Conti, ni Madame la Princesse, qu'à Versailles. . . . . . 272

Progression des biens de la maison de Condé . . . . . . . 272-273

Monsieur le Duc ne change point de nom. . . . . . . . . 278

Disgression sur les noms singuliers; leur origine, etc. *Monsieur le Prince* . . . . . . . . . . . . . . . . . . »

*Monsieur le Comte* . . . . . . . . . . . . . . . . . . 281

*Monsieur le Duc*. . . . . . . . . . . . . . . . . . . . 282

Succession dernière du comté de Soissons. . . . . . . . . 283

Comte de Toulouse . . . . . . . . . . . . . . . . . . 285

Extinction du nom tout court de *Monsieur le Prince* . . . . 286

Chimère avortée d'arrière-petits-fils de France. . . . . . . 287

Extinction du nom de *Monsieur le Duc* tout court . . . . . 288

Enfants d'Henri II. . . . . . . . . . . . . . . . . . 289

*Monsieur*. . . . . . . . . . . . . . . . . . . . . . 290

Filles de France, de tout temps, tout court, *Madame*, et pourquoi. . . . . . . . . . . . . . . . . . . . . 291

*Mademoiselle*. . . . . . . . . . . . . . . . . . . . 292

Brevet accordé à Mlle de Charolois pour être appelée tout court Mademoiselle . . . . . . . . . . . . . . . . . 296

*Monseigneur* . . . . . . . . . . . . . . . . . . . . *

Adroit et insensible établissement de l'usage de dire Monseigneur aux princes du sang et bâtards, puis de ne plus dire autrement parlant à eux . . . . . . . . . . . . . 299

M. de Vendôme se fait appeler Monseigneur à l'armée, et le maréchal de Montrevel en Guyenne. . . . . . . . . . . 302

*Altesse* simple. . . . . . . . . . . . . . . . . . . . 303

*Royale*. . . . . . . . . . . . . . . . . . . . . . . 304

*Sérénissime*. . . . . . . . . . . . . . . . . . . . . 306

Disgrâce de M. de Vendôme. . . . . . . . . . . . . . . 309

Éclat entre le duc de Vendôme et Puységur, qui le perd radicalement auprès du Roi . . . . . . . . . . . . . . . 310-311

Affront reçu à Marly de Mme la duchesse de Bourgogne par le duc de Vendôme; est exclus de Marly. . . . . . . . . . 318-319

Vendôme exclus de Meudon. . . . . . . . . . . . . . . 323

Vendôme refusé d'aller en Espagne. . . . . . . . . . . . 327-328

Fortune, caractère et retraite du duc de la Rochefoucauld. . 328

Torcy en Hollande. . . . . . . . . . . . . . . . . . . 346

150 000 [tt] de brevet de retenue à la Vallière sur son gouvernement de Bourbonnois . . . . . . . . . . . . . . . 347-348

Mariage du prince de Lambesc avec Mlle de Duras; digne et rare procédé de Monsieur le Grand. . . . . . . . . . . 348

Mariage du marquis de Gesvres avec Mlle Mascrani. . . . . 349-350
Mariage de Montendre avec Mlle de Jarnac . . . . . . . . 350
Mariage de Donzi avec Mlle Spinola . . . . . . . . . . . 351
Mariage de Polignac avec Mlle de Mailly . . . . . . . . . 352
Mort de Saumery; sa fortune, celle de son fils; leur caractère. »
Fortune d'Avaray . . . . . . . . . . . . . . . . . . . . 361
Belle-Isle mestre de camp général des dragons; sa fortune . 364
Mort, famille, singularité étonnante et deuil du prince de Carignan. . . . . . . . . . . . . . . . . . . . . . 368
Mort, caractère et dépouille du duc de la Trémoïlle. . . . . 373
Mort, fortune et caractère de la Reynie et de son fils. . . . 376
Mort du duc de Brissac. . . . . . . . . . . . . . . . . . 377-378
Prince des Asturies juré par les *cortès* ou états généraux d'Espagne . . . . . . . . . . . . . . . . . . . . . 378
Château d'Alicante rendu à Philippe V. . . . . . . . . . . 381
Bataille gagnée par les Espagnols contre les Portugais, entièrement défaits . . . . . . . . . . . . . . . . . . . . »
Chamarande demandé et accordé à Toulon . . . . . . . . . 382-383
Villars, et ses fanfaronnades . . . . . . . . . . . . . . 383
Modeste habileté d'Harcourt. . . . . . . . . . . . . . . 385
Chamillart ébranlé, puis apparemment raffermi. . . . . . . 387
Chamillart rudement attaqué . . . . . . . . . . . . . . . 388
Sarcasme d'Harcourt sur Chamillart . . . . . . . . . . . . 388-389
Conseil de guerre devant le Roi fort orageux, et l'unique de sa vie à la cour. . . . . . . . . . . . . . . . . . . . 391
Petits désordres à Paris; billets fous, placards insolents. . . 394-395
Procession de sainte Geneviève . . . . . . . . . . . . . 396
Harcourt bien pourvu à Strasbourg. . . . . . . . . . . . 397
Dangereuses audiences pour Chamillart. . . . . . . . . . . »
Surville dans Tournay, avec dix-huit bataillons. Manquements de tout en Flandres . . . . . . . . . . . . . . . . . 398
Retour d'Hollande de Torcy. . . . . . . . . . . . . . . 399

Princes ne vont point aux armées qu'ils devoient commander. 400

Bezons maréchal de France. . . . . . . . . . . . . . . . »

Duchesse de Gramont. Vaisselles portées à l'orfèvre du Roi et à la Monnoie. . . . . . . . . . . . . . . . . . . . 401

Le Roi et la famille royale en vermeil et en argent, les princes et les princesses du sang en faïence . . . . . . . . . . 412

Inondations de la Loire. . . . . . . . . . . . . . . . . . 413

Rouillé de retour d'Hollande ; les armées assemblées . . . . 413-414

Cardinal de Bouillon rapproché à trente lieues; superbe du Roi. . . . . . . . . . . . . . . . . . . . . . . . 414

Fautes de Chamillart à l'égard de Monseigneur. . . . . . . 416

Énormes procédés de Mlle de Lillebonne à l'égard de Chamillart. . . . . . . . . . . . . . . . . . . . . . . . 419

Vues et menées de d'Antin contre Chamillart . . . . . . . 421-422

Réunion contre Chamillart de Mme de Maintenon avec Monseigneur et Mlle Choin, qui refuse pension, Versailles et Marly . . . . . . . . . . . . . . . . . . . . . . 422-423

Bruits fâcheux sur Chamillart ; bon mot de Cavoye . . . . . 427

Grands sentiments et admirable réponse de Chamillart . . . 430

Durs propos de Monseigneur à Chamillart, qui achève de le perdre. . . . . . . . . . . . . . . . . . . . . . 430-431

Cusani, nonce du Pape, comble la mesure contre Chamillart. . . . . . . . . . . . . . . . . . . . . . . . . 432

Disgrâce de Chamillart. . . . . . . . . . . . . . . . . . 438

Magnanimité de Chamillart . . . . . . . . . . . . . . . . 441

Caractère de Chamillart et de sa famille. . . . . . . . . . 447

Voysin secrétaire d'État; sa femme, leur fortune, leur caractère. . . . . . . . . . . . . . . . . . . . . . . . . 450

Spectacle de l'Étang; procédé infâme de la Feuillade. . . . 461-462

Accueil du Roi à Cany. . . . . . . . . . . . . . . . . . 464

Beau procédé de Guerchoys. . . . . . . . . . . . . . . . 465

Voysin ministre. . . . . . . . . . . . . . . . . . . . . 466

Voysin rudement réprimandé par le Roi. . . . . . . . . . 467
Boufflers évangéliste de Voysin . . . . . . . . . . . . . 468
Chamillart poursuivi par Boufflers . . . . . . . . . . . . 469
Louable, mais grande faute de Chamillart. . . . . . . . . 471
Chamillart chassé de Paris par Mme de Maintenon . . . . . 472-473

# II

# TABLE ALPHABÉTIQUE

## DES NOMS PROPRES

ET DES MOTS OU LOCUTIONS ANNOTÉS DANS LES *MÉMOIRES*.

N. B. Nous donnons en italique l'orthographe de Saint-Simon, lorsqu'elle diffère de celle que nous avons adoptée.

Le chiffre de la page où se trouve la note principale relative à chaque mot est marqué d'un astérisque.

L'indication (Add.) renvoie aux Additions et Corrections.

## A


Actif et passif, *259 (*Add.).

AGDE (l'évêque d'). Voyez FOUCQUET (Louis).

AGDE (le diocèse d'), 365.

AHLEFELDT (le comte d'), 23, 24.

AIX (François d'), jésuite, *42.

AIX. Voyez CHAISE (LA).

AIX (l'archevêque d'). Voyez VINTIMILLE DU LUC (Ch.-Gasp.-Guill. de).

AIX (l'archevêché d'), 227.

AIX-LA-CHAPELLE (les eaux d'), 39.

ALBANI (Alexandre, chevalier), *215.

ALBANI (Annibal, cardinal), *215.

ALBANI (Charles), *215.

ALBE (Antoine-Martin de Tolède, duc d'), 73, 470, 471.

ALBE (l'hôtel du duc d'), à Paris, *471.

ALBRET (Jeanne d'), reine de Navarre et princesse de Béarn, 279.

ALBRET (Emmanuel-Théodose de la Tour-d'Auvergne, duc d'), 265, 374.

ALBRET (Marie-Armande-Victoire de la Trémoïlle, duchesse d'), 374.

ALBRET (l'hôtel d'), 64.

ALENÇON (Hercule-François de France, duc d'), *289, 290, 303.

ALICANTE (la ville d'), 381.

ALLEMAGNE (l'), 167, 368, 398.

ALLEMAGNE (les empereurs d'). Voyez CHARLES VII, JOSEPH Ier, LÉOPOLD.

ALLEMAGNE (l'impératrice d'). Voyez AUTRICHE (Marie-Amélie d'), HANOVRE (W.-A. de).

ALPES (les), 92.

Altesse (l'appellation d'), 303, 304, 306 309.

Altesse (le régiment de l'), *304.

Altesse Royale (l'appellation d'), 303-306.

Altesse Sérénissime (l'appellation d'), 306, 308 (Add.), 309.

Amalgamer, au figuré, *364.

Ambassadeurs (les), en France, 266, 364, 470.

Ambassadeurs des têtes couronnées (les), 305.
Ambassadeurs extraordinaires (les), 368.
Amelot (Michel-Jean), 111.
Amérique (l'), 91.
Amiens (la ville d'), 71.
Amiral d'Angleterre (la charge d'), 21.
Amiral de France (la charge d'), *274.
Amusette (une), *203.
Ancenis (Paul-François de Béthune, marquis d'), 170, 172.
Ancenis (Julie-Christine-Régine Gorge d'Entraigues, marquise d'), *170, 172.
Anet (le château d'), 28, 317, 322, 325, 326.
Ange (le bon et le mauvais), 69.
Anglais (les), 91, 382.
Angleterre (l'), 21, 90, 95, 101, 106, 107.
Angleterre (les rois d'). Voyez Charles Ier, Charles II, Georges Ier, Georges II, Guillaume III, Jacques Ier, Jacques II, Jacques III.
Angleterre (les reines d'). Voyez Anne Stuart, Este (M.-B.-É. d').
Angleterre (le parlement d'), 95.
Anjou (le duc d'). Voyez Henri III, Monsieur (Philippe, duc d'Orléans, dit).
Anne Stuart, reine d'Angleterre, 20, 21, 95.
Annonciade (l'ordre de l'), *36.
Antibes (le gouvernement d'), *119.
Antin (le marquis puis duc d'), 192, 325, 387, 390, 412, 421-423, 426, 427, 437, 438, 461.
Antin (l'hôtel d'), à Paris, *192.
Antoine de Bourbon, roi de Navarre, 278, 279.
Antraxe (un), *341.
Archiduc (l'). Voyez Charles III (le roi).
Argenson (Marc-René de Voyer, marquis d'), 198, 204, 394, 395.
Argent (la vaisselle d'), 403-412.
Arles (l'archevêque d'). Voyez Forbin (Jacques de).
Armagnac (le comte d'). Voyez Grand (Monsieur le).
Armagnac (Catherine de Neufville-Villeroy, comtesse d'), 116, 258, 349.
Arras (la ville d'), 400.
Assignations de fonds (les), 213 (*Add.).
Asturies (Louis, prince des), 378-380.
Ath (la ville d'), 351.
Auber (la famille), *216. Voyez Aunay.
Audience (la grande) du Parlement, *225.
Aumôniers du Roi (les), 144.
Aumont (Louis, duc d'), 219, 222, 258.
Aumont (Françoise-Angélique de la Motte-Houdancourt, duchesse d'), 15, 17.
Aunay (Antoine Auber, baron d'), *216.
Aunay ou Aulnay (la baronnie d'), *216.
Autel contre autel, *385.
Autre, pris absolument, *32.
Autres (en savoir d'), *32.
Autriche (Marie-Amélie, archiduchesse d'), électrice de Bavière et impératrice, *93.
Autriche (Marie-Josèphe-Bénédicte-Antoinette-Thérèse-Xavière-Philippine d'), reine de Pologne et électrice de Saxe, *93.
Autriche (la maison d'), 40.
Autrichiens (les), 432.
Auvergne (l'), 256.
Avaray (Claude-Théophile de Bé-

siade, marquis d'), 362, *363, 364.
Avaray (Théophile de Bésiade, marquis d'), *362.
Avaray (Catherine-Angélique Foucault, marquise d'), *363.
Avaray (la famille de Bésiade d'), *361 (*Add.). — *Avaray* et *Avarey*.
Avaux (Claude de Mesmes, comte d'), 99, 101.
Avaux (Jean-Antoine de Mesmes, comte d'), 98-101, 107-112.
Avignon (la ville et l'État d'), 432.
Ayetone (Guillaume-Raymond de Moncade, marquis d'), 381, 382. — *Ayetonne*.

## B

Bachelier (Gabriel), 339.
Bachelier (François-Gabriel),*339.
Bailleul (Pierre le), *30.
Balle (se renvoyer la), *392.
Banal, *457.
Barbe (rire dans sa), *393.
Barbezieux (le marquis de), 467.
Barcelone (la ville de), 14, 15.
Barrillon d'Amoncourt (Paul), 101.
Bas de couleur (les), *260.
Basques (les), 353.
Bastille (la), 6, 356, 415.
Bâtards du Roi (les), 65, 126, 133, 235-237, 259, 260, 263, 264, 285, 301.
Bâton, canne, *61, 166.
Bâton haut (le), *66, 339.
Baule (Augustin de Lameth, baron de), *171.
Bavière (Maximilien I^er^, duc et électeur de), *89, 90.
Bavière (Maximilien-Emmanuel, électeur de), 167, 175, 400.
Bavière (Édouard de), dit le prince Palatin, *91-94.
Bavière (Joseph-Clément de), électeur de Cologne, 106.
Bavière (Maurice, prince de), *91.
Bavière (Maximilien-Emmanuel, prince de), *167.
Bavière (Robert, prince de), *90, 91.
Bavière (Louise-Hollandine de), abbesse de Maubuisson, *88-94 (Add.), 95-98.
Bavière (Marie-Amélie, archiduchesse d'Autriche, électrice de), *93.
Bavière (la maison de), 90. — *Baviere* et *Bavieres*.
Bavière-Neubourg (Marie-Anne de), reine d'Espagne, 401.
Baville (Nicolas de Lamoignon, marquis de), 23, 452.
Bay (Alexandre Maitre, marquis de), 381.
Bayeux (l'évêque de). Voyez Lorraine-Armagnac (Fr.-Arm. de).
Bayonne (la ville de), 401.
Bazinière (Macé Bertrand de la), 99.
Béarn (le prince de). Voyez Henri IV.
Béarn (le), 279, 353.
Beaujolais (Philippe-Élisabeth d'Orléans, demoiselle de), 296.
Beaumont-lès-Tours (Henriette-Louise-Marie-Françoise-Gabrielle de Bourbon-Condé, abbesse de), *277.
Beauvillier (le duc de), 55-57, 64, 82, 86-88, 113, 123, 128, 154-156, 158-167, 184-188, 195, 260, 301, 312, 313, 317, 343, 356, 357, 359, 360, 374, 385, 386, 391, 395, 396, 436, 438-442, 445, 446, 451, 457.
Beauvillier (Henriette Colbert, duchesse de), 82, 87, 391, 446.
Belle-Isle (Charles-Louis-Auguste Foucquet, comte puis duc et maréchal de), 364, 366, 367.

BELLE-ISLE (Louis Foucquet, marquis de), *364-366.
BELLE-ISLE (Louis-Charles-Armand Foucquet, chevalier de), 364, *366.
BELLE-ISLE (Catherine-Agnès de Levis, marquise de), *365, 366.
BELSUNCE-CASTELMORON (Henri-François-Xavier de), évêque de Marseille, *227-230. — *Belsunce* et *Bellesunce*.
BELSUNCE-CASTELMORON (Anne de Caumont-Lauzun, marquise de), *227.
BENAVENTE (Antoine-François Pimentel de Quiñonès y Benavidès, comte de), *73. — *Benevente*.
BENAVENTE (Fr.-C.-A.-A. Pimentel, comte de), 72, 73.
Bénéfices (la distribution des), 48, 49.
BERCHÈRE (Charles le Goux de la), archevêque de Narbonne, 150.
BERGEYCK (Jean de Brouchoven, comte de), 175, 176, 470, 471.
BERINGHEN (Jacques-Louis, marquis de), 220.
BERNARD (Samuel), 212, 213.
BERRY (le duc de), 11, 137, 173, 291, 301, 302, 400.
BERRY (Marie-Louise-Élisabeth d'Orléans, duchesse de), 295. Voyez Mademoiselle.
BERWICK (le maréchal de), 173, 313, 383, 399.
BÉSIADE (Jacques de), 353, 361, *362. — *Beziade*.
BÉSIADE. Voyez AVARAY.
BESMAUS (François de Monlezun de), 356.
Bête de quelqu'un (être la), *342.
BEZONS (Jacques Bazin, maréchal de), 400 (Add.).
Billets d'État (les), 188.
BLANCMESNIL (Guillaume de Lamoignon de), 457.
BLANZAC (Charles de la Rochefoucauld-Roye, comte de), 265, 267.
BLAYE (la ville de), 445.
BLOIS (la ville de), 354.
BLOIS (la charge de gouverneur et capitaine des chasses de), 355, 356.
BLOUIN (Louis), 61, 321, 322, 339, 459, 460.
BODEGRAVE (la ville de), *177.
BOHÊME (la), 89.
BOISSEUIL. Voyez BOYSSEULH.
Bonnes (en dire de), *359.
Bonnet carré (le), *143 (Add.).
BORGIA (Charles de), patriarche des Indes, 380.
BOSSUET (Jacques-Bénigne), évêque de Meaux, 123, 298.
BOUCHERAT (le chancelier), 54.
BOUCHU (Pierre), *201.
BOUFFLERS (le maréchal-duc de), 1, 9, 25, 26, 68, 172, 173, 217-226, 367, 388, 391-394, 397, 404, 425, 432-435, 468-472.
BOUFFLERS (Antoine-Charles-Louis de), 471, 472.
BOUFFLERS (François, comte de), *9.
BOUFFLERS (Henri, comte de), *9.
BOUFFLERS (Isabelle-Angélique de Guénegaud, comtesse de), *9.
BOUFFLERS-ROUVEREL (Antoine-François-Oudard de), *9.
BOUFFLERS (la maison de), *223.
BOUILLON (Godefroy-Maurice de la Tour-d'Auvergne, duc de), 83, 146, 174, 265, 342, 395, 396, 414, 415.
BOUILLON (le cardinal de), 47 (Add.), 309, 414, 415.
BOUILLON (Louise-Charlotte de la Tour-d'Auvergne, demoiselle de), *342.
BOUILLON (Élisabeth de la Tour-d'Auvergne, demoiselle de), 71. Voyez ELBEUF (la duchesse d').

Bouillon (la maison de), 71, 332. Voyez Tour-d'Auvergne (la maison de la).
Boulaye (la). Voyez Laboullaie.
Bourbon (le duc de). Voyez Duc (Monsieur le).
Bourbon (la duchesse de). Voyez Duchesse (Madame la).
Bourbon (Louise-Élisabeth de Bourbon-Condé, demoiselle de), 262, 272.
Bourbon (la maison de), 368. Voyez Soissons.
Bourbonnais (le gouvernement de), *348.
Bourde (une), *347.
Bourdonner, au figuré, *129.
Bourgogne (le duc de), 11, 26, 56, 64, 128, 129, 136, 137, 158, 159, 163, 173, 174, 301, 302, 310, 312, 313, 318-320, 326, 327, 355, 360, 385, 386, 391, 392, 400, 401, 419, 426, 434, 444, 448.
Bourgogne (la duchesse de), 26, 57, 97, 137, 141, 159, 174, 262, 310, 317, 319-325, 327, 385-388, 416, 417, 419, 422, 426, 434, 444-447.
Bourgogne (la), 201, 202.
Bourgogne (le gouvernement de), 235, 257, 258, 275.
Boysseulh (François de), *115-118. — *Boisseuil.*
Braire (le), *122.
Brancas (Louis, duc de), 8.
Brancas (Louis-Antoine, comte puis duc de), *8.
Brancas (Marie-Madeleine Girard de Villetaneuse, duchesse de), 8.
Brancas. Voyez Oise.
Brassecorps (à), *32.
Brelan (le), *318.
Bretagne (Louis de France, duc de), 11, 17.
Bretagne (la), 398.
Bretonneau (Pierre), 161, 162.
Brezé (Armand de Maillé, duc de), *274, 275.
Briançon (la ville de), 399.
Brières (le château des), 464, 469, 473, 474. — *Bruyères.*
Brigandage d'Embrun (le), *229.
Brionne (Henri de Lorraine-Armagnac, comte de), 116, 348.
Brissac (Artus-Timoléon-Louis de Cossé, duc de), 377, 378.
Broglie (Victor-Maurice, comte de), 23, 24.
Broglie (Marie de Lamoignon, comtesse de), 23.
Bruges (la ville de), 5.
Brunoy (la terre de), *72.
Brunswick-Hanovre (Georges-Auguste de), roi d'Angleterre, *19. Voyez Georges II.
Brutus (Marcus Junius), *395.
Bruyères (le château des). Voyez Brières.
Buen-Retiro (le palais du), 379.

## C

Cabaler quelqu'un ou quelque chose, *241.
Cabinet du Conseil (le), à Versailles, *440.
Caen (la généralité de), 363.
Caen (la ville de), 216.
Caisses d'emprunts (les), *205.
Cambray (l'archevêque de). Voyez Fénelon (Fr. de Salignac de la Mothe-).
Canif, petite épée, *110.
Cany (Michel II Chamillart, marquis de), 26, 159, 184, 387, 390, 439 (Add.), 440, 442, 443, 448, 463-466.
Cany (Marie-Françoise de Rochechouart, marquise de), 82, 85, 184, 442, 443, 465.

Capitaine des gardes de la porte (la charge de), 43.
Capitaine des gardes du corps (les charges de), 68, 343, 425.
Capitaineries royales (les), *234 (Add.), *235.
Capres (Michel-Joseph de Bournonville, baron de), 3.
Cardinaux (les), 78, 300.
Cardone (Louis-Ramon Folch de Cordoue d'Aragon, duc de), *13.
Cardone (le duché de), *13. — *Cardonne.*
Carignan (Emmanuel-Philibert-Amédée de Savoie, prince de), 284, 368 (Add.), 369-371.
Carignan (Thomas de Savoie, prince de), 284, 368.
Carignan (Victor-Amédée de Savoie, prince de), 284, 371-373.
Carignan (Louis-Victor-Amédée-Joseph de Savoie, prince de), *372, 373.
Carignan (Angélique-Catherine d'Este-Modène, princesse de), *370, 371.
Carignan (Christine-Henriette de Hesse-Rheinfels, princesse de), *373.
Carignan (Marie de Bourbon-Soissons, princesse de), 283, 284, 368.
Carignan (Victoire-Françoise de Savoie, princesse de), 284, *371-373.
Carnaval (le), à Venise, *22.
Carrion (Manuel Ramirez de), *369.
Carrosse (le droit d'entrer en), 263, *264.
Carrosses du Roi (les), *264, *363.
Carrosses de remise (les), *249.
*Cas de conscience* (le), 47.
Castille (la Nouvelle-), 380.
Castille (la Vieille-), 380.
Catalogne (la), 13, 398, 400.
Catalogne (la charge de vice-roi de), 13, 14.
Catherine de Médicis, reine de France, 306.
Caudelet (l'abbé de). Voyez Coëtelez (l'abbé de).
Caumartin (Louis-Urbain le Fèvre de), *350.
Cavalerie (les régiments de), 367.
Cavoye (le marquis de), 429, 439, 447.
Caylus (Claude-Abraham de Thubières de Pestel de Levis, comte de), 382.
Caylus (Marthe-Marguerite de Valois-Villette, comtesse de), 161, 461.
Celle-Saint-Cloud (le village de la), *341.
César (Caius Julius), *124.
Chabot (la maison), 350.
Chaillot (le couvent de la Visitation de), 100.
Chaise (le P. de la), *41-47 (Add.), 48-51 (Add.), 52, 53, 55-57.
Chaise (Antoine, abbé de la), *43.
Chaise (François d'Aix, comte de la), 43, 46.
Chaise (François II d'Aix, comte de la), 43.
Chaise (Georges d'Aix de la), *42, 43.
Chaise (Jacques d'Aix de la), *43.
Chaise (Jacques-Gabriel d'Aix, abbé de la), *43.
Chaise (N., abbé de la), *43.
Chaise (Renée de Rochefort), dame de la), *42.
Chaise (la famille de la), 42, 46.
Chamarande (Louis d'Ornaison, comte de), 382, 383.
Chambord (le château de), 352, 353.
Chambord (les charges de capitaine des chasses, jardinier, concierge et gouverneur de), *353, 355, 356.

Chambre des comptes (la), à Paris, 178.
CHAMILLART (Michel), 4, 26, 28, 77, 81, 134, 159, 176, 179-181, 183-195, 383-394, 397-400, 404, 416-426 (Add.), 427-430 (Add.), 431, 433, 435-439 (Add.), 440-450, 456-467, 469-474.
CHAMILLART (Jean-François), évêque de Senlis, 387, 443, 449, 463.
CHAMILLART (Jérôme, comte de), 387, 449, 463.
CHAMILLART (Michel II). Voyez CANY (le marquis de).
CHAMILLART (Élisabeth-Thérèse le Rebours, dame), 81, 85, 87, 387, 432, 434, 435, 443, 450.
CHAMILLART (la famille), 447, 463, 465.
CHAMLAY (le marquis de), 28.
CHAMPAGNE (la), 208.
Chancelier de France (le), 301.
CHANDELEUR (la fête de la), 28, 82.
CHANTILLY (le château et la terre de), 148, 233, 239-241, 250, 254, 255, 275-277.
CHARENTE (la rivière de), 351.
CHARLES VII, empereur d'Allemagne, 368.
CHARLES Ier, roi d'Angleterre, 91, 95.
CHARLES II, roi d'Angleterre, 95.
CHARLES II, roi d'Espagne, 40, 72, 351.
CHARLES III, roi d'Espagne, 303, 304.
CHARLES III (Charles, archiduc d'Autriche, dit le roi), en Espagne, 35, 40, 213.
CHARLES IX, roi de France, 289, 303.
CHARLES XII, roi de Suède, 17, 18, 306.
CHARLES (Charles de Lorraine-Armagnac, dit le prince), *267.
CHAROLAIS (Charles de Bourbon-Condé, comte de), *277, 285.
CHAROLAIS (Louise-Anne de Bourbon-Condé, demoiselle de), 262, *277, 294-296.
CHAROLAIS (le comté de), *295.
CHAROST (Armand II de Béthune, duc de), 86, 170, 171.
CHAROST (Michel-François de Béthune, comte de), *172.
CHAROST (Catherine de Lameth, duchesse de), *172.
CHARRON (J.-J.), 354.
CHARRON DE MÉNARS (Jean-Jacques), 354.
CHARTRES (Louis d'Orléans, duc de), puis d'Orléans, 286-288, 296, 301.
CHARTRES (Louis-Philippe d'Orléans, duc de), puis d'Orléans, *288, 296.
CHARTRES (l'évêque de). Voyez GODET DES MARAIS (Paul).
CHASTEL (Jean), *54.
CHASTRE (Louis, marquis de la), 31.
CHASTRE (Louis-Charles-Edme, marquis de la), 31-33.
CHASTRE (Anne-Charlotte de Beaumanoir-Lavardin, marquise de la), 33.
CHATEAUROUX (Marie-Anne de Mailly, marquise de la Tournelle et duchesse de), *169, 170.
CHAUME (la rue du), à Paris, 79.
CHAUVELIN (Germain-Louis), 371.
CHAUVELIN (Anne Cahouet de Beauvais, dame), 371.
CHENIL (le), à Versailles, *345, 395, 404.
CHÉTARDYE (Joachim Trotti de la), curé de Saint-Sulpice, 55, 56.
CHEVERNY (Philippe Hurault, chancelier de), 355.
CHEVERNY (Louis de Clermont-Monglat, comte de), 355, 360.

CHEVERNY (Marie de Johanne de Saumery, comtesse de), 355.
CHEVERNY (le château et la terre de), 355.
Chèvre-pied (un), *67.
CHEVREUSE (Honoré d'Albert, duc de), 55-57, 64, 82, 87, 88, 113, 123, 154-158, 167, 187, 188, 195, 225, 302, 343, 358, 360, 380, 391, 436, 441, 442, 451.
CHEVREUSE (Jeanne-Marie Colbert, duchesse de), 82, 87, 88, 359, 391, 446.
CHINE (les cérémonies de la), 47, 58.
Chiquet à chiquet, *398.
CHOIN (Jean-Melchior de Joly, baron de), 420, 421.
CHOIN (Mlle de), 132, 323, 418-425, 427, 431, 449.
CHOISEUL (le maréchal de), 147, 219, 220.
Chrême (un), *256, 343.
CHRISTIERN V, roi de Danemark, 21.
CHRISTIERN-FRÉDÉRIC V, roi de Danemark, 20, 21, 306.
CHYPRE (le titre de roi de), 305.
CINQ-PORTS (les), *22.
Circuit (un), au figuré, *434.
Clabauder, *363.
CLÉMENT XI, pape, 34-35 (Add.), 36-38, 213, 215, 216, 432.
CLÉRAMBAULT (Marie-Louise le Loup de Bellenave, marquise de), 8, 9.
CLERMONT (Louis de Bourbon-Condé, comte de), 132, *271, 277, 285.
CLERMONT (Marie-Anne de Bourbon-Condé, demoiselle de), *277, 294.
CLERMONT (l'évêque de). Voyez MASSILLON (J.-B.).
CLICHY (le village de), 321.
Cloche (sous), *64.
COËTELEZ (Mathurin le Ny, abbé de), 47.
Coiffé, au figuré, *388.
COISLIN (le cardinal de), 342.
COLBERT (Jean-Baptiste), ministre, 100, 113, 180, 354, 355, 415, 416.
COLBERT (Marie Charron, dame), 354.
COLIGNY (Gaspard, amiral de), *279.
COLOGNE (l'électeur de). Voyez BAVIÈRE (Joseph-Clément de).
COLOGNE (l'archevêché de), 106.
Combat (hors de), au figuré, *222.
Commande (agir de), *390.
Commis des ministres (les), *189, 469.
Compatir avec quelqu'un, *129.
COMPIÈGNE (la ville de), 3.
COMTE (le P. le), 57, 58.
Comte (l'appellation de Monsieur le), 278, 281-285.
Comtesse (l'appellation de Madame la), 284, 285, 291.
Concierge des maisons royales (la charge de), 353.
Concierges (les), 353.
CONDÉ (Louis-Joseph de Bourbon, prince de), *288, 289.
CONDÉ (Anne-Marie-Victoire de Bourbon, demoiselle de), 148, 236, 248, 256, 259.
CONDÉ (les princes de), 97, 268, 286, 288, 290. Voyez Prince (Monsieur le), Princesse (Madame la).
CONDÉ (l'hôtel de), à Paris, 249, 264, 268, 275, 289.
Confirmation (le sacrement de), *380.
CONFUCIUS, philosophe chinois, 58.
Conseil d'État (le), 111, 155, 159-161, 164-167, 200, 395, 424, 438, 440, 441, 450, 451, 466, 469.
Conseil des finances (le), 405.
Conseil des finances (le chef du), 155.
Conseil de guerre (le), 391-394, 424.

Conseil de régence (le), 301.
Conseillers d'État (les), 110, 111, 363, 376, 452, 453, 456, 458, 467.
Conseillers d'État d'épée (les), 111.
Conseillers d'État de robe (les), 110, 111.
Conseillers d'honneur du Parlement (les), *220.
Conseillers honoraires au Parlement (les), *220.
Conseils du Roi (les), 157, 158.
Constitution apostolique (une), *229. Voyez UNIGENITUS.
CONTI (Armand de Bourbon, prince de), 92, 147, 148, 343.
CONTI (François-Louis de Bourbon, prince de), 32, 33, 120-122 (Add.), 123-126 (Add.), 127, 128 (Add.), 129-153, 221, 237, 248, 256, 257, 259, 262, 263, 265, 270, 283, 299, 300, 309, 343.
CONTI (Louis-Armand Ier de Bourbon, prince de), 147, 358.
CONTI (Louis-Armand II de Bourbon, prince de), 131, 144, 145, 149, 151, 152, 259, 262-265.
CONTI (Anne-Marie Martinozzi, princesse de), 141.
CONTI (Marie-Anne, légitimée de France, princesse douairière de), 132, 137, 141, 147, 192, 257, 324, 358.
CONTI (Marie-Thérèse de Bourbon-Condé, princesse de), 130, 131, 136, 140, 149, 236, 257, 259, 263, 272, 277.
CONTI (Louise-Élisabeth de Bourbon-Condé, princesse de), 277.
CONTI (Marie-Anne de Bourbon-), 259. Voyez Duchesse (Madame la).
CONTI (la branche de Bourbon-), 150.
CONTI (l'hôtel de), à Paris, *136, 141, 144-146, 256, 257.
CONTI (l'ancien hôtel de), à Paris, *256.
CONTI (l'hôtel de la princesse douairière de), à Paris, 192.
Contrôle des ouvrages d'orfèvrerie (le droit de), *409.
Contrôleur général des finances (le), 155, 187.
Cortès (les), en Espagne, 379.
Corvées pour les chemins publics (les), 208, *209.
Côté (être sur le), au figuré, *317, 449.
COTON (le P. Pierre), 41, *42. — *Cotton.*
Couler quelque chose, *132.
Coup de partie (un), *165.
Coup près (à), *158.
Coupé (un temps), *342.
Cour des aides (la), à Paris, 178.
COUR DES CHIENS (François Moricet de la), *191 (Add.), 192, 193 (Add.), 194, 431.
Cours supérieures (les), 145, 269.
COURTENVAUX (Charles de Souvré, marquis de), 15.
Courtepointe d'un lit (la), *245.
COURTIN (Honoré), 111.
Cousin (le traitement de), 332 (*Add.).
Cousin germain, au figuré, *162.
Couteau dans la gorge (le), *38.
Coutumes locales (les), *458.
CRÉQUY (Armande de Saint-Gelais de Lansac, duchesse de), 100, 375.
CROISSY (Charles Colbert de), 100, 107, 108.
CROZAT (Antoine), 321.
CUMBERLAND (le pays de), *21.
CUSANI (Augustin), nonce du Pape, 432-435, 438.
CUSANI (Jacques-Joseph, marquis), *432.

## D

Dame d'honneur de la Reine (la charge de), 15.
DAMPIERRE (le château de), *357.
DANEMARK (les rois de). Voyez CHRISTIERN VI, CHRISTIERN-FRÉDÉRIC V, FRÉDÉRIC III, FRÉDÉRIC IV.
DANEMARK (Georges, prince de), 20-22.
DANEMARK (le prince royal de), 22-24. Voyez FRÉDÉRIC IV.
DANEMARK (la reine de). Voyez HESSE-CASSEL (Charlotte-Amélie de), MECKLEMBOURG-GUSTRAW (Louise de).
DANEMARK (la princesse de). Voyez ANNE STUART, reine d'Angleterre.
DANEMARK (le), 21, 25, 27, 360.
DANGEAU (Sophie de Bavière-Löwenstein, marquise de), 69.
DANIEL (le P. Gabriel), *51, 52.
Dauphine (Marie-Anne-Christine-Victoire de Bavière, dite Madame la), 96, 298.
DAUPHINÉ (le), 173, 383, 398, 433.
Dauphins de France (les), *296-299. Voyez Monseigneur.
DECHAMPS (le P. Étienne Agard-), *44, 45.
Dehors (les), au figuré, *194.
DENONVILLE (P.-R. de Brisay, comte de), 360.
Dents (montrer les), au figuré, *49.
Dès là, locution adverbiale, *159.
DESGRANGES (Michel Ancel-), 142, 143, 146.
DESMARETZ (Nicolas), 26, 31, 159, 184, 186-190, 192, 194, 195, 199, 212, 384, 385, 392-394, 397, 408, 440, 446, 452, 453.
Deuil (faire le), *151.
Deuils (l'étiquette des), 97, 98, 141, 167, 168, 258-*261, 264-265, 371.
Devoir à quelqu'un (n'en), *113.
DIJON (la ville de), 202.
DINANT (la ville de), 454.
District (un), au figuré, *200.
Document (un), *55.
Domestique (le), *140, 462.
DONGOIS (Nicolas), 219.
DONZY (le duc de), 351. Voyez VERGAGNE (le prince de).
Douane (la), 205.
DOUAY (la ville de), 1.
DOUJAT (Jean), 222.
DOULLENS (le gouvernement de), *171, 172.
Doyen du Parlement (le), *222.
Dragons (les régiments de), 367.
Dresseur (un), *369.
DREUX (Thomas II), marquis de Brezé, 142, 143.
DREUX (Catherine-Angélique Chamillart, marquise de), 81, 85, 387, 417, 419, 420, 443-445, 447, 449.
Duc (Louis III de Bourbon-Condé, duc de Bourbon, dit Monsieur le), 129, 131, 132, 137, 140, 142, 144-149, 151-153, 202, 221, 235-237, 250, 253-255, 257-260, 262, 265-272, 276-278, 286, 287, 294, 299, 300.
Duc (Louis-Henri de Bourbon-Condé, duc de Bourbon, dit Monsieur le), 210, 211, 241, 259, 264, 269, 276-278, 287, 288, 294-296, 300-302, 373. Voyez ENGHIEN (le duc d').
Duc (l'appellation de Monsieur le), 278, 282, 283, 286-290.
Duchés-pairies (les), 169.
Duchesse (Louise-Françoise, légitimée de France, duchesse de Bourbon, dite Madame la), 65, 129, 130, 132, 137, 148, 235, 236, 262, 270, 271, 276, 277, 285, 390, 419, 444, 445.
Duchesse (Marie-Anne de Bour-

bon-Conti, duchesse de Bourbon, dite Madame la), *131, 136, 259, 276.
Duchesse (Charlotte de Hesse-Rheinfels, duchesse de Bourbon, dite Madame la), 276, 373.
Duchesse (l'appellation de Madame la), 291.
Duchesses (les), 148, 261, 272, 401.
Ducs et pairs (les), 76, 85, 143, 146, 147, 149, 151-153, 169, 217, 220-222, 224, 225, 260-262, 265-267 (Add.), 270, 301, 352, 378, 401.
Ducs vérifiés (les), 368.
Duras (Jacques-Henri de Durfort, maréchal-duc de), 348, 357.
Duras (Jacques-Henri de Durfort, duc de), 348.
Duras (Jean-Baptiste de Durfort, maréchal-duc de), 144, 348, 349.
Duras (Louise-Madeleine Eschallart de la Marck, duchesse de), 348.
Duras (la maison de), 349.

## E

Eau bénite (le cérémonial de l'), 142, 145, 146, 262, 263, 265, 266.
Échelle (Camille-Michel de Vérine de l'), 312.
Éconduiseur (un), *459.
Écouen (le château d'), 239.
Écrivain (le titre d'), chez les jésuites, *57.
Écrouelles (la guérison des), *74.
Egmont (Procope Pignatelli, comte d'), 348.
Egmont (Henriette-Julie de Durfort, comtesse d'), 348, 349.
Elbeuf (Charles II de Lorraine, duc d'), *70.
Elbeuf (Charles III de Lorraine, duc d'), 69-71.
Elbeuf (Henri de Lorraine, duc d'), 71.
Elbeuf (Charles de Lorraine, chevalier d'), 69, 71, 72.
Elbeuf (Anne-Élisabeth de Lannoy, comtesse de la Roche-guyon, puis duchesse d'), 69, 71.
Elbeuf (Élisabeth de la Tour-d'Auvergne, duchesse d'), 71.
Elbeuf. Voyez Lorraine-Elbeuf.
Électeur palatin (Charles II de Bavière), 90.
Électeur palatin (Charles-Louis de Bavière), 90, 95.
Électeur palatin (Frédéric V), 89.
Électeur palatin (Philippe-Guillaume de Bavière-Neubourg), 90.
Électeurs de l'Empire (les), 90.
Électorats (les), 89, 90.
Électrice palatine (Élisabeth Stuart), 89, 95.
Élisabeth Petrowna, czarine de Russie, 19.
Élixirs (les), 195.
Embabouiner quelqu'un, *80.
Embarquer quelqu'un, *170.
Embrun (le concile d'), *229.
Éminence (l'appellation d'), 308.
Emmanuel (le prince). Voyez Lorraine-Elbeuf (Emmanuel-Maurice de).
Empereurs d'Allemagne (les), 37, 303, 306. Voyez Charles VII, Joseph Ier, Léopold.
Empirique (un), *182.
Encoffrer, *412.
Enfant perdu (un), au figuré, *425.
Enghien (le duc d'). Voyez Prince (Henri-Jules de Bourbon-Condé, dit Monsieur le).
Enghien (Louis-Henri de Bourbon-Condé, duc d'), 142-145, 149, 151, 152, 221, 262, 263, 266,

268, 287. Voyez Duc (Monsieur (le).
ENGHIEN (Marie-Anne de Bourbon-Condé, demoiselle d'), 236, 272.
ENGHIEN (le duché d'), *282. — *Enghyen.*
ENTRAIGUES (Pierre Gorge, seigneur d'), *170 (Add.), 171. — *Entrelgue* et *Entraigue.*
ENTRAIGUES (Julie d'Estampes-Valençay, dame d'), *171.
Entrée (d'), *389.
Entrées chez le Roi (les), 367.
ÉPINAC (Georges-Anne-Louis de Pernes, comte d'), *258. — *Espinac.*
Éponge (passer l'), au figuré, 429, *430.
Épouffer (s'), *68.
Érection (les lettres d'), *218.
ESPAGNE (l'), 13, 35, 39, 40, 73, 85, 155, 160, 163, 166, 173, 213, 303, 328, 351, 381, 382, 401.
ESPAGNE (François, infant d'), *303, 304.
ESPAGNE (Philippe, infant d'), *303, 304.
ESPAGNE (les rois d'). Voyez CHARLES II, CHARLES III, FERDINAND I^er^, LOUIS I^er^, PHILIPPE II, PHILIPPE III, PHILIPPE V.
ESPAGNE (les reines d'). Voyez BAVIÈRE-NEUBOURG (Marie-Anne de), ORLÉANS (Marie-Louise d'), ORLÉANS (Louise-Élisabeth d'), SAVOIE (Marie-Louise de).
ESPAGNE (les députés des villes d'), *379-381.
ESPAGNOLS (les), 13, 378, 382.
ESPINOY (Élisabeth de Lorraine-Lillebonne, princesse d'), 84-88, 137, 449, 461.
Esprit (un), absolument, *170.
ESTE (M.-B.-É. d'), reine d'Angleterre, 96.
ESTE-MODÈNE (la maison d'), 370. Voyez SCANDIANO.
Estocader, *32.
ESTOUTEVILLE (le duché d'), *77.
ESTRÉES (le cardinal d'), 123.
Étain (la vaisselle d'), *405.
Étançonner, *187 (Add.). — *Estançonner.*
ÉTANG (le château de l'), 192, 437, 443, 444, 447, 462, 463.
ÉTAT ECCLÉSIASTIQUE (l'), 34, 36, 213-215.
États généraux (les), 379.
ÉTATS-GÉNÉRAUX DES PROVINCES-UNIES (les), 5.
EUGÈNE (Eugène-François de Savoie, dit le prince), 5, 284, 369, 414.
EUROPE (l'), 36, 212, 213, 224, 307.
EUTIN (la ville d'), *18.
EUTIN (l'évêque d'), Voyez HOLSTEIN-GOTTORP (Christian-Auguste de).
Évêques (les), 145, 150, 151, 298, 299, 303.
ÉVREUX (Henri-Louis de la Tour-d'Auvergne, comte d'), 173, 174, 226, 322.
Ex (la particule adverbiale), *471.
Excommunications de souverains (les), *35.
EXILLES (la ville d'), 5, 7.


## F


Facultés de médecine (les), *182.
FAGON (Guy-Crescent), 61, 62, 389.
Faïence (la), *411 (Add.), 412. — *Fayence.*
Fait et au prendre (au), *229.
*Farniente* (le), *377.
Fauteuils (le privilège des), 151-153, 270.
FAYEL (le village du), *4. — *Fayet.*

FÉNELON (François de Salignac de la Mothe-), archevêque de Cambray, 47, 49, 56, 123, 128, 312.
FERDINAND Ier, roi d'Espagne, *303, 304.
FERRARE (la ville de), 213.
FERRIER (le P. Jean), *43, 44.
FERTÉ (M.-J.-G.-A. de la Motte-Houdancourt, duchesse de la), 15, 17.
FERTÉ-ALAIS (la terre de la), 326. — *Ferté-Aletz.*
FERTÉ-VIDAME (le château de la), 270.
Feu à une marchandise (mettre le), au figuré, *411.
FEUILLADE (Louis d'Aubusson, duc de la), 82, 83, 85, 88, 174, 175, 418-421, 433, 442, 461-463, 474.
FEUILLADE (Marie-Thérèse Chamillart, duchesse de la), 81, 85, 387, 390, 417, 419, 420, 443, 444, 447, 449.
FIENNES (Maximilien - François, comte de), *382.
Figure (une), au figuré, *127.
Fin d'une affaire (le), *80.
FINOT (Raymond), *247, 248, 254.
FLANDRE (la), 27, 56, 134, 172, 173, 190, 217, 219, 274, 302, 310, 311, 315, 320, 383, 385, 386, 394, 398, 414, 420, 422, 424, 431, 448, 454, 456, 461, 467.
FLANDRE (le gouvernement de), 172, 471, 472.
FLAVACOURT (Hortense-Félicité de Mailly, marquise de), *169, 170.
FLEURY (Claude, abbé), *138.
FLEURY (le cardinal de), 265, 266, 268, 269, 278, 376.
FLEURY (André-Hercule de Rosset, duc de), *376.
FLORENSAC (Louis de Crussol, marquis de), 298.
Fonction, cérémonie, *379.
FONTAINEBLEAU (le château et la ville de), 147, 148, 159, 238, 268.
FONTANGES (Marie-Angélique de Scoraille de Roussille, duchesse de), 334 (*Add.). — *Fontange.*
FORBIN (Jacques de), archevêque d'Arles, *118.
FORBIN (Toussaint de), *119.
FORBIN. Voyez JANSON.
FOREZ (le), 43.
Forlonger (se), au figuré, *166.
Forme (une), siège, *151.
Fortune (courir), *395.
FOUCAULT (Nicolas-Joseph), 363.
FOUCQUET (le surintendant), 364-366, 415.
FOUCQUET (Charles-Armand), *366.
FOUCQUET (Louis), évêque d'Agde, 365.
FOUCQUET (Marie-Madeleine de Castille, dame), *365.
FOUCQUET. Voyez BELLE-ISLE, VAUX.
FOURCY (Henri de), 54.
FOURCY (Balthazar-Henri, abbé de), *54, 55.
FRANÇAIS (les), 282, 300.
FRANCE (la), 9, 22, 23, 49, 61, 73, 91, 101, 154, 184, 197, 198, 206, 208, 211, 212, 223, 280, 285, 307-309, 315, 316, 369, 378, 382, 402, 427.
FRANCE (la maison de), 291.
FRANCE (les rois de), 74, 148, 291, 294. Voyez CHARLES IX, HENRI II, HENRI III, HENRI IV, LOUIS XIII, LOUIS XIV, LOUIS XV.
FRANCE (les reines de), 148. Voyez CATHERINE DE MÉDICIS, MARIE-THÉRÈSE D'AUTRICHE, MARIE LESZCZYNSKA.
FRANCE (les fils, filles, petit-fils et petites-filles de), 12, 16, 138, 145, 148, 258, 260, 263, 265, 272, 286, 287 (Add.), 290-

292, 294, 297, 301, 304, 356, 412.
FRANCE (le rang d'arrière-petit-fils de), 287.
FRANCELLES (N.), curé de Saint-Jean-en-Grève, *80, 81.
FRANCHE-COMTÉ (la), 7.
FRÉDÉRIC III, roi de Danemark, 21.
FRÉDÉRIC IV, roi de Danemark, 22-25.
FRÉDÉRIC DE HESSE-CASSEL, roi de Suède, 18, 19.
FRÉJUS (l'évêque de). Voyez FLEURY (le cardinal de).
FRÉMONT (Nicolas de), 171.
Fumée (s'en aller en), *398.
Furieux, excessif, *367.
FÜRSTENBERG (le cardinal de), 106.

G

GAILLARD (le P.), 269.
GALLOWAY (Henri de Ruvigny, comte de), 382. — *Galwoy*.
GAMACHES (Nicolas-Joachim Rouault, comte de), 360.
GAND (la ville de), 1-5.
Gants (les), *261.
Garçons bleus (les), 163.
Garde du corps des princes (la), 147, 148.
Gardes du corps du Roi (les), 392, 393.
Gardes françaises et suisses (les), 394.
GAVAUDUN (N. de), *3.
GÊNES (les doges de), 306.
GENEVIÈVE (la procession de sainte), *396, 397.
GEORGES I^er^, roi d'Angleterre, 95.
GEORGES II, roi d'Angleterre, *19, 95.
GERTRUYDENBERG (la ville de), *177. — *Gertruydemberg*.
GESVRES (François-Joachim-Bernard Potier, marquis de), 349, 350.
GESVRES (Marie-Madeleine-Émilie Mascranny, marquise de), *349, 350.
Généralissime de la Grande-Bretagne (la charge de), 21.
Généraux d'armée (les), 28.
GODET DES MARAIS (Paul), évêque de Chartres, 49, 55, 56.
GONZAGUE (Charles de), duc de Mantoue et de Nevers, 92.
GONZAGUE (Louise-Marie de), reine de Pologne, 91, 92.
GONZAGUE DE CLÈVES (Anne de). Voyez Palatine (la princesse).
GORGE. Voyez ENTRAIGUES.
Gousset (sentir le), *238.
Gouvernante des enfants de France (la charge de), 11, 12, 15, 16.
Gouverneur des enfants de France (la charge de), 356.
Gouverneurs des provinces (les), 402.
GRAMONT (Antoine-Charles, duc de), 401, 403, 404, 412.
GRAMONT (Anne Baillet de la Cour, duchesse de), 401, 403, 404, 411, 412.
Grand (Louis de Lorraine, comte d'Armagnac, grand écuyer, dit Monsieur le), 116, 259, 260, 267, 343, 348, 349, 473.
Grand chambellan (la charge de), 73.
Grand maître de France (la charge de), 235, 275.
Grand maître de la garde-robe (la charge de), 332.
Grand maréchal des logis de la maison du Roi (la charge de), 439.
Grand Prieur (le). Voyez VENDÔME (Philippe de).
Grand veneur (la charge de), 332, 333.

Grande Alliance (la), 33, 34.
Grande-Bretagne (la), 21, 89. Voyez Angleterre (l').
Grande écurie du Roi (la), 115.
Grands d'Espagne (les), 72, 351, 379, 382.
Grands chemins (la taxe pour les), *207. Voyez Corvée (la).
Grands-Jésuites (la maison des), à Paris, *41, 51, 266, 267.
Grands maîtres des eaux et forêts (les charges de), 356.
Gré (se mettre quelque chose en), *237.
Greffiers du Parlement (les), 451 (*Add.).
Grenoble (la ville de), 42.
Grimani (Vincent, cardinal), 34, 38.
Gualterio (le cardinal), 432.
Gudiña (la bataille de la), *381.
Guénegaud (Henri de), 9.
Guerchoys (Pierre le), 465.
Guerre (les bureaux et les commis de la), *189, 469.
Guiche (Antoine de Gramont, duc de), 222, 367.
Guiche (Armand de Gramont, comte de), 331.
Guillaume III, prince d'Orange et roi d'Angleterre, 21, 95, 101, 110.
Guise (les ducs de), 88, 307.
Guise (l'hôtel de), 75, 76, 79, 80.
Guitry (Guy de Chaumont, marquis de), 332.
Guyenne (la), 302.
Guyenne (le commandement de la), 302.
Guyet (François), 449.

H

Hainaut (l'intendance de), *453.
Halatte (la forêt et la capitainerie d'), *233 (*Add.), 234. — *Hallastre.*
Hanovre (Ernest-Auguste de Brunswick, duc de), 94.
Hanovre (Georges-Louis de Brunswick, duc de), puis roi d'Angleterre, 95. Voyez Georges Ier.
Hanovre (Bénédicte-Henriette-Philippe de Bavière, duchesse de), 93.
Hanovre (Sophie, palatine de Bavière, duchesse de), 94, 95.
Hanovre (Wilhelmine-Amélie de), impératrice, 93, 95.
Harcourt (le maréchal-duc d'), 30, 159-167, 173, 175, 359, 385, 386, 388-390, 392-394, 397, 398, 424, 425, 454.
Harlay (Achille III de), 251.
Harlay de Champvallon (François de), archevêque de Paris, 48.
Hautefeuille (Gabrielle-Étienne-Louis Texier, marquis d'), 367.
Hautefort (François-Isaac, marquis d'), 143, 144.
Havre (la ville du), 92.
Haye (la ville de la), 5, 40, 109, 177, 399.
Hecquet (Philippe), *247.
Heinsius (Antoine), 5, 40.
Helvétius (Adrien), 181-184.
Helvétius (Jean-Claude-Adrien), *183.
Helvétius (Jean-Frédéric), *181.
Henri II, roi de France, 303, 306.
Henri III, duc d'Anjou, puis roi de France, 289, 290, 303.
Henri IV, roi de France, 54, 55, 278-282, 305, 307, 352, 353, 361.
Hesse-Cassel (Frédéric, landgrave de), 18.
Hesse-Cassel (Frédéric II, landgrave de), *19.
Hesse-Cassel (Guillaume VII, landgrave de), *19.

HESSE-CASSEL (Marie d'Angleterre, landgravine de), *19.
HESSE-CASSEL (Ulrique-Éléonore de Suède, landgravine de), puis reine de Suède, *18.
HESSE-CASSEL (Charlotte-Amélie de), reine de Danemark, 22.
HEUDICOURT (Michel Sublet, marquis d'), 66, 67.
HEUDICOURT (Pons-Auguste Sublet, marquis d'), 67-69.
HEUDICOURT (Bonne de Pons, marquise d'), 64-69.
HIÉRONYMITES (l'ordre des), *379.
HIÉRONYMITES (le couvent des), à Madrid, 379.
*Histoire ecclésiastique* (l'), par l'abbé Fleury, *138.
Hiver de 1709 (l'), 4, 26-27, 195-211.
HOCHSTEDT (la bataille d'), 174, 429.
HOGUETTE (Hardouin Fortin de la), archevêque de Sens, 268.
HOLLANDAIS (les), 109, 110, 176, 177, 182.
HOLLANDE (la), 40, 89, 99-101, 107, 108, 175, 178-181, 212, 336, 346.
HOLSTEIN (le duché de), 20.
HOLSTEIN (la maison de), *20.
HOLSTEIN-GOTTORP (Charles-Frédéric, duc de), *18, 306.
HOLSTEIN-GOTTORP (Charles-Pierre-Ulrich, duc de), *18-20, 306.
HOLSTEIN-GOTTORP (Christian-Auguste de), évêque de Lübeck, *18.
HOLSTEIN-GOTTORP (Frédéric II, duc de), 18.
HOLSTEIN-GOTTORP (Anne-Petrowna de Russie, duchesse de), *18, 19.
HOLSTEIN-GOTTORP (Hedwige-Sophie de Suède, duchesse de), *17, 18, 306.
HOLSTEIN-GOTTORP (Hedwige-Éléonore de), reine de Suède, *18.
HONGRIE (la), 126.
HONGRIE (l'eau de la reine de), 195.
HUGUENOTS (les), 278-280.
HUMIÈRES (le maréchal d'), 358.
HUMIÈRES (Louis-François d'Aumont, duc d'), 33.
HUMIÈRES (Louise-Antoinette-Thérèse de la Chastre, maréchale d'), 31.
HUXELLES (le maréchal d'), 177, 399.

## I

IMPÉRIAUX (les), 34, 36, 37, 214, 215.
Importunité, inopportunité, *164.
Inclusion (l'), *162.
Index (la congrégation de l'), *58, 61.
Infants (les), en Espagne, 303.
Intendants des finances (les), 179.
Intendants des provinces (les), 198, 203, 204, 208, 452, 453, 457-459, 467.
Ipécacuanha (l'), 182. — *Epiquecuana.*
IRLANDE (l'), 107.
ITALIE (l'), 23, 33-35, 134, 213, 217, 241, 302, 315, 398, 432, 433, 448.
ITALIENS (les), 377.

## J

JACQUES Ier, roi d'Angleterre, 89.
JACQUES II, roi d'Angleterre, 21, 95, 96, 101, 107.
JACQUES III, roi d'Angleterre, 173.

Janson (Joseph de Forbin, marquis de), *118-120.
Janson (Laurent de Forbin, marquis de), *118.
Janson (Michel de Forbin, marquis de), *119.
Janson (Toussaint de Forbin, cardinal de), 118, 123.
Jarnac (Guy-Henri Chabot, comte de), *350.
Jarnac (Paul-Auguste-Gaston de la Rochefoucauld, chevalier de Montandre, puis comte de), 350, 351.
Jarnac (Charlotte-Armande de Rohan-Montbazon, comtesse de), *350.
Jarnac (Henriette-Charlotte Chabot, comtesse de), *350, 351.
Jarnac (le château et la terre de), *351.
Jarnac (la bataille de), 279.
Jarretière (l'ordre de la), 21.
Jéronimites (les). Voyez Hiéronymites (les).
Jésuites (les), 42, 47, 49, 51, 53-62, 73, 228, 229, 239, 250, 251, 256, 257, 269.
Jésuites (la maison professe des), à Paris. Voyez Grands-Jésuites (les).
Joannès (l nom de), en langue basque, 353 (*Add.).
Johanne (Arnaud de), 353, 361. — *Joanne.*
Johanne. Voyez Saumery.
Jonquière (N. de la), *7. — *Junquiere* et *Junquieres.*
Joseph Ier, empereur d'Allemagne, 34, 35, 38, 76, 93, 95, 213, 432.
Jupiter et Danaé *241.
Jurer un prince, *378.
Justificative (une), *188.

## L

Laboullaie (Jacques), *6. — *La Boulaye.*
Lait (la médication par le), *210, 340.
Lambesc (Louis de Lorraine-Armagnac, prince de), 348, 349.
Lambesc (Jeanne-Henriette-Marguerite de Durfort, princesse de), *348, 349.
Lameth. Voyez Baule. — *Lamet.*
Lamoignon (Chrétien de), 222.
Lamoignon (Chrétien-François de), 218, 222, 452, 457.
Lamoignon (Guillaume de), 452.
Lamoignon (Marie-Jeanne Voysin, dame de), *452.
Landau (la ville de), 284, 369. — *Landaw* et *Landau.*
Langeron (Joseph Andrault, marquis de), 7.
Languedoc (le), 23.
Lannoy (Charles, comte de), 69, *70.
Lansac (Artus de Saint-Gelais de), 11.
Lansac (Françoise de Souvré, dame de), 11, 12.
Lansquenet (le jeu de), 66.
Laon (l'évêché de), 228.
Lardon (un), *394, 426.
Lassay (Armand de Madaillan de Lesparre, marquis de), 265, 267.
Launay (Nicolas de), *408-410, 412.
Lauraguais (Diane-Adélaïde de Mailly, duchesse de), *169, 170.
Lauzun (Antoine-Nompar de Caumont, duc de), 227, 230, 331, 347, 411.
Lauzun (Geneviève-Marie de Durfort de Lorge, duchesse de), 462.

LENAIN (Jean), 221, *222, 223. — *Le Nain.*
LENS (la ville de), 384, 414.
LÉOPOLD Ier, empereur d'Allemagne, 90, 93, 94, 305, 351.
LERIDA (la bataille de), en 1644, *13.
LESCALOPIER (Charles-César), *208.
LESDIGUIÈRES (Jean-François-Paul de Bonne de Créquy, duc de), 272.
Levées de la Loire (les), *413.
LEVIS (Charles-Eugène de Levis-Charlus, duc de), 365, 366.
LEVIS (Marie-Françoise d'Albert de Chevreuse, marquise de), 87.
LEVIS (la maison de), 365.
Lévriers de chasse (les), *388.
LIANCOURT (Roger du Plessis, duc de), 70.
LIANCOURT (Jeanne de Schönberg, duchesse de), 70.
LIANCOURT (Henri-Roger de la Rochefoucauld, marquis de), 72.
LIANCOURT (la terre de), 340.
Lieutenant général de police (la charge de), à Paris, 376.
LIGUE (la), 307, 308.
LILLE (la ville de), 1, 25-27, 108, 159, 172, 217, 221, 224-226, 312, 360, 367, 388, 448, 469, 472.
LILLE (le gouvernement de), 471.
LILLEBONNE (Béatrix-Hiéronyme de Lorraine, demoiselle de), 84-88, 418-421, 449, 461.
LIONNE (Joachim, comte de), *115.
Lis (les sièges aux fleurs de), *220. — *Lys.*
Loi et les prophètes (la), *458.
LOIRE (la), 197, 356, 413.
LOMBARDIE (la), 18.
LONGUEVILLE (Henri II d'Orléans, duc de), 283.
LONGUEVILLE (Anne-Geneviève de Bourbon-Condé, duchesse de), 283.
LONGUEVILLE (Louise de Bourbon-Soissons, duchesse de), 283.
LONGUEVILLE (la maison de), 282.
LORGE (le maréchal de), 155, 171, 342.
LORGE (Guy-Nicolas de Durfort, duc de), 447, 464.
LORGE (la maréchale de), 342.
LORGE (Élisabeth-Geneviève-Thérèse Chamillart, duchesse de), 81, 85, 387, 417, 419, 420, 443, 444, 447, 449.
LORGE (l'hôtel de), à Paris, 192.
Lorgner, au figuré, *236.
LORRAINE (Charles III, duc de), 305, 306.
LORRAINE (Charles V, duc de), 305.
LORRAINE (Léopold, duc de), 294, 305.
LORRAINE (Charles-Joseph-Jean de), évêque d'Osnabrück et d'Olmütz, 76.
LORRAINE (Élisabeth-Charlotte d'Orléans, duchesse de), 90, 293, 294, 305.
LORRAINE (la maison de), 84, 85, 278, 307-309, 420.
LORRAINE-ARMAGNAC (François-Armand, abbé de), évêque de Bayeux, 349.
LORRAINE-ELBEUF (Emmanuel-Maurice, prince de), 71. Voyez ELBEUF.
Los (un), *271.
LOUIS Ier, roi d'Espagne, 303, 304.
LOUIS XIII, roi de France, 11, 12, 92, 290, 292, 304, 305, 368.
LOUIS XIV, roi de France, 1, 3, 7, 10-12, 23, 24, 26, 30, 31, 39, 41, 44, 49-55, 57, 58, 61, 63-66, 68-70, 76, 92, 97, 101-107, 111, 113, 117, 126-128, 132-135, 139-141, 143-145, 154-161, 163-167, 172-176, 180, 184-186, 188, 190, 192, 193, 197, 199-202, 207, 209, 212, 217, 218, 223-227, 232-237,

239, 241, 244, 246, 258-260, 262-267, 269, 270, 272, 278, 284-286, 290, 293, 294, 296-298, 300, 304, 306, 310, 311, 313-325, 327-333 (Add.), 334-337, 340, 341, 343-347, 352, 356, 357, 361, 364, 367, 368, 371, 374, 375, 384, 386-388, 390-402 (Add.), 403 (Add.), 404, 405, 408, 409, 412-417, 419, 421-426, 429-432, 434-438, 440-442, 445-448, 450, 454, 457, 459-472.

Louis XV, roi de France, 12, 276, 361, 371,

Louis-le-Grand (le collège), 250 (*Add.)

Louville (le marquis de), 359, 446.

Louvois (le marquis de), 15, 102-108, 179, 180, 336, 337, 416, 467.

Louvois (Anne de Souvré, marquise de), 15.

Louvre (le), 137.

Luc (Charles-François de Vintimille, comte du), 227.

Lucas (le P. Jean), *250.

Lude (la duchesse du), 137.

Luxembourg (le maréchal de), 123, 124, 171, 311, 328, 373, 454, 456, 467.

Luxembourg (le duc de Montmorency-), 144, 149, 152, 266.

Luxembourg (Marie-Gilonne Gillier de Clérembault, duchesse de), 8, 9.

Lyon (la ville de), 42, 43, 212, 213.

Lyon (l'archevêque de). Voyez Villeroy (Camille de Neufville-).

## M

Madame (Élisabeth-Charlotte de Bavière, duchesse d'Orléans, dite), 25, 90, 94-96, 98, 298.

Madame. Voyez Orléans (la duchesse d').

Madame (l'appellation de), 291, 292, 357.

Madame Royale (l'appellation de), 305.

Mademoiselle (Anne-Marie-Louise d'Orléans, duchesse de Montpensier, dite la Grande), 292-294, 304, 305.

Mademoiselle (l'appellation de), 278, 292-296.

Madré, *398.

Madrid (la ville de), 72, 73, 214, 379.

Maëstricht (la ville de), 102.

Maillé-Brezé (la maison de), *274.

Mailly (Jeanne de Monchy-Montcavrel, marquise de), 168.

Mailly (M.-A.-F. de Saint-Hermine, comtesse de), 31 (Add.), 168, 352.

Mailly (Françoise, demoiselle de), *31, 168, 352. Voyez Polignac (la marquise de).

Mailly (la maison de), 168.

Mailly-Rubempré (Louise-Julie de Mailly, comtesse de), *169, 170.

Maine (le duc du), 3, 127, 128, 132, 137, 140, 145, 168, 236, 237, 259, 260, 300, 301, 310, 328, 360, 426, 438, 449.

Maine (la duchesse du), 132, 141, 235, 236, 272, 277.

Maintenon (la marquise de), 25-28, 31, 48, 49, 56, 64-66, 69, 76, 108, 127, 134, 140, 158-162, 166, 168, 256, 310, 317, 319-321, 323, 328, 329, 334, 384, 386, 388, 389, 398, 399, 401, 404, 416, 417, 419, 422-427, 431, 434-438, 441, 442, 444-446, 448-450, 454-456 (Add.), 457, 459-461, 464, 466, 468, 469, 472, 473.

Maisons (Claude de Longueil, marquis de), 203.
Maisons souveraines (les), 307.
Maîtres des requêtes (les), 220, 452, 453, 457.
Majesté (l'appellation de), 303.
Malte (l'ordre de), 71.
Manceaux (les), 433.
Mane (la terre de), *119.
Manger avec le Roi (le droit de), *264.
Mans (la ville du), 71.
Mansart (Jules Hardouin-), 467.
Manteaux longs de deuil (les), 144, 145, 147, 149, 153, 258-262, 265, 266, 270.
Mantes de deuil (les), 262.
Mantoue (le duc de). Voyez Gonzague (Charles de).
Mantoue (le duché de), 92.
Marc (un), poids, *409.
Marche (le château de la), 191, *192.
Marcillac (François VIII de la Rochefoucauld, prince de), 329.
Marcillac (la principauté de), *329.
Mardyck (la ville de), 70. — *Mardick.*
Maréchaux de camp (les), 465.
Maréchaux de France (les), 174, 175, 301, 312, 363, 368, 392, 400.
Maréchaux de France (le doyen des), 220.
Mareschal (Georges), 52, 53, 199.
Marfée (la bataille de la), 283.
Marlborough (John Churchill, duc de), 5, 414.
Marie-Thérèse d'Autriche, reine de France, 15, 96, 100, 168, 272, 368, 375.
Marie Leszczynska, reine de France, 183, 294.
Marly (le château de), 28, 66, 83, 84, 86, 116, 127, 163, 174, 263, 317-325, 346, 347, 391, 395, 423, 461, 464, 467.
Marseille (l'évêché de), 227, 228.
Marseille (les évêques de). Voyez Belsunce (H.-Fr.-X. de), Vintimille du Luc (Ch.-Gasp.-Guill. de).
Martel (la dame), *170.
Mascranny (Barthélemy), 349, *350. — *Mascranni* et *Mascrani.*
Mascranny (Jeanne-Baptiste le Fèvre de Caumartin, dame), 349, *350.
Mascranny (Marie-Madeleine-Émilie), *349. Voyez Gesvres (la marquise de).
Massillon (Jean-Baptiste), évêque de Clermont, *150.
Matignon (Jacques III Goyon, comte de), 77.
Maubuisson (l'abbaye de), *89, 94-97.
Maubuisson (l'abbesse de). Voyez Bavière (Louise-Hollandine de).
Maulévrier (Charles Andrault de Langeron, abbé de), 144.
Mauvaise (la trouver), *81.
Mayenne (Charles de Lorraine, duc de), 307.
Mazarin (le cardinal), 284, 286, 329, 354, 369, 415.
Mazarin (Armand-Charles de la Porte de la Meilleraye, duc), 152, 168.
Mazarin (Guy-Paul-Jules de la Porte de la Meilleraye, duc), *168, 169.
Mazarin (le duché-pairie de), *169.
Meaux (l'évêque de). Voyez Bossuet (J.-B.).
Mecklembourg (Élisabeth de Montmorency-Bouteville, duchesse de Châtillon, puis de), 171.
Mecklembourg-Gustraw (Louise de), reine de Danemark, *22.
Médavy (Jacques-Léonor de Grancey, comte de), 18.
Melun (Anne-Julie de Melun-Espinoy, demoiselle de), 137.

*Mémoires de Monglat* (les), 355.
*Mémoires de Mlle de Montpensier* (les), 292.
*Mémoires de Saint-Simon* (les), 183, 366.
MÉNARS (le château et la terre de), 354.
MÉNILMONTANT (le), 464.
MERCI (l'ordre de la), *79.
MERCI (le couvent de la), à Paris, *79-81.
MESMES (Henri de), seigneur de Roissy, *99.
MESMES (Jean-Antoine de), 98, 99, 112.
MESMES (Jean-Antoine de), seigneur d'Irval, *98, 99.
MESMES (Jean-Jacques II de), seigneur de Roissy, *98, 99.
MESMES (Jean-Jacques III de), 98, 99.
MESMES (Marie de la Vallée des Fossés, dame de), *100.
MESMES (Jeanne-Thérèse-Angélique de), *100.
MESMES. Voyez AVAUX.
Mestre de camp général des dragons (la charge de), 367.
METZ (le gouvernement de), 367.
Meubles de la couronne (les), *407, 408 (Add.).
MEUDON (le château de), 28, 140, 174, 317, 318, 322-325, 378, 397, 417, 422, 423, *431, 435, 437, 442, 461, 466.
MIGIEU (Antide de), *201, 202.
MILANAIS (les), 432.
MINIMES (les), 119.
Ministres (les), 157, 164-166, 392, 398, 417, 426, 430, 439, 465, 469.
Ministres d'État (les), 122, 161, 187, 441, 451, 458, 466.
MODÈNE (François-Marie d'Este, duc de), *93.
MODÈNE (Charlotte-Félicité de Hanovre, duchesse de), 93.
MOLÉ (Mathieu), *10.
MOLÉ DE CHAMPLÂTREUX (Jean-Baptiste), *10.
MOLÉ DE CHAMPLÂTREUX (Louis), *10.
Molinisme (le), 58.
MONASTEROL (le comte de), 167.
MONCADE (la maison de), 382.
MONGLAT (François de Clermont, marquis de), 355.
MONGLAT (Cécile-Élisabeth Hurault de Cheverny, marquise de), 355.
MONNAIE (la), à Paris, 407, 408, *409, *410-412.
MONNAIE DES MÉDAILLES (la), *409.
Monnaies (la refonte des), 212.
Monopole (une), *206, 209, 409, 410.
MONS (la ville de), 400.
Mons, pour Monsieur, 357.
Monseigneur (Louis, dauphin de France, dit), 11, 15, 24, 32, 57, 123, 128, 137, 140, 173, 174, 296, 298, 299, 309, 317-319, 322-325, 327, 355, 378, 383, 385, 392, 397, 400, 401, 416-419, 422-425, 427, 431, 434-438, 456, 461, 466.
Monseigneur (l'appellation de), 278, 296-302, *303, 304.
Monseigneuriser, *299.
Monsieur (Philippe, duc d'Orléans, dit), 25, 90, 95, 97, 278, 286, 290, 293, 294, 297, 298, 304, 305.
Monsieur (l'appellation de), 278, 289-292, 294, 297, 300-302, 357.
MONT (Hyacinthe de Gaureaul du), 417, 422.
MONTANDRE (Paul-Auguste-Gaston de la Rochefoucauld, chevalier de), 350. Voyez JARNAC (le comte de). — *Montendre.*
MONTAUSIER (le duc de), 123, 298.
MONTAUSIER (Julie d'Angennes, duchesse de), 15.

MONTBAZON (François-Armand de Rohan-Guémené, prince de), 267.
MONTBAZON (Louise-Julie de la Tour-d'Auvergne, princesse de), 322, 324.
Monté (avoir), *470.
MONTESPAN (la marquise de), 44, 102, 113, 114, 334, 336, 342, 449.
MONTGON (Jean-François Cordebœuf de Beauverger, comte de), 256.
MONTGON (Louise Sublet d'Heudicourt, comtesse de), 256.
MONT-L'ÉVÊQUE (le château de), *473, 474. — *Montl'évesque.*
MONTMORENCY (Henri Ier, connétable de), 273.
MONTMORENCY (Henri II, duc de), 273.
MONTMORENCY (Louise de Budos, connétable de), 233.
MONTPELLIER (la ville de), 23, 24.
MONTPENSIER (Mlle de). Voyez Mademoiselle (la Grande).
MONTREUIL-SUR-MER (le gouvernement de), 69, *70.
MONTREVEL (le maréchal de), 302.
MONTSOREAU (la famille de), 68.
MONTVIEL (Jacques de Vassal, marquis de), 311, 312.
MORTEMART (Louis Ier de Rochechouart, duc de), 113, 114.
MORTEMART (Louis II de Rochechouart, duc de), 82-88.
MORTEMART (Marie-Anne Colbert, duchesse de), 88, 113, 184, 391.
MORTEMART (la maison de), 26, 82, 88, 112, 334, 465.
MORTEMART (le régiment de), *420.
MOTTE-HOUDANCOURT (Philippe, maréchal de la), *12-15.
MOTTE-HOUDANCOURT (Charles, comte de la), 2-5.
MOTTE-HOUDANCOURT (Louise de Prye, maréchale de la), 10-17, 30, 31.
MÜNSTER (la paix de), *90.
Muettement, *165.

## N

NAMUR (la ville de), 454.
NANCY (la ville de), 116, 117.
NAPLES (la ville et le royaume de), 34.
NAVARRE (la), 279.
NAVARRE (le prince de). Voyez HENRI IV.
Négative (une), *87.
NEMOURS (Charles-Amédée de Savoie, duc de), 305.
NEMOURS (Marie d'Orléans-Longueville, duchesse de), 77, 126, 283.
NEMOURS (Élisabeth de Vendôme, duchesse de), 305.
NERWINDE (la bataille de), 455.
NESLE (Louis III de Mailly, marquis de), 168.
NESLE (Armande-Félicité de la Porte de la Meilleraye, marquise de), *168, 169.
NEUCHATEL (la principauté de), 126.
NEVERS (Philippe-Jules-François Mazzarini-Mancini, duc de), 242, 351.
NEVERS (Diane-Gabrielle Damas de Thiange, duchesse de), 241, 242.
NEVERS (le duché de), 92.
NICOLAS (la famille), *377. Voyez REYNIE (la).
NIMÈGUE (le congrès et la paix de), 100, 107.
NOAILLES (le cardinal de), archevêque de Paris, 47, 49, 81, 145, 227, 269, 270.
NOAILLES (Adrien-Maurice, duc de), 173, 329.

NOAILLES (Marie-Françoise de Bournonville, maréchale de), 245.
NOAILLES (Françoise d'Aubigné, duchesse de), 49, 329.
Nonciature (le palais de la), à Madrid, 214.
NORD (le), 20.
NORMANDIE (la), 61, 159.
NORMANDIE (la charge de lieutenant général de), *30.
NORMANDS (les), 175, 389.
NOSTRE (André le), 104.
NOTRE-DAME (l'église), à Paris, 269 (Add.), 270.
NOTRE-DAME (le chapitre de), 145.
NOUE (Charles-Armand de Vair de la), 143, *263 (*Add.), 264.
*Nouveau Testament (les Réflexions morales sur le)*, *47, 48.
Noviciat des Jésuites (le), à Paris, *62.

O

O (le marquis de Villers d'), 360.
Obsèques paroissiales (les), *80.
Occupées (les), 67.
Offusquer quelque chose, *135, 286.
OISE (Marie-Joseph de Brancas, marquis d'), *8.
OLDENBOURG (la maison d'), *20.
OLDENBOURG (le comté d'), *20. — *Oldembourg.*
OLMÜTZ (l'évêque d'). Voyez LORRAINE (Charles-Joseph-Jean de).
Ondée (une), au figuré, *393.
OPÉRA (l'), à Paris, 137, 372.
Opiniâtrer quelque chose, *104.
ORANGE (le prince d'). Voyez GUILLAUME III, roi d'Angleterre.
ORATOIRE (la congrégation de l'), 135, 150, 248, 251, 366.
ORATOIRE SAINT-HONORÉ (le couvent de l'), à Paris, *249, 252.
ORBETELLO (la ville d'), 274, *275. — *Orbitelle.*
ORLÉANS (Gaston, duc d'), 290, 292, 293, 304-306.
ORLÉANS (Philippe, duc d'), 64, 90, 129, 145, 173, 178, 260, 263, 286-288, 291, 295, 300, 301, 351, 375, 400, 401, 412.
ORLÉANS (le duc d'). Voyez CHARTRES (le duc de), Monsieur.
ORLÉANS (Marguerite de Lorraine-Vaudémont, duchesse d'), 292, 304.
ORLÉANS (Mlle de Blois, légitimée de France, duchesse d'), 287, 296.
ORLÉANS (Marie-Louise d'), reine d'Espagne, 293.
ORLÉANS (Louise-Élisabeth d'), reine d'Espagne, 295.
ORLÉANS (la ville d'), *293.
ORRY (Philibert), 211.
Ouaté, *455. — *Oüetté.*

P

Pairie (l'enregistrement des lettres de), *219.
Pairie (les érections en), 218-221.
Pairs ecclésiastiques (les), 151.
Palais (le), à Paris, 221.
Palais-Royal (le), 295.
PALATIN. Voyez ÉLECTEUR PALATIN.
PALATIN (Édouard de Bavière, dit le prince), *91-95.
PALATINAT (le bas), *90.
PALATINAT (le haut), *90.
PALATINAT DU RHIN (le), 89, 106.
PALATINE (Anne de Gonzague de Clèves, princesse), *91-94, 97.
Papes (les), 303. Voyez CLÉMENT XI.
Papillon (le jeu de), *324.

PAQUES (la fête de), 44, 226, 227, 230, 250, 251, 318.
Parenté (l'ordonnance sur les degrés de), *222.
PARIS (Antoine), *210.
PARIS DE LA MONTAGNE (Claude), *210.
PARIS DE MONMARTEL (Jean), *210.
PARIS DU VERNEY (Joseph), *210.
PARIS (la ville de), 15, 25, 32, 39, 45, 55, 57, *62, 84, 86, 87, 93, 131, 137, *141, 145, 170, 172, 183, 197, 198, 205, 230, 239, 257, 272, 280, 299, 300, 302, 314, 321, 331, 340, 341, 344, 346, 347, 354, 365, 372, 378, 391, 394, 396, 401, 406, 410, 412, 414, 432, 440, 443, 455, 456, 460, 461, 469, 470, 473.
PARIS (les archevêques de), 396. Voyez HARLAY DE CHAMPVALLON (François de), NOAILLES (le cardinal de), VINTIMILLE DU LUC (Charles-Gaspard-Guillaume de).
PARIS (l'archevêché de), 227.
Parlement de Paris (le), 54, 100, 122, 145, 199, 200, 203, 218, 220-222, 224-226, 239, 396, 451.
Parlement de Bourgogne (le), 201, 202.
Parlement de Grenoble (le), 14.
Parlements (les), 202, 203.
PARME (Philippe de Bourbon-Espagne, duc de), 303, 304.
Partie de main (une), *345.
PAS-DE-SUSE (le), 92, 368.
Patriarche des Indes (le). Voyez BORGIA (Charles de).
Patriarches ecclésiastiques (les), *303.
PAYS-BAS ESPAGNOLS (les), 311.
PELETIER (Claude le), 457.
PELETIER (Louis le), 200, 221, 223-225, 457.
PELETIER (la famille le), 457.
Perruques (les), 260, *261.
PEZÉNAS (la ville de), 147.
PHILIPPE II, roi d'Espagne, 305, 368.
PHILIPPE III, roi d'Espagne, 368.
PHILIPPE V, roi d'Espagne, 11, 40, 73, 214, 291, 303, 378, 379.
PHILIPSBOURG (la ville de), 102.
PICARDIE (la), 398.
PICARDIE (le gouvernement de), 70.
Pièces justificatives des *Mémoires de Saint-Simon* (les), 39, 78, 158, 175, 178, 215, 399.
Pied (la présentation du), à la chasse, *344.
Pied dans tous les souliers (mettre son), *356.
Pieds (être sur ses), *165.
PRÉMONTAIS (les), 36.
PIERRE I^er^, czar de Russie, 18, 306.
PIERRE-ENCISE (la prison de), 13.
PIGNEROL (le château de), 415.
PIFFONDS (Louis-Georges de Johanne de Saumery de), 357 (*Add.)
Pilule (avaler une), *29.
PIMENTEL (la maison de), 72.
PINON DE QUINCY (Anne), *201.
Places de fourrage (les), *28.
PLASSCHENDAELE (le fort de), 5.
PLASSENDAL. Voyez PLASSCHENDAELE.
Plat (tout), *328.
PLATON, philosophe, *155.
Poinçon (le), au figuré, *392.
Pointe (les robes en), 142, *143.
POITOU (le), 340.
POLIGNAC (Scipion-Sidoine-Apollinaire-Armand-Gaspard, marquis de), 352.
POLIGNAC (Melchior, abbé puis cardinal de), 177, 399.
POLIGNAC (Françoise de Mailly, marquise de), *31, 352.
POLOGNE (la), 126, 130.
POLOGNE (la reine de). Voyez AU-

TRICHE (M.-J.-B. d'), GONZAGUE (Louise-Marie de).
POMPADOUR (Léonard-Hélie, marquis de), 262.
Pomper quelqu'un, *162.
POMPONNE (Simon Arnauld, marquis de), 100, 416.
PONTCHARTRAIN (le chancelier de), 111, 163, 180, 200, 202, 270, 271, 406, 417, 440, 445, 472.
PONTCHARTRAIN (Jérôme Phélypeaux, comte de), 84, 86, 87, 180, 445, 472.
PONTOISE (la ville de), 89.
Porcelaine (la), *412.
PORT-MAHON (le), 7.
PORT-ROYAL (l'abbaye de), à Paris, 94, 97.
PORT-ROYAL-DES-CHAMPS (l'abbaye de), 47.
Portefeuille de valeurs (un), *276.
PORTEREAU (le), à Orléans, *293.
PORTES (Antoine-Hercule de Budos, marquis de), 233.
Portes rondes (les), *249.
Porteurs de chaise (les), 122.
PORTOCARRERO (le cardinal), archevêque de Tolède, 379.
PORTUGAIS (les), 381, 382.
PORTUGAL (le), 178.
Poudre à perruques (la), *261.
Poudre (mettre en), *463.
Pouffer, *384.
Précision (une), *247.
Premier écuyer de la grande écurie (la charge de), 115.
Premier gentilhomme de la chambre (la charge de), 258, 374-376.
Premier président du parlement de Paris (la charge de), 457.
Premier valet de chambre du Roi (la charge de), 339.
Premier valet de chambre des enfants de France (la charge de), 356.
Premier valet de garde-robe du Roi (la charge de), 339.
Prendre, en termes de vénerie, *343.
Présidiaux (les), *203.
PREUILLY (Raymond-Louis de Crevant, marquis de), *358.
Prévôt des marchands de Paris (la charge de), 452.
PRIÉ (Hercule-Joseph-Louis de Turinetti, marquis de), 35-38, 215. — *Prie*, 215.
Prier-Dieu (le), *246.
Prince (Henri Ier de Bourbon, prince de Condé, dit Monsieur le), 279, 280, 282.
Prince (Louis Ier, prince de Condé, dit Monsieur le), 278, 279, 281, 282.
Prince (Henri II de Bourbon, prince de Condé, dit Monsieur le), 266, 273, 280.
Prince (Louis II de Bourbon, le grand Condé, dit Monsieur le), 45, 92, 123, 148 (Add.), 243, 244, 253-255, 258, 266, 273, 274, 280, 281, 283, 286, 343, 467.
Prince (Henri-Jules de Bourbon, duc d'Enghien, puis prince de Condé, dit Monsieur le), 95, 126, 130, 137 (Add.), 141, 202, 230, 231 (Add.), 232-241 (Add.), 242-244 (Add.), 245-259, 265, 267, 269, 270, 272, 274-276, 278, 280, 281, 283, 286, 294, 343.
Prince (l'appellation de Monsieur le), 278-281, 286, 287, 289.
Prince des superbes (le), *309.
Prince du sang (le rang de premier), 129, 142, 265, 268, 269, 275, 278, 280, 286, 288.
Princes du sang (les), 79, 80, 124, 129, 133, 142, 147-149, 152, 154, 221, 225, 256, 258-264,

272, 282, 285, 287, 300-302, 305, 306, 308, 412.
Princes de l'Empire (les), 351.
Princes étrangers (les), 71, 79, 81, 83, 85, 147, 153, 260, 261, 267 (Add.), 301, 308, 332.
Princesse (Anne, palatine de Bavière, princesse de Condé, dite Madame la), 93, 95, 96, 98, 130, 137, 141, 237, 238, 248-250, 253, 255, 257, 263, 272, 275.
Princesse (Charlotte-Marguerite de Montmorency, princesse de Condé, dite Madame la), 273.
Princesse (Françoise d'Orléans-Longueville, princesse de Condé, dite Madame la), *281.
Princesse (l'appellation de Madame la), 291.
Princesses (les), filles du Roi, 138, 292.
Princesses du sang (les), 80, 236, 261, 262, 294, 296, 305, 368, 412.
Princesses étrangères (les), 148, 261.
Prodigue (une dépense), *193.
Professeur (le titre de), chez les jésuites, *57.
Projeter un texte, *218.
Promener quelqu'un sur quelque chose, *162.
Protestants (les). Voyez Huguenots (les).
Proustière (Jérôme Gourreau, abbé de la), 443, 444, 450, 460.
Provence (la), 119, 216, 383.
Provincial (le titre de), chez les jésuites, *57.
Pucelage (le), *301.
Pur et à plein (à), *409.
Puy (Isaac du), 312.
Puységur (Jacques-François de Chastenet, marquis de), 310-317.
Pyramide de Jean Chastel (la), *54.
Pyrénées (la paix des), 93.

## Q

Quart d'heure (un mauvais), *32.
Que, pris adverbialement, *420.
Quesnel (le P.), 47, 48.
Quiros (François-Bernard de), 39, 40.

## R

Ramillies (la bataille de), 40, 429.
Rapprivoiser quelqu'un, *82.
Rassembler le monde (se), *129.
Rats quittant un logis (les), *359.
Ravaillac (François), *395.
Rebours (Alexandre le), 449.
Recharge (une), *325.
Recharger, *427.
Recordé (un homme), *247.
Recteur (le titre de), chez les jésuites, *57.
Relâche (un), *232.
Remplir, payer, *188.
Renaud d'Éliçagaray (Bernard), 359.
Rentes sur l'hôtel de ville de Paris (les), 31, *205.
Repoussant, *338.
Représentation (un homme de), *355.
Reprise de jeu (une), *325, 444.
*République* (le *Traité de la*), par Platon, *155.
Retz (le duc de). Voyez Villeroy (Louis-François-Anne de).
Revendeuses à la toilette (les), *241.
Revêtement (un), au figuré, *472.
Revomir, au figuré, *206.
Reynie (Gabriel Nicolas de la), 376-377 (Add.).
Reynie (la). Voy. Saint-Sulpice.

Rhin (le), 90, 173, 332, 397, 424.
Rhodes (Charles Pot, marquis de), 109.
Richelieu (Marie-Charlotte de la Porte de la Meilleraye-Mazarin, marquise de), 242, 243 (Add.).
Rideau (un), au figuré, *49.
Riocher, *357, 358.
Roche-sur-Yon (Louise-Adélaïde de Bourbon-Conti, demoiselle de la), *131, 136, 259.
Rochechouart (la maison de). Voyez Mortemart (la maison de).
Rochefoucauld (François VI, duc de la), 329-332, 343.
Rochefoucauld (François VII, duc de la), 70, 160, 328-333 (Add.), 334 (Add.), 335-346, 395, 404.
Rochefoucauld (François, cardinal de la), *344.
Rochefoucauld (Jeanne-Charlotte du Plessis-Liancourt, duchesse de la), 70, 72.
Rochefoucauld (la maison de la), 329, 337, 338, 350.
Rochefoucauld (le duché de la), 332.
Rochefoucauld (l'hôtel de la), à Paris, 344.
Rocheguyon (Henri-Roger du Plessis, comte de la), *70.
Rocheguyon (François VIII de la Rochefoucauld, duc de la), 72, 149, 152, 336, 337, 339, 411.
Rocheguyon (Anne-Élisabeth de Lannoy, comtesse de la), puis duchesse d'Elbeuf, 70.
Rocheguyon (Marie-Charlotte le Tellier de Louvois, duchesse de la), 336, 337.
Rocheguyon (le duché de la), *337.
Rohan (Armand-Gaston-Maximilien de Rohan-Soubise, cardinal de), 76, 78, 86, 309.
Rohan (Hercule-Mériadec de Rohan-Soubise, prince de), 77, 78, 86, 265, 267.
Rohan (la maison de), 308, 309, 372.
Rohan-Chabot (Louis, duc de), 83.
Rohan-Rohan (Louise-Françoise de), 77, *78.
Rohan-Soubise (la maison de), 78.
Roi-infanterie (le régiment du), 311.
Rois (la fête des), 27.
Romains (Joseph, archiduc d'Autriche, roi des), 284.
Romains (les), ultramontains, *229.
Rome (la ville et la cour de), 33, 35-38, 57, 58, 61, 214, 215, 377.
Roquelaure (Gaston-Jean-Baptiste, duc de), 82.
Rose (Toussaint), 233.
Rosset (Marie de Fleury, dame de), *376.
Roucy (François II de la Rochefoucauld-Roye, comte de), 174, 243, 265, 267.
Roucy (Catherine-Françoise d'Arpajon, comtesse de), 84.
Rouen (la ville de), 250, 279.
Rouillé du Coudray (Hilaire), 178.
Rouillé de Marbeuf (Pierre), 175, 178, 179, 212, 399, 401, 402, 413.
Roussillon (le), 173.
Royaumont (l'abbaye de), *473.
Rubans des femmes (les), *260.
Russie (la), 19.

## S

Saccagement (un), *38.
Sacre (un), injure, *62.
Saint-André-des-Arcs (l'église), à Paris, *141, 146, 149.
Saint-Antoine (Marie-Anne-Ga-

brielle-Éléonore de Bourbon-Condé, abbesse de), *277.
SAINT-ANTOINE (la porte), à Paris, 294.
SAINT-ANTOINE (le combat du faubourg), 330.
SAINT-ANTOINE (la rue), à Paris, 41.
SAINT-CYR (la maison de), 444, 456.
SAINT-ESPRIT (l'ordre du), *28, 69, 72, 82, 83, 109, 111, 112, 220, 264, 355, 361, 363, 367.
SAINT-ESPRIT (la charge de prévôt et grand maître des cérémonies de l'ordre du), 99, 109.
SAINT-GERMAIN-EN-LAYE (le château et la cour de), 21, 272, 281.
SAINT-GERMAIN-DES-PRÉS (l'abbaye), 198.
SAINT-JEAN-D'ANGELY (la ville de), 280.
SAINT-JEAN-EN-GRÈVE (la paroisse de), à Paris, 80, 81.
SAINT-LOUIS (l'ordre de), 7.
SAINT-OMER (la ville de), 5.
SAINT-POUENGE (Gilbert Colbert, marquis de), 105.
SAINT-ROCH (l'église), à Paris, 395.
Saint-siège (les biens du), 35.
SAINT-SIMON (Charles de Rouvroy, marquis de), 233, 234.
SAINT-SIMON (Claude, duc de), 62, 290, 292, 374, 411, 452.
SAINT-SIMON (Louis, duc de), 39, 53, 54, 62-64, 81-88, 102, 113, 114, 138, 142, 146, 153-158, 160-167, 176-179, 186, 187, 194-196, 199, 217-219, 222, 223, 225, 235, 245-249, 254, 270, 271, 290, 301, 304, 309, 310, 331, 338, 347, 357-359, 366, 373, 374, 378, 386-388, 391, 399, 410, 411, 416, 417, 421, 430-432, 436-438, 445-447, 452, 457, 462-465, 470-473.
SAINT-SIMON (Charlotte de l'Aubespine, duchesse de), 62.
SAINT-SIMON (Marie-Gabrielle de Lorge, duchesse de), 54, 83, 84, 86, 171, 247, 248, 270, 271, 438, 445-447, 462, 464.
SAINT-SIMON (Louise de Crussol, marquise de), 233, 234.
SAINT-SIMON (la maison de), 63.
SAINT-SIMON (l'hôtel de), à Paris, 198.
SAINT-SULPICE (Gabriel-Jean Nicolas, baron de), *377.
SAINT-SULPICE (la congrégation de), 49, 56.
SAINT-SULPICE (l'église), à Paris, 242, 252.
SAINT-SULPICE (le curé de). Voyez CHÉTARDYE (la).
SAINT-WANDRILLE (l'abbaye de), *55.
SAINTE-GENEVIÈVE (l'abbaye de), à Paris, 344, 345.
SAINTE-GENEVIÈVE (l'abbé de), 396, 397.
SAINTE-MAURE (Honoré, comte de), 298.
Sainteté (l'appellation de), *303.
SALM (Charles-Théodore-Othon, prince de), 93.
SALM (Marie-Louise de Bavière, princesse de), 93, 95.
SALVIATI (Alaman), 265.
SANADON (le P. Nicolas), *63, 64.
SAN-JOAM (le comte de), *382. — *S.-Jean.*
SARDAIGNE (la), 305, 371.
SARDAIGNE (le roi de). Voyez SAVOIE (Victor-Amédée, duc de).
SASSENAGE (Ismidon-René, comte de), 359.
SAUMERY (Alexandre-François de Johanne, comte de), 357 (*Add.).
SAUMERY (Alexandre de Johanne de), évêque de Rieux, 357 (*Add.).
SAUMERY (Alexandre de Johanne, chevalier de, 357 (*Add.).

SAUMERY (Jacques-François de Johanne de la Carre, marquis de), 355 (Add.), 356-361.
SAUMERY (Jacques Johanne de), 332, 354-355 (Add.), 356, 361.
SAUMERY (Jacques de Johanne, chevalier de), 357 (*Add.).
SAUMERY (Jean-Baptiste de Johanne, abbé de), 357 (*Add.).
SAUMERY (Jean-Baptiste de Johanne, marquis de), 357 (*Add.).
SAUMERY (Jean-Baptiste de Johanne, comte de), 355 (*Add.).
SAUMERY (Jean-Baptiste-François de Johanne de), comte de Chemerolles, 357 (*Add.).
SAUMERY (Louis de Johanne, abbé de), 357 (*Add.).
SAUMERY (Catherine Charron, dame de), 354.
SAUMERY (Marguerite-Charlotte de Monlezun de Besmaus, marquise de), 356, 357.
SAUMERY. Voyez PIFFONDS.
SAUMERY (le château de), 352.
SAVOIE (Charles-Emmanuel, duc de), 368.
SAVOIE (Victor-Amédée Ier, duc de), 305.
SAVOIE (Victor-Amédée II, duc de), et roi de Sardaigne, 34, 106, 284, 305, 371, 373, 383.
SAVOIE (Anne-Marie d'Orléans, duchesse de), 293, 305.
SAVOIE (Catherine d'Autriche-Espagne, duchesse de), * 305, 368.
SAVOIE (Christine de France, duchesse de), * 305.
SAVOIE (Marie-Jeanne-Baptiste de Savoie-Nemours, duchesse de), 305.
SAVOIE (Polyxène-Christine-Jeannette de Hesse-Rheinfels, duchesse de), 373.
SAVOIE (Marie-Louise de), reine d'Espagne, 378, 379.
SAVOIE (la maison de), 284, 286, 369.
SAVOIE (la), 36, 37, 433.
SAXE (l'électrice de). Voyez AUTRICHE (Marie-Josèphe-Bénédicte d').
SCANDIANO (Borso d'Este, marquis de), 370, *371.
Sceau (mettre le), au figuré, *106.
Secrétaire d'État des affaires étrangères (le), 180-186, 416.
Secrétaire d'État de la guerre (le), 439.
Secrétaires d'État (les), 155, 179-181, *218, 416, 420, 439, 440.
Secrétaires du Roi (les charges de), *440.
SEDAN (la principauté de), 332.
SEDAN (la bataille de), 283.
SEIGNELAY (M.-J.-B. Colbert, marquis de), 113, 141.
Seigneurs (les), *361, 469.
SEINE (la), 27, 137.
SENLIS (l'évêché de), 473.
SENLIS (la capitainerie de), *233.
SENS (Élisabeth-Alexandrine de Bourbon-Condé, dite Mademoiselle de), *277.
SENS (l'archevêque de). Voyez HOGUETTE (Hardouin Fortin de la).
Sérénité (l'appellation de), 306.
Serviette (présenter la), *297.
SFORZA (Louise-Adélaïde Damas de Thiange, duchesse), 342.
Société, sociabilité, *458.
SOISSONNAIS (le), 314.
SOISSONS (Charles de Bourbon, comte de), 281-283, 368.
SOISSONS (Louis de Bourbon, comte de), 282, 283, 368.
SOISSONS (Eugène-Maurice de Savoie-Carignan, comte de), 284, 286, 369.

SOISSONS (Louis-Thomas de Savoie, comte de), 284, 369.
SOISSONS (Olympe Mancini, comtesse de), 284-286, 289, 329, 369.
SOISSONS (Uranie de la Cropte-Beauvais, comtesse de), 369.
SOISSONS (Charlotte-Anne de Bourbon-), *283.
SOISSONS (Éléonore de Bourbon-), *283.
SOISSONS (la branche de Bourbon-), 283, 284, 368.
SOISSONS (le comté de), 284.
SOISSONS-SAVOIE (la maison de), 369.
Sommelier du corps (la charge de), en Espagne, 72, 73.
SORBONNE (la), 122, 309.
Sortir un endroit, *117.
SOUBISE (François de Rohan, prince de), 79-81.
SOUBISE (Charles de Rohan, prince de), *372.
SOUBISE (Jules-François-Louis de Rohan, prince de), *11.
SOUBISE (Anne de Rohan-Chabot, princesse de), 73-81, 84, 85.
SOUBISE (Anne-Julie-Adélaïde de Melun-Espinoy, princesse de), 11, 12.
SOUBISE (Anne-Thérèse de Savoie-Carignan, princesse de), *372.
SOUBISE (l'hôtel de), 75, 76, 79-81.
SOUBISE. Voyez ROHAN-SOUBISE.
SOURCHES (Louis-François de Bouschet, marquis de), 67.
Sous-gouverneur des enfants de France (la charge de), 356, 360, 361.
SOUVRÉ (Gilles, maréchal de), 11, 12.
SOUVRÉ (Catherine-Charlotte de Pas de Rébenac, marquise de), 443.
SOUVRÉ (la maison de), 15.
SOYE (N. de), *189, 190.
SOYECOURT (Maximilien-Antoine de Belleforière, marquis de), 332.
Spécifique, adjectif, *182.
SPINOLA (Jean-Baptiste, marquis), 351.
SPIRE (la bataille de), 18.
STOCKHOLM (la ville de), 17, 109.
SUÈDE (la), 19, 27, 108, 109.
SUÈDE (les rois de). Voyez CHARLES XII, FRÉDÉRIC DE HESSE-CASSEL.
SUÈDE (les reines de). Voyez HOLSTEIN-GOTTORP (Hedwige de), ULRIQUE-ÉLÉONORE.
SUÉDOIS (les), 109.
SUISSE (la), 121, 364.
Suisses (les troupes), 2.
Suisses du Roi (les), 143.
SULLY (Maximilien-Pierre-François-Nicolas de Béthune, duc de), 147.
SUNDERLAND (Robert Spencer, comte de), 101.
Surintendant des bâtiments (la charge de), 102, 103.
Surintendante de la maison de la Reine (la charge de), 294.
SURVILLE (Louis-Charles d'Hautefort, marquis de), 398.
Survivances (les), 235, 374, 471, 472.

## T

TALLARD (le maréchal de), 18.
TALLARD (Marie-Isabelle-Gabrielle de Rohan-Soubise, duchesse de), *12.
TARENTE (Charles-Louis-Bretagne de la Trémoille, prince de), 265. Voyez TRÉMOILLE (le duc de la).
TARENTE (Amélie de Hesse-Cassel, princesse de), 25.
TARRAGONE (la ville de), 13.
Tartare (vivre à la), *34.
Tas (à), *209.

Taxe des pauvres (la), *207.
Tellier (le chancelier le), 15, 415.
Tellier (le P. le), 51, 52, 56-62 (Add.), 63, 64, 226, 228, 256, 414.
Tellier (la famille le), 60, 61.
Terroir (le goût de), *97.
Tessé (le maréchal de), 35, 36, 38, 39, 215 (Add.), 216, 217, 367, 397, 398, 432-437.
Tessé (Marie-Françoise Auber, maréchale de), *216.
Têtes (les grosses), *410.
Théologien (le titre de), chez les jésuites, *57.
Thiange (Gabrielle de Rochechouart, marquise de), 114, 334, 342.
Thomas (le prince). Voyez Carignan (le prince Thomas de).
Tilladet (Gabriel de Cassagnet, chevalier de), *105.
Tilladet (Jean-Baptiste de Cassagnet, marquis de), *105.
Tintamarre (le), *405.
Tiré (un air), *128.
Toiles de chasse (les), *333.
Tolède (la ville de), 380.
Tolède (l'archevêque de). Voyez Portocarrero (le cardinal).
Tonneler quelqu'un, *147. — *Tonneller.*
Torcy (le marquis de), 163, 164, 177, 180, 181, 184-186, 212, 346, 347, 399, 400, 402, 413, 414, 440, 464, 470.
Torigny (Jacques-François-Éléonor de Goyon-Matignon, comte de), *77.
Toscane (Côme III de Médicis, grand-duc de), 305.
Toucy (Louis de Prye, marquis de), *11.
Toucy (Françoise de Saint-Gelais de Lansac, marquise de), *11.
Toucy (la terre de), *11.
Toulon (la ville de), 7, 382, 383.
Toulouse (le comte de), 145, 173, 226, 260, 285, 300.
Toulouse (la ville de), 273.
Tour (le P. François d'Arères de la), général de l'Oratoire, 135, 136, 138, 248-250, 254, 257.
Tour-d'Auvergne (la maison de la), 308, 309. Voyez Bouillon (la maison de).
Tournay (la ville de), 3, 398.
Tournelle (la marquise de la). Voyez Chateauroux (la duchesse de).
Tourner quelqu'un, *105, 162, 327, 418.
Tours (Marie-Jeanne de la Barge, demoiselle de), *256, 257.
Tout (un), *310.
Transpiration (une), au figuré, *427.
Travers (l'hôtel de), *192, 193 (Add.), 431.
Trémeau (un), *103.
Trémoïlle (Charles-Armand-René, duc de la), *375.
Trémoïlle (Charles-Belgique-Hollande, duc de la), 25, 143, 144, 146, 266, 373-375.
Trémoïlle (Charles-Louis-Bretagne, prince de Tarente, puis duc de la), 265, 374, 375.
Trémoïlle (Jean-Bretagne-Charles-Godefroy, duc de la), *375.
Trémoïlle (Madeleine de Créquy, duchesse de la), 374.
Tresmes (Bernard-François Potier, duc de), 258, 262, 349, 374, 446.
Trianon (les châteaux de), *102-105.
Trois-Évêchés (le gouvernement des), 367.
Trône royal (le), *407.
Trop plus que, *324.
Trouillon (Jean), *121.
Troussée (une robe), *74.
Trudaine (Charles), *453.

TUILERIES (le palais des), 143, 144, 264.
TURENNE (le maréchal de), 71, 356, 358, 467.
TURIN (la ville de), 370, 371, 373.
TURIN (la bataille de), 18, 174, 418.

U

UCEDA (Jean-François Acuña y Pacheco, duc d'), 214, 216.
ULRIQUE-ÉLÉONORE, reine de Suède, *18.
*Unigenitus* (la constitution), 77, *229.
URBAIN (le fort), *213. — *Urbin.*
URFÉ (Louise de Gontaut-Biron, marquise d'), 84-87.
URSINS (la princesse des), 328, 379.
UTRECHT (la paix d'), 177.

V

Vaisselle de terre (la), 405, 406. Voyez Faïence (la), Porcelaine (la).
Vaisselles de métal (les), *403-413, 462.
VALENÇAY (Dominique d'Estampes, marquis de), *171.
VALENÇAY (Marie-Louise de Montmorency-Bouteville, marquise de), *171.
VALLADOLID (la ville de), *380, 381. — *Vailladolid.*
VALLERY (la terre de), *268 (Add.). — *Valery.*
VALLIÈRE (Charles-François de la Baume-le-Blanc, duc de la), 32, 347, 348.
VALLIÈRE (Jean-François de la Baume-le-Blanc, duc de la), 348.
VALLIÈRE (Louise de la Baume-le-Blanc, duchesse de la), 348.
VARDES (François-René du Bec-Crespin, marquis de), 331.
VAUBOURG (Jean-Baptiste Desmaretz de), *452.
VAUBOURG (Marie-Madeleine Voysin, dame de), *452.
VAUDÉMONT (le prince de), 420, 449, 461.
VAUDÉMONT (Anne-Élisabeth de Lorraine-Elbeuf, princesse de), 69, 72, 329.
VAUX (Louis-Nicolas Foucquet, comte de), *366.
VENDÔME (César, duc de), 305.
VENDÔME (Louis, duc de), 26, 28-30, 56, 128, 140, 158, 159, 174, 226, 236, 302, 309, 310, 313-317 (Add.), 327, 328, 360, 386, 414, 415, 422, 424, 448, 449, 472.
VENDÔME (Philippe de), dit le Grand Prieur, 128, 414, 415.
VENDÔME (Marie-Anne de Bourbon-Condé, duchesse de), 277. Voyez ENGHIEN (Mlle d').
*Veniat* (un), *202.
VENISE (la ville et la république de), 22, 100.
VENISE (les doges de), 306.
VENTADOUR (Louis-Charles de Levis, duc de), 266.
VENTADOUR (Charlotte-Éléonore-Madeleine de la Motte-Houdancourt, duchesse de), 4, 11, 12, 15, 17, 30, 31, 86.
VERGAGNE (Philippe-Julien-François Mazzarini-Mancini, duc de Donzy et prince de), 351, 352.
VERGAGNE (Marie-Anne-Spinola, princesse de), 351.
Vérité, véracité, *312.
VERSAILLES (la ville et le château de), 24, 28, 31, 50, 64, 69, 84, 146, 166, 195, 258, 259, 272,

320, 322, 323, 325, 341, *345, 357, 360, 395, 399, 404, 407, 412, 422, 423, 432, *440, 443, 463.
Verteuil (la terre et le château de), *340, 341.
Verue (Jeanne-Baptiste d'Albert de Luynes, comtesse de), 284, 371.
Vervillon (Armand de Péan de), 254, *255 (Add.).
Vieille-marine (le régiment de la), 465.
Vienne (la ville et la cour de), 5, 37.
Villars (le maréchal de), 173, 301, 383-385, 391-394, 398, 400, 414, 424, 425, 466, 467.
Villars (J.-A. Roque de Varengeville, maréchale de), 438, 445, 446.
Villequier. Voyez Aumont.
Villeroy (François de Neufville, maréchal de), 43, 147, 161, 301, 343, 451.
Villeroy (Nicolas de Neufville, maréchal de), 15, 43, 451.
Villeroy (Louis-Nicolas de Neufville, duc de), 147, 161, 162, 167, 195,196, 347, 411.
Villeroy (Louis-François-Anne de Neufville, marquis puis duc de), *196.
Villeroy (Camille de Neufville-), archevêque de Lyon, 43.
Villeroy (Marguerite le Tellier de Louvois, duchesse de), 161, 162.
Villeroy (la maison de), 46.
Villetaneuse (Claude ou Claudine de Sève, dame de), *8.
Vintimille du Luc (Charles-Gaspard-Guillaume de), évêque de Marseille, archevêque d'Aix, puis de Paris, 227.
Vintimille (Pauline-Félicité de Mailly, marquise de), *169, 170.
Violer quelqu'un, au figuré, *64.
Vivonne (L.-V. de Rochechouart, maréchal-duc de), 112-114.
Vivonne (Antoinette-Louise de Mesmes de Roissy, maréchale et duchesse de), 99, 100, 112-115.
Voie (mettre en), *386, 417.
Volée (la première), *406.
Voysin (Daniel), *451.
Voysin (Daniel II), *451, 452.
Voysin (Daniel-François), 437, 446, 450-453, 456 (Add.), 457-461, 465-469.
Voysin (François-Louis), *452.
Voysin (Jean-Baptiste), 451, *452.
Voysin (Charlotte Trudaine, dame), 450, 453-457, 461, 468.
Voysin (la famille), *450.
Voysin (Jean-Baptiste II), *452.
Vrillière (Louis II Phélypeaux, marquis de la), 218, 445.

## X-Y-Z

Xaintrailles (Joseph, chevalier de), 147.
York (le duc d'), 21. Voyez Jacques II.
Zondadari (Félix), 214.
Zons (N. de), *263, 264.

# III

# TABLE DE L'APPENDICE

## PREMIÈRE PARTIE

### ADDITIONS DE SAINT-SIMON AU *JOURNAL DE DANGEAU.*

(Les chiffres placés entre parenthèses renvoient au passage des *Mémoires* qui correspond à l'Addition.)


Pages.

839. La maréchale de la Motte-Houdancourt (*p.* 15). . . . . . 475
840. Le prince de Danemark chez le Roi (*p.* 24) . . . . . . . »
841. La folie de M. de la Chastre (*p.* 31). . . . . . . . . . . »
842. Le Père de la Chaise (*p.* 40-41). . . . . . . . . . . . 476
843. Le Père le Tellier choisi comme confesseur par le Roi (*p.* 52-53). . . . . . . . . . . . . . . . . . . . . 478
844. La marquise d'Heudicourt (*p.* 64) . . . . . . . . . . . 479
845. Le duc d'Elbeuf et ses trois femmes (*p.* 69) . . . . . . . 481
846. Le chevalier d'Elbeuf le Trembleur (*p.* 69). . . . . . . . 482
847. Le comte de Benavente (*p.* 72-73) . . . . . . . . . . . »
848. La princesse de Soubise (*p.* 73). . . . . . . . . . . . »
849. L'abbesse de Maubuisson (*p.* 88-89) . . . . . . . . . . 484
850. Jean-Antoine de Mesmes, comte d'Avaux (*p.* 98-99) . . . 485
851. L'ambassadeur Barrillon trompé sur la révolution d'Angleterre (*p.* 101). . . . . . . . . . . . . . . . . . 487
852. Madame de Vivonne, son mari et sa famille (*p.* 112) . . . »
853. M. de Vivonne et son fils Mortemart (*p.* 113) . . . . . . 488
854. L'écuyer Boysseulh (*p.* 115). . . . . . . . . . . . . . »
855. Retraite du marquis de Janson (*p.* 118-119). . . . . . . 489
856. Le prince de Conti (*p.* 120). . . . . . . . . . . . . . 490

857. La distraction du prince de Conti (*p.* 122). . . . . . . . 493
858. Les deuils du Roi (*p.* 140) . . . . . . . . . . . . . . 494
859. Respect du prince de Conti pour sa mère (*p.* 141) . . . . »
860. Les ducs réclament et obtiennent des fauteuils aux obsèques du prince de Conti (*p.* 151) . . . . . . . . . . . . »
861. Cérémonial des obsèques princières (*p.* 152). . . . . . . 495
862. Le Roi prend le deuil du petit prince de Bavière (*p.* 167). »
863. Négociations particulières de Chamillart (*p.* 180). . . . . 496
864. Le duc d'Enghien vient prendre séance au Parlement (*p.* 221) . . . . . . . . . . . . . . . . . . . . . . »
865. Monsieur le Prince Henri-Jules (*p.* 230). . . . . . . . . »
866. Les visites pour la mort de Monsieur le Prince (*p.* 257-258). 501
867. Les domestiques des princes du sang dans le carrosse du Roi (*p.* 262-263). . . . . . . . . . . . . . . . . . . 503
868. Privilèges des bâtards (*p.* 263). . . . . . . . . . . . . »
869. Préséance des princes du sang sur les cardinaux (*p.* 269-270) . . . . . . . . . . . . . . . . . . . . . . . . 504
870. Origine des noms singuliers (*p.* 278). . . . . . . . . . »
871. L'appellation d'Altesse (*p.* 303) . . . . . . . . . . . . 506
872. Disgrâce du duc de Vendôme et du comte d'Évreux (*p.* 309) . . . . . . . . . . . . . . . . . . . . . . 507
873. Caractère et retraite du duc de la Rochefoucauld (*p.* 328). 508
874. Le traitement de cousin (*p.* 332). . . . . . . . . . . . 511
875 et 876. La duchesse de Fontanges (*p.* 334). . . . . . . . »
877. M. de Torcy va en Hollande (*p.* 346). . . . . . . . . . 512
878. Le comte de Belle-Isle (*p.* 364) . . . . . . . . . . . . »
879 et 880. Le prince de Carignan sourd et muet (*p.* 368) . . . 513
881. Les Carignan retirés en France (*p.* 371). . . . . . . . . »
882. M. de la Reynie et son fils (*p.* 376) . . . . . . . . . . 514
883. Le prince des Asturies juré par les cortès (*p.* 378) . . . . »
884. Voyage de Torcy en Hollande (*p.* 399) . . . . . . . . . »
885. La vaisselle envoyée à la Monnaie (*p.* 404). . . . . . . . 515
886. Disgrâce de Chamillart (*p.* 415) . . . . . . . . . . . . 516
887. M. Voysin de la Noiraye (*p.* 450). . . . . . . . . . . . 520
888. Desmaretz de Vaubourg et ses frères (*p.* 452) . . . . . . 521
889. Le chevalier de Saumery à Rome (*p.* 624). . . . . . . . »

SECONDE PARTIE

I

Le marquis d'Heudicourt; fragment inédit de Saint-Simon . . . 524

II

La disgrâce des princes de Conti en 1685 . . . . . . . . . . 526

III

La refonte des monnaies en 1709. . . . . . . . . . . . . . 541

IV

La banqueroute de Samuel Bernard . . . . . . . . . . . . 548

V

Réception du maréchal-duc de Boufflers au Parlement. . . . . 554

VI

Lettres de Saint-Simon . . . . . . . . . . . . . . . . . . 562

VII

La fonte des vaisselles . . . . . . . . . . . . . . . . . . 564

VIII

Le duc de Vendôme pendant l'année 1709 . . . . . . . . . . 569

IX

La disgrâce de Chamillart . . . . . . . . . . . . . . . . . 580

X

Lettres et mémoires du duc du Maine. . . . . . . . . . . . 583

# TABLE DES MATIÈRES

CONTENUES DANS LE DIX-SEPTIÈME VOLUME.

Pages.

MÉMOIRES DE SAINT-SIMON (1709). . . . . . . . . . 1

APPENDICE.

Première partie. — Additions de Saint Simon au *Journal de Dangeau* (nos 839-889) . . . . . . . . . . . . . . . . . 475

Seconde partie. — Notices et pièces diverses . . . . . . . . 524

ADDITIONS ET CORRECTIONS. . . . . . . . . . . . . . . . . . 609

TABLES.

I. Table des sommaires qui sont en marge du manuscrit. 633

II. Table alphabétique des noms propres et des mots et locutions annotés dans les *Mémoires* . . . . . . . . . . 641

III. Table de l'Appendice. . . . . . . . . . . . . . . . . . 675

FIN DU TOME DIX-SEPTIÈME.

48 087. — Imprimerie Lahure, 9, rue de Fleurus, à Paris.

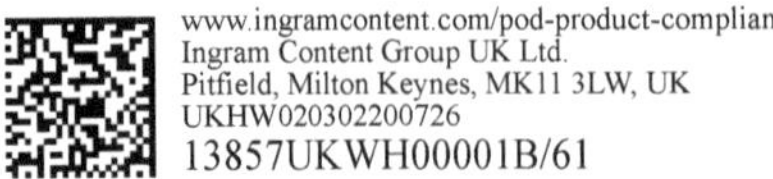
www.ingramcontent.com/pod-product-compliance
Ingram Content Group UK Ltd.
Pitfield, Milton Keynes, MK11 3LW, UK
UKHW020302200726
13857UKWH00001B/61

9 782011 940070